老挝药用植物图鉴

1

ອັດຈະນານຸກົມ
ປະກອບພາບ
ກ່ຽວກັບ
ພືດເປັນຢາ
ລາວ

钱均祥 —— 主编

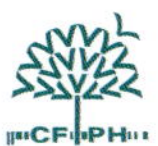

中国林業出版社

《老挝药用植物图鉴①》编委会

主　编　钱均祥

副主编　周雅娟　张　君　李干鹏　宋　云　池秀莲
　　　　杨　光　何志强　熊　勇　田　江　刘光华

编　委　李明福　许　瑾　袁庆军　汪奕衡　张罗越宁
　　　　袁　洁

图书在版编目(CIP)数据

老挝药用植物图鉴 . ① / 钱均祥主编 . — 北京：中国林业出版社，2024. 10. — ISBN 978-7-5219-2990-4

Ⅰ . S567-64

中国国家版本馆 CIP 数据核字第 2024C9P382 号

责任编辑：印芳

出版发行：中国林业出版社
(100009 北京市西城区刘海胡同 7 号)
电话：010-83143565
印刷：北京博海升彩色印刷有限公司
版次：2024 年 11 月第 1 版
印次：2024 年 11 月第 1 次
开本：185mm x 260mm 1/16
印张：26
字数：210 千字
定价：238 元

前言

中医药是中华民族优秀文化的瑰宝，是中华民族几千年来在生存与发展过程中，与疾病作斗争的实践经验总结，蕴含着丰富的人文科学和哲学思想，为中华民族的繁衍昌盛作出了重要贡献。中药是中医的物质基础，主要来源于天然药及其加工品，包括植物药、动物药、矿物药及部分化学、生物制品类药物，其中以植物药居多，故有“诸药以草为本”的说法。

我国是世界上植物药资源最丰富的国家。同时，在华侨华人最大聚集地南亚东南亚地区，中医药文化有悠久的传播历史，漂洋过海的华侨华人都是中医药传播者、继承者、扩散者，杏林花开东南亚。其中老挝是“一带一路”倡议沿线国家中欠发达国家之一，该国的苗族、壮族同中国的苗族、壮族生活模式相似，中草药的应用也有很多相似之处，老龙族、泰族与国内的泰族、拉祜族、佤族相似。因其主要生活在湄公河大平原热带地区，与中国相邻，很多同中国一样的植物药、动物药、矿物药等在其民族间也有使用。

课题组通过对老挝药用植物分布情况的联合考察，拍摄鉴定物种 3000 多种带花果物种，1200 多种药用植物进行了植物生境调查、植物照片拍摄及当地药用植物的运用信息收集等相关工作。其中在中老共有的物种中，草珊瑚、蜜花豆、射干、无根藤、积雪草、巴豆、栀子、绞股蓝、两面针、朱砂根等有 40 多个品种中国药典有明确记录。其余 800 多种类似霸王鞭、云树、鱼子兰、仔榄树、鹧鸪花、红瓜、海芋、百足藤、火烧花等在中国的瑶药、傣药、苗药、壮药的药用典籍中有记载，并且在调查过程中发现有 200 多种老挝药用植物在当地也有运用或食用。

随着调查的深入，在老挝境内会芬高原、川圹高原、波罗芬高原、甘蒙高原里的一些进化带上遇到许许多多的奇特物种。当地人民长期生活的过程中也根据生存发展的需求很有智慧的开发运用一些物种。例如：具疣五层龙的果实食用、藤茎用来泡酒治疗阴湿天气带来的疼痛、尖蕾狗牙花的树皮和其他草药混合用来治疗发烧、越南牡荆配着龙脑香叶子、滇南艾叶子等混成条状物点燃驱蚊。

根据国务院《关于支持云南省加快建设面向南亚东南亚辐射中心的政策措施》《云南省加快对接 RCEP 行动计划》要求以及中老铁路开通运营，我们将以中医药学术交流合作为基本载体，并在中国 - 东盟自贸区框架下推动中医药贸易畅通，通过溢出效应以丰富新颖的方式传播中医药文化，充分发挥华侨华人的作用进一步发展中医药，并利用好中医药资源促进中国和东南亚民心相通，实现中国与东盟合作的提质升级。

本图卷是经过详细考察老挝的药用植物资源分布并做详细形态学鉴定核查后编纂整理的。在考察过程中也了解并总结了老挝各民族的耕种、生活模式、生活环境、饮食习惯及容易患有的疾病。在疾病产生时利用当地的动植物资源治疗疾病的情况。由于语言沟通的信息差，只能先总结和分享当地常用的药用植物，其医理运用和医药体系理论还需更多的学者及研究人员共同反复考证，与各位生物医药科研道路上的同志一块分享交流。

在考察过程中，很多中草药没有开花，不能准确辨认，无法编入书中，是比较遗憾的事。

感谢考察中给予帮助的朋友，确保我们工作人员的安全。同时也感谢帮忙标本运输、鉴定核查的朋友们，得以让工作顺利完成，十分感谢。

编者

2024 年 12 月

目录

81 田基黄
82 宽被蛇菰
83 加德拉凤仙
84 *Impatiens rostrata*
85 羽叶楸
86 双柱紫草
87 诸葛菜
88 橄榄
89 金钱豹
90 雷公橘
91 小刺山柑
92 荷莲豆草
93 青江藤
94 交趾卫矛
95 云南翅子藤
96 二籽扁蒴藤
97 扁蒴藤
98 具疣五层龙
99 越南怀春李
100 云树
101 大果藤黄
102 夹竹桃叶黄牛木
103 距花万寿竹
104 嘉兰
105 盾鳞风车子
106 四轮风车子
107 毛榄仁
108 细竹篙草
109 腺毛水竹叶
110 孔药花
111 南圻牛栓藤
112 小叶红叶藤
113 短梗土丁桂
114 髯毛八角枫
115 毛八角枫
116 闭鞘姜
117 地莴笋花
118 光叶绞股蓝
119 狼牙棒薹草
120 密穗砖子苗
121 黑籽荸荠
122 割鸡芒
123 虎克五桠果
124 大花五桠果
125 麻叶铁苋菜
126 羽脉山麻秆
127 椴叶山麻秆
128 石栗
129 云南斑籽木
130 白大凤
131 卵叶巴豆
132 卜马巴豆
133 毛发状大戟
134 老挝海漆
135 水柳
136 红珊瑚
137 尾叶血桐
138 广西白背叶
139 缅桐
140 白树
141 美丽相思子
142 鸡血树
143 链荚豆
144 薄皮猴耳环
145 白花羊蹄甲
146 米萼羊蹄甲
147 绿花羊蹄甲
148 云实
149 亮叶鸡血藤
150 海刀豆
151 红柱首冠藤
152 细花首冠藤
153 三尖叶猪屎豆
154 球果猪屎豆
155 托叶黄檀
156 单节假木豆
157 厚果鱼藤
158 柔毛山黑豆
159 细叶千斤拔
160 思茅白崖豆
161 茸毛木蓝
162 见血飞
163 大含羞草
164 含羞草
165 银珠
166 长叶排钱树
167 婆罗老虎刺
168 钝叶藤儿茶
169 望江南
170 帝汶决明
171 刺田菁
172 越南槐
173 圭亚那笔花豆
174 矮笔花豆
175 心叶狸尾豆
176 *Microchirita flavofusca*
177 钩序苣苔
178 淡紫钩序苣苔
179 锥序蛛毛苣苔
180 宽药青藤
181 常山
182 仙茅
183 小金梅草
184 微花藤
185 小果微花藤
186 假海桐
187 唐菖蒲
188 越南枫杨
189 尖尾枫
190 长叶紫珠
191 裸花紫珠

192 赪桐
193 肉叶鞘蕊花
194 五彩苏
195 具梗绒苞藤
196 四方蒿
197 亚洲石梓
198 毛石梓
199 越南石梓
200 泰国膜萼藤
201 短柄吊球草
202 绣球防风
203 肾茶
204 千解草
205 平滑豆腐柴
206 三对节
207 半枝莲
208 柚木
209 长序荆
210 蔓荆
211 越南牡荆
212 黄毛牡荆
213 五月瓜藤
214 毛黄肉楠
215 红花玉蕊
216 长柄玉蕊
217 *Lilium poilanei*
218 黏毛母草
219 毛萼蝴蝶草
220 泰国蝴蝶草
221 腋花马钱
222 山马钱
223 伞花马钱
224 油茶离瓣寄生
225 水苋菜
226 八宝树
227 南圻紫薇
228 二歧紫薇
229 大花紫薇
230 圆叶节节菜
231 黄花木兰
232 磨盘草
233 安达曼刺果麻
234 樟叶槿
235 溪生一担柴
236 山麻树
237 光叶火绳
238 火桐
239 剑叶山芝麻
240 玫瑰茄
241 毛果破布木
242 越南翅子树
243 星芒椴
244 长梗黄花棯
245 竹叶蕉
246 角胡麻
247 天蓝谷木
248 细叶谷木
249 金锦香
250 无柄酸脚杆
251 米仔兰
252 山楝
253 溪桫
254 多脉樫木
255 皮孔樫木
256 鹧鸪花
257 香椿
258 越南割舌树
259 连蕊藤
260 粪箕笃
261 圆叶山乌龟
262 波叶青牛胆
263 山榕
264 薜荔
265 构棘
266 牛筋藤
267 暹罗桑
268 假鹊肾树
269 文定果
270 毛杨梅
271 假赤楠
272 密集蒲桃
273 攀缘铁青树
274 毛茉莉
275 青藤仔
276 毛草龙
277 锥囊坛花兰
278 指甲兰
279 三褶虾脊兰
280 虎牙兰
281 *Coelogyne trinervis*
282 串珠石斛
283 毛萼山珊瑚
284 多花地宝兰
285 斧萼玉凤花
286 *Habenaria rhodocheila*
287 锈色羊耳蒜
288 指叶拟毛兰
289 广西鸢尾兰
290 阔蕊兰
291 五唇兰
292 粗茎苹兰
293 球花苹兰
294 苞舌兰
295 绿花带唇兰
296 大花万代兰
297 独脚金
298 酸稔
299 感应草
300 龙珠果
301 长叶西番莲
302 芝麻

303 山地五月茶
304 锯齿银柴
305 木奶果
306 粗毛黑面神
307 禾串树
308 白饭树
309 斑点心翼茶
310 落羽杉叶下珠
311 异形守宫木
312 兰屿椒草
313 豆瓣绿
314 柳叶香彩雀
315 竹节草
316 荷包山桂花
317 华南远志
318 肾果小扁豆
319 纽子果
320 条叶紫金牛
321 雪下红
322 秤杆树
323 具茎报春
324 毛茛
325 闭脉斑果藤
326 蛇藤
327 尼泊尔鼠李
328 梗花雀梅藤
329 翼核果
330 印度枣
331 小檗叶猪肚木
332 茸毛山石榴
333 弯管花
334 长柱山丹
335 钝叶栀子
336 岩生栀子
337 疏毛头状花耳草
338 爪哇龙船花
339 鸡屎树
340 异叶帽蕊木
341 毛帽蕊木
342 黄木巴戟
343 *Morinda coreia*
344 羊角藤
345 假野丁香
346 腺萼木
347 长花腺萼木
348 茸毛大沙叶
349 无梗南山花
350 腺叶九节
351 九节
352 聚果九节
353 假九节
354 鱼骨木
355 阔叶丰花草
356 尖叶木
357 假黄皮
358 大花山小橘
359 密果蜜茱萸
360 花椒簕
361 毛泡花树
362 扁担杆叶脚骨脆
363 滇南异木患
364 假山椤
365 滇赤才
366 茸鳞木
367 鸦胆子
368 白花木曼陀罗
369 红丝线
370 大齿红丝线
371 龙葵
372 中南百部
373 佩氏百部
374 粗丝木
375 赤杨叶
376 赛山梅
377 西南木荷
378 马六甲翼薇香
379 过江藤
380 水红木
381 白粉藤
382 小花姜黄
383 莪术
384 奇异姜黄
385 多苞土田七
386 大唇茴香砂仁
387 玉凤姜
388 雪白舞花姜
389 *Globba marantina*
390 散序舞花姜
391 双翅舞花姜
392 小珠舞花姜
393 泰国舞花姜
394 红姜花
395 草果药
396 小毛姜花
397 狭叶山柰
398 山柰
399 *Meistera vespertilio*
400 蒺藜

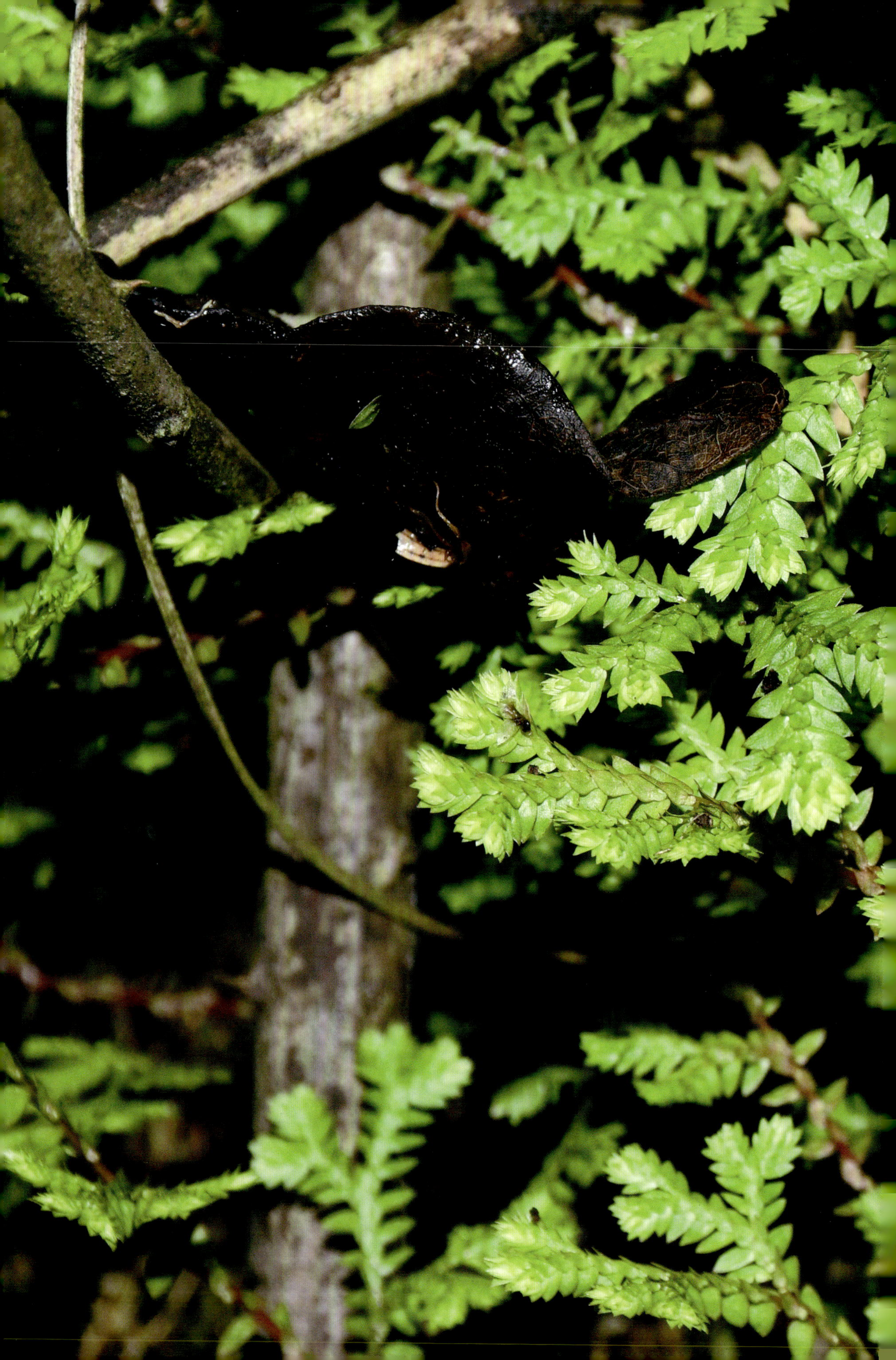

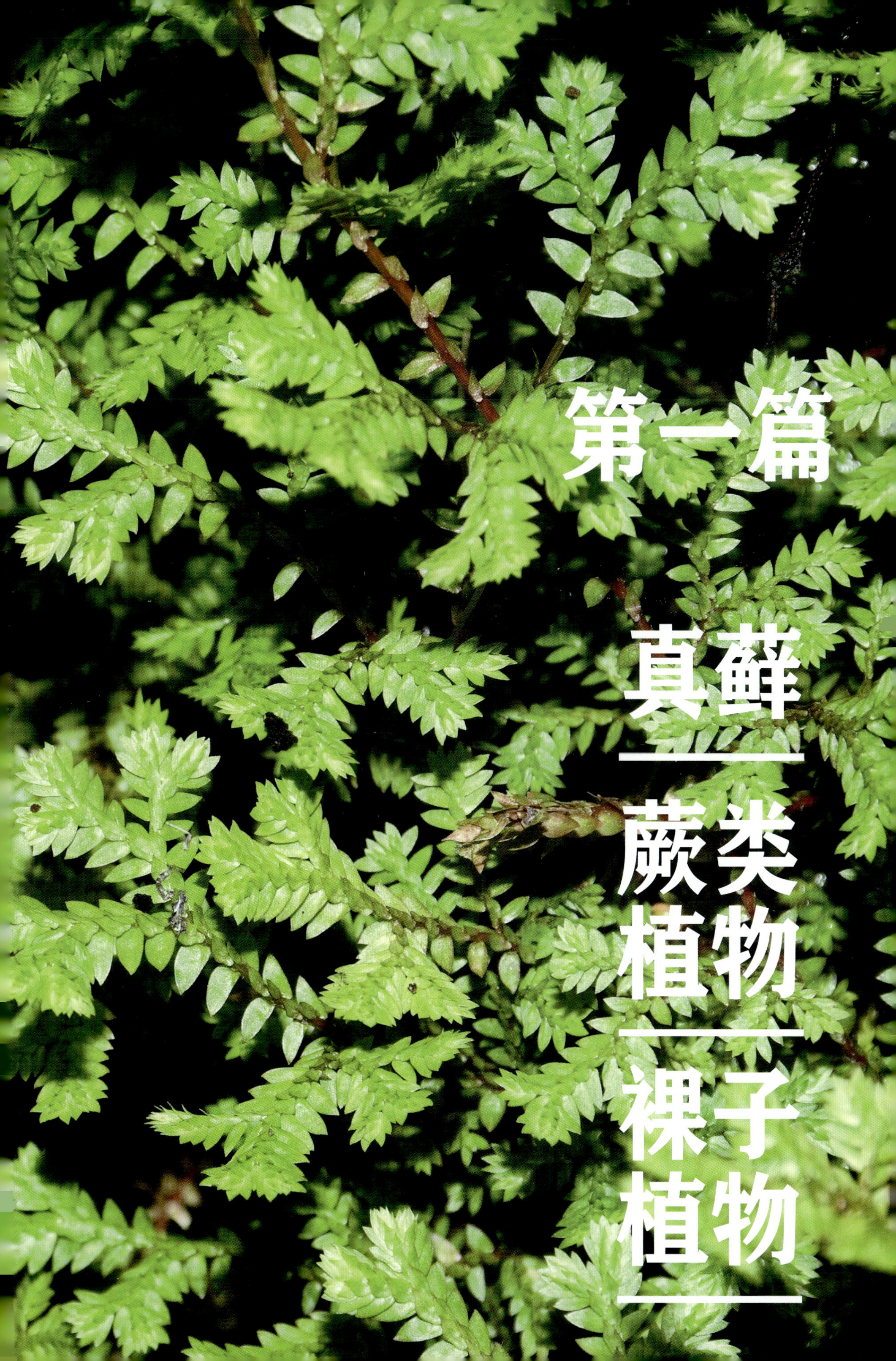
第一篇
真藓
蕨类植物
裸子植物

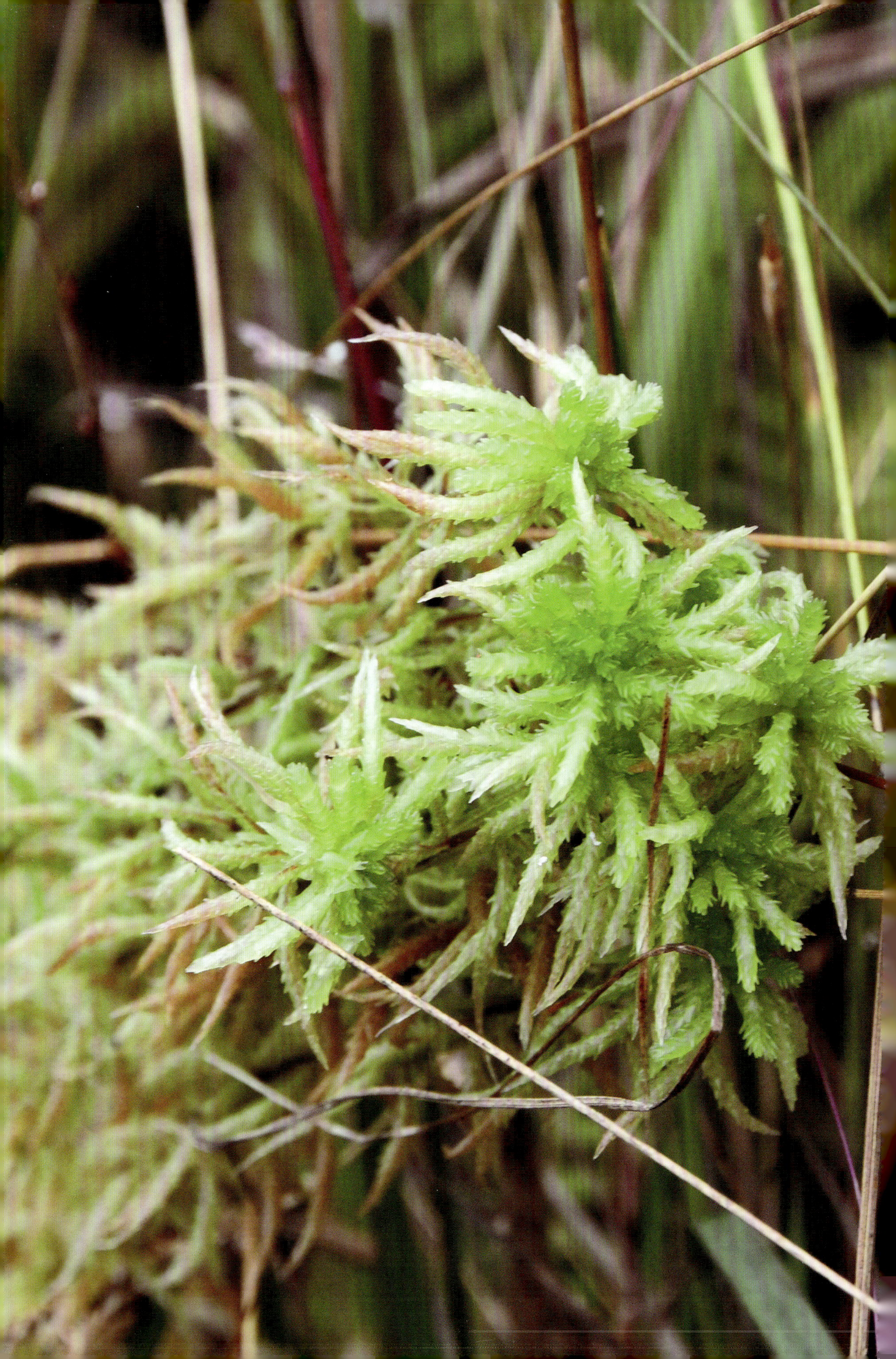

泥炭藓

【特征】雌雄异株，植物体枝条纤长，黄绿色或黄白色。茎及枝表皮细胞具多数螺纹及水孔。茎叶舌形，平展，叶细胞无螺纹；枝叶阔卵圆形，内凹，先端兜状内卷，绿色，细胞在叶片横切面呈狭长三角形，偏于叶片腹面。精子器球形，集生于雄株头状枝或短枝顶端，每一苞叶叶腋间生 1 个；颈卵器生于雌株头状枝丛的雌器苞内；孢蒴球形或卵形，成熟时棕栗色，具小蒴盖。

【药用信息】全株入药，清热明目，止痒。

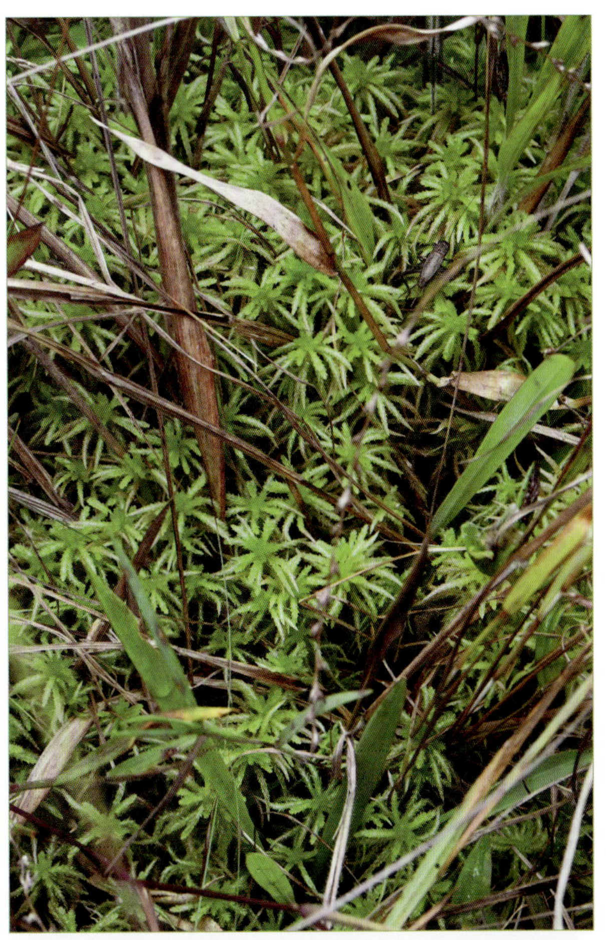

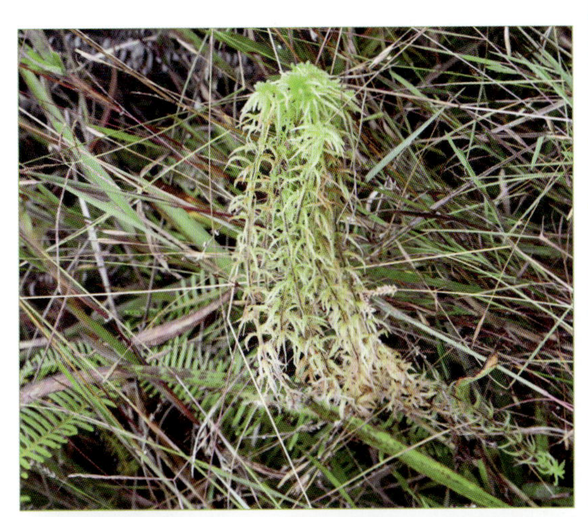

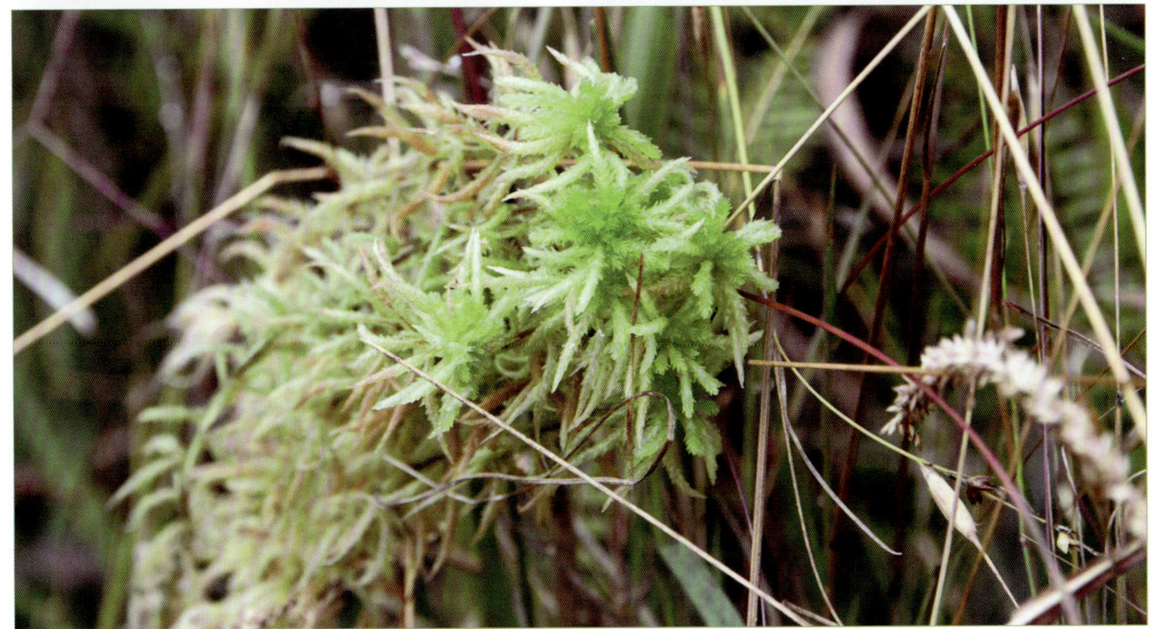

巢蕨

Asplenium nidus

铁角蕨科 铁角蕨属

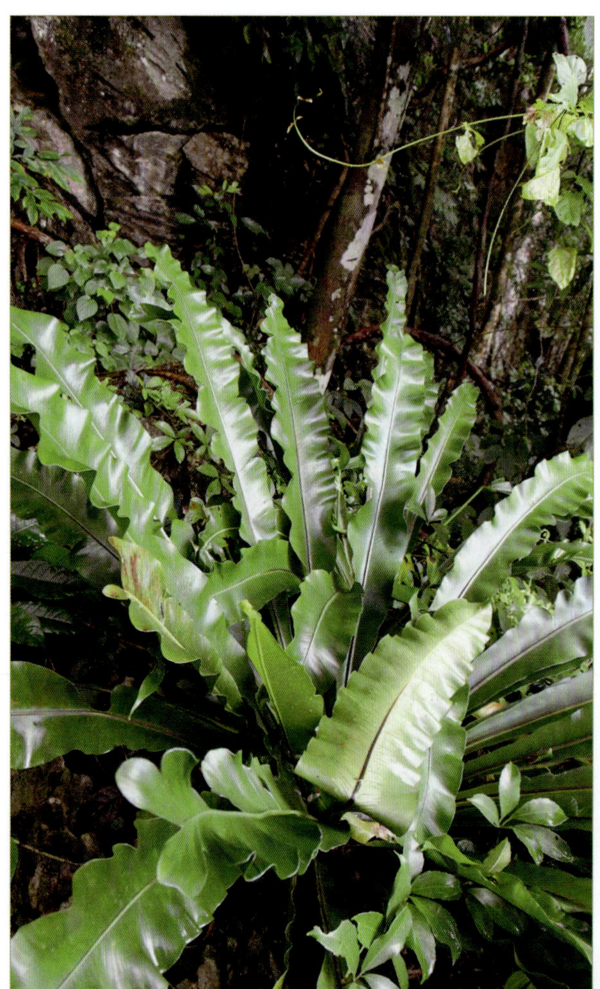

【特征】根状茎直立，粗短，木质，深棕色，先端密被鳞片；鳞片蓬松，线形，先端纤维状并卷曲，边缘有几条卷曲的长纤毛，膜质，深棕色，有光泽。叶簇生；柄浅禾秆色，木质，干后下面为半圆形隆起，上面有阔纵沟，表面平滑而不皱缩，两侧无翅，基部密被线形棕色鳞片，向上光滑；叶片阔披针形，渐尖头或尖头，向下逐渐变狭而长，叶边全缘并有软骨质的狭边，干后反卷。主脉下面几全部隆起为半圆形，上面下部有阔纵沟，向上部稍隆起，表面平滑不皱缩，暗禾秆色；小脉两面均稍隆起，斜展，分叉或单一，平行。叶厚纸质或薄革质，干后灰绿色，两面均无毛。孢子囊群线形，生于小脉的上侧，自小脉基部外行约达 1/2，彼此接近，叶片下部通常不育；囊群盖线形，浅棕色，厚膜质，全缘，宿存。

【药用信息】全草或根茎入药，强筋壮骨，活血祛瘀，可用于治疗跌打损伤、骨折、阳痿等。

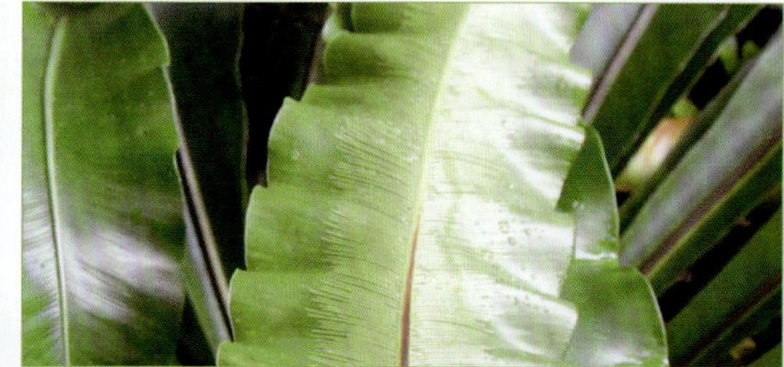

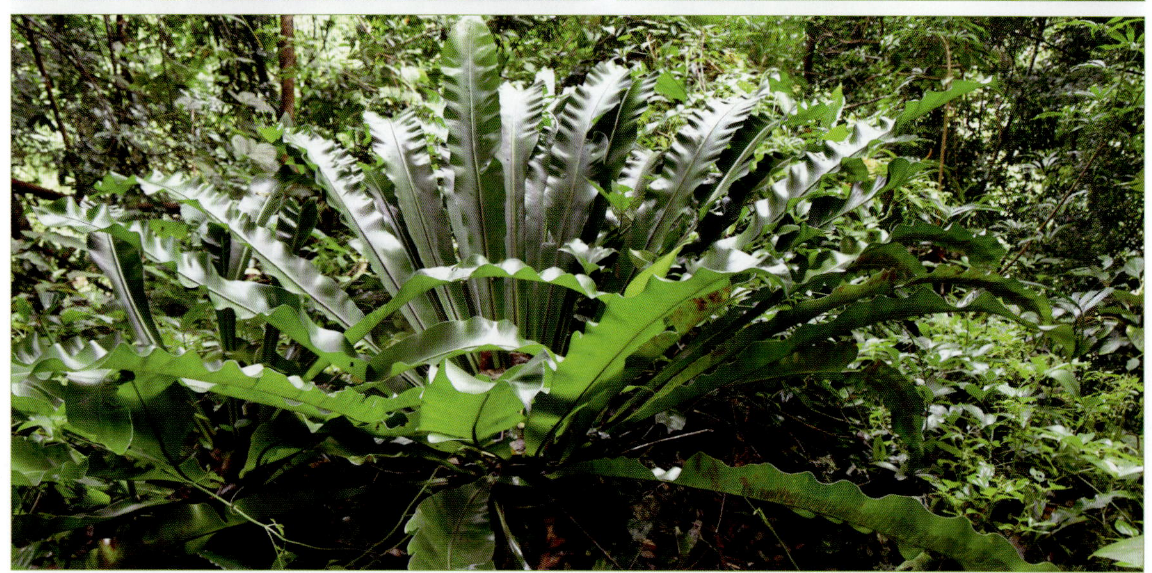

Davallia denticulata

骨碎补科 骨碎补属

假脉骨碎补

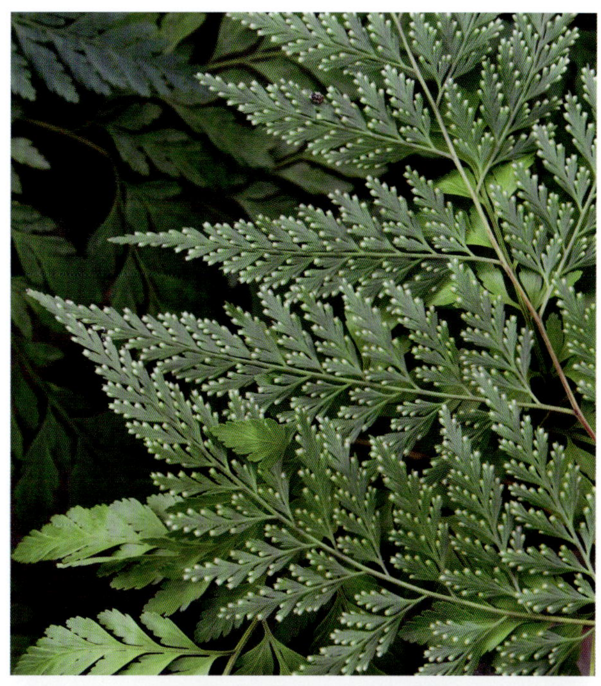

【特征】根状茎粗壮，长而横走，木质，幼时密被鳞片；鳞片下部卵状披针形，向上渐狭而成长线形，边缘有睫毛，中部褐色，边缘棕色，膜质。叶远生；叶柄稍压扁，坚硬，上面有浅纵沟，栗色，光滑无毛；叶片三角形，先端渐尖，基部近心形，三或四回羽状；羽片 7~10 对，互生，上部的斜向上，下部的斜展并具柄，基部一对最大，长三角形；一回小羽片 10~12 对，互生，斜向上，下部的具短柄，基部一对较大，卵状披针形，先端渐尖，向上的逐渐缩小为披针形，先端长尾尖并呈浅裂，基部不对称，上侧截形并与羽轴平行，下侧楔形，基部近二回羽裂；二回小羽片 6~8 对，互生，斜向上，除基部一对具短柄外，余均无柄，基部上侧一片较大，椭圆披针形，钝头，基部楔形，下部 1~2 对为深羽裂，向上的逐渐缩小为椭圆形并为浅羽裂；末回裂片短，椭圆形，边缘有小钝齿；向上的羽片逐渐缩小为阔披针形，彼此密接，先端尾尖，基部偏斜，中部以下为二回羽状，顶部羽裂达具狭翅的羽轴。叶脉明显但不隆起，羽状至近扇状分叉，栗褐色，近平行，裂片上的每个小钝齿有小脉 1 条，小脉之间具假脉，在叶下面清晰可见。叶近革质，干后褐色至栗褐色，光滑无毛。孢子囊群多数，着生于小脉顶端，每裂片近边缘处有 1 枚；囊群盖椭圆管状，先端截形并达叶边，基部钝圆，深棕褐色，质坚厚，其顶部外侧有突出的小弯角。

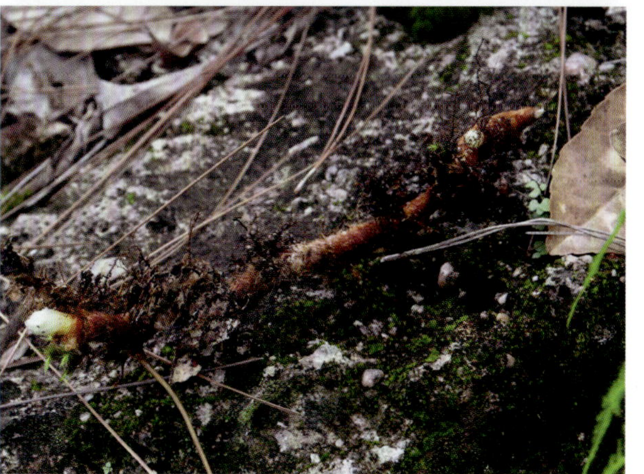

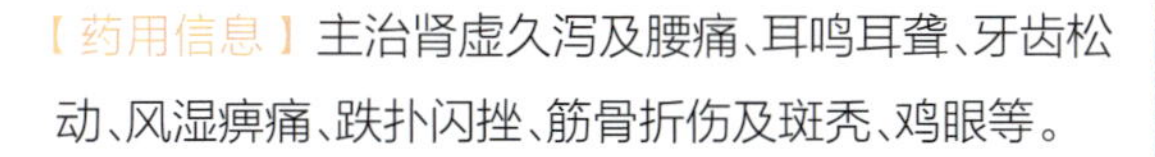

【药用信息】主治肾虚久泻及腰痛、耳鸣耳聋、牙齿松动、风湿痹痛、跌扑闪挫、筋骨折伤及斑秃、鸡眼等。

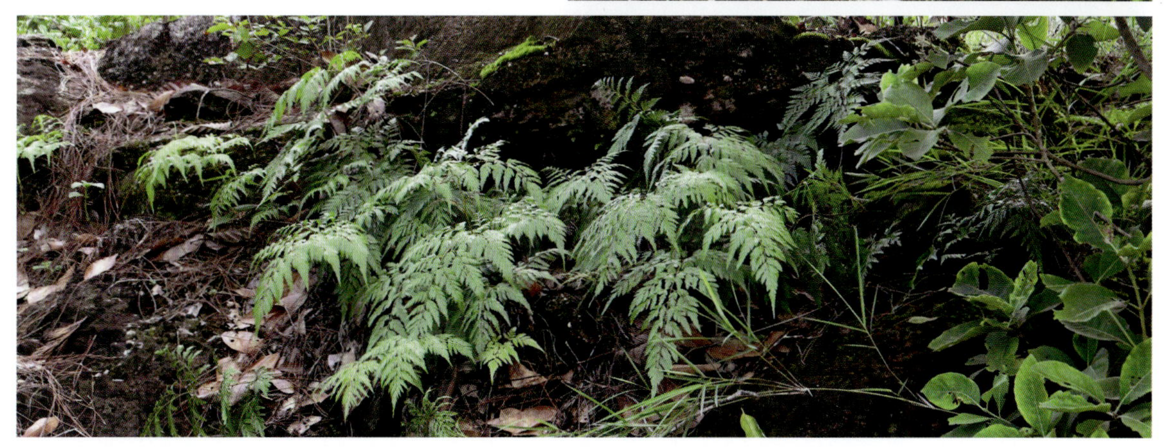

粗糙马尾杉

Phlegmariurus squarrosus

石松科 马尾杉属

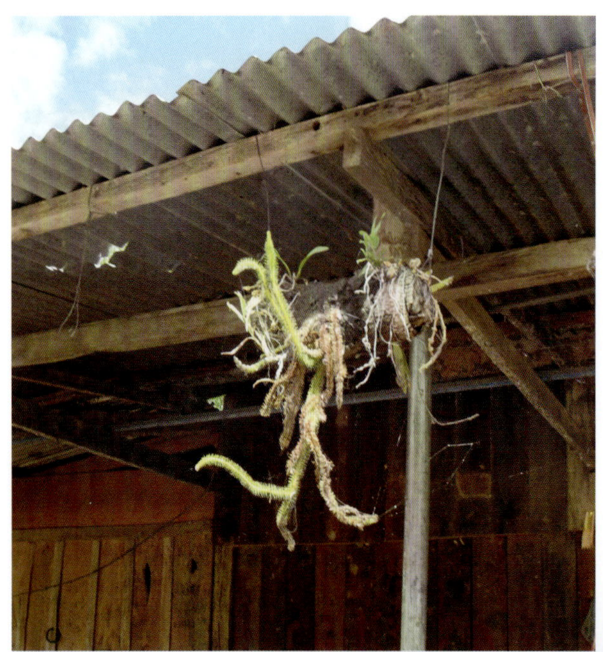

【特征】大型附生蕨类。茎簇生，植株强壮，成熟枝下垂，一至多回二叉分枝。叶螺旋状排列。营养叶披针形，密生，平伸或略上斜，基部楔形，下延，无柄，有光泽，顶端尖锐，中脉不显，薄革质，全缘。孢子囊穗比不育部分细瘦，圆柱形，顶生。孢子叶卵状披针形，排列紧密，基部楔形，先端尖，中脉明显，全缘。孢子囊生在孢子叶腋，肾形，2 瓣开裂，黄色。

【药用信息】含有高效、低毒、可逆的乙酰胆碱脂酶抑制剂 —石杉碱甲，对早老年痴呆症、重症肌无力和记忆力减退具有良好的治疗效果。

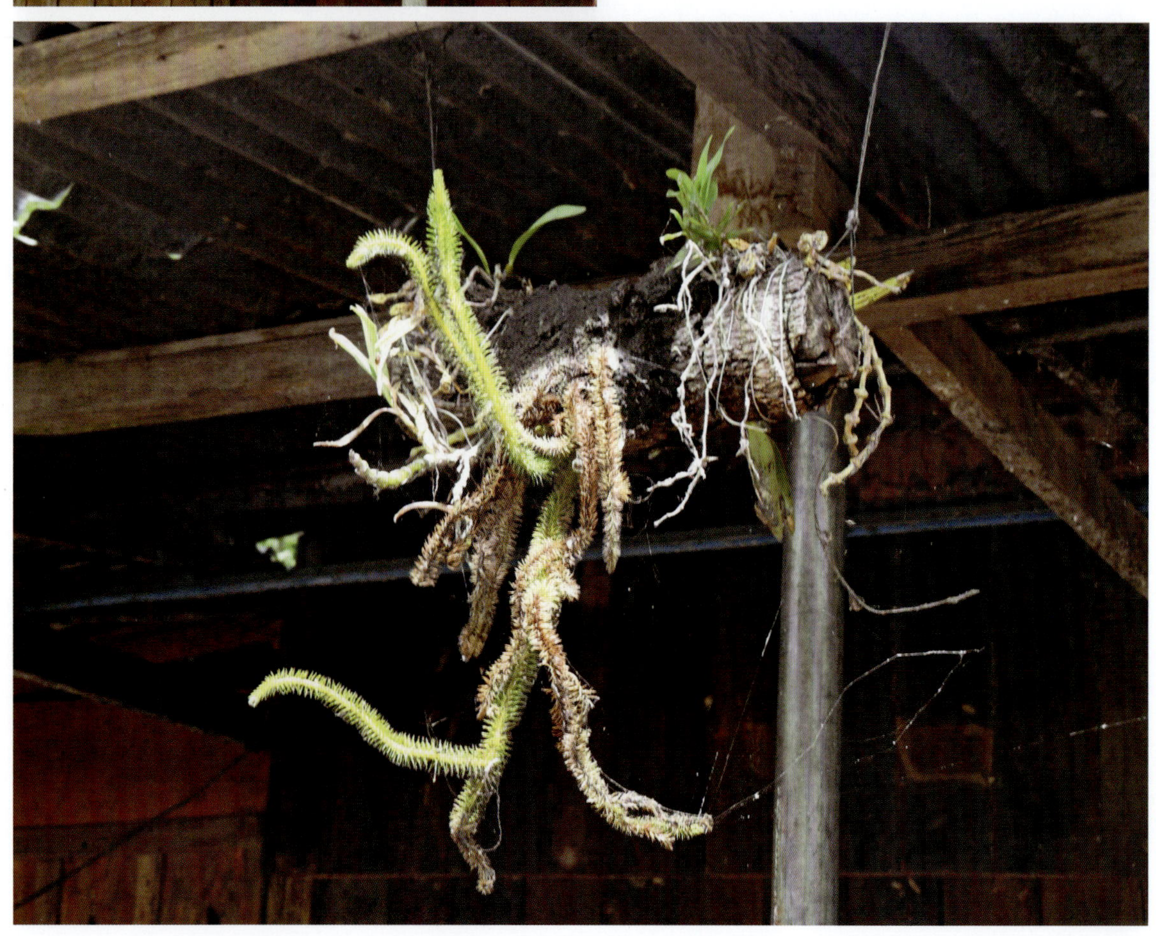

Angiopteris evecta

合囊蕨科 观音座莲属

观音座莲

【特征】植株高大。叶柄粗逾拇指，叶广阔，二回羽状；羽片长圆形，向基部稍变狭，羽轴棕禾秆色，光滑，向顶端无翅；小羽片 15~25 对，互生，有短柄，下部的渐短，水平开展，向顶部的稍斜向上，基部小羽片最短，短渐尖头，披针形，基部近圆形，几相等，边缘有钝锯齿。叶脉几开展，二叉，少有单一，两面明显，纤细，向顶部弯弓，倒行假脉明显，长几达中肋。叶为草质，干后绿色，下面几无鳞片。孢子囊长圆形，有孢子囊 12~14 个，彼此不密接。

【药用信息】祛风除湿，用于风湿痹痛。

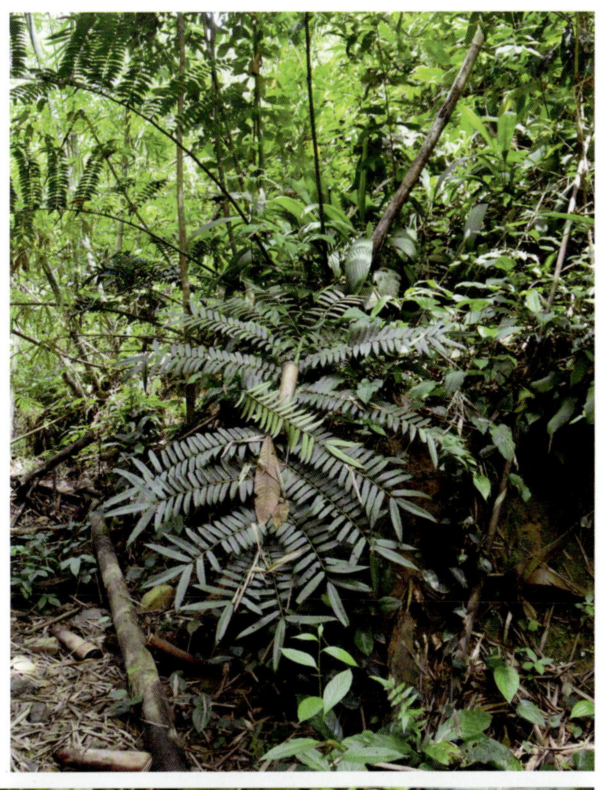

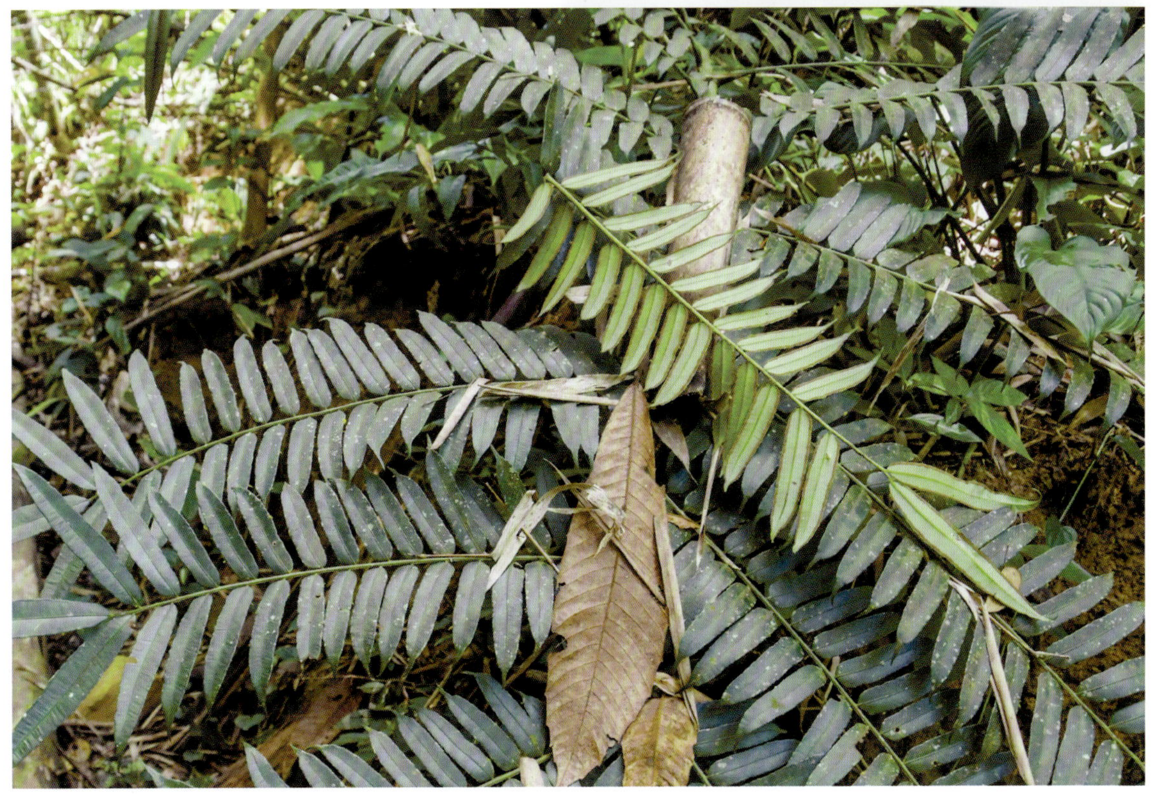

七指蕨

Helminthostachys zeylanica

瓶尔小草科 七指蕨属

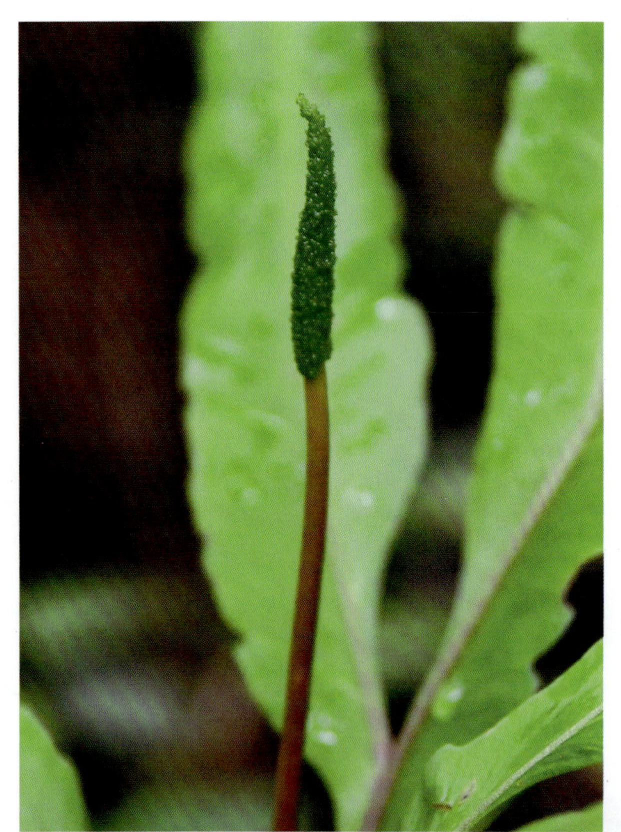

【特征】根状茎肉质，横走，有很多肉质的粗根。靠近顶部生出一或二枚叶，叶柄为绿色，草质，基部有两片长圆形淡棕色的托叶；叶片由三裂的营养叶片和一枚直立的孢子囊穗组成，自柄端彼此分离，营养叶片几乎是三等分，每分由一枚顶生羽片（或小叶）和在它下面的 1~2 对侧生羽片（或小叶）组成，每分基部略具短柄，但各羽片无柄，基部往往狭而下延；全叶片宽掌状，向基部渐狭，向顶端为渐尖头，边缘为全缘或往往稍有不整齐的锯齿。叶薄草质，无毛，干后为绿色或褐绿色；中肋明显，上面凹陷，下面凸起；侧脉分离，密生，纤细，斜向上，1~2 次分叉，达于叶边。孢子囊穗单生，通常高出不育叶，穗直立，孢子囊环生于囊托，形成细长圆柱形。

【药用信息】 在南洋各地，本种植物的嫩叶作蔬菜用，根作补剂。

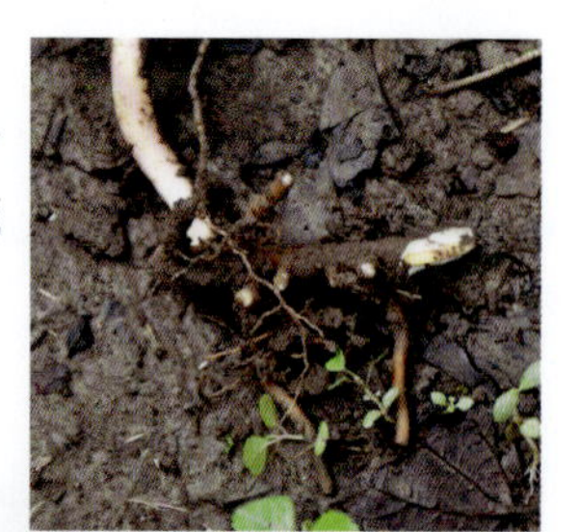

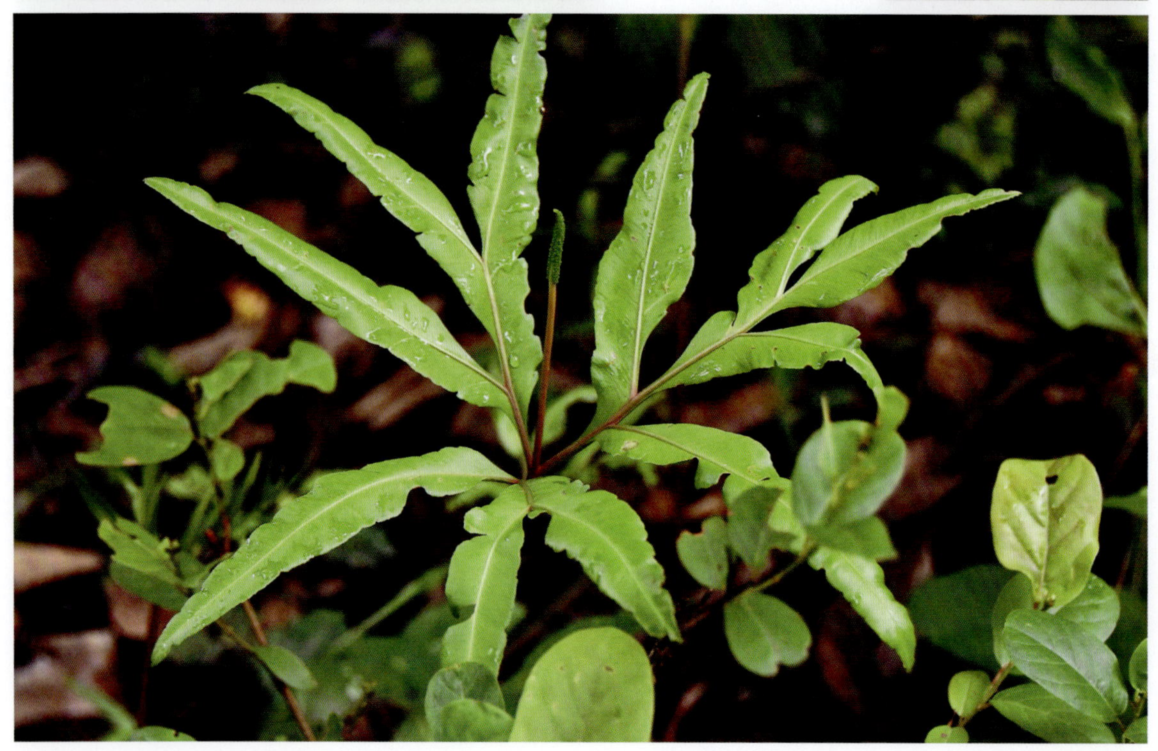

具中肋瓶尔小草

【特征】根状茎，具多数肉质根。叶长约 18cm，根茎上有 3 片；叶柄可达 30cm 长；营养叶长圆状披针形，先端锐尖，基部狭楔形，长 4.5~6.5cm，宽 1.3~1.8cm；两面上的肋片明显；脉网状，通常具离生小脉；质地偏肉质；单孢子叶，柄长约 10cm；穗长 4.5cm。孢子囊直径约 0.5cm；孢子黑色，具相当粗糙的网状外孢子。

【药用信息】 清热凉血，解毒镇痛，常用于肺热咳嗽、肺痈、肺痨吐血、小儿高热惊风、目赤肿痛、胃痛、疔疮痈肿、蛇虫咬伤、跌打肿痛等。

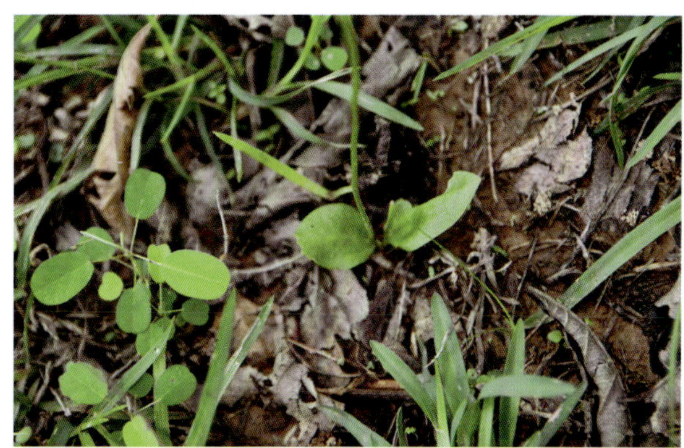

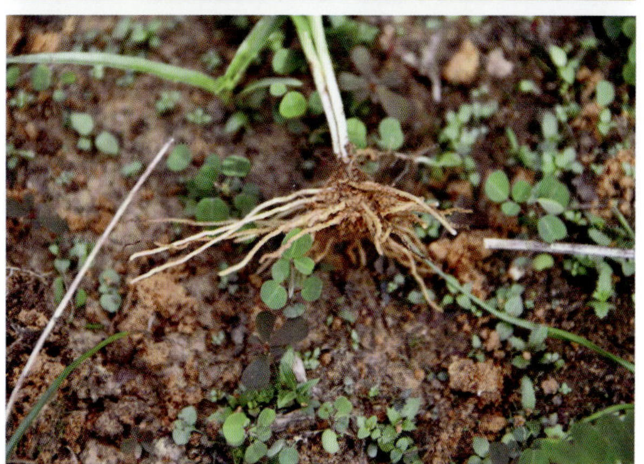

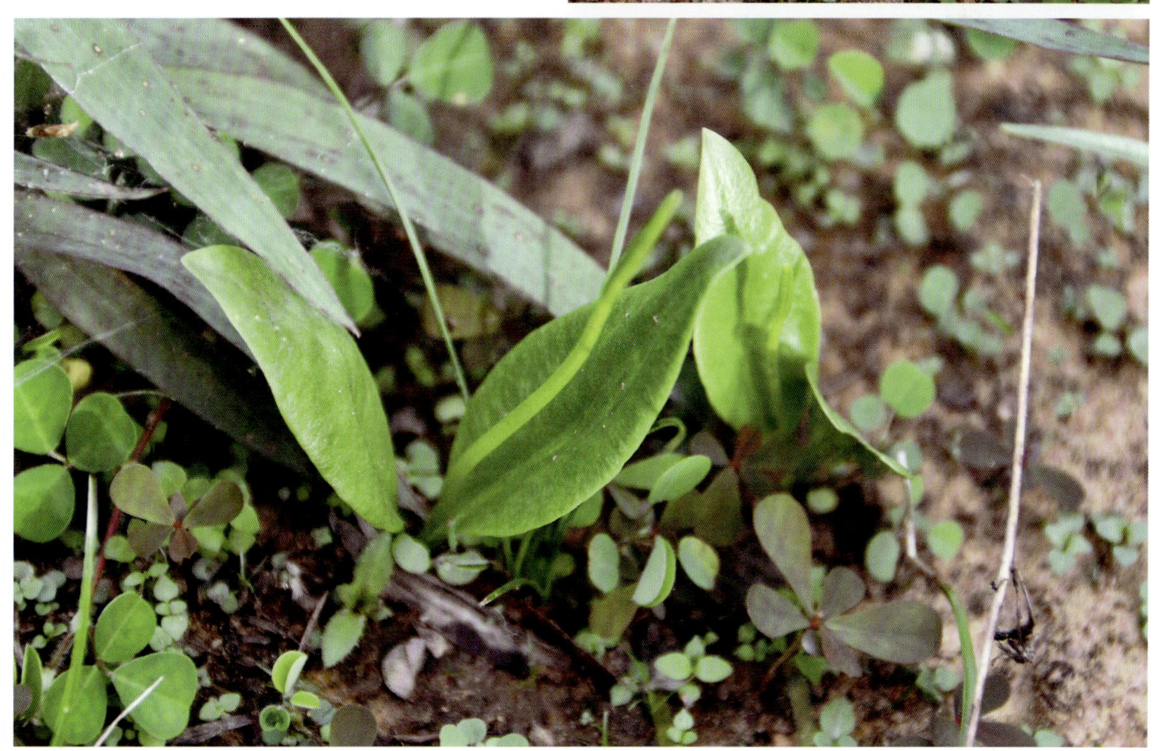

禾叶瓶尔小草

Ophioglossum gramineum

瓶尔小草科 瓶尔小草属

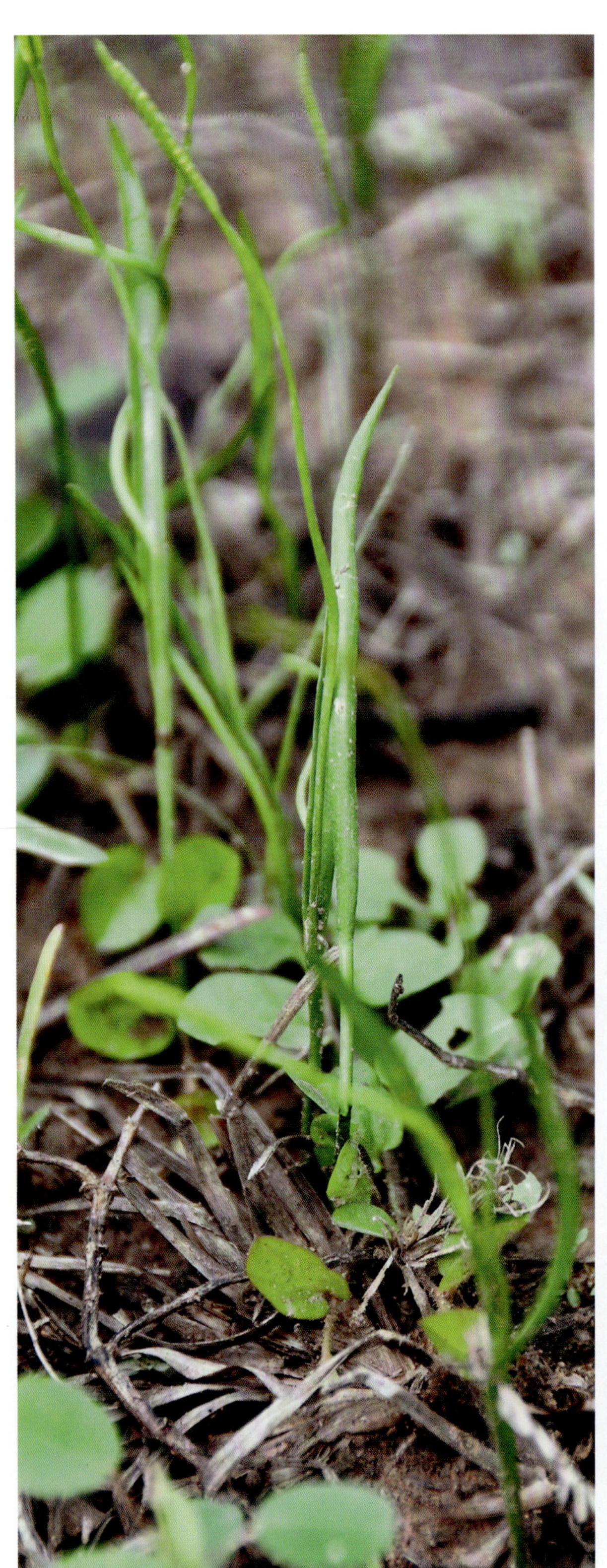

【特征】根状茎近球形，同时具有几个肉质根和 1~2 叶。叶长 6~8cm；叶柄长 1~3cm；营养叶线状披针形，先端锐尖，基部无柄，狭楔形，长 1.2~2.2cm，宽 2.5mm；脉网状形成很长伸展的网状，不包括细脉；质地薄如纸；单孢子叶，具柄长 2~4cm；穗长 1~1.2cm。

【药用信息】同具中肋瓶尔小草。

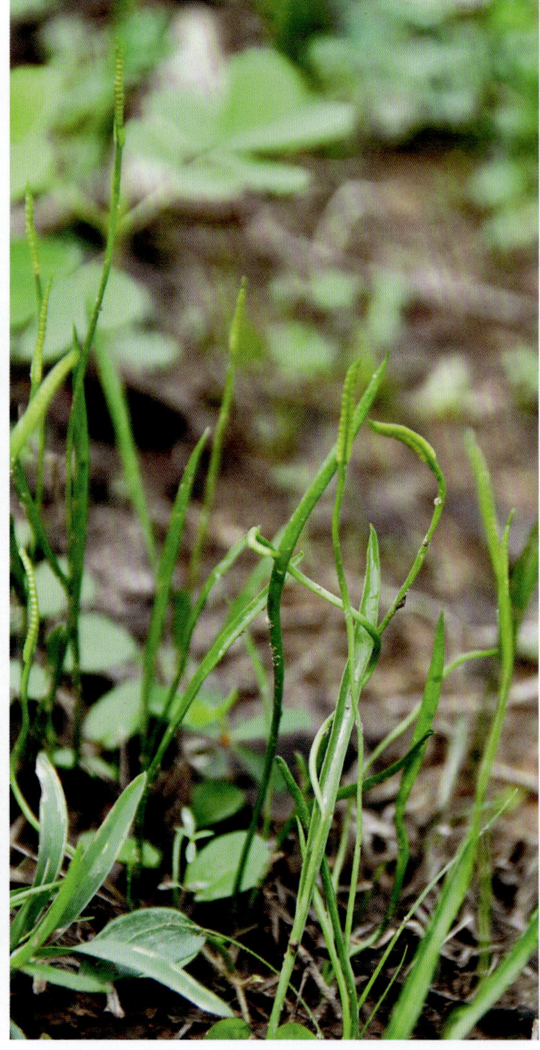

崖姜

【特征】根茎横卧，粗大，肉质，密被蓬松长鳞片，被毛茸的线状根混生鳞片间，鳞片钻状长线形，深锈色，边缘有睫毛。弯曲的根状茎盘结成大块的垫状物，由此生出一丛无柄而略开展的叶，形成一个圆而中空的高冠。叶一型，长圆状倒披针形，先端渐尖，向下渐窄，下延至 1/4 处成翅；基部圆心形，有宽缺刻或浅裂，基部以上叶片羽状深裂，向上几深裂达叶轴，裂片多数，斜展或略斜上，被圆形缺刻分开，披针形，中部裂片为宽圆形缺刻分开；叶脉粗，侧脉斜展，隆起，通直，向外达加厚边缘，横脉与侧脉直角相交，成一回网眼，再分成 3 个长方形小网眼，顶端有棒状分叉小脉；叶硬革质，两面均无毛。孢子囊群位于小脉交叉处，叶片下半部通常不育，4~6 个生于侧脉间，略偏近下脉。每网眼有 1 个孢子囊群，在主脉与叶缘间排成一长行，圆球形或长圆形，分离，成熟后常多少汇合成囊群线。

【药用信息】根状茎入药，补肾强骨，活血止痛。主治肾虚腰痛，足膝痿弱，耳鸣耳聋，牙痛，久泄，遗尿，跌打骨折及斑秃等。

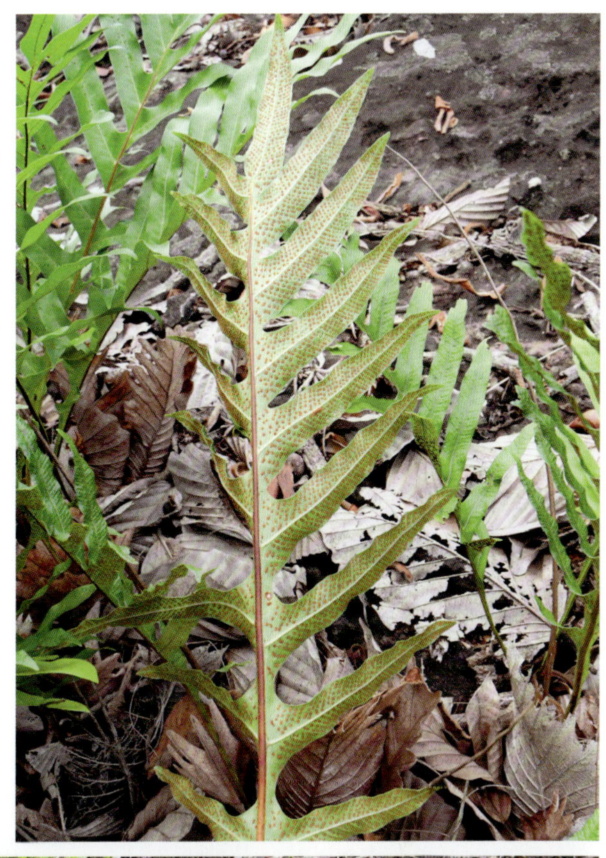

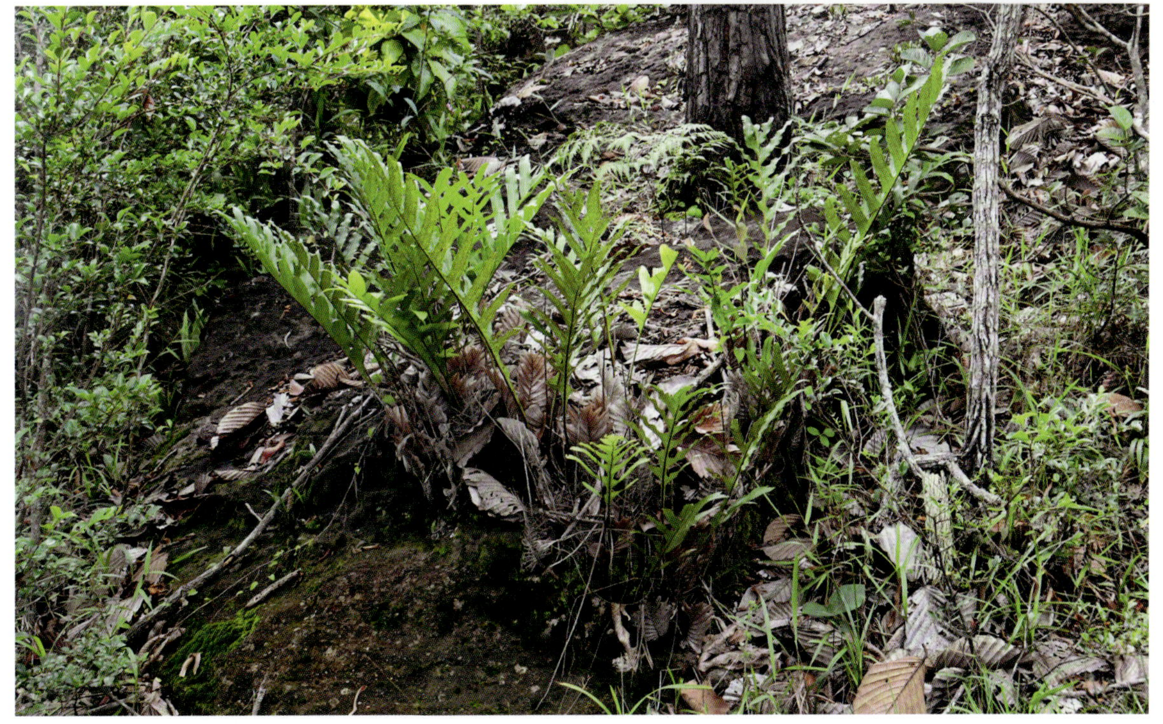

鹿角蕨

Platycerium wallichii

水龙骨科 鹿角蕨属

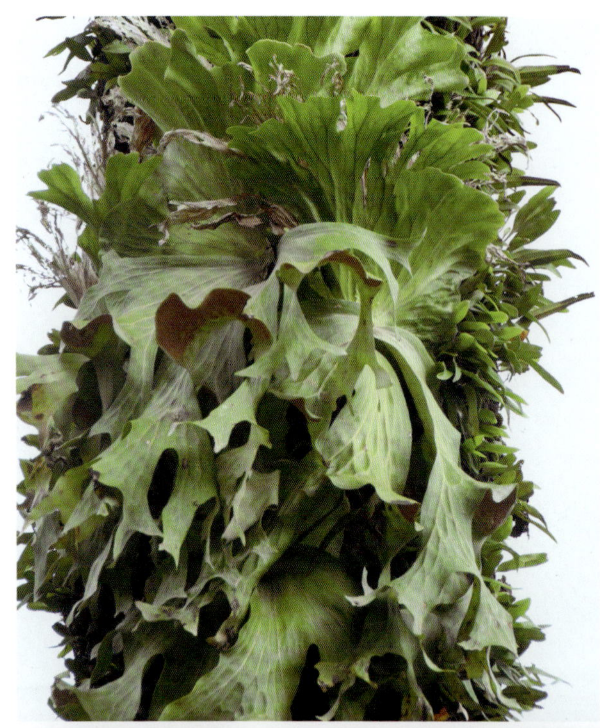

【特征】附生植物。根状茎肉质，短而横卧，密被鳞片；鳞片淡棕色或灰白色，中间深褐色，坚硬，线形。叶2列，二型；基生不育叶宿存，厚革质，下部肉质，上部薄，直立，无柄，贴生于树干上，长宽近相等；先端截形，不整齐，3~5次叉裂，裂片近等长，圆钝或尖头，全缘；主脉两面隆起，叶脉不明显，两面疏被星状毛，初时绿色，不久枯萎，褐色。正常能育叶常成对生长，下垂，灰绿色，分裂成不等大的3枚主裂片，基部楔形，下延，近无柄，内侧裂片最大，多次分叉成狭裂片，中裂片较小，两者都能育，外侧裂片最小，不育；裂片全缘，通体被灰白色星状毛，叶脉粗而突出。孢子囊散生于主裂片第一次分叉的凹缺处以下，不到基部，初时绿色，后变黄色；隔丝灰白色，星状毛。孢子绿色。

【药用信息】用作跌打药。

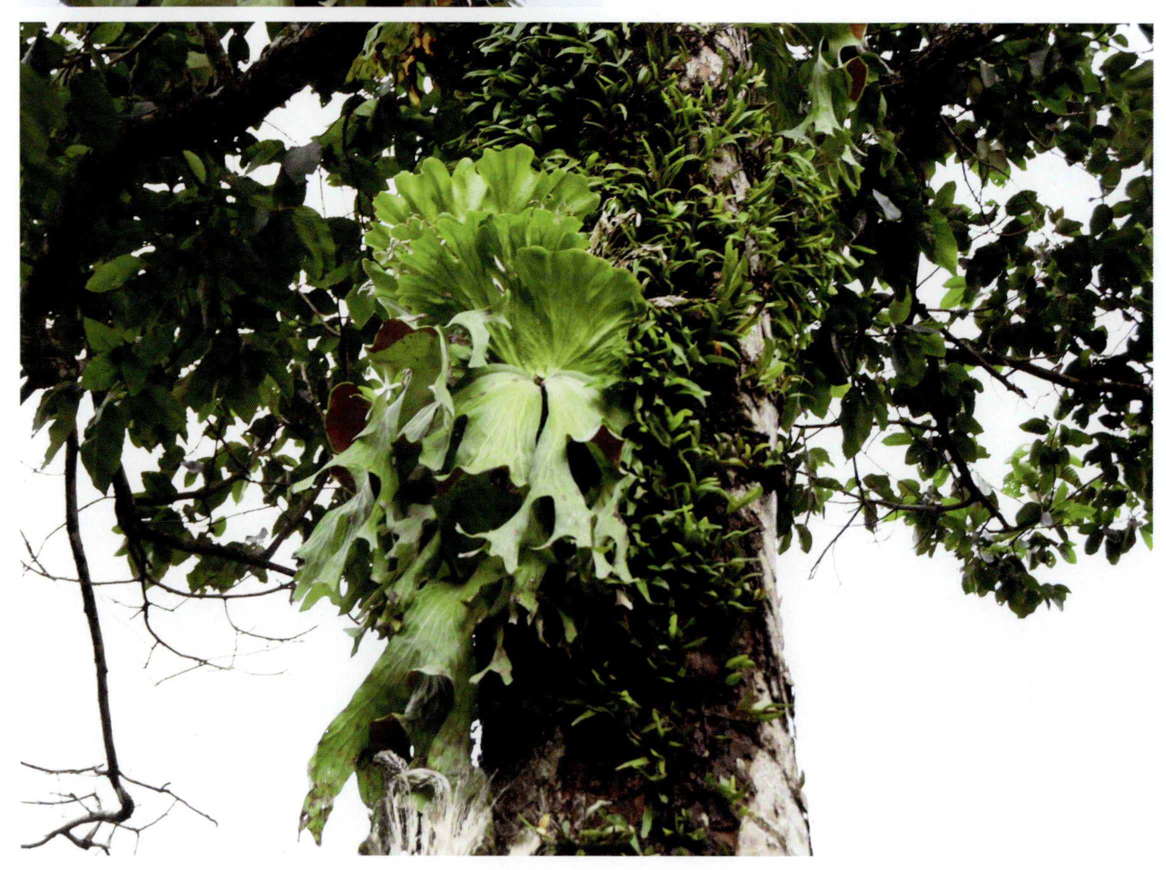

石韦

【特征】根状茎长而横走，密被鳞片；鳞片披针形，长渐尖头，淡棕色，边缘有睫毛。叶远生，近二型；叶柄与叶片大小和长短变化很大，能育叶通常远比不育叶高而狭窄，两者的叶片略比叶柄长，少为等长，罕有短过叶柄的。不育叶片近长圆形，或长圆披针形，下部 1/3 处为最宽，向上渐狭，短渐尖头，基部楔形，全缘，干后革质，上面灰绿色，近光滑无毛，下面淡棕色或砖红色，被星状毛；能育叶约长过不育叶 1/3，而较狭 1/3~2/3。主脉下面稍隆起，上面不明显下凹，侧脉在下面明显隆起，清晰可见，小脉不显。孢子囊群近椭圆形，在侧脉间整齐成多行排列，布满整个叶片下面，或聚生于叶片的大上半部，初时为星状毛覆盖而呈淡棕色，成熟后孢子囊开裂外露而呈砖红色。

【药用信息】清湿热、利尿通淋、治刀伤、烫伤、脱力虚损。

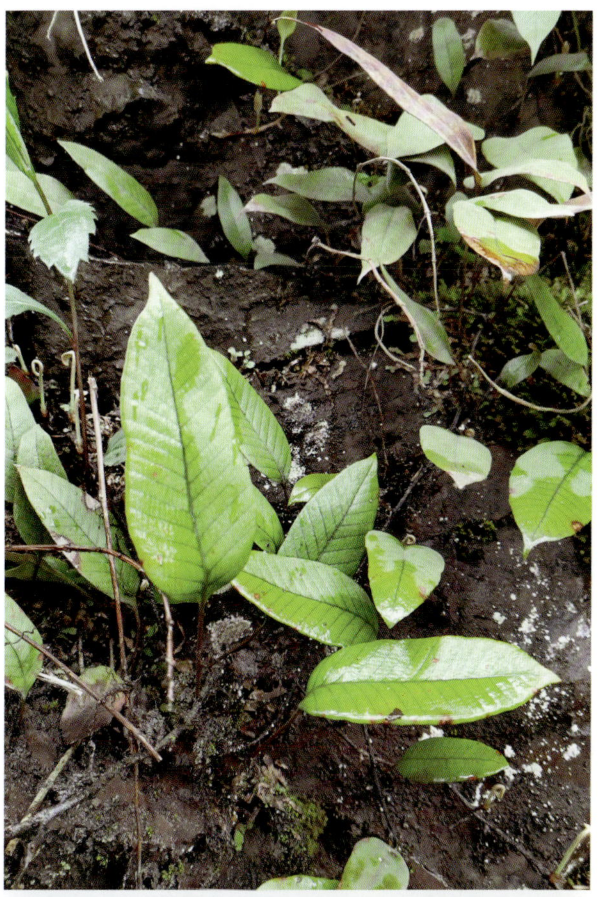

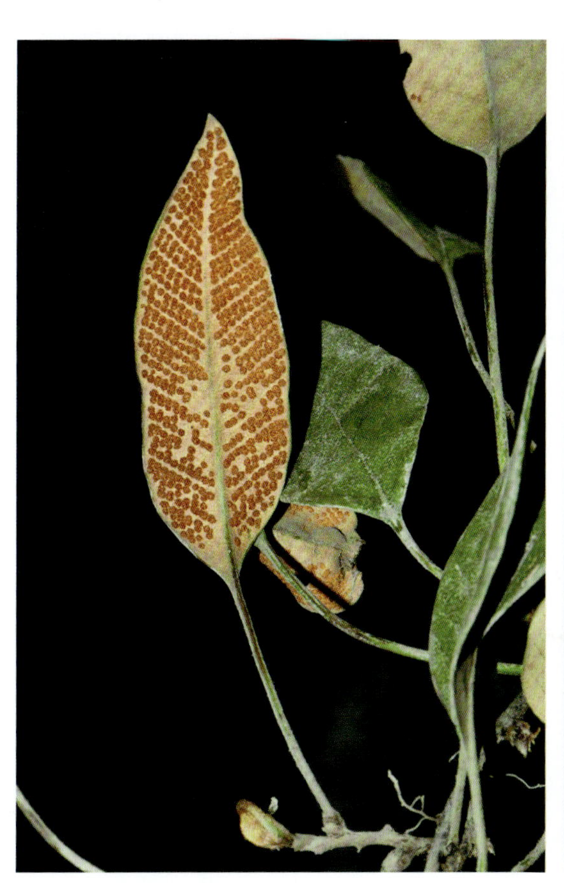

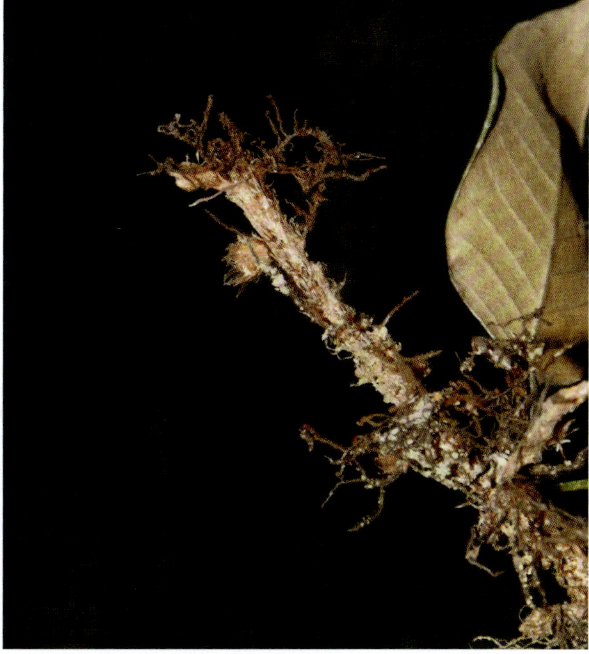

半边旗

Pteris semipinnata

凤尾蕨科 凤尾蕨属

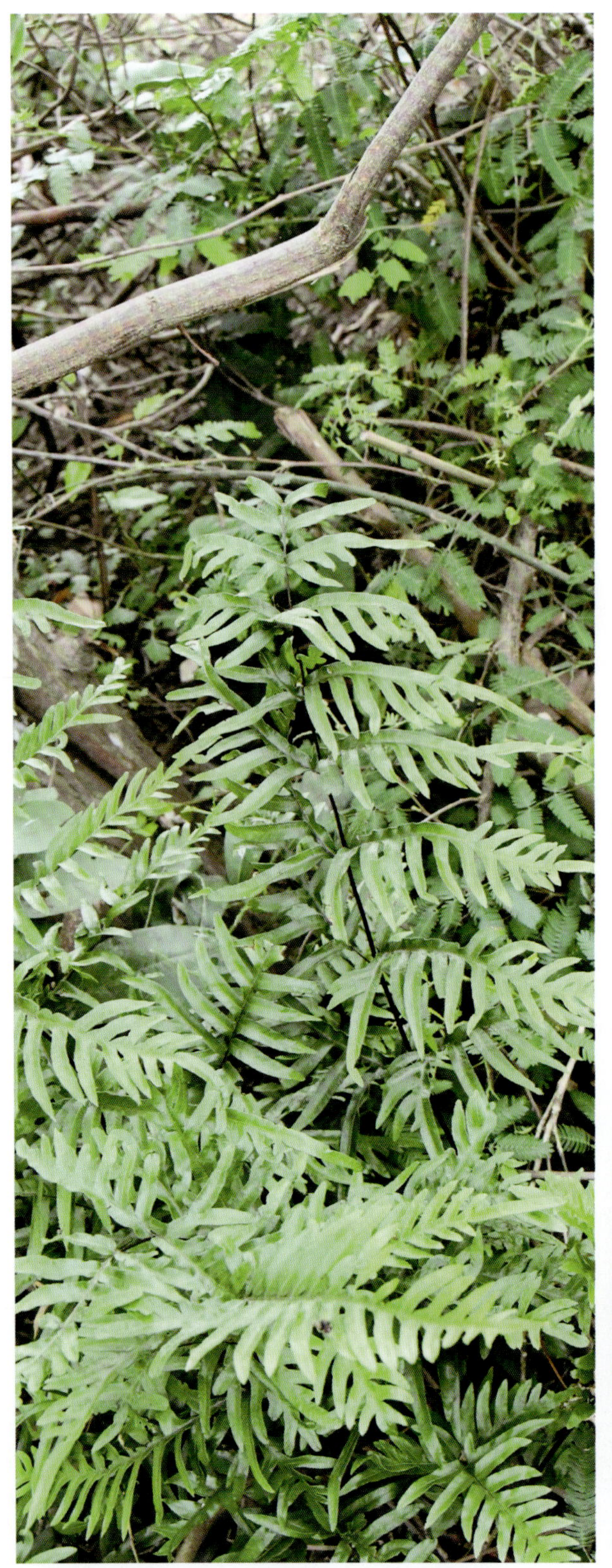

【特征】根状茎长而横走，先端及叶柄基部被褐色鳞片。叶簇生，近一型；叶柄连同叶轴均为栗红，有光泽，光滑；叶片长圆披针形，二回半边深裂；顶生羽片阔披针形至长三角形，先端尾状，篦齿状，深羽裂几达叶轴，裂片6~12对，对生，开展，镰刀状阔披针形，向上渐短，先端短渐尖，基部下侧呈倒三角形的阔翅沿叶轴下延达下一对裂片；侧生羽片4~7对，对生或近对生，开展，下部的有短柄，向上无柄，半三角形而略呈镰刀状，先端长尾头，基部偏斜，两侧极不对称，上侧仅有一条阔翅，不分裂或很少在基部有一片或少数短裂片，下侧篦齿状深羽裂几达羽轴，裂片3~6片或较多，镰刀状披针形，基部一片最长，向上的逐渐变短，先端短尖或钝，基部下侧下延，不育裂片的叶有尖锯齿，能育裂片仅顶端有一尖刺或具2~3个尖锯齿。羽轴下面隆起，下部栗色，向上禾秆色，上面有纵沟，纵沟两旁有啮蚀状的浅灰色狭翅状的边。侧脉明显，斜上，小脉通常伸达锯齿的基部。叶干后草质，灰绿色，无毛。

【药用信息】清热利湿、解毒消肿、凉血止血。主治泄泻、黄疸、痢疾、牙痛、目赤肿痛、痔疮出血、跌打损伤、外伤出血、皮肤瘙痒、毒蛇咬伤等。

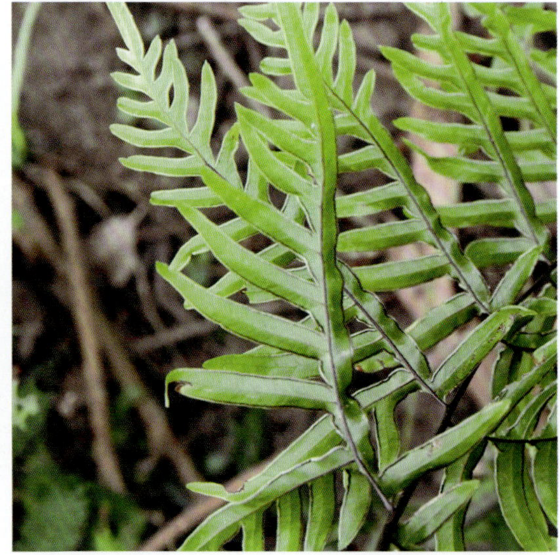

疏叶卷柏

【特征】土生，匍匐，能育枝直立，无横走地下茎。根托沿匍匐茎和枝断续生长，由茎枝的分叉处上面生出，纤细，根少分叉，近无毛。叶全部交互排列，二型，草质，表面光滑，边缘近全缘，不具白边，主茎上的叶远生，较分枝上的大，二型，绿色，侧叶外展，中叶基部呈单耳状，边缘具微齿或近全缘。主茎上的腋叶较分枝上的大，卵形或宽卵形，渐变窄，分枝上的腋叶对称，卵状披针形或椭圆形，边缘具微齿。中叶不对称，主茎上的略大于分枝上的，分枝上的中叶椭圆状披针形或卵状披针形，近覆瓦状排列，背部不呈龙骨状，先端与轴平行，具长尖头，基部斜，边缘近全缘或具微齿。侧叶不对称，主茎上的较侧枝上的大，侧枝上的侧叶卵状披针形，外展，排列稀疏或紧密，先端急尖。边缘近全缘或具细齿，上侧边基部圆，不覆盖小枝，上侧边缘略具细齿。孢子叶穗紧密，四棱柱形，端生或侧生，单生；孢子叶一型，卵状披针形，边缘有细齿，不具白边，先端渐尖，龙骨状，下侧的孢子叶卵状披针形，边缘有细齿；只有一个大孢子叶位于孢子叶穗基部的下侧，其余均为小孢子叶。大孢子灰白色；小孢子淡黄色。

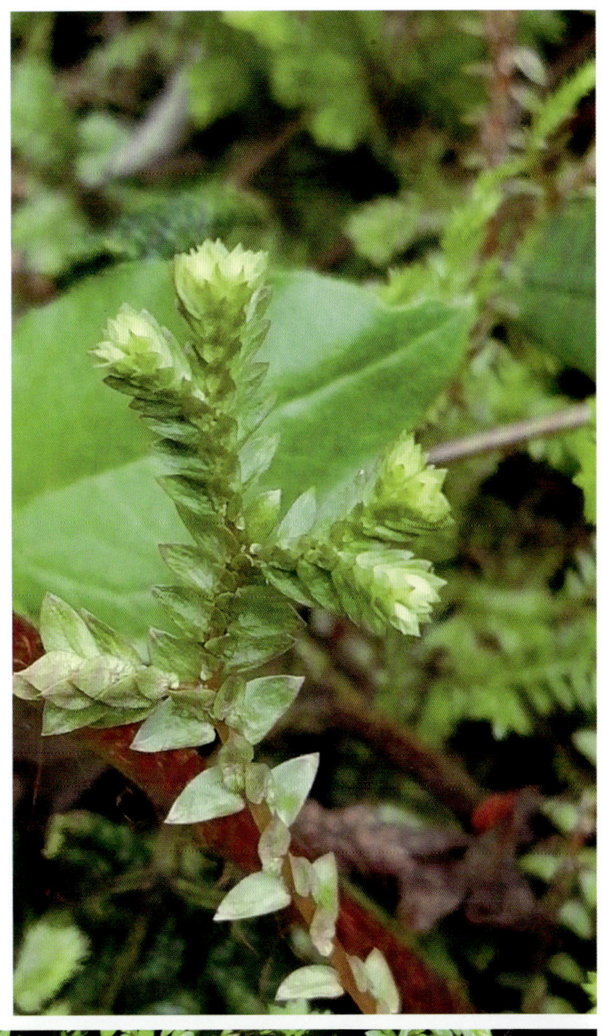

【药用信息】全草入药，治水火烫伤，虫蛇咬伤，蜂刺伤及出血，疮毒痈疖等。

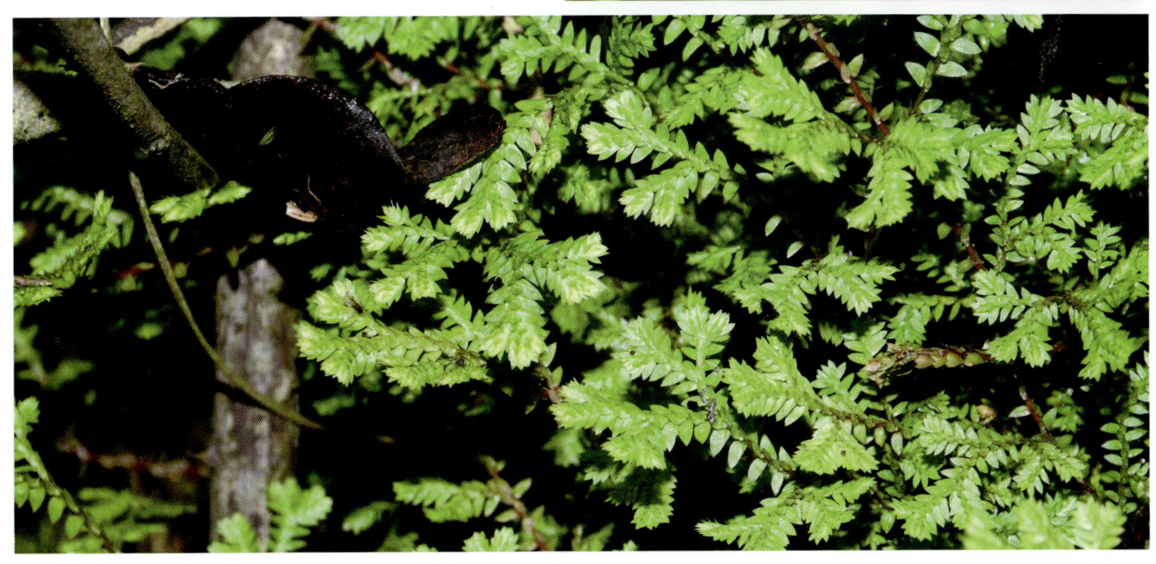

鸡毛松

Dacrycarpus imbricatus

罗汉松科 鸡毛松属

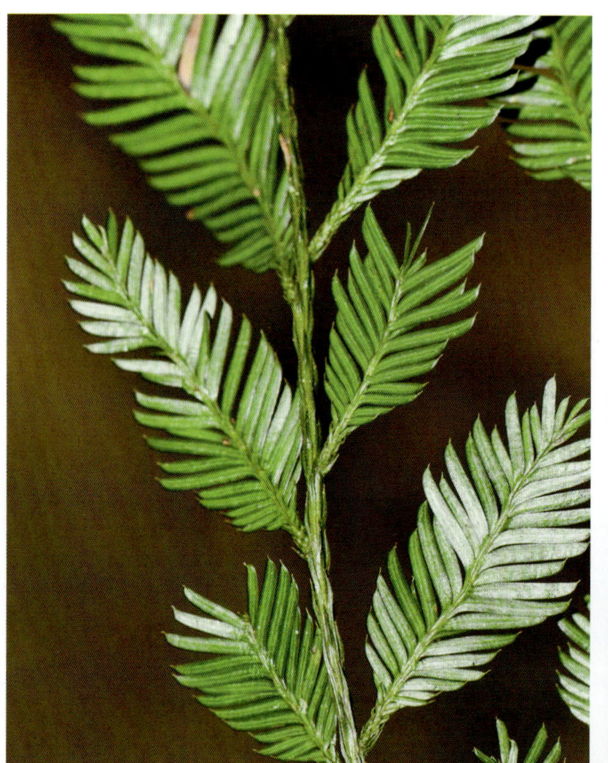

【特征】乔木。树干通直，树皮灰褐色；枝条开展或下垂；小枝密生，纤细，下垂或向上伸展。叶二型，下延生长；老枝或果枝之叶鳞片状，先端内曲；生于幼树、萌生枝或小枝枝顶之叶线形，排成 2 列，形似羽毛，两面有气孔线，先端微弯。雄球花穗状，生于小枝顶端；雌球花：雌球花单生或成对生于小枝顶端，通常仅 1 个发育。种子卵圆形，生于肉质种托上，成熟时肉质假种皮红色。

【药用信息】暂无药用信息。

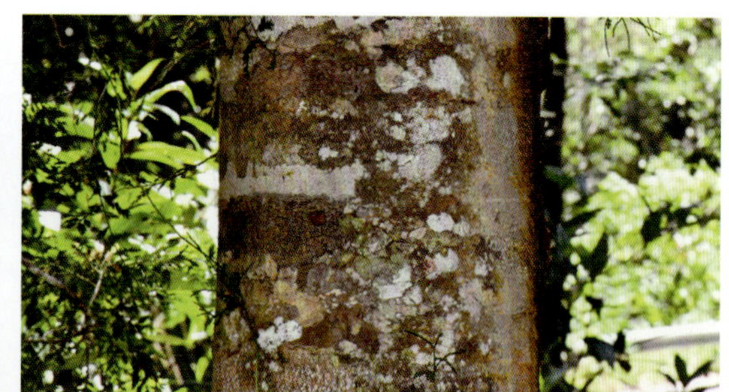

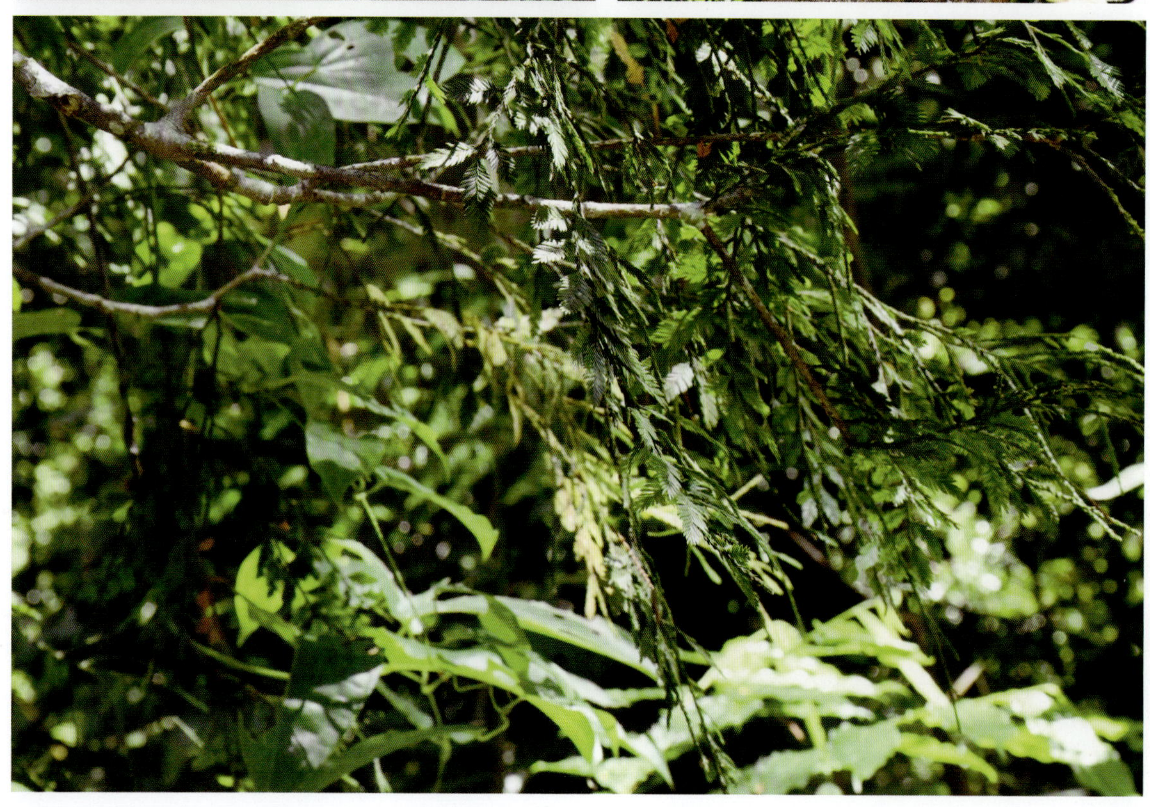

陆均松

【特征】乔木。树干直，树皮幼时灰白色或淡褐色，老后则变为灰褐色或红褐色，稍粗糙，有浅裂纹；大枝轮生，多分枝；小枝下垂，绿色。叶二型，螺旋状排列，紧密，微具四棱，基部下延；幼树、萌生枝或营养枝的叶较长，镰状针形，稍弯曲，先端渐尖；老树或果枝的叶较短，钻形或鳞片状，有显著的背脊，先端钝尖向内弯曲。雄球花穗状；雌球花单生于枝顶，无梗。种子卵圆形，先端钝，横生于较薄而干的杯状假种皮中，成熟时红色或褐红色，无梗。

【药用信息】暂无药用信息。

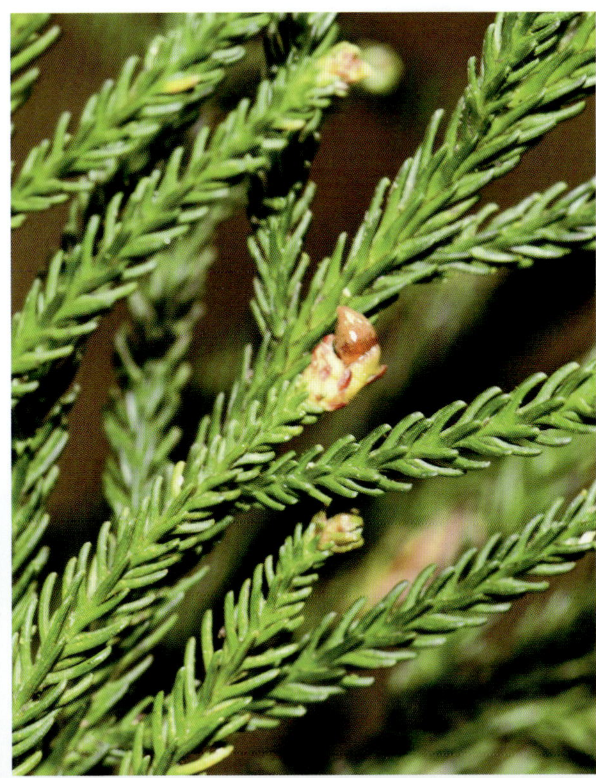

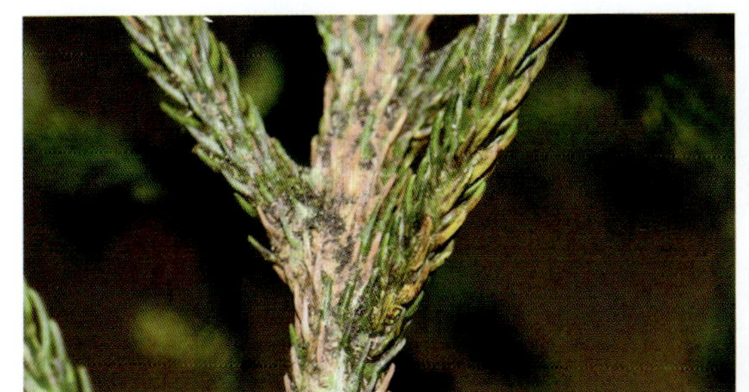

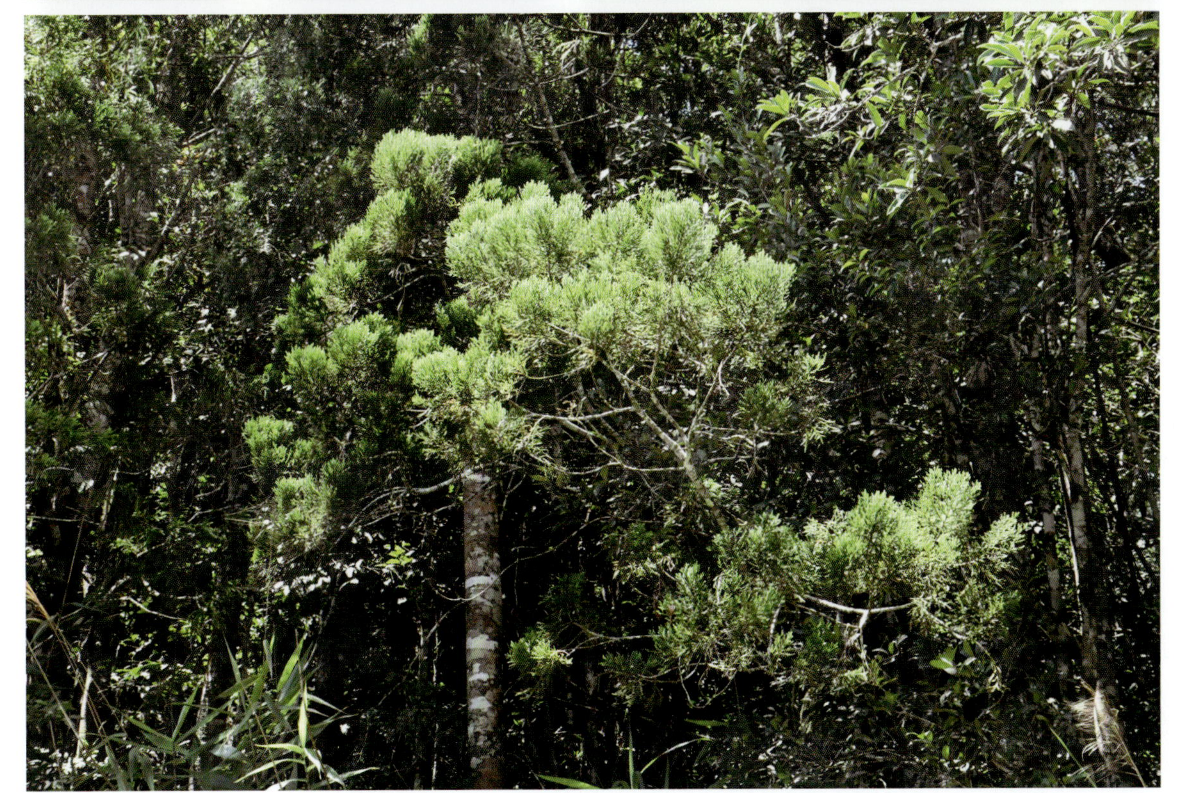

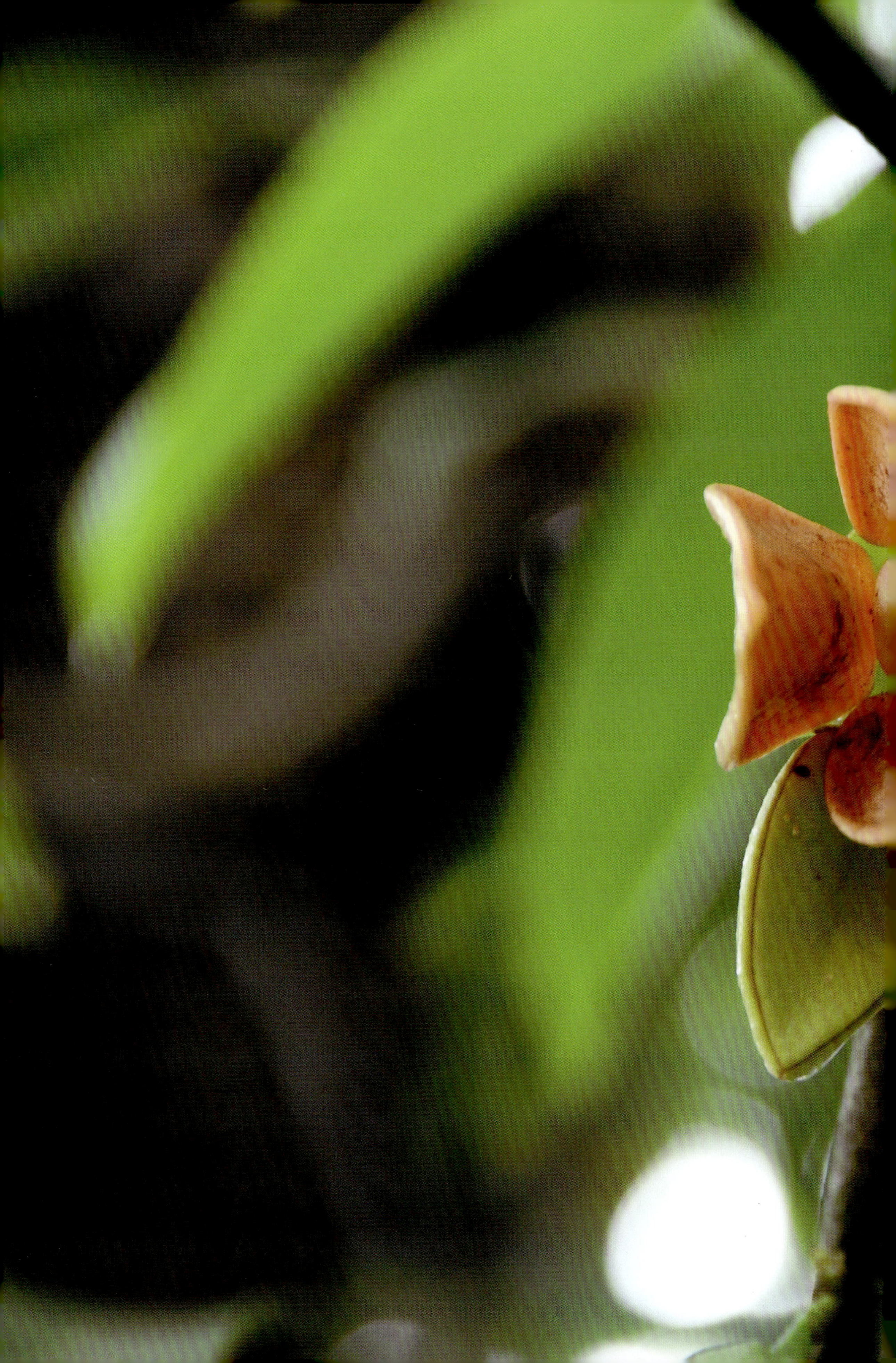

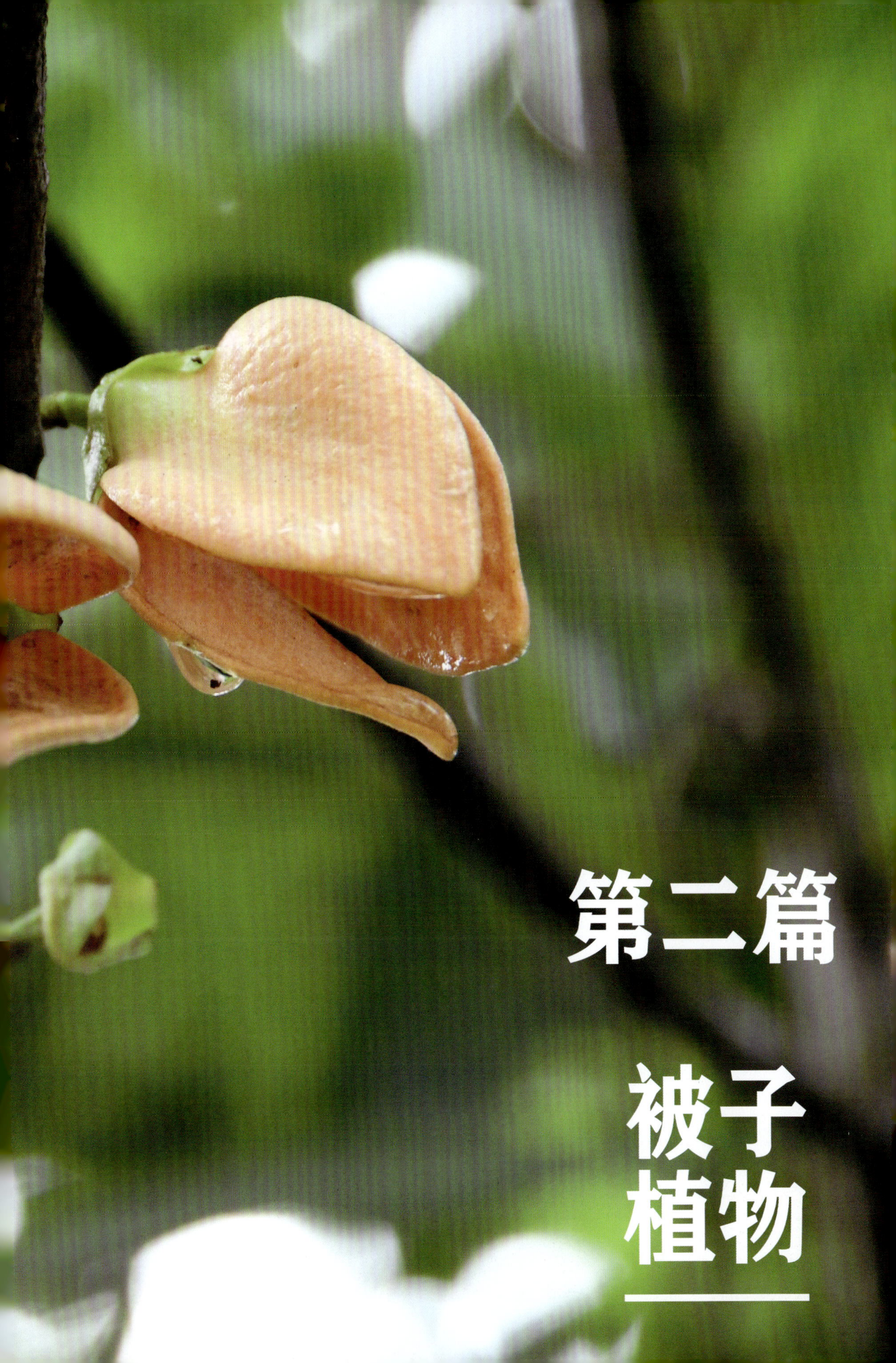

第二篇

被子植物

美丽火焰花

Phlogacanthus pulcherrimus

爵床科 火焰花属

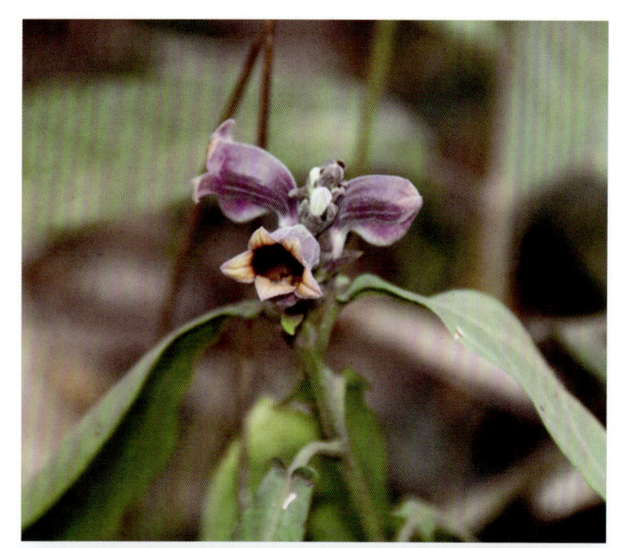

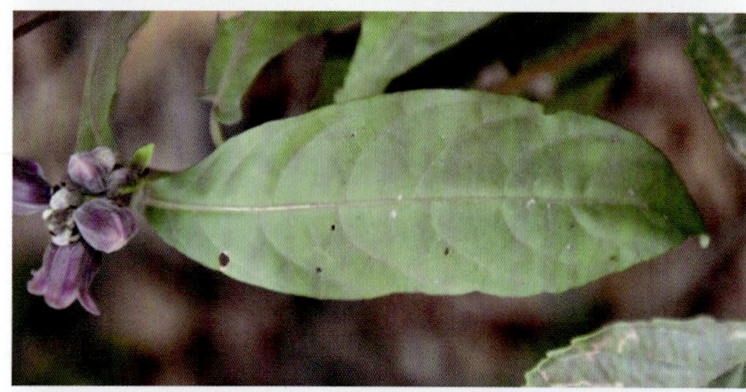

【特征】灌木，直立。茎四边形或稍四角在横截面，具槽，幼时被微柔毛但不久后脱落。叶片倒披针形至倒卵形，两侧无毛，基部渐狭，沿叶柄下垂，边缘近全缘到稍具波状或具齿，先端渐尖，次生脉在中脉每侧约8~9，所有脉正面平，背面突出。花序顶生，聚伞圆锥花序或总状花序；叶状的苞片和小苞片，浅到深紫色，被微柔毛和在两侧具黄色腺体，具2~3对侧脉；苞片叶柄倒披针形至倒卵形；小苞片具叶柄，倒披针形。花萼深紫色，浅裂到约2/3；裂片相等，线形，外面被微柔毛，里面无毛，先端锐尖。花冠外部均匀暗紫色，内部紫色具暗橙色裂片，背面筒部橙色到黄色，喉部具紫色斑点，外面密被短柔毛，内部短柔毛和具长毛在背面（下）侧；筒部通常弯曲，在约90° 背面方向和近中部突然膨胀；冠檐2唇形；下唇3浅裂，裂片相等；上唇2浅裂；裂片卵形，先端锐尖，具上升耳蜗顶。雄蕊2枚；蒴果棍棒状，无毛，8粒种子。种子卵形，压扁。

【药用信息】富含维生素、机酸等营养成分，清火解毒、祛风利水。

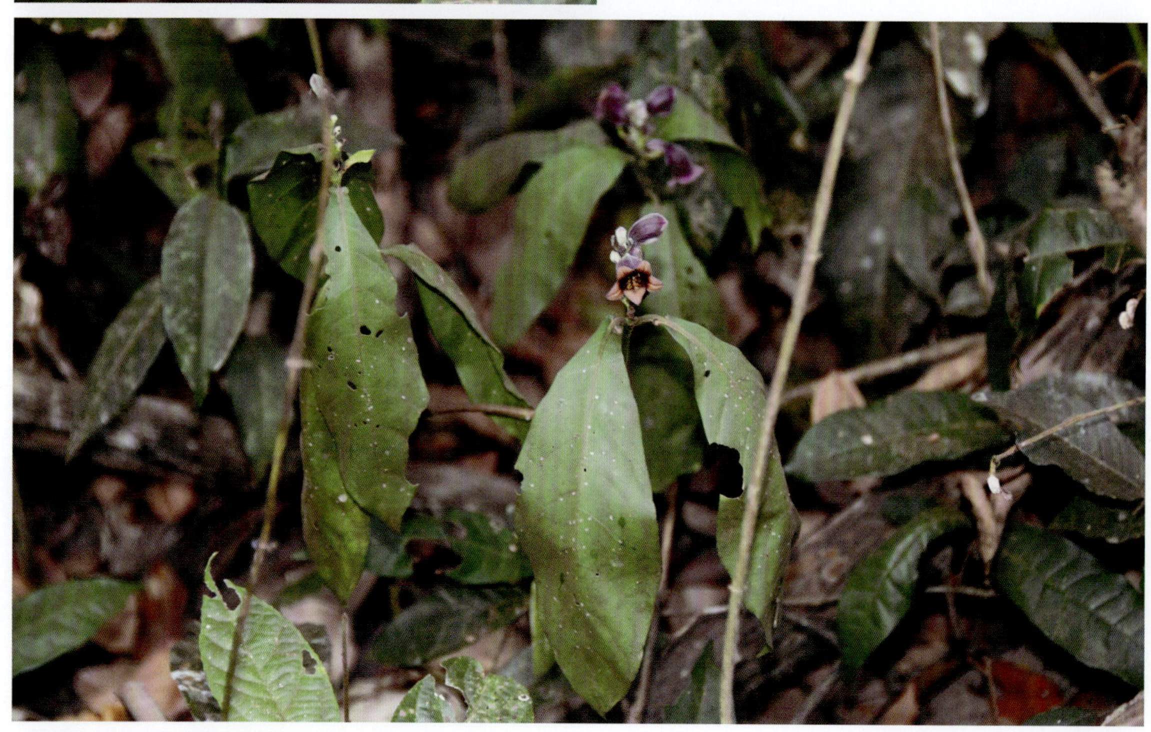

尖药花

【特征】草本，茎稍木质化成小灌木，全株各部分多少被灰白色绵毛，尤以花序、嫩枝、叶为显著。叶片椭圆形至椭圆状矩圆形，顶端尖，基部近圆形至心形，边略具圆齿，有线状钟乳体，具柄，被黄色多节腺毛。花3~8朵一簇，间隔着生于圆锥花序的分枝上；苞片条形，外面杂有腺毛，小苞片狭舌状，与和花萼裂片等长或为其一半；花萼5裂至基部；花冠淡紫色，漏斗状钟形，外面无毛，里面近喉部有2列柔毛，冠檐裂片5，几相等；雄蕊4，花药药隔顶端有小尖头。花粉椭圆形，具肋条纹饰。蒴果，有微毛。种子2~6。

【药用信息】全草入药，治体虚头晕，跌打损伤，骨折，口舌生疮，蛇咬伤。

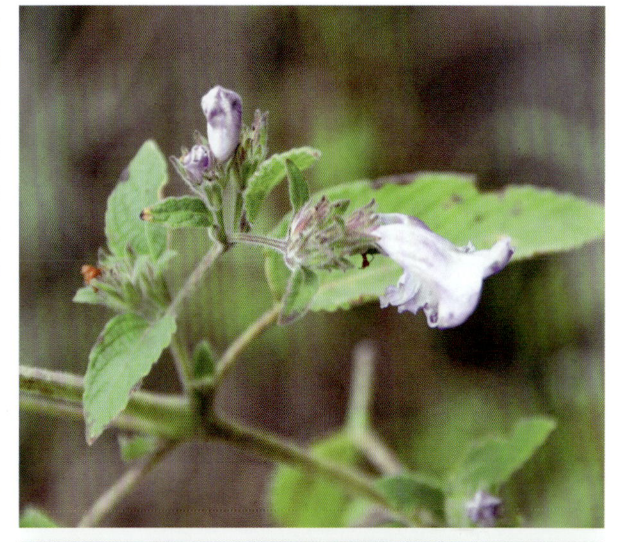

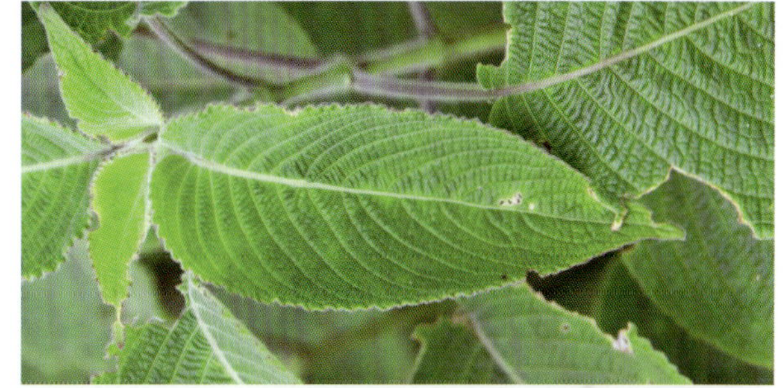

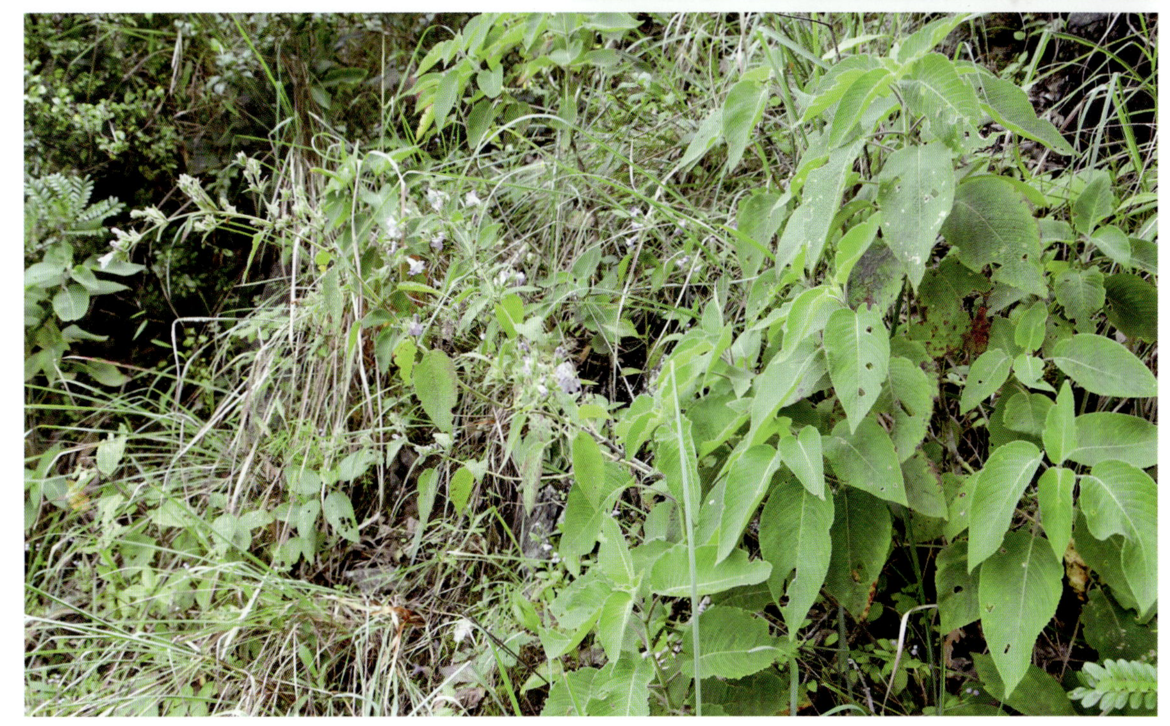

黄花蔺

Limnocharis flava

泽泻科 黄花蔺属

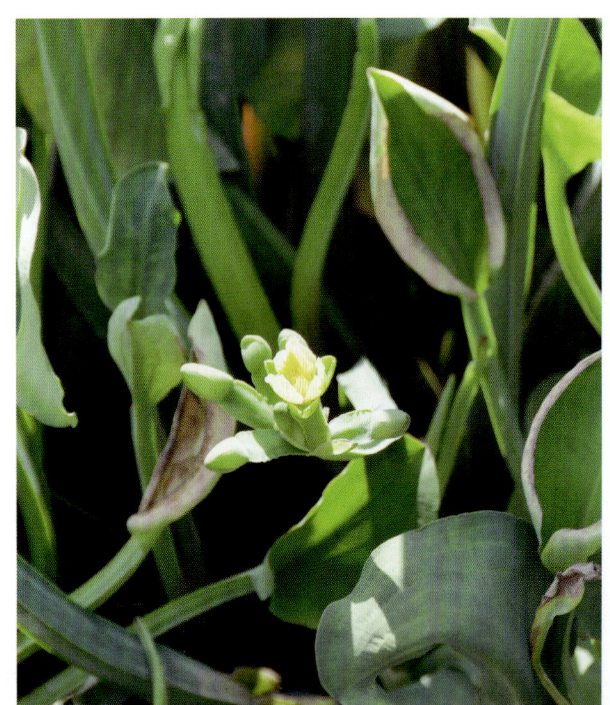

【特征】水生草本。叶丛生，挺出水面；叶片卵形至近圆形，亮绿色，先端圆形或微凹，基部钝圆或浅心形，背面近顶部具 1 个排水器；叶脉 9~13 条，横脉极多数，平行，几与中肋垂直，网脉细密，不明显；叶柄粗壮，三棱形。花葶基部稍扁，上部三棱形；伞形花序有花 2~15 朵，有时具 2 叶；苞片绿色，圆形至宽椭圆形，具平行细脉；内轮花瓣状花被片淡黄色，基部黑色，宽卵形至圆形，蕾时纵褶，先端圆形；雄蕊多数，短于花瓣，假雄蕊黄绿色，花丝绿色，部分在果期宿存；雌蕊黄绿色。果圆锥形，由多数半圆形离生心皮组成，为宿存萼片状花被片所包。种子多数，褐色或暗褐色，马蹄形，具多条横生薄翅。

【药用信息】嫩叶，茎和花都可食用，含钙、铁和 S-胡萝卜素。

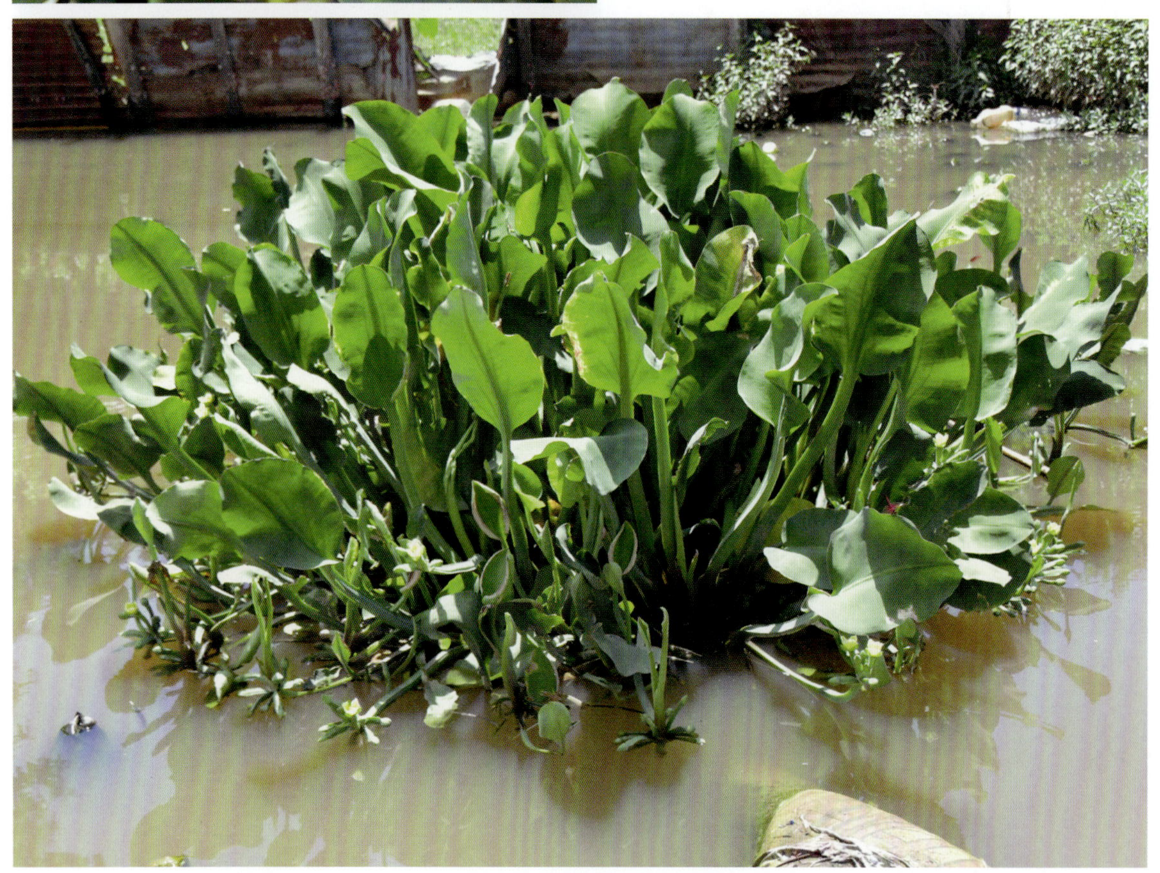

Crinum wattii

石蒜科 文殊兰属

瓦氏文殊兰

【特征】多年生草本。具卵圆形短小颈状鳞茎。叶片内卷，尖削至渐尖，基部舟形。花序伞形花序；花葶粗壮；花披针形，花白色。果实不规则开裂。

【药用信息】叶与鳞茎药用，有活血散瘀、消肿止痛之效，治跌打损伤、风热头痛、热毒疮肿等症。

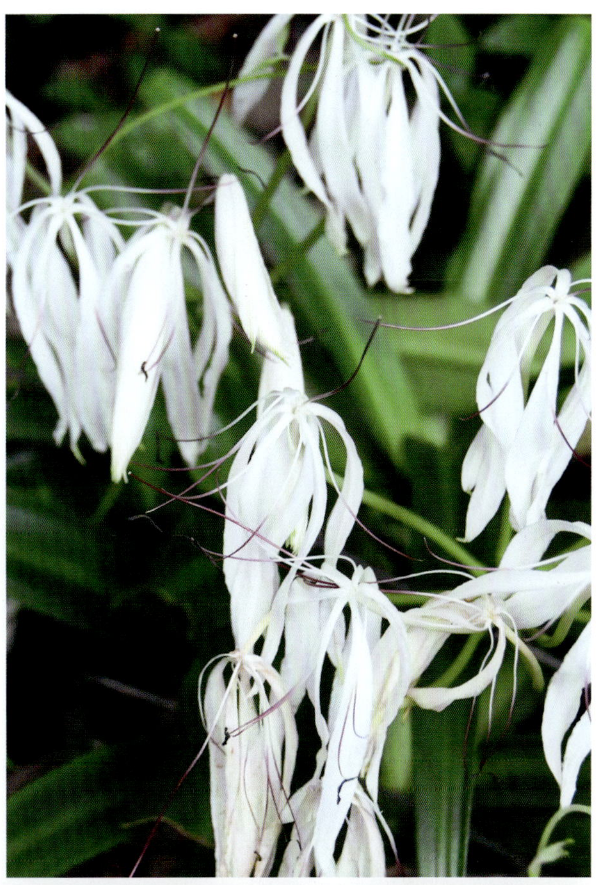

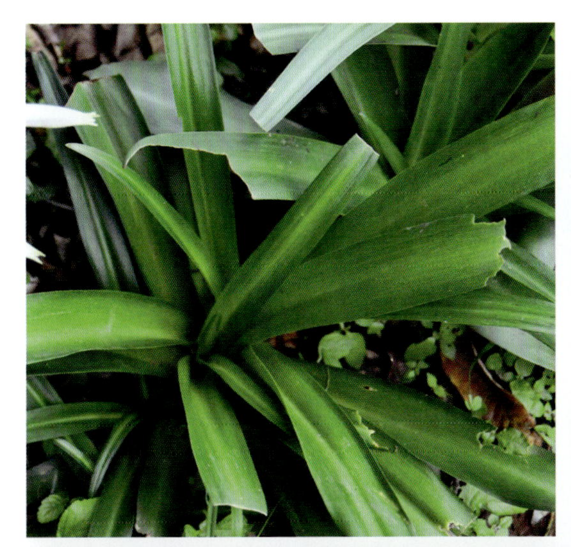

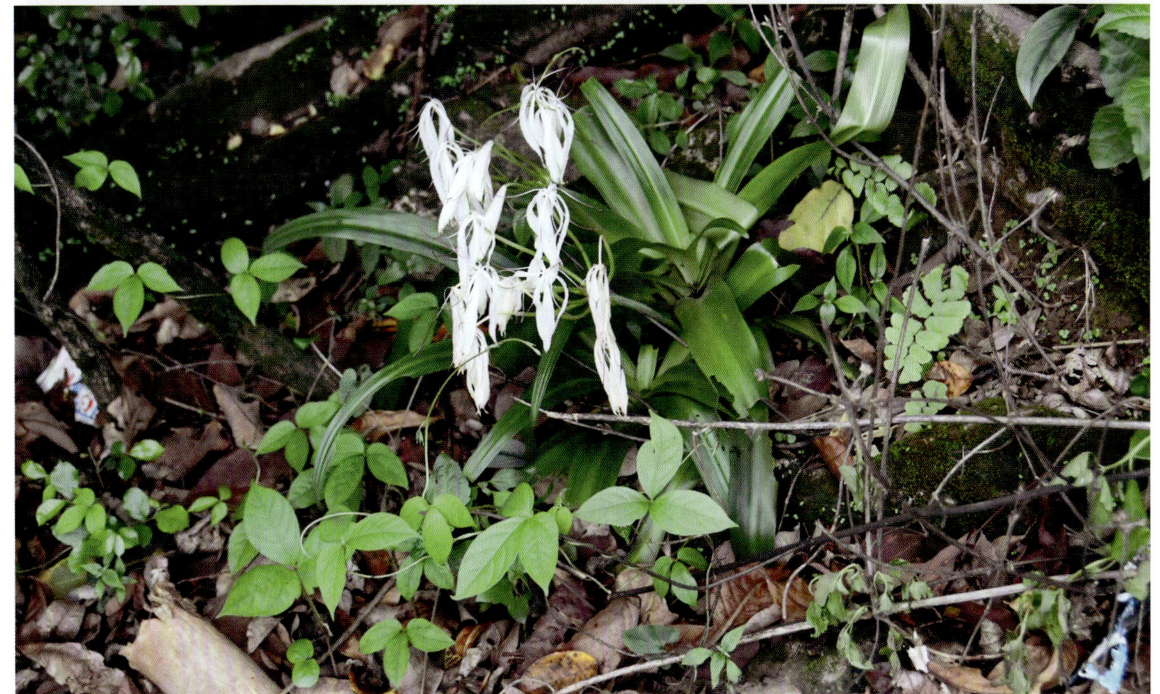

网球花

Scadoxus multiflorus

石蒜科 网球花属

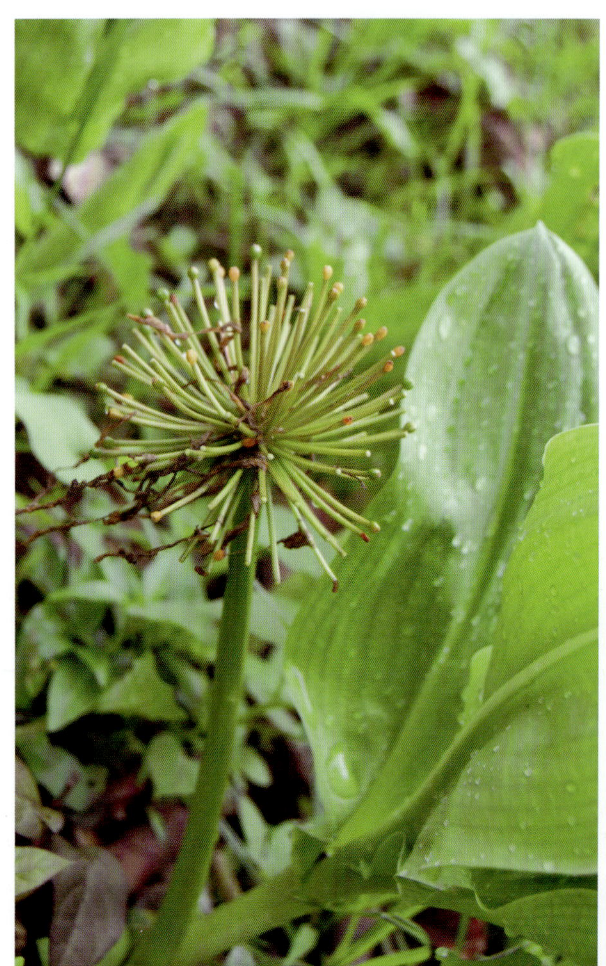

【特征】多年生草本。鳞茎球形。叶 3~4 枚,长圆形,主脉两侧各有纵脉 6~8 条,横行细脉排列较密而偏斜;叶柄短,鞘状。花茎直立,实心,稍扁平,先叶抽出,淡绿色或有红斑;伞形花序具多花,排列稠密;花红色;花被管圆筒状,花被裂片线形;花丝红色,伸出花被之外,花药黄色。浆果鲜红色。

【药用信息】鳞茎入药,消肿止痛。治疗肿、疖肿、痈肿、无名肿毒等。

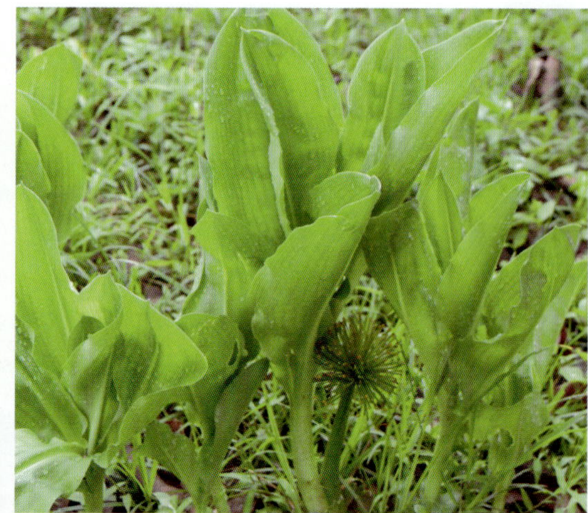

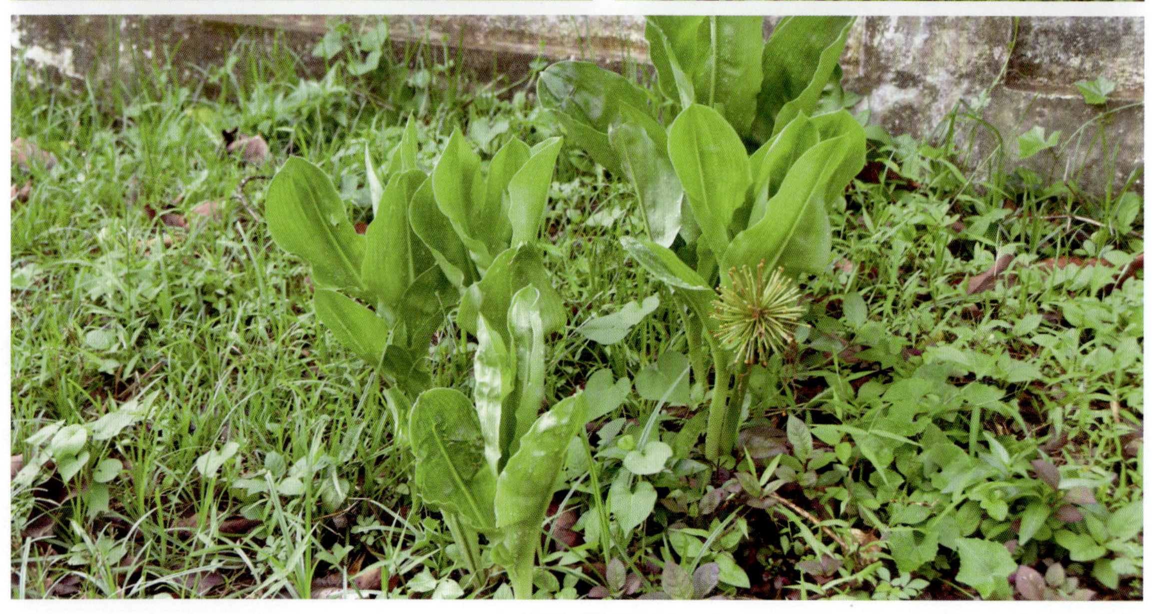

葱莲

【特征】多年生草本。鳞茎卵形，具有明显的颈部。叶狭线形，肥厚，亮绿色。花茎中空；花单生于花茎顶端，下有带褐红色的佛焰苞状总苞，总苞片顶端 2 裂；花白色，外面常带淡红色；几无花被管，花被片 6，顶端钝或具短尖头，近喉部常有很小的鳞片；雄蕊 6，长约为花被的 1/2；花柱细长，柱头不明显 3 裂。蒴果近球形，3 瓣开裂。种子黑色，扁平。

【药用信息】全草含石蒜碱、多花水仙碱、尼润碱等生物碱。花瓣中含云香甙。建议不要擅自食用葱莲，误食鳞茎会引起呕吐、腹泻、昏睡、无力。

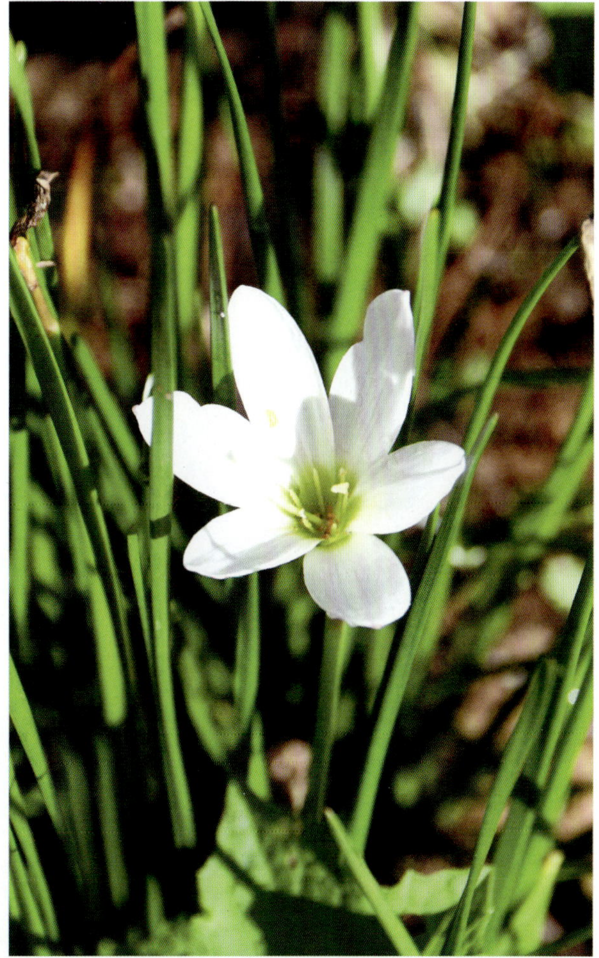

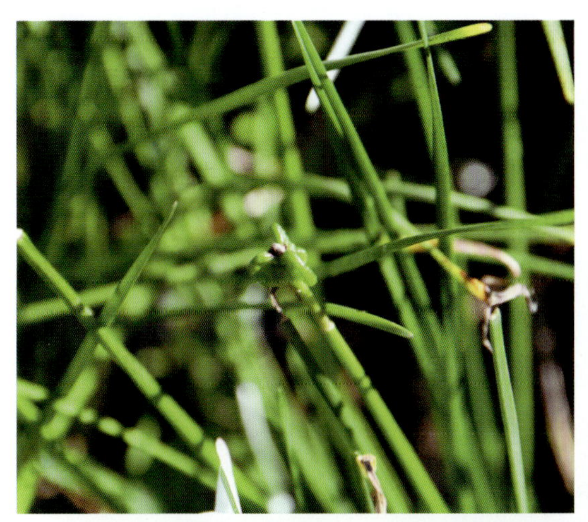

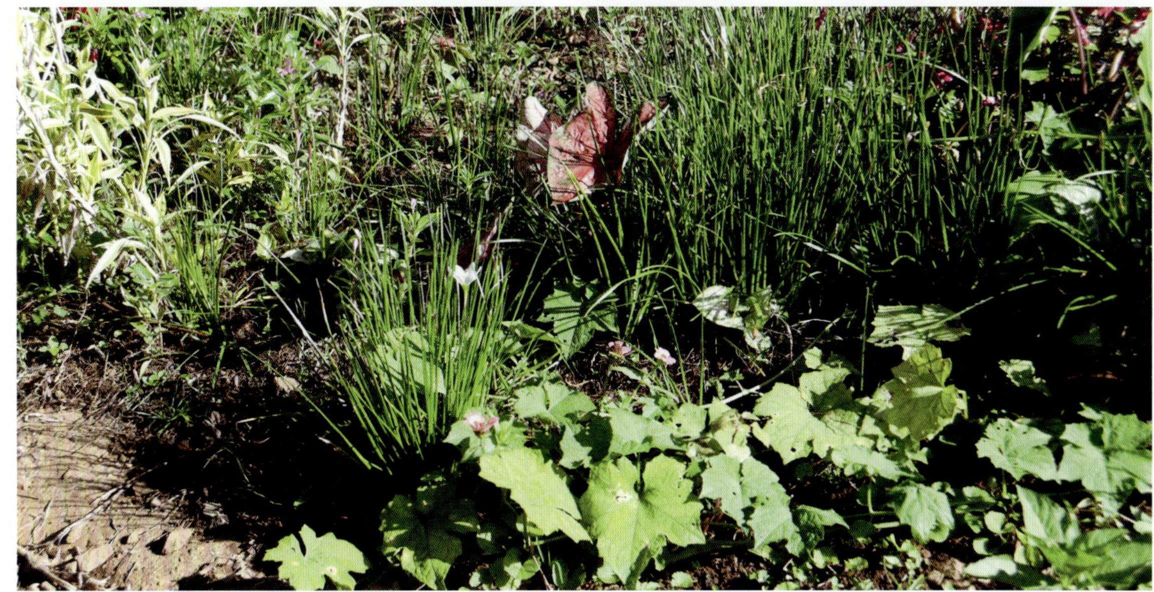

槟榔青

Spondias pinnata

漆树科 槟榔青属

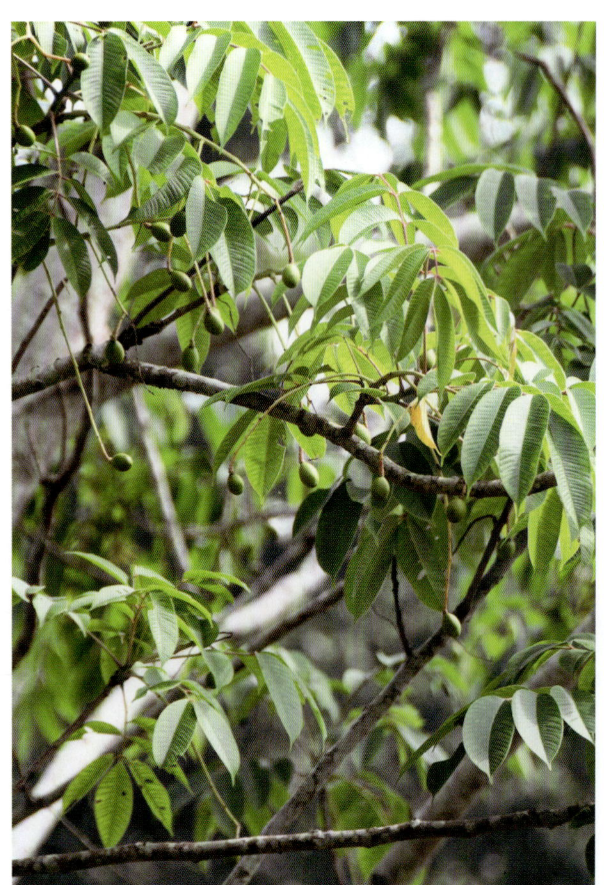

【特征】落叶乔木，小枝粗壮，黄褐色，无毛，具小皮孔。叶互生，奇数羽状复叶，有小叶 2~5 对，叶轴和叶柄圆柱形，无毛；小叶对生，薄纸质，卵状长圆形或椭圆状长圆形，先端渐尖或短尾尖，基部楔形或近圆形，多少偏斜，全缘，略背卷，两面无毛，侧脉斜升，密而近平行，在边缘内彼此连结成边缘脉，侧脉在叶面略凹，叶背突起，网脉不显；小叶柄短。圆锥花序顶生，无毛，花小，白色；无梗或近无梗，基部具苞片和小苞片；花萼无毛，裂片阔三角形；花瓣卵状长圆形，先端急尖，内卷，无毛；雄蕊 10，比花瓣短；花盘大，10 裂；子房无毛。核果椭圆形或椭圆状卵形，成熟时黄褐色，大，每室具 1 种子，通常仅 2~3 颗种子成熟。

【药用信息】树内层皮加少量盐，可治咽喉肿痛，有消炎去痰作用。

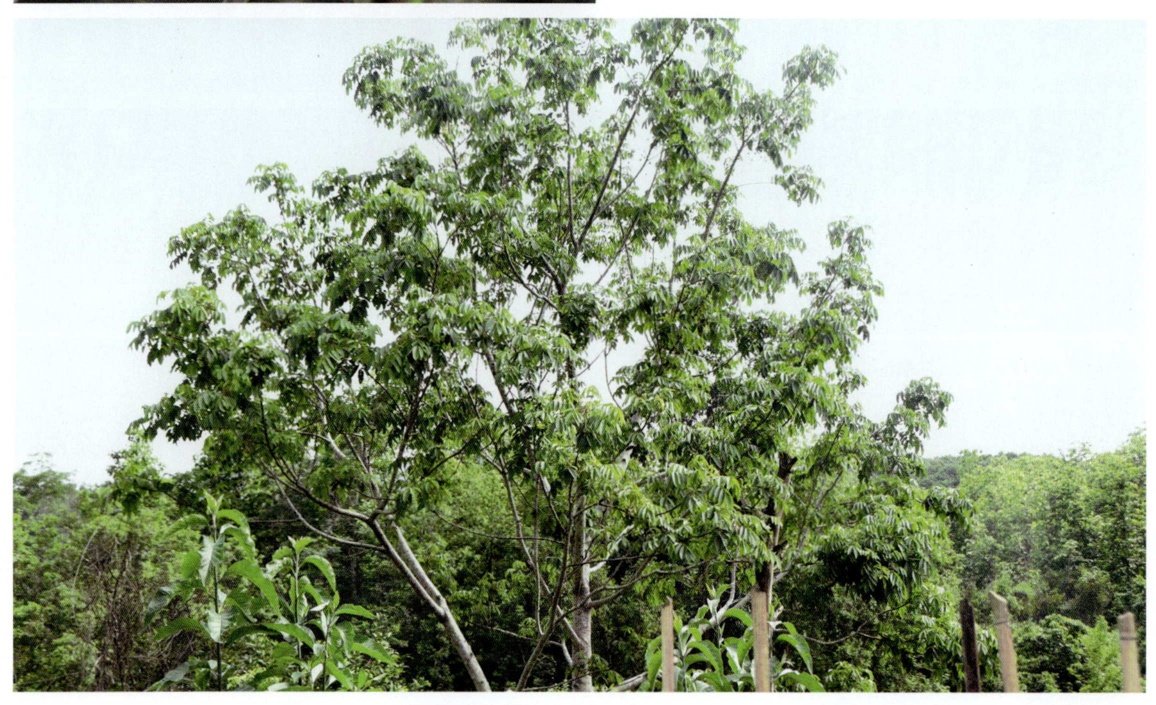

钩枝藤

Ancistrocladus tectorius

钩枝藤科 钩枝藤属

【特征】攀缘灌木，幼时常呈直立灌木状。枝具环形内弯的钩，无毛。叶常聚集于茎顶；叶片革质，长圆形、倒卵长圆形至倒披针形，先端圆或圆钝，稀急尖，基部渐窄而下延，全缘，两面无毛，均被白色圆形的小鳞秕和小点，中脉在上面下陷，在下面明显突起，侧脉和网脉纤细，在下面稍突起；通常无叶柄，在小枝上留下马鞍状的痕迹；托叶小，早落。花几朵或多数，顶生或侧生，二歧状分枝而排成圆锥状的穗状花序；小苞片卵形，先端急尖，边缘薄，流苏状，内面基部增厚呈褐色；花小；无梗；萼片 5，基部合生呈短筒，裂片长椭圆形，略不等大，顶端圆，边有小缘毛，其余无毛，内面近基部有白色圆形的小鳞秕，外面在中部以下常有 1~3 浅杯状下凹的腺体；花瓣基部合生，质厚，斜椭圆形，先端急尖，常内卷；雄蕊 10，5 长 5 短，花丝基部较宽；子房大半下位，3 心皮，1 室；花柱短，直立，柱头 3。坚果红色，倒圆锥形，和萼筒合生；萼裂片增大成翅状，翅倒卵状匙形，不等大，顶端圆，有较明显的脉纹，种子近球形。

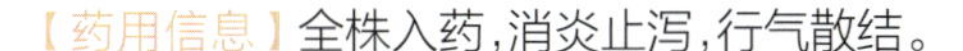

【药用信息】全株入药，消炎止泻，行气散结。

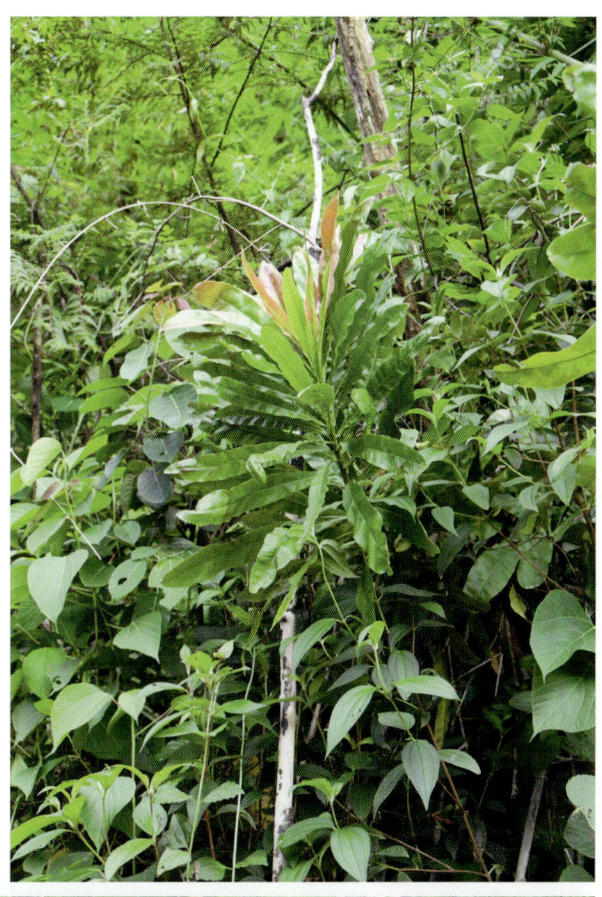

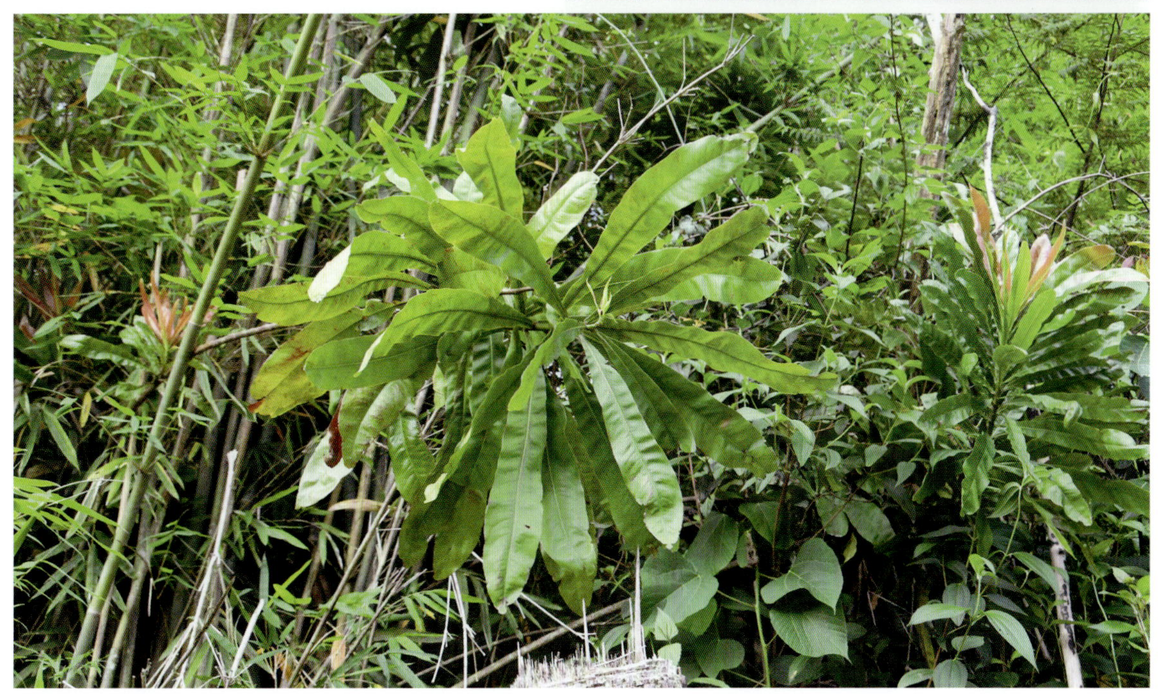

短柄鹰爪花

Artabotrys brevipes

番荔枝科 鹰爪花属

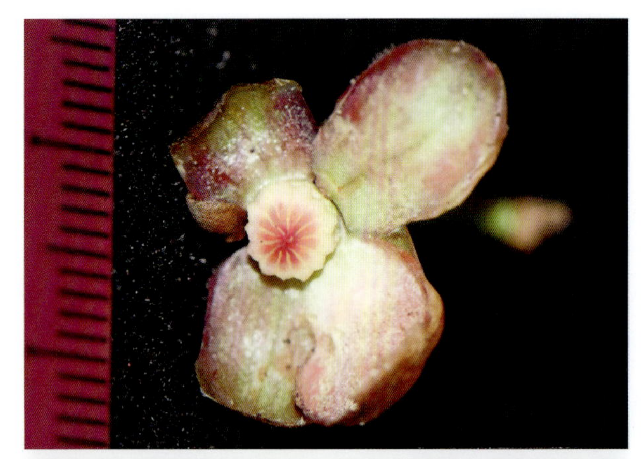

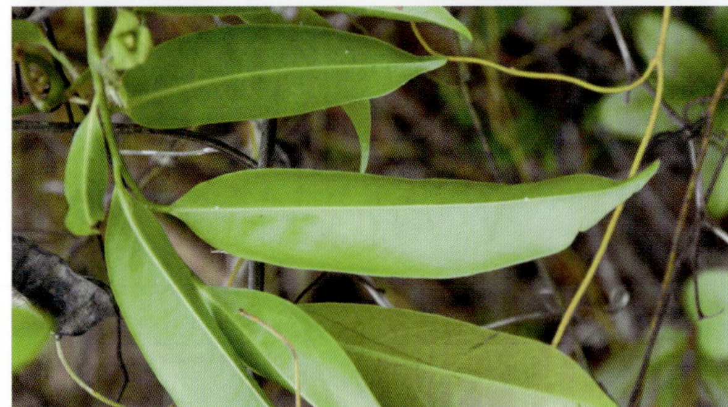

【特征】攀缘灌木，有时具刺。疏生的小枝被微柔毛，后至无毛，外层不剥落。叶特化，长圆状披针形，或狭卵形，基部在叶柄或楔形上下延，先端锐尖到渐尖，除下面中脉上分散的贴伏毛外，两面无毛，每侧侧脉8~10，网状脉。花序1~4花，疏生被微柔毛。萼片卵形，先端锐尖或钝，两面被微柔毛。花瓣体内黄色，被微柔毛，叶片层状。花药连接先端具细尖。心皮约20。在近无毛花梗最多17个单心果。单果干燥带褐色或黑色，倒卵形，疣状，无毛。种子浅棕色，稍粗糙。

【药用信息】根及果实入药，治疟疾。

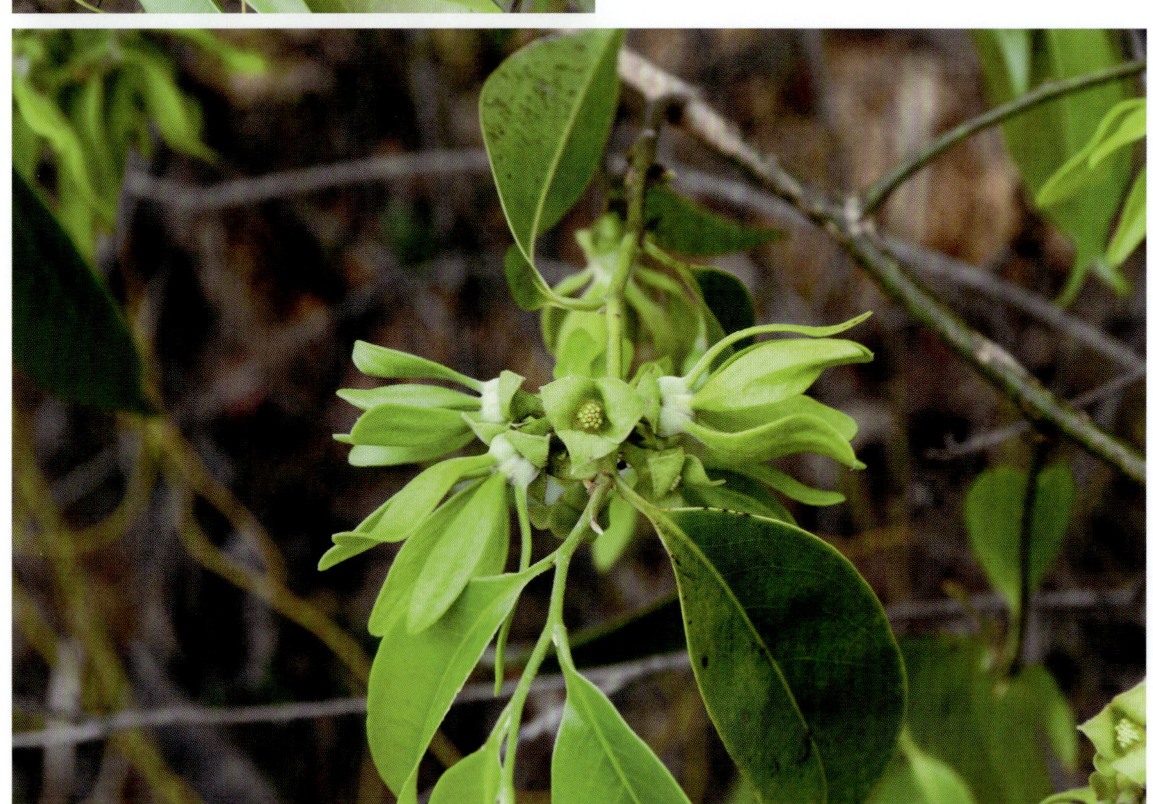

毛叶假鹰爪

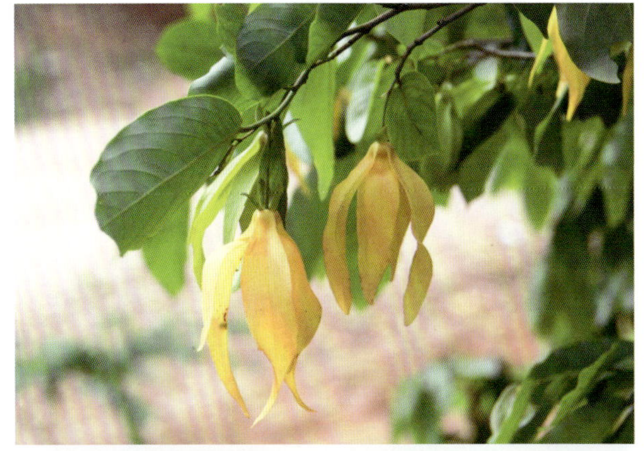

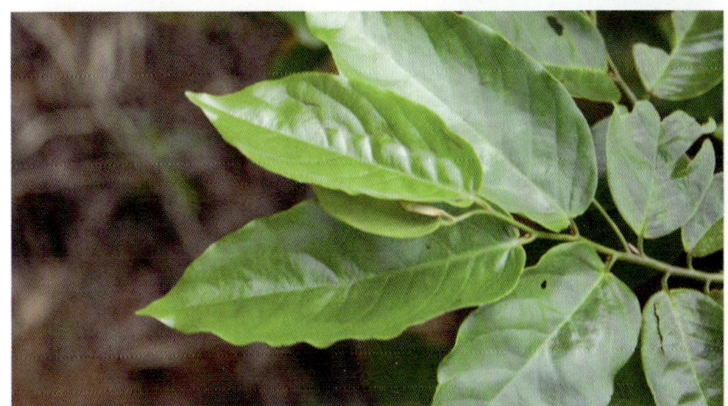

【特征】直立灌木；茎、枝条均有凸起皮孔；枝条、叶背、叶柄、叶脉、花梗、苞片、萼片两面、花瓣两面、果柄及果均被柔毛或短柔毛。叶薄纸质或膜质，倒卵状椭圆形或长圆形，有时近琴形，顶端短渐尖或急尖，有时钝头，基部浅心形或截形；侧脉每边 9~13，上面扁平，下面凸起。花黄绿色，单生于叶腋外或与叶对生或互生，下垂；苞片生于花梗的近中部或基部；萼片卵圆形；外轮花瓣比内轮花瓣大，卵状披针形或长椭圆形，顶端钝，内轮花瓣长圆形，中部稍宽；雄蕊倒卵形，药隔顶端近圆形；心皮长圆形，被长柔毛，柱头顶端 2 裂，无毛。果有柄，念珠状。

【药用信息】根叶入药，祛风止痛、行气化瘀、杀虫止痒。治风湿痹痛、跌打损伤、产后瘀滞腹痛、消化不良、胃痛腹胀，疥癣。

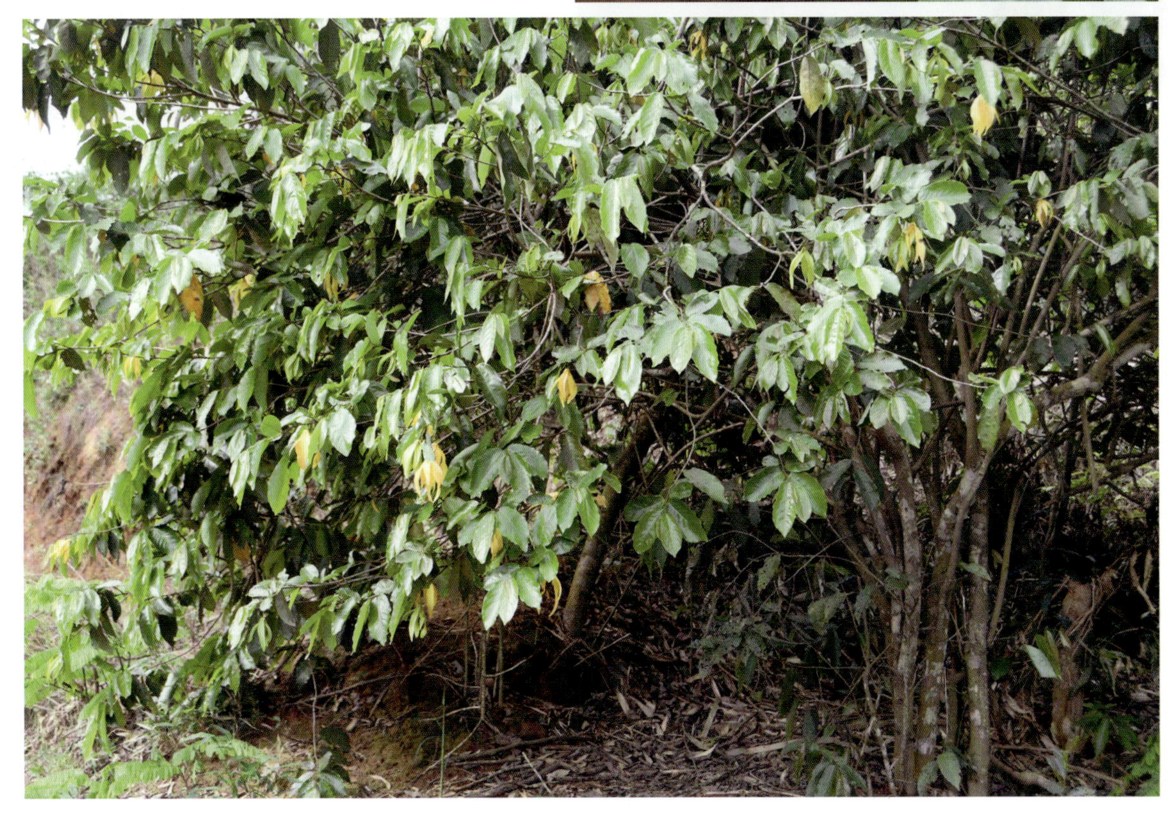

柄芽哥纳香

Goniothalamus laoticus

番荔枝科 哥纳香属

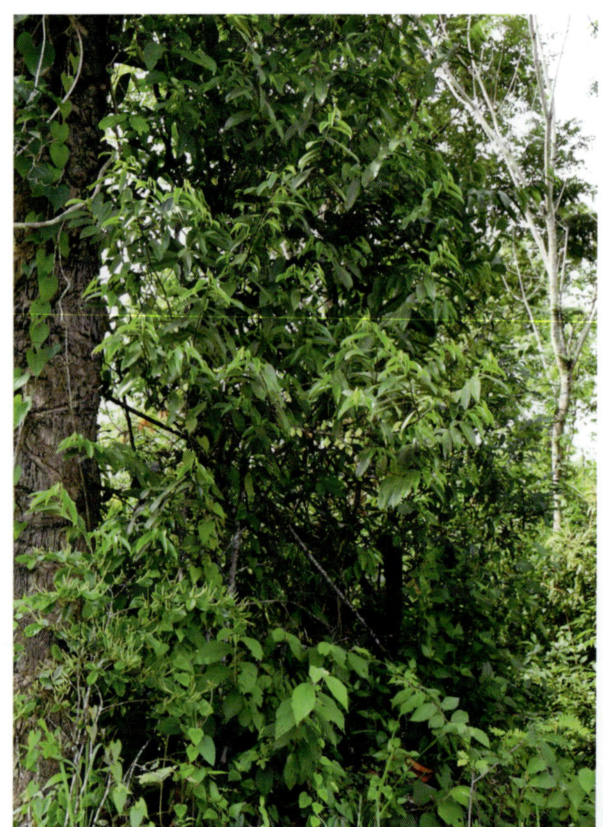

【特征】落叶乔木，高可达 15m。幼枝无毛到有毛。叶纸状，卵形或椭圆形，上面哑光或有光泽，下面无毛到疏生有毛，上面无毛或近无毛，侧脉 12~20，叶上面突出；网状脉，稍离生。花单生在树干、老枝或幼枝上。萼片不反折，脉通常不清楚；外花瓣淡黄色或橙色，背面疏生毛到密被毛，内花瓣淡黄色；雄蕊 30~96，花药隔生，先端截形。心皮 8~15，子房无毛；柱头纺锤状，无毛。果有或没有宿存萼片；果绿色，椭圆形，光滑，有突出的纵向脊，无毛或近无毛。种子 2~7，光滑，无毛到疏生有毛。

【药用信息】茎可药用，治跌打损伤、骨折。

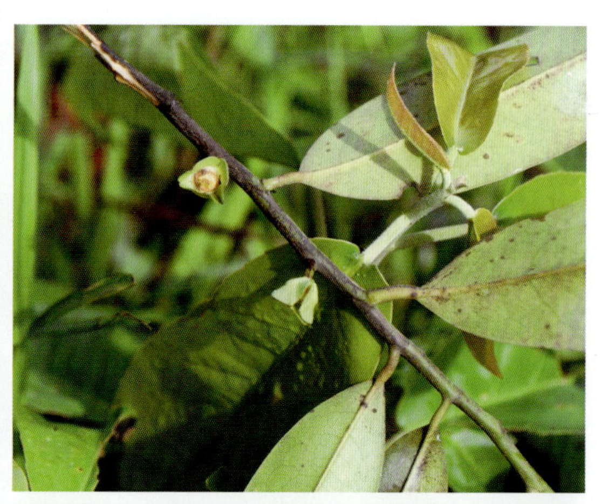

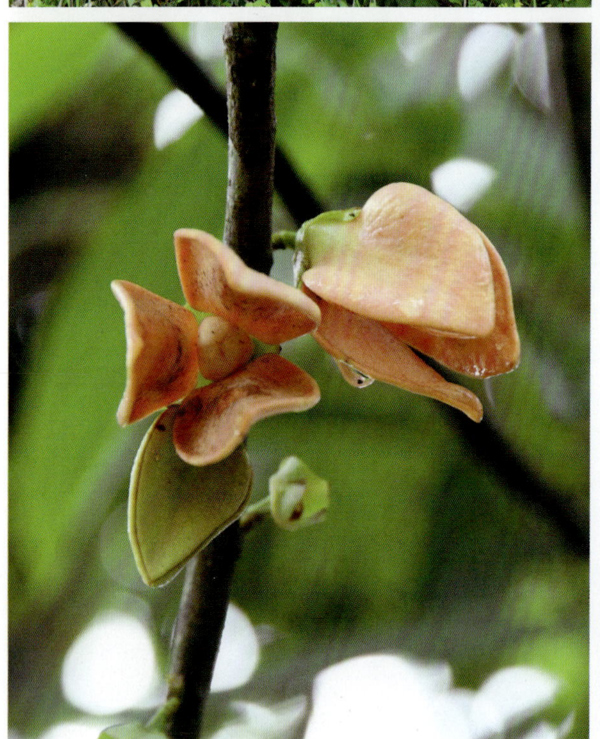

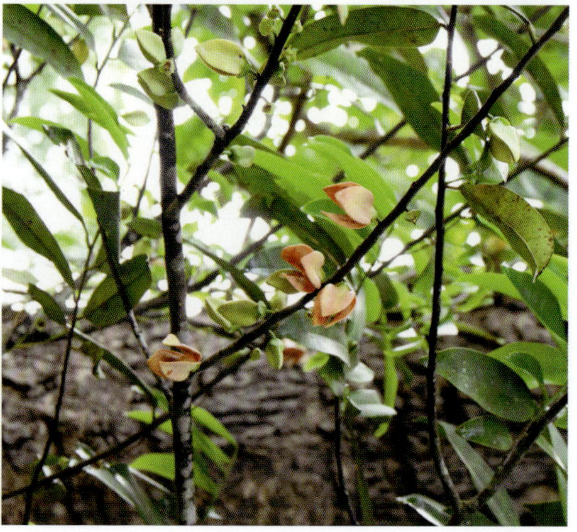

大叶野独活

【特征】落叶乔木，可达 10cm；幼枝被茸毛。叶宽卵状椭圆形到倒卵形，锐尖到短渐尖，具圆形至心形基部，上面被柔毛到近被茸毛，下面被茸毛；幼叶两侧覆盖有非常密贴伏的丝状毛；叶柄粗壮，被茸毛。花梗被茸毛，腋生外或顶生在短的侧枝上，花 3~6。花梗被茸毛；苞片和小苞片小，被茸毛，早落；萼片和花瓣外部被非常密贴伏的金色毛覆盖；萼片离生，卵形，锐尖；花瓣内部无毛，淡黄色，披针形，锐尖；花托凸，无毛；雄蕊圆形，连接的尖端膜质，花丝短，厚，垂直于花药。胚珠 2，柱头棍棒状。果卵球形，具柔毛，种子 1~2，柱头被茸毛。

【药用信息】茎皮提取物被证明具有很强的抗氧化、抗糖尿病和保肝活性。

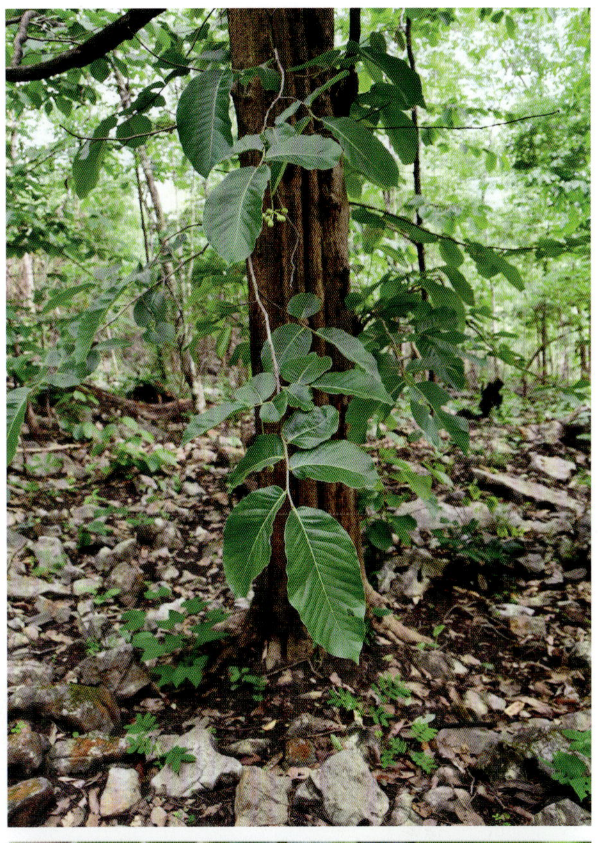

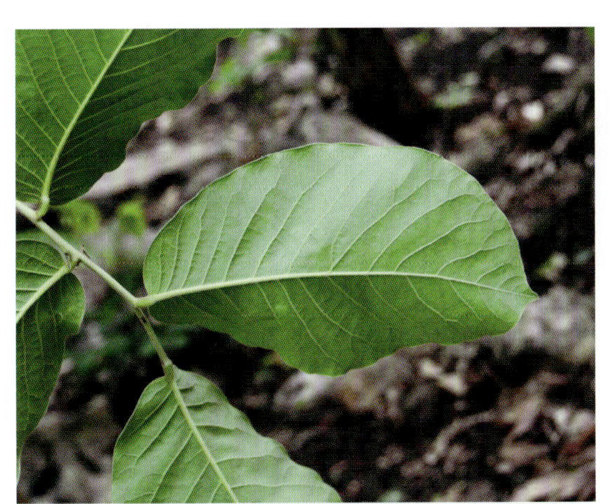

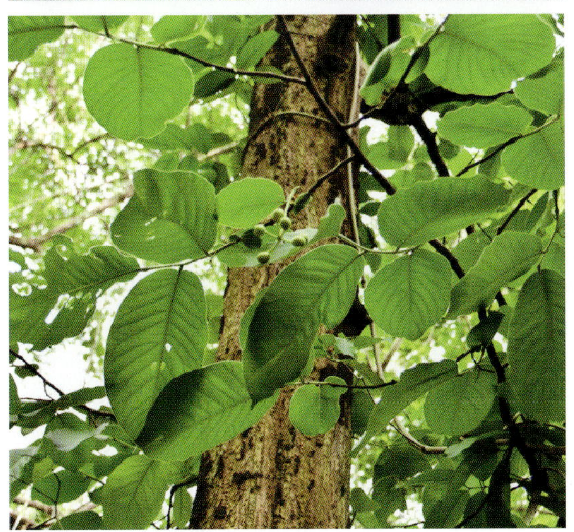

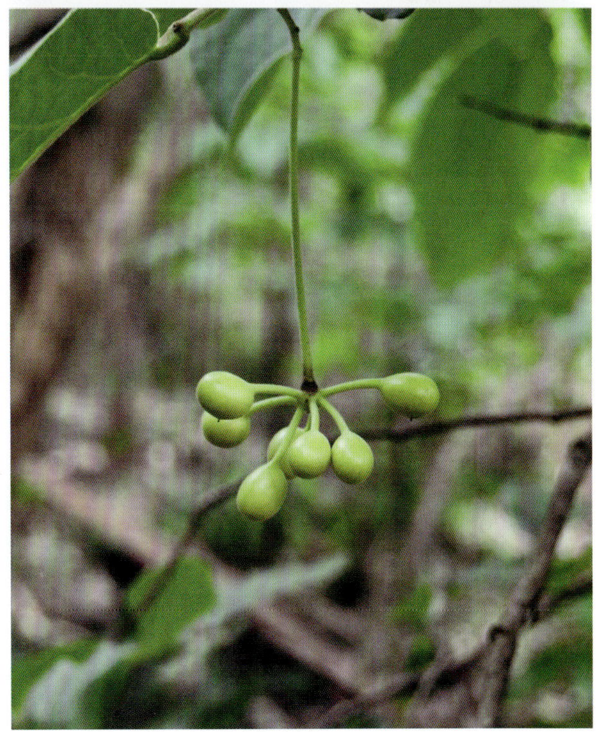

甘玉盘

Uvaria dulcis

番荔枝科 紫玉盘属

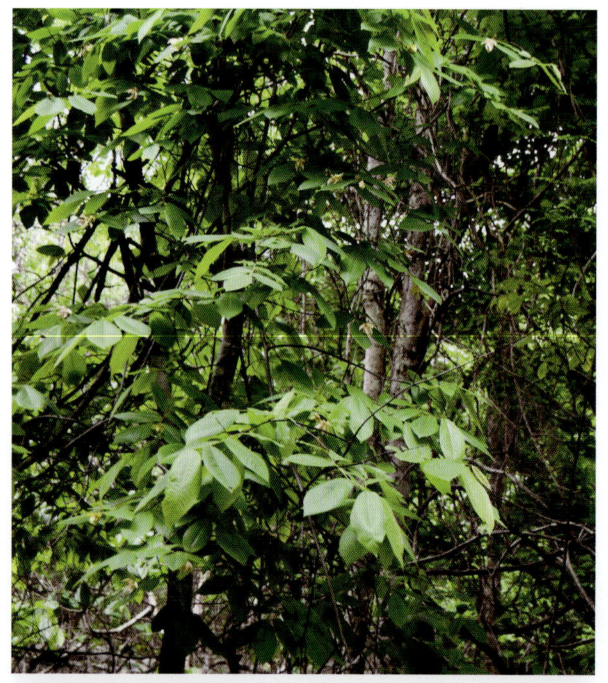

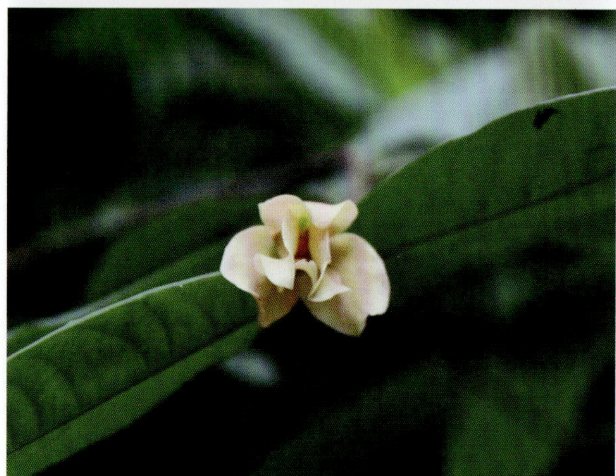

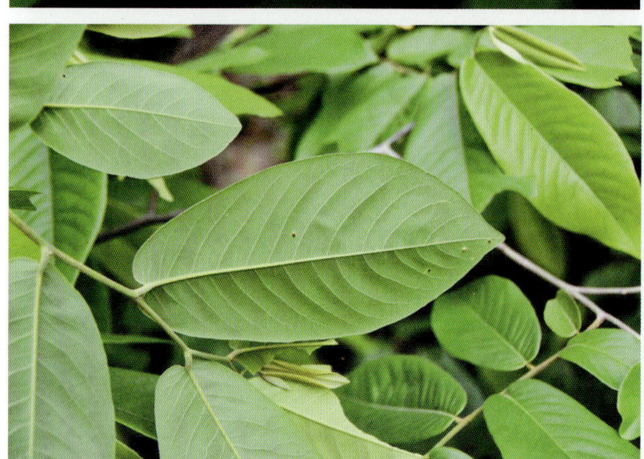

【特征】灌木或攀缘植物，长匐茎可达 30m 或更多。幼枝被茸毛，具独特的褪色皮孔。叶膜质，椭圆形到宽椭圆形到短倒卵形，基部近心形到短心形，先端锐尖，叶片稀疏覆盖 1~4 分枝的平展毛或近无毛，中脉有直立毛，叶片近被茸毛。花序顶生，下垂，通常 2~3 花；花蕾球形。萼片 3，镊合状，基部合生，卵形锐尖。花瓣 3，两轮，白色或黄粉色，革质到膜质，基部无毛的内表面具两个侧面橙色腺体。雄蕊多数，楔形，花药隔生，先端宽而扁平，通常在内侧形成唇，具乳突，无毛，花丝短。心皮约 25；胚珠约 14~16。单果约 10，绿色变为橙色，然后变为红色，长圆状到短圆柱形，无毛。种子 1~8，压扁卵球形，叶尖周环凸起；假种皮横向压扁。

【药用信息】根治风湿、跌打损伤、腰腿痛等；叶止痛消肿。

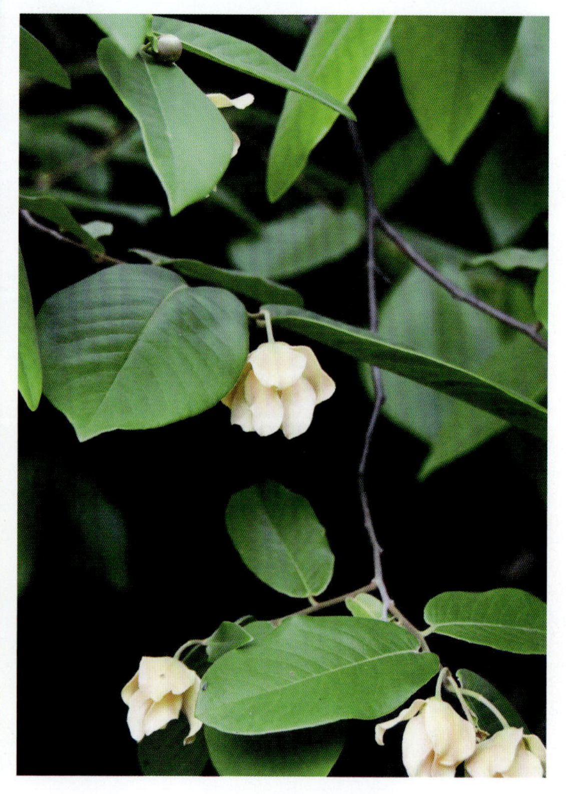

小花紫玉盘

【特征】攀缘灌木，全株密被红褐色星状茸毛。叶近革质，椭圆状长圆形或卵状长圆形，顶端渐尖，基部心形；中脉和侧脉在叶面扁平，在叶背凸起，侧脉每边约12条。花紫红色或深红色，1~4朵与叶对生或腋外生；花梗、萼片、花瓣和心皮均被星状柔毛；花瓣内外轮相似，卵圆形，顶端钝或圆形；雄蕊长圆形，药隔顶端截形，无毛；心皮长圆形，柱头2裂。果卵圆状椭圆形，有时圆球状，顶端圆形；总果柄粗壮。

【药用信息】同甘玉盘。

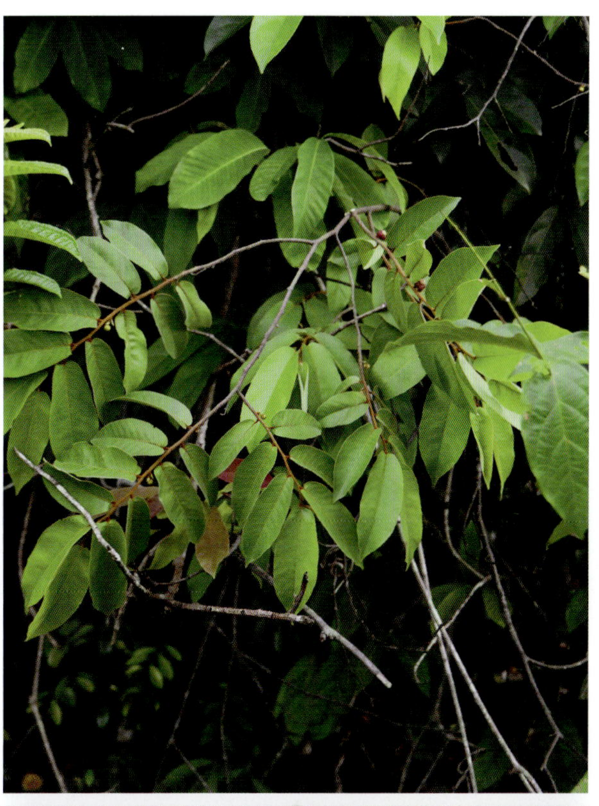

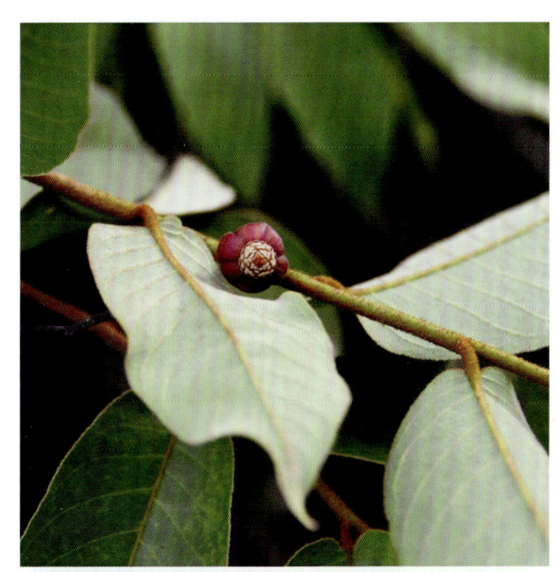

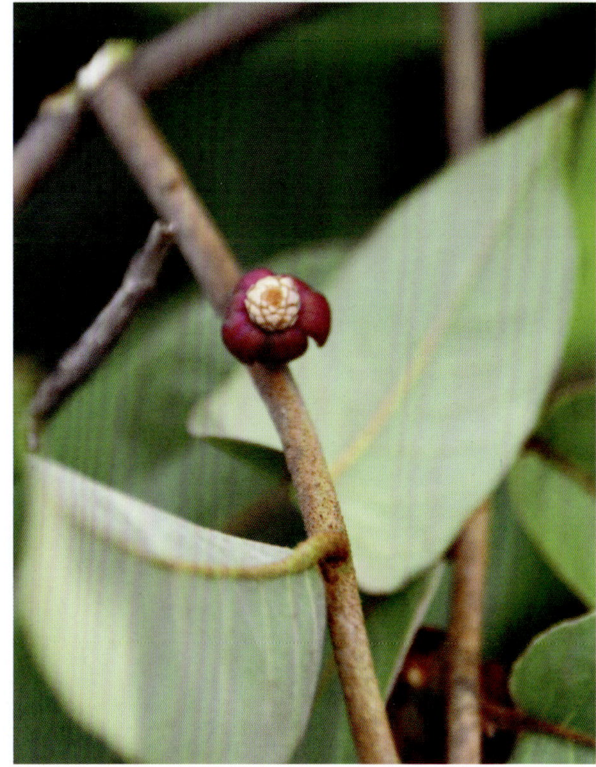

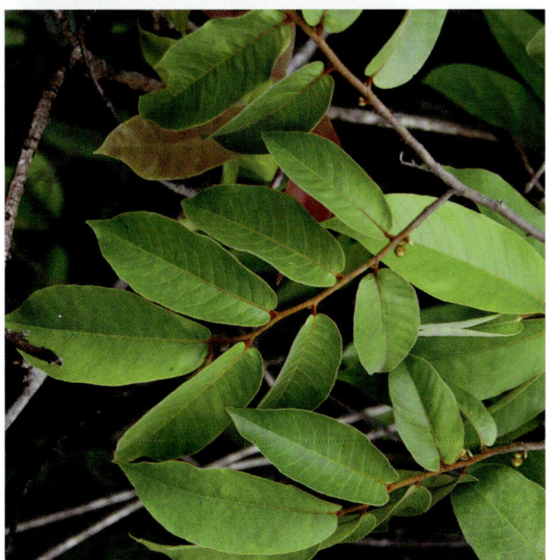

木瓣树

Xylopia vielana

番荔枝科 木瓣树属

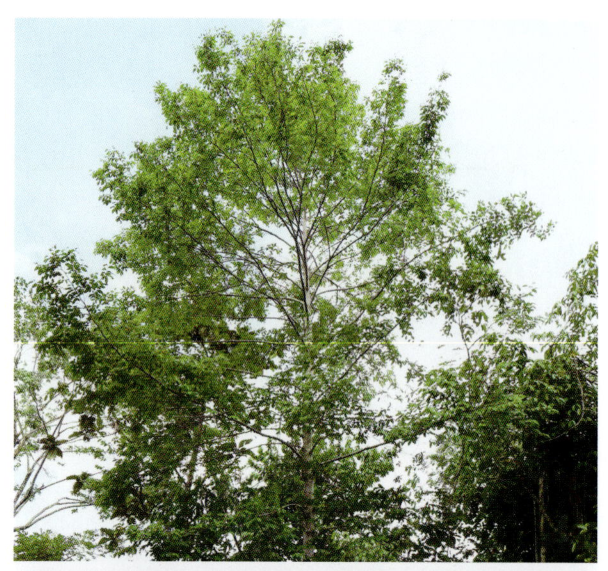

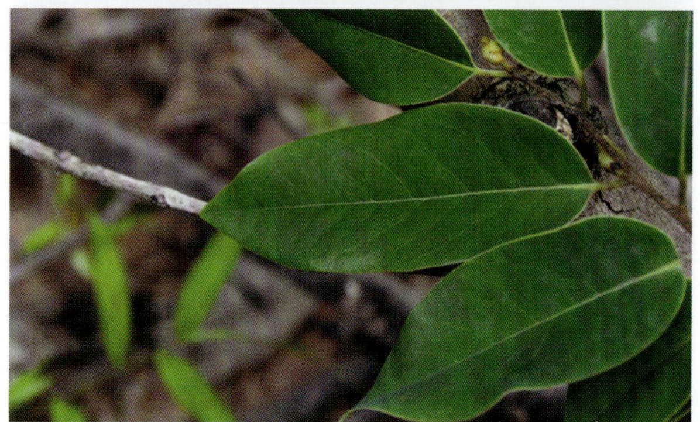

【特征】乔木；枝条黑褐色，密被圆形皮孔，小枝上部幼嫩时密被短茸毛，老渐几无毛。叶纸质，排成 2 列，椭圆形或卵圆形，顶端钝或短渐尖，基部钝或圆形，鲜时淡绿色，干后叶面灰褐色，被紧贴疏短柔毛，叶背褐色，被短茸毛；中脉上面微凹，下面凸起，侧脉每边 6~7 条，上面扁平，下面略凸起，不很明晰；叶柄被短茸毛，老渐几无毛。花单朵腋生，下弯，花蕾尖帽状，有三棱；花梗被黄白色短茸毛，基部或近基部有小苞片；小苞片宽卵形，顶端圆形，外面被短毛茸；萼片宽卵圆形或近半圆形，下面 1/3 合生，外面密被黄白色短茸毛，内面无毛；外轮花瓣长圆状披针形，顶端钝，基部宽，截形，厚，木质，内弯，两面密被黄白色短茸毛，内轮花瓣线状披针形，内面中部中肋凸起呈四菱形，两面被短茸毛；雄蕊长圆形，药室有横隔纹，药隔长三角形，被短柔毛；心皮密被长柔毛，花柱细长，柱头棍棒状，外弯，被长柔毛，每心皮有胚珠 5 颗，侧生。果长圆形或长圆状披针形，两端渐尖。种子间有缢缩，种子 3~5；卵圆形；总果柄有皮孔。

【药用信息】树皮制作通经剂，叶治风湿病和疼痛，疟疾。

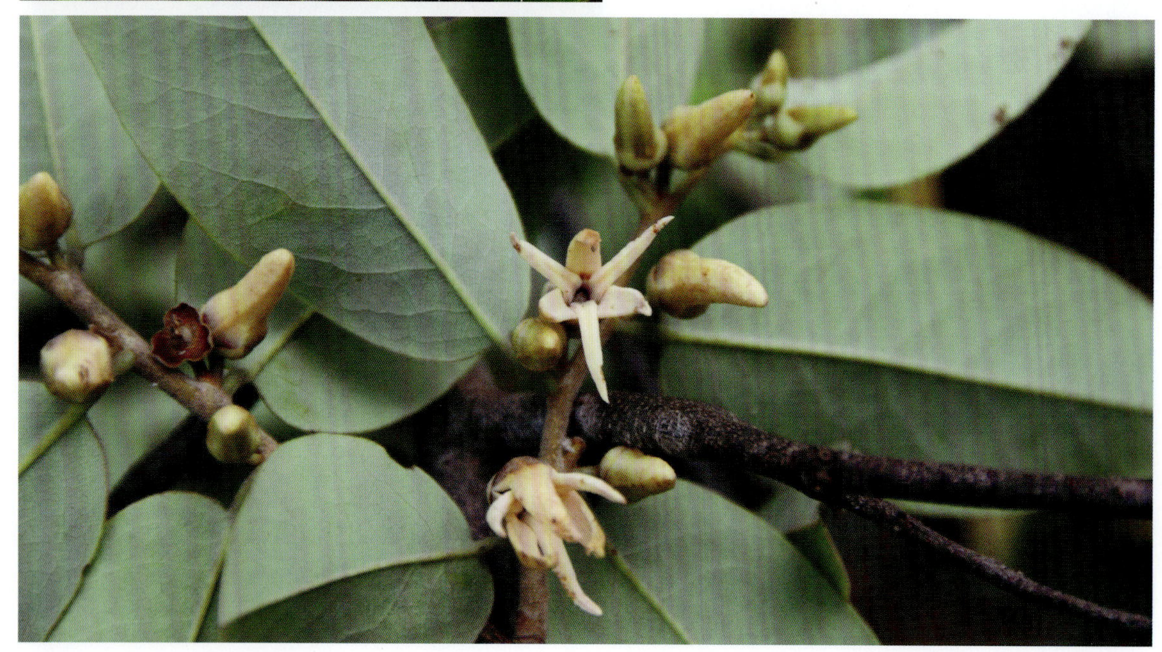

香花藤

【特征】攀缘灌木，嫩枝具微毛，具乳汁；茎及枝条具皮孔。叶纸质，长圆形至宽披针形或椭圆形，顶端渐尖至尾状，基部急尖至钝，叶背被短柔毛，脉上较密，叶面仅中脉上被疏短柔毛；中脉凹陷，侧脉扁平，叶背中脉和侧脉显著凸起，侧脉每边 12~15，斜曲上升未达叶缘即弯拱联结；叶柄被微毛。聚伞花序三歧，腋生；总花梗、花梗、花萼外面被微毛；苞片和小苞片线状披针形；花萼裂片线状披针形，花萼内面基部具 25~50 枚腺体；花冠黄白色，无毛，花冠筒圆筒形，内面密被长柔毛，裂片窄披针形；雄蕊着生在花冠筒中部，花药箭头形；花盘杯状，比子房短，顶端凹陷；子房无毛，由 2 枚离生心皮组成；胚珠多颗。蓇葖 2、叉生，下垂，长圆柱形，伸长，顶端渐尖，外果皮具凸起斑点。种子长圆形，扁，顶端有白色绢质种毛。

【药用信息】根叶入药，能利水消肿，用于治疗水肿。

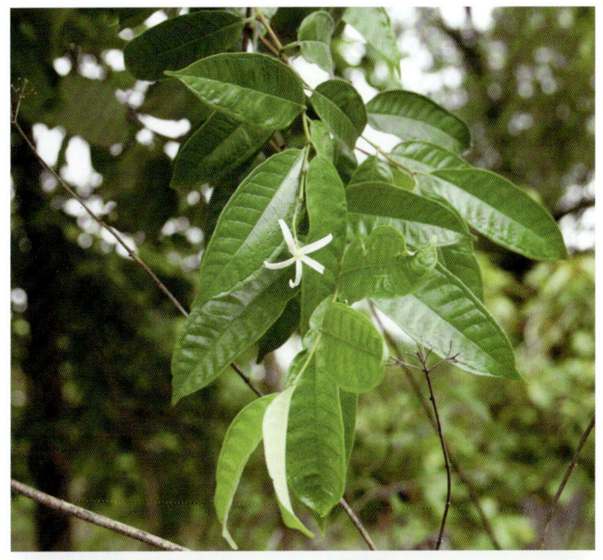

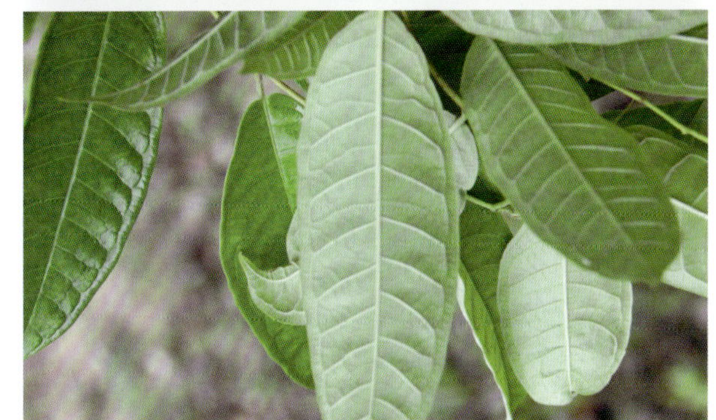

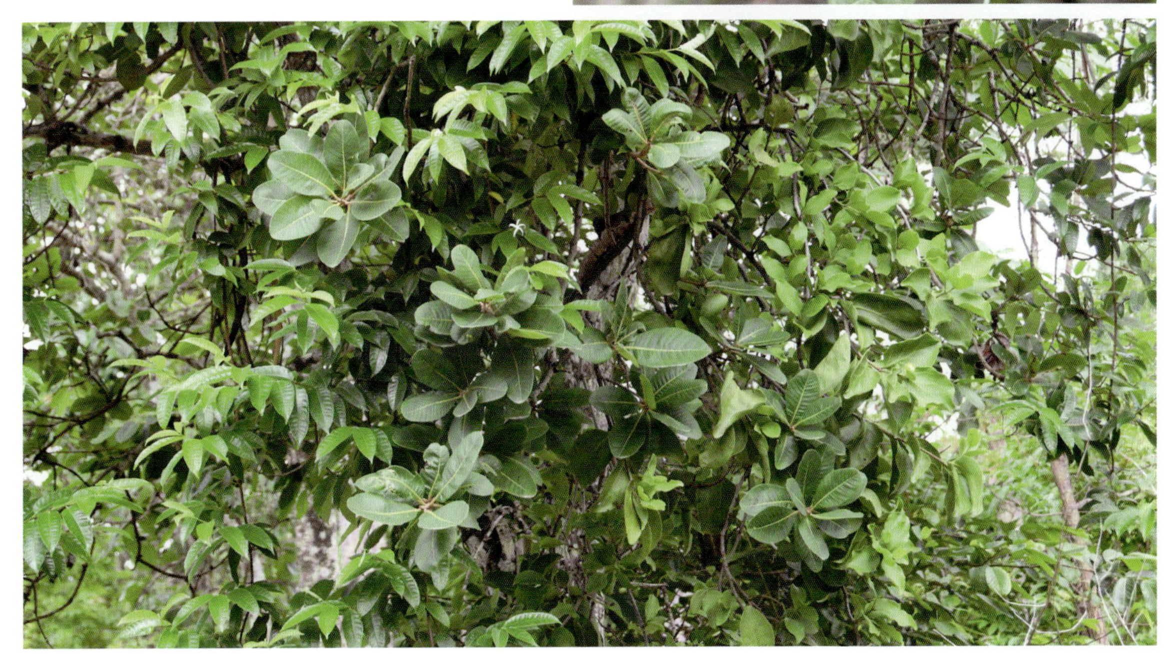

软枝黄蝉

Allamanda cathartica

夹竹桃科 黄蝉属

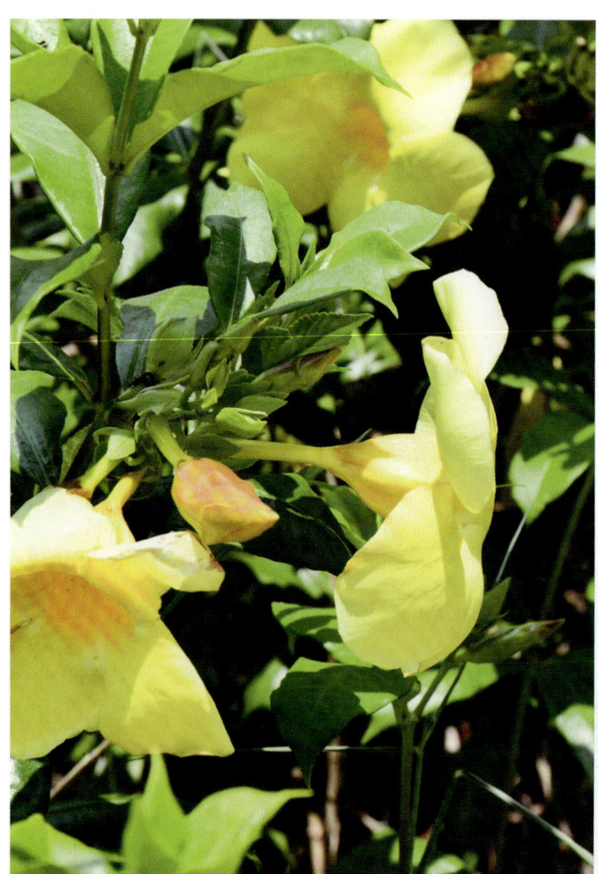

【特征】藤状灌木;枝条软弯垂,具白色乳汁。叶纸质,通常 3~4 枚轮生,有时对生或在枝的上部互生,全缘,倒卵形或倒卵状披针形,端部短尖,基部楔形,无毛或仅在叶背脉上有疏微毛;叶脉两面扁平,侧脉每边 6~12 条;叶柄扁平,基部和腋间均具腺体。聚伞花序顶生;花具短花梗;花萼裂片披针形;花冠橙黄色,大形,内面具红褐色的脉纹,花冠下部长圆筒状,基部不膨大,花冠筒喉部具白色斑点,向上扩大成冠檐,直径 5~7cm,花冠裂片卵圆形或长圆状卵形,广展,顶端圆形。蒴果球形,具刺。种子扁平,边缘膜质或具翅。

【药用信息】树皮提取物对松材线虫具有强烈的毒杀作用。

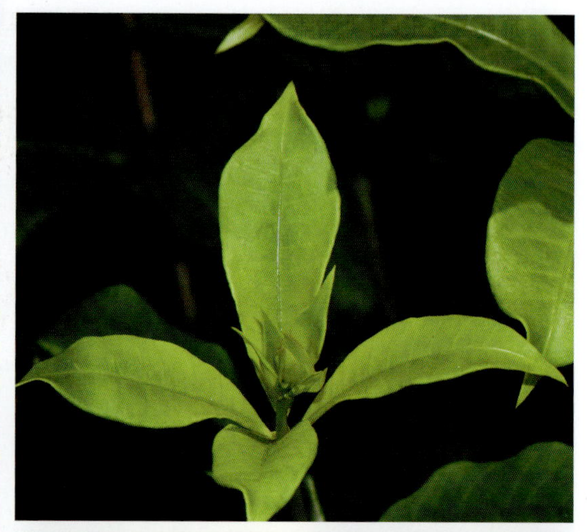

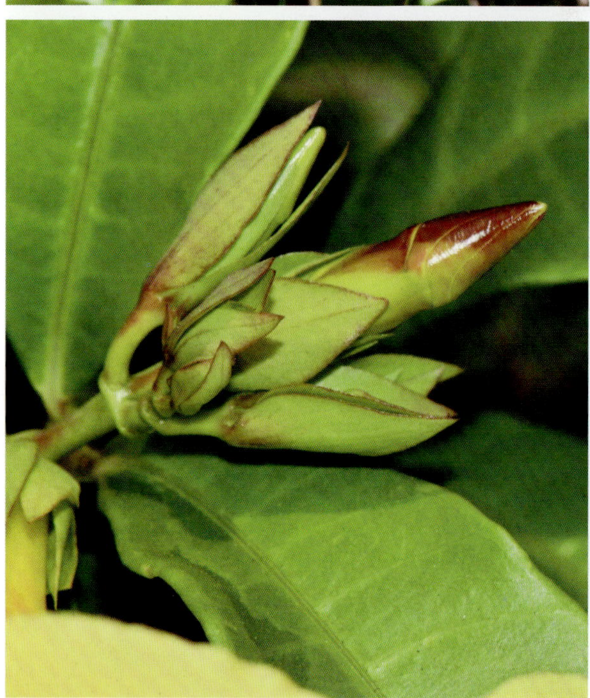

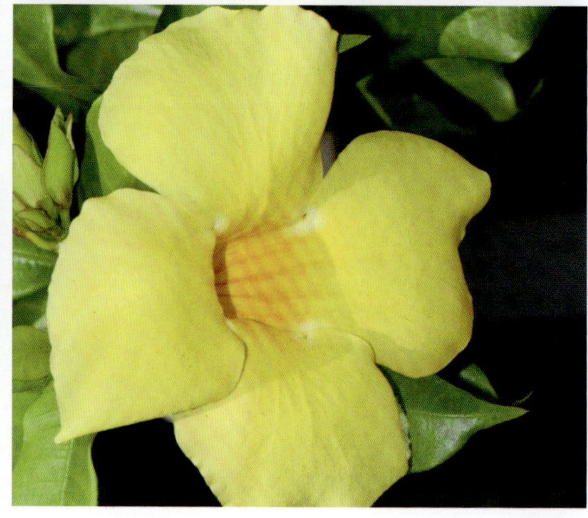

Amalocalyx microlobus

夹竹桃科 毛车藤属

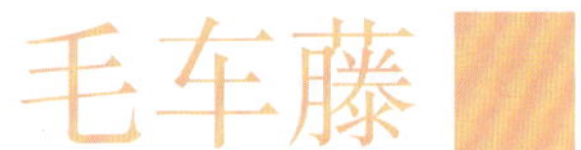

毛车藤

【特征】藤本；具乳汁；叶对生，纸质，宽倒卵形或椭圆状长圆形，先端骤尖，基部圆或稍耳状，侧脉 8~9 对；聚伞花序腋生，花序梗长，具 2~3 个单歧聚伞花序分枝；花萼 5 深裂，内面基部具约 50 个腺体；花冠近钟状，裂片向右覆盖，花冠筒圆筒形，喉部无鳞片；雄蕊着生于花冠筒中部，花丝短，花药箭头形，内藏；花盘环状，与子房等长，全缘或 5 裂；心皮 2，离生花柱丝状，柱头圆柱状，顶端被长柔毛；2 枚并生，椭圆形或窄椭圆形，种子卵形，顶端具冠毛。

【药用信息】根入药，催乳，治妇女缺乳。

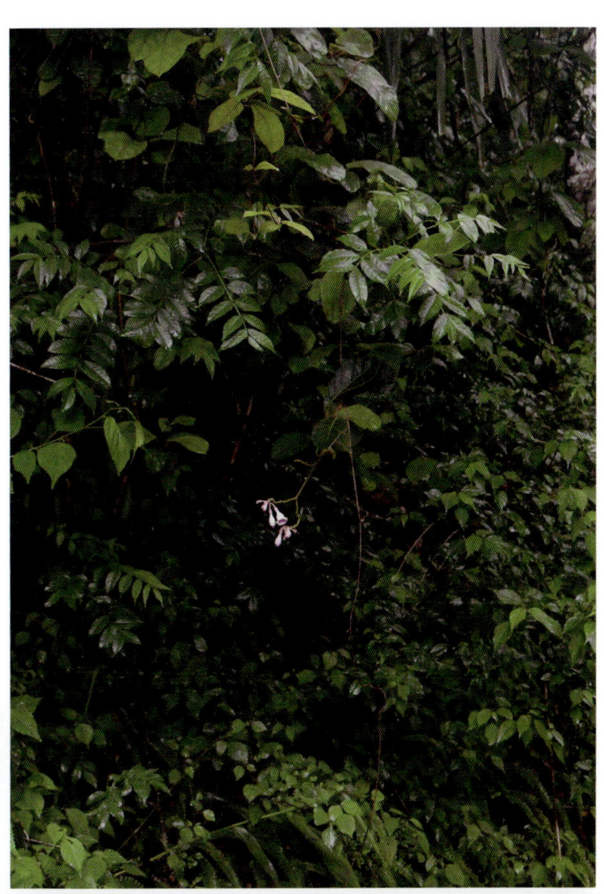

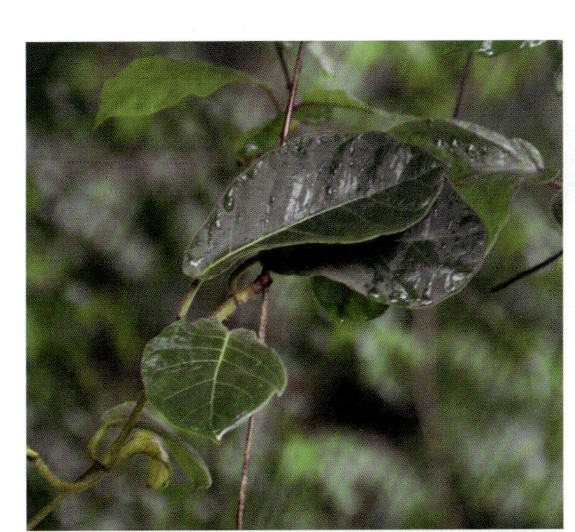

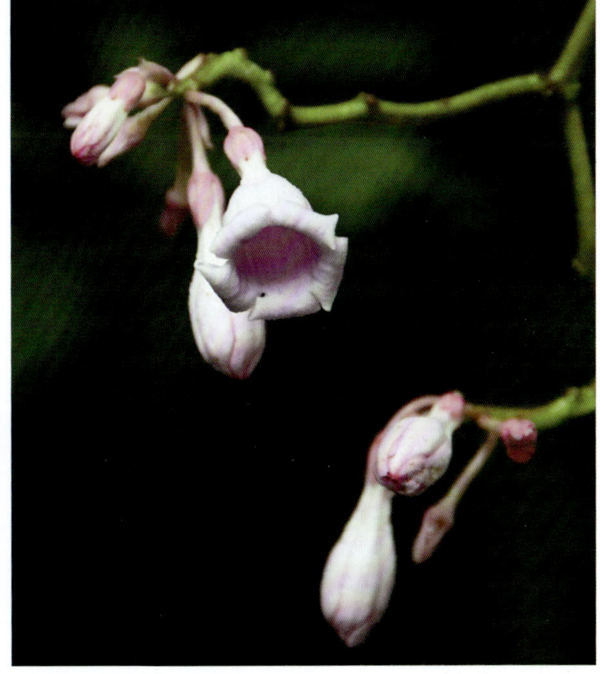

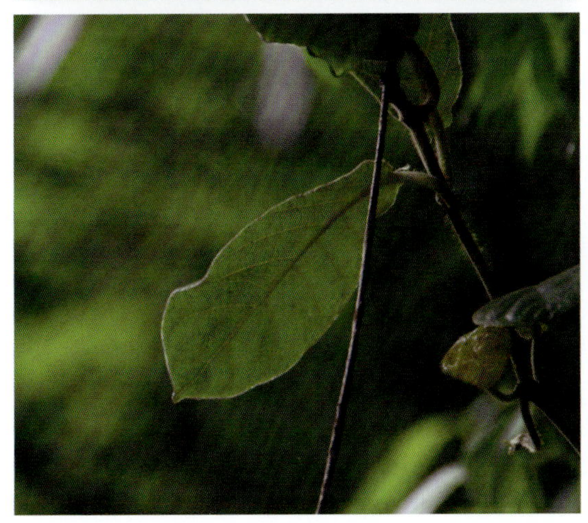

长春花

Catharanthus roseus

夹竹桃科 长春花属

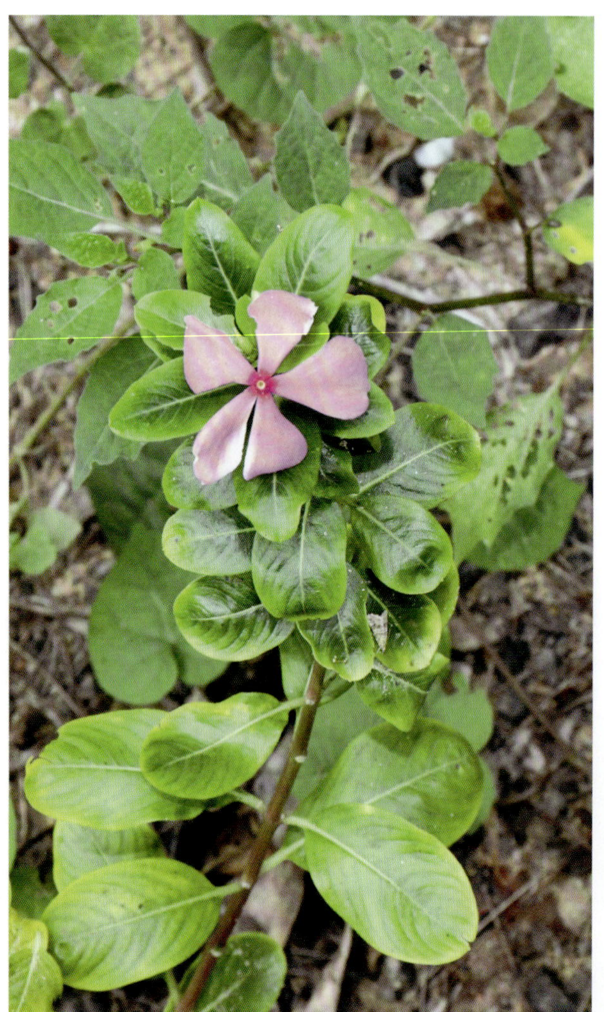

【特征】半灌木，略有分枝。有水液，全株无毛或仅有微毛；茎近方形，有条纹，灰绿色。叶膜质，倒卵状长圆形，先端浑圆，有短尖头，基部广楔形至楔形，渐狭而成叶柄；叶脉在叶面扁平，在叶背略隆起，侧脉约8对。聚伞花序腋生或顶生，有花2~3朵；花萼5深裂，内面无腺体或腺体不明显，萼片披针形或钻状渐尖；花冠红色，高脚碟状，花冠筒圆筒状，内面具疏柔毛，喉部紧缩，具刚毛；花冠裂片宽倒卵形；雄蕊着生于花冠筒的上半部，但花药隐藏于花喉之内，与柱头离生。蓇葖双生，直立，平行或略叉开；外果皮厚纸质，有条纹，被柔毛。种子黑色，长圆状圆筒形，两端截形，具有颗粒状小瘤。

【药用信息】含长春花碱，可药用，有降低血压之效；在国外有用来治白血病、淋巴肿瘤、肺癌、茸毛膜上皮癌、血癌和子宫癌等。

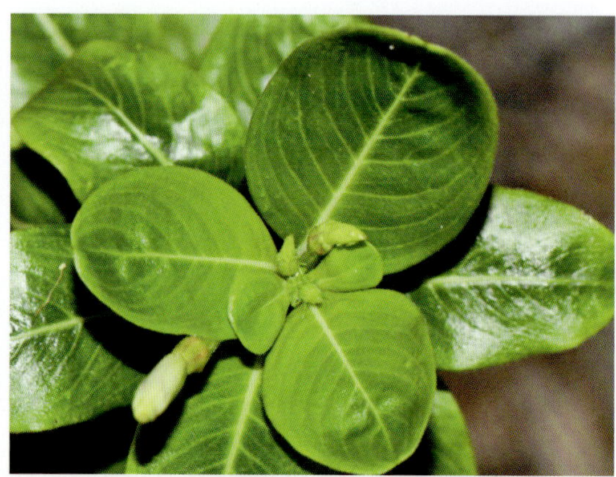

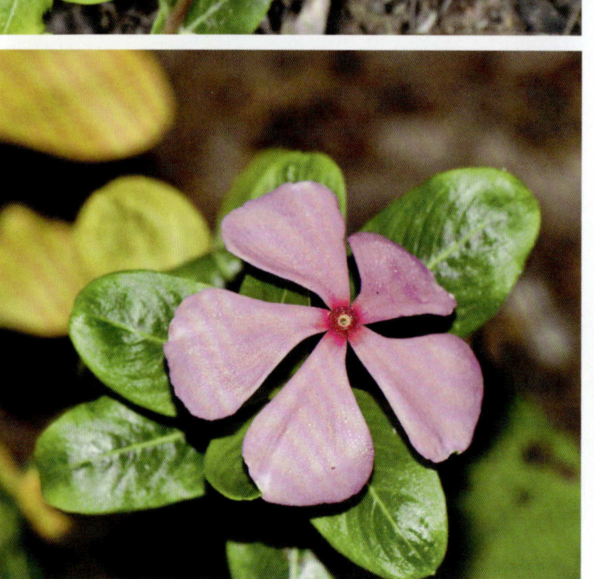

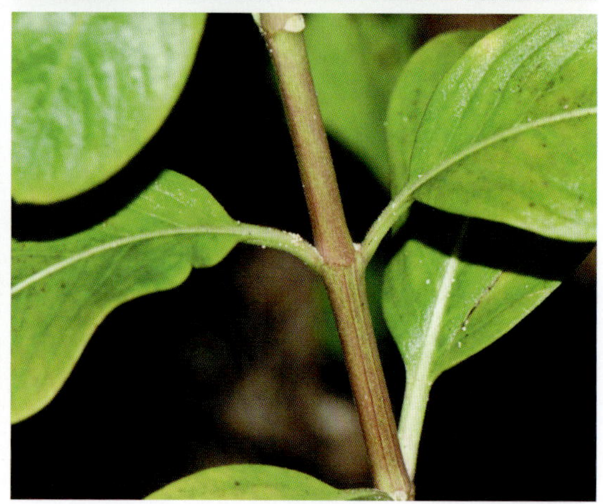

Dischidia cornuta

夹竹桃科 眼树莲属

角状眼树莲

【特征】多年附生草本或藤本植物，无支撑时形成根攀缘植物或缠绕植物。成熟植株上具不定根，乳白色。茎圆柱状；缠绕茎具较长的节间和退化或败育的叶。托生的茎柄成对，三角形或卵形，在每叶柄的两侧着生。叶对生，成熟时成为二列。花序腋生，伞形或复合伞形，宿存；花由两个膜质三角形到月形苞片组成，苞片呈紫色，花梗淡绿色。种子附着一白色胎座，压扁，卵球形，在边缘具不明显翅，棕褐色，种皮光滑到疏生乳突，无毛。

【药用信息】全株药用，有清肺热、化疟、凉血解毒之效；民间有用作治肺燥咳血、疮疖肿毒、小儿疳积、痢疾、跌打肿痛、毒蛇咬伤等。

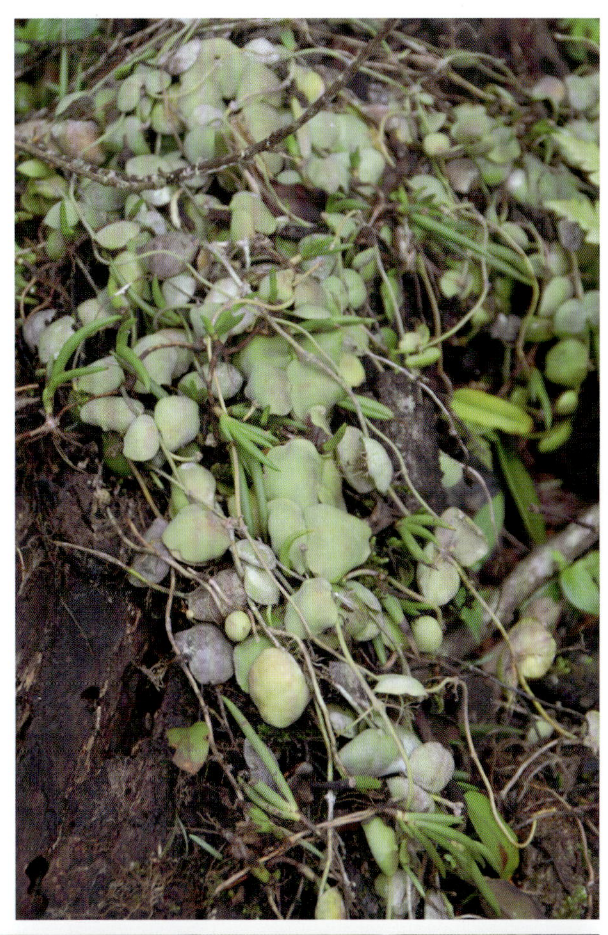

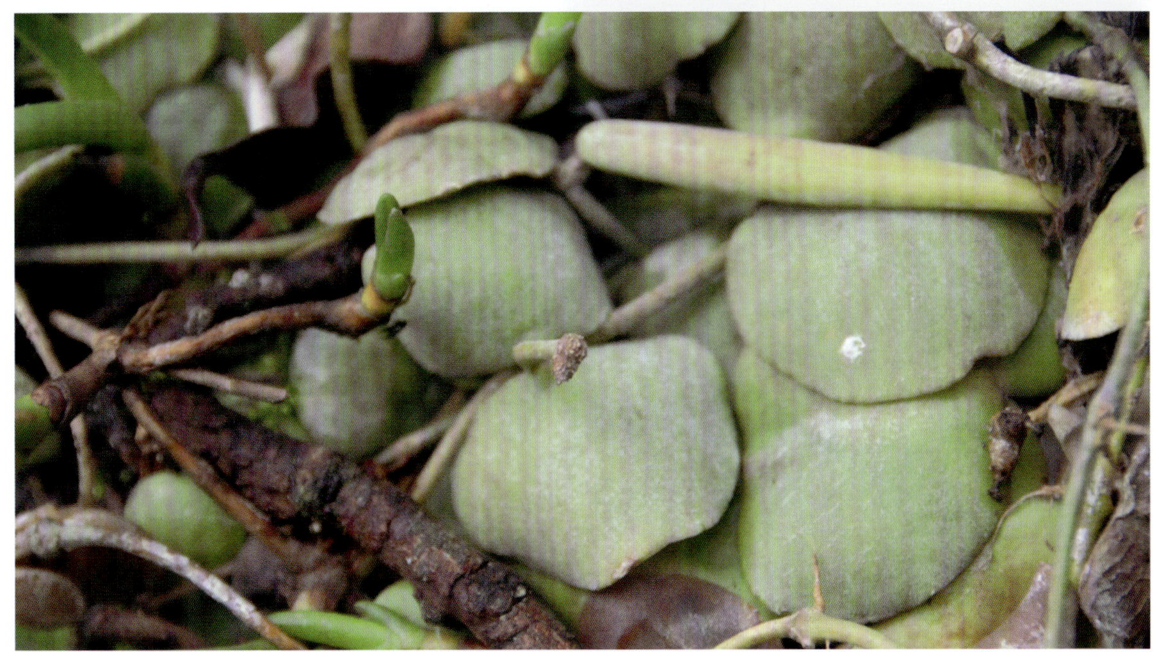

思茅藤

Epigynum auritum

夹竹桃科 思茅藤属

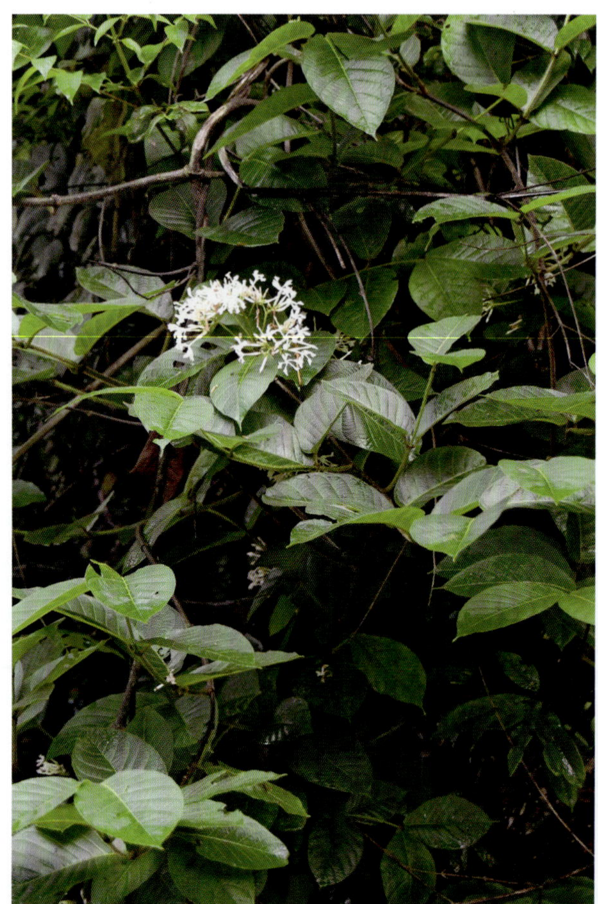

【特征】攀缘灌木，其幼嫩部分具黄色密柔毛，老渐无毛。叶纸质，椭圆形至椭圆状倒卵形，顶端短渐尖，基部略呈心形，两面均被黄色长柔毛，在叶脉上更密；叶柄密被黄色长柔毛。花多朵，组成顶生、约与叶等长而密被黄色柔毛的圆锥状聚伞花序；苞片线形；花萼裂片线状披针形，锐尖至渐尖，端部略为张开，内面基部有腺体；花冠白色，花冠筒窄圆筒状，伸长，喉部被长柔毛，花冠裂片斜倒卵形，短渐尖，展开；花药无毛；子房半下位，微被黄柔毛，花柱圆柱状，柱头长圆锥状；花盘 5 深裂，并与子房等长。蓇葖叉生，粗壮，外果皮密被黄色柔毛。种子长圆状倒披针形，顶端截形，基部短尖；种毛黄色绢质。

【药用信息】根、茎、叶、果实供药用，可祛风活络、利关节、止血、止痛消肿、清热解毒等。

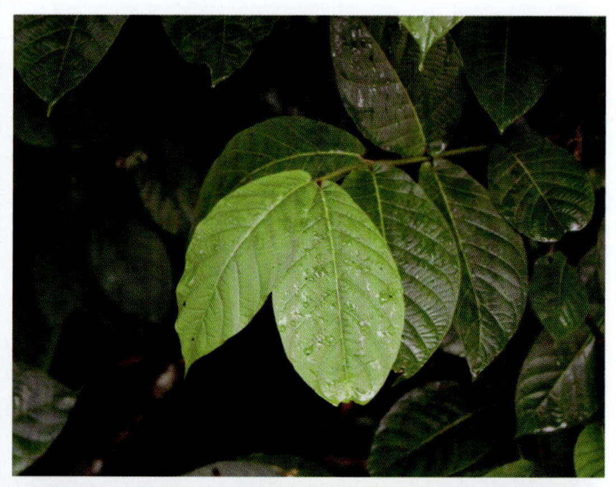

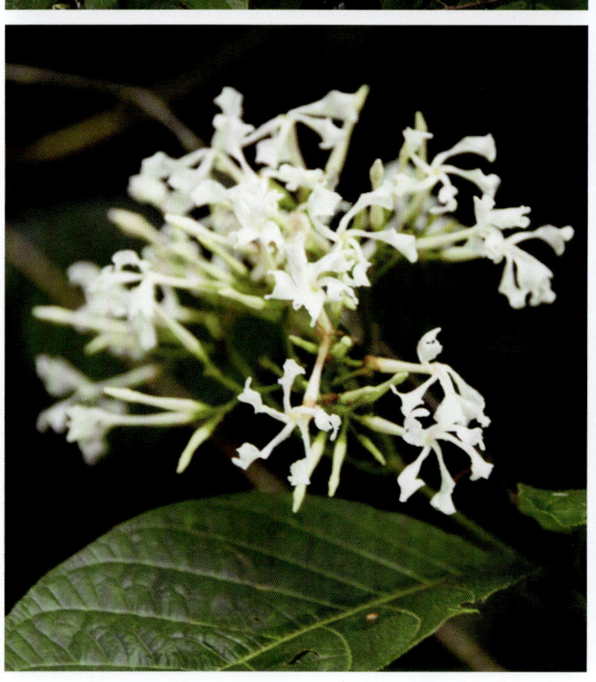

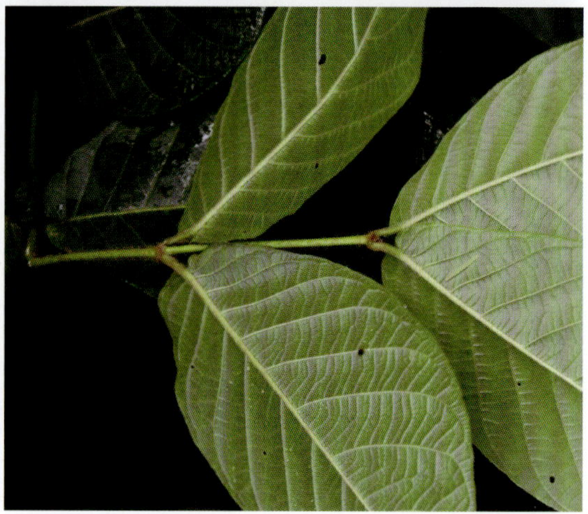

灵山醉魂藤

【特征】木质藤本；茎柔弱，被微毛，具乳汁。叶纸质，卵圆形至宽卵形，顶端急尖至短渐尖，基部近心形或截形，两面无毛；基出脉5条，侧脉2条，在叶面扁平，在叶背凸起；叶柄有槽，叶柄顶端有丛生小腺体。聚伞花序，腋生，比叶短，花3~4朵；花序梗被微毛；花蕾卵圆状；花萼5深裂，外面被微毛，内面基部具有5个小腺体，裂片卵圆形，顶端钝，有缘毛；花冠辐状至近钟状，外面被微毛，内面无毛，花冠筒裂片三角形，顶端急尖，镊合状排列；副花冠5片，薄卵状长圆形，基部着生于合蕊冠上；花药短，近三角形，顶端具狭的膜片；花粉块近圆球状，直立，内角顶端具有透明膜边子房由2枚离生心皮组成，无毛，柱头顶端平坦。

【药用信息】全株入药，催奶。

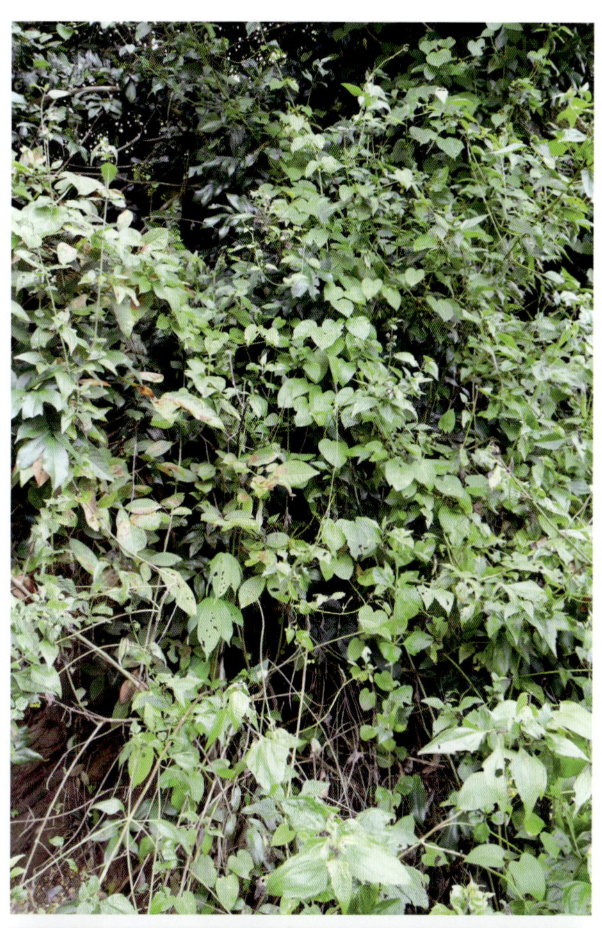

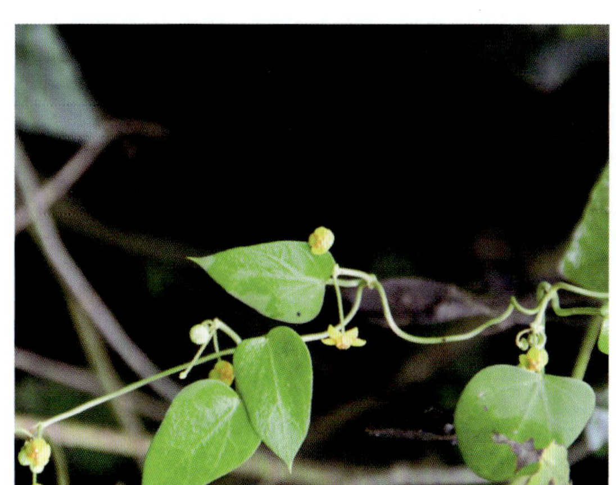

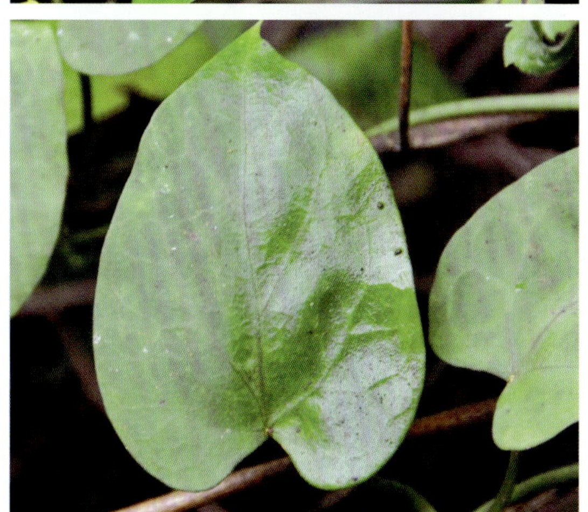

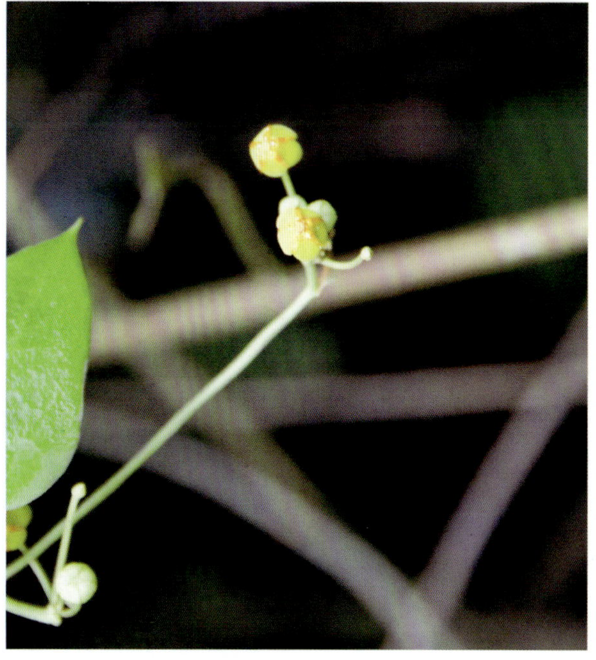

克氏止泻木

Holarrhena curtisii

夹竹桃科 止泻木属

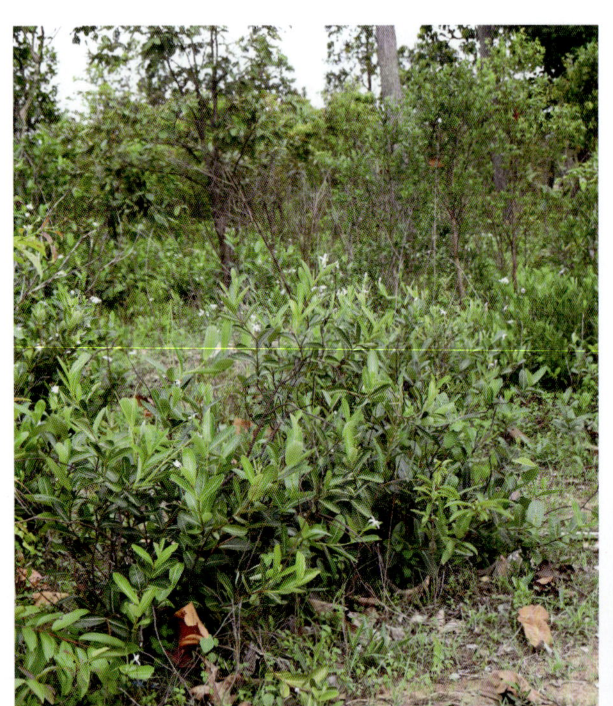

【特征】灌木。小枝密被或疏生短柔毛。叶片干燥时近皮质；倒卵形或椭圆形，先端圆形，具细尖或微凹，基部楔形，较少圆形或钝；分枝上的第一片叶通常小且明显微缺；两面具少量短柔毛，几乎无毛。顶生聚伞花序，很少出现腋生，松弛，具短柔毛。萼片线形；外面和里面被短柔毛。裂片倒卵形到椭圆形，先端圆形。果直立。种子短柔毛。

【药用信息】树皮供药用可治痢疾，有止泻效应，又可退热。

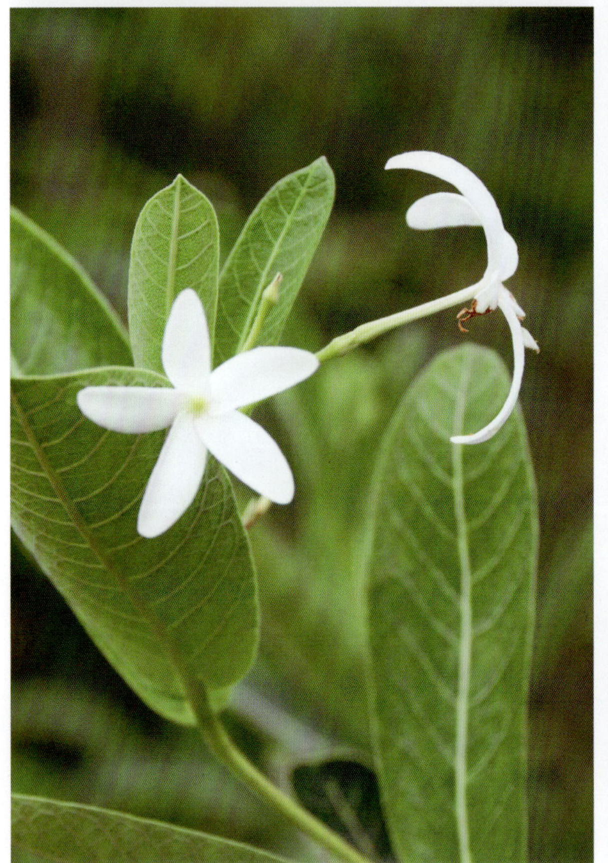

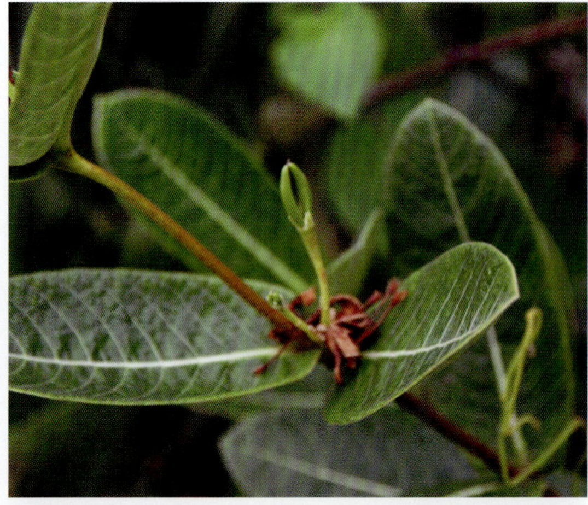

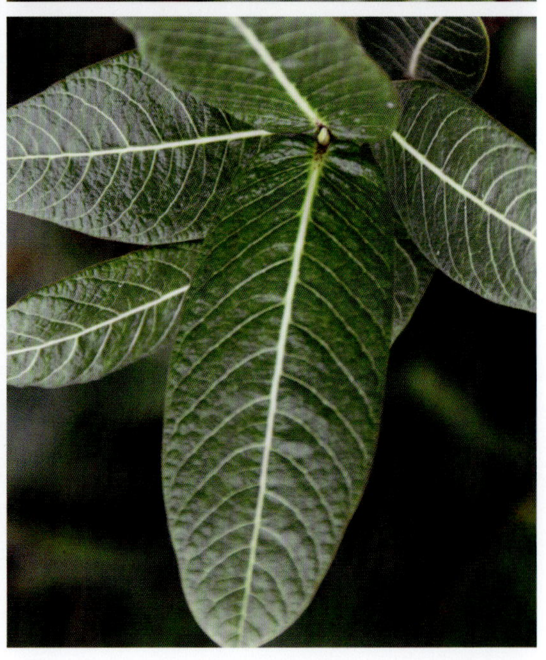

凹叶球兰

【特征】肉质附生藤本。茎粗壮，苍褐色。叶肉质，倒卵形，顶端2裂，裂口达1cm，基部圆形，边缘向叶背卷；侧脉不显。花梗纤细，具微毛；花萼裂片卵状长圆形，顶端极钝，外面有微毛及具缘毛；花冠白色，裂片外卷，外面无毛，内面有乳头状微毛；副花冠裂片厚肉质。

【药用信息】叶和茎药用可清热化痰，消肿止痛。

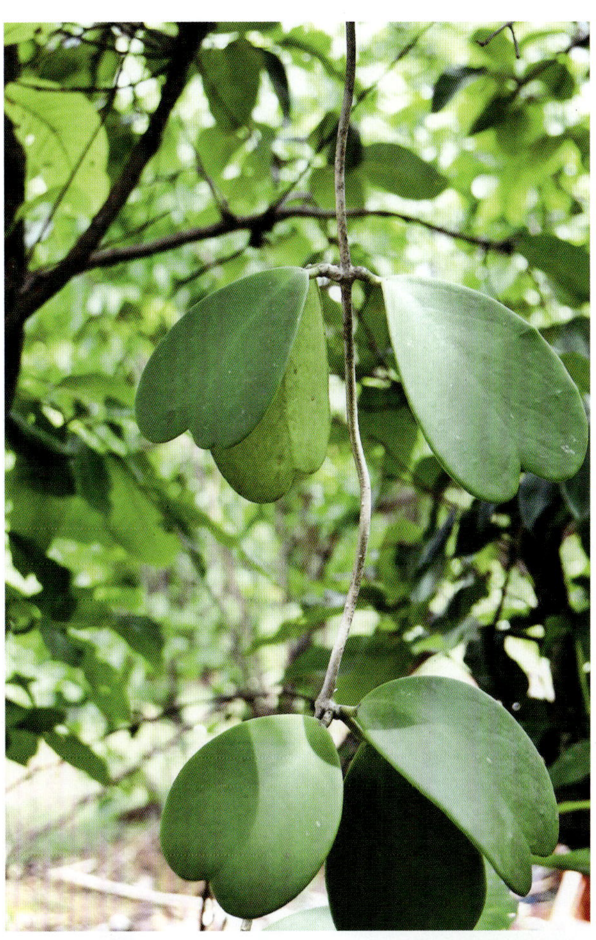

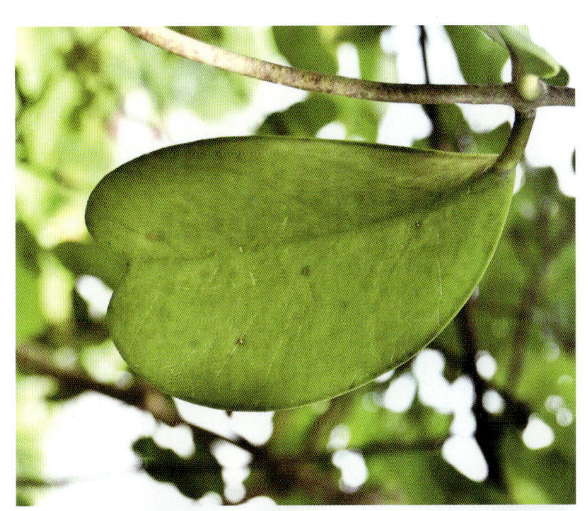

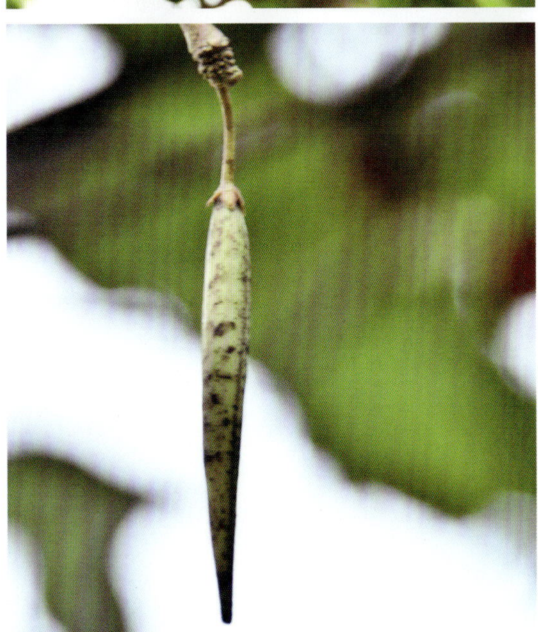

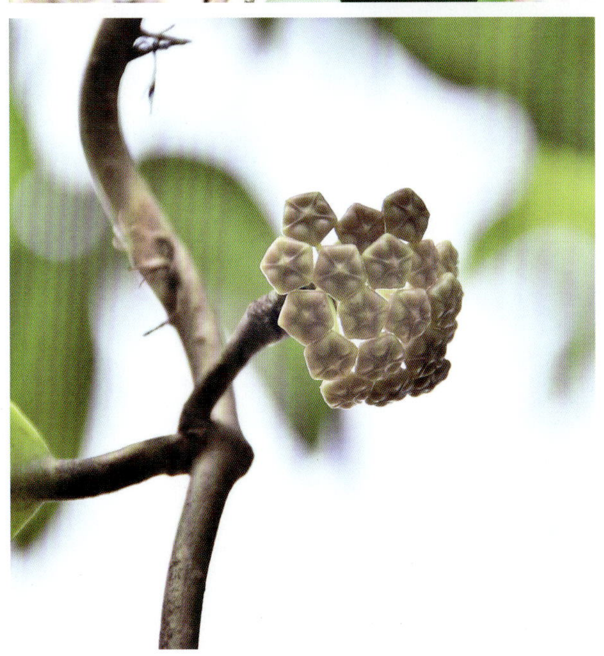

腰骨藤

Ichnocarpus frutescens

夹竹桃科 腰骨藤属

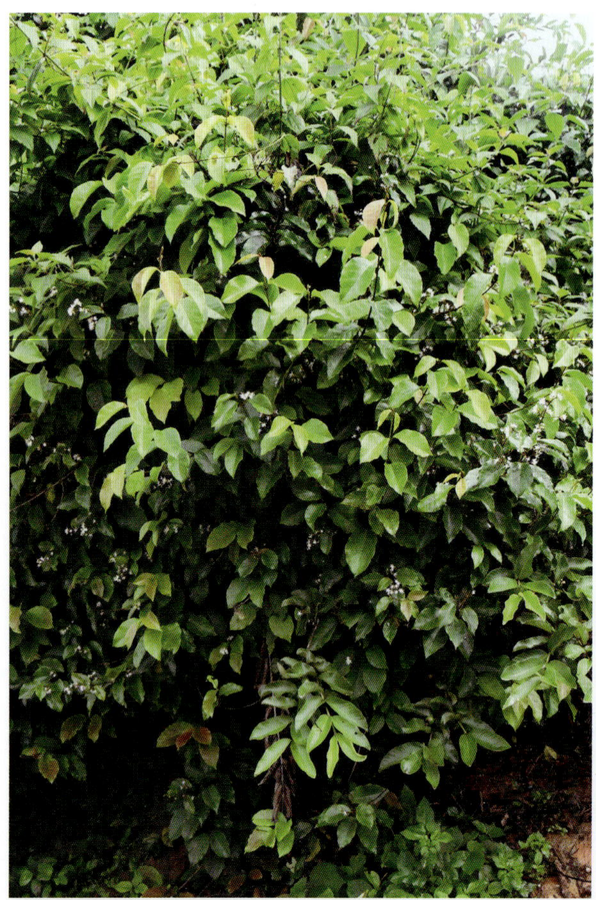

【特征】木质藤本。小枝、叶背、叶柄及总花梗无毛，仅幼枝上有短柔毛，具乳汁。叶卵圆形或椭圆形；侧脉每边 5~7 条。花白色；花萼内面腺体有或无；花冠筒喉部被柔毛；花药箭头状；花盘 5 深裂，裂片线形，比子房长；子房被毛。蓇葖双生，叉开，一长一短，细圆筒状，被短柔毛。种子线形，顶端具种毛。

【药用信息】种子浸酒可治腰骨风湿痛。

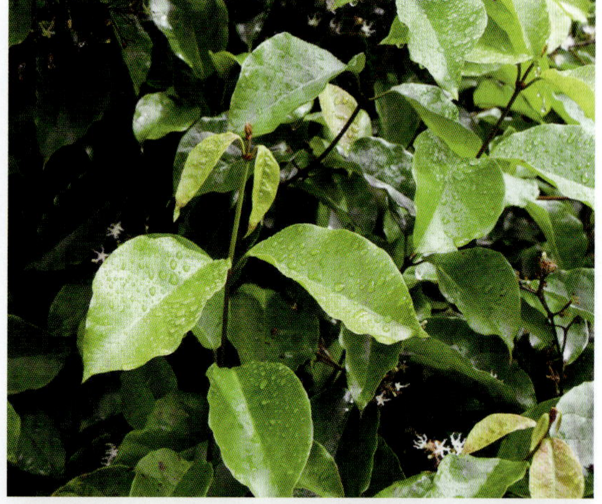

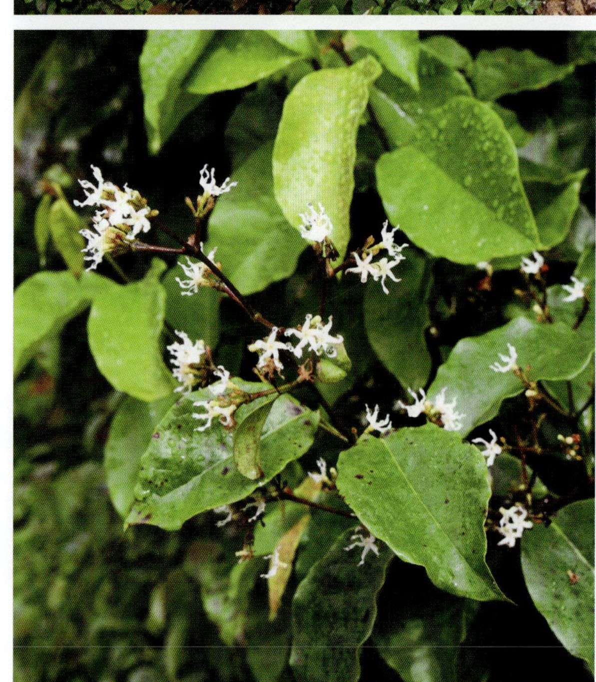

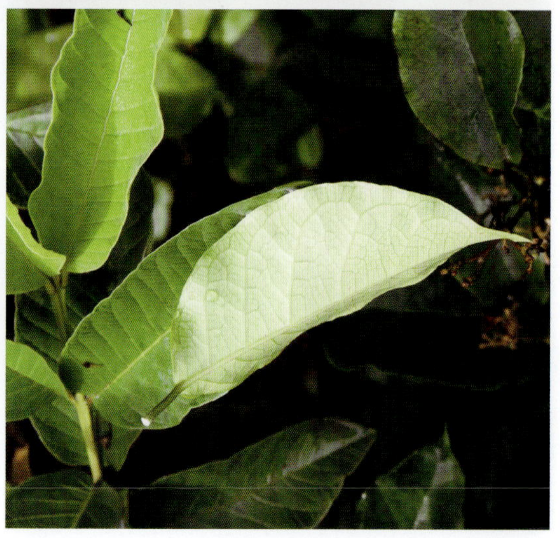

倒缨木

【特征】小乔木。枝条暗灰色，有瘤状凸起，小枝稍压扁，可变褐色，无毛；叶腋内有淡褐色的腺体。叶纸质，长椭圆形或长圆形，顶端急尖成尾状，叶基部宽楔形，叶面深绿色，无毛，叶背浅绿色，被短柔毛；中脉和侧脉在叶面扁平，在叶背凸起，侧脉每边 17~21 条，弯拱上升，在叶缘前连结；叶柄被短柔毛，基部稍粗大，腹部有沟槽。蓇葖叉生，线状长圆形，外果皮绿色，无毛，有纵条纹；果柄被短柔毛。种子倒生，狭长圆形，基部急尖，顶端具长喙，沿喙密生有向上的白黄色绢质种毛。

【药用信息】全株入药，祛瘀止痛，还可治跌打损伤、骨折。

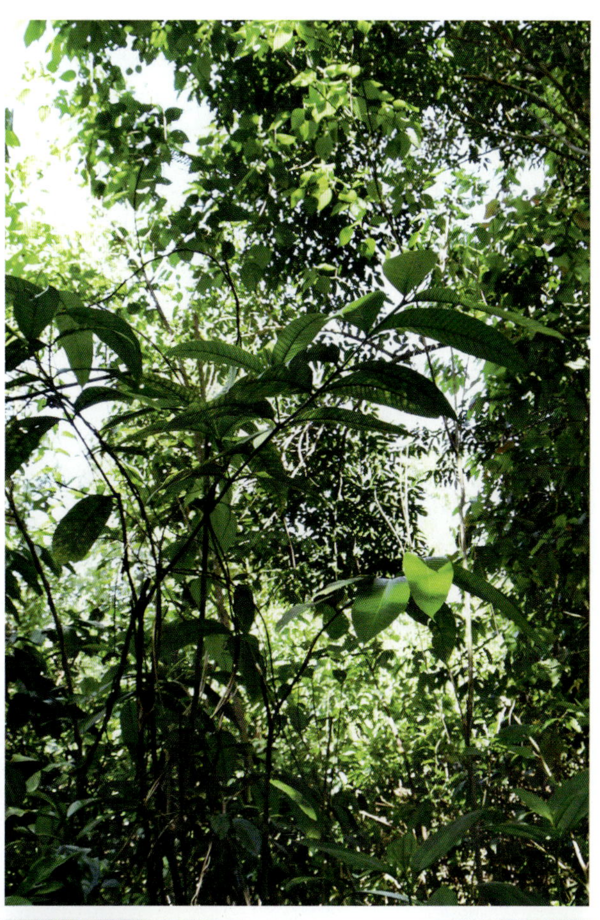

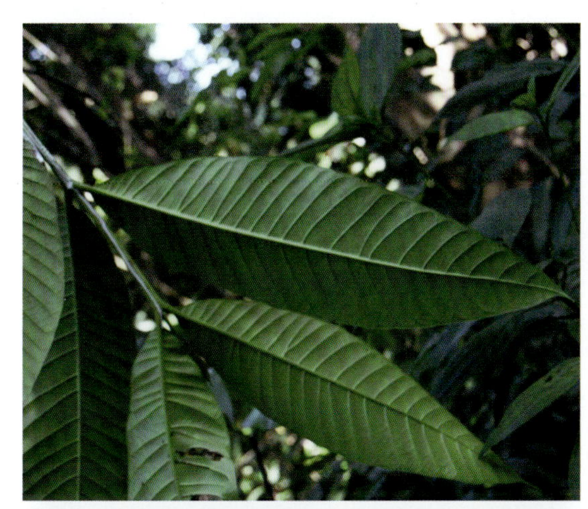

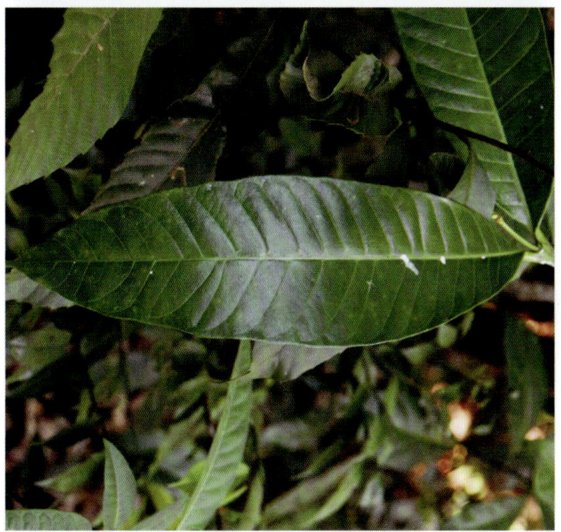

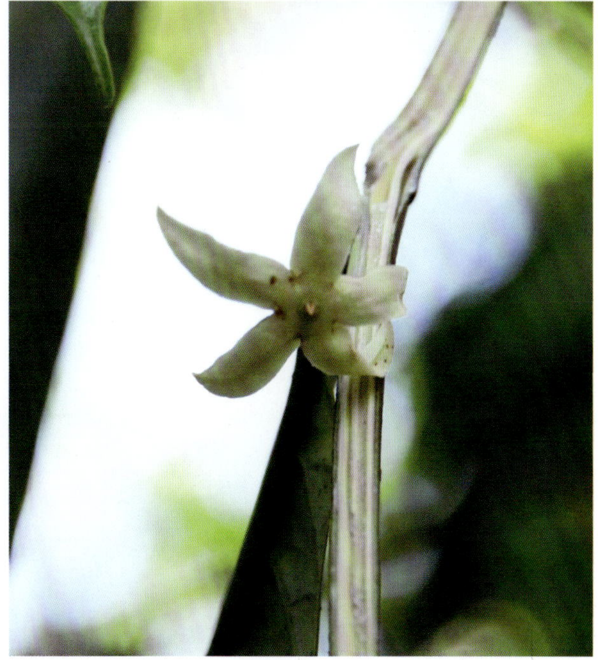

狭瓣蕊木

Kopsia angustipetala

夹竹桃科 蕊木属

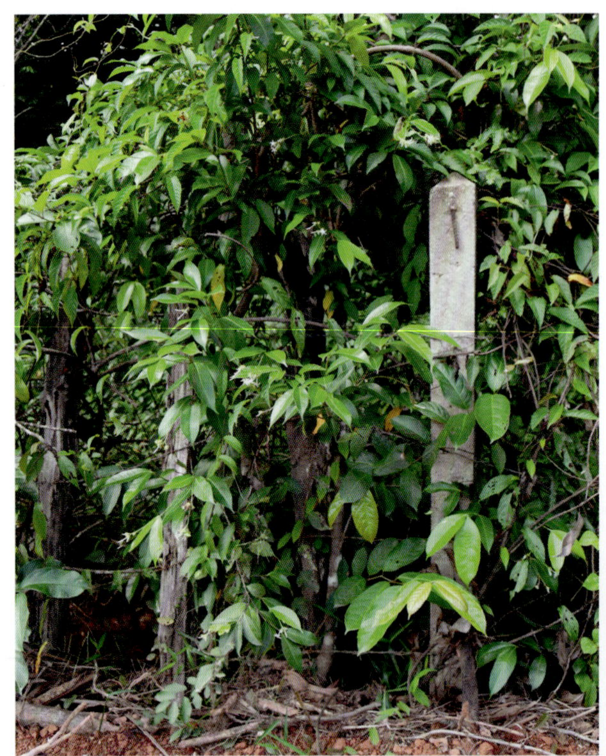

【特征】乔木，高可达 5m。小枝被微柔毛后变无毛。叶革质，椭圆形到长圆形，先端渐尖，基部楔形；侧脉 12~14 对；无毛。花序顶生和腋生；花聚集，密被短柔毛。萼片披针形，先端锐尖。花冠白色；裂片披针形；外面无毛。

【药用信息】树皮煎水治水肿；叶治咽喉炎、扁桃腺炎、风湿骨痛、四肢麻木等。

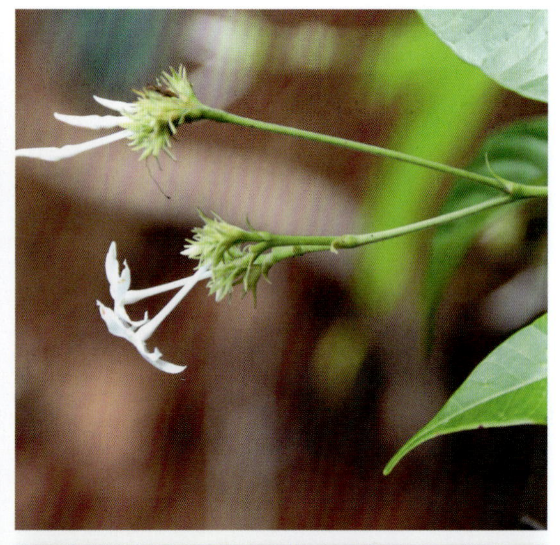

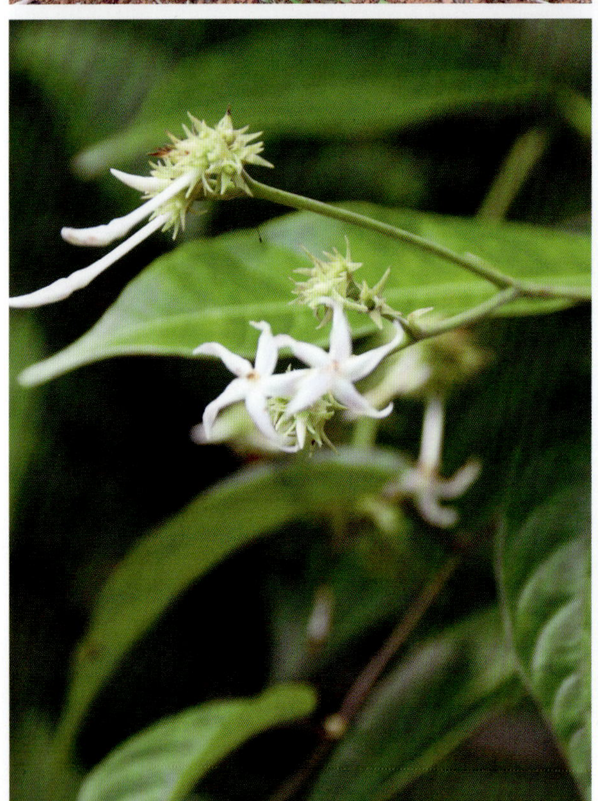

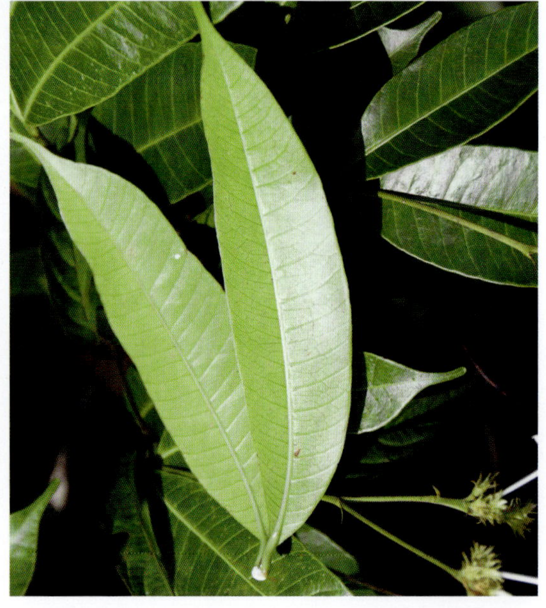

蕊木

【特征】乔木。枝条幼时被微柔毛，后脱落。叶椭圆形、窄椭圆形或窄卵形，两面无毛，先端尖或短渐尖，侧脉 10~20 对。聚伞花序伞房状，花序梗被微柔毛或无毛；小苞片窄长圆形；花萼裂片窄长圆形；花冠白色，裂片窄长圆形，花盘鳞片窄长圆形，较子房长，肉质；子房卵圆形，被微柔毛。核果黑或蓝黑色，椭圆形。

【药用信息】同狭瓣蕊木。

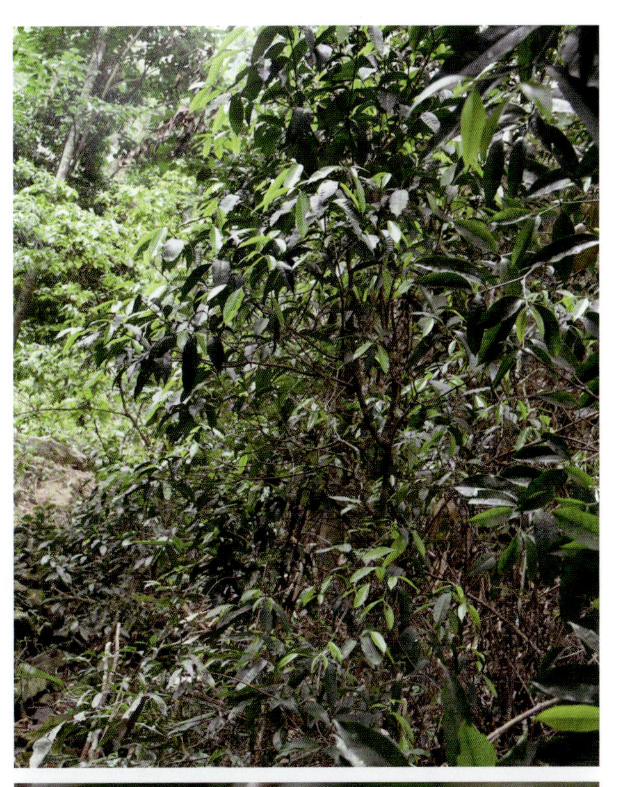

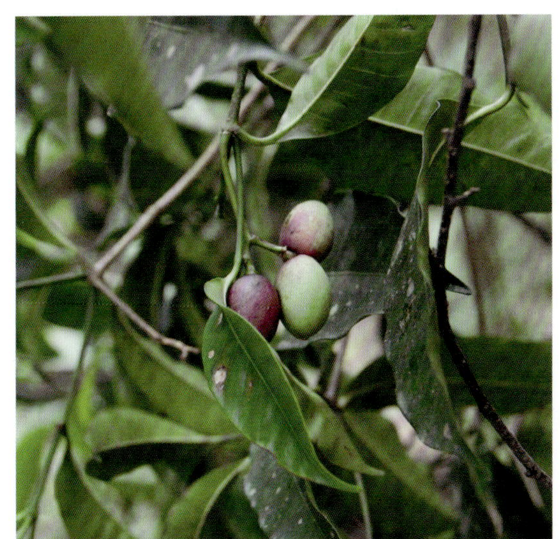

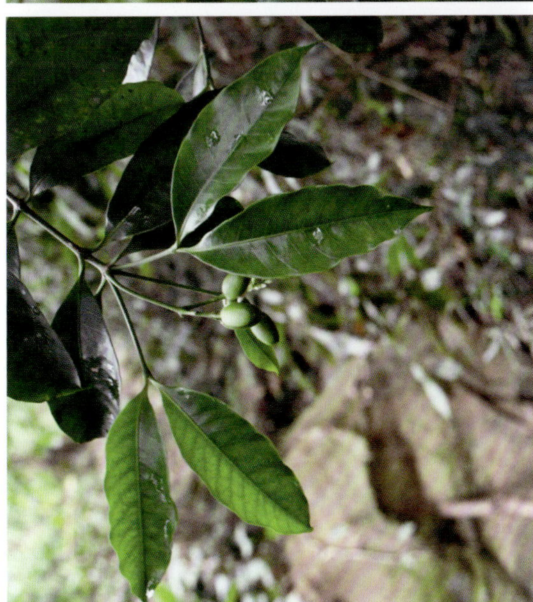

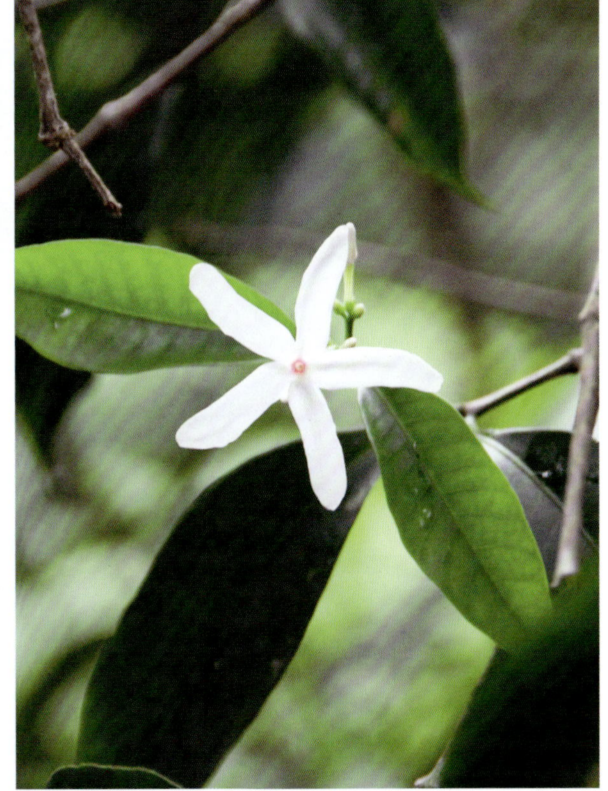

毛喉牛奶菜

Marsdenia lachnostoma

夹竹桃科 牛奶菜属

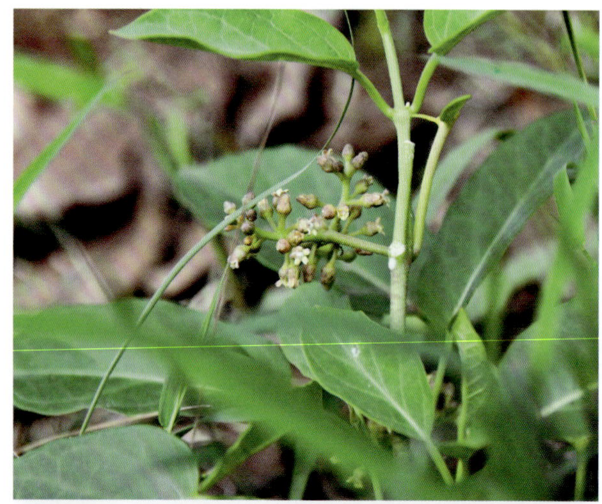

【特征】攀缘灌木，除嫩枝及花序外，其余均无毛。叶长圆形，顶端钝形或渐尖钝头，基部圆形或略作心形；叶面深绿色，叶背灰绿色或带粉绿色。聚伞花序伞形状，紧密，比叶短；花序梗比叶柄长；花萼裂片卵圆形；花冠干时淡黄色，近钟状，裂片比花冠筒短，内面具茸毛，花冠喉部具倒生的茸毛；副花冠为 5 个薄膜质鳞片，鳞片卵圆状披针形，比花药短；花粉块直立，肾形或长圆形，无柄；柱头不为喙状。

【药用信息】全株供药用，民间用作壮筋骨，治跌打，利肠健胃。

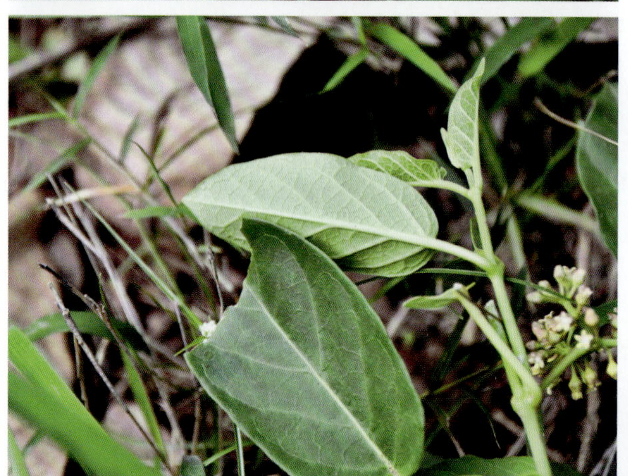

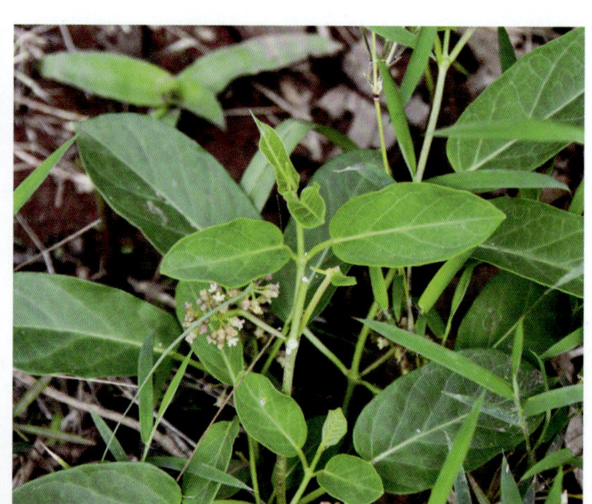

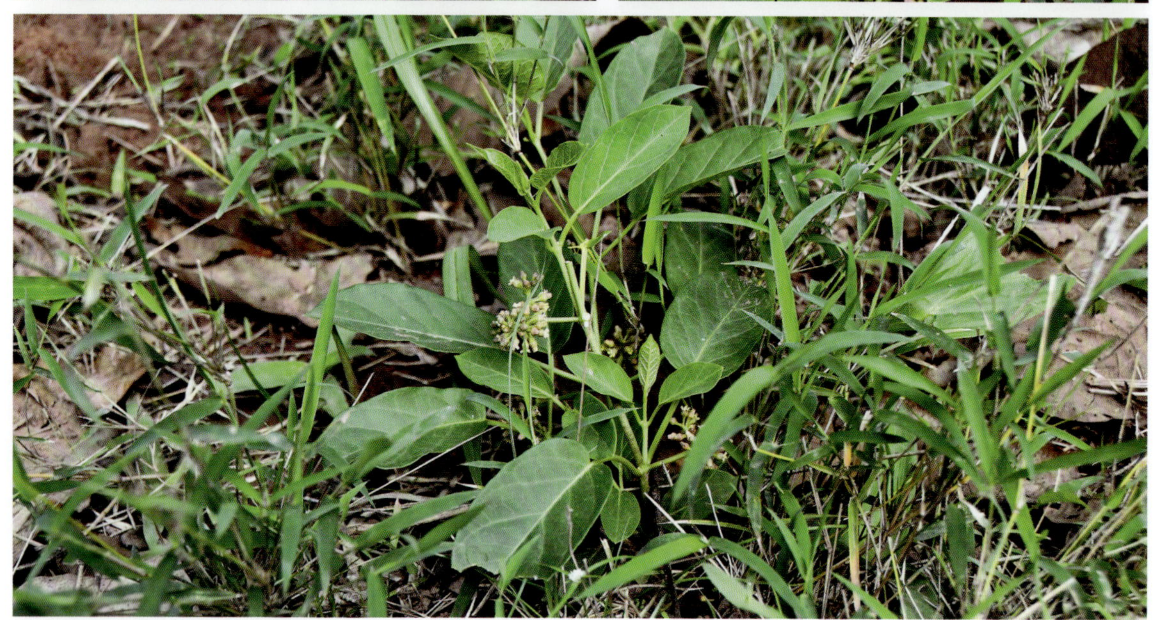

Marsdenia tinctoria

夹竹桃科 牛奶菜属

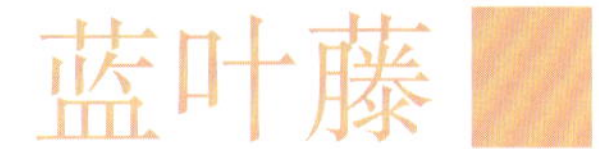

蓝叶藤

【特征】攀缘灌木。叶长圆形或卵状长圆形，先端渐尖，基部近心形，鲜时蓝色，干后亦呈蓝色，老时无毛。聚伞圆锥花序近腋生；花黄白色，干时均蓝黑色，花冠圆筒状钟形，花冠喉部里面有刷毛；副花冠为 5 枚长圆形的裂片组成；花粉块狭长圆形，每室 1 个，直立。蓇葖具茸毛，圆筒状披针形。种子具种毛，黄色绢质。

【药用信息】同毛喉牛奶菜物。

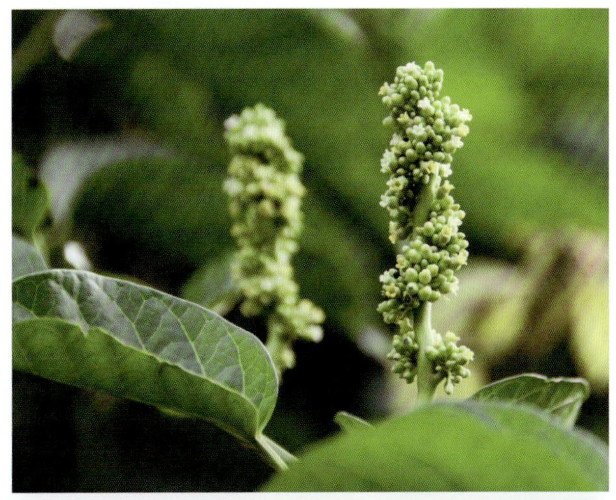

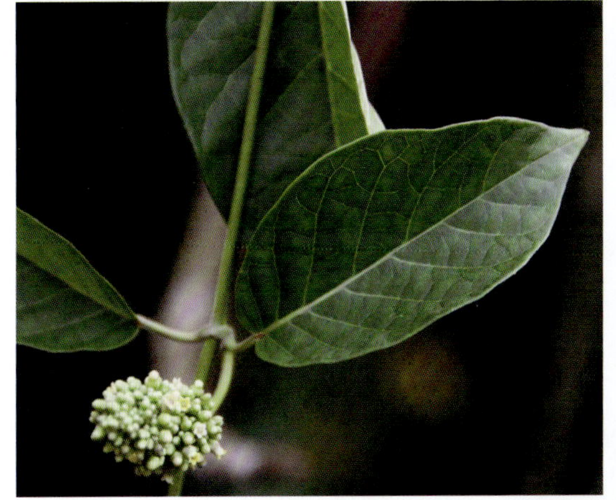

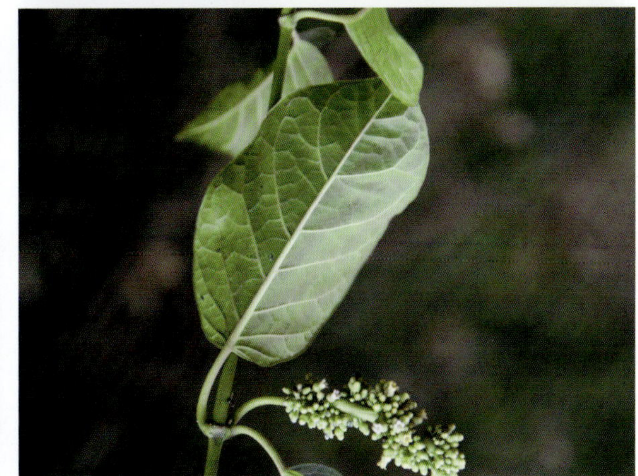

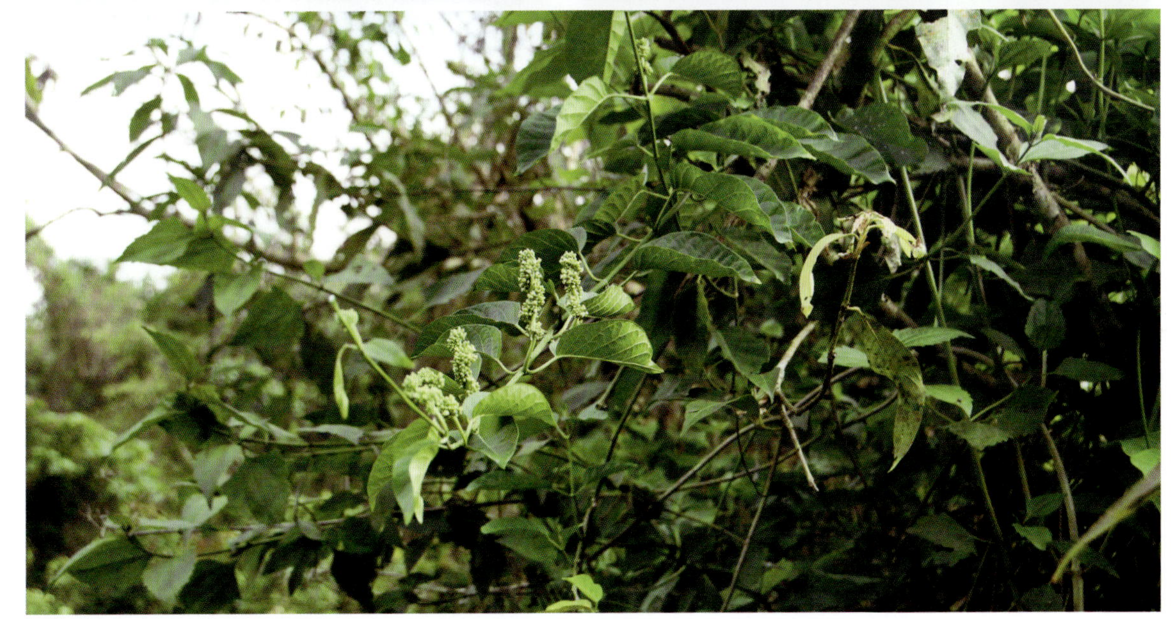

尖槐藤

Oxystelma esculentum

夹竹桃科 尖槐藤属

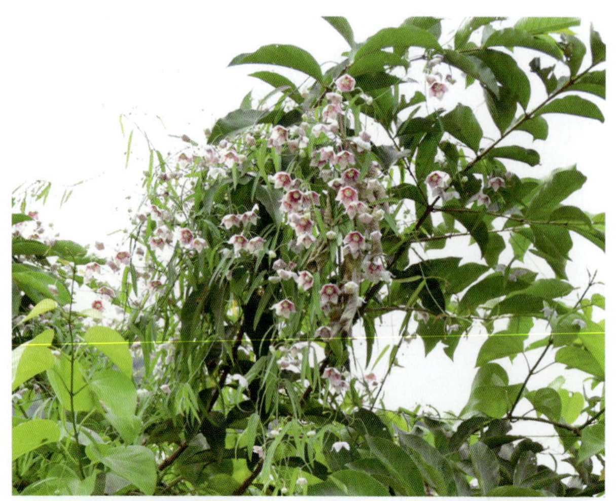

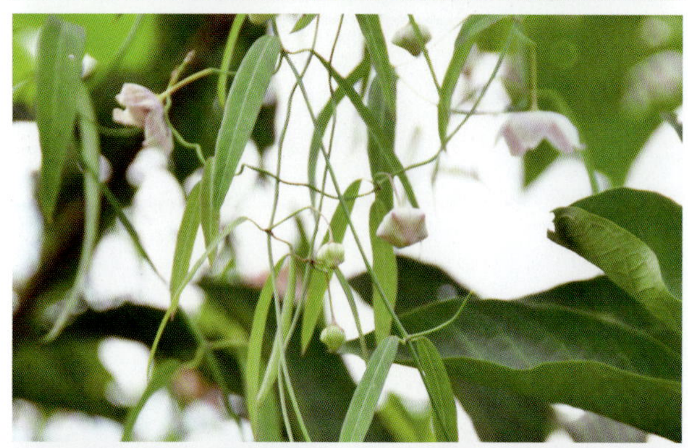

【特征】多年生草质藤本。茎绿色;全株具乳汁,无毛。叶线形或线状披针形;叶脉两面扁平,每边 9~12 条,近叶缘网结成 1 边脉;叶柄顶端具有 2~3 个小腺体。花稍大,疏散的伞形状聚伞花序,腋生,有时单花,花序通常着花 2~4 朵;花蕾圆球状;花萼裂片卵状披针形,内面基部有众多小腺体;花冠白色,内面有紫红色条纹,骨盆状,裂片短三角形,被缘毛;副花冠双轮,外轮着生于花冠的基部,环状,边缘膜质,顶端截平,内轮副花冠着生于雄蕊的基部,5 裂,裂片长三角形,背部肉质凸起,顶端长尖,高出柱头,基部扩大;花丝合生成短筒,基部被微毛,花药顶端具有内弯的膜片;花粉块长圆形,下垂,花粉块柄短,着粉腺,褐色,椭圆形;雌蕊子房无毛,柱头膨大,基部具 5 棱,顶端凸起。蓇葖双生或因 1 个不发育而成单生,长圆状披针形,无毛,两侧具有纵狭翅。种子小,卵圆形,顶端具白色绢质种毛。

【药用信息】全株药用,煎成药剂,可抗癌症;其根可治黄疸病和跌打损伤。

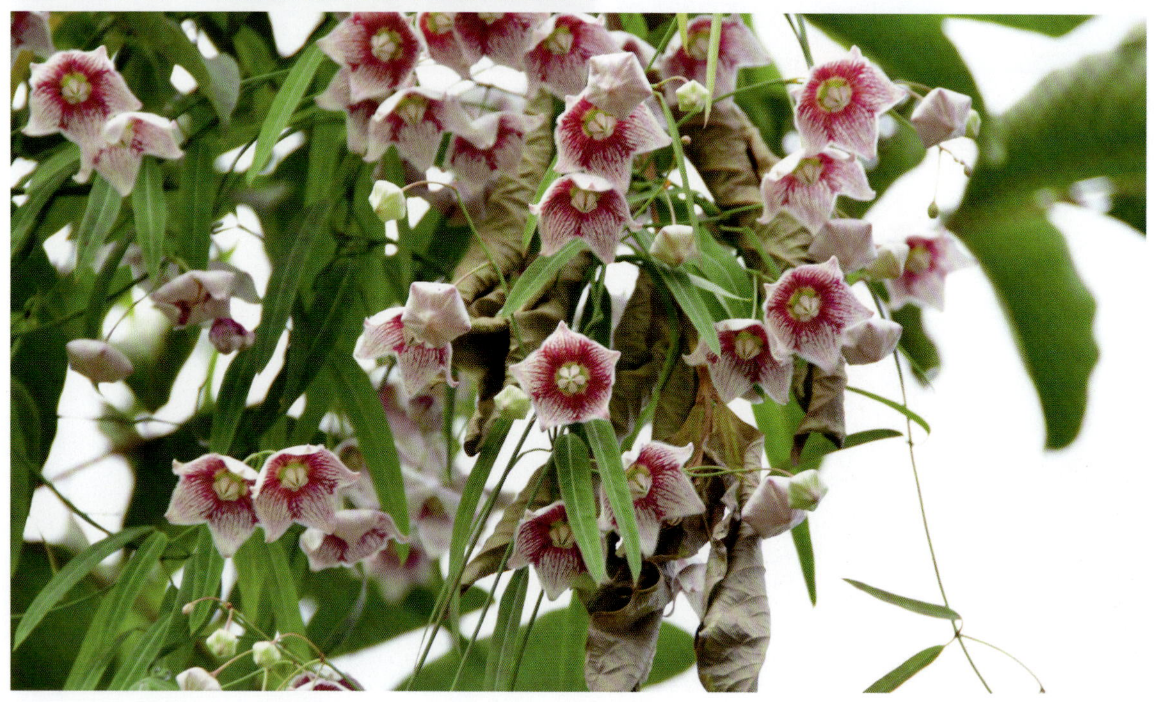

Tabernaemontana bufalina

夹竹桃科 山辣椒属

尖蕾狗牙花

【特征】灌木，全株无毛。枝和小枝灰绿色，干时具纵条纹，节间长 7~10cm。叶膜质，椭圆形或椭圆状长圆形，端部尾状渐尖，尖头常作镰刀状，基部楔形，叶面深绿色，背面淡绿色；侧脉 10~13 对，上面扁平，背面略凸起。假托叶腋生，卵形，基部合生。聚伞花序腋生，通常双生，比叶短一倍，有花 6~8 朵；总花梗苞片和小苞片卵形；花蕾圆筒状，端部急尖；花萼内面基部有腺体，萼片卵形；花冠黄色，花冠筒裂片斜倒三角形，基部很狭；雄蕊着生于花冠筒中部，达到喉部，花药基部叉开；柱头倒心形，端部微缺。

【药用信息】根入药，治肚痛。

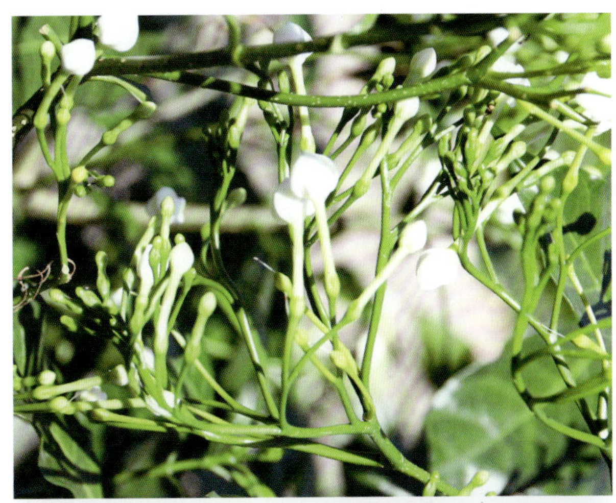

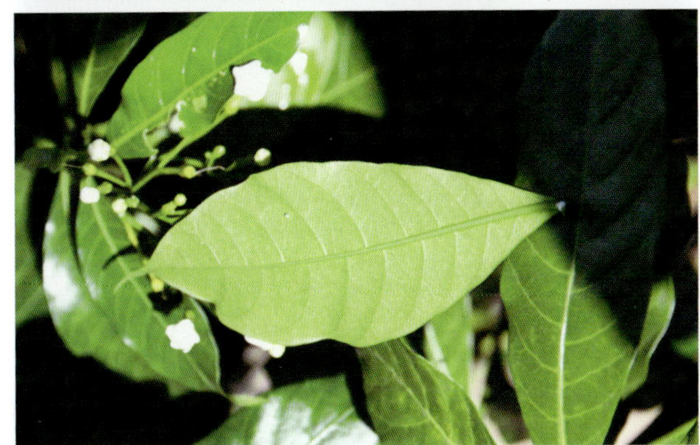

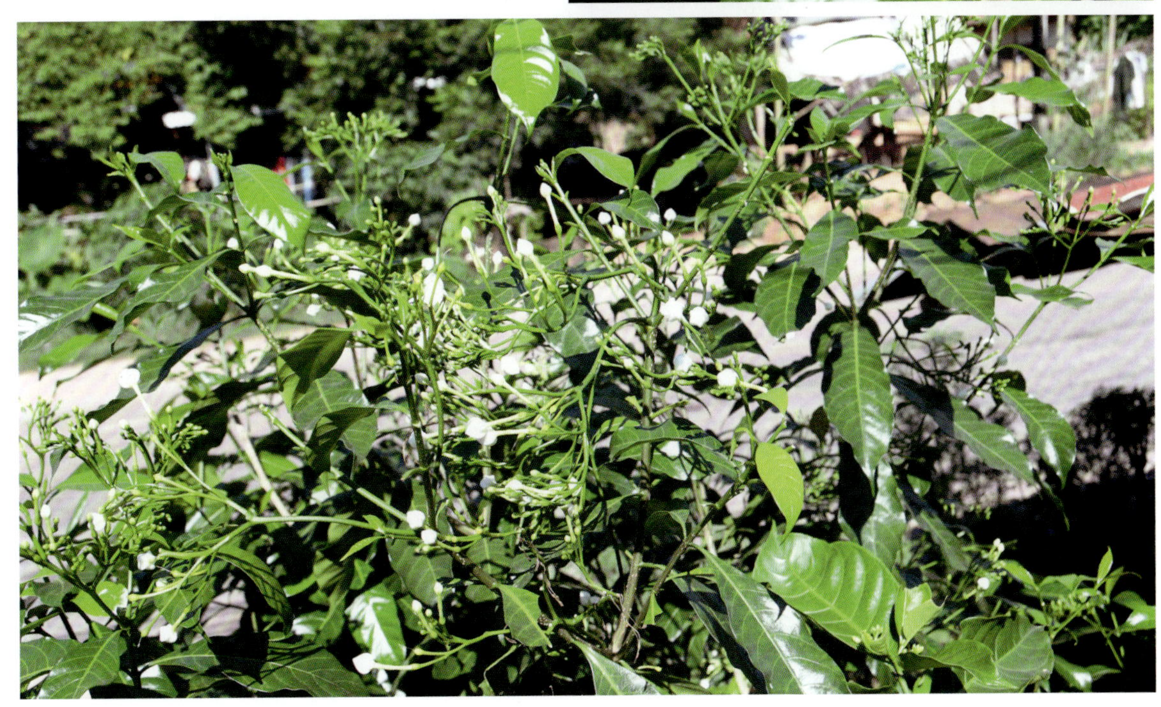

总梗狗牙花

Tabernaemontana peduncularis

夹竹桃科 山辣椒属

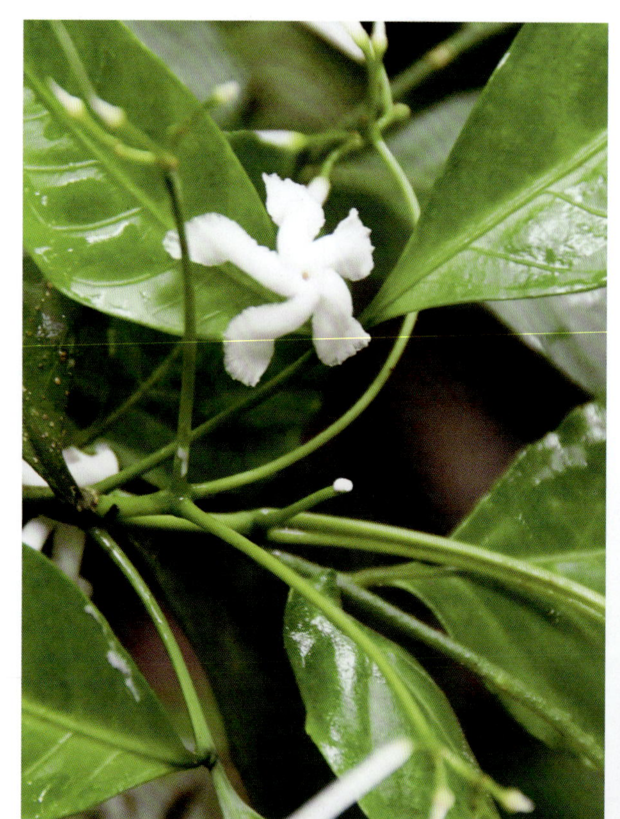

【特征】灌木或小乔木。叶片纸质，椭圆形到倒卵形，先端渐尖或尾状，基部楔形或沿叶柄下延；无毛。聚伞花序伸长成为假伞房花序。花序小，花 20~30 朵；萼片卵形，先端通常钝，偶有锐尖，纤细，成熟花蕾顶端圆形。果有柄，通常外观扭曲，先端尾状，通常强烈反折。种子 1~2。种子斜椭球形，具纵槽。

【药用信息】清热降压、解毒消肿，可用于治疗咽喉肿痛、跌打损伤。

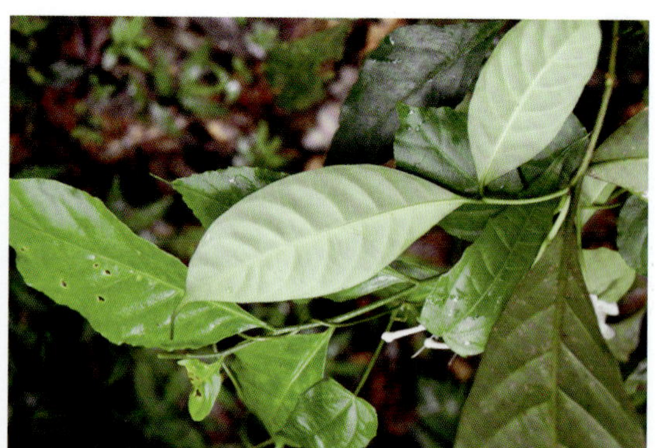

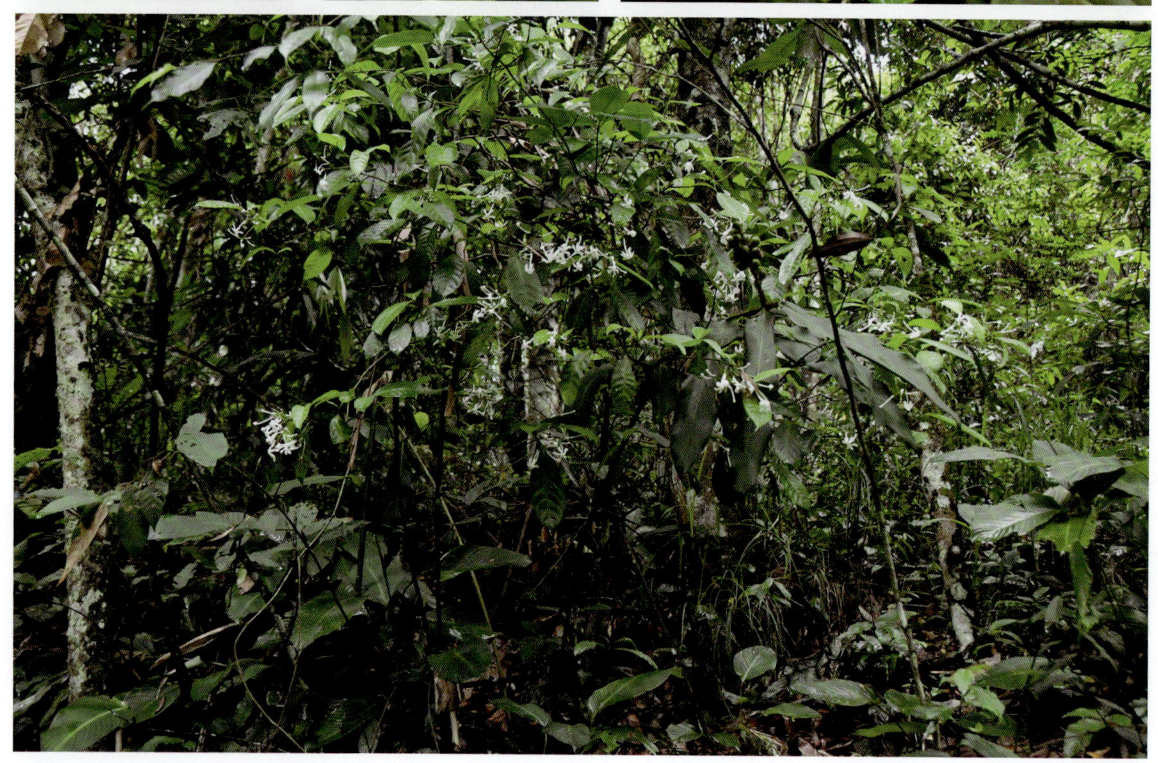

黄花夹竹桃

【特征】乔木。全株无毛;树皮棕褐色,皮孔明显;多枝柔软,小枝下垂;全株具丰富乳汁。叶互生,近革质,无柄,线形或线状披针形,两端长尖,光亮,全缘,边稍背卷;中脉在叶面下陷,在叶背凸起,侧脉两面不明显。花大,黄色,具香味,顶生聚伞花序;花萼绿色,5裂,裂片三角形;花冠漏斗状,花冠筒喉部具 5 个被毛的鳞片,花冠裂片向左覆盖,比花冠筒长:雄蕊着生于花冠筒的喉部,花丝丝状;子房无毛,2 裂,胚珠每室 2 颗,柱头圆形,端部 2 裂。核果扁三角状球形,内果皮木质,生时绿色而亮,干时黑色。种子 2~4。

【药用信息】果仁含有黄花夹竹桃素,有强心、利尿、祛痰、发汗、催吐等作用。

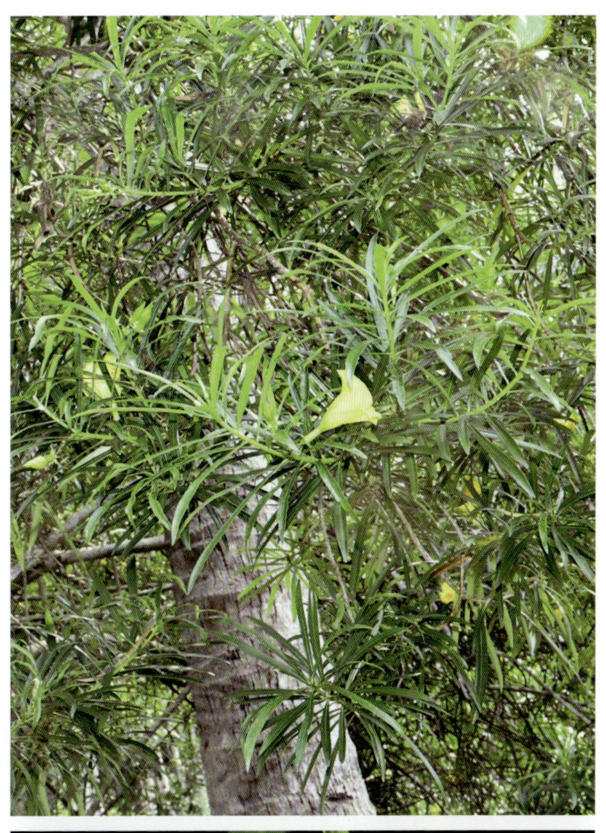

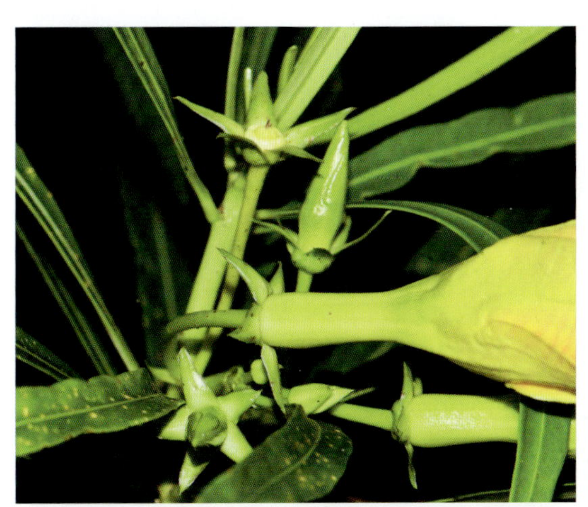

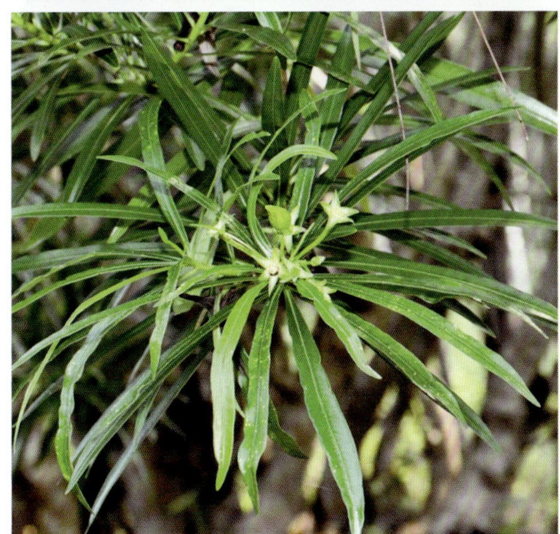

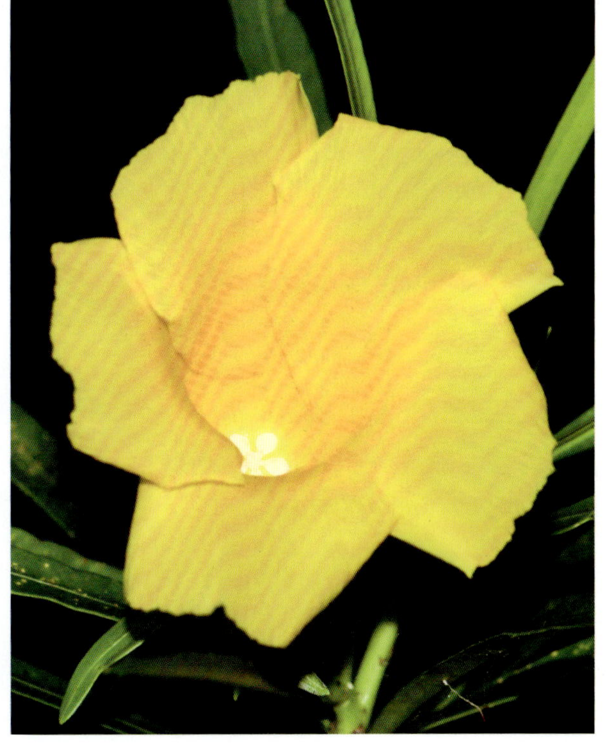

人参娃儿藤

Tylophora kerrii

夹竹桃科 娃儿藤属

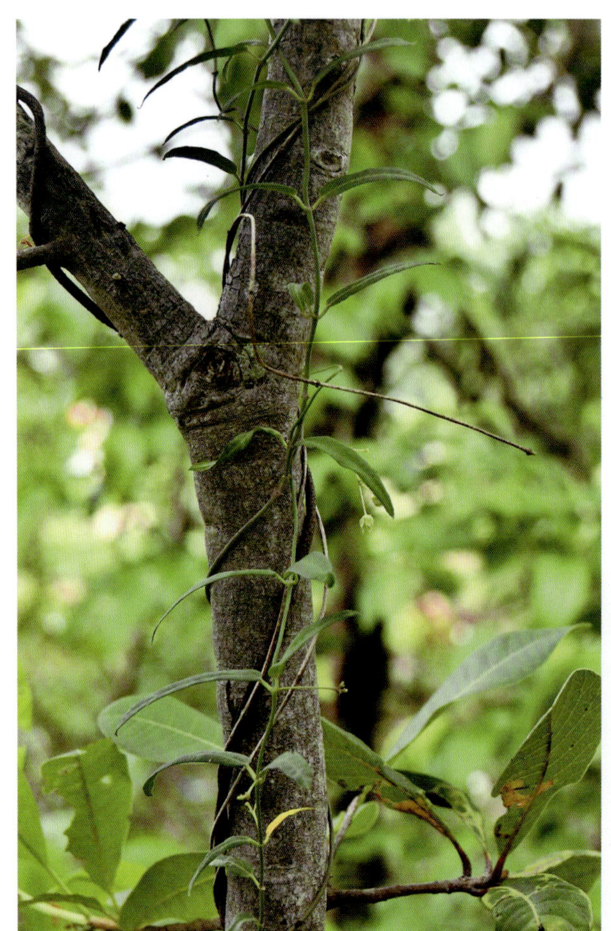

【特征】柔弱藤本。除茎节、叶柄及花外，其余常无毛。叶膜质，线状披针形，先端尖，基部圆或浅心形，侧脉4~8对。伞房状聚伞花序腋外生，小苞片小，卵形，有缘毛；花小，白色，花萼裂片三角形，有边毛，花萼内面基部有5个腺体；花冠辐状，外面无毛，内面具疏柔毛，裂片长圆形；副花冠裂片卵形，隆肿成凸圆状，顶端达花药的基部；花药顶端具圆形膜片；花粉块每室1个，圆球状，近直立，花粉块柄平展；子房卵圆状，无毛；柱头盘状五角形，顶端有细尖头。蓇葖单生，线状披针形，灰褐色，光滑。种子长圆形，有边缘，顶端具黄白色种毛。

【药用信息】根可药用，治肚痛。

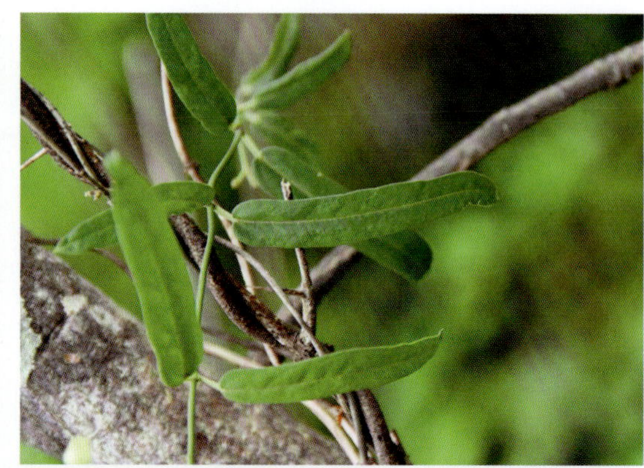

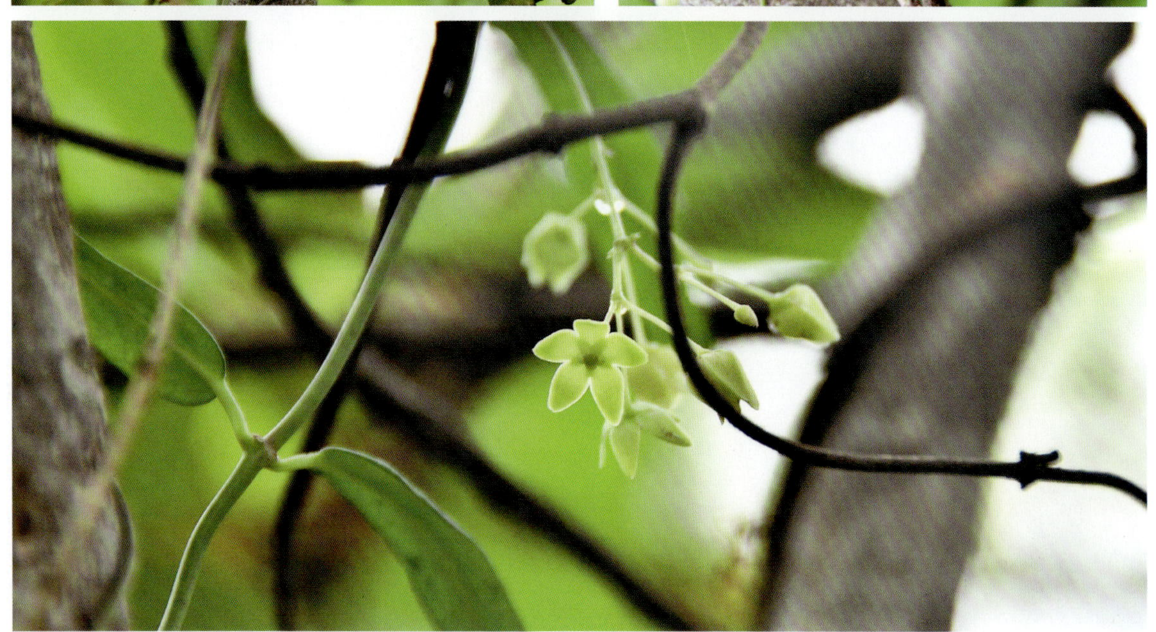

Urceola polymorpha

夹竹桃科 水壶藤属

酸羹藤

【特征】多年生草本。攀缘茎无毛。叶片卵圆形，无毛，叶对生，叶柄短，叶尖锐化，基部呈心形。伞形花序，具长 8 ~15 cm、宽 5~8 mm 的花囊，花黄色，中心红色。种子小，黑色。

【药用信息】全株入药，可治跌打瘀肿、风湿骨痛、疔疮、喉痛和眼肿等。

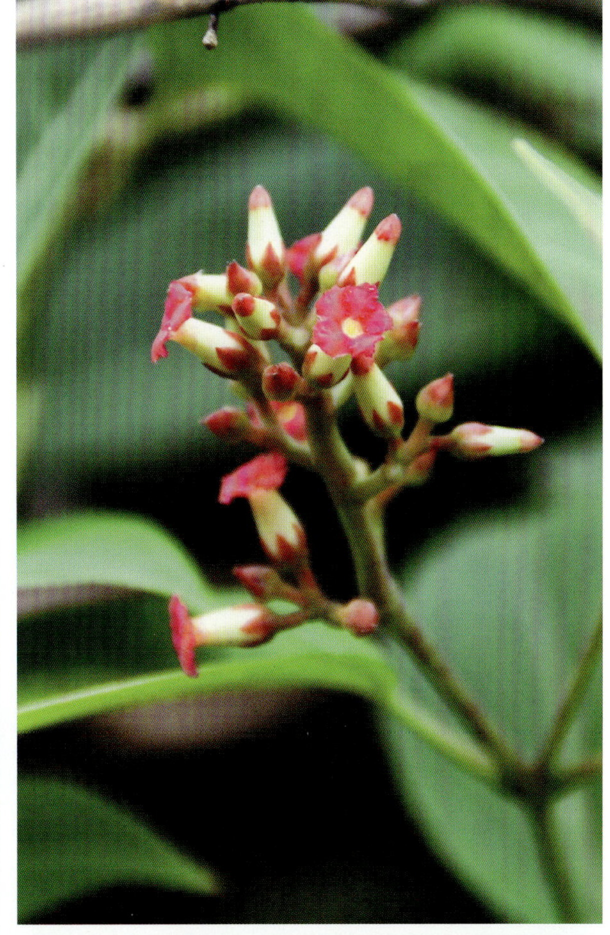

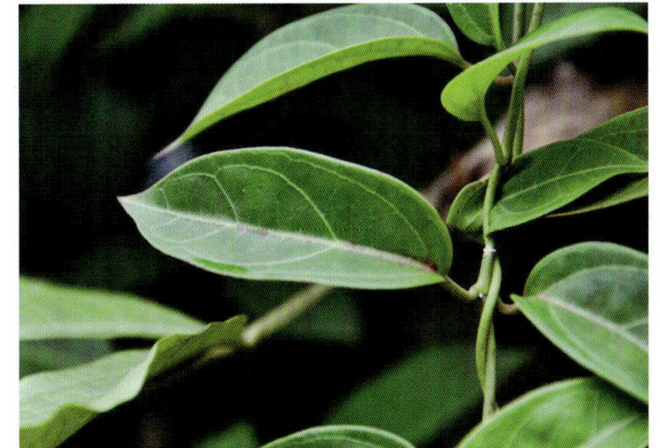

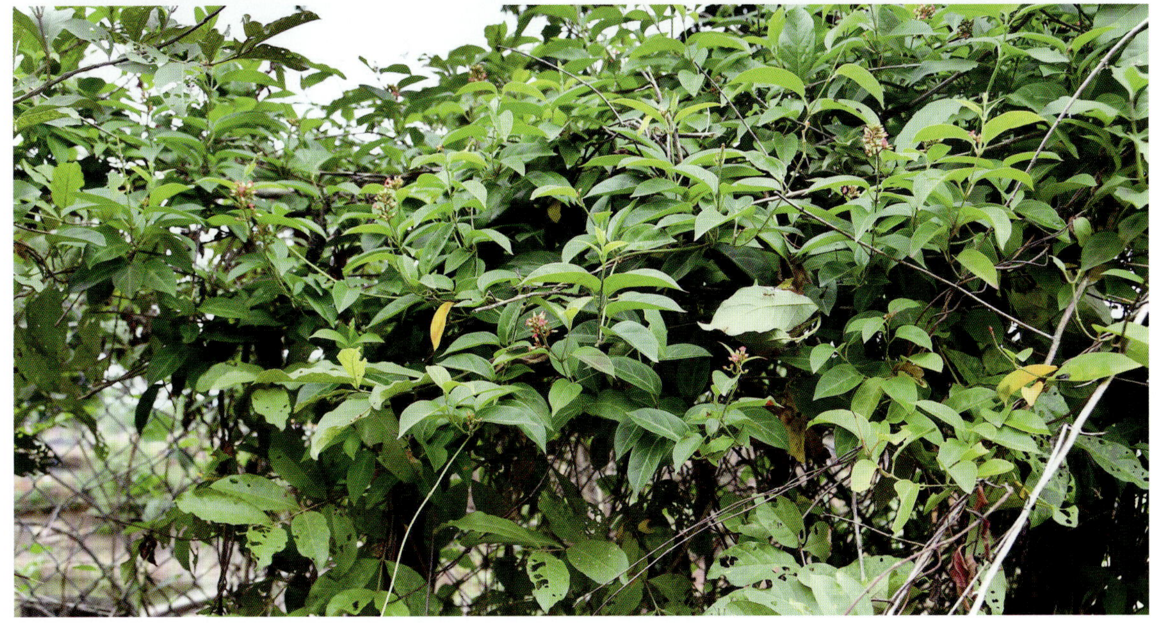

酸叶胶藤

Urceola rosea

夹竹桃科 水壶藤属

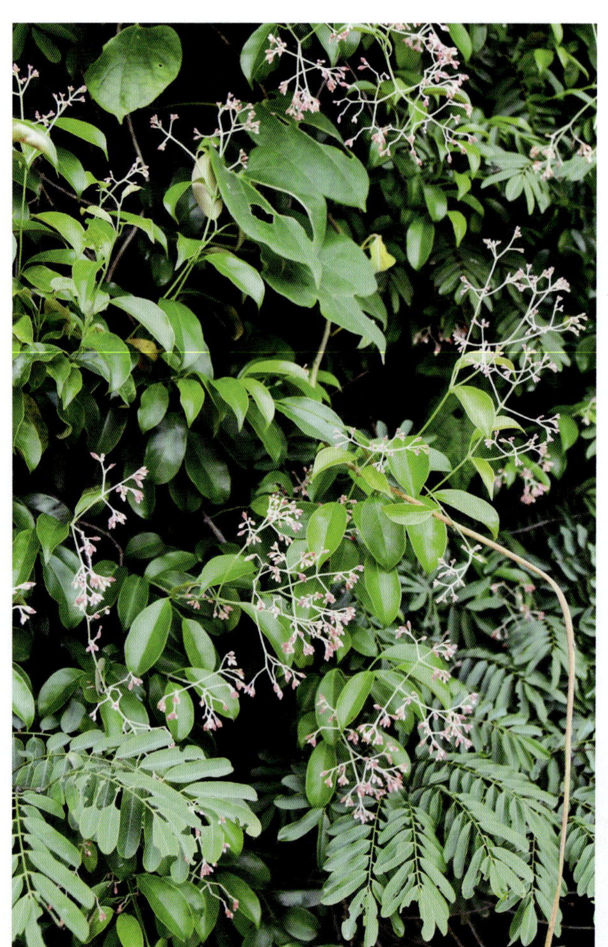

【特征】攀缘木质大藤本。具乳汁，茎皮深褐色，无明显皮孔，枝条上部淡绿色，下部灰褐色。叶纸质，阔椭圆形，顶端急尖，基部楔形，两面无毛，叶背被白粉；侧脉每边 4~6 条，疏距。聚伞花序圆锥状，宽松展开，多歧，顶生，着花多朵；总花梗略具白粉和被短柔毛；花小，粉红色；花萼 5 深裂，外面被短柔毛，内面具有 5 枚小腺体，花萼裂片卵圆形，顶端钝；花冠近坛状，花冠筒喉部无副花冠，裂片卵圆形，向右覆盖；雄蕊 5 枚，着生于花冠筒基部，花丝短，花药披针状箭头形，基部具耳，顶端到达花冠筒喉部，腹面贴生于柱头上；花盘环状，全缘，围绕子房周围，比子房短；子房由 2 枚离生心皮所组成，被短柔毛，花柱丝状，柱头顶端 2 裂。蓇葖 2 枚，叉开成近一直线，圆筒状披针形，外果皮有明显斑点。种子长圆形，顶端具白色绢质种毛。

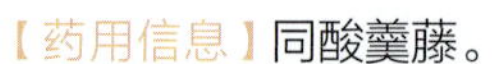

【药用信息】同酸羹藤。

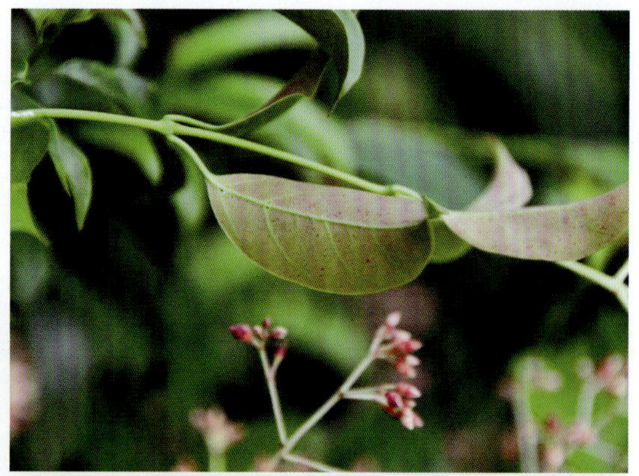

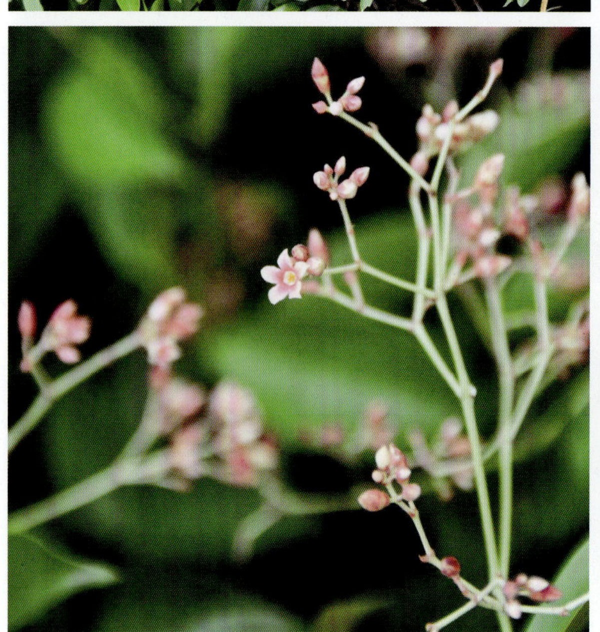

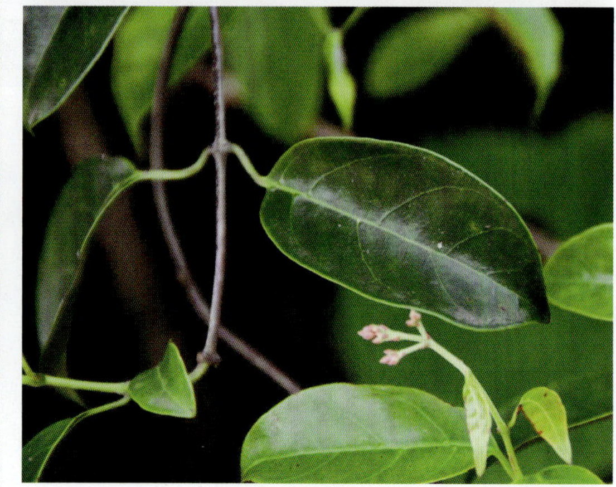

蓝树

【特征】乔木。除花外均无毛，具乳汁；树皮深灰色；小枝棕褐色，具皮孔。叶膜质，长圆状披针形或狭椭圆形至椭圆形，稀卵圆形，顶端渐尖至尾状渐尖，基部楔形，无毛；叶脉在叶面扁平，在叶背略凸起，侧脉每边5~9，干后呈缝纫机轧孔状的皱纹。花白色或淡黄色，多朵组成顶生聚伞花序；总花梗无毛至有微柔毛；花梗无毛至有微柔毛；苞片小；花萼短而厚，裂片比花冠筒短，卵形，顶端钝或圆，内面基部有卵形腺体；花冠漏斗状，花冠筒裂片椭圆状长圆形，具乳头状凸起；副花冠分裂为25~35鳞片，呈流苏状，鳞片顶端条裂，基部合生，被微柔毛；雄蕊着生在花冠筒顶端，花药被微柔毛；子房由2枚离生心皮组成，无毛，花柱丝状，向上逐渐增大，柱头头状。蓇葖2个离生，圆柱状，顶部渐尖，外果皮具斑点；种子线状披针形，顶端具白色绢质种毛。

【药用信息】根叶入药，治跌打、刀伤止血。

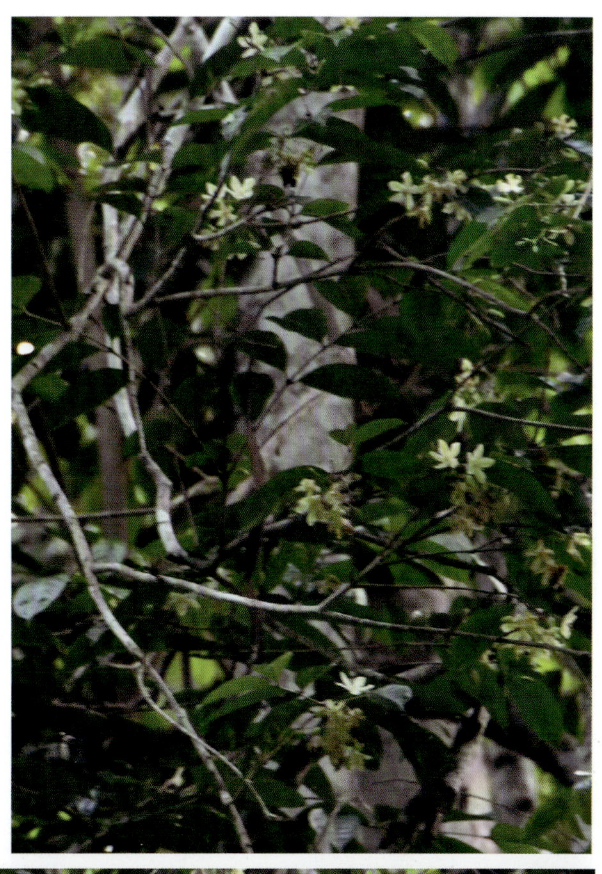

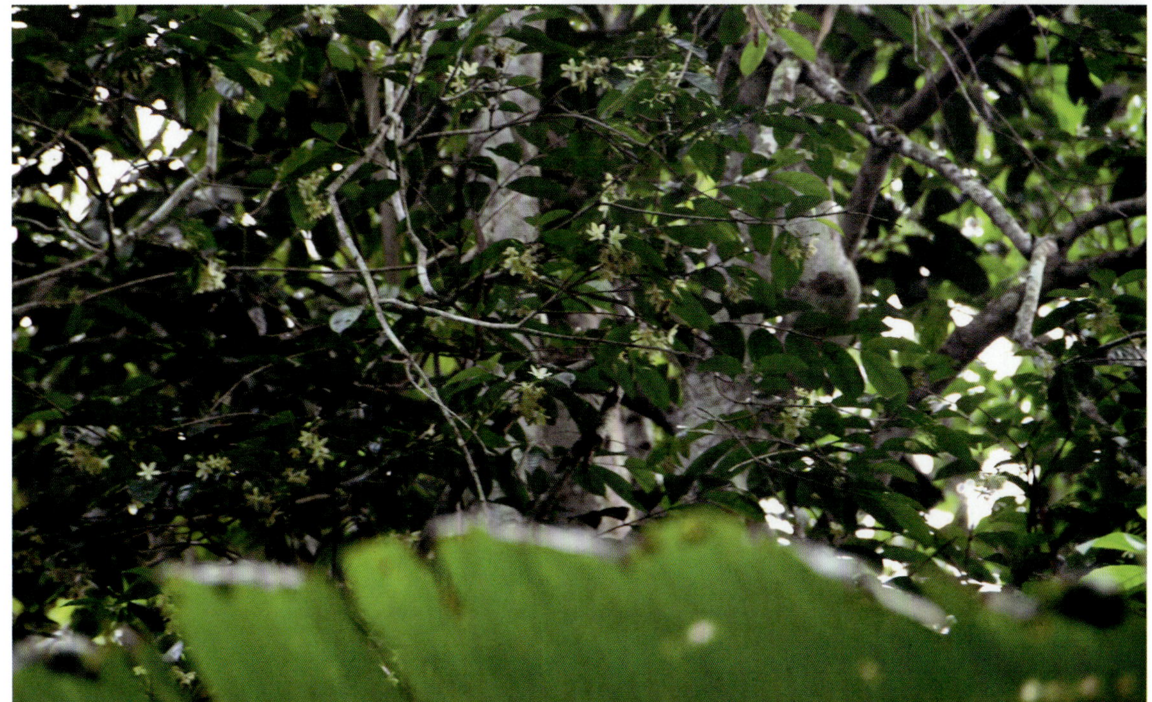

毛梗冬青

Ilex microcca

冬青科 冬青属

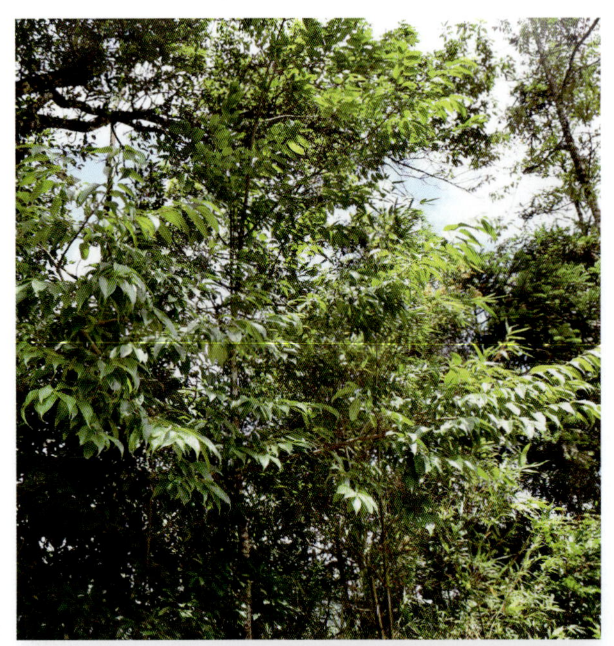

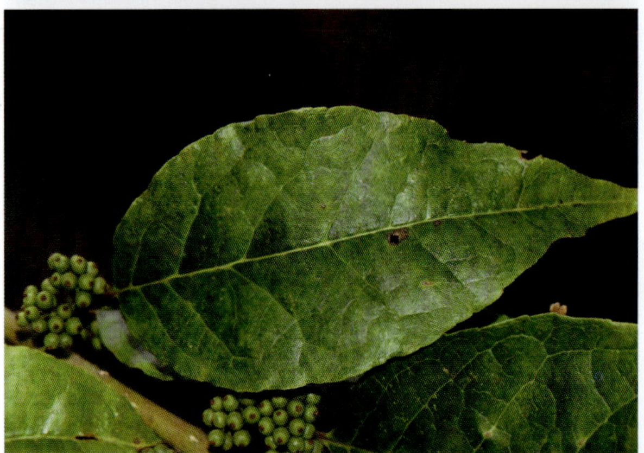

【特征】落叶乔木。小枝粗壮，无毛，具白色、圆形或长圆形常并生的气孔。叶片膜质或纸质，卵形、卵状椭圆形或卵状长圆形，先端长渐尖，基部圆形或阔楔形，常不对称，边缘近全缘或具芒状锯齿，叶面深绿色，背面淡绿色，叶背面被柔毛，主脉在叶面微下凹，在背面隆起，侧脉 5~8 对，三级脉在两面突起，网状脉明显；叶柄纤细，无毛，上面平坦，下面具皱纹；托叶小，阔三角形。伞房状 2~3 回聚伞花序单生于当年生枝的叶腋内，无毛；总花梗具沟，在果时多皱，花梗基部具 1 三角形小苞片；花梗、花萼外面被柔毛。雄花 5 或 6 基数，花萼盘状，5 或 6 浅裂，裂片钝，无毛或疏具缘毛；花冠辐状，花瓣长圆形，基部合生；雄蕊与花瓣互生，且近等长，花药卵球状长圆形；败育子房近球形，具长约 0.5mm 的喙。雌花 6~8 基数，花萼 6 深裂，裂片钝，具缘毛；花冠辐状，花瓣长圆形，基部合生。果实球形，成熟时红色，宿存花萼平展，宿存柱头厚盘状，凸起，6~8 裂；分核 6~8，椭圆形，末端钝，背面略粗糙，具纵向单沟，侧面平滑，内果皮革质。

【药用信息】树皮入药，止痛。

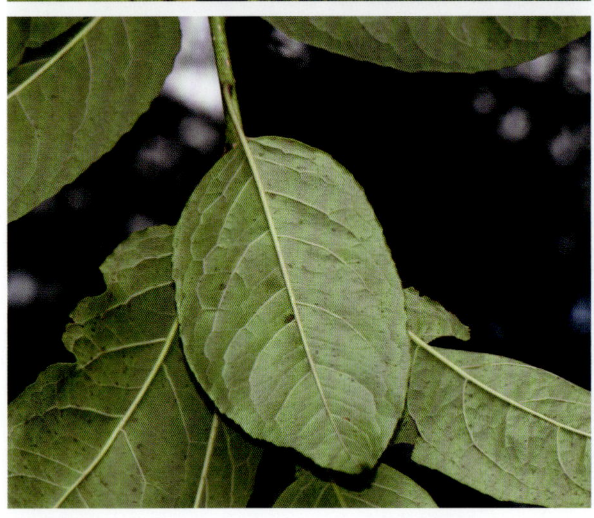

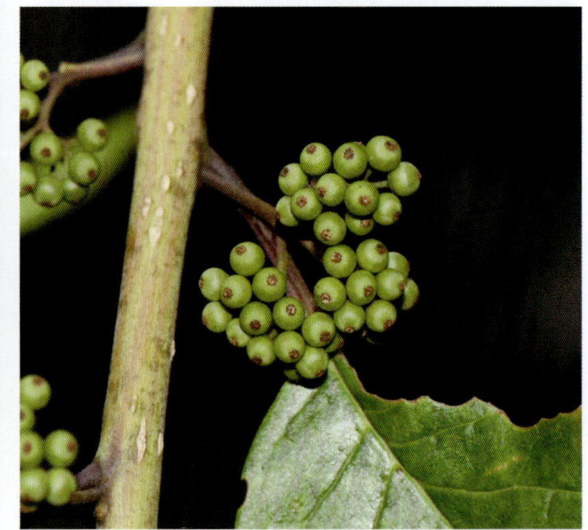

越南万年青

【特征】多年生常绿草本。茎深绿色，圆柱形，光滑，直立或上升。叶在茎上部密集，5~6 叶，卵状长圆形，先端尾尖，基部截圆、微心形，稀稍下延，上面深绿，下面淡绿色，纸质；1 级侧脉 6~8 对，弧曲上升，2、3 级侧脉 3~10，细脉横生；叶柄绿色，下部具宽鞘，上部略圆柱形。花序 1~2，直立，花序梗绿色；佛焰苞蕾时纺锤形，展开卵形，舟状；肉穗花序比佛焰苞稍长或近等长；雄花有雄蕊 4，花药 2 室，短，顶部平截，钝四角形；子房球形，被灰白色疣点，1 室，基底胎座，柱头盘状，环形。果熟时长圆形。种子长圆形。

【药用信息】茎入药，国外用于导泻。

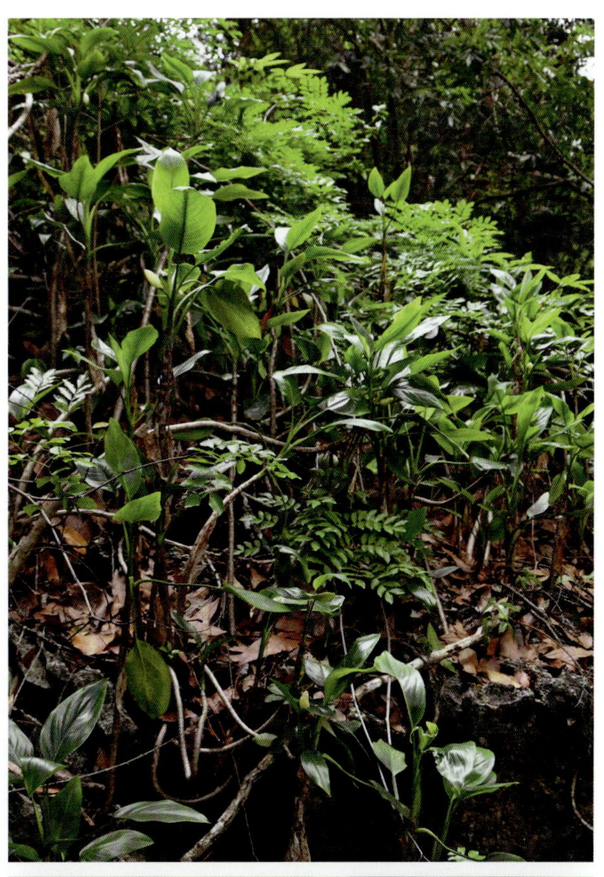

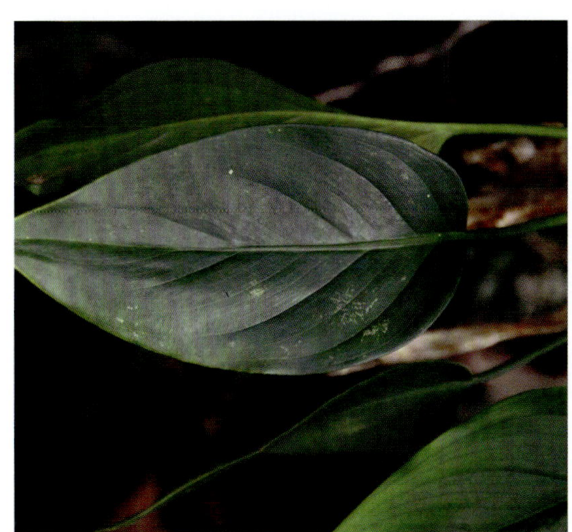

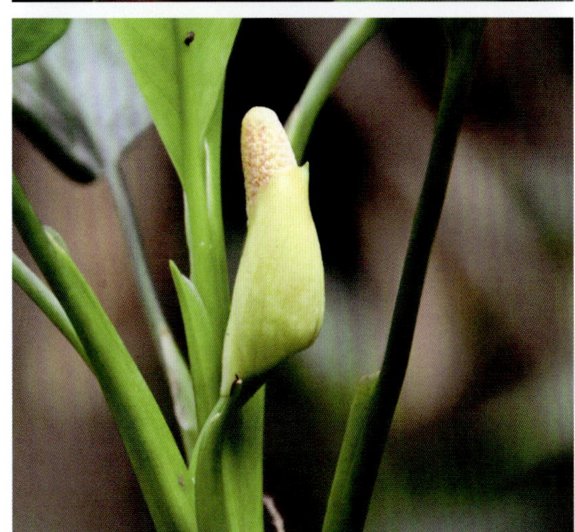

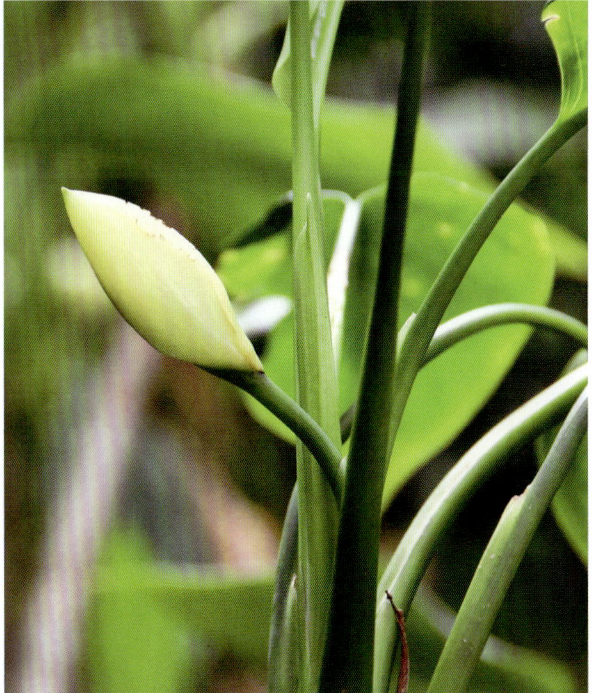

波缘叶魔芋

Amorphophallus crispifolius

天南星科 魔芋属

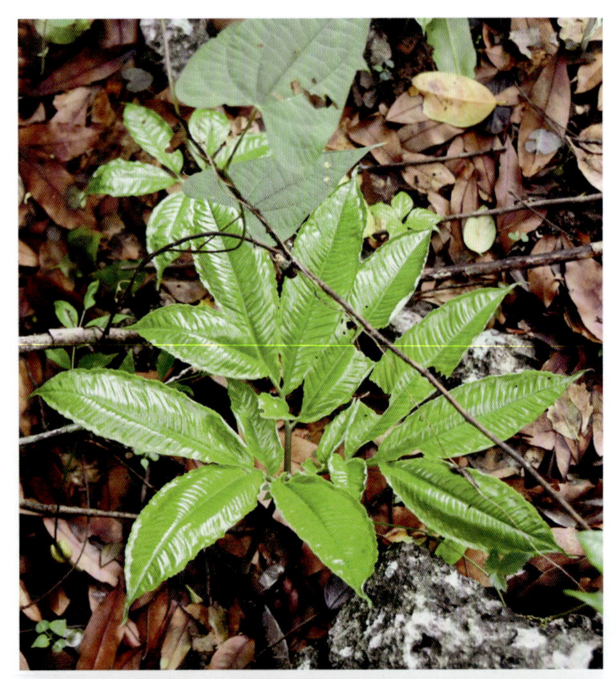

【特征】多年生草本。块茎伸长，萝卜状，乳白色。叶单生；叶柄微纵脊，淡绿色；叶片可达 45cm 宽，清楚交替，轴几乎具翅；小叶数个离散在每条轴上，椭圆形，尖端渐尖，基部有时下延，上侧淡绿色，下面浅灰色，边缘波状。花序单生，长梗状；花序梗略纵脊，浅绿色，条纹较深，或深灰色；雌蕊直立或内凹，舟状，卵形至卵状披针形，基部内卷，顶端锐尖，外褐灰色至灰色，脉纹较深，内乳白色，基部内浅疣。肉穗花序短于花苞，无梗；雌雄花区均圆筒状，花密集；雌雄不育区之间圆筒状，雄蕊充塞；附加物短圆锥形，光滑，钝，白色。子房凹陷，上部强截形，淡绿色，单室；柱头盘状，完全到 3 浅裂，在裂片之间稍具沟槽，具疣状，绿白色。雄花由(1-)4~5 个雄蕊组成；花药截形，乳白色。

【药用信息】块茎入药能解毒消肿，炙后健胃，消饱胀。

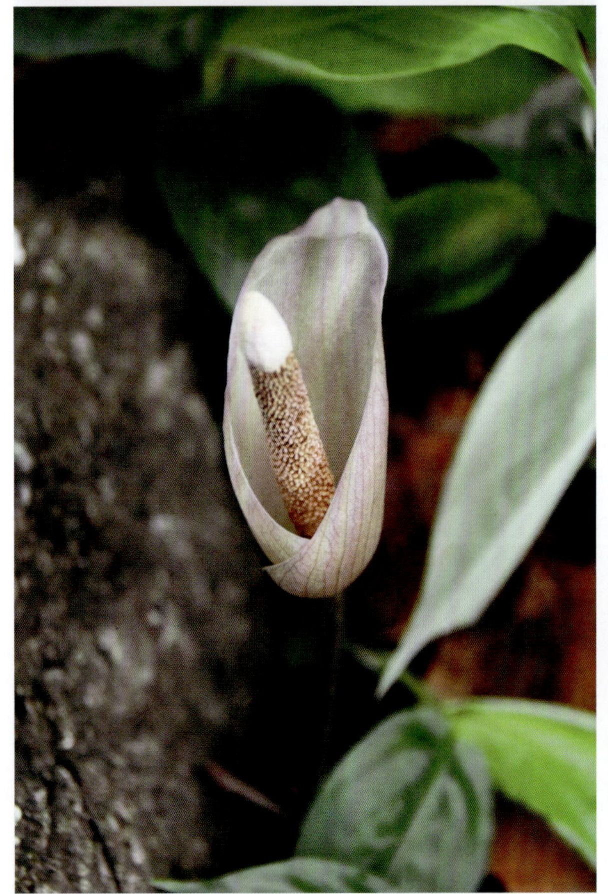

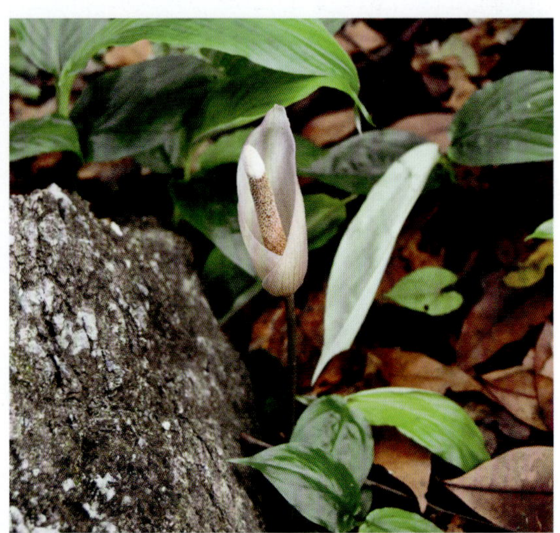

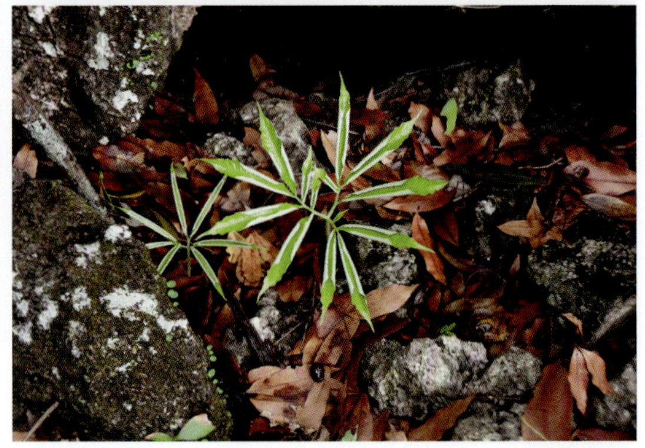

哈氏魔芋

【特征】多年生草本。块茎狭拉长，偶有分枝，根状，基部具明显的环形疤痕的鳞片。叶单生；叶柄光滑，均匀的淡绿色，或在基部带紫红色，或灰色带黑点，渐变到淡绿色带黑点向上；叶片整个的轴具翅；小叶变异，椭圆形，椭圆披针形或披针形，正面绿色到深绿色，有时具一狭窄的红紫色边缘，有时有小的圆形白色斑点，背面淡绿色。花序有梗；花梗光滑，浅灰棕色，长椭圆形，黑绿色带白色斑点；花苞卵形到圆形，直立，凹，边缘直，先端锐尖，外部淡绿色，内部白绿色，基部通常深绿色或黄绿色，基部密被疣状，疣状小，圆锥形；肉穗花序长于花苞，无梗；雌蕊花带短圆柱形或稍倒圆锥形，花拥挤或稍离远；子房凹陷，浅裂沟槽，明亮的淡绿色；花柱稍圆锥形，强烈地指向柱骨的顶部，白绿色，有时具沟槽；斜着生，通常朝向裂的内表面，凹陷，表面有疣状，脏的淡黄褐色；雄蕊花区拉长，纺锤圆锥状或长柔毛状；具一明显扩张；花丝很短，融合，白色；附属物非常窄圆锥形，近肌状，或梭状圆锥形，表面光滑或具拉长浅凹槽，乳白色或黄绿色，顶部锐尖，基部光滑或部分有沟。

【药用信息】块茎入药，治流火、疔疮、无名肿毒、瘰疬、眼睛蛇咬伤、烫火伤、间日疟、乳痈、疔癀高烧、疝气等。

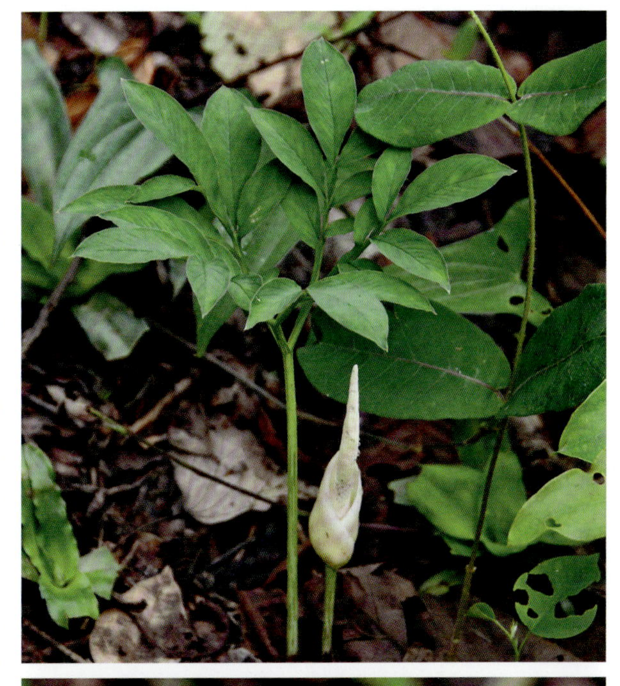

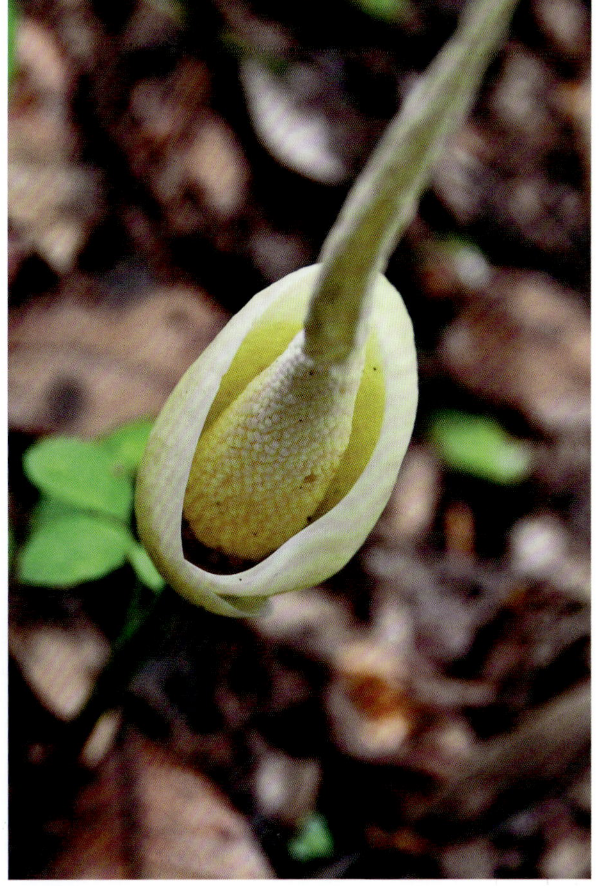

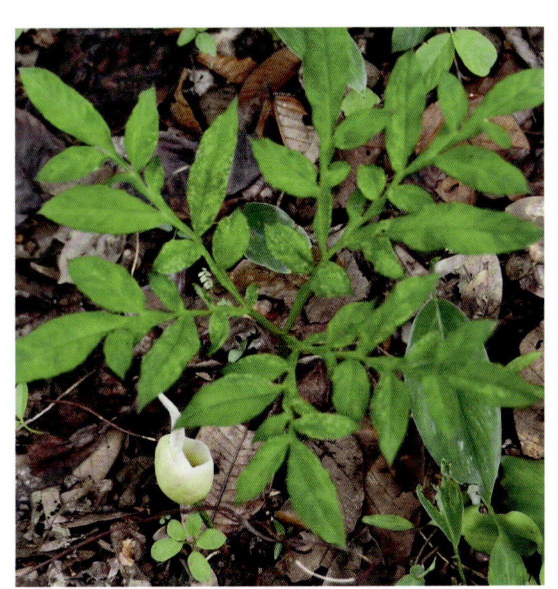

疣柄魔芋

Amorphophallus paeoniifolius

天南星科 魔芋属

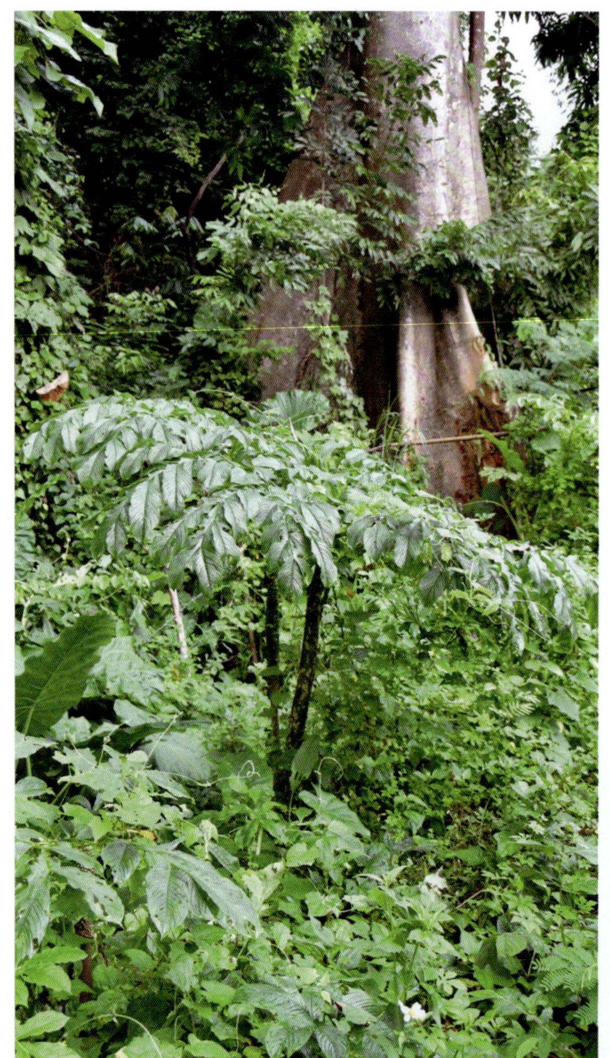

【特征】多年生草本。块茎扁球形或半球形，基部圆形，顶部极宽，中央压扁状，表面具斑痕，有小球茎；根粗，线形，不分枝。鳞叶 2，外面的三角状长圆形，革质，先端钝或稍锐尖，有细脉，边缘内卷，基部抱茎；内面的鳞叶倒卵状长圆形。佛焰苞倒圆锥状钟形，边缘折波状，外面光滑，淡绿带紫色，有白色斑纹，至高 18cm 处变为紫色，向先端渐过渡为淡绿色；内面边缘光滑，下部边缘 7cm 宽具疣状皱纹，从基部至 12cm 高度为深紫色，密生黄色的锥形疣凸。肉穗花序棒状，无梗，雌花序圆柱形；雄花序倒圆锥形；附属器圆锥状扁球形，深紫色，折皱或平滑，有细的疣凸。雄花：雄蕊 1，花药无柄，具棱，浅黄色，顶部截平，药室粗线形；雌花：子房扁球形，无毛，淡紫色，3 室，隔膜厚，室腔小，胚珠单生；花柱淡紫色，无毛，柱头 3 裂，灰色。

【药用信息】块茎入药能解毒消肿，炙后健胃，消饱胀。

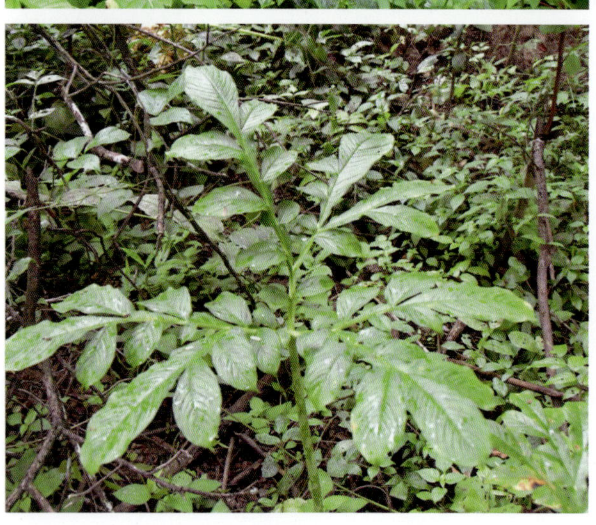

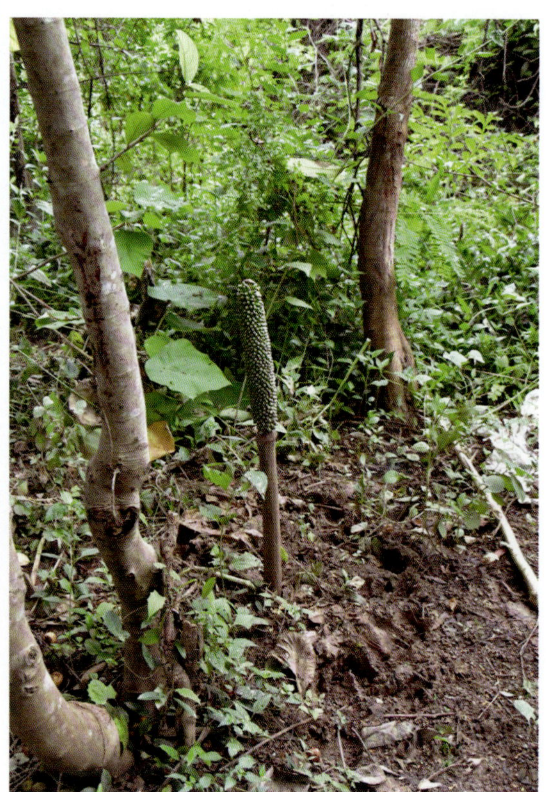

Arisaema balansae

天南星科 天南星属

元江南星

【特征】多年生草本。地下根茎，内部紫色。根厚实，白色。叶柄深绿色带紫色。叶 1~2，叶片三叶状，小叶深绿色，有光泽，具叶柄，叶展开时中央小叶直立，椭圆至长圆形。侧小叶，不等边，外裂片镰形，内裂片中心脉向中央小叶弯曲。叶子展开，花序出现，保持在叶子的上方。花梗很长，纤细，深绿色带红紫色。花苞筒圆柱形，内外灰绿色，基部白色，边缘宽弯曲。翅片比花筒长，直立，三角状，绿色，比花筒深，淡粉色。肉穗花序附着物从筒部外露，直立，绿色，钻形，被紫色不育花所覆盖；上部稍向前弯曲，被许多淡绿色。雄花排列松散，最低部生于短紫色茎上，最高部近无柄，每雄蕊有 2~4 个融合的淡黄色花药，花被顶生的圆形孔开裂，有短紫色的连接物。雌花密被排列，子房绿色，截形在基部，先端平，顶部被一具青霉的奶油状近无梗柱头。

【药用信息】块茎入药，治蛇咬伤，也可外包治疟疾。

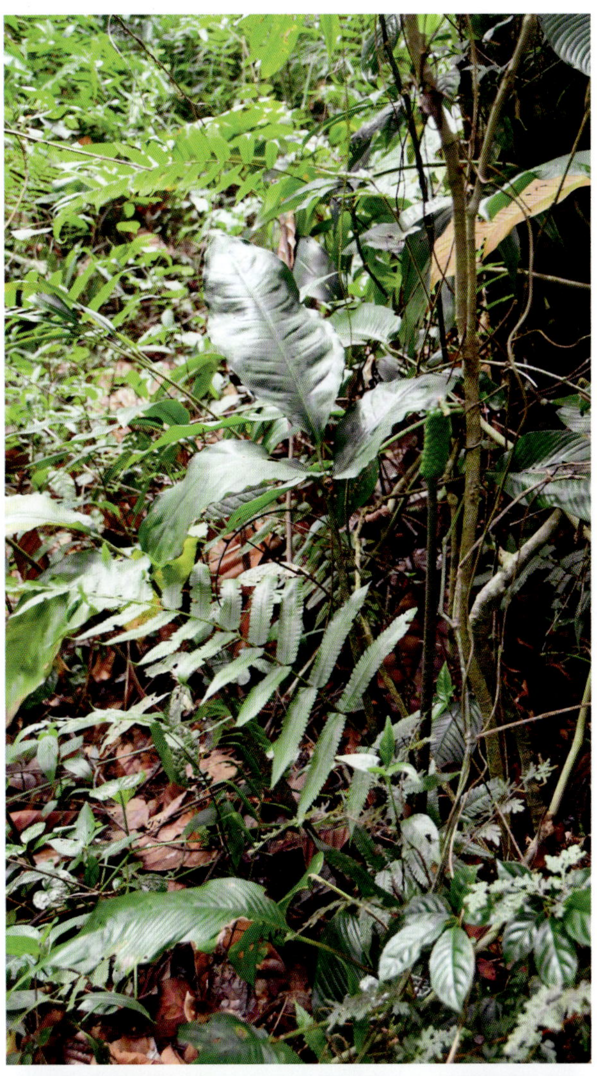

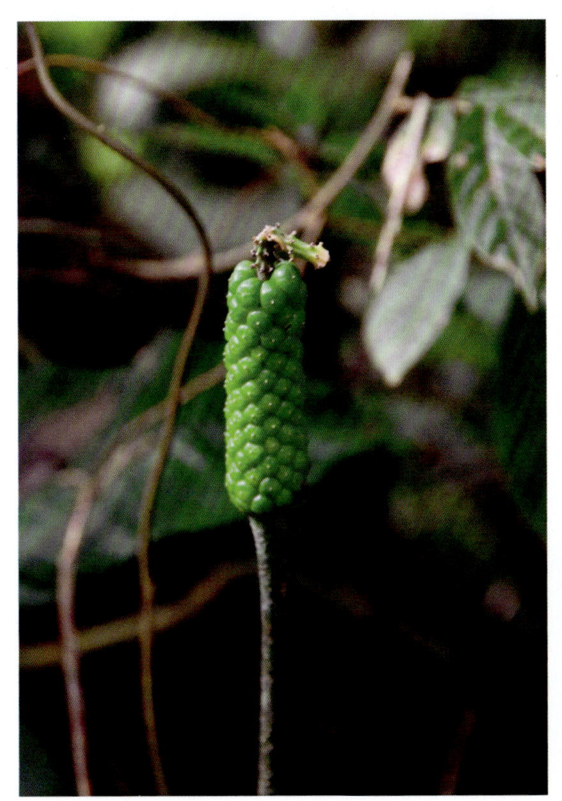

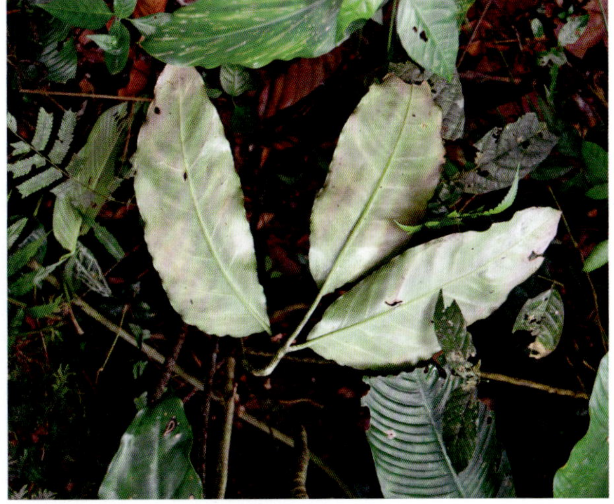

一把伞南星

Arisaema erubescens

天南星科 天南星属

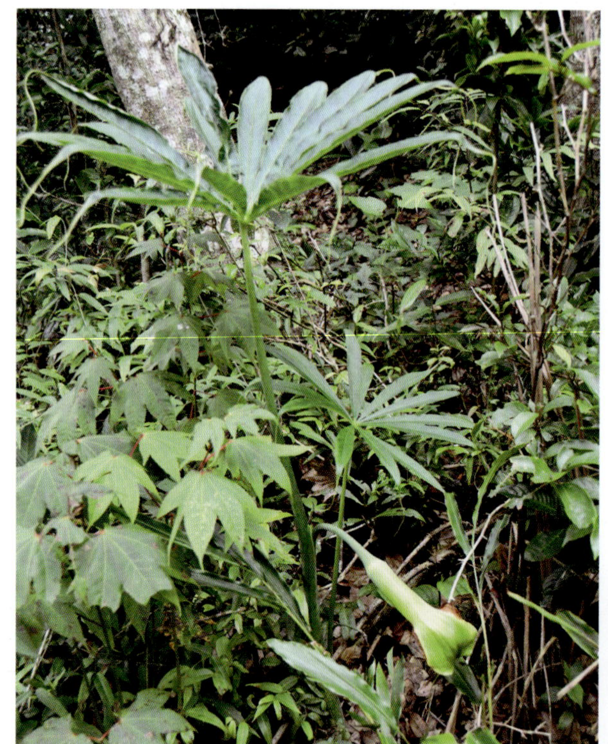

【特征】块茎扁球形。鳞叶绿白或粉红色，有紫褐色斑纹；叶 1，极稀 2；叶放射状分裂，幼株裂片 3~4，多年生植株裂片多至 20，披针形、长圆形或椭圆形，无柄，长渐尖，具线形长尾或无；叶柄中部以下具鞘，红或深绿色，具褐色斑块。佛焰苞绿色，背面有白色或淡紫色条纹；雄花肉穗花序花密，淡绿至暗褐色，雄蕊 2~4，附属器下部光滑；雌花序附属器棒状或圆柱形。浆果红色。种子 1~2，近球形。

【药用信息】主治面神经麻痹、半身不遂、小儿惊风、破伤风、癫痫；外用治疗疮肿毒、毒蛇咬伤，还可用于灭蝇蛆。

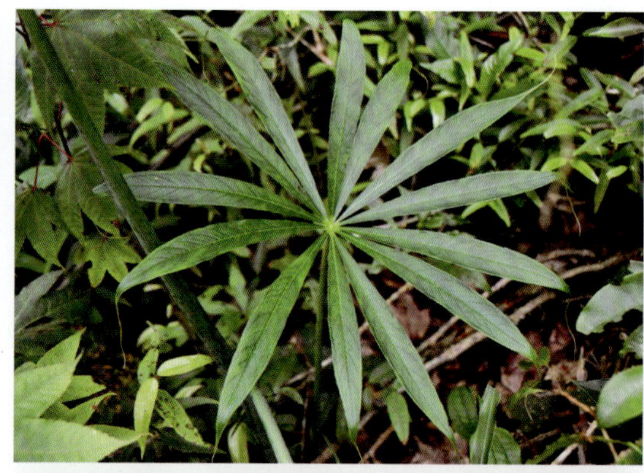

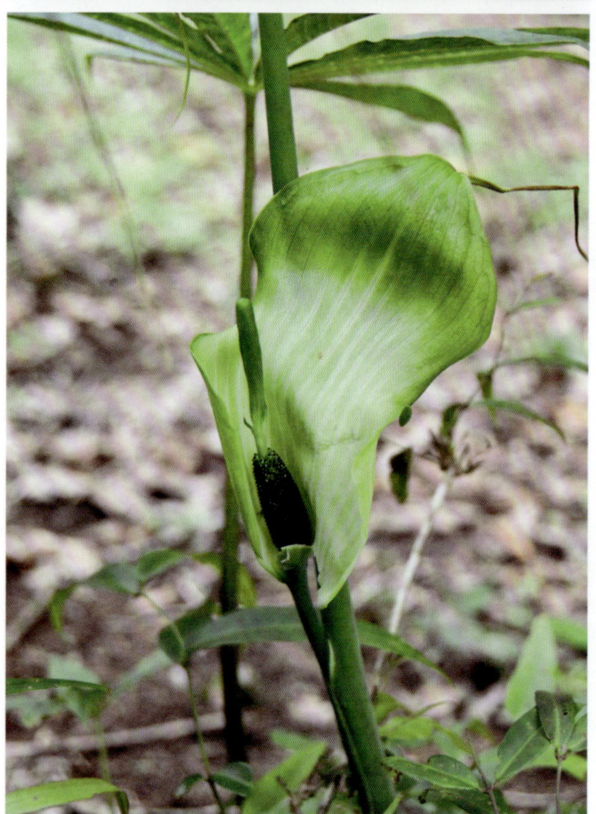

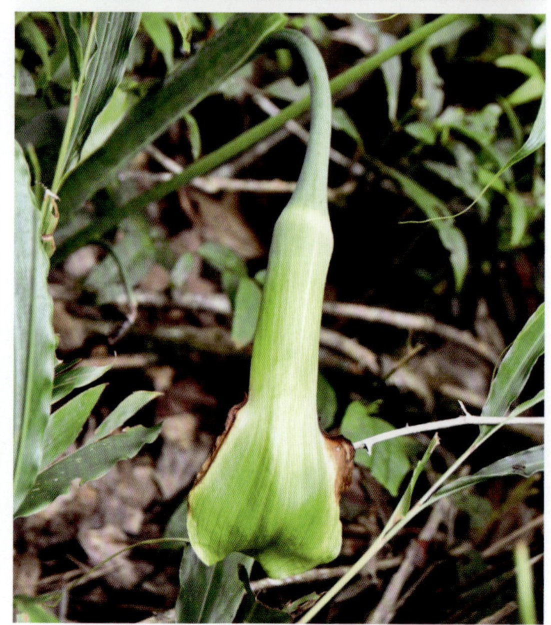

Rhaphidophora hongkongensis

天南星科 崖角藤属

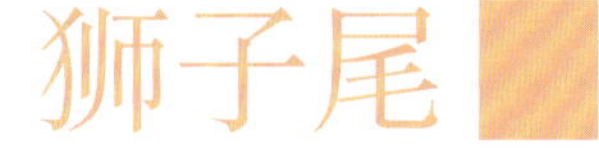

狮子尾

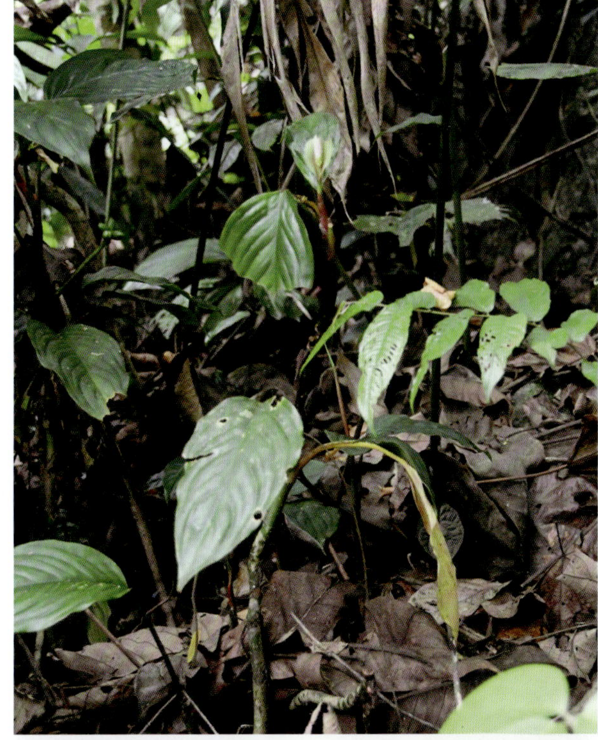

【特征】附生藤本，匍匐于地面、石上或攀缘于树上。茎稍肉质，粗壮，圆柱形，生气生根。分枝常披散。幼株茎纤细，肉质，绿色，匍匐面扁平，背面圆形，气生根与叶柄对生，污黄色，肉质。叶柄腹面具槽，两侧叶鞘达关节；叶片纸质或亚革质，通常镰状椭圆形，有时为长圆状披针形或倒披针形，由中部向叶基渐狭，先端锐尖至长渐尖，表面绿色，背面淡绿色，中肋表面平坦，背面隆起，一、二级侧脉多数，细弱，斜伸，与中肋成 45° 锐角，近边缘处向上弧曲。幼株叶片斜椭圆形，先端锐尖，基部一侧狭楔形，另一侧圆形。花序顶生和腋生；花序柄圆柱形；佛焰苞绿色至淡黄色，卵形，渐尖，蕾时席卷，花时脱落。肉穗花序圆柱形，向上略狭，顶钝，粉绿色或淡黄色。子房顶部近六边形，截平，柱头黑色，近头状，略凸起。浆果黄绿色。

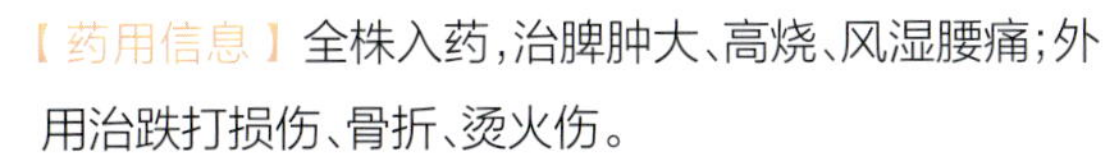

【药用信息】全株入药，治脾肿大、高烧、风湿腰痛；外用治跌打损伤、骨折、烫火伤。

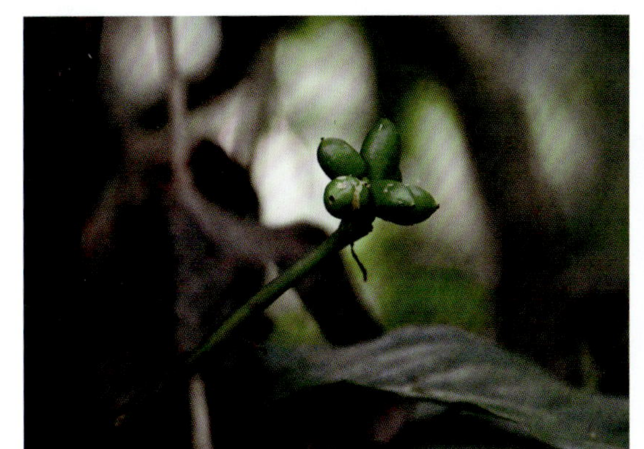

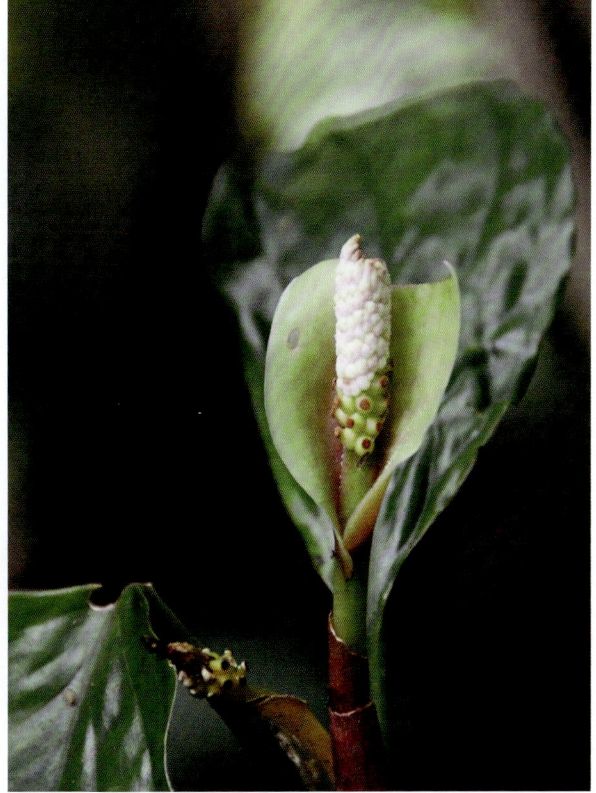

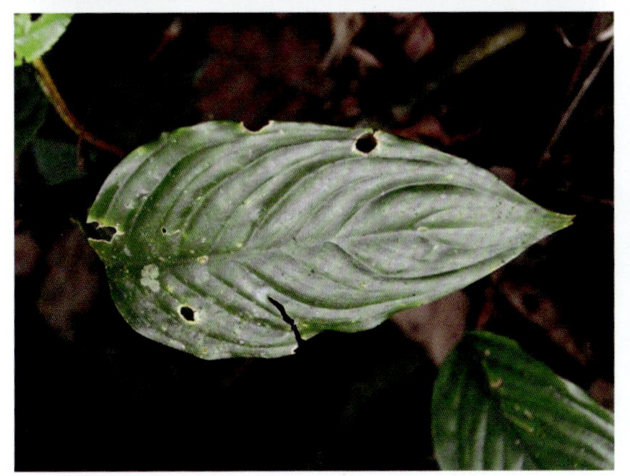

药用藤芋

Scindapsus officinalis

天南星科 藤芋属

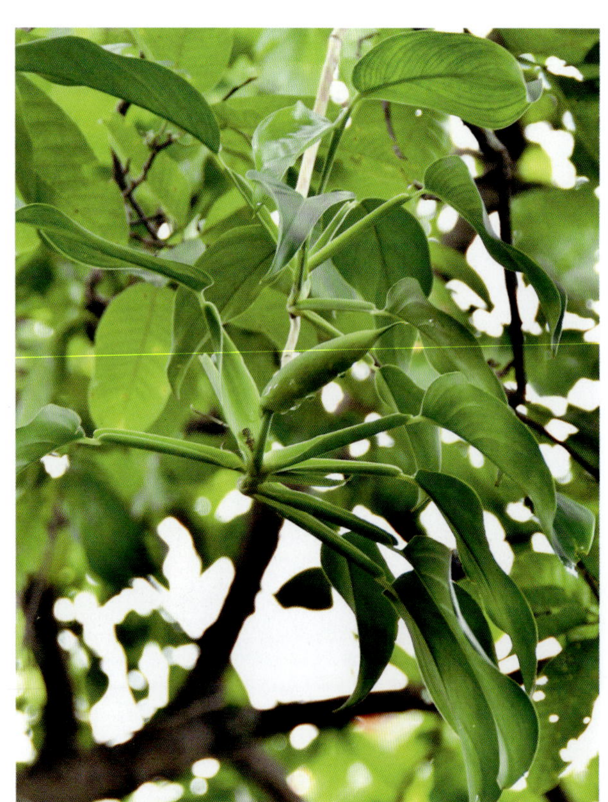

【特征】中等至大型次生半附生植物。茎圆柱形，新鲜时表皮光滑，淡绿色，表皮橙棕色，干燥易剥落。叶倾向于在茎尖处丛生；叶柄显著有翅，顶端和基部叶柄弱；叶柄鞘非常突出，平展，翅状，宿存；叶片卵状披针形至卵状椭圆形，稍斜生，基部圆形，少有短楔形，通常斜生，先端锐尖至衰减，具突出的具细尖的小管，无光泽，淡绿色至中绿色，幼叶偶有不规则、锯齿状的银色条纹；中脉背面凸起，正面稍凹陷；羽状的初级侧脉，背面和正面稍凸起。花序单生，由一个完全发育的叶状体所覆盖，生于游离的侧枝上，较少发生附生枝；果梗压扁至圆柱形；肉穗花序圆柱形，无柄；柱头纵向伸长。果序结实，纺锤状圆柱形；果实成熟时呈黄色，露出红色的果肉腔。

【药用信息】暂无药用信息。

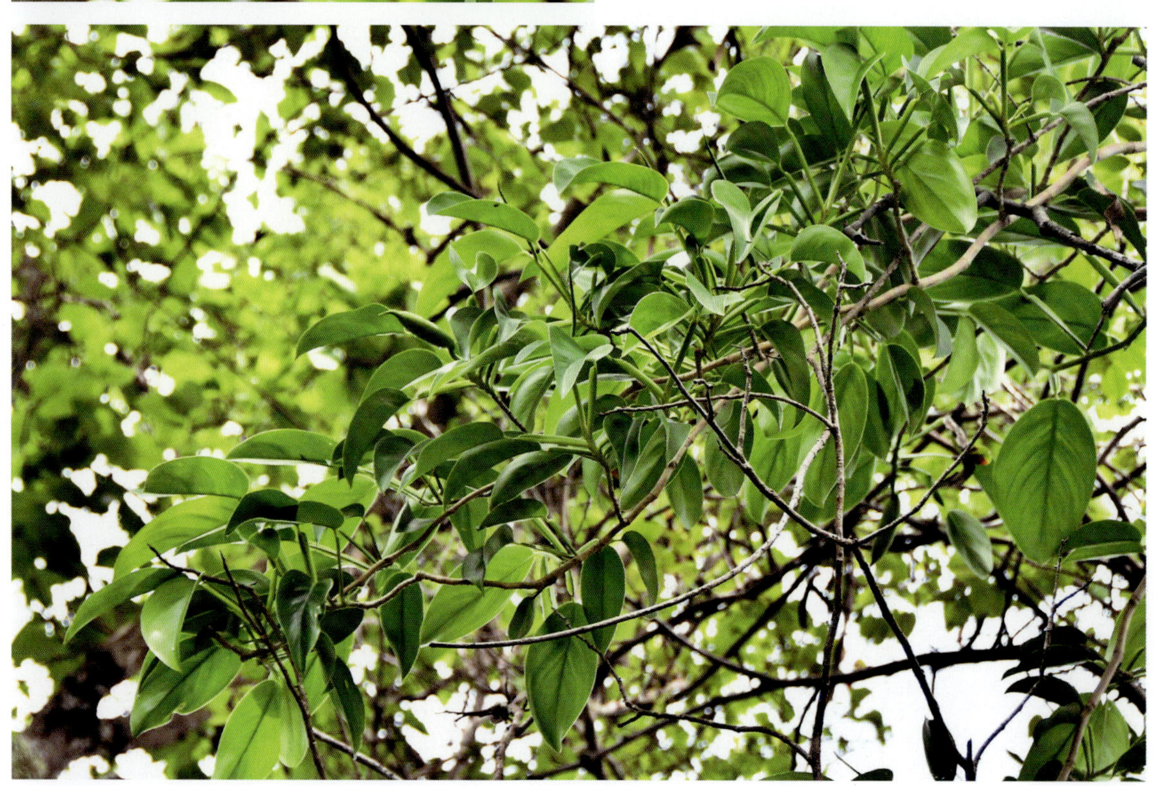

鞭檐犁头尖

【特征】多年生草本。块茎近圆形，椭圆形、圆锥形或倒卵形，上部周围密生长 2~4cm 的肉质根。叶和花序同时抽出。叶 3~4，叶柄中部以下具宽鞘；叶片戟状长圆形，基部心形或下延，前裂片长圆形或长圆披针形，侧裂片向外水平伸展或下倾，长三角形，侧脉 4~5 对，其中 1 对基出，均上举，表面略隆起，背面不明显，二级侧脉和网脉极纤细，集合脉 2 条，外圈靠近边缘。花序柄细。佛焰苞管部绿色，卵圆形或长圆形；檐部绿色至绿白色，披针形，常伸长卷曲为长鞭状或较短而渐尖。肉穗花序比佛焰苞短或长，有时极长，雌花序卵形；雄花序黄色；附属器淡黄绿色，具柄，下部为长圆锥形，向上为细长的线形。雄花：雄蕊 2，药室近圆球形；雌花：子房倒卵形或近球形，花柱不存在，柱头小。中性花：中部以下的棒状，上弯，黄色，先端紫色；上部的锥形，淡黄色，下倾并有时内弯。浆果卵圆形，绿色。

【药用信息】块茎入药，燥湿化痰、止咳。

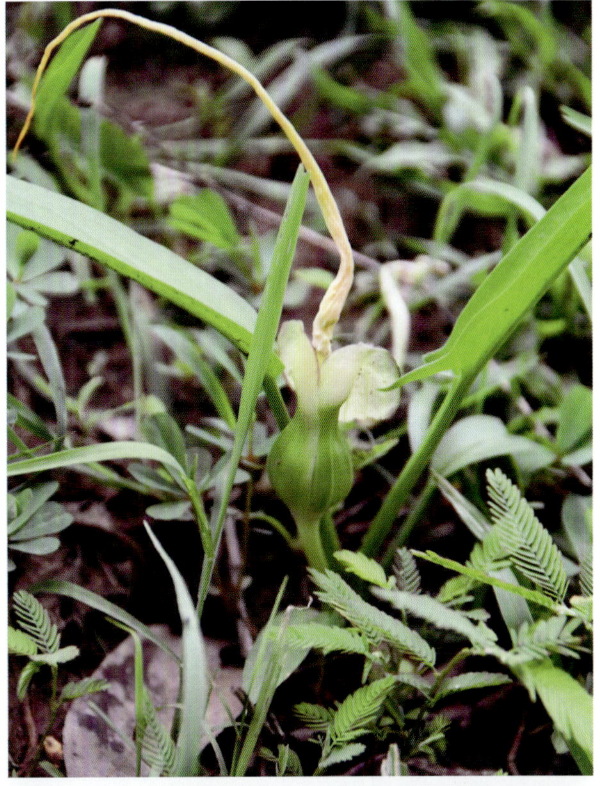

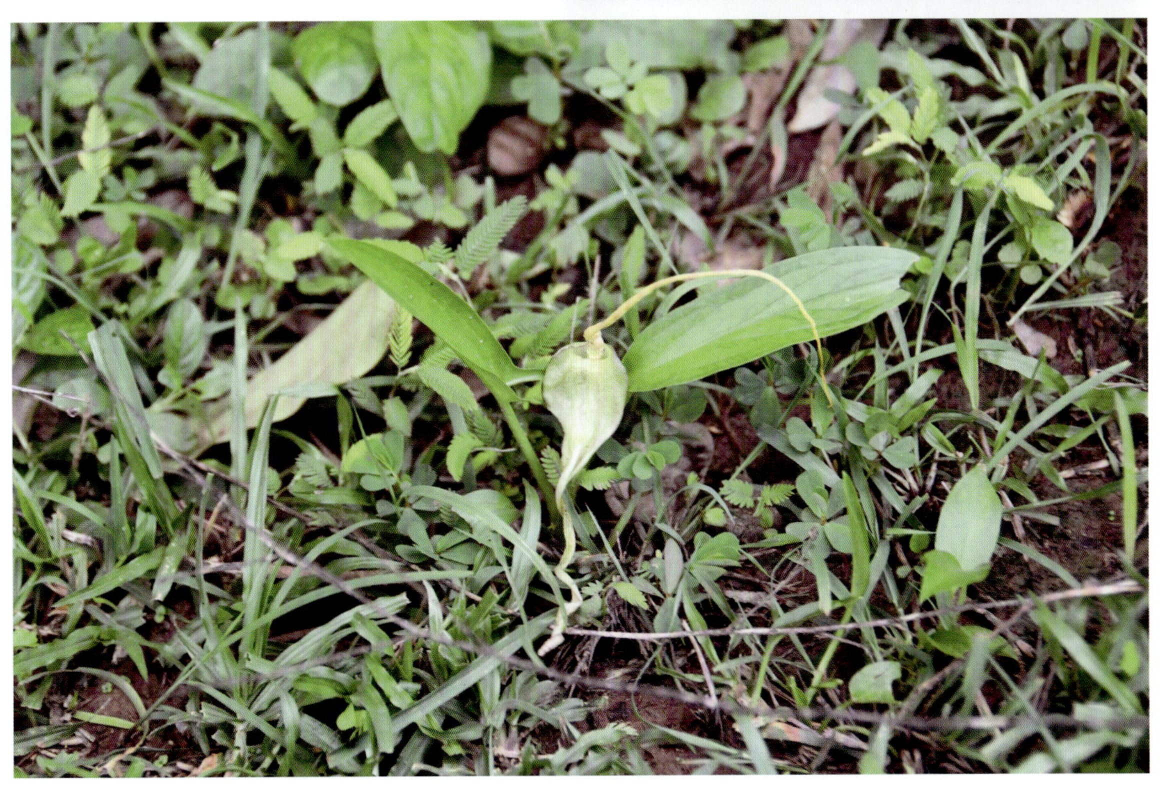

白粉犁头尖

Typhonium glaucum

天南星科 犁头尖属

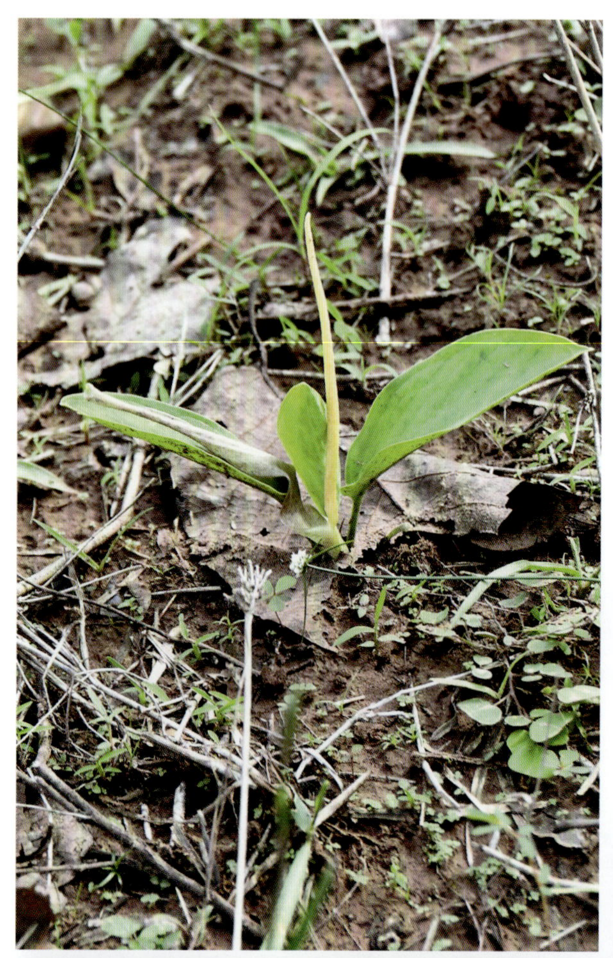

【特征】季节性休眠草本。茎短，宽，根状茎下陷，偶有偏斜发育。叶子 1-3 片长在一起；叶柄光滑，淡绿色；叶片椭圆形，全缘，基部和先端锐尖，正面被带白霜的绿色。花序与发育中的叶片一起或在叶片发育后产生；花梗白色；肉穗花序略短于花苞；雌蕊花带圆锥形，花拥挤；子房拉长，白色；柱头无梗，凹陷，具棘刺，深粉红色；雄蕊杆状，下部斜直立，然后向外弯曲。

【药用信息】块茎入药，能解毒消肿、散结、止血，主治毒蛇咬伤，痈疖肿毒、血管瘤、淋巴结、结核、跌打损伤、外伤出血。

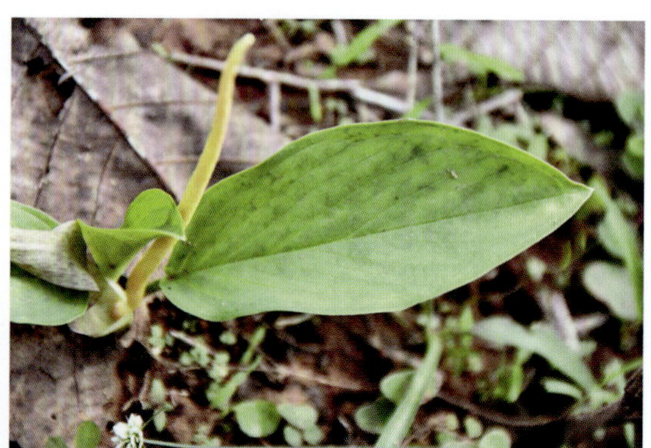

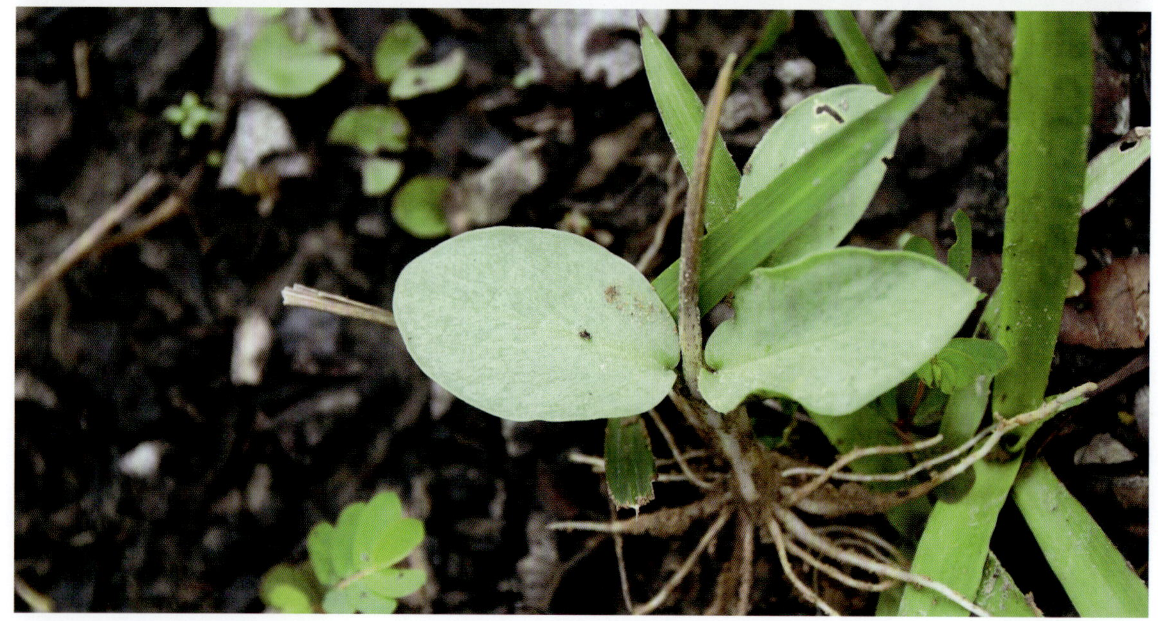

野楤头

【特征】多刺灌木。刺短，基部宽扁，先端通常弯曲。叶为三回羽状复叶；托叶和叶柄基部合生，先端截形或斜形；叶轴和羽片轴疏生细刺；羽片有小叶 5~9，基部有小叶 1 对；小叶片纸质，长圆状卵形，先端渐尖，基部圆形或心形，歪斜，两面脉上疏生小刺，下面密生短柔毛，后毛脱落，边缘有锯齿、细锯齿或不整齐锯齿，侧脉约 6 对，两面明显，网脉不明显。圆锥花序大，主轴和分枝有短柔毛或无毛，疏生钩曲短刺；伞形花序，有花多数；总花梗有刺和短柔毛；花梗有细刺和粗毛；苞片卵状披针形，先端长尖，小苞片线形，外面均密生长毛；萼无毛，边缘有 5 个三角形小齿；花瓣 5，卵状三角形；雄蕊 5；子房 5 室；花柱 5，离生。果实球形，有 5 棱。

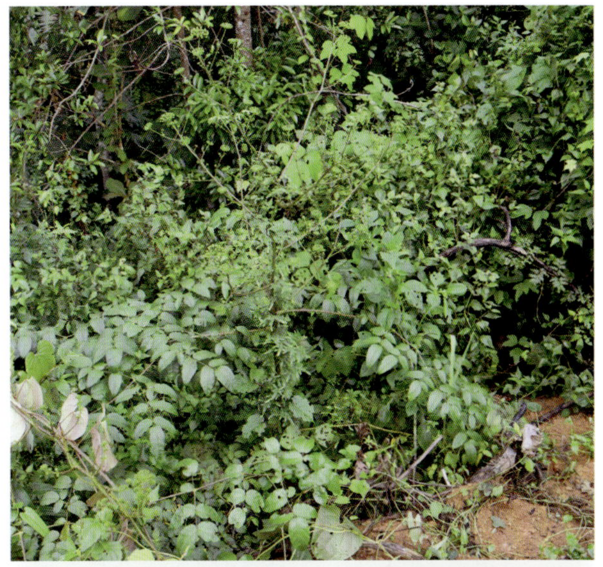

【药用信息】根皮入药，消肿散瘀，除风祛湿，治肝炎、肾炎、前列腺炎等症。

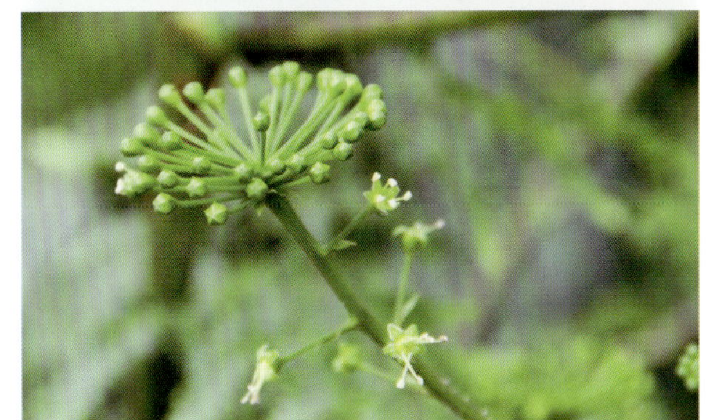

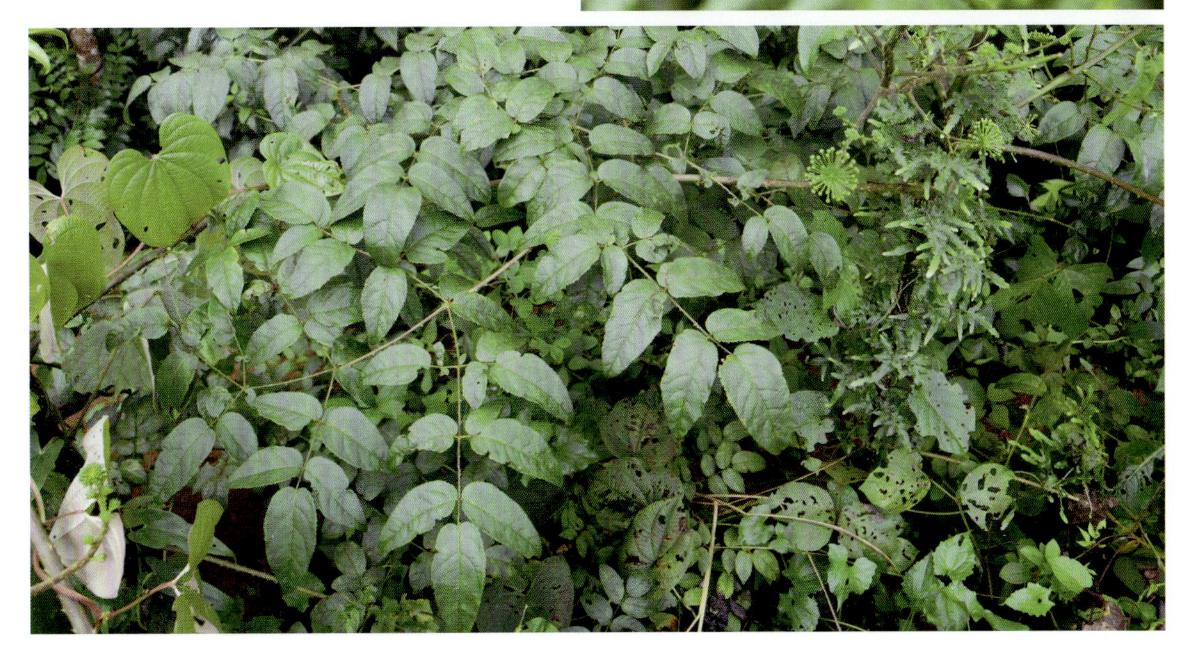

缅甸天胡荽

Hydrocotyle hookeri

五加科 天胡荽属

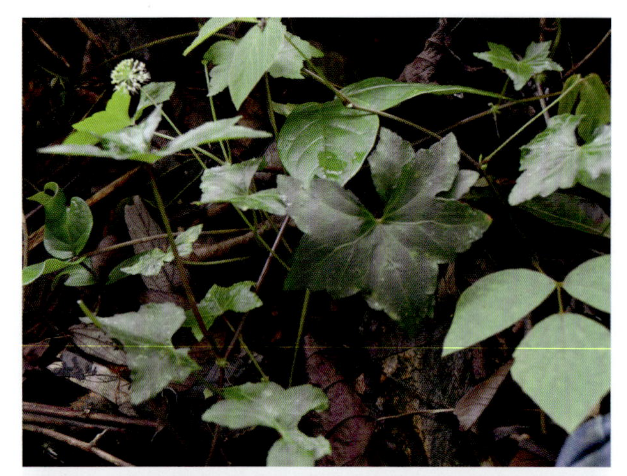

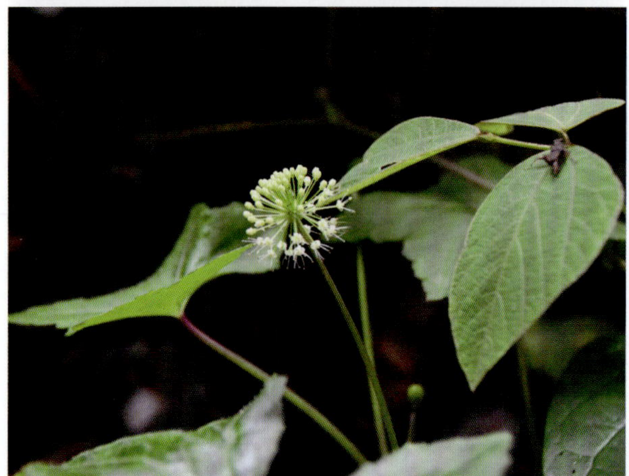

【特征】多年生草本，匍匐茎细小，近无毛，节上生根。茎细弱，被褐色柔毛。叶肾形，5 浅裂至基部的 1/3~1/2，中间裂片略呈三角形，基部阔，顶端钝或渐尖，两侧裂片几乎成水平开展，边缘有锯齿，齿端有短刺毛，基部弯缺处开展呈弧形，两面疏生柔毛；掌状叶脉 5 条，自基部伸达顶端；叶柄被紫褐色柔毛；托叶卵形，膜质，有紫红色斑纹。伞形花序单生于枝条上部各节，与叶对生，花序梗细弱，长于叶柄；每花序有花多数，集成球形；花绿白色，花瓣卵形，中间有 1 条不明显的脉，花柱向外倾斜或反曲。果实心状圆形，两侧扁压，中棱及侧棱隆起，幼时表面草绿色，成熟后紫红色至紫黑色。

【药用信息】全草入药，清热利尿、消肿解毒，治黄疸、赤白痢疾、目翳、喉肿、痈疽疔疮、跌打瘀伤。

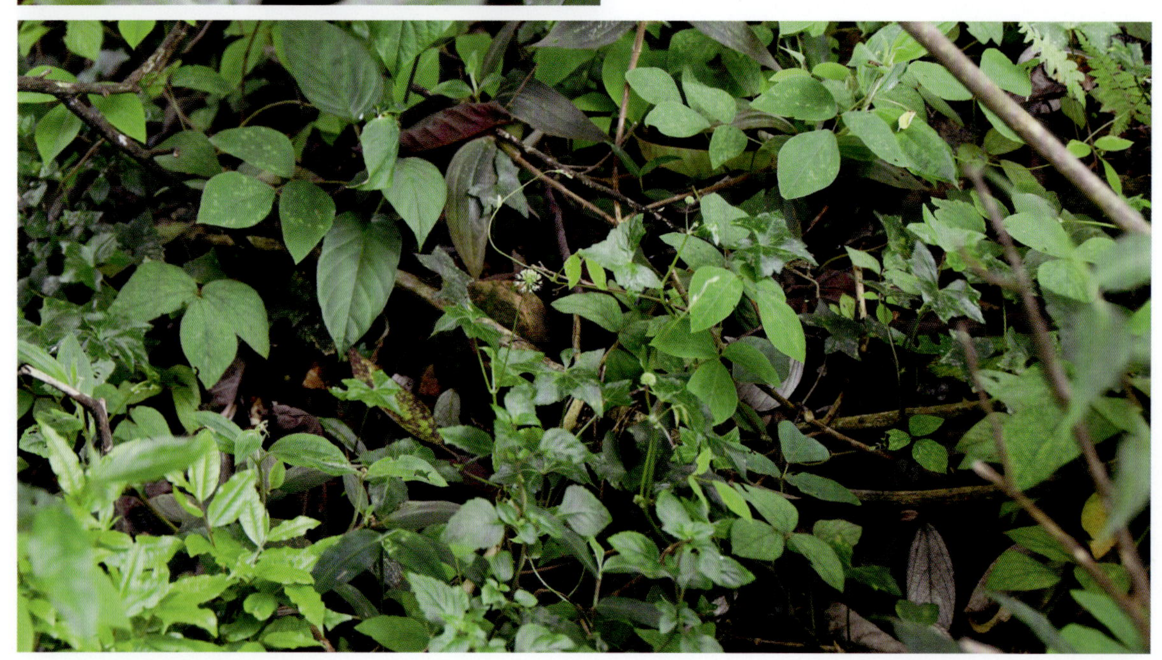

红马蹄草

【特征】多年生草本。茎匍匐，有斜上分枝，节上生根。叶片膜质至硬膜质，圆形或肾形，边缘通常5~7浅裂，裂片有钝锯齿，基部心形，掌状脉7~9，疏生短硬毛；叶柄上部密被柔毛，下部无毛或有毛；托叶膜质，顶端钝圆或有浅裂。伞形花序数个簇生于茎端叶腋，花序梗短于叶柄，有柔毛；小伞形花序有花20~60，常密集成球形的头状花序；花柄极短，很少无柄或超过2mm，花柄基部有膜质、卵形或倒卵形的小总苞片；无萼齿；花瓣卵形，白色或乳白色，有时有紫红色斑点；花柱幼时内卷，花后向外反曲，基部隆起。果基部心形，两侧压扁，光滑或有紫色斑点，成熟后常呈黄褐色或紫黑色，中棱和背棱显著。

【药用信息】全草入药，治跌打损伤、感冒、咳嗽痰血。

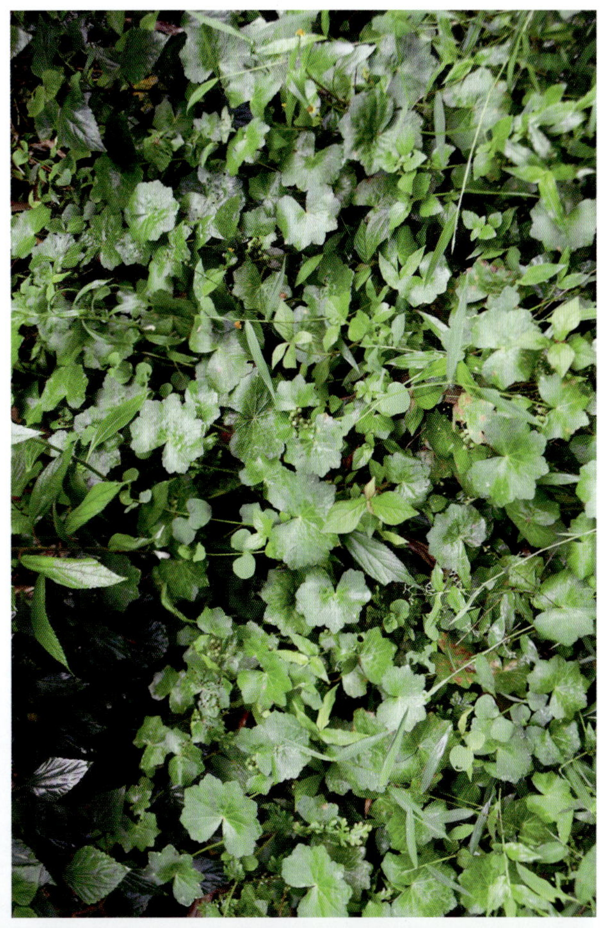

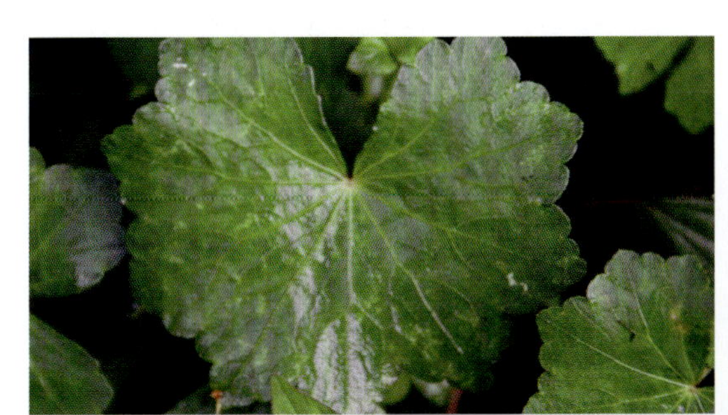

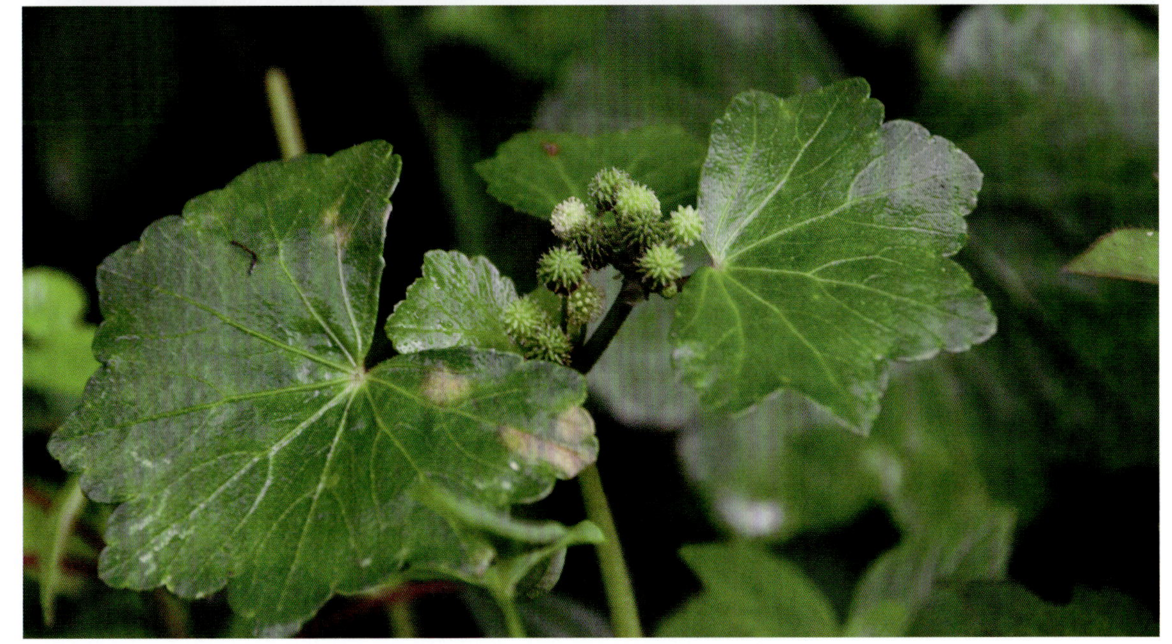

刺叶省藤

Calamus acanthophyllus

棕榈科 省藤属

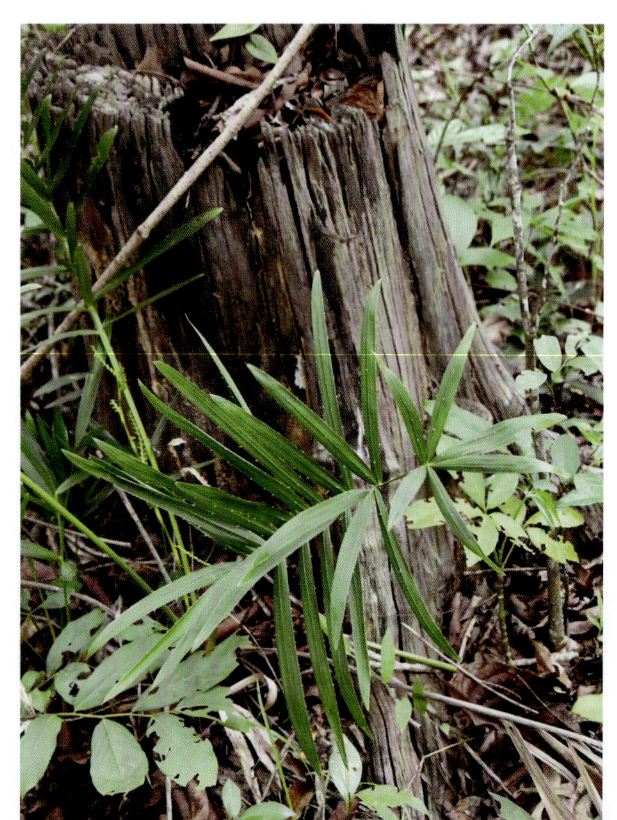

【特征】藤本。球茎，直立，通常大部分位于地下。叶环生；叶基部较厚，革质，包围球茎；叶鞘基部裂开，仅在幼嫩状态下呈管状，叶柄远端具稀疏黄刺；小叶着生于穗轴两侧，每侧 14 片，2 ~3 组，在不同的平面上排列，全叶呈羽状，最长小叶 15~23 片，中脉正面和边缘具大量坚硬的黄色刺。花序直立，雌雄表面相似，雄株分枝 1~2 级，雌株分枝 1 级。果实圆形，具短喙，被 13 ~14 列乳白色鳞片覆盖，边缘深色。

【药用信息】茎入药，驱虫，通淋，驱风止痛。

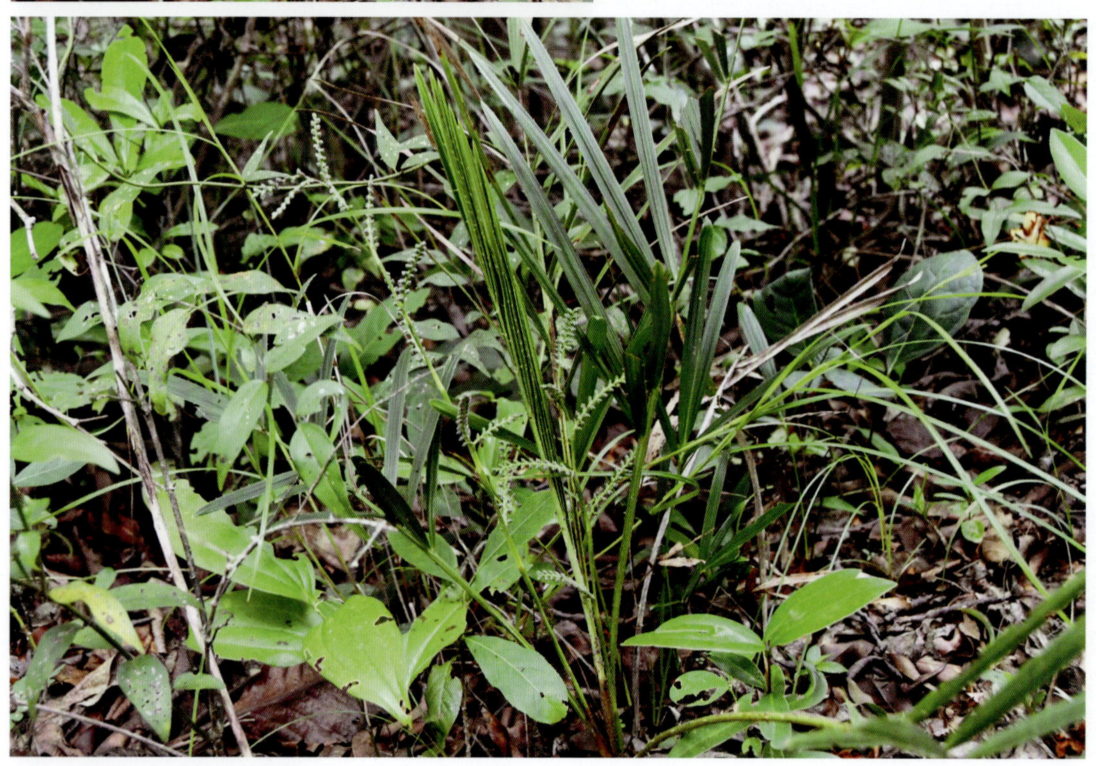

刺葵

Phoenix loureiroi

棕榈科 海枣属

【特征】灌木或乔木状。茎丛生或单生。叶羽片线形，单生或2~3片聚生，呈4列排列。佛焰苞褐色，不开裂为2舟状瓣；雌花序分枝短而粗壮；雄花近白色；花萼顶端具3齿；花瓣3；雄蕊6；雌花花萼顶端不具三角状齿；花瓣圆形；心皮3，卵形。果实长圆形，成熟时紫黑色，基部具宿存的杯状花萼。

【药用信息】治气虚，食积不化，咳嗽有痰，培根病，黄色木保病，胃溃疡。

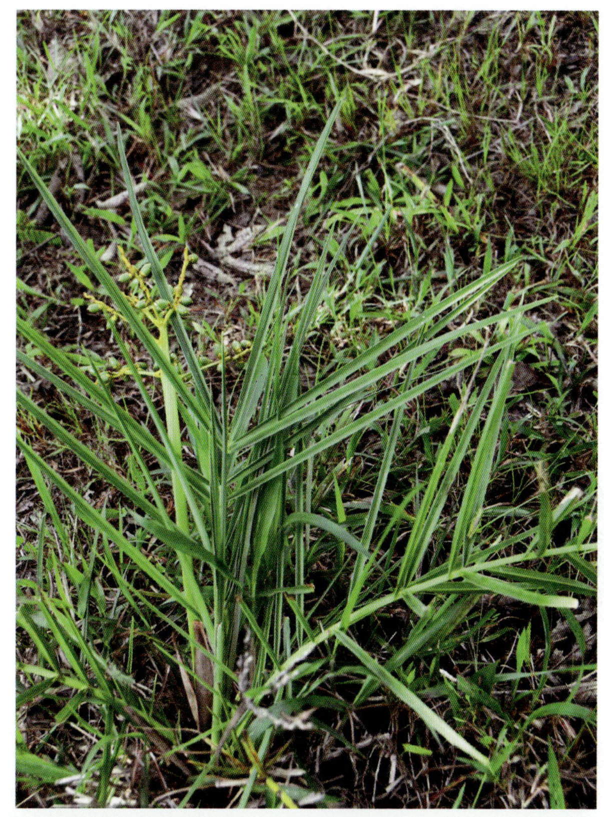

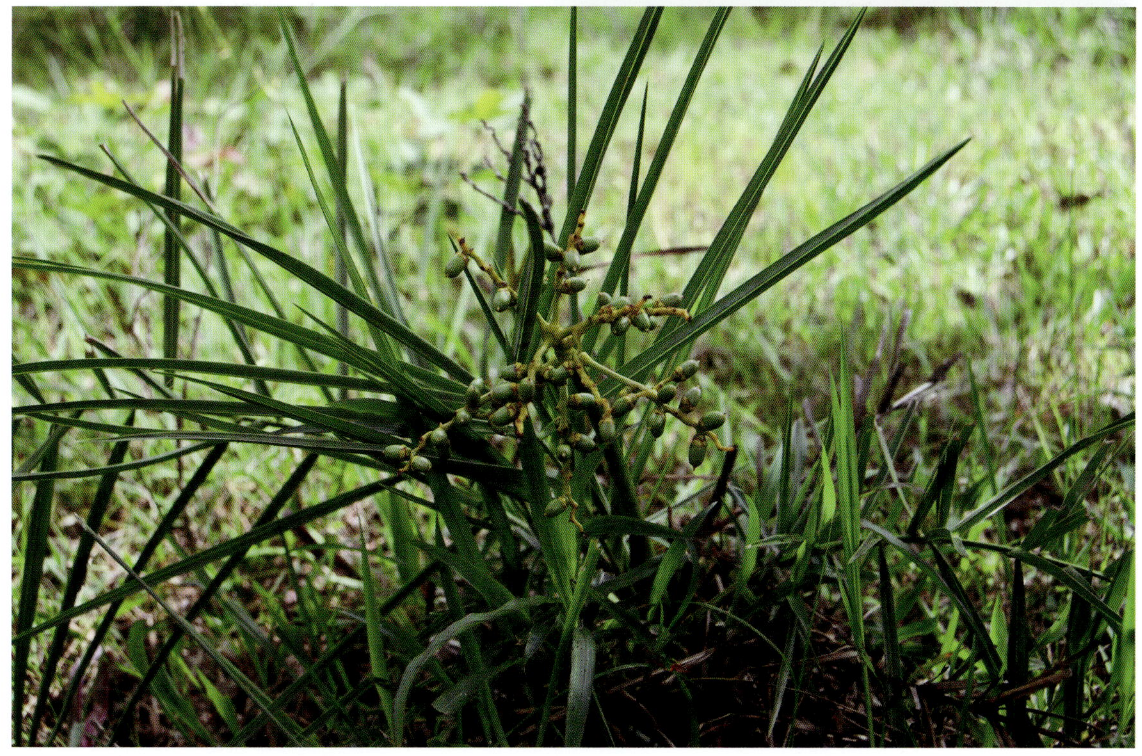

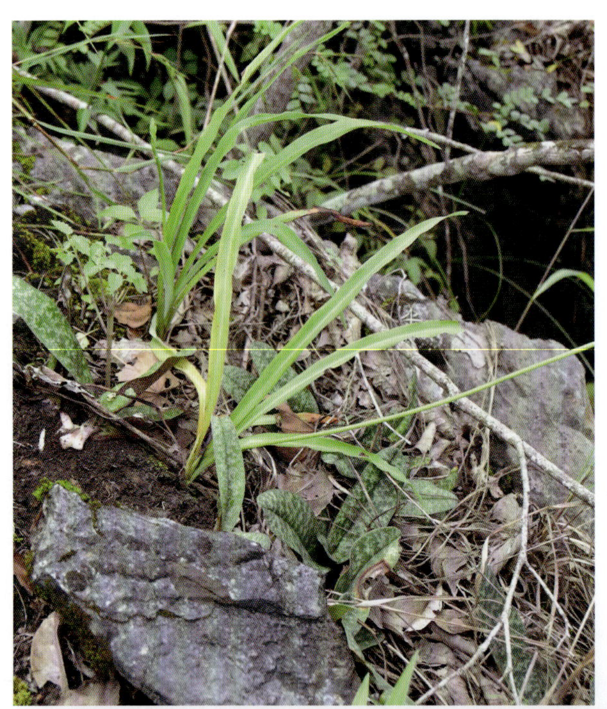

【特征】多年生草本。球茎，穗状，无毛。鳞茎白色，被膜，闪亮，卵形或圆形。叶均为基生，3 或 4 叶，匍匐在地或下垂，亮绿色，通常长于花轴，线形，下半部分较宽，锐尖，无毛，叶脉多，可达 20。花葶无毛，圆形，绿色。总状花序，芽期致密，花疏松，花数可达 28 朵。苞片膜质，白色，三角形，渐尖，宿存，小于或长于花梗，无毛。花钟状，白色，花被外侧有粉棕色带，花被内侧三个花被片较窄。花被近等长，合生，距基部形成筒，上面离生，裂片长圆形，沿脉加厚，在先端具管状或帽状。雄蕊 6，花丝带状，薄，膜质，线形；花药对生，背面固定，长圆形，带绿色。蒴果，带褐色，具短柄，无毛，在每个室中有 10~12 颗种子，顶端开口。种子圆形，黑色。

【药用信息】叶具有润肠通便的作用，并用作伤口的软膏，全株用于止咳、胆症、糖尿病、排尿。

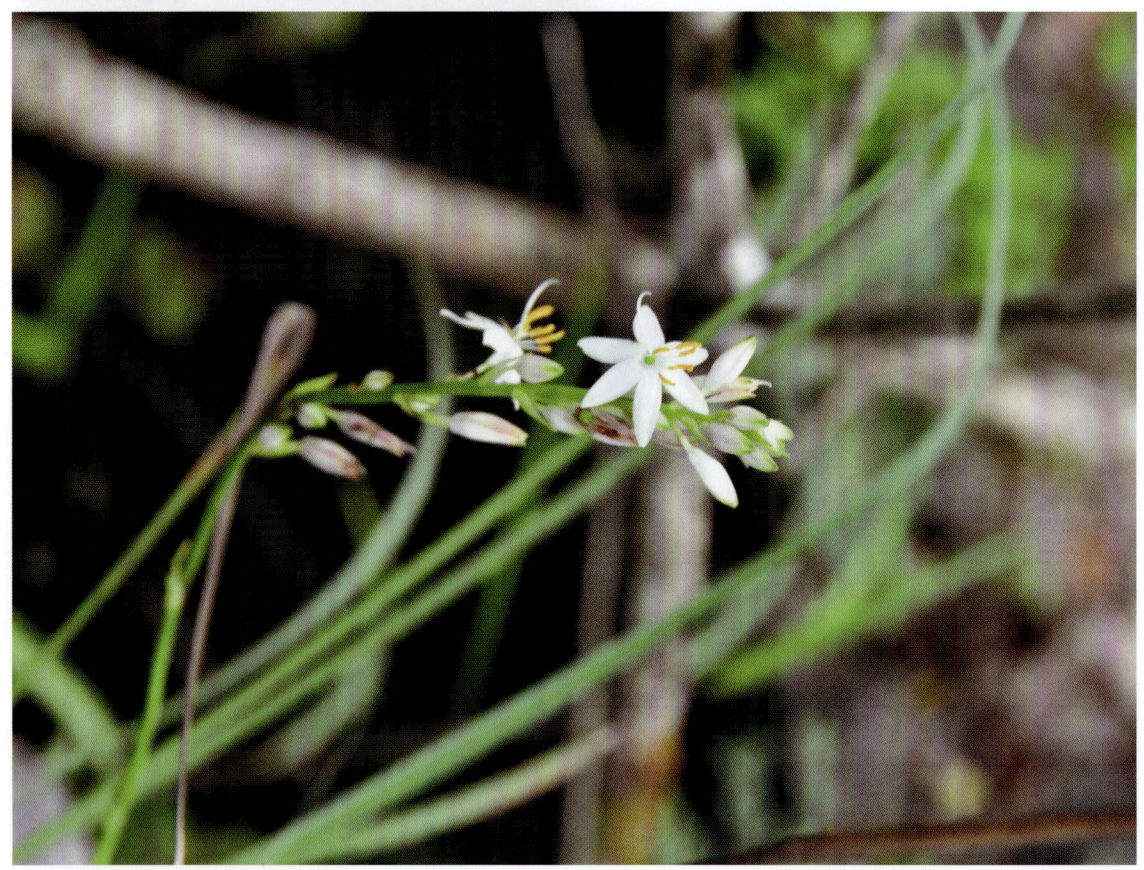

细枝龙血树

【特征】大灌木状。茎常具许多分枝，分枝较细，具疏的环状叶痕。叶生于分枝上部或近顶端，彼此有一定距离，狭椭圆状披针形或条状披针形，中脉明显，有柄。圆锥花序生于分枝顶端，较短。花通常单生，关节位于上部。

【药用信息】茎叶基部能提炼药用物质，可散瘀止血、止咳平喘，治跌打扭伤、便血。

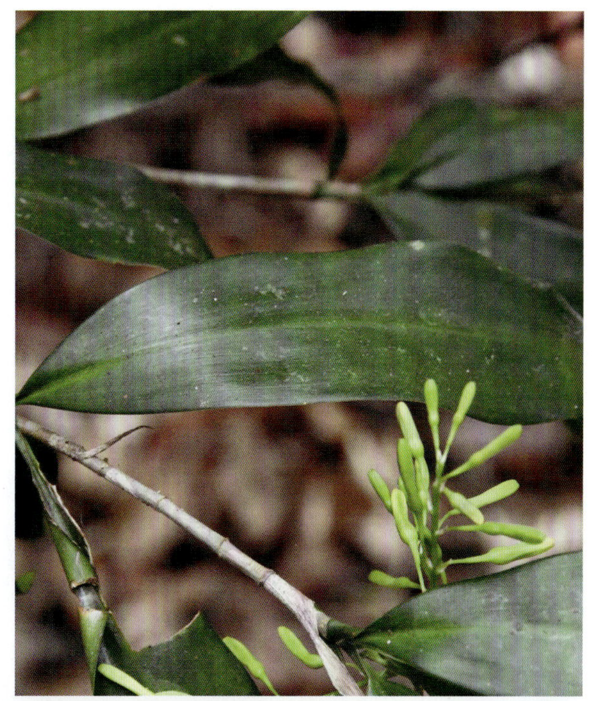

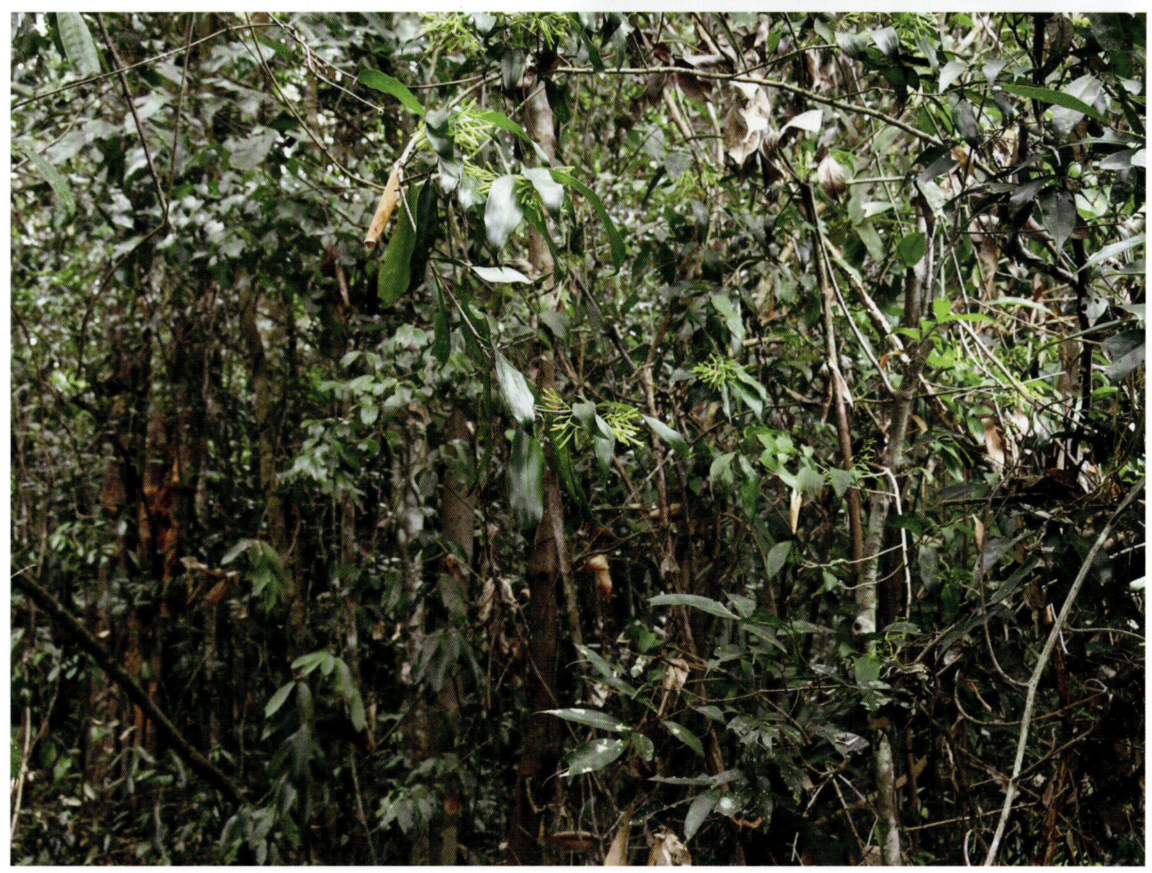

矮龙血树

Dracaena terniflora

天门冬科 龙血树属

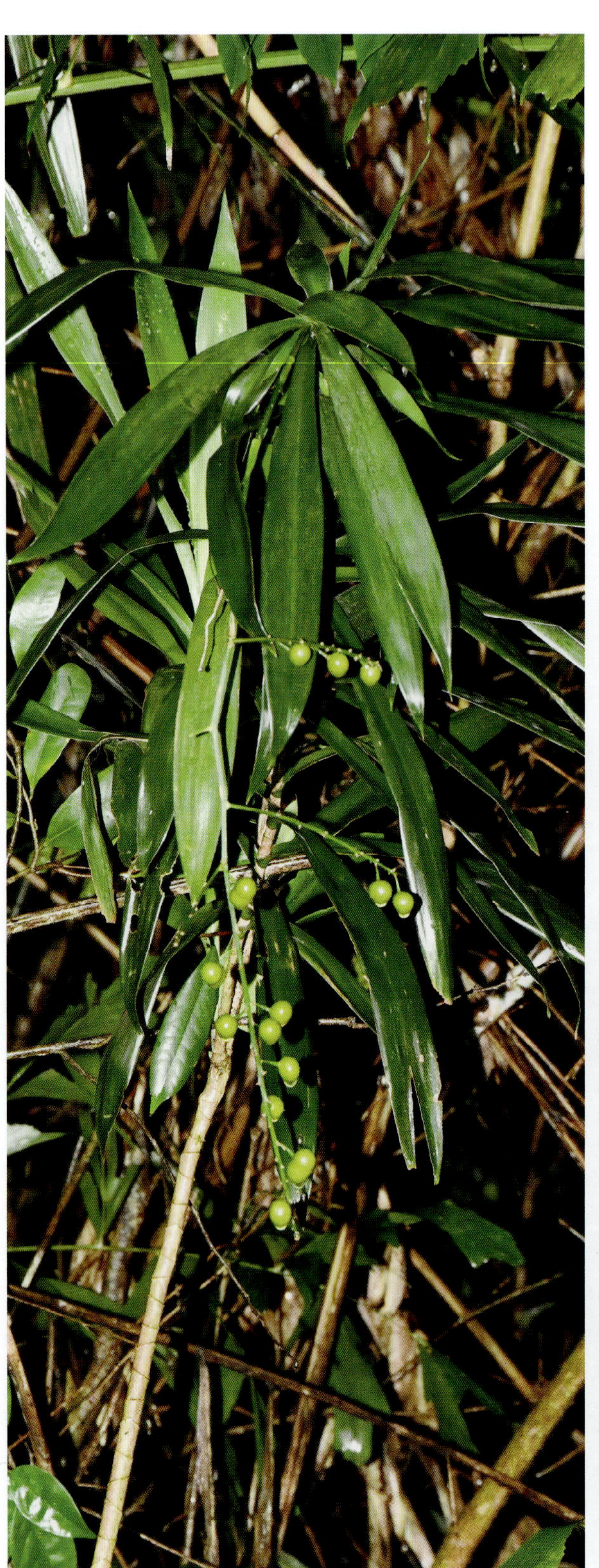

【特征】小灌木状，具粗厚的根。茎不分枝或有时稍分枝，有疏环状叶痕。叶生于茎上部或顶端，彼此有一定距离，椭圆形或椭圆状披针形，中脉稍明显，有柄。总状花序顶生；花 1~3 朵簇生，关节位于上部。浆果。种子 1~3。

【药用信息】主治咯血、尿血、便血、崩漏、跌打损伤、哮喘、痢疾、小儿疳积等疾症。

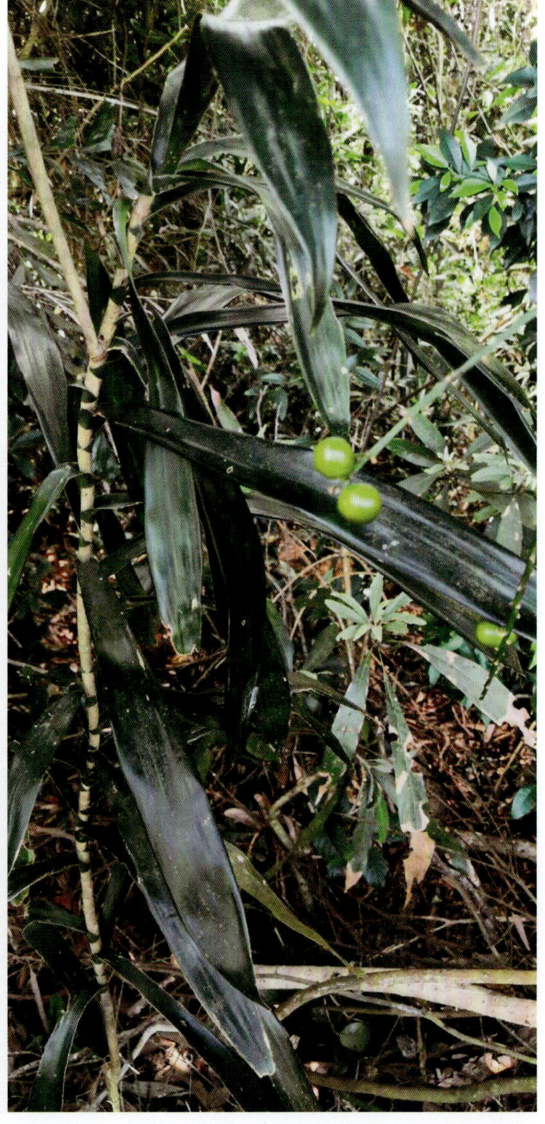

Ophiopogon intermedius

天门冬科 沿阶草属

间型沿阶草

【特征】植株常丛生，有粗短、块状的根状茎。根细长，分枝多，常在近末端处膨大成椭圆形或纺锤形的小块根。茎很短。叶基生成丛，禾叶状，具5~9条脉，背面中脉明显隆起，边缘具细齿，基部常包以褐色膜质的鞘及其枯萎后撕裂成的纤维。花葶通常短于叶，有时等长于叶；总状花序，具15~20余朵花；花常单生或2~3朵簇生于苞片腋内；苞片钻形或披针形，有的较短；花梗关节位于中部；花被片矩圆形，先端钝圆，白色或淡紫色；花丝极短；花药条状狭卵形；花柱细。种子椭圆形。

【药用信息】肉质块根入药，具有养阴润肺、益胃生津、清心除烦、活血化瘀、抗衰老、抗癌等功效。

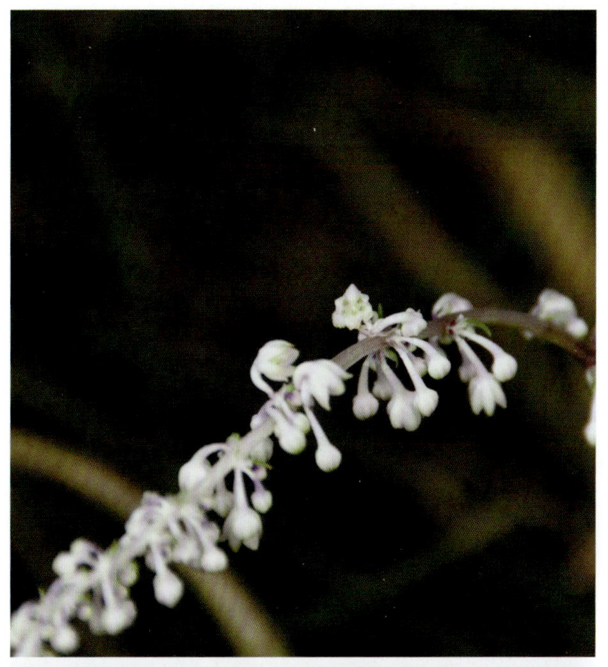

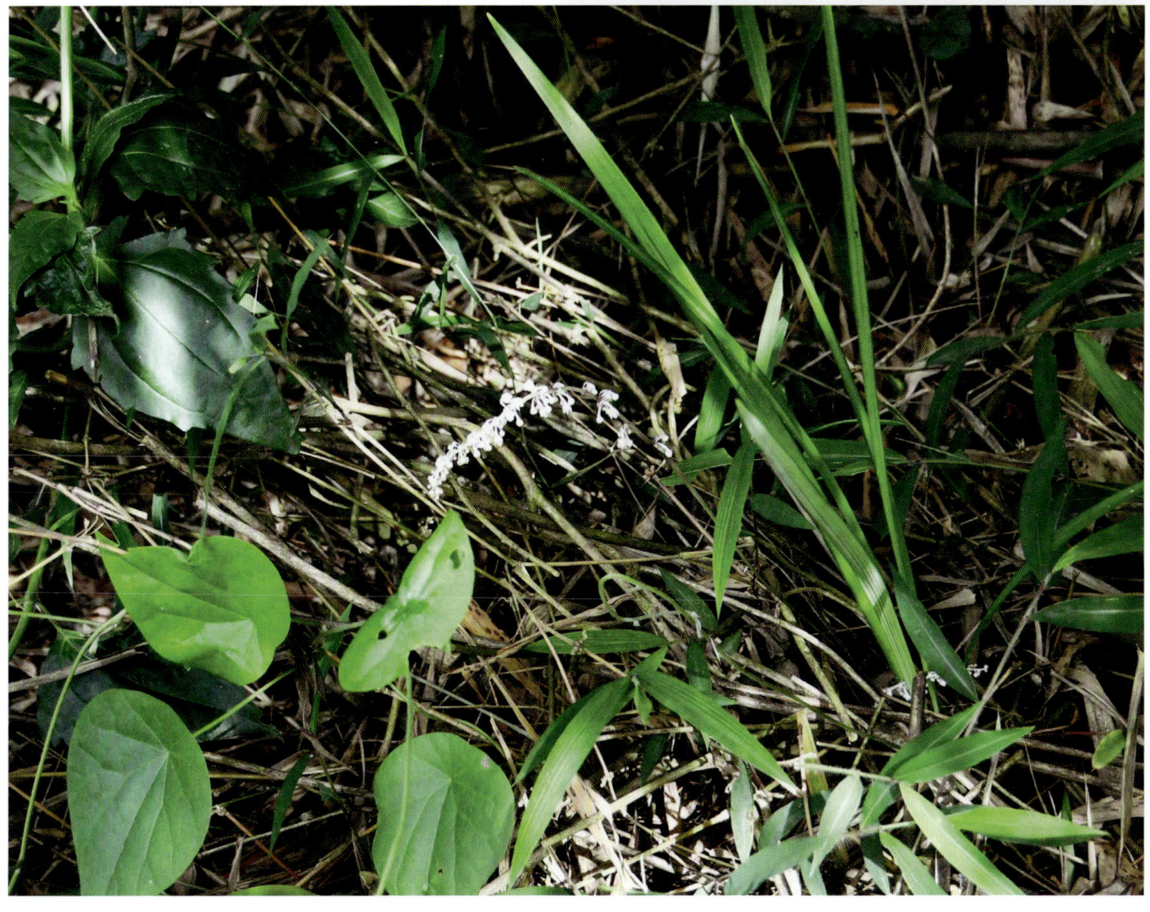

三柱沿阶草

Ophiopogon tristylatus

天门冬科 沿阶草属

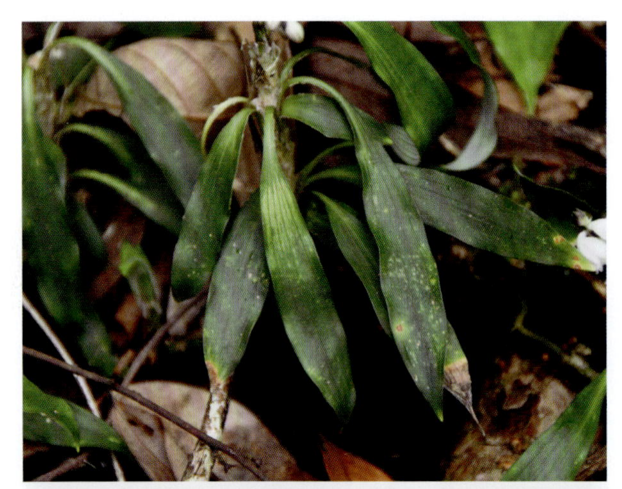

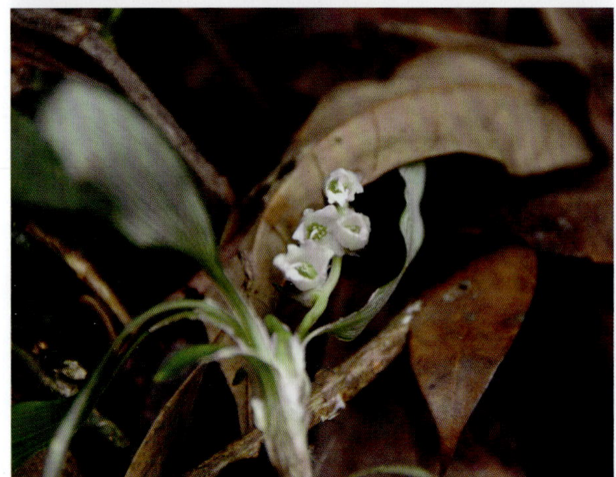

【特征】陆生多年生草本。茎短而直立，不分枝，叶状全缘，被疏松的白色纸状苞片覆盖，基部有少量坚硬的半木质化的假根。叶片或多或少呈束状，在茎尖拥挤；叶柄细长，刚直，反卷，基部半部宽，灰白色，纸状的干膜质的翅环抱茎基部。叶片椭圆形，常微斜生，无毛，革质，叶面均匀深草绿色，背面有许多平行的白色窄条纹，钝尖，全缘或沿边缘不规则波状起伏；主纵脉不明显；5~7 条；侧脉几乎不可见。松弛总状花序；单侧花，倒垂茎蔓，1~3 着生于远缘花序苞片的腋下；花葶（花序梗）苞片橄榄绿色至淡灰紫色，直立或微拱。花序苞片狭三角形，渐弱，暗绿色，沿正中脉紫色，沿边缘鳞片白色。花苞片狭三角形，花梗白色，有时具淡紫色，直到稍拱，近垂直于轴，圆柱状。花白色，钟状。花被裂片近相似，狭卵形，厚，先端圆形。花药 6，淡绿色，短柄，狭圆锥形，稍平，锐尖。子房半下，上部三分，锥体状，下部基部稍弯曲，3 室，每室含 2 个胚珠，着生于基部胎座；花柱 3（有时近缘合生为 1），直立，圆柱形；柱头全缘，短圆锥形。

【药用信息】同间型沿阶草。

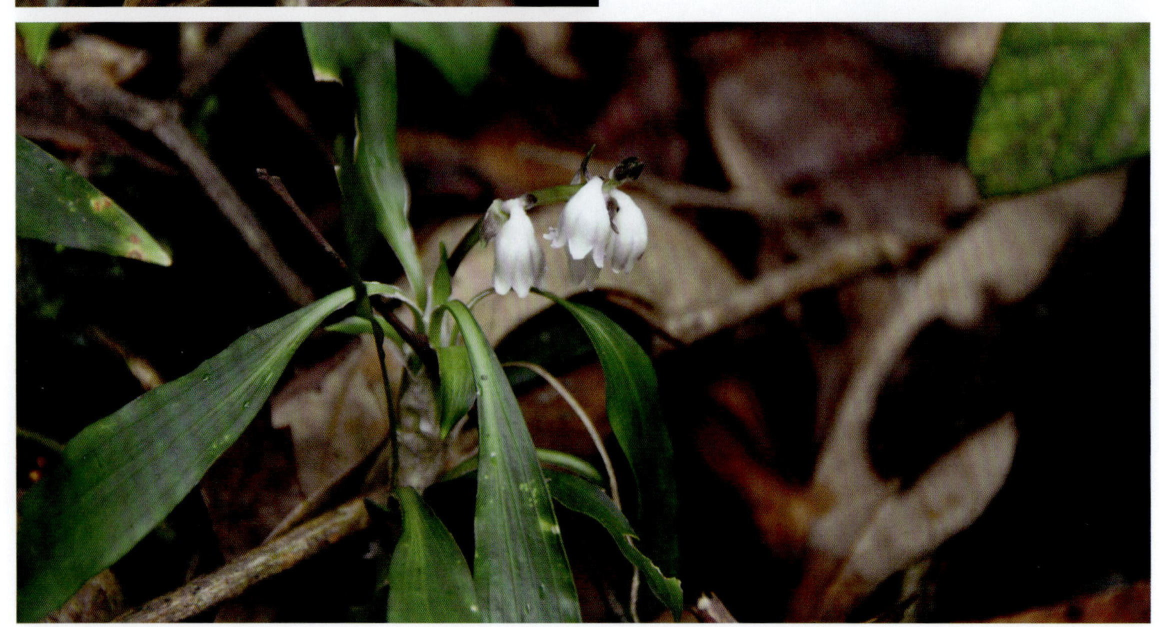

节节红

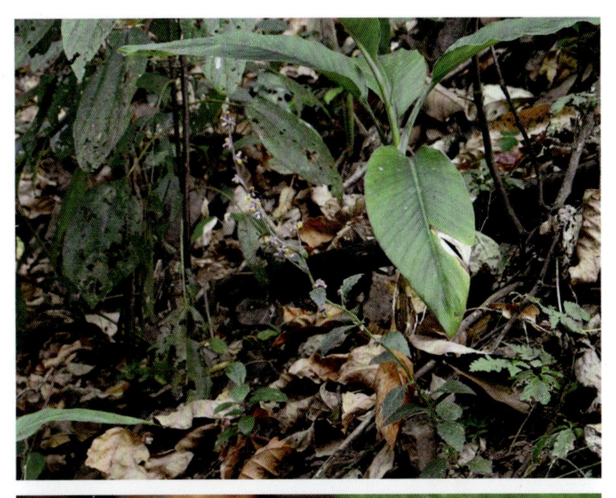

【特征】一年生或多年生草本。茎纤细，直立，不分枝或上部有分枝，具条棱，被柔毛或基部常脱毛，紫红色，上部被短柔毛或短茸毛。下部叶具不明显的短柄，叶片倒卵形至倒披针形，基部楔状渐狭，下延，顶端短渐尖，两面被长柔毛，中脉在下面稍凸起，侧脉 5~8 对，网状脉不明显；上部叶小，无柄，倒卵形或倒卵状长圆形，基部渐狭，下延成翅状，顶端短尖，边缘有疏粗齿或细尖齿，少有全缘。头状花序无柄，通常 2~5 个球状簇生，再排列成间断或顶端密集具叶的穗状圆锥花序；总苞圆柱形或近钟形，花后开展，但不反折；总苞片约 5 层，紫红色或顶端紫红色，外层线形，弯曲，短尖，背面及边缘被开展的密柔毛，中层线状披针形，短尖，背面及上部边缘被疏柔毛，内层线形，顶端锐尖，背面被疏短柔毛；花托平或中央稍凹，蜂窝状，被疏短柔毛。花黄色；雌花多数，细管状，檐部 3 齿裂，裂片无毛；两性花略少数，花冠管状，上部较宽，檐部 5 浅裂，裂片披针形或狭三角形，有乳头状短柔毛。瘦果圆柱形，具 8~10 条棱。冠毛白色，糙毛状，易脱落。

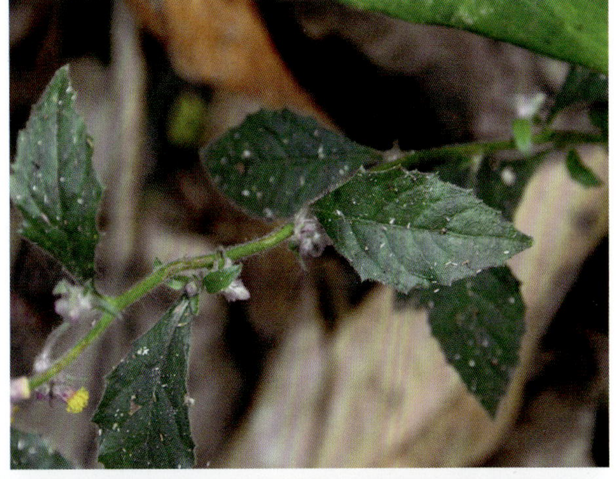

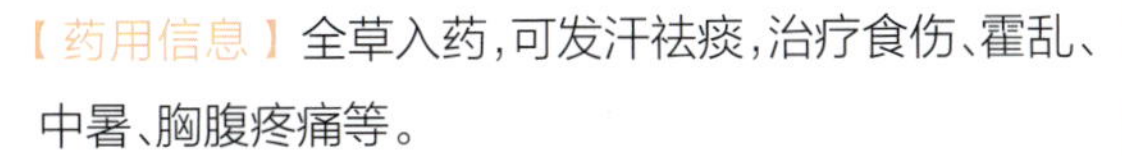

【药用信息】全草入药，可发汗祛痰，治疗食伤、霍乱、中暑、胸腹疼痛等。

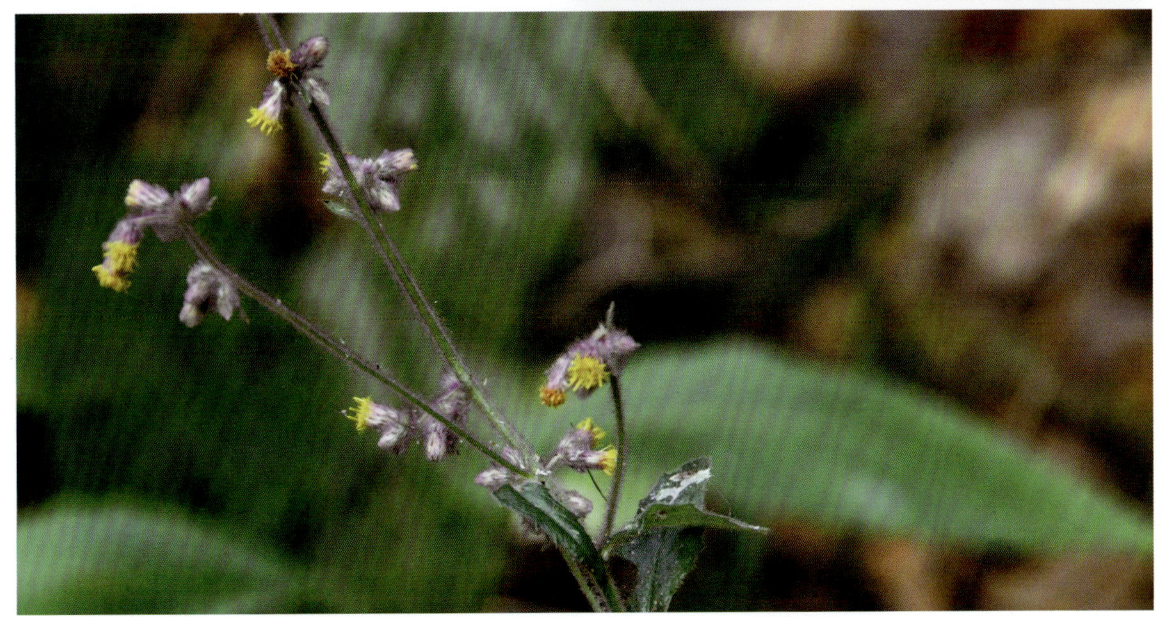

显脉羊耳菊

Duhaldea nervosa

菊科 羊耳菊属

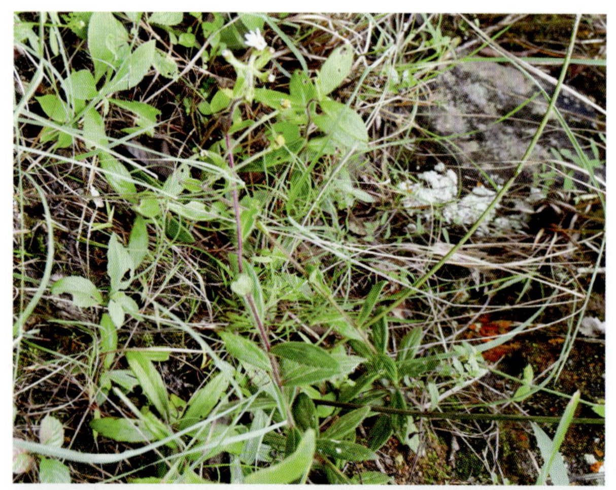

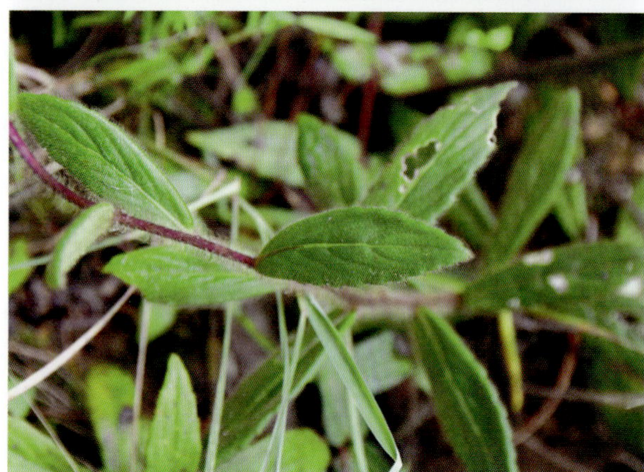

【特征】多年生草本。茎上部被极密具基部疣状黄褐色长硬毛。叶椭圆形、披针形或倒披针形；下部渐窄成长柄，中部以上边缘有锯齿，两面有基部疣状糙毛，下面叶脉有长密毛，侧脉约 4 对，弧曲，几与下部叶缘平行；上部叶无柄。头状花序单生枝端或排成伞房状，花序梗细长；总苞半球形，总苞片 4~5 层，外层椭圆状披针形，上部或先端叶质，被长糙毛，下部革质，最外层椭圆状或线状披针形，全部叶质，内层线状披针形，先端紫红色，近膜质，有柔毛和缘毛；舌状花舌片白色，线状椭圆形；管状花花冠黄色，冠毛白色，后稍带黄色，与管状花花冠近等长，有 20 糙毛。瘦果圆柱形，被绢毛。

【药用信息】根茎入药，治风湿性关节炎、腰腿痛、胃痛、消化不良等。

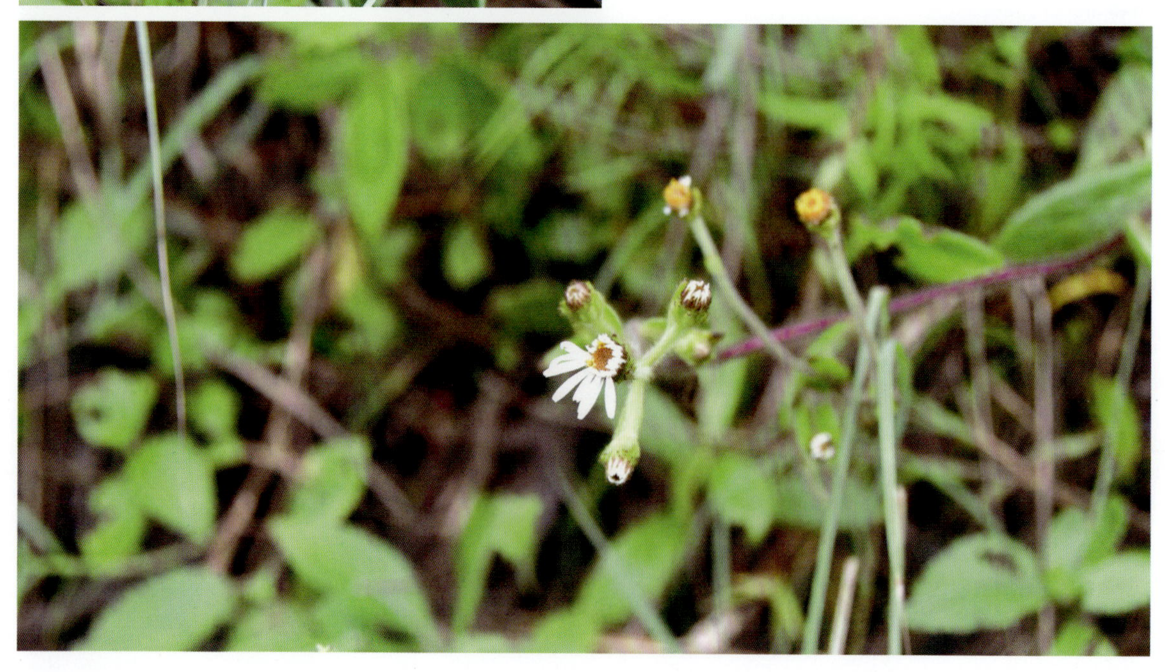

Grangea maderaspatana

菊科 田基黄属

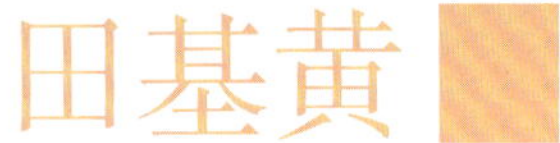

田基黄

【特征】一年生草本。茎纤细，基部通常有铺展分枝，被白色长柔毛或下部花期稀毛或光滑。叶两面被短柔毛，有棕黄色小腺点，下面及沿脉的毛较密。叶倒卵形、倒披针形或倒匙形，基生叶无柄，基部通常耳状贴茎，中脉在下面微突出，竖琴状半裂或大头羽状分裂；顶裂片倒卵形或几圆形，边缘有锯齿；侧裂片 2~5 对；上部叶渐小。头状花序中等大小，球形，单生于茎顶或枝端，稀 2 枝组生。总苞宽杯状；总苞片 2~3 层；外层苞片披针形或长披针形，边缘有撕裂状缘毛，内层苞片倒披针形或倒卵形，顶端钝，基部有明显的爪。花托突起。小花花冠外面被稀疏的棕黄色小腺点；雌花 2~6 层，花冠线形，黄色，顶端有 3~4 个短齿；两性花短钟状，顶端有 5 个卵状三角形的裂片。瘦果扁，通常多少有明显的加厚边缘，被多数棕黄色小腺点，顶端截形，环状加厚，环缘有鳞片状或片毛状兼锥状的、齿状撕裂的冠毛。

【药用信息】全草入药，清热利湿，凉血活血，解毒消肿。治黄疸、泻痢、目赤、吐血、血淋等。

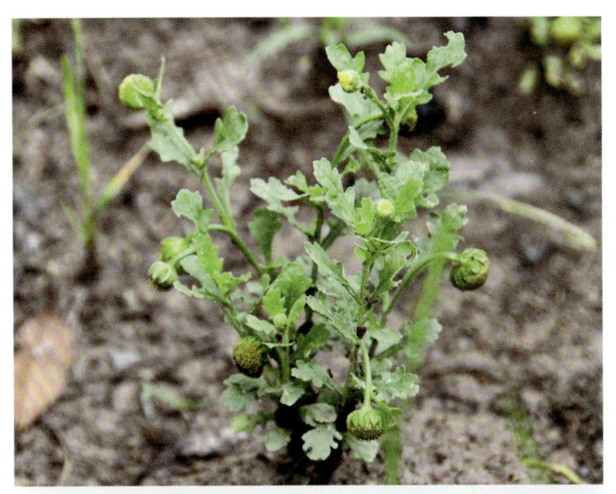

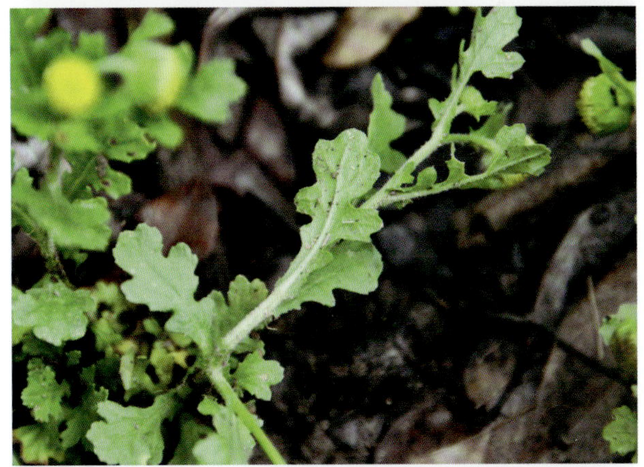

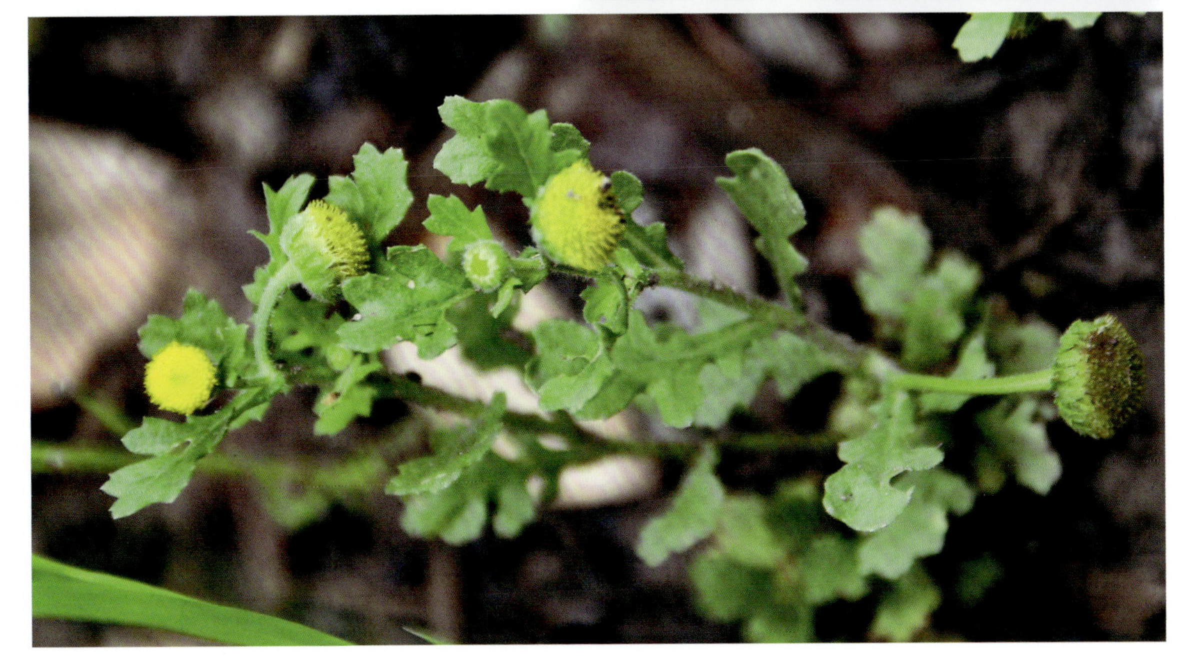

宽被蛇菰

Balanocphora latisepala

蛇菰科 蛇菰属

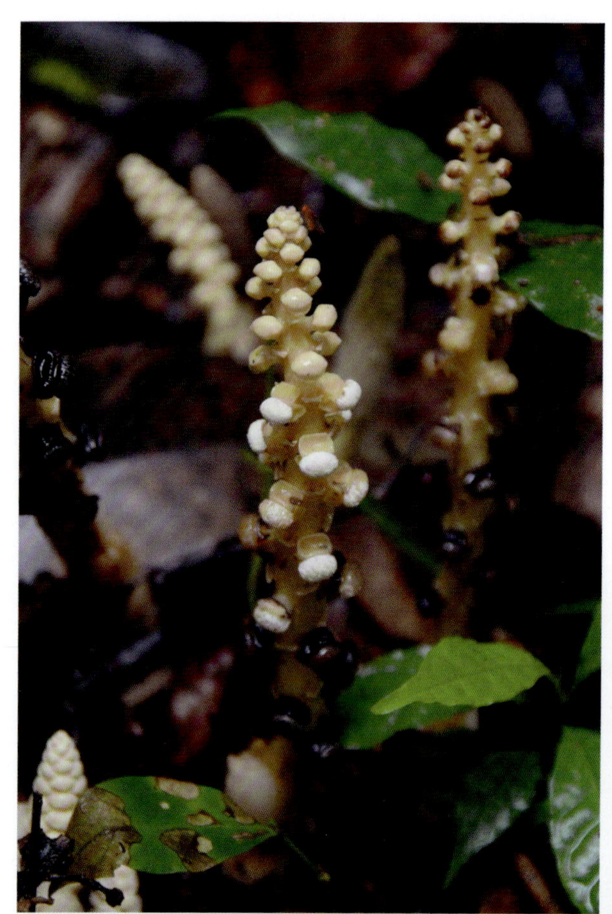

【特征】肉质草本。雌雄异株（花序单性）。从与寄主根融合到花序顶部的长度 10~25cm。块茎在一团中从基部分枝；单根块茎半球形至椭球体；块茎表面细颗粒状，有少量到大量的星状疣。叶 3~6，二列，疏密有致。雄花序长椭圆形，花朵膨大。苞片截形，有时中间部分缩小，如同两个牙齿。3 花左右对称，侧向伸长和相应地压缩在前后方向。一朵正常发育的四瓣花有 2 个窄的卵形锐尖的侧花被片，2 个宽的近方形的截形中花被片。聚药侧向伸长，稍有压缩。花药平行排列，从基部至顶端，纵向开口。

【药用信息】全草入药，清热解毒，凉血止血。主治咳嗽吐血、血崩、痔疮肿痛、指疔。

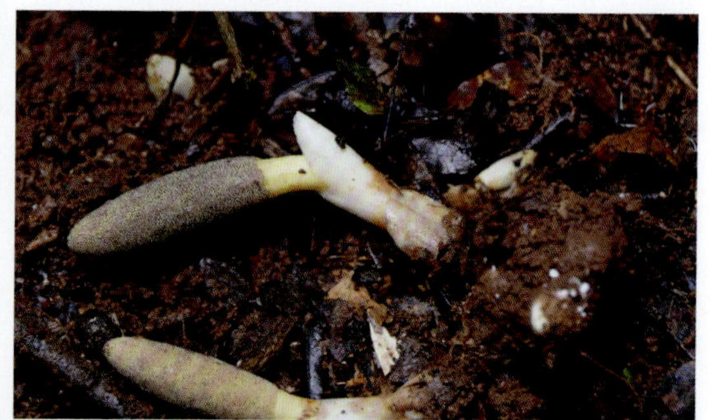

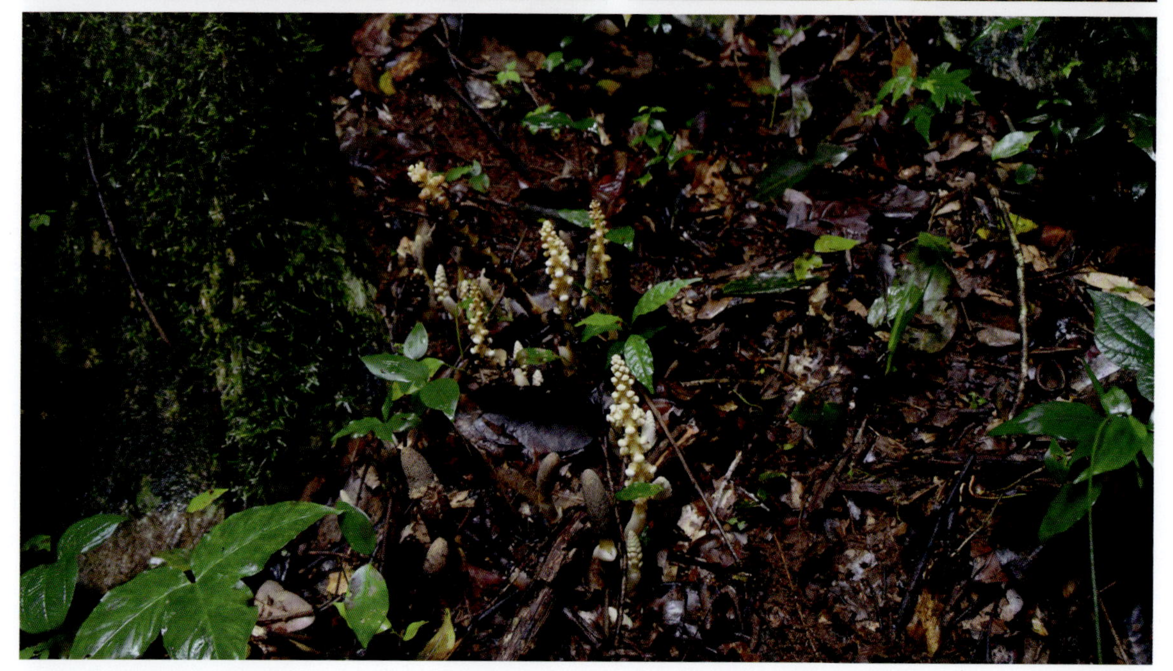

加德拉凤仙

【特征】肉质多年生草本。具膨大的尾状基部，完全疣状；茎通常直立，有时分枝从膨大茎顶端的点上升。叶螺旋状排列或互生，密集在茎的上部，叶柄幼时红绿色；叶卵形到宽披针形，革质，先端渐尖，基部楔形到近心形，有时斜，边缘有锯齿，正面蜡绿色，背面浅绿色，基部大宽；外侧神经 6~9 对。花序腋生，单生或束状花序 1~3 花在轴向的顶部；花梗近直立，在先端下垂，无毛，红绿色，基部小苞片。花粉红色到白色，里面黄色。子房棍棒状，下垂，弯曲近先端，4 角，白绿色。蒴果卵形。种子薄椭圆形，长，棕色。

【药用信息】茎入药，祛风湿、活血、止痛，治风湿性关节痛、屈伸不利；种子入药，软坚消积，治噎膈、骨鲠咽喉、腹部肿块、闭经。

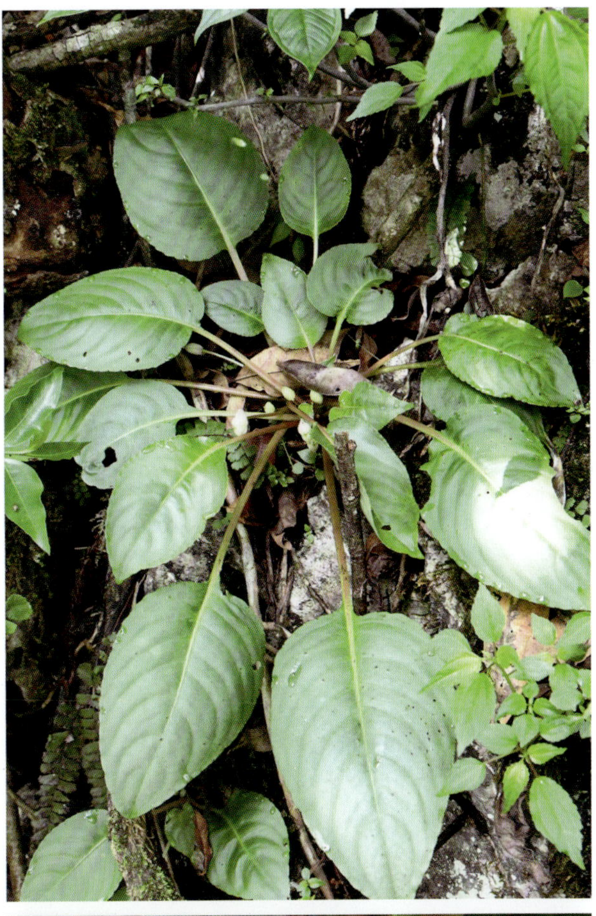

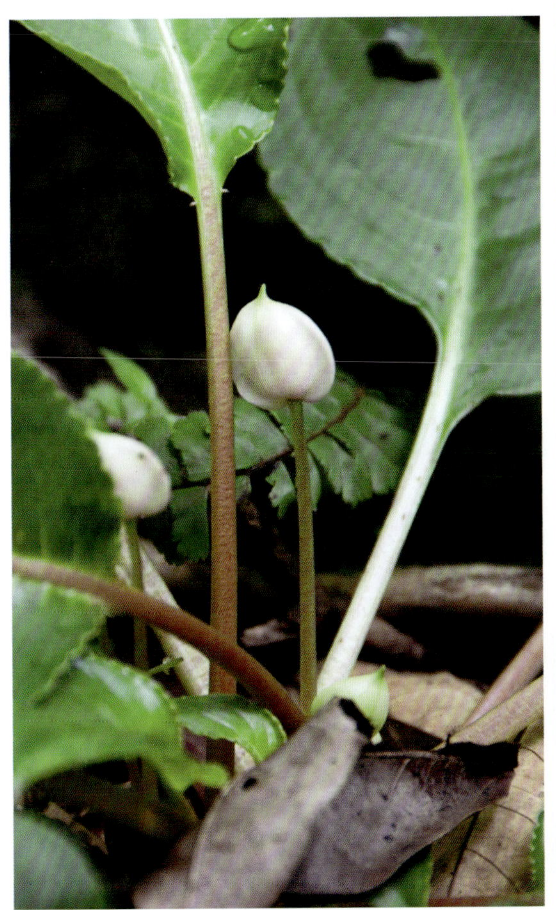

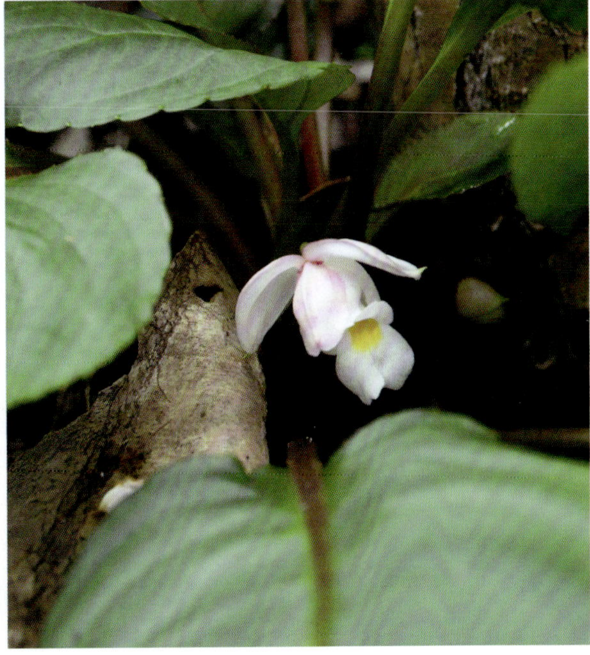

Impatiens rostrata

凤仙花科 凤仙花属

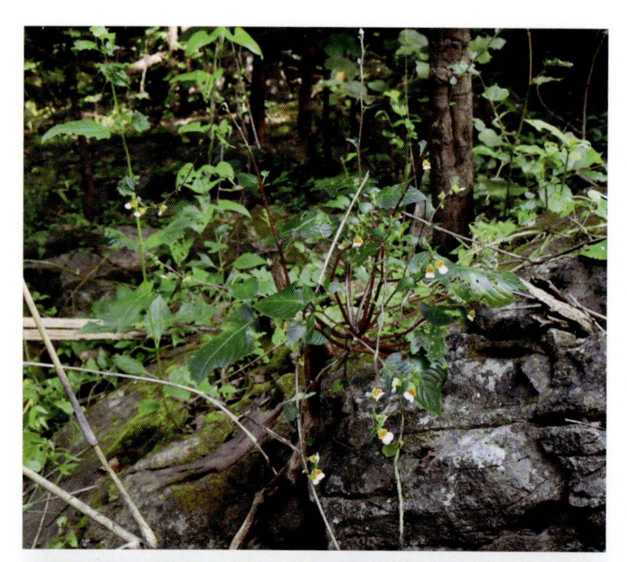

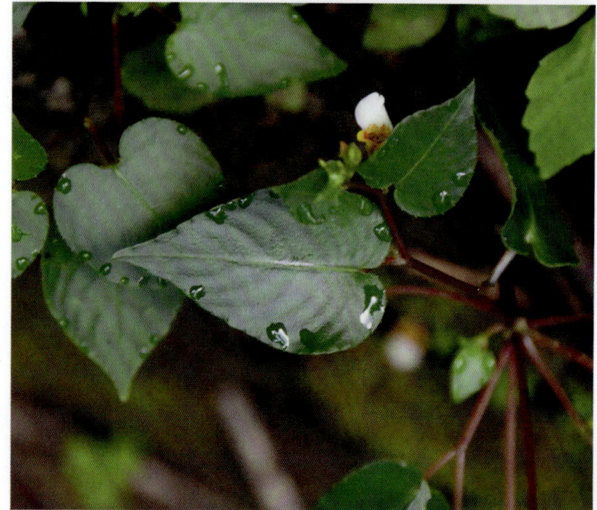

【特征】一年生无毛草本。茎直立，肉质，光滑，通常可变成平卧和根在基部，纤细分枝在茎的顶部，具明显的叶痕。叶螺旋状排列，在主茎的顶部簇拥，在分枝上互生；叶柄红到绿色，具一对邻近叶基的腺体；叶片宽卵形到心形，基部心形到楔形，边缘具圆齿，先端渐尖，正面暗绿色，被微柔毛，背面淡绿色，疣状，侧脉10~16对。花序腋生，单生或簇生；花梗直立到稍弯曲，被微柔毛。苞片明显，卵线形，疣状，宿存。花白色，内有深黄色到红棕色的横条纹；侧萼片4，黄绿色，外侧萼片对卵形至圆形，被微柔毛，先端具一粗钝的短毛，内萼片对狭线形；下萼片船形，黄色，里面有红点，外部疣状，淡绿色带褐色斑点，先端具一粗钝的短毛，弯曲具一粗壮的距，先端窄喙；背面花瓣长圆状椭圆形，被微柔毛，冠厚，在中心突出具近先端的短毛，先端微缺，外面具黄绿色的冠，里面具黄红色斑块；花瓣侧面合生；上部花瓣半圆形，黄色，内带红色斑块；下花瓣圆形，淡黄至白色，先端两裂；基生耳圆形；花丝和花药淡奶油色到黄色，先端圆形。子房椭圆形，无心皮，淡绿色，无毛，叶轴着床，胚珠多数，卵球形，白色。蒴果棍棒状，疣状到被微柔毛。种子4~15，长圆状，黄褐色，具皱纹。

【药用信息】同加德拉凤仙。

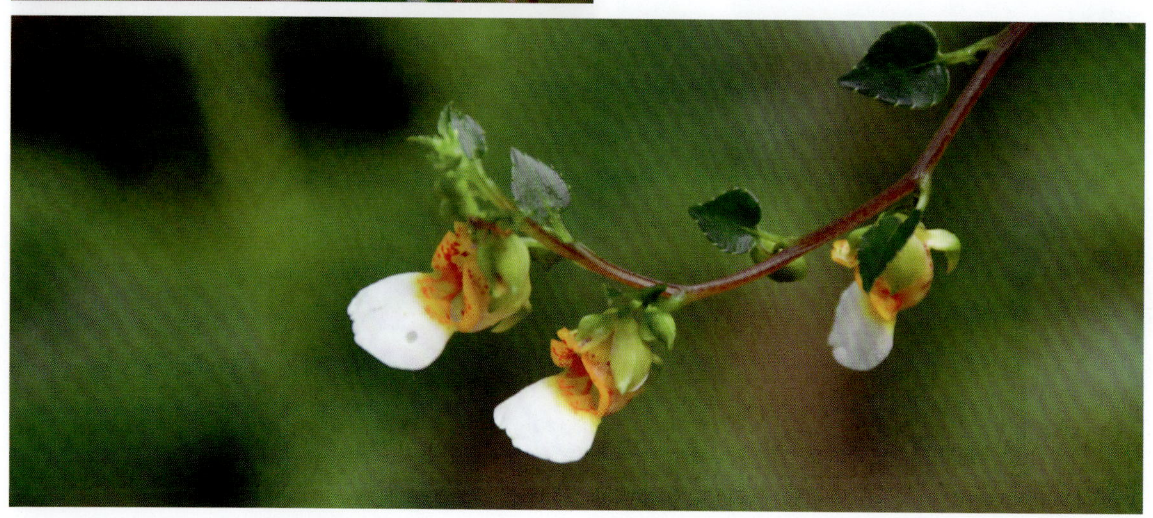

羽叶楸

【特征】落叶乔木。一回羽状复叶；小叶 7~13，长椭圆形，先端长渐尖或尾尖，基部宽楔形或圆，全缘，无毛。圆锥花序顶生，花序轴、花梗均被微柔毛；苞片及小苞片早落；花微芳香；花萼钟状，紫色，无毛，3~5 裂；花冠黄色，微弯，基部圆筒状，檐部微二唇形，上唇 2 裂，下唇 3 裂，近喉部被髯毛；花丝无毛；柱头 2 裂，内藏。蒴果四棱柱形，微弯曲，果皮近木质。种子卵圆形，两端具有白色膜质翅。

【药用信息】叶提取物抗氧化，能促进伤口愈合。

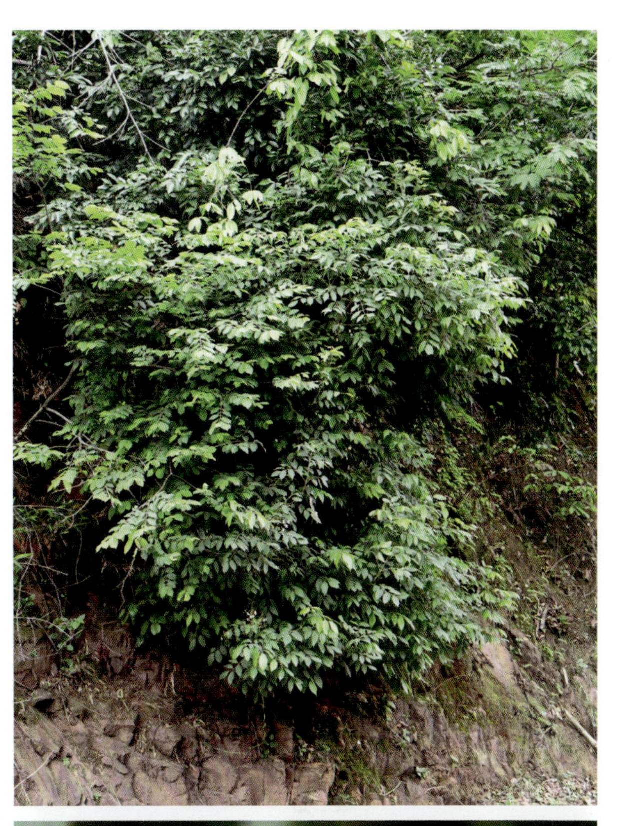

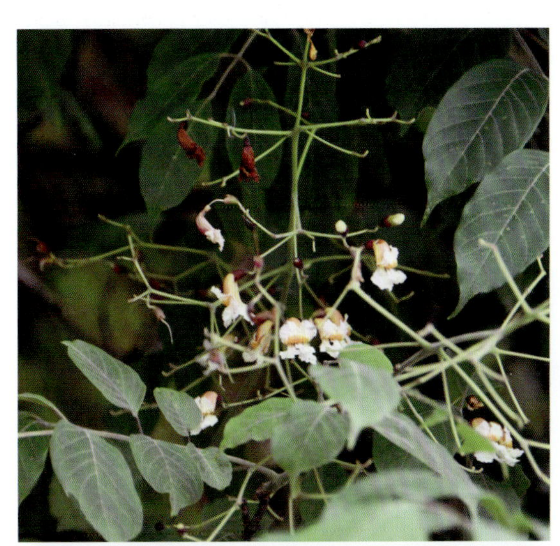

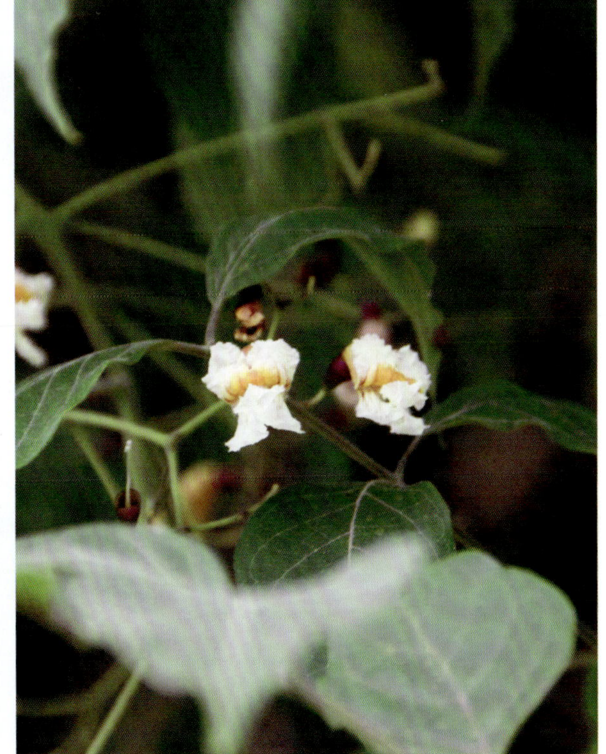

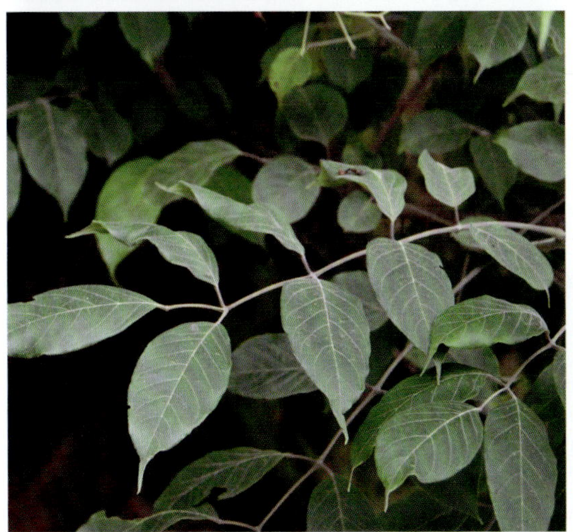

双柱紫草

Coldenia procumbens

紫草科 双柱紫草属

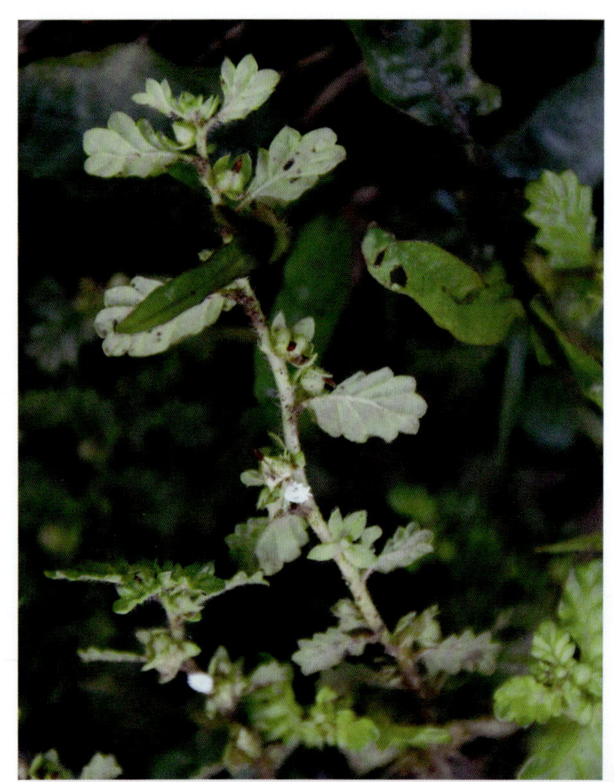

【特征】半灌木状平卧草本，一年生，茎由基部分枝，分枝铺散或斜升，密生开展的糙伏毛。叶长圆形或倒卵形，两边不对称，边缘具粗圆齿或小裂片，上下面均粗糙，生糙伏毛，侧脉 4~6 对，上面凹陷，下面凸起；茎上部叶无柄，下部叶具短柄。花小形，4 基数，单生腋外，近无梗；花萼裂片披针形或卵状披针形，结果时稍增大，宿存，被糙伏毛；花冠白色，筒状，无毛，裂片圆形，极短；雄蕊内藏，花丝极短，无毛，着生于花冠筒中部，花药近圆形或宽卵形；子房宽三角形，有 4 条沟纹，花柱顶生，柱头 2，先端不明显 2 裂。果实宽三角形，被腺毛及短柔毛，成熟时分裂为 4 个各具 1 粒种子的小坚果；小坚果具皱纹及刺状瘤突。

【药用信息】叶入药，治发烧。

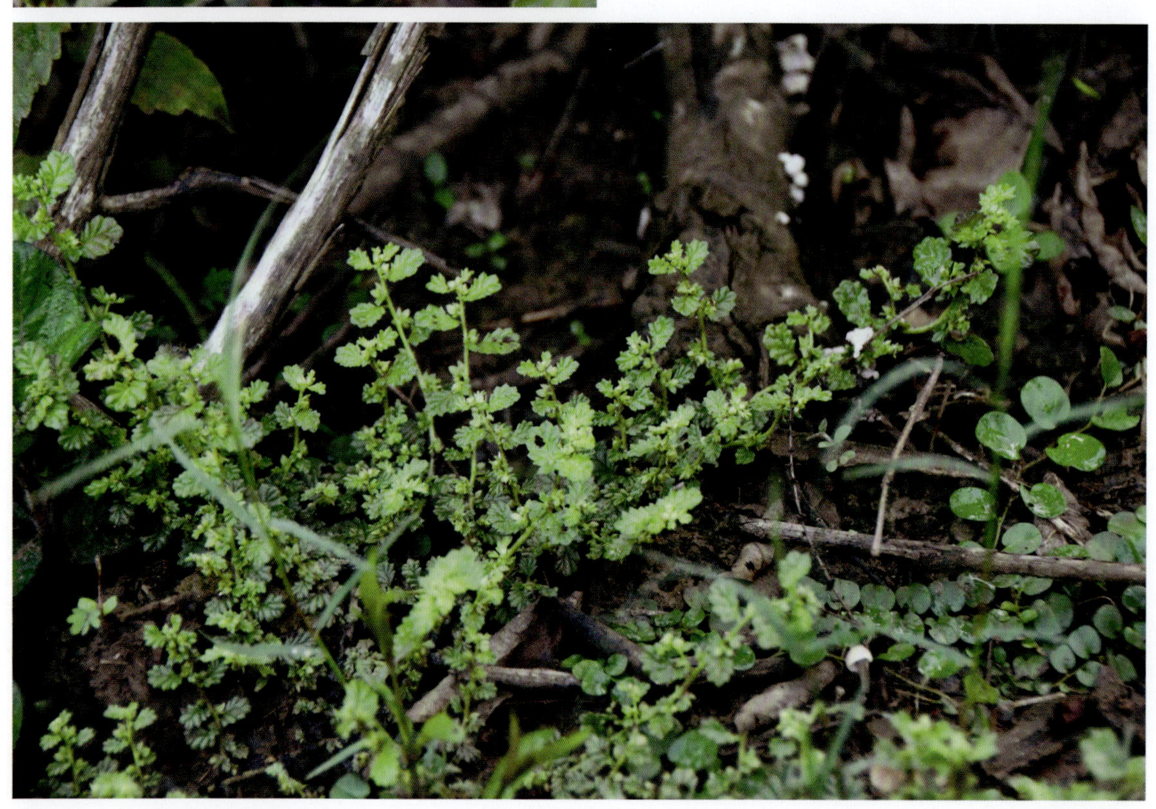

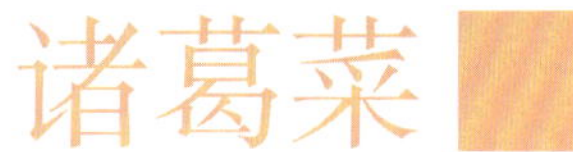

Orychophragmus violaceus

十字花科 诸葛菜属

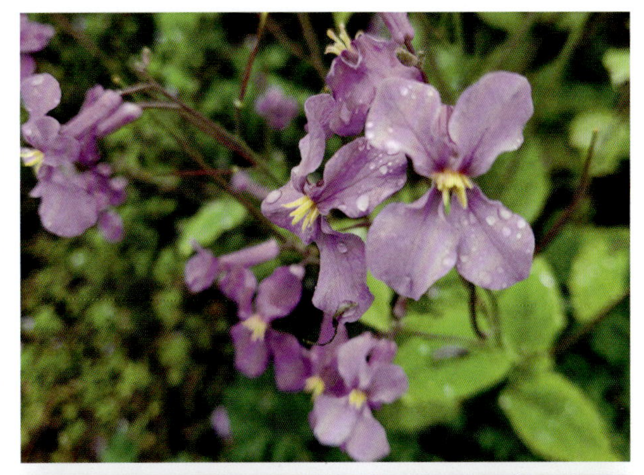

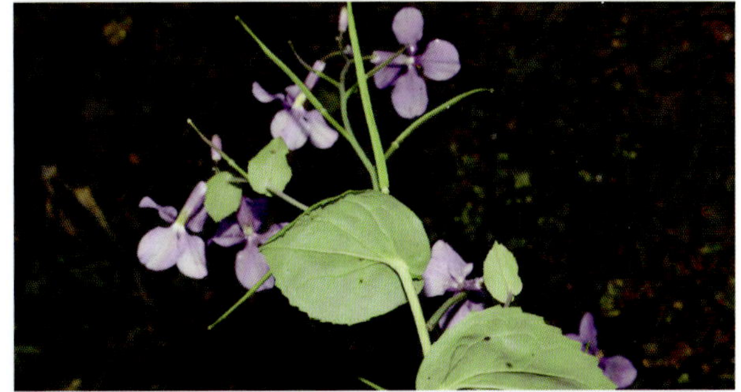

【特征】一年或二年生无毛草本。茎单一，直立，基部或上部稍有分枝，浅绿色或带紫色。基生叶及下部茎生叶大头羽状全裂，顶裂片近圆形或短卵形，顶端钝，基部心形，有钝齿，侧裂片 2~6 对，卵形或三角状卵形，越向下越小，偶在叶轴上杂有极小裂片，全缘或有牙齿，叶柄疏生细柔毛；上部叶长圆形或窄卵形，顶端急尖，基部耳状，抱茎，边缘有不整齐牙齿。花紫色、浅红色或褪成白色；花萼筒状，紫色；花瓣宽倒卵形，密生细脉纹，具爪。长角果线形，具 4 棱，裂瓣有 1 凸出中脊，具喙。种子卵形至长圆形，稍扁平，黑棕色，有纵条纹。

【药用信息】该种的亚油酸含量比例较高，能降低人体内血清胆固醇和甘油三酯，软化血管，阻止血栓形成。

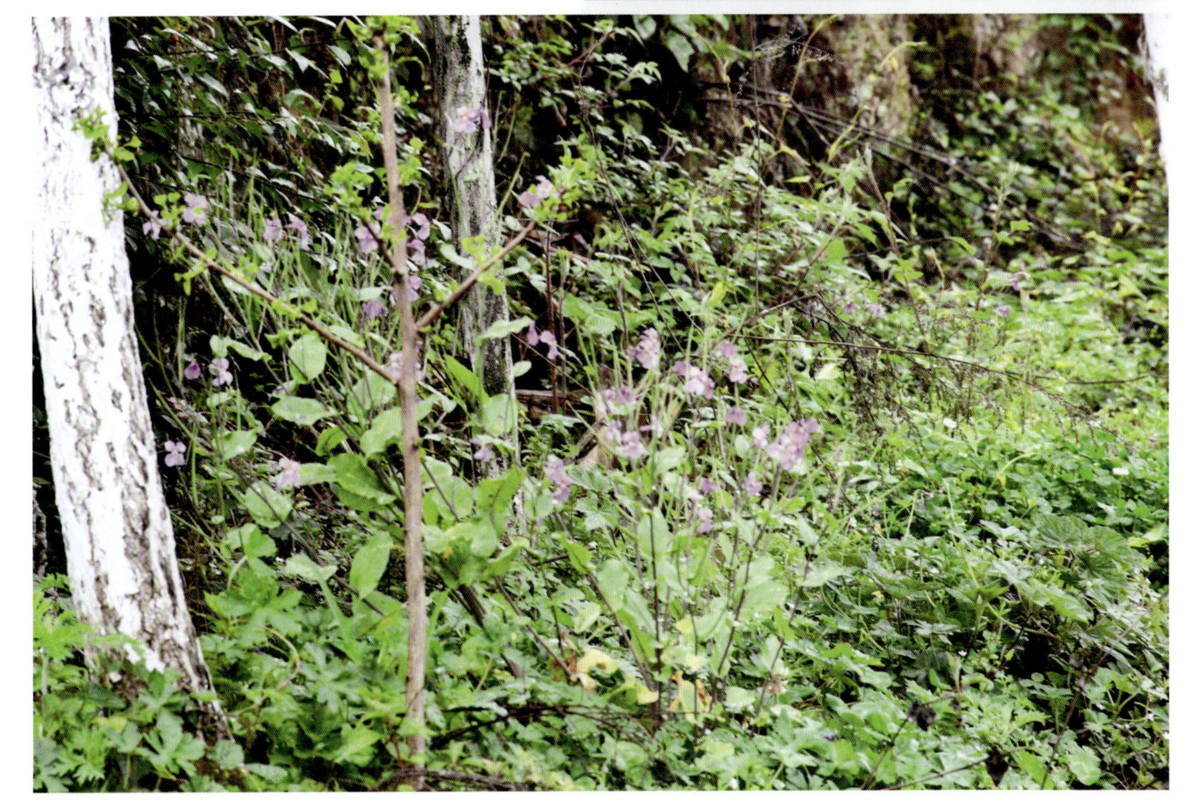

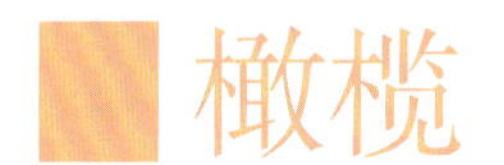

橄榄

Canarium album

橄榄科 橄榄属

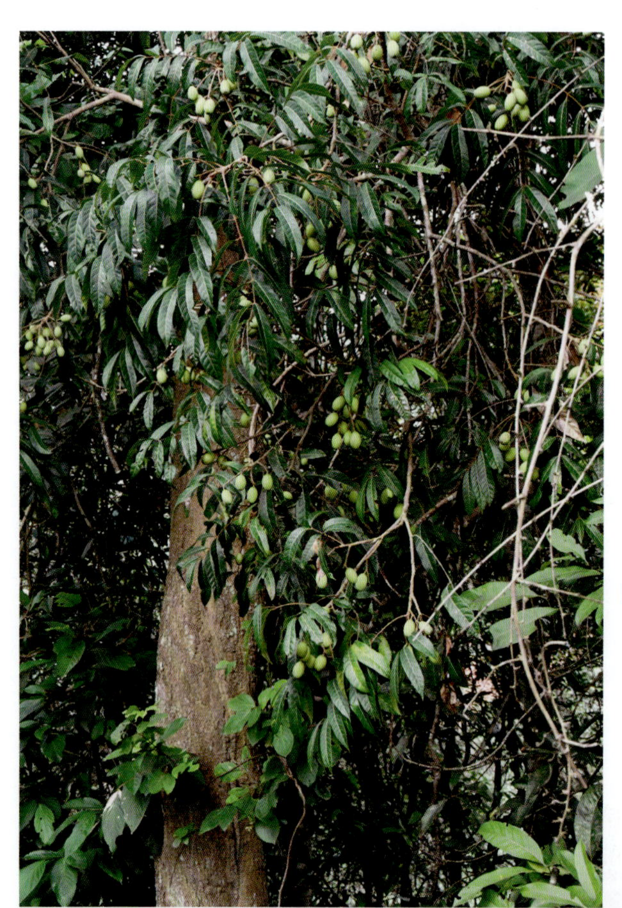

【特征】大乔木。小枝径幼时被黄褐色茸毛，后脱落。有托叶，仅芽时存在，着生于近叶柄基部的枝干上。叶 3~6 对，纸质至革质，披针形或椭圆形（至卵形），无毛或在背面叶脉上散生刚毛，背面有极细小疣状突起；先端渐尖至骤狭渐尖，尖头钝；基部楔形至圆形，偏斜，全缘；侧脉 12~16 对，中脉发达。雄花萼具 3 浅齿，雌花萼近平截；雄蕊 6，无毛，花丝连合 1/2 以上；雄花花盘球形或圆柱形，微 6 裂，雌花花盘环状，稍具 3 波状齿，厚肉质，内面疏被柔毛。果序长 1.5~15cm，具 1~6 果；果萼扁平，萼齿外弯；果卵圆形或纺锤形，无毛，黄绿色；外果皮厚，干时有皱纹；果核渐尖。种子 1~2，不育室稍退化。

【药用信息】果入药，治喉头炎、咳血、烦渴、肠炎腹泻。

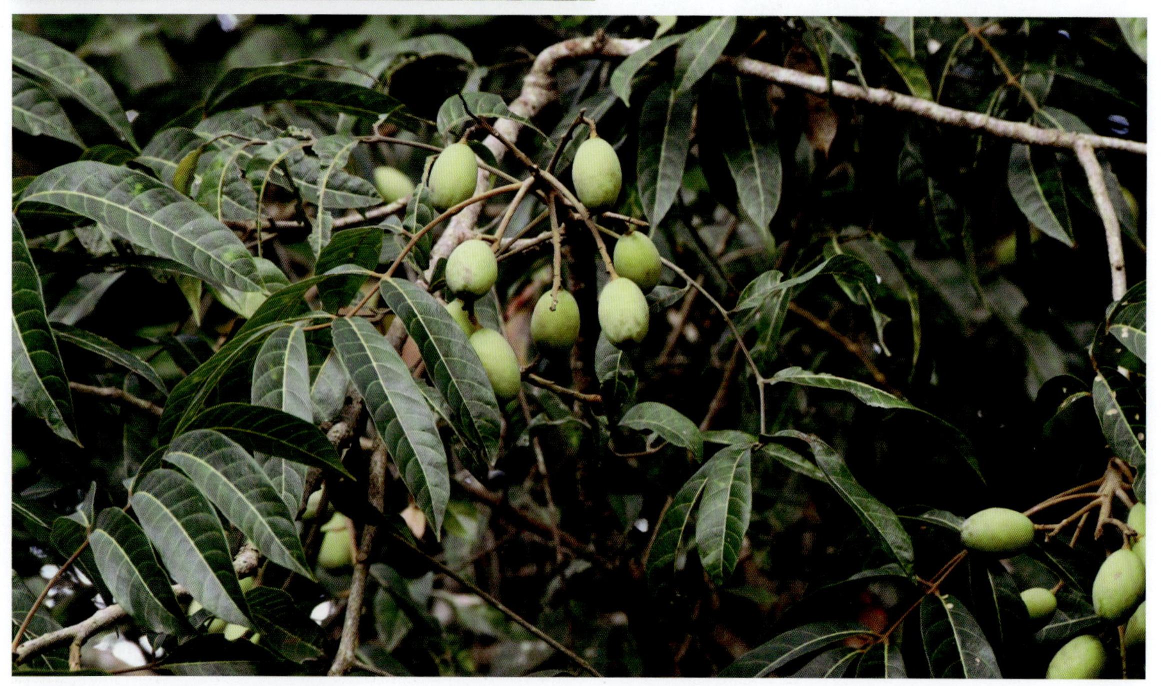

金钱豹

【特征】草质缠绕藤本，具乳汁，具胡萝卜状根。茎无毛，多分枝。叶对生，极少互生，具长柄，叶片心形或心状卵形，边缘有浅锯齿，极少全缘，无毛或有时背面疏生长毛。花单朵生叶腋，各部无毛，花萼与子房分离，5裂至近基部，裂片卵状披针形或披针形；花冠上位，白色或黄绿色，内面紫色，钟状，裂至中部；雄蕊5枚；柱头4~5裂，子房和蒴果5室。浆果黑紫色，紫红色，球状。种子不规则，常为短柱状，表面有网状纹饰。

【药用信息】根入药，有清热、镇静之效，治神经衰弱等症。

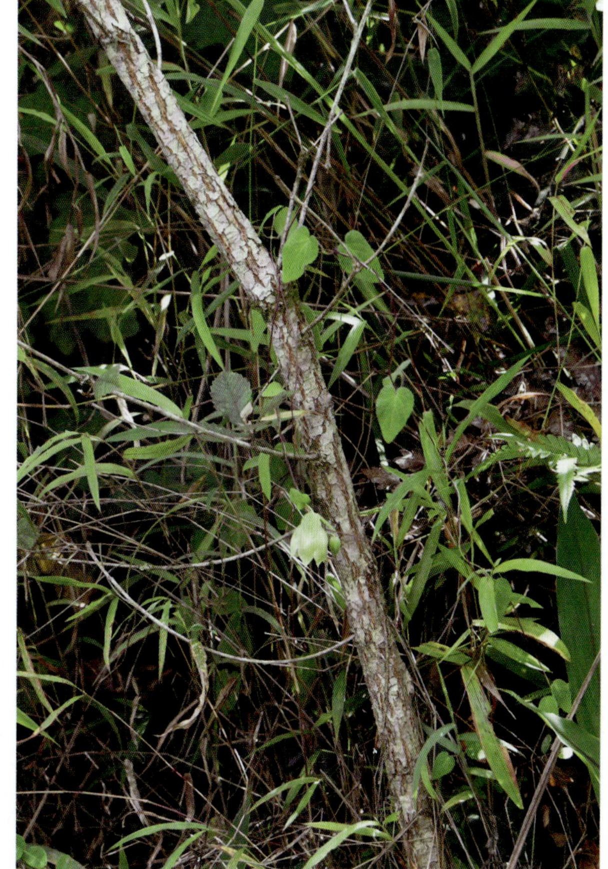

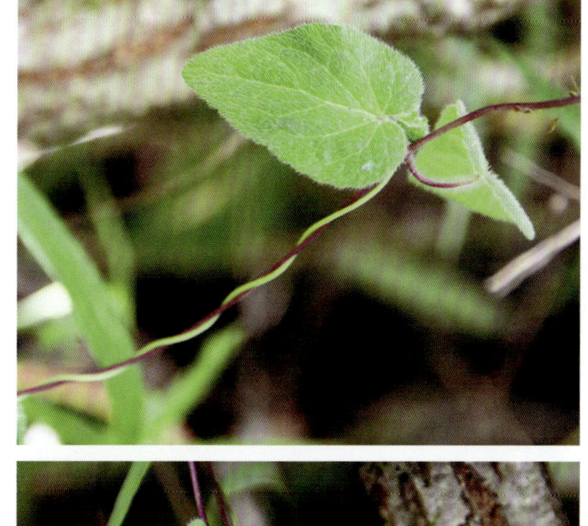

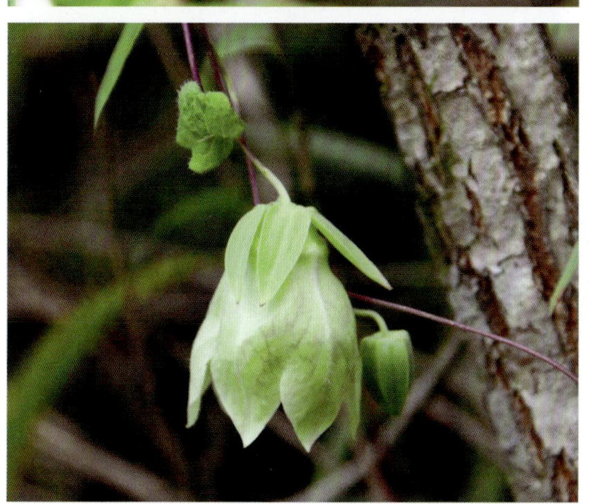

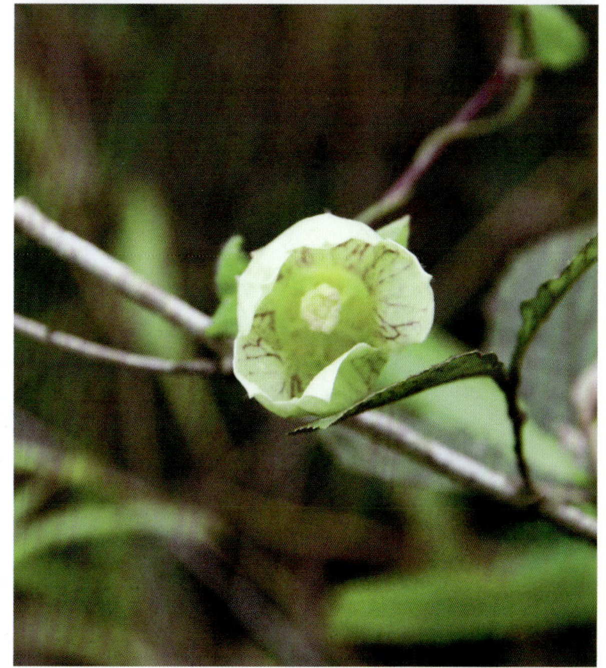

雷公橘

Capparis membranifolia

山柑科 山柑属

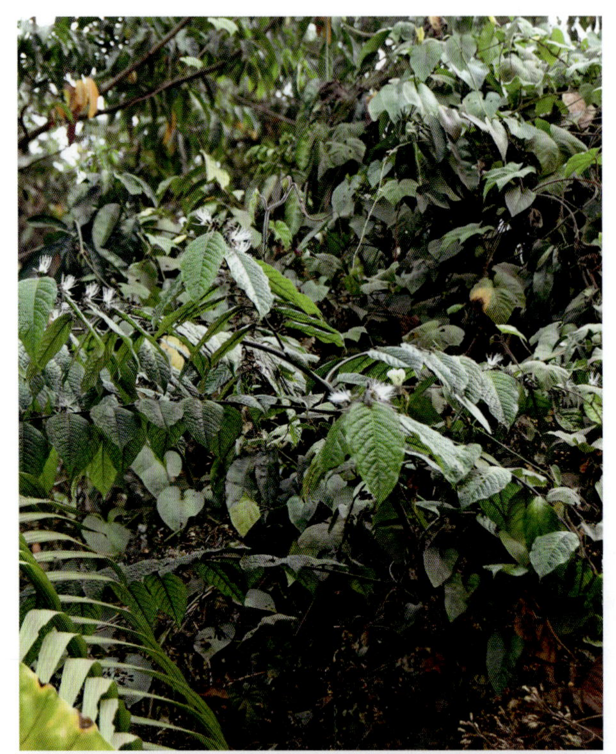

【特征】藤本或灌木，很少小乔木。新生枝密被锈色茸毛，后变无毛，无刺或有极小的刺；枝无刺或有外弯的小刺，茎上多刺。叶幼时膜质，密被锈色短茸毛，老时草质或亚革质，无毛，长椭圆状披针形，最宽在中部，有时略下，干后常呈黄绿色，基部楔形或扩楔形，向下渐狭延成叶柄，顶端常缢缩而渐尖；中脉稍宽阔，表面中部以下常下凹，背面凸起，侧脉 5~7 对，两面均凸出，网状脉明显；叶柄被毛与新生枝同。花蕾球形，密被易脱落锈色短茸毛；花 2~5 朵排成一短纵列，腋上生；萼片近相等，广卵形，顶端急尖，内外均被短茸毛，后变无毛，边缘有纤毛；花瓣白色，倒卵形；子房卵形，1 室，胎座 2, 每胎座约 5~6 个胚珠。果球形，成熟时黑色或紫黑色，表面粗糙。种子 1~5，种皮平滑，褐色。

【药用信息】根入药，通经活络，消肿止痛。主治风湿关节痛，跌打扭伤肿痛及胃痛，腹痛。

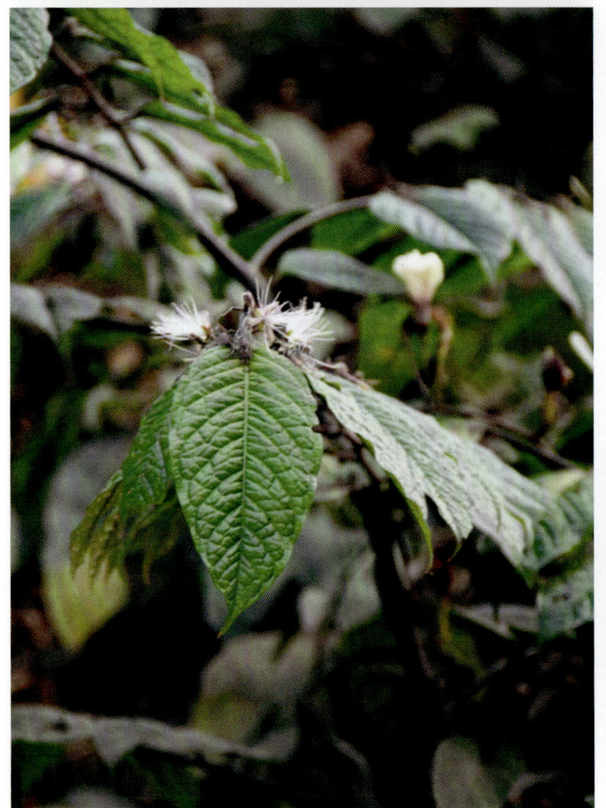

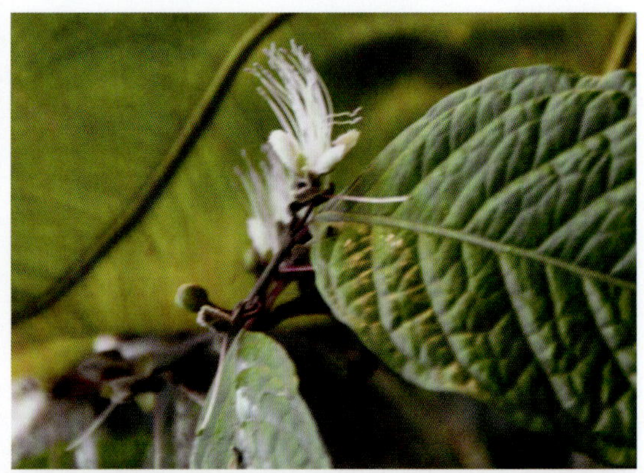

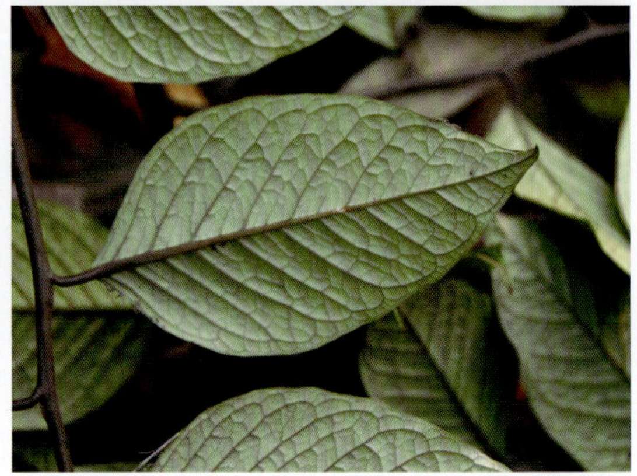

Capparis micracantha

山柑科 山柑属

小刺山柑

【特征】灌木或小乔木，有时攀缘。新生枝略扁平或有槽纹，无毛或被稀疏短柔毛；小枝近圆柱形，基部周围有钻形苞片状小鳞片，无刺或有小刺。叶幼时膜质，长成时革质，长圆状椭圆形或长圆状披针形，有时卵披针形，顶端钝形或圆形，有时急尖或短渐尖，少有微缺，基部楔形、钝形或圆形，有时微心形，干后常呈黄绿色，两面无毛，有光泽，中脉表面稍凸出而中央又常下凹成一细沟，侧脉 7~10 对，网状脉两面明显，细密。花中等大小，2~7 朵排成一短纵列，腋上生，最下花梗最短，与叶柄之间有 1~4 束钻形小刺，最上花梗最长；萼片卵形至长圆形，近相等，顶端急尖或钝形，无毛但近顶部边缘常有茸毛；花瓣白色，长圆形或倒披针形，顶端近圆形，基部渐狭，无毛；雄蕊 20~40；雌蕊柄无毛，花期时略纤细，果时木化增粗；子房卵球形至椭圆形，表面有 4 条纵沟，胎座 4，胚珠多数。果球形至椭圆形，表面有 4 条略不明显到明显的纵沟槽，干后常呈黄褐色，果皮橘红色。种皮暗红色。

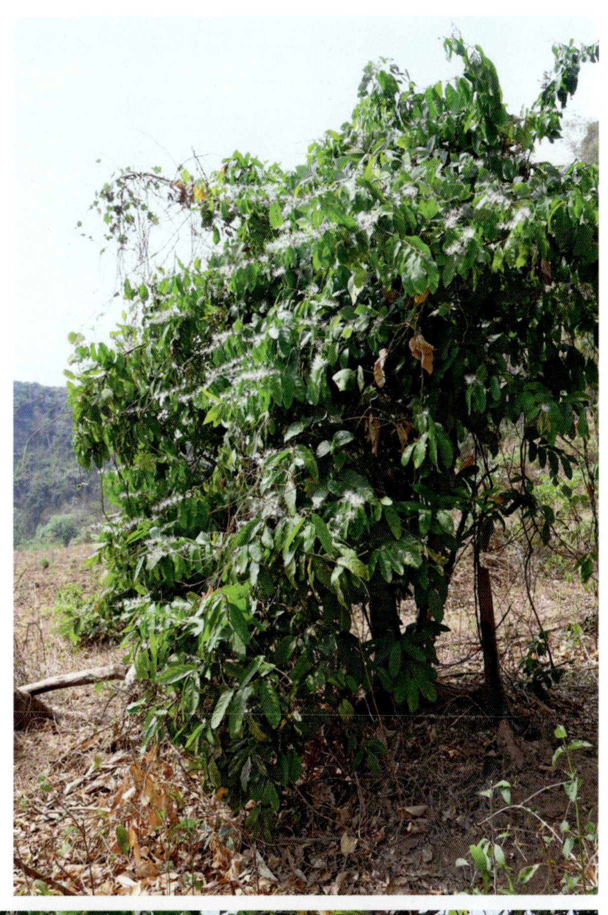

【药用信息】叶、果、根皮入药，祛风、通鼻窍、止淤消肿、止痛活血。

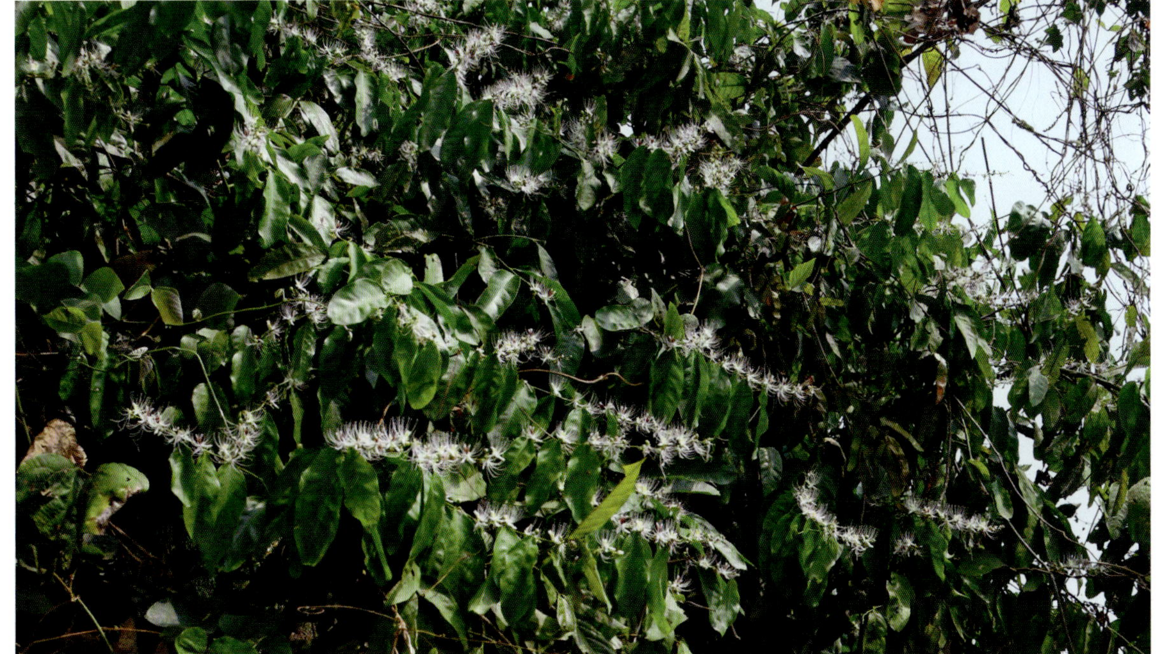

荷莲豆草

Drymaria cordata

石竹科 荷莲豆草属

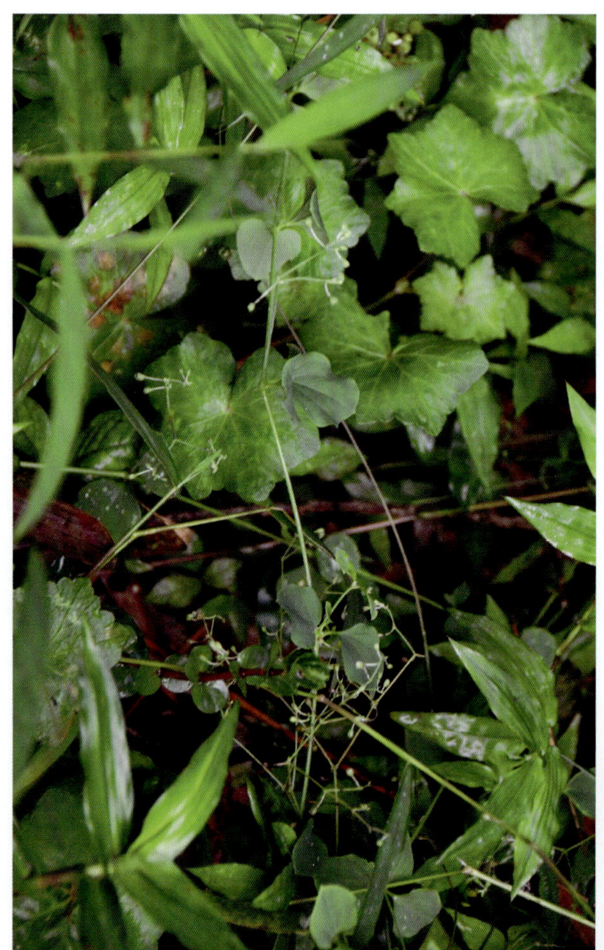

【特征】一年生草本。根纤细。茎匍匐，丛生，纤细，无毛，基部分枝，节常生不定根。叶片卵状心形，顶端凸尖，具3~5基出脉；叶柄短；托叶数片，小形，白色，刚毛状。聚伞花序顶生；苞片针状披针形，边缘膜质；花梗细弱，短于花萼，被白色腺毛；萼片披针状卵形，草质，边缘膜质，具3条脉，被腺柔毛；花瓣白色，倒卵状楔形，稍短于萼片，顶端2深裂；雄蕊稍短于萼片，花丝基部渐宽，花药黄色，圆形，2室；子房卵圆形；花柱3，基部合生。蒴果卵形，3瓣裂。种子近圆形，表面具小疣。

【药用信息】全草入药，有消炎、清热、解毒之效。

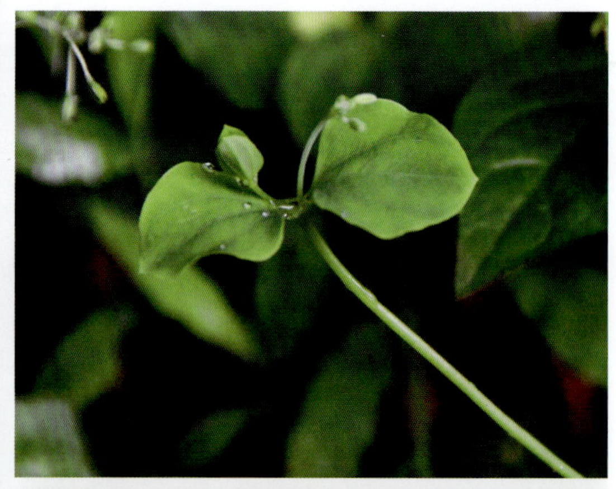

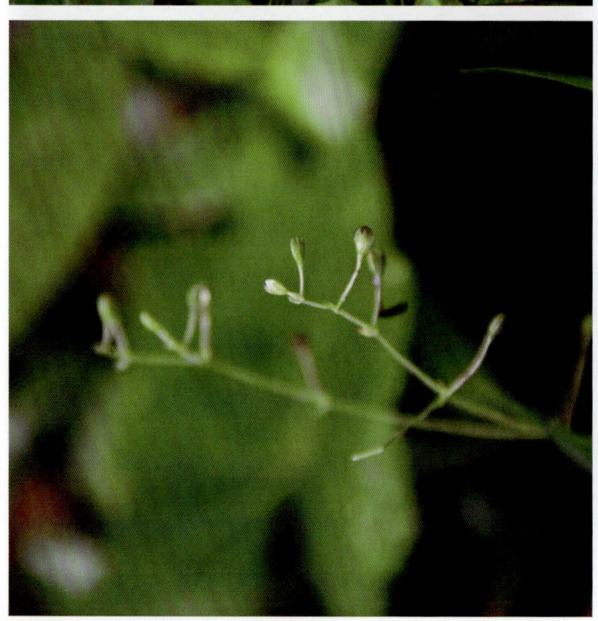

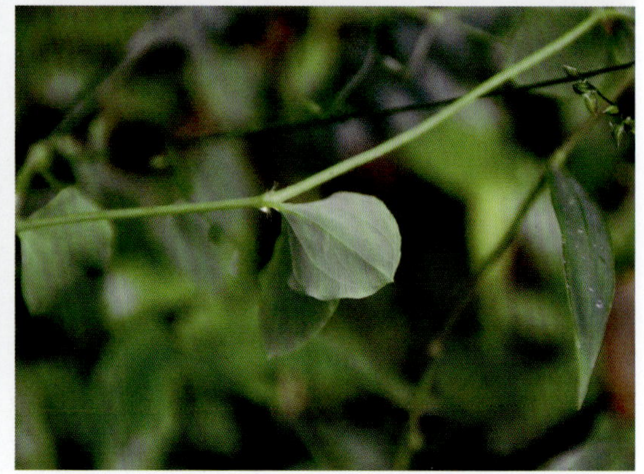

Celastrus hindsii

卫矛科 南蛇藤属

青江藤

【特征】常绿藤本；小枝紫色，皮孔较稀少。叶纸质或革质，干后常灰绿色，长方至窄椭圆形、或卵窄椭圆形至椭圆倒披针形，先端渐尖或急尖，基部楔形或圆形，边缘具疏锯齿，侧脉 5~7 对，侧脉间小脉密而平行成横格状，两面均突起。顶生聚伞圆锥花序，腋生花序近具 1~3 花，稀成短小聚伞圆锥状。花淡绿色，小花梗，关节在中部偏上；花萼裂片近半圆形，覆瓦状排列；花瓣长方形，边缘具细短缘毛；花盘杯状，厚膜质，浅裂，裂片三角形；雄蕊着生花盘边缘，花丝锥状，花药卵圆状，在雌花中退化，花药箭形卵状；雌蕊瓶状，子房近球状，花柱长约 1mm；柱头不明显 3 裂，在雄花中退化。果实近球状或稍窄，幼果顶端具明显宿存花柱，裂瓣略皱缩。种子 1 粒，阔椭圆状到近球状，假种皮橙红色。

【药用信息】根入药，通经利尿。

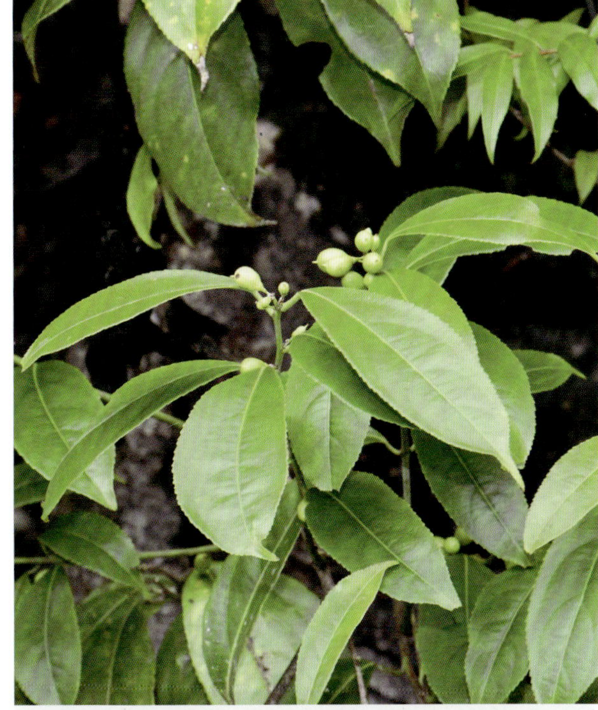

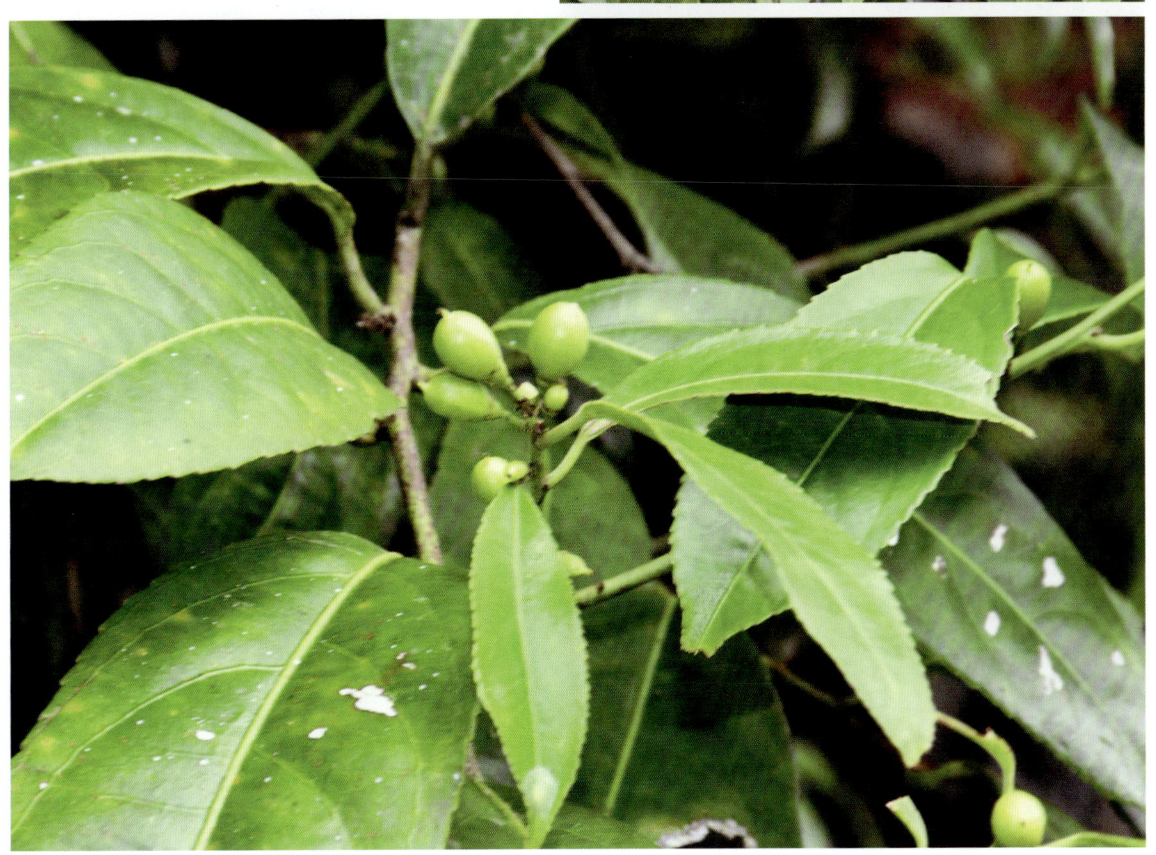

交趾卫矛

Euonymus cochinchinensis

卫矛科 卫矛属

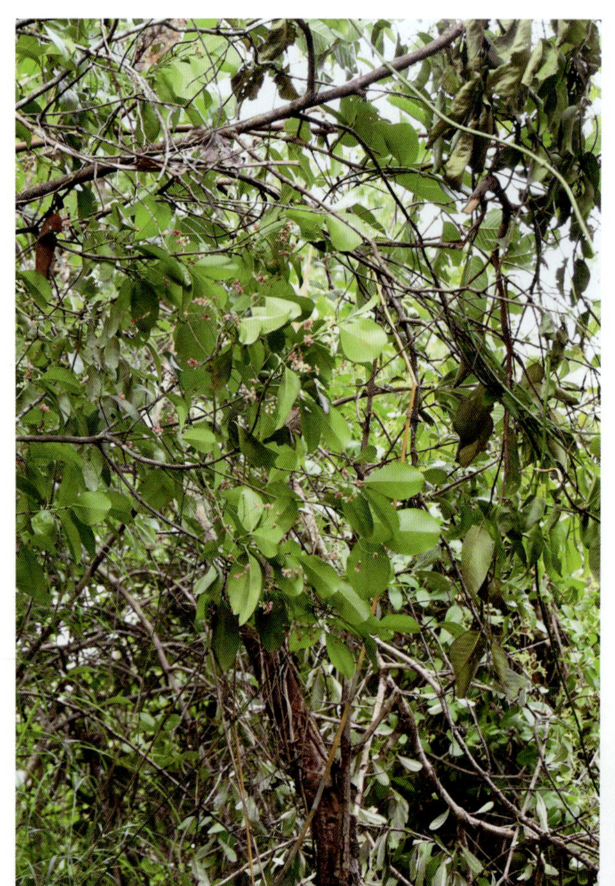

【特征】小乔木。小枝圆柱状，很少具棱角。叶纸质的椭圆形至长圆形，有时倒卵形至长圆形，基部楔形，很少钝圆或圆形，先端锐尖或渐尖，边缘全缘，叶脉模糊或稍隆起于两表面。花序腋生，有时在节间，通常在新枝的基部，聚伞状，松散；苞片披针形，具流苏状。花 5 瓣，淡黄或黄绿色。花萼裂片近肾形。花瓣宽倒卵形，边缘通常具流苏状，在内表面披针形。花盘肉质，近圆形或不明显 5 角，雄蕊着生在雌蕊和花盘边缘之间；花丝平，钻形；花药三角状，钝或稍具细尖。雌蕊逐渐向上变窄。果宽倒卵球形或近球形，在先端凹，种子椭圆形，两端钝。

【药用信息】根、枝叶入药，行血通经，散瘀止痛。用于经闭、症瘕，产后瘀滞腹痛，虫积腹痛、漆疮等。

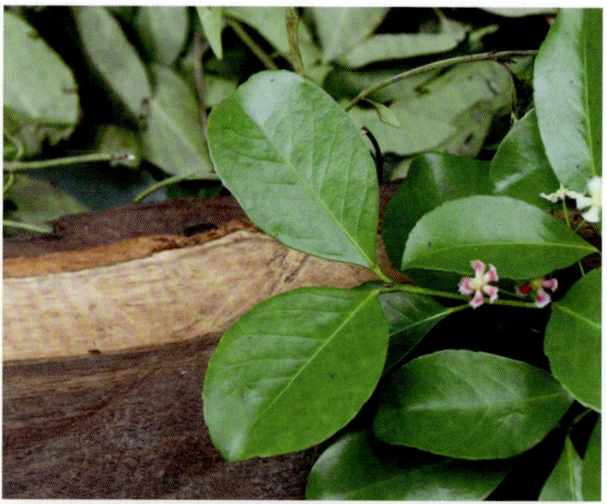

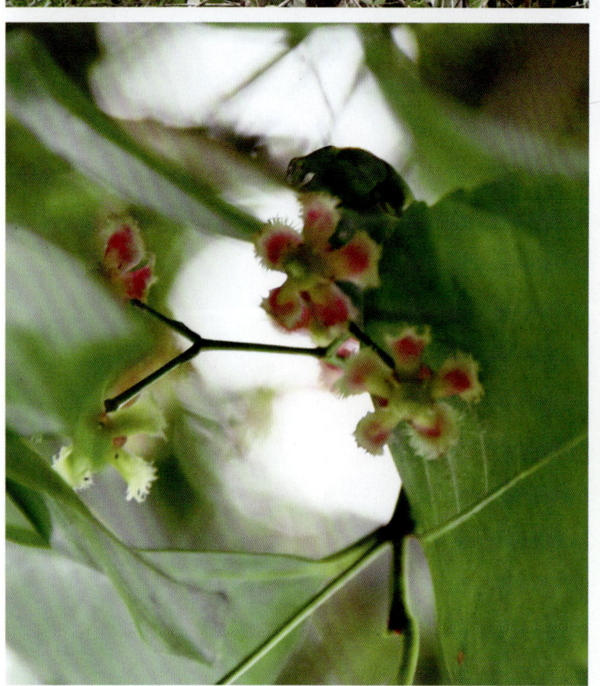

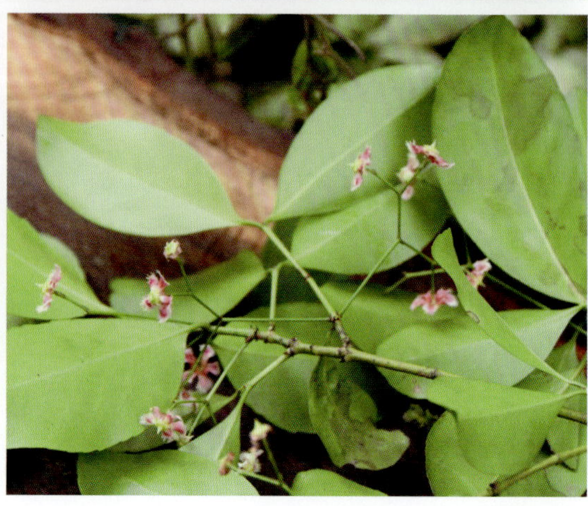

云南翅子藤

【特征】藤本，小枝棕褐色，近方形，无毛，具粗糙皮孔。叶纸质，卵形或卵状长圆形，顶端渐尖或急尖，基部圆形或阔楔形，全缘或具不显著锯齿，侧脉7~9对，网脉显著，叶柄具沟槽。聚伞花序腋生或顶生；苞片与小苞片三角形，边缘纤毛状，总花梗短。花淡黄色，萼片三角状卵形，密被粉状毛；花瓣卵状长圆形，顶端钝尖，边缘纤毛状；花盘肉质，基部略呈五角形，雄蕊3，花丝扁平，舌状，花药近球形；子房近三角形，大部藏于花盘内，3室；花柱圆锥状，顶端截形。蒴果卵状长圆形，基部楔形，顶端圆形；果托不膨大，有4颗种子，种翅较窄。

【药用信息】祛风除湿，调经活血，止痛。

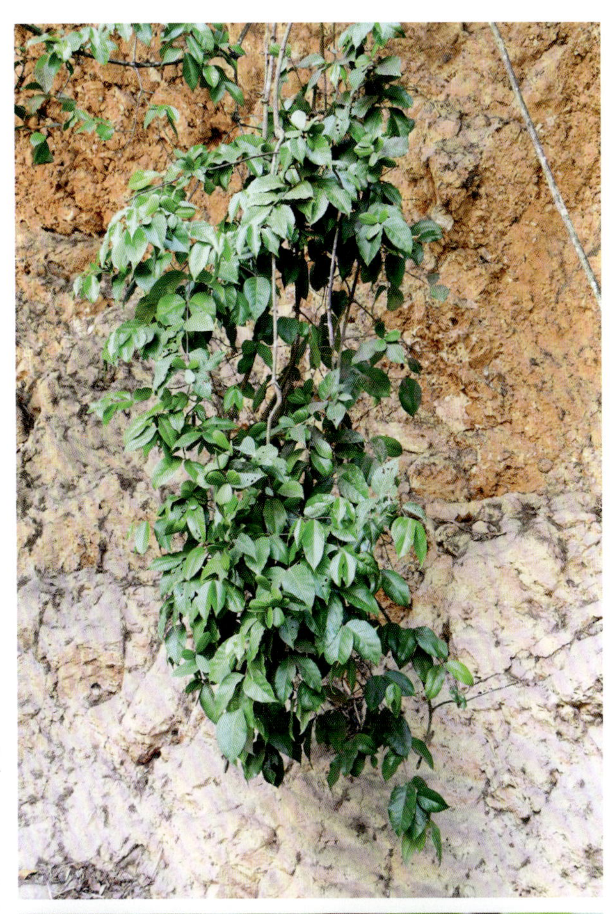

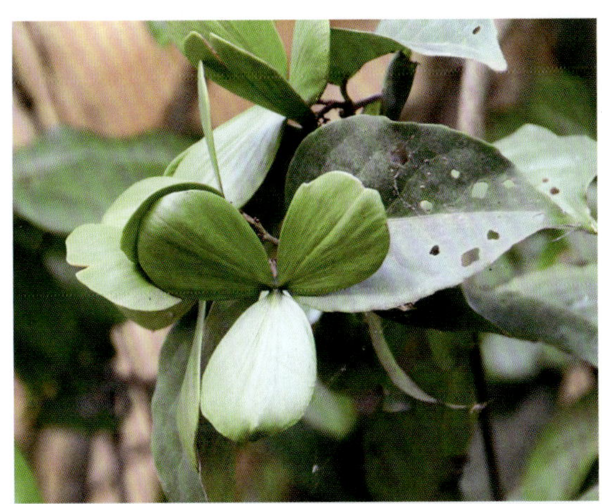

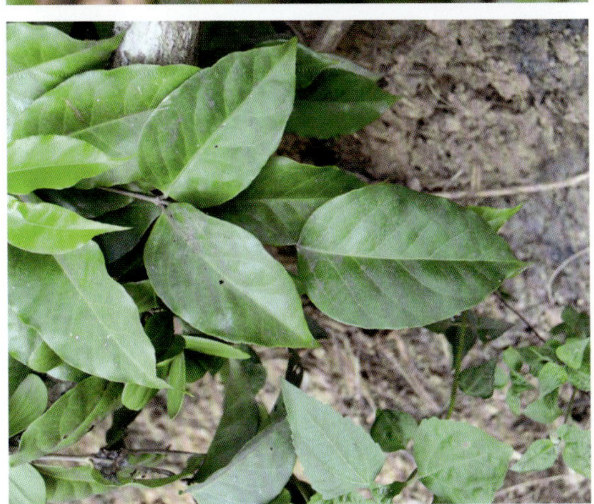

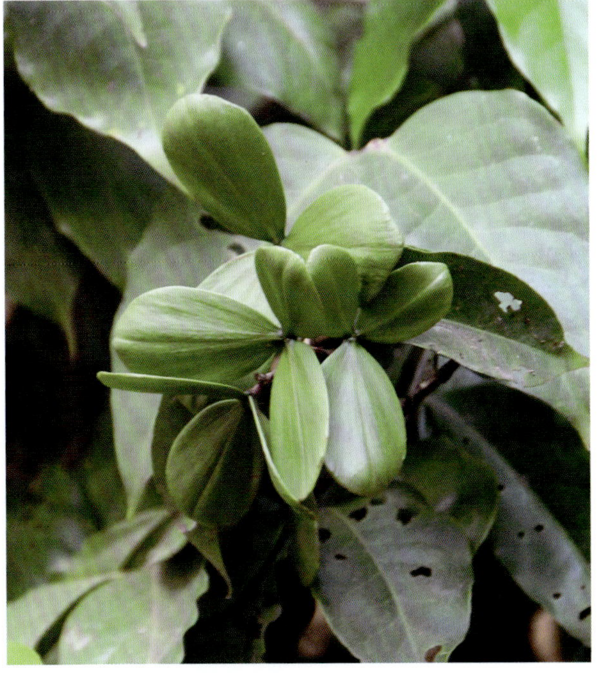

二籽扁蒴藤

Reissantia arborea

卫矛科 扁蒴藤属

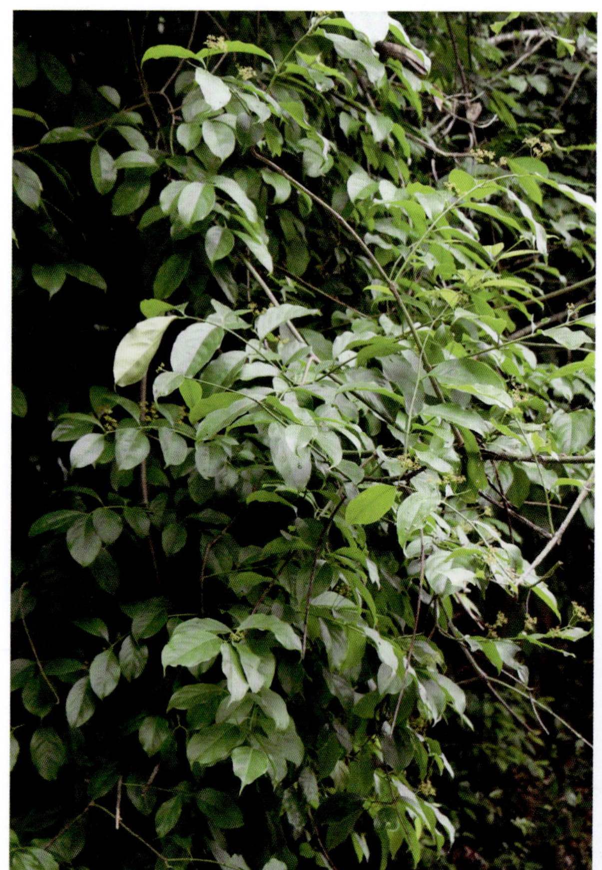

【特征】藤本。幼枝棕黄色，老枝褐色，无毛，具条状皮孔。叶纸质，阔卵形至卵状长圆形，顶端渐尖，基部圆形或阔楔形，叶缘具不显锯齿，侧脉 6~7 对，网脉横出，显著；叶柄纤细，具沟槽。聚伞花序单生于叶腋或顶生，无毛；苞片三角状长圆形，无毛，边缘具不整齐齿；花柄无毛。花淡黄色。萼片 5，长圆形，顶端圆形，全缘；雄蕊 3，长于花柱，花丝扁平，花药近方形，花盘不显著；子房 3 室，每室具 2 颗胚珠；顶端截形。蒴果窄椭圆形，顶端钝尖，基部楔形。种子 2 颗，与种翅一起，顶端圆形而微缺，具 1 中脉。

【药用信息】扁蒴藤素是一种醌甲基三萜类化合物，具有广谱抗肿瘤、抗炎、抗氧化等多种药理活性。

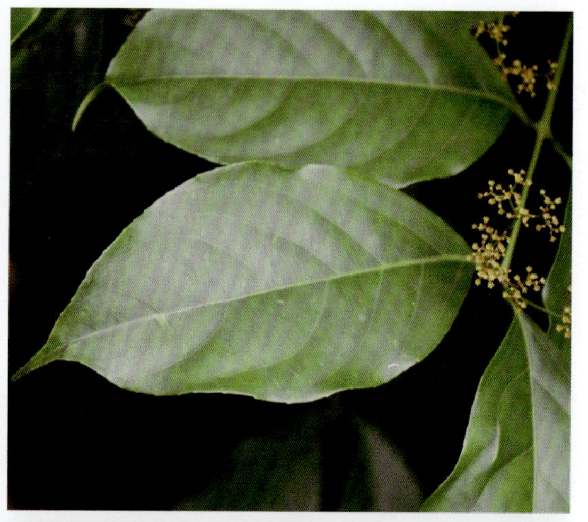

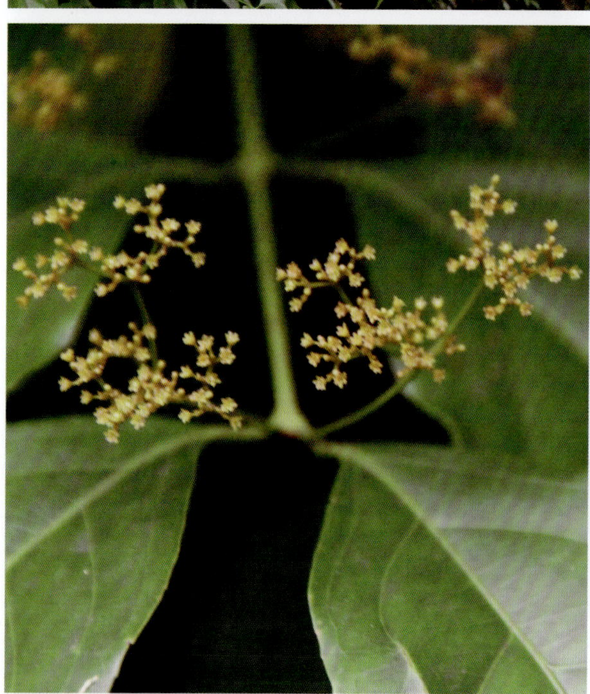

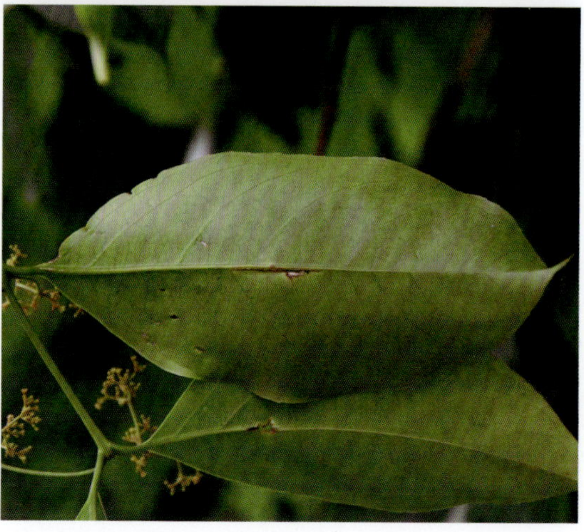

扁蒴藤

【特征】藤本。小枝无毛。叶纸质，卵形或卵状椭圆形，稀披针形，先端骤尖或钝，基部楔形，上部具不明显细齿，侧脉 5~6 对，网脉横出；叶柄具槽；聚伞花序，无毛；苞片披针形，具疏细齿。蒴果 1~3，窄长椭圆形，顶端圆而微凹。种子 2 颗，种翅顶端微缺，具 1 中肋。

【药用信息】同二籽扁蒴藤。

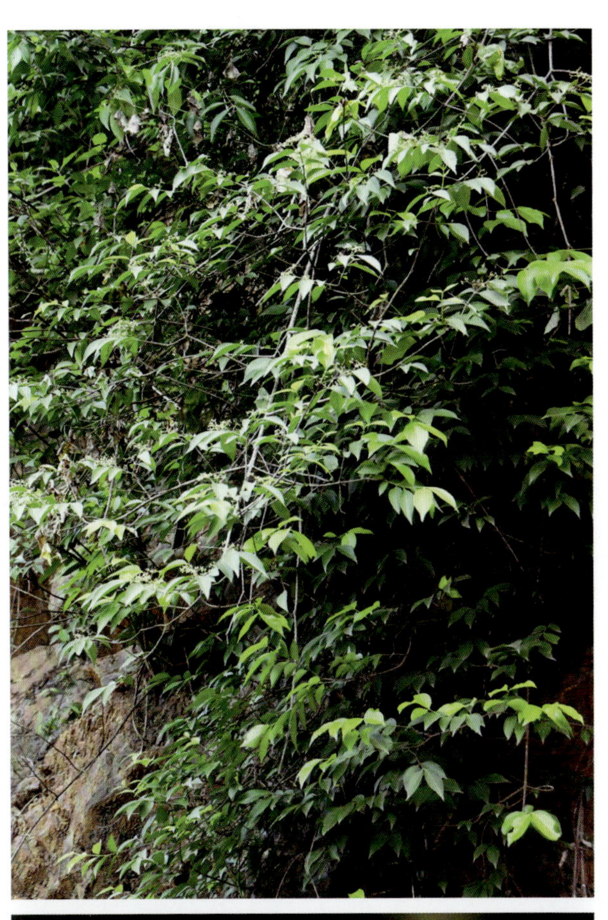

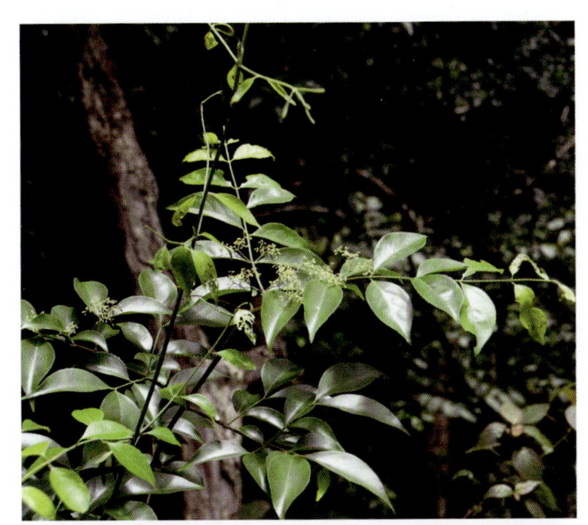

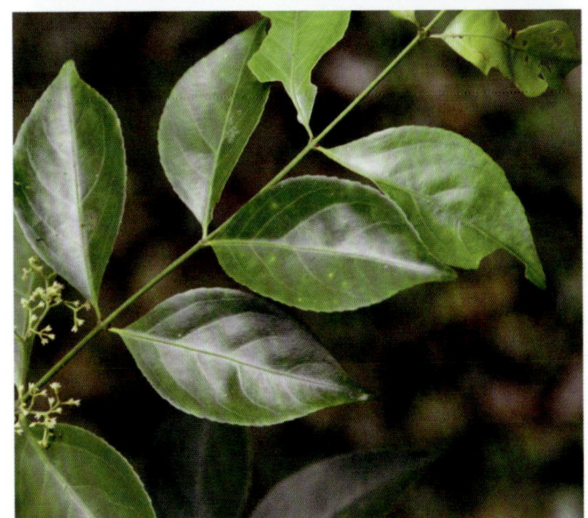

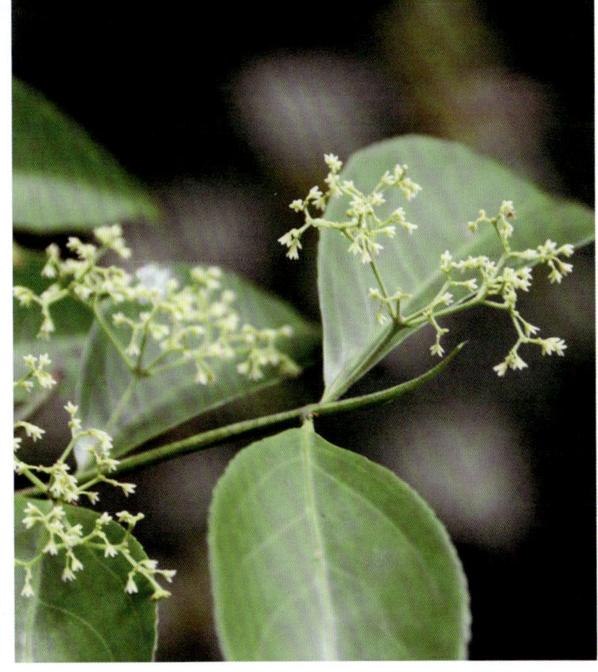

具疣五层龙

Salacia verrucosa

卫矛科 五层龙属

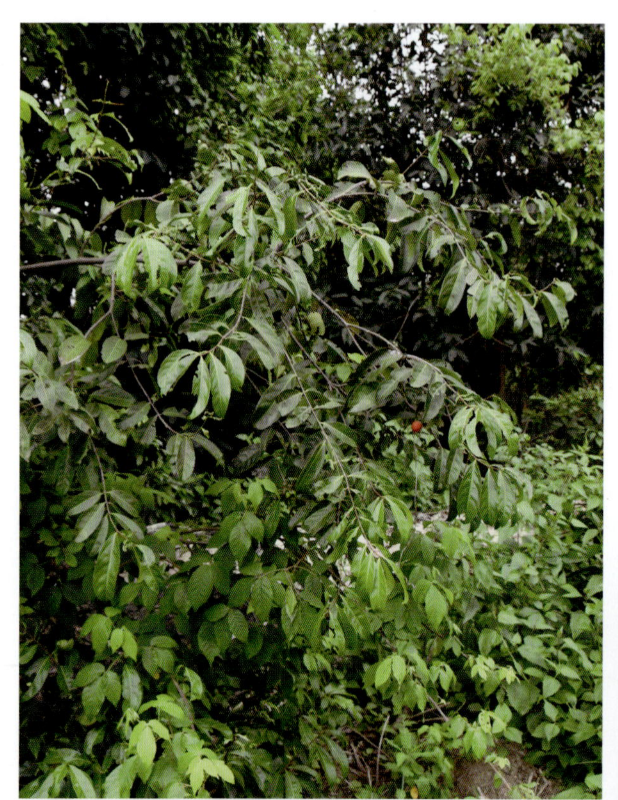

【特征】藤本，有零散灌木，极少小乔木；小枝通常密被皮孔。叶多对生，通常似革质，有时纸质，椭圆形或倒卵形，基部楔形或钝圆，先端短渐尖，边缘稍皱缩，每侧侧脉 6~10 条。花数枚，短腋生，具苞片，瘤状。裂片稍内卷或短绒状。花瓣宽椭圆形或倒卵形。花盘扁平，中部略凹陷，边缘略向外延伸成一窄膜状缘。雄蕊 3，子房 3 室，每室 2 胚珠。果实近球形，橙红色。种子椭球形。

【药用信息】根入药，有祛风除湿、通经活络之效。

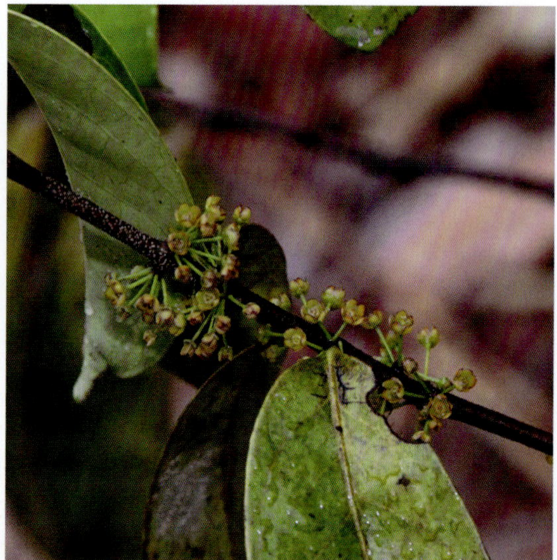

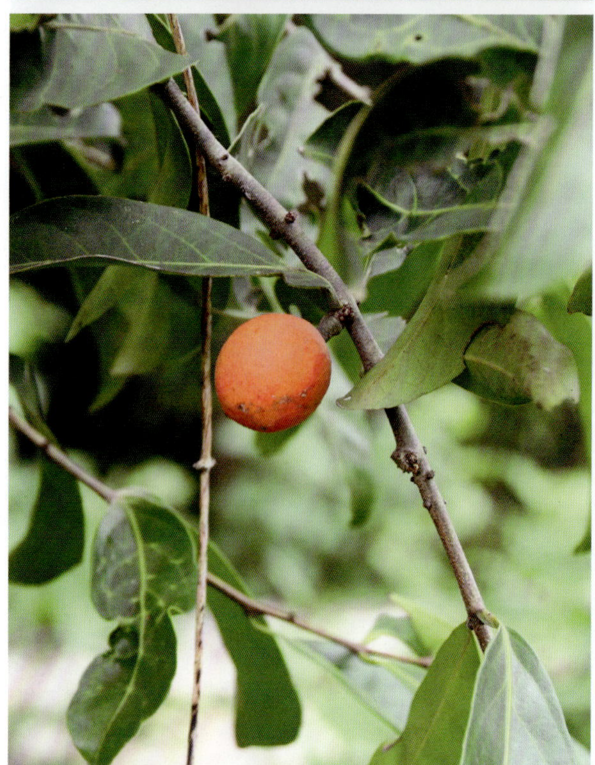

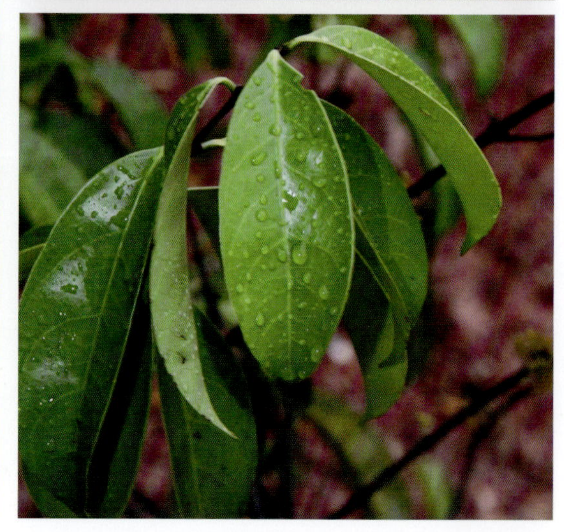

Parinari anamensis

可可李科 怀春李属

越南怀春李

【特征】乔木，树高 10~30m。叶革质，卵形或椭圆形，基部圆形或宽楔形，先端钝或宽渐尖，上面无毛，下面白棕色具绵状毛；侧脉 12~15 对，下部明显隆起。叶柄通常具 2 小腺体在中间以下。花在顶生圆锥花序上，长于叶。花梗非常短或不明显。裂片锐尖。花瓣白色，与花萼裂片一样长。雄蕊 5~12（可育 8~10），不等长。子房密被柔毛。花柱在上半部分无毛。果近球形或椭球状，被灰色痂覆盖。

【药用信息】暂无药用信息。

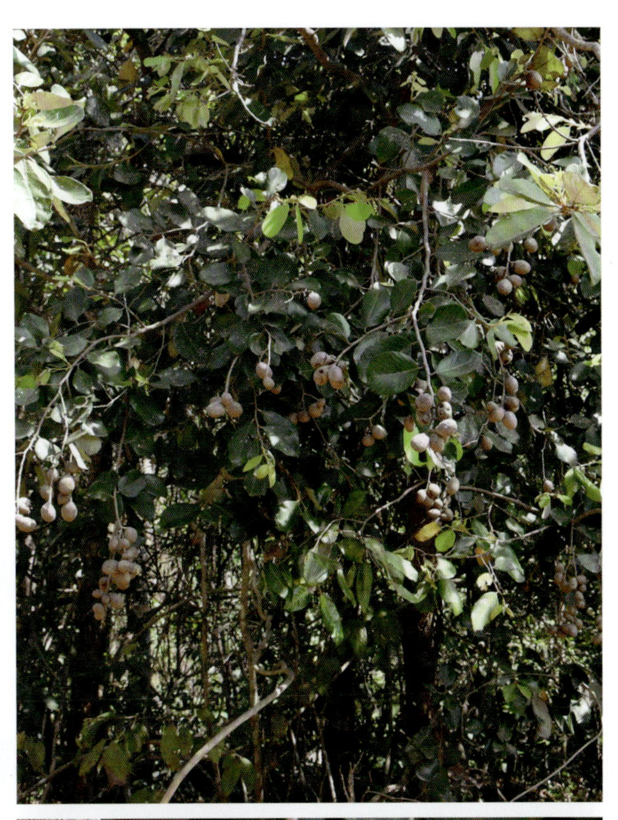

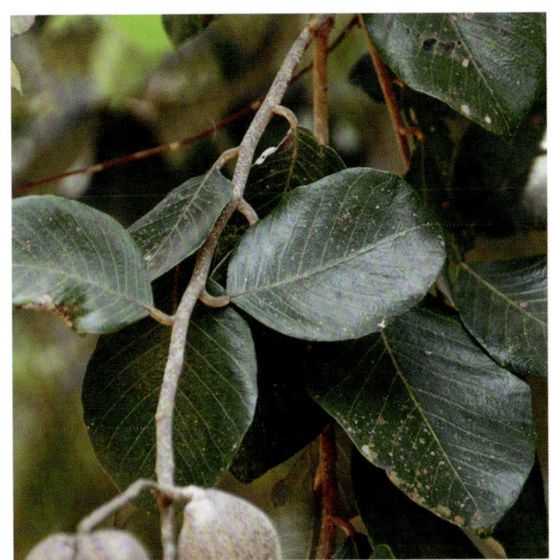

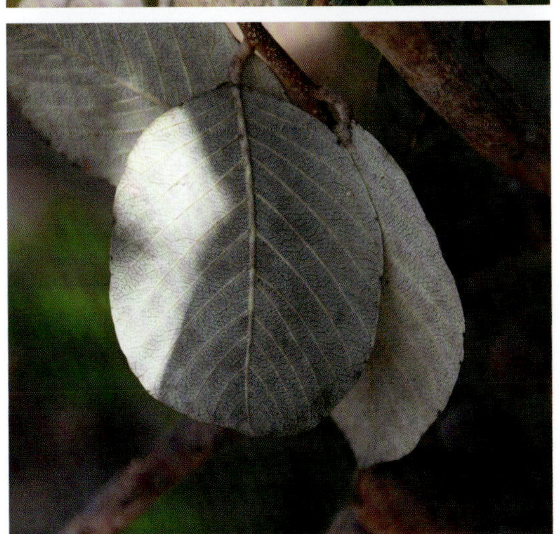

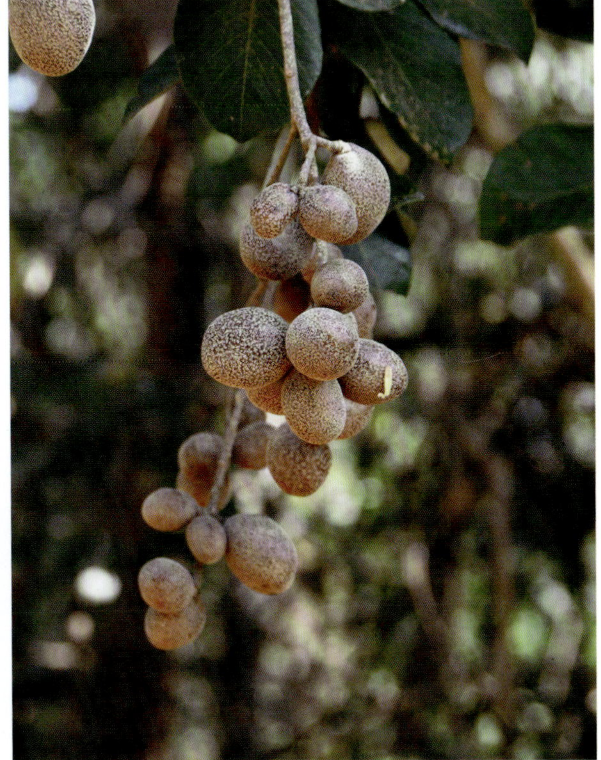

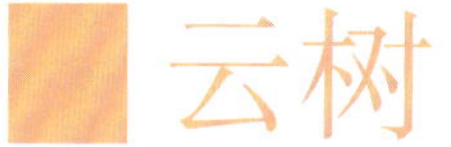

云树

Garcinia cowa

藤黄科 藤黄属

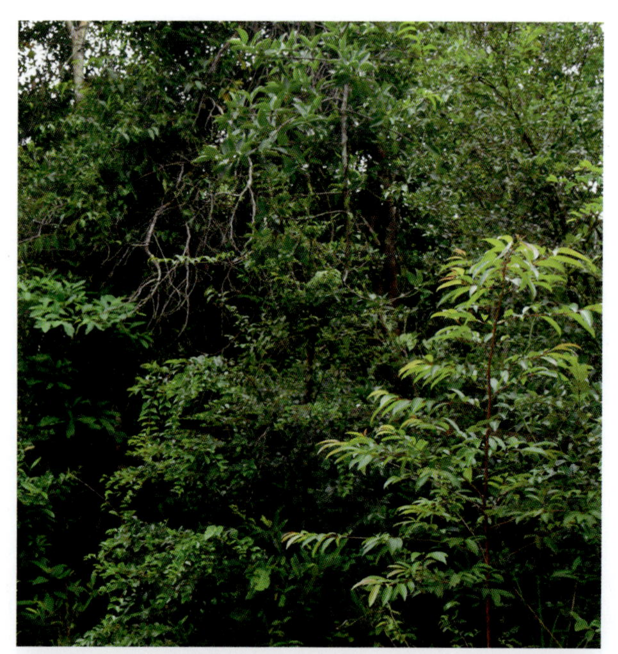

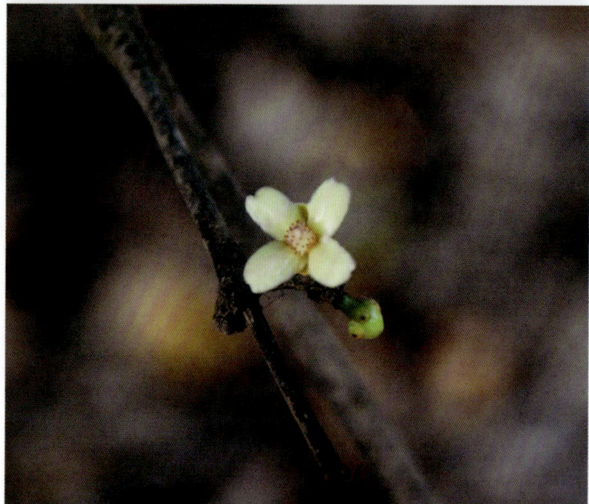

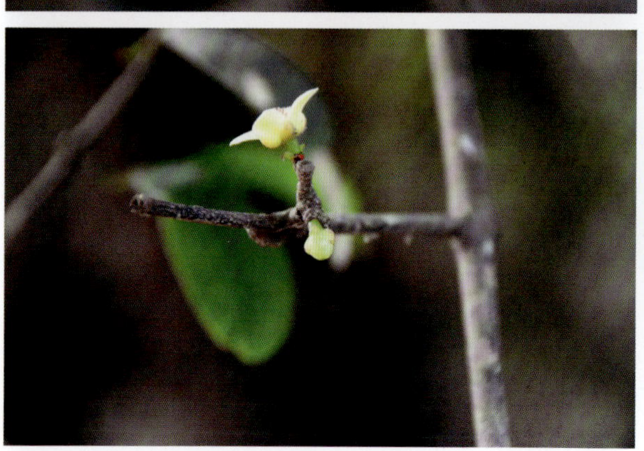

【特征】乔木。树皮暗褐色；树冠圆锥形，分枝多而细长，密集于树干顶端，平伸，先端通常下垂，小枝暗褐色，具纵条纹。叶片坚纸质，披针形或长圆状披针形，顶端渐尖或长渐尖，稀急尖或钝，基部楔形，有时微下延，中脉在上面下陷，下面隆起，侧脉 12~18 对，网脉两面明显。花单性，异株。雄花 3~8，顶生或腋生，伞形排列，总梗极短，有时近无梗而成簇生状，基部具钻形苞片 4；花梗纤细；花瓣黄色，雄蕊多数，约 40~50 枚，花丝合生成 1 束，束柄头状，有时少部分花药具短的花丝，无退化雌蕊。雌花通常单生叶腋，比雄花大；花梗粗壮；退化雄蕊下半部合生，包围子房的基部，花丝或长或短，通常短于子房；子房卵球形，4~8 室，柱头辐射状分裂，上面具乳头状瘤突，外面具 4~8 棱。果成熟时卵球形，暗黄褐色，外面具沟槽 4~8 条，果顶端通常突尖，偏斜；成熟种子 2~4，狭长，纺锤形，微弯，表面凹凸不平。

【药用信息】干燥胶树脂入药，消肿排脓，散瘀解毒，杀虫止痒，可做拔毒生肌药。

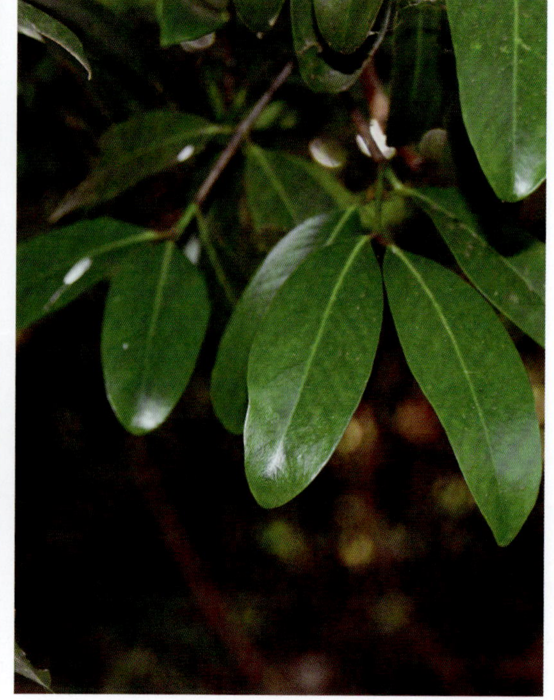

Garcinia pedunculata

藤黄科 藤黄属

大果藤黄

【特征】乔木。树皮厚，栓皮状。叶片坚纸质，椭圆形，倒卵形或长圆状披针形，顶端通常浑圆，稀钝渐尖，基部楔形，中脉粗壮，在上面微下陷，在下面隆起，侧脉整齐，斜升，9~14 对，第三次级脉几平行，互相联结，几不明显。花杂性，异株，4 基数；雄花序顶生，直立，圆锥状聚伞花序，有花 8~12 朵；花梗粗壮，自上至下渐细；萼片阔卵形或近圆形，厚肉质，边缘膜质；花瓣黄色，长方状披针形，雄蕊合生成 1 束，几无花丝或靠近退化雌蕊的少数几枚具短的花丝，束柄头状，包围退化雌蕊，花药多数，退化雌蕊圆柱状楔形，稍有棱，柱头盾形，具不明显的瘤突；雌花通常成对或单生于枝条顶端；花梗粗壮，微 4 棱形，基部具半圆形苞片 2；子房近圆球形，8~10 室，柱头辐射状，8~10 裂，上面具乳头状瘤突；退化雄蕊基部联合成 1 轮，包围子房，约 80~100 枚，上端部分分离。果大，成熟时扁球形，两端凹陷，黄色，光滑。种子 8~10，肾形，假种皮多汁。

【药用信息】含有大量的羟基柠檬酸，能抑制脂肪的合成，含藤黄新酸，对肿瘤和癌症有一定的抑制作用。

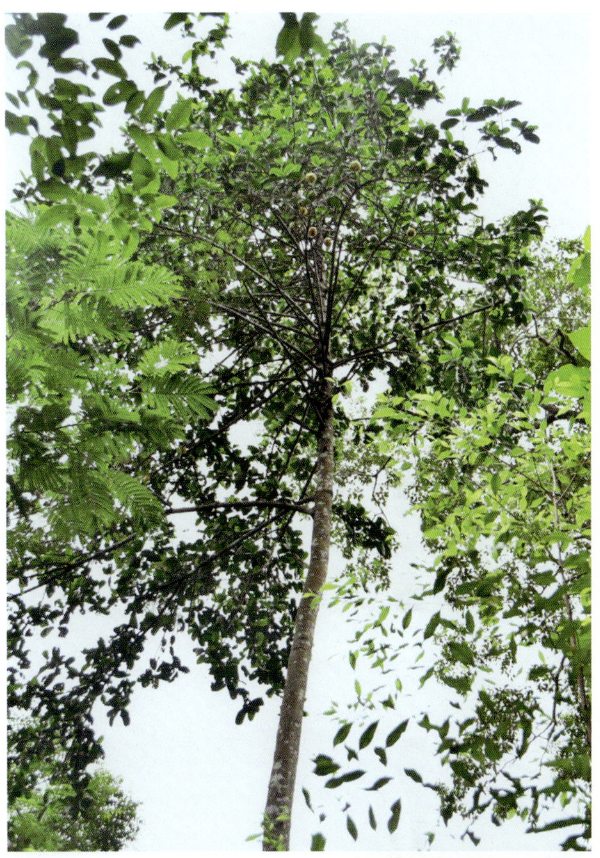

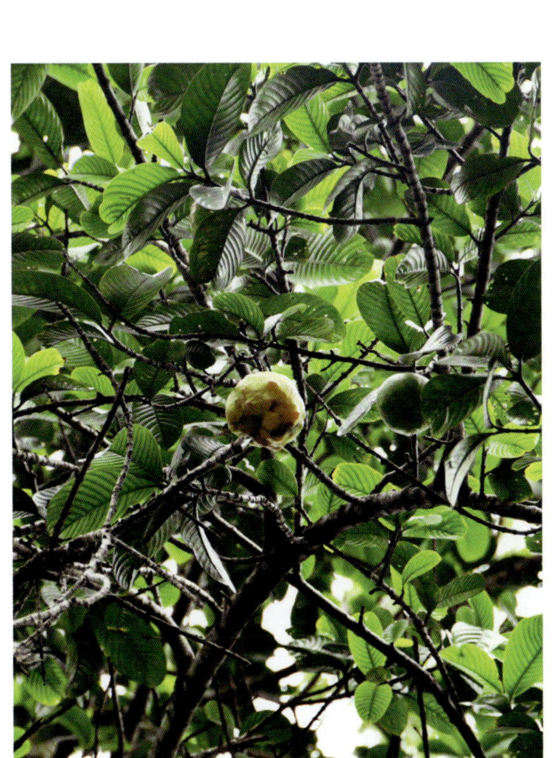

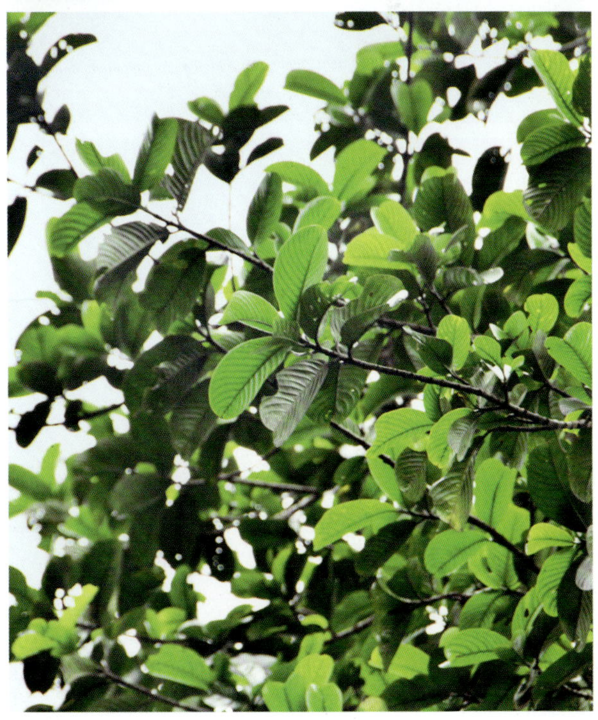

夹竹桃叶黄牛木

Cratoxylum neriifolium

藤黄科 黄牛木属

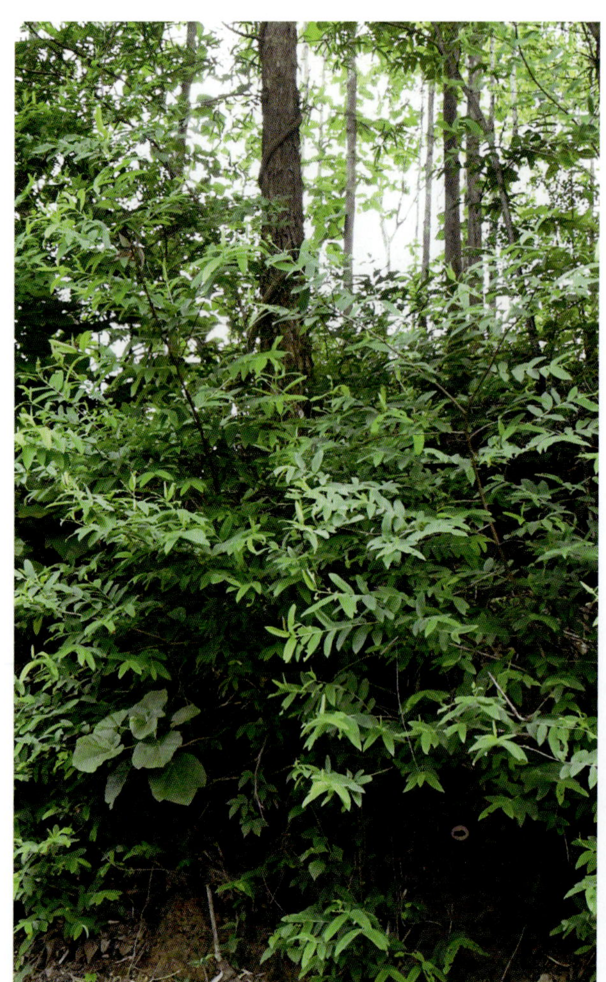

【特征】落叶乔木；外皮厚，粗裂，剥落，黑色，有裂缝，非常粗糙；小枝圆柱状到扁平，光滑，无伤痕，黑色到黑红色到绿色。叶无柄，披针形到椭圆形到长圆形，基部圆形到稍心形，先端锐尖到圆形到渐尖，坚革质，偶有白霜，中脉正面明显凹陷，在背面更明显，叶正面浅黄色到红色或棕色，背面黄色到暗红色，次生，次生间和缘内脉存在，全部可见。花序轴扁平，圆锥花序具许多圆柱状分枝；花通常在 3 朵为一组，形成一拉长的花序，不在成熟叶的叶腋但在叶小枝上；花梗的长度可变。萼片绿棕色，倒卵形。花瓣两倍于萼片长，明亮的猩红色；花丝游离。果 8~9，被宿存萼片覆盖。每室种子 6~8 粒。

【药用信息】根、树皮及嫩叶入药，治感冒、腹泻。

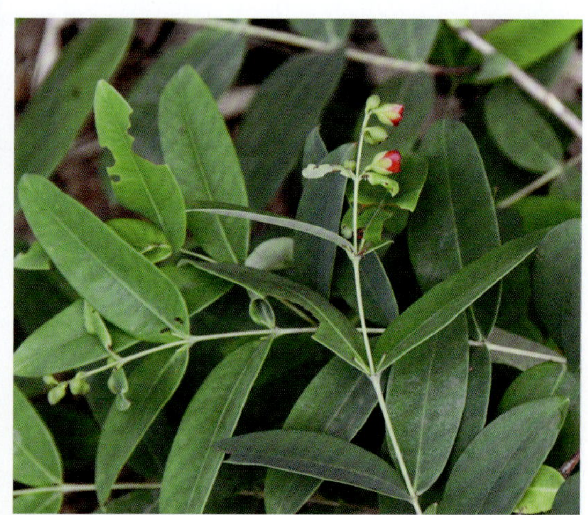

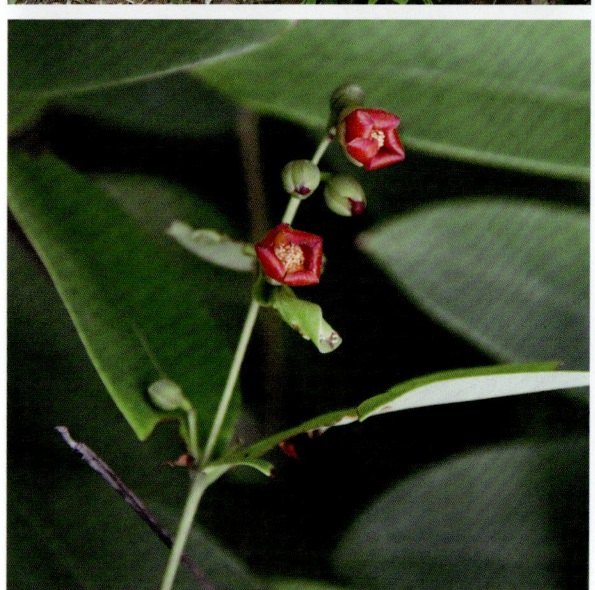

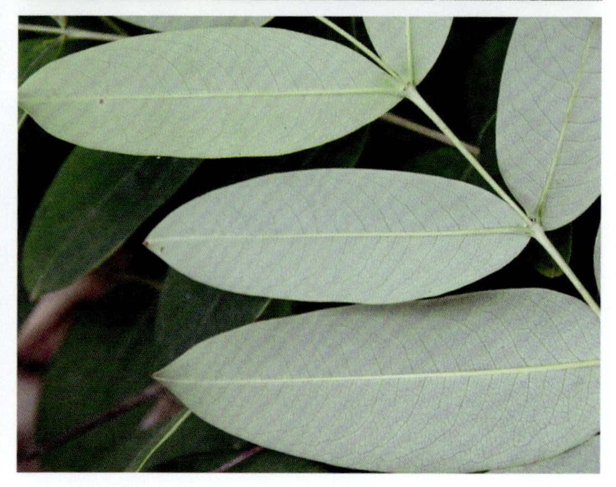

Disporum calcaratum

秋水仙科 万寿竹属

距花万寿竹

【特征】根状茎曲折，横出；根质地较硬。茎具棱，上部有分枝。叶纸质或厚纸质，卵形、椭圆形或矩圆形，先端骤尖或渐尖，基部圆形或近心形，边缘和下面脉上稍粗糙。伞形花序有花 10 多朵，着生在与中上部叶对生的短枝顶端；花梗在果期较粗，下弯，棱上密生乳头状突起；花紫色；花被片倒披针形，先端尖，基部有直出或向外斜出的长距；花柱连同 3 裂柱头比子房长 2~3 倍；雌雄蕊均不伸出花被之外。浆果近球形。种子褐色。

【药用信息】根状茎入药，益气补肾、润肺止咳。

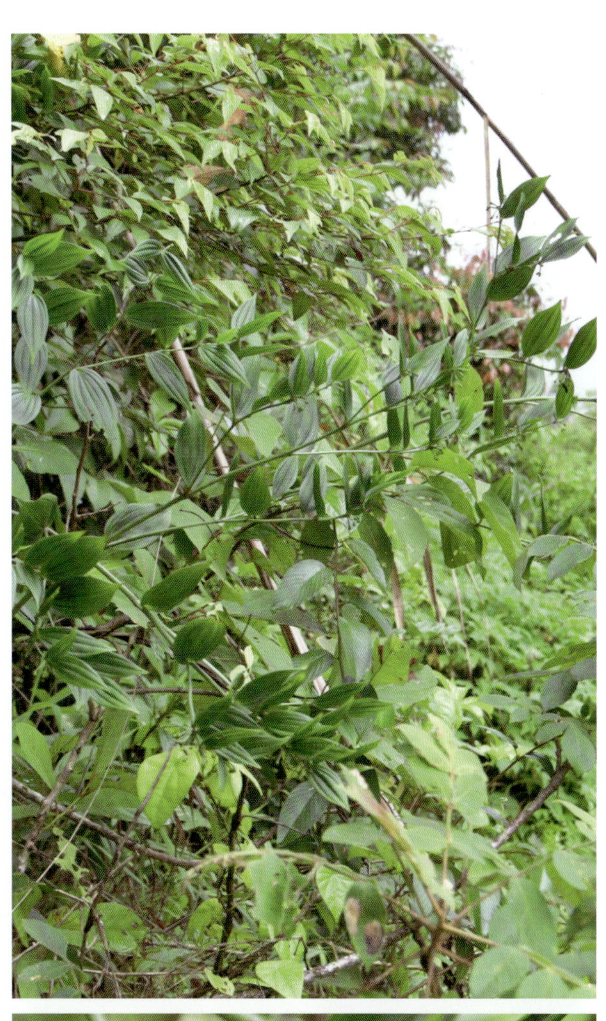

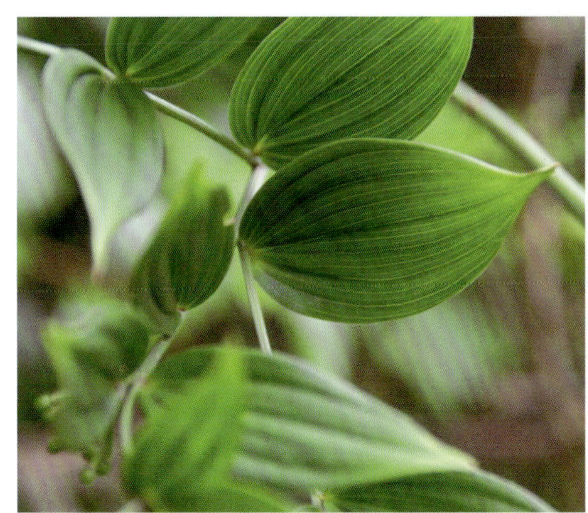

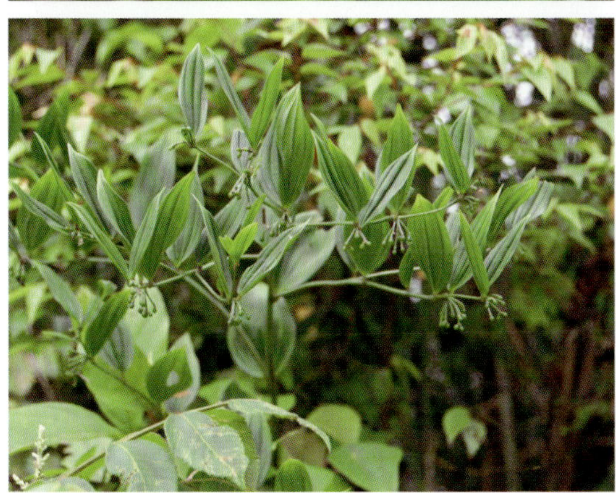

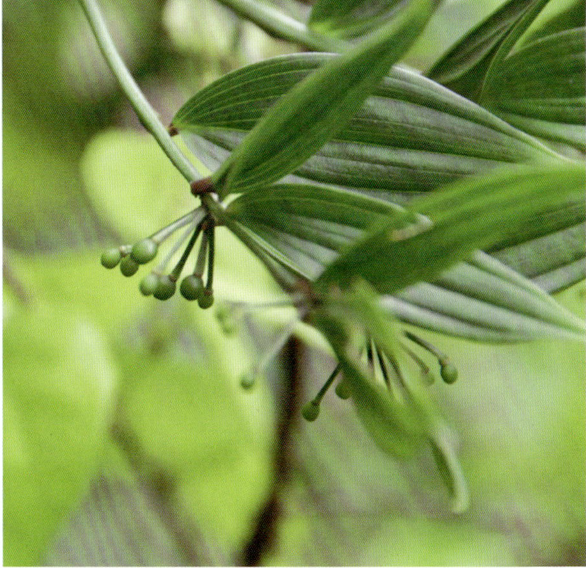

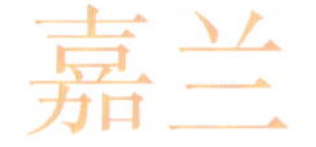

嘉兰

Gloriosa superba

秋水仙科 嘉兰属

【特征】攀缘植物。根状茎块状、肉质，常分叉。叶通常互生，有时兼有对生的，披针形，先端尾状并延伸成很长的卷须（最下部的叶例外），基部有短柄。花美丽，单生于上部叶腋或叶腋附近，有时在枝的末端近伞房状排列；花被片条状披针形，反折，由于花俯垂而向上举，基部收狭而多少呈柄状，边缘皱波状，上半部亮红色，下半部黄色，宿存；花药条形；花柱丝状，与花丝近等长。

【药用信息】根状茎有剧毒，含秋水仙碱。

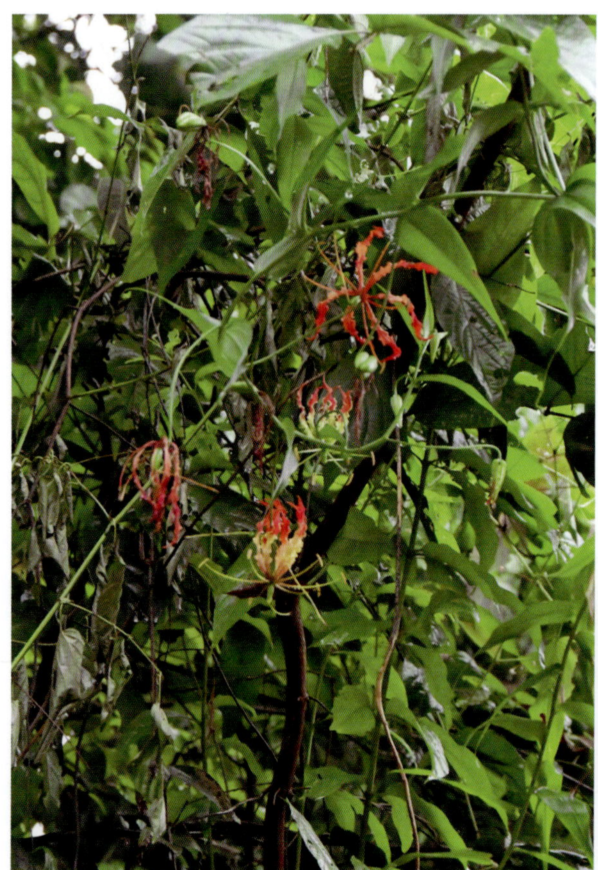

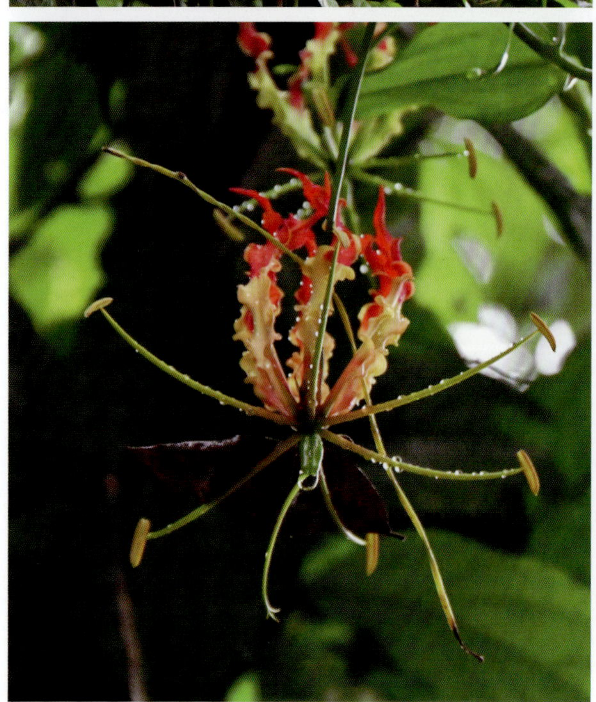

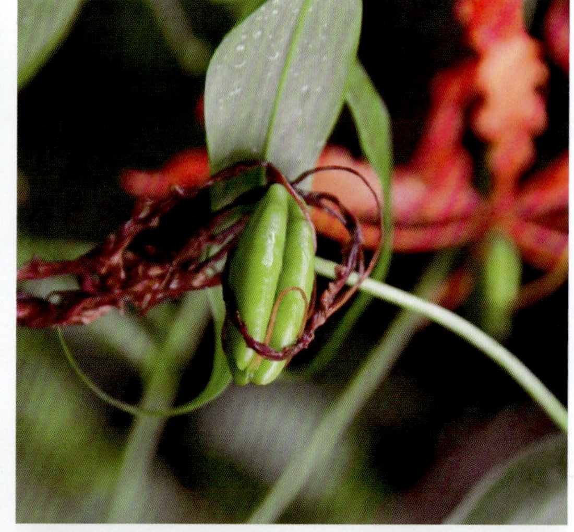

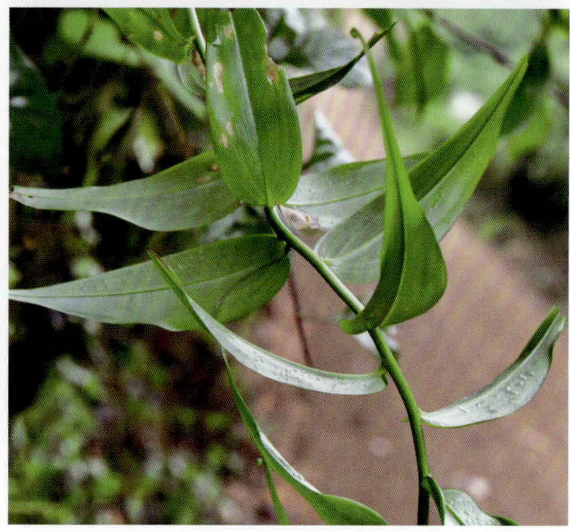

Combretum punctatum

使君子科 风车子属

盾鳞风车子

【特征】攀缘灌木或藤本。小枝密被锈色或灰色鳞片。叶对生，披针形、卵状披针形或窄椭圆形，先端常突渐尖，基部钝圆，两面无毛，密被鳞片，下面尤密。假头状穗状花序组成顶生及腋生圆锥花序，被灰或锈色鳞片；苞片叶状，椭圆形；花 4 数，无梗，无小苞片；萼筒上部杯状，密被锈色鳞片，下部漏斗状；萼齿 4，三角形；花盘漏斗状，边缘分离，被髯毛；花瓣倒卵形，黄色；雄蕊 8。果常近圆形，有时倒梨形，顶端内凹或平截，基部渐窄成短柄，具 4 翅；翅茶褐色，疏被或密被鳞片。

【药用信息】种子入药，作驱蛔药。

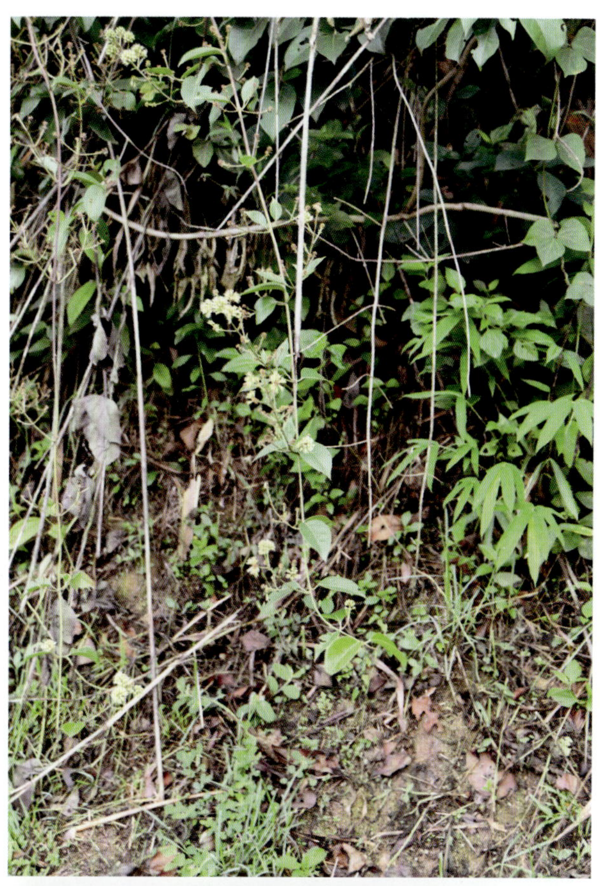

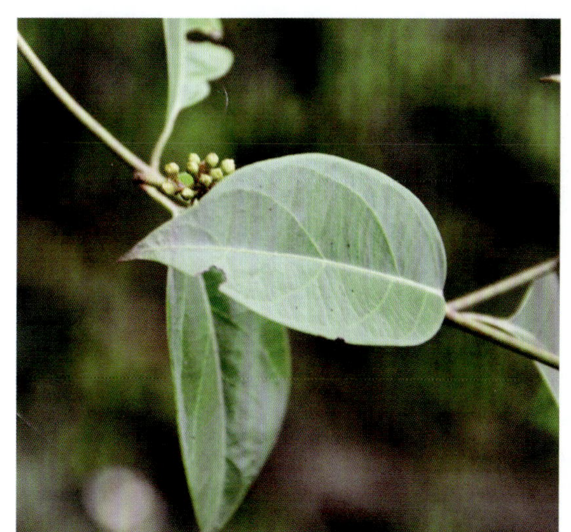

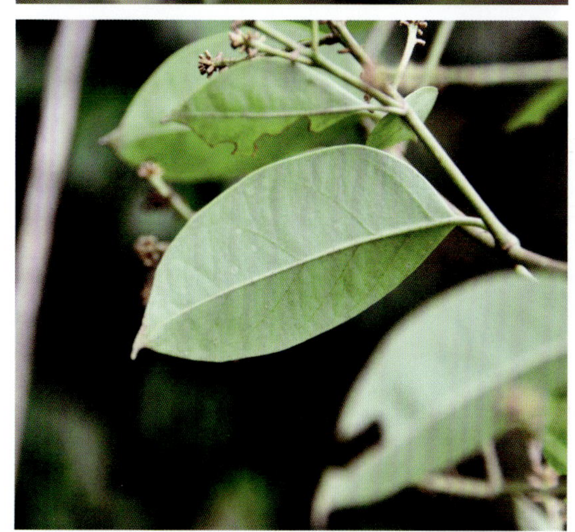

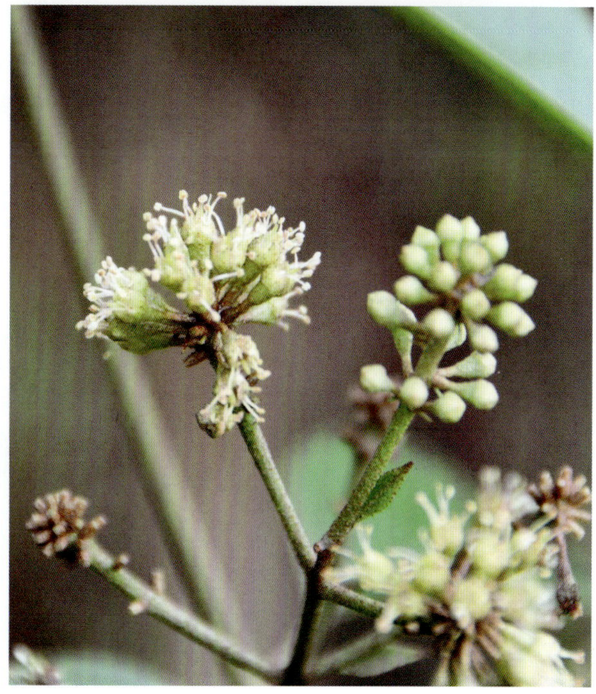

四轮风车子

Combretum quadrangulare

使君子科 风车子属

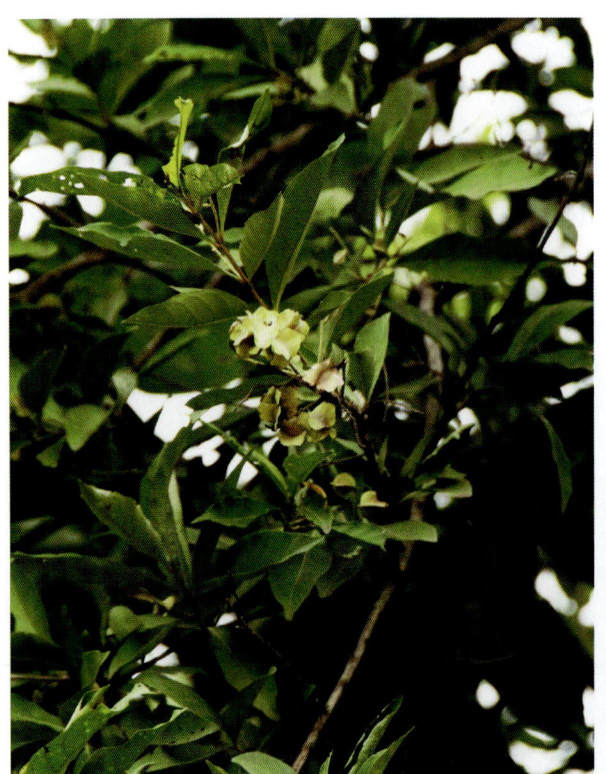

【特征】灌木或乔木，树高 5~10m，有幼枝，尖锐四边形或非常狭四边形。叶单生，对生，椭圆形或倒卵形，宽 3~8cm，长 6~16cm，叶柄锐脊。花序顶生和腋生穗状花序；花很小，呈黄白色。果干燥，薄四边形。种子带褐红色，椭圆形，4 角。

【药用信息】含多种萜类和类黄酮成分。

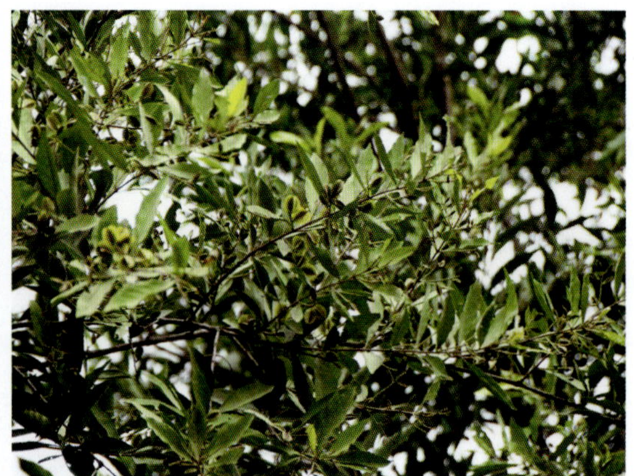

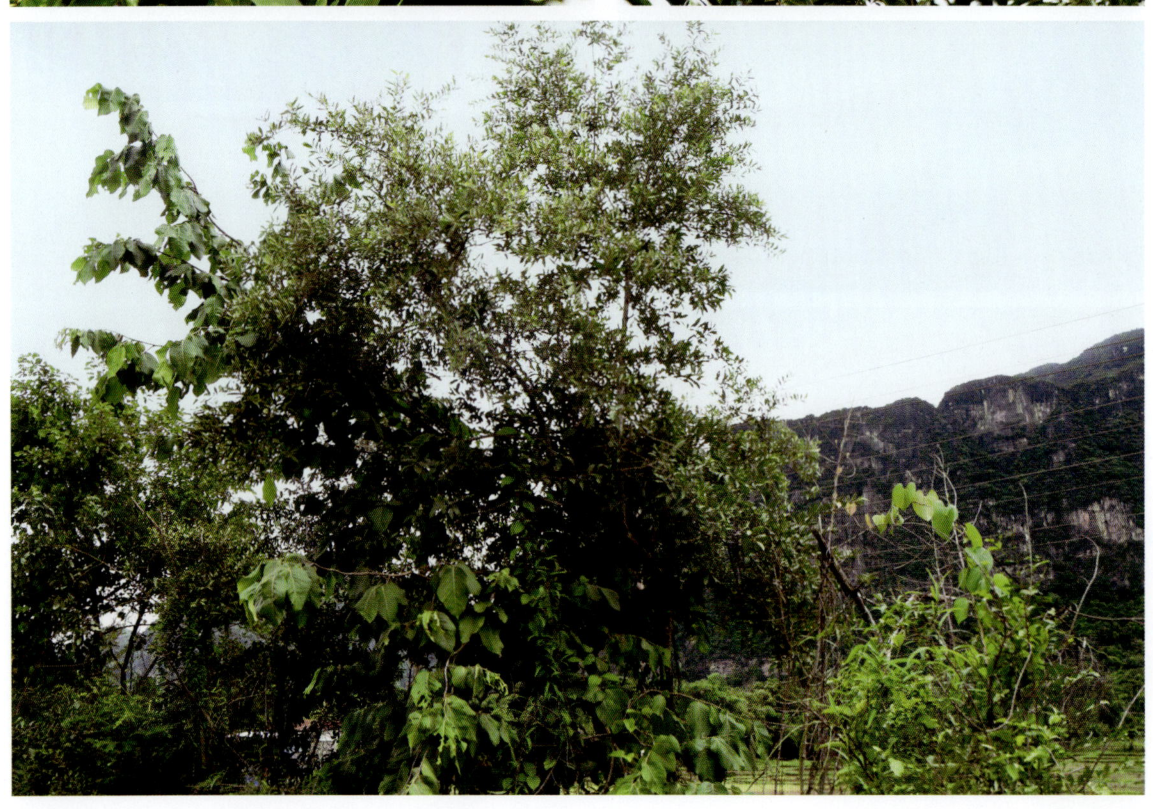

毛榄仁

【特征】常绿大乔木，树高 20~30m，直径 1m 左右。叶片狭长。花黄色，有 5 个花瓣。种子小，黑色，坚果椭圆形。

【药用信息】果实入药，敛肺涩肠，治慢性痢疾。

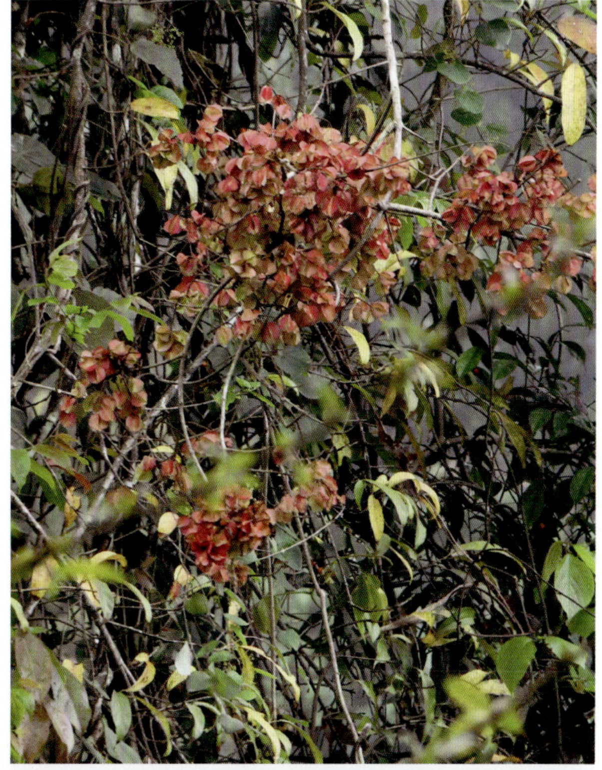

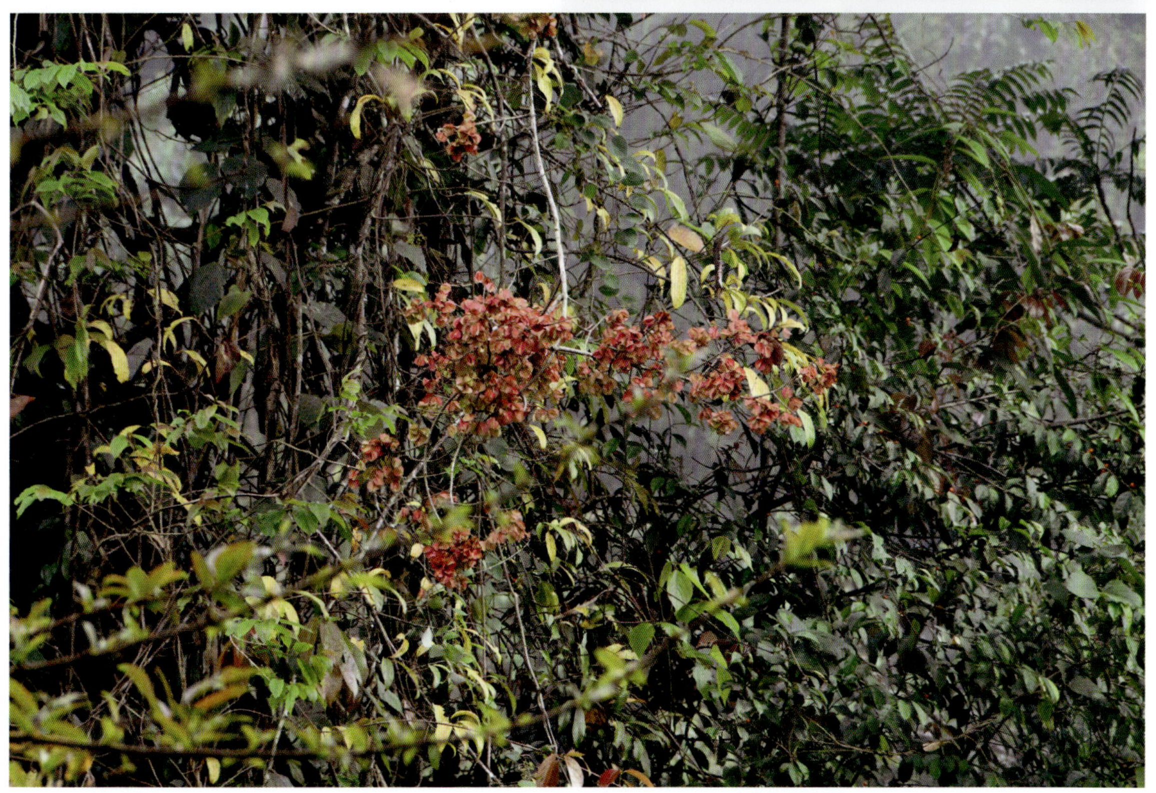

细竹篙草

Murdannia simplex

鸭跖草科 水竹叶属

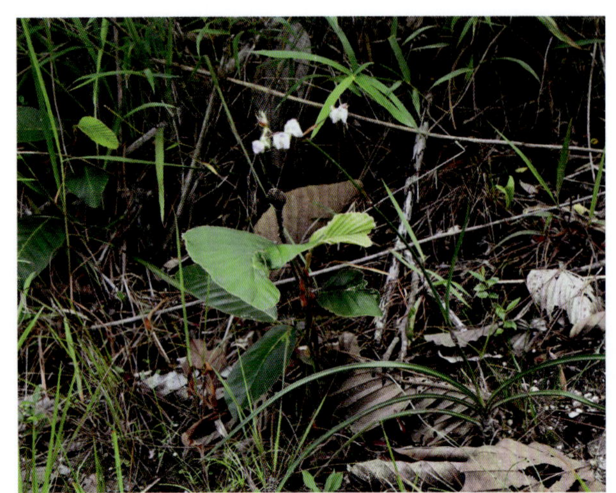

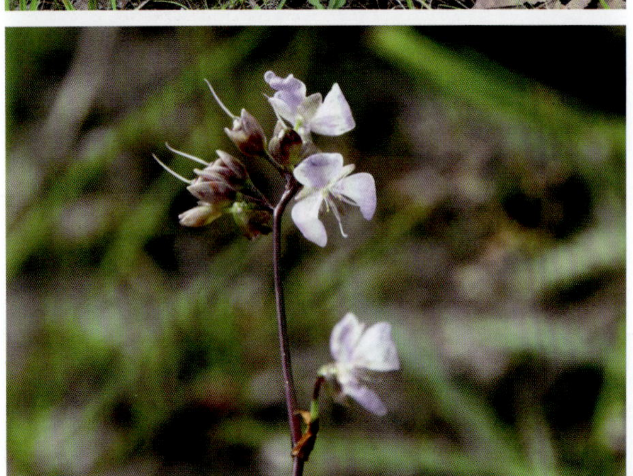

【特征】多年生草本，全体近无毛。根须状，多条等粗，粗壮，密被长茸毛。主茎不育，短缩，有丛生而长的叶，可育茎由主茎基部发出，单支或 2~4 支，通常直立，有时上升。叶在主茎上的丛生，禾叶状；在可育茎上的叶常仅 2~3 枚，有时多枚，下部的较长，上部的较短。蝎尾状聚伞花序数个，组成顶生狭圆锥花序；聚伞花序短；总苞片膜质，早落，卵形或卵状披针形；花序梗很短。花在花蕾时下垂，花后上升；苞片早落，约与萼片等长，萼片浅舟状；花瓣紫色；能育雄蕊 2 枚，退化雄蕊 3 枚，花丝被长须毛。蒴果卵圆状三棱形。种子褐黑色，具多数白色瘤点，瘤点以胚盖为中心辐射状排列。

【药用信息】全草入药，淆热凉血、止血。

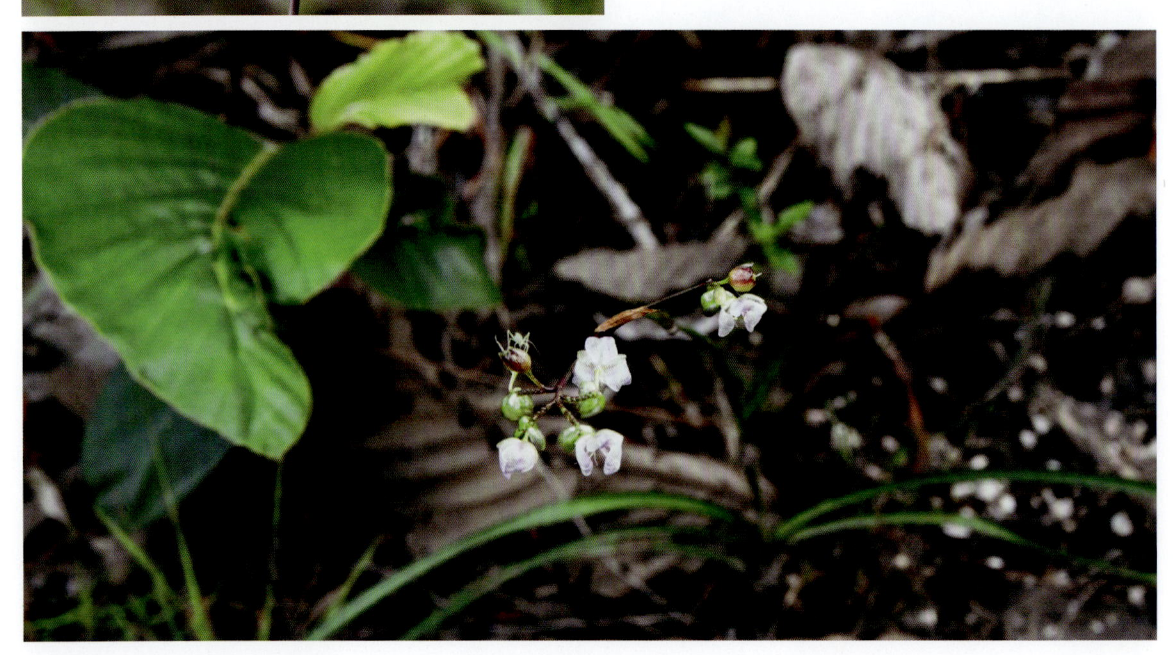

腺毛水竹叶

【特征】多年生草本。根多数，末端纺锤状加粗，密被长绵毛，少数根长而不加粗，不密被绵毛。基生叶数片，莲座状，剑形，叶鞘生柔毛，叶片边缘皱波状，下部边缘有长睫毛，他处几乎无毛。茎单支，直立，无毛或密被细硬毛，有 1~2 片叶子。茎生叶与基生叶同型而几乎等大或上部一枚略小些。花数朵簇生总苞片腋间，在茎顶端集成穗状花序；总苞片鞘状，但有时最下一枚稍呈叶状，但比叶小得多，疏被长硬毛；花梗被头状腺毛，中部有一个鞘状膜质小苞片，中上部有一个关节；萼片披针形，浅舟状，顶端渐尖，外面被腺毛；花瓣紫色、紫红色或蓝色，圆形，有爪；雄蕊仅 2 枚能育，花丝下部有绵毛。蒴果宽椭圆状三棱形，与宿存的萼片几乎等长。种子每室有 4 颗，灰色。

【药用信息】含 β-蜕皮甾酮，微量的水龙骨素，清热解毒，利尿。

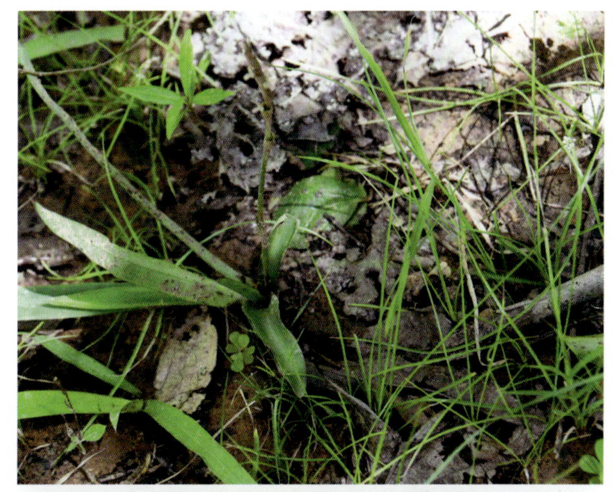

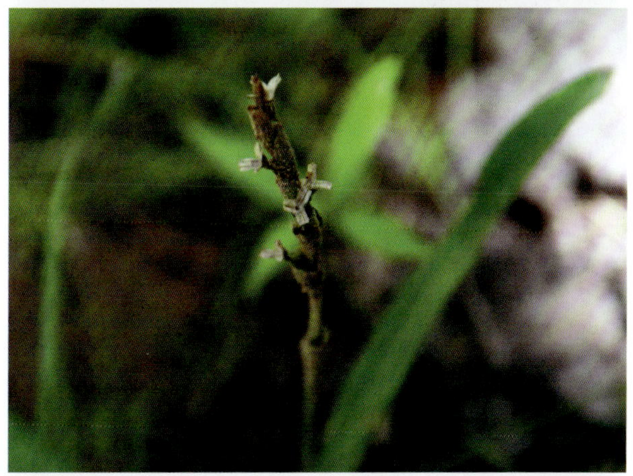

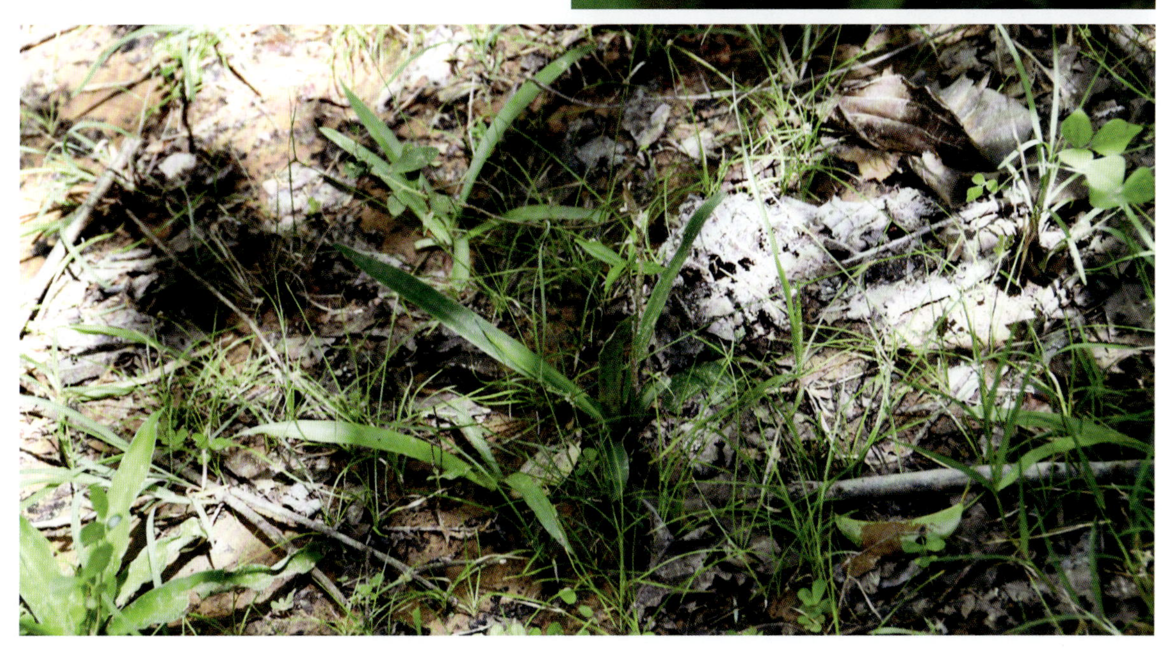

孔药花

Porandra ramosa

鸭跖草科 孔药花属

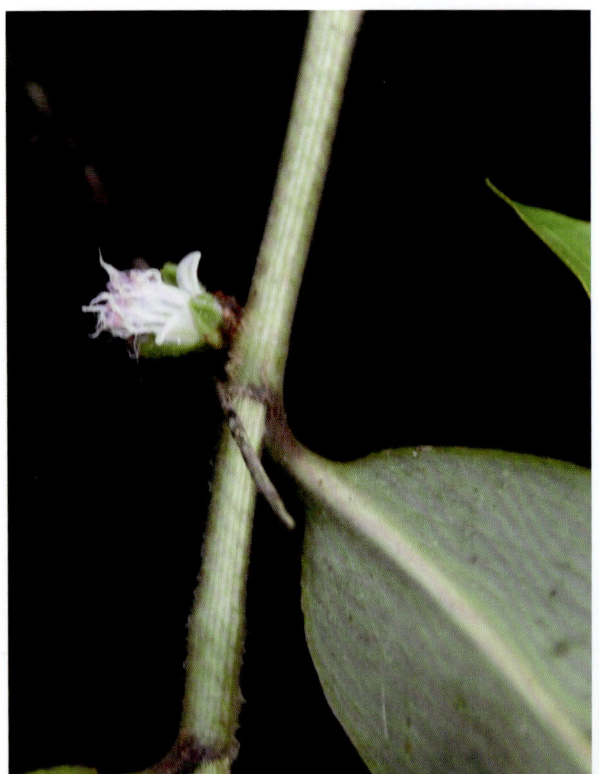

【特征】多年生攀缘草本。茎无毛，上部分枝。叶鞘初时被硬毛，后变无毛且为棕色，口部有长睫毛；叶有短柄，叶片椭圆形至披针形，基部圆钝至宽楔形，顶端渐尖或尾状渐尖，背面多少被硬毛。头状花序有花数朵；苞片三角状卵圆形，无毛或有疏硬毛；萼片矩圆形，龙骨状，外被长硬毛；花瓣粉红色，长圆形，花药滴水状，药室顶端分离，顶孔开裂；子房被多细胞长硬毛。蒴果卵状球形，三棱，被长硬毛，种子 2。

【药用信息】暂无药用信息。

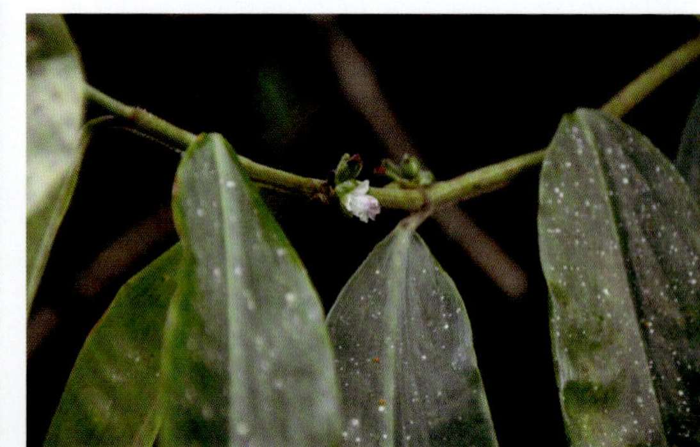

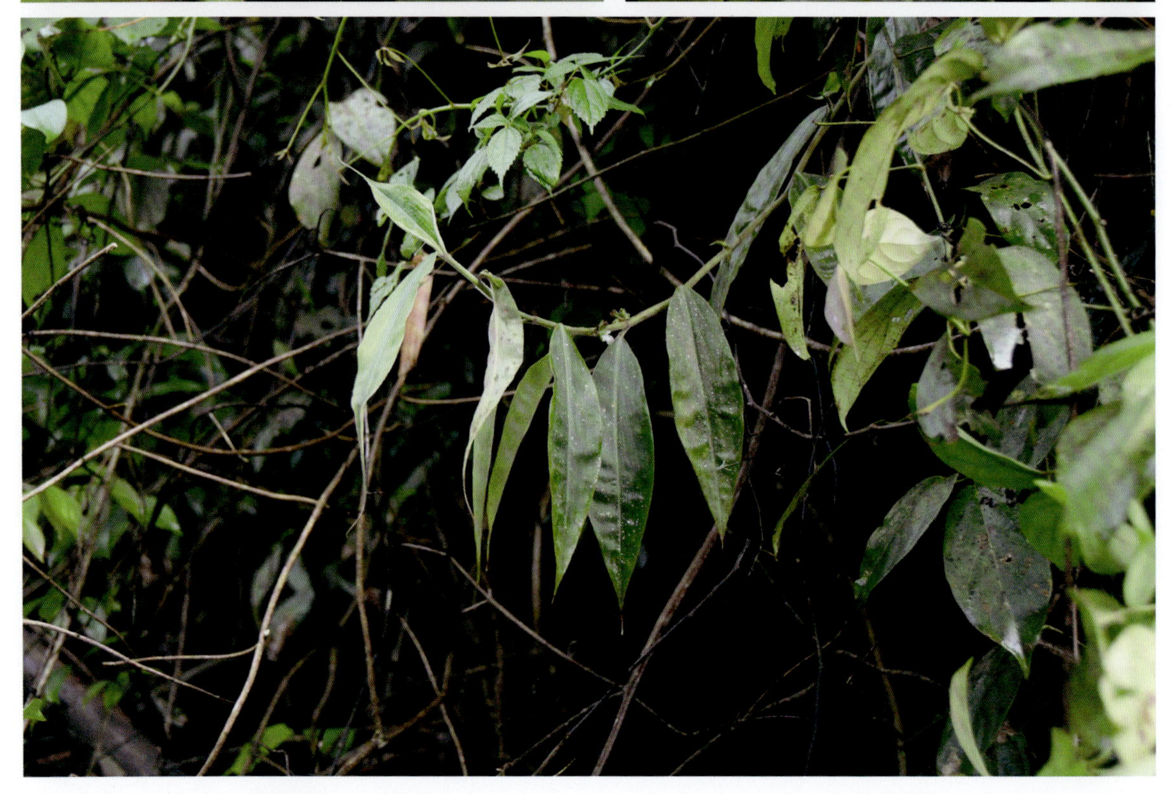

南圻牛栓藤

【特征】藤本或小乔木，叶 5~7，具小叶，无毛；小叶卵圆形或椭圆形，基部圆形，顶端渐尖，下方微疣状；侧脉 5~7 对，向边缘弯曲。萼片披针形，锐利，外披针形，密被柔毛，内无毛。花瓣线形，锐尖或钝圆，外被柔毛，内被稀疏短柔毛，点状。果斜椭圆形，短具柄；果皮薄，外部呈乳白色，内部密被柔毛。

【药用信息】树皮含收敛物质，常作药用，种子粉碎用作泻药，有驱绦虫之效。

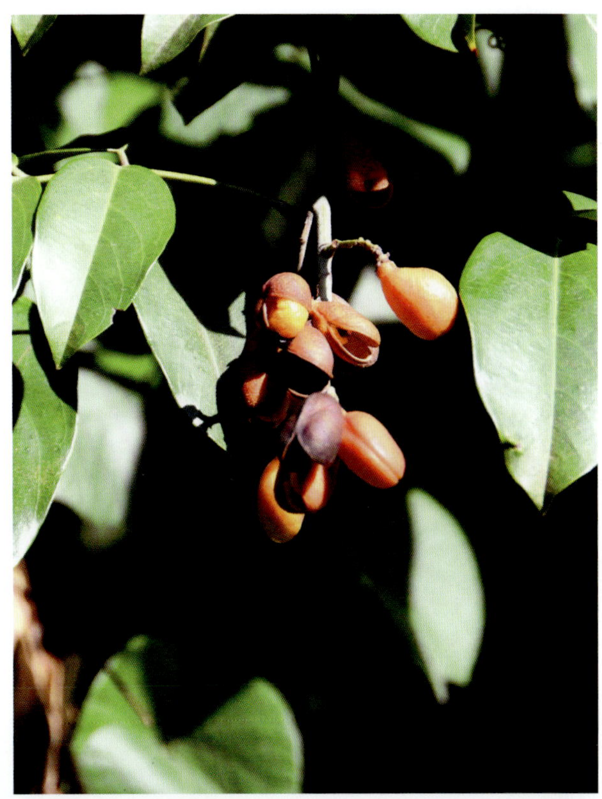

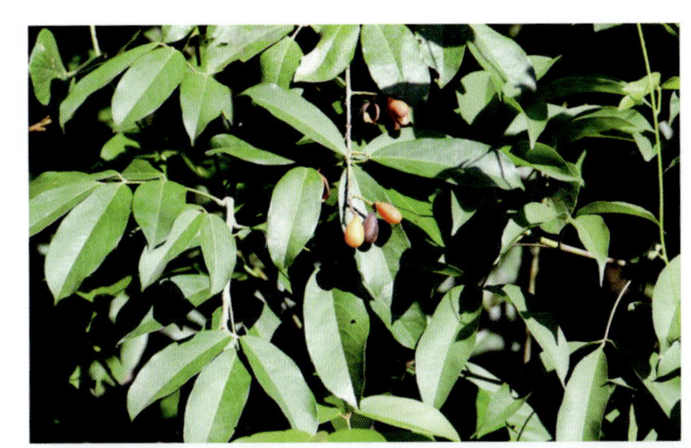

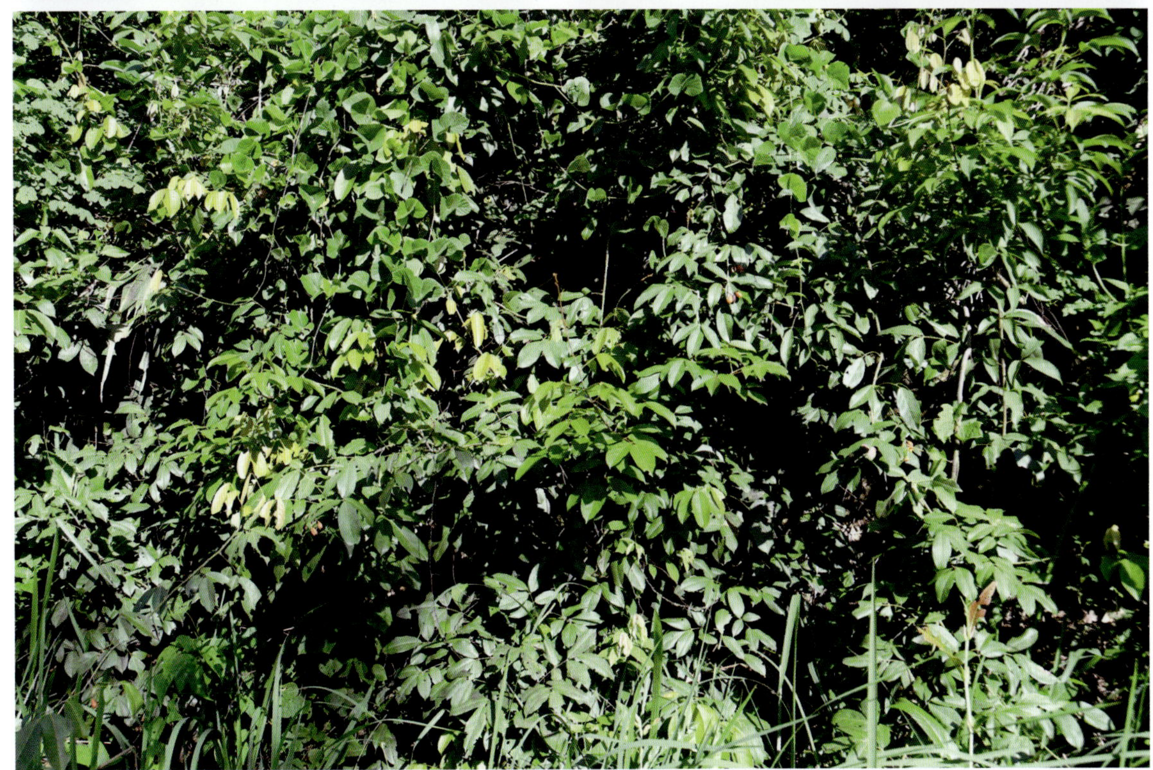

小叶红叶藤

Rourea microphylla

牛栓藤科 红叶藤属

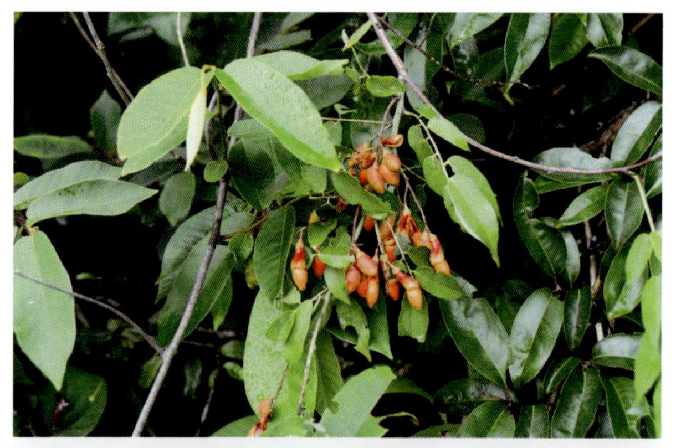

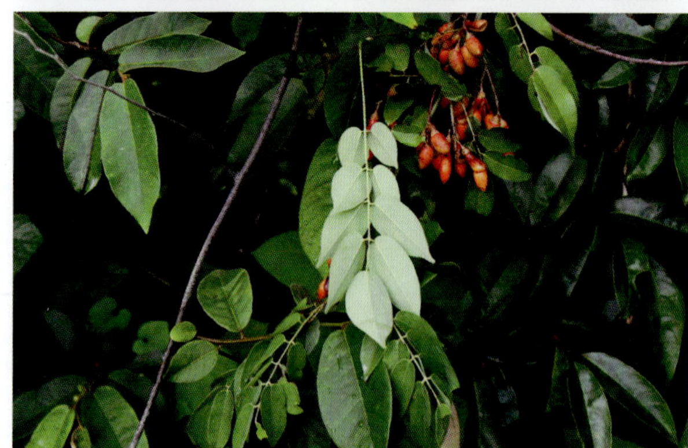

【特征】攀缘灌木。多分枝，无毛或幼枝被疏短柔毛，枝褐色。奇数羽状复叶，小叶通常 7~17 片，有时多至 27 片，叶轴无毛，小叶片坚纸质至近革质，卵形、披针形或长圆披针形，先端渐尖而钝，基部楔形至圆形，常偏斜，全缘，两面均无毛，上面光亮，下面稍带粉绿色；中脉在腹面凸起，侧脉细，小叶柄极短，无毛。圆锥花序，丛生于叶腋内，总梗和花梗均纤细，苞片及小苞片不显著；花芳香，萼片卵圆形，先端急尖，内外两面均无毛，边缘被短缘毛；花瓣白色、淡黄色或淡红色，椭圆形，先端急尖，无毛，有纵脉纹；雄蕊 10，花药纵裂；雌蕊离生，子房长圆形。蓇葖果椭圆形或斜卵形，成熟时红色，弯曲或直，顶端急尖，有纵条纹，沿腹缝线开裂，基部有宿存萼片。种子椭圆形，橙黄色，为膜质假种皮所包裹。

【药用信息】茎皮含单宁，可提取栲胶；又可作外敷药用。

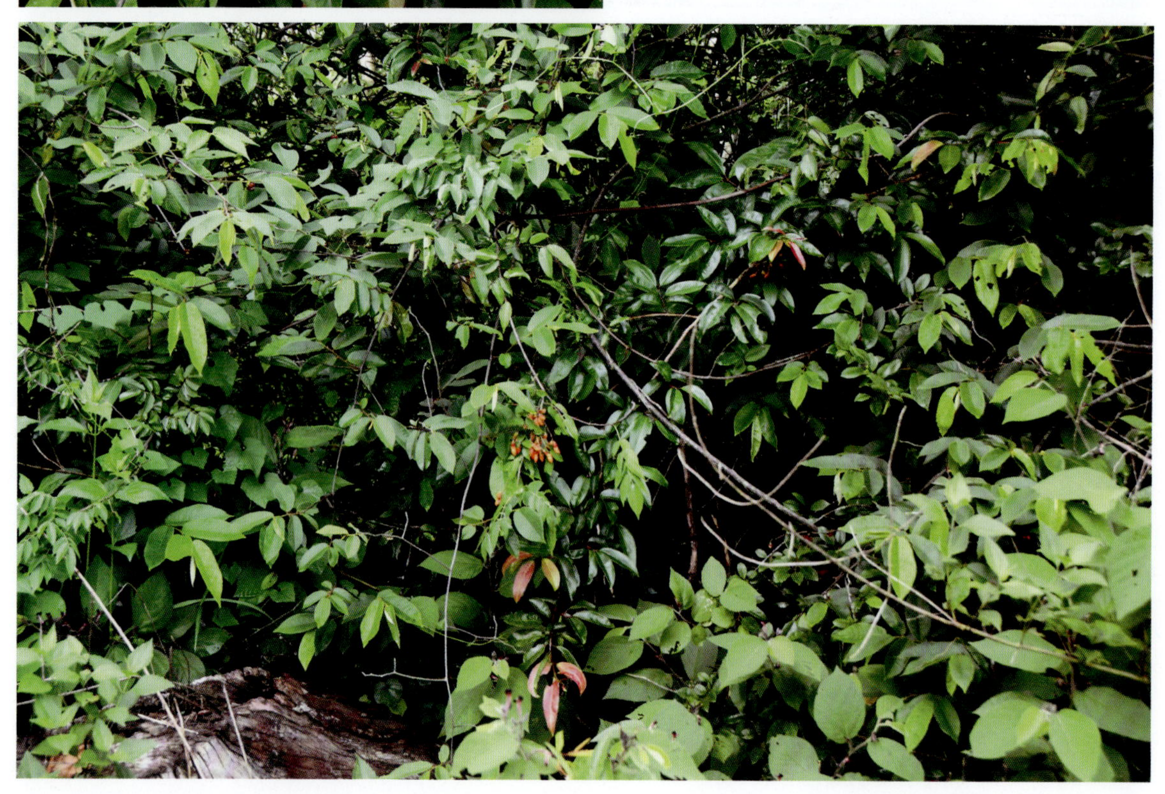

Evolvulus nummularius

旋花科 土丁桂属

短梗土丁桂

【特征】多年生草本植物；茎匍匐，在节上生根，纤细，长柔毛或糙毛。叶二列；叶片近圆形或宽长圆形，下面无毛或贴伏具柔毛，暗具点，基部心形到圆形，先端圆形或微缺；侧脉2或3对。花单生或成对；花序梗无或可达2mm；花梗密被长柔毛；萼片长卵形到长圆形，宿存，外面具柔毛，边缘具缘毛；花冠宽钟状或近旋转，白色，5浅裂；雄蕊着生在花冠筒的中间，基部无毛，花药长圆形；子房球形，花柱裂片线形，柱头微小头状。蒴果卵球形，种子棕色，卵球形三棱，小具瘤。

【药用信息】全草入药，散瘀止痛，清湿热。治小儿结肠炎、消化不良、白带、支气管哮喘、咳嗽、跌打损伤、腰腿痛、痢疾、头晕目眩、泌尿系感染、血尿、蛇伤、眼膜炎等。

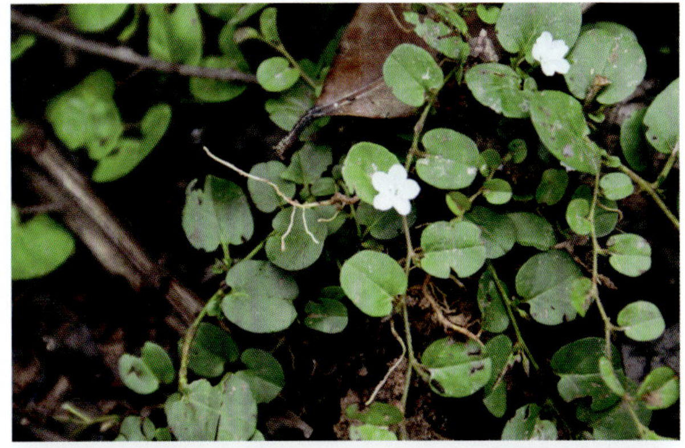

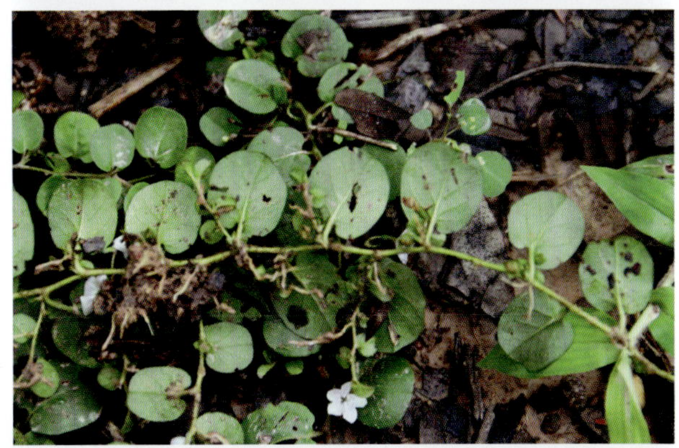

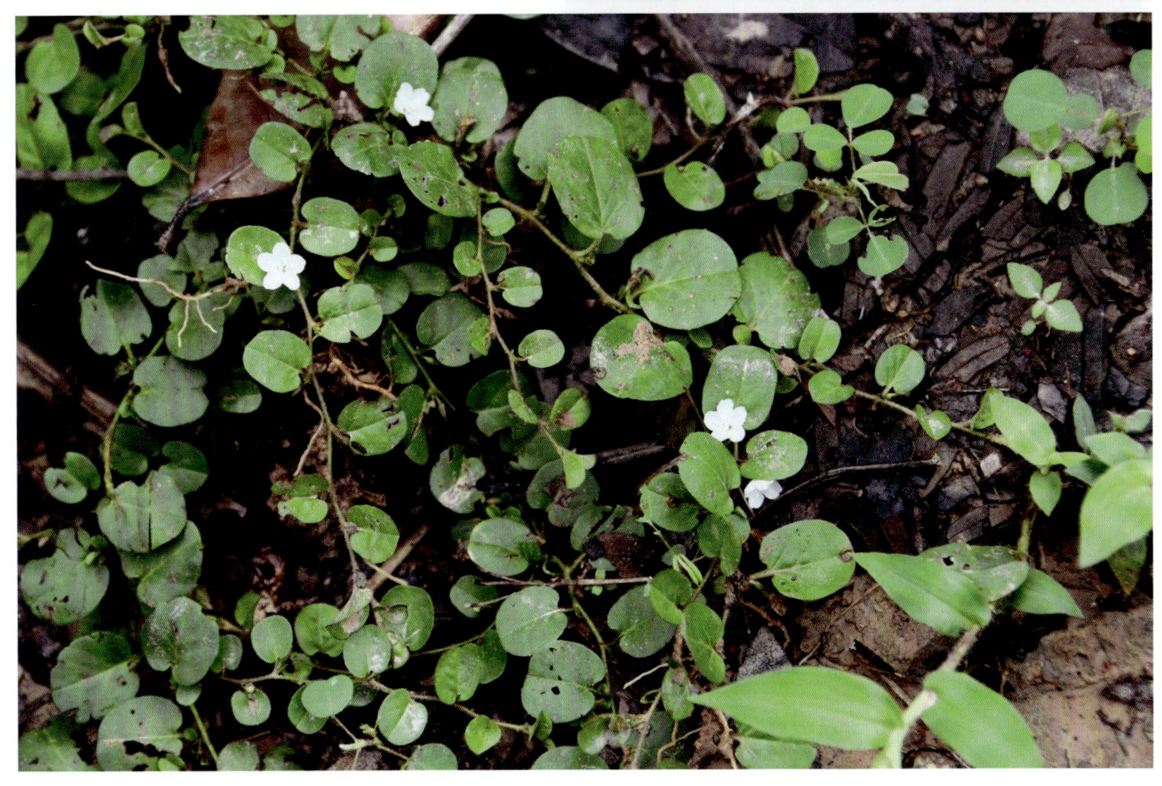

髯毛八角枫

Alangium barbatum

山茱萸科 八角枫属

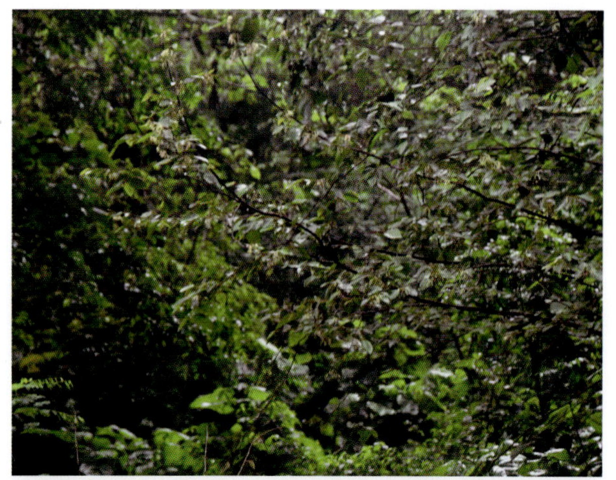

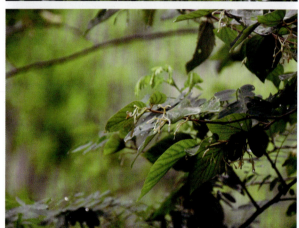

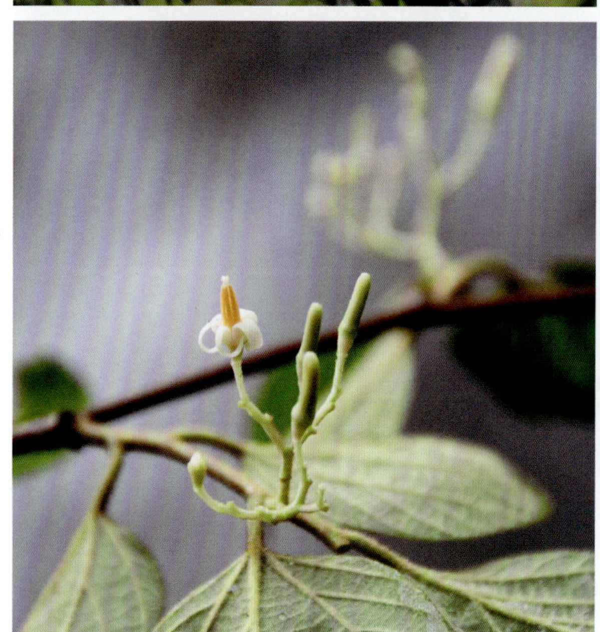

【特征】落叶灌木或小乔木。小枝纤细，幼时密被黄色硬毛状微茸毛，后较稀少。叶纸质或薄纸质，常不分裂，叶片阔椭圆形或卵状矩圆形，顶端渐尖或尾状渐尖，基部近心形或近圆形，显著偏斜，常全缘，上面深绿色，下面淡绿色，幼时两面均密被黄硬毛和微茸毛，沿叶脉更密，后较稀疏，有时沿叶脉有粗伏毛，主脉 3~5 条，侧脉 6~10 对；叶柄被硬毛和微茸毛，叶柄基部微扭曲。聚伞花序有硬毛和微茸毛，有花 10~20朵；苞片线形至丝状；花5~7基数，常为6基数；花萼筒漏斗状，稀圆筒状；花瓣白色至黄色，外面有微茸毛，内面有紧贴的长毛；雄蕊 5~7，花丝顶端膨大具硬毛，其余无毛，药隔内侧有疏柔毛；花盘近球形，微 4 裂；花柱无毛，柱头头状。果实绿色，卵圆形或椭圆形，顶端具宿存的萼齿及花盘。

【药用信息】叶、花、根入药，祛风通络，散瘀止痛。治风湿性关节炎、心力衰竭、腰肌劳损、劳伤腰痛、鹤膝风、跌打损伤、喘咳。

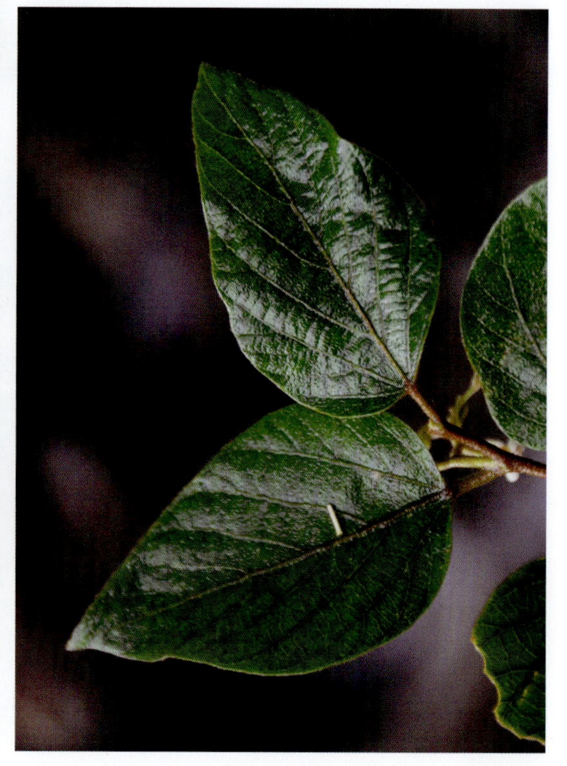

Alangium kurzii

山茱萸科 八角枫属

毛八角枫

【特征】落叶小乔木，稀灌木。树皮深褐色，平滑；小枝近圆柱形；当年生枝紫绿色，有淡黄色茸毛和短柔毛，多年生枝深褐色，无毛，具稀疏的淡白色圆形皮孔。叶互生，纸质，近圆形或阔卵形，顶端长渐尖，基部心形或近心形，稀近圆形，倾斜，两侧不对称，全缘，上面深绿色，幼时除沿叶脉有微柔毛外，其余部分无毛，下面淡绿色，有黄褐色丝状微茸毛，叶上更密；主脉 3~5 条，在上面显著，下面凸起，侧脉 6~7 对，上面微现，下面显著；叶柄近圆柱形，有黄褐色微茸毛，稀无毛。聚伞花序有 5~7 花；花萼漏斗状，常裂成锐尖形小萼齿 6~8，花瓣 6~8，线形，基部粘合，上部开花时反卷，外面有淡黄色短柔毛，内面无毛，初白色，后变淡黄色；雄蕊 6~8，略短于花瓣；花丝稍扁，有疏柔毛，花药药隔有长柔毛；花盘近球形，微呈裂痕，有微柔毛；子房 2 室，每室有胚珠 1 颗；花柱圆柱形，上部膨大，柱头近球形，4 裂。核果椭圆形或矩圆状椭圆形，幼时紫褐色，成熟后黑色，顶端有宿存的萼齿。

【药用信息】干燥的根、茎、枝条中含安可任 (ankorine) 和消旋毒藜碱 (d1-anabasine)2 种生物碱，主治跌打瘀肿，骨折。

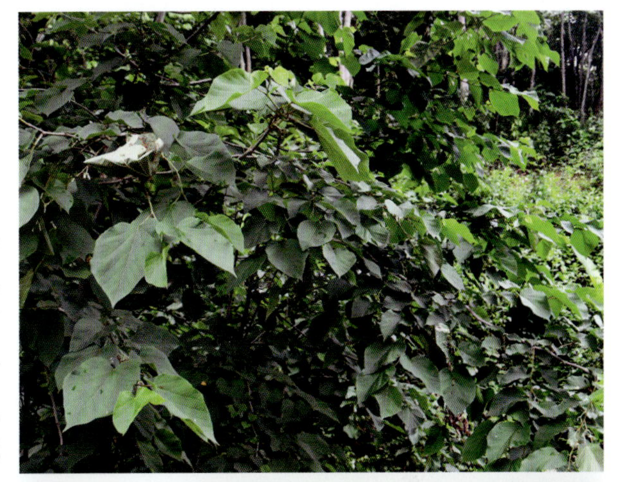

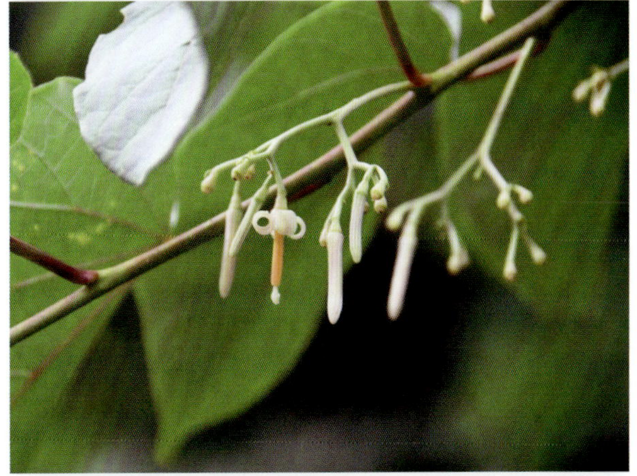

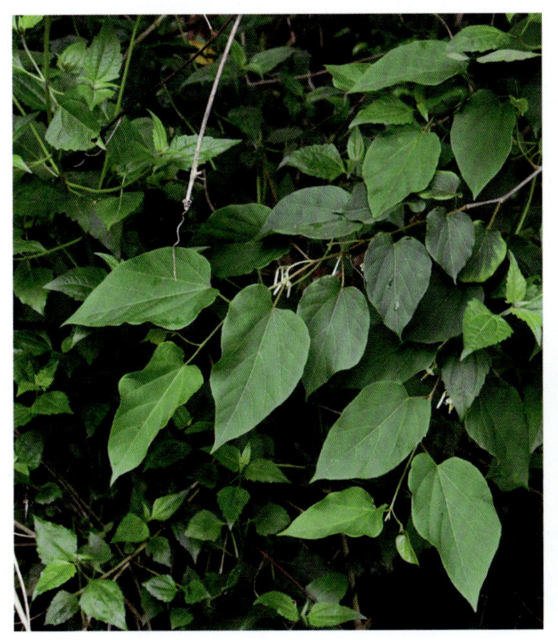

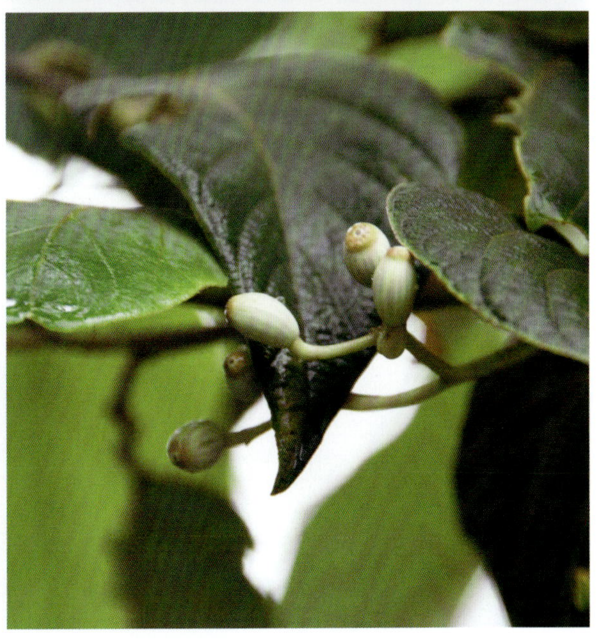

闭鞘姜

Hellenia speciosa

闭鞘姜科 闭鞘姜属

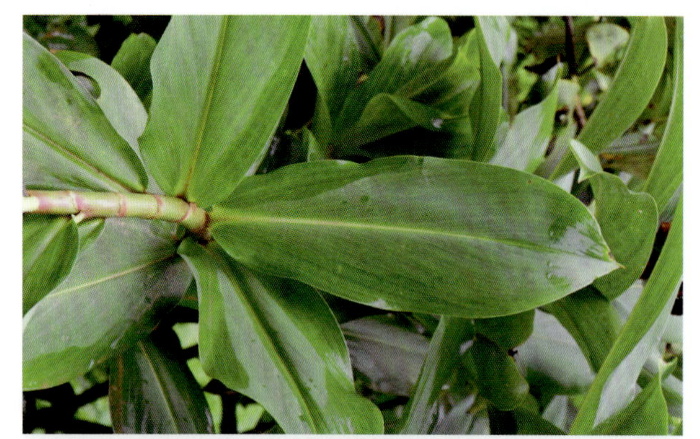

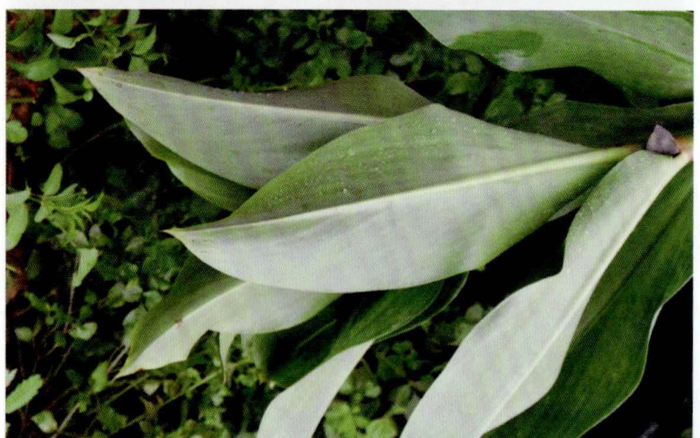

【特征】多年生草本。基部近木质，顶部常分枝，旋卷。叶片长圆形或披针形，顶端渐尖或尾状渐尖，基部近圆形，叶背密被绢毛。穗状花序顶生，椭圆形或卵形；苞片卵形，革质，红色，被短柔毛，具增厚及稍锐利的短尖头；小苞片淡红色；花萼革质，红色，3 裂，嫩时被茸毛；花冠管短，长 1cm，裂片长圆状椭圆形，白色或顶部红色；唇瓣宽喇叭形，纯白色，顶端具裂齿及皱波状；雄蕊花瓣状，上面被短柔毛，白色，基部橙黄。蒴果稍木质，红色。种子黑色，光亮。

【药用信息】根茎入药，消炎利尿，散瘀消肿。

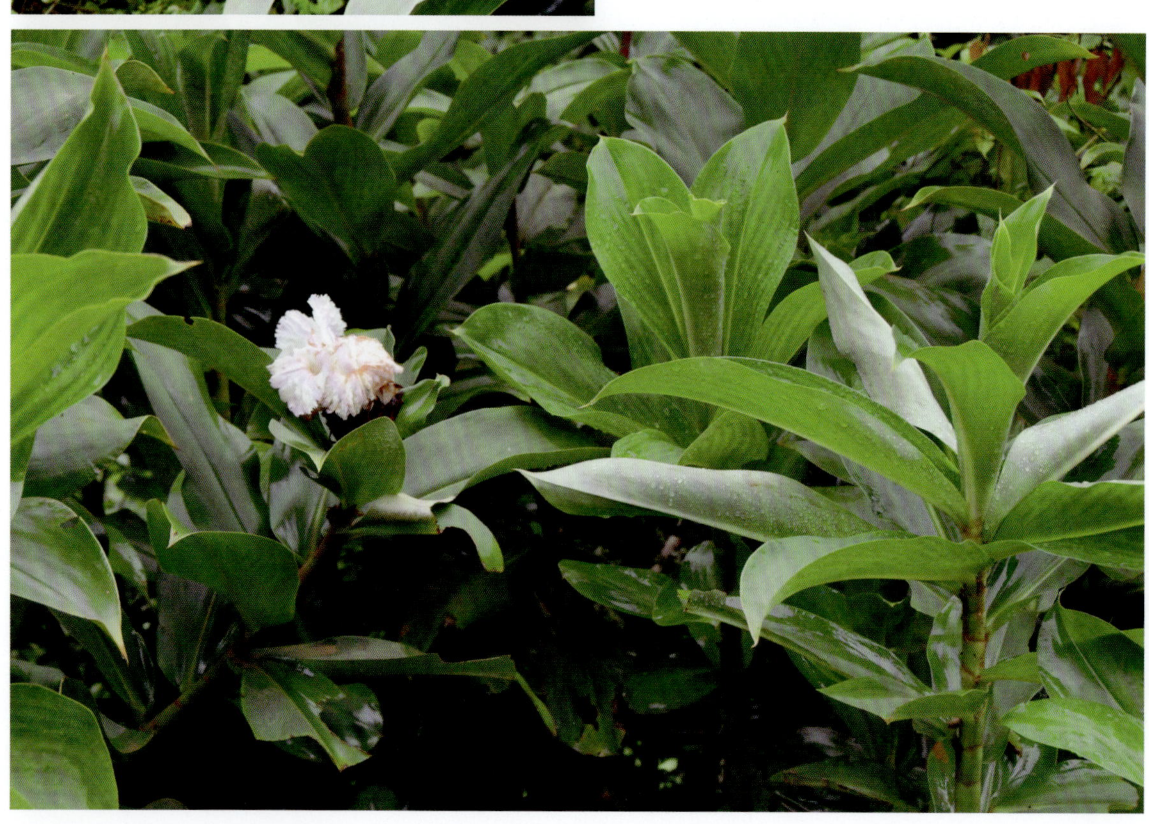

地莴笋花

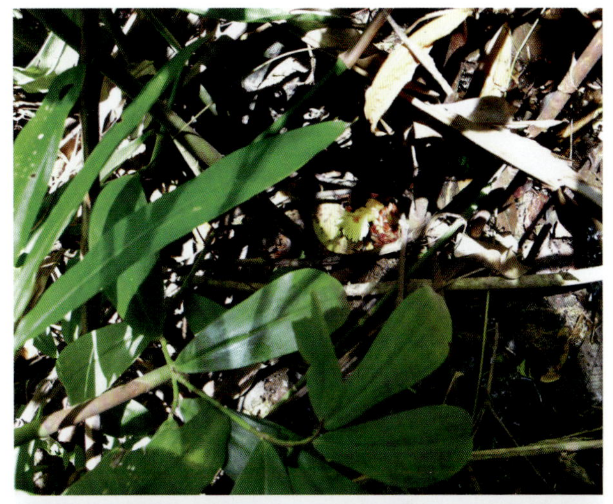

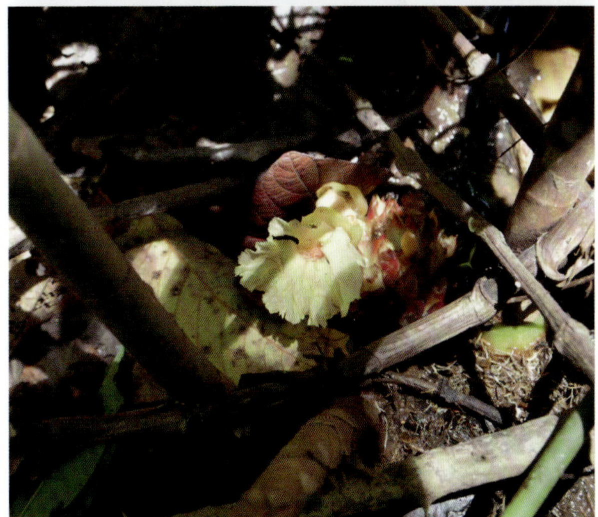

【特征】多年生陆生常绿草本植物。根状茎水平，块茎，外部棕色，内部白色，密被短柔毛。叶状芽。叶鞘闭合，幼时淡绿色，后来变成红棕色。茎稍螺旋状扭曲，分枝6~11，从上节出，一致簇生朝向茎先端。每节，绿色带红色，密被短柔毛。叶一致簇生向茎先端；叶柄黄绿色，无毛；下部叶倒卵形，上部叶狭倒卵形，正面深绿色，背面淡绿色，两侧无毛，基部狭渐狭，稍斜，先端渐尖。花序侧生，松弛。花梗水平到上升，鞘管状，棕色，短柔毛，革质。苞片离生，最低的苞片宽椭圆形，上面的苞片椭圆形，先端具刺毛，革质，基部白色，在上半部分红棕色；小苞片狭披针形到直立，先端具刺毛，革质，白色，先端红棕色，短柔毛。花萼筒椭圆形，短柔毛；花萼瓣管状，幼时淡绿色，老时变成红棕色，短柔毛，革质，先端3浅裂，裂片稍内翻。裂片狭倒卵形，黄色，无毛。唇瓣筒里面有白色长的粗毛。唇瓣张开后扇形，黄色，在中心具红色线条，在中心和基部被粘状乳突所覆盖，边缘波状，无毛。花药顶部圆形到稍凸，黄白色具红带，上边缘短柔毛。花柱无毛。柱头扇形，扁平2裂，白色，边缘具缘毛；背面附属物双裂，裂片锐尖，白色，基部红点。果近椭圆形，3室，无毛，棕色。种子不规则桶形，假种皮白色，基部不包围种子。

【药用信息】暂无药用信息。

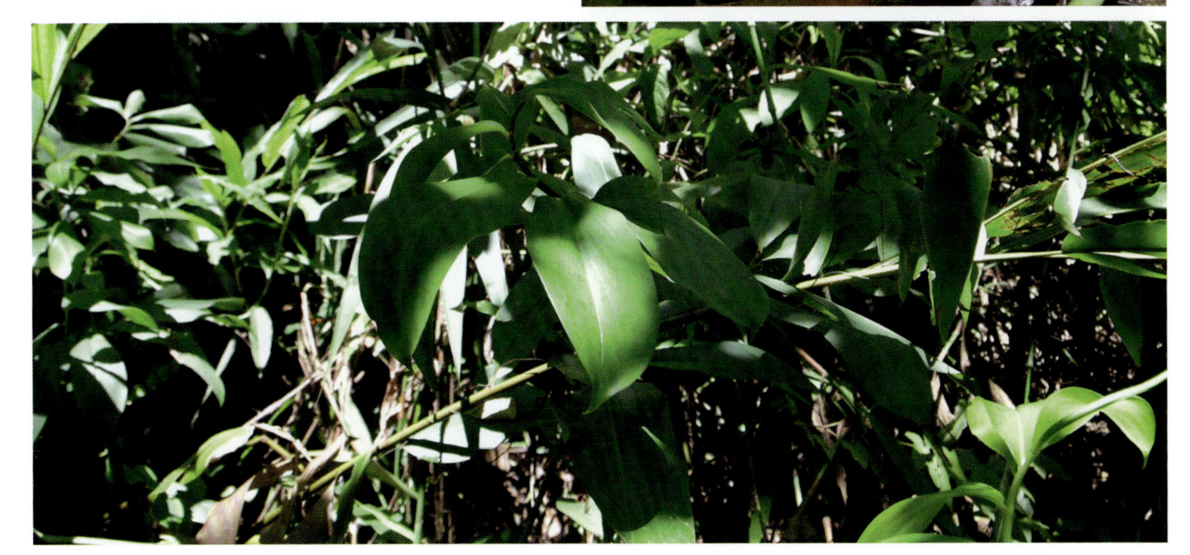

光叶绞股蓝

Gynostemma laxum

葫芦科 绞股蓝属

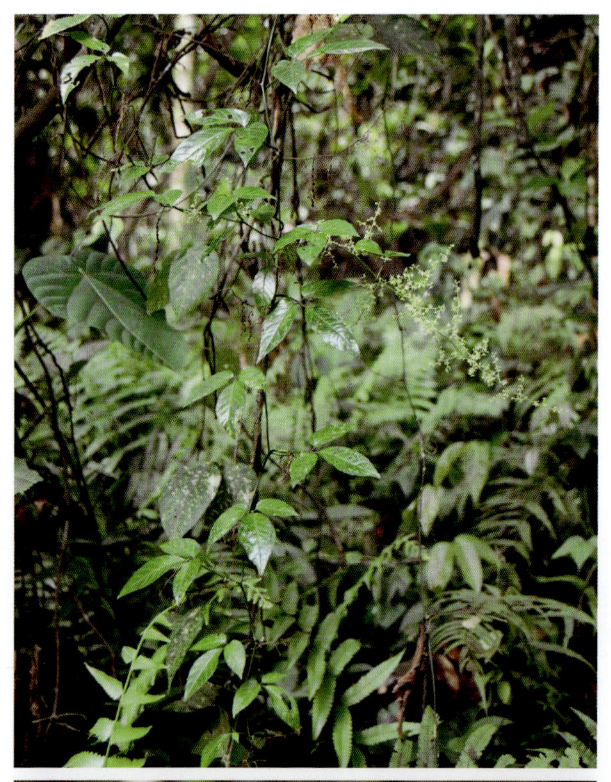

【特征】攀缘草本。茎细弱，多分枝，具纵棱及槽，无毛或疏被微柔毛。叶纸质，鸟足状，具小叶3枚，叶柄具纵条纹，无毛；中央小叶片长圆状披针形，有时稍带菱形，先端急尖或短渐尖，基部阔楔形，侧生小叶卵形，较小，稍不对称，边缘具浅波状阔钝齿，两面无毛；小叶柄无毛或有时被短柔毛。花雌雄异株。雄圆锥花序顶生或腋生，纤细，被短柔毛，侧枝短，基部具钻状披针形苞片，苞片被短柔毛；花梗丝状，小苞片钻状，细小；花萼5裂，裂片狭三角状卵形；花冠黄绿色，5深裂，裂片狭卵状披针形，无毛，先端渐尖，全缘，具1脉；雄蕊5，花丝合生，花药着生其顶端。雌花序同雄花；花冠裂片狭三角形；子房球形，花柱3，离生，顶端2裂。浆果球形，黄绿色，无毛，不开裂。种子阔卵形，淡灰色，压扁，先端略急尖，基部圆形，两面具乳突。

【药用信息】全草入药，消炎解毒、止咳祛痰。主治体虚乏力，虚劳失精，白细胞减少症等。

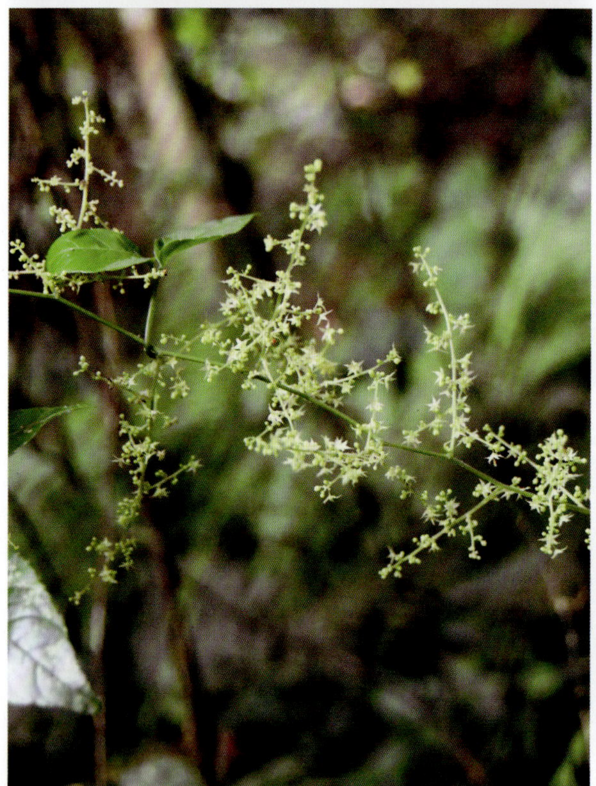

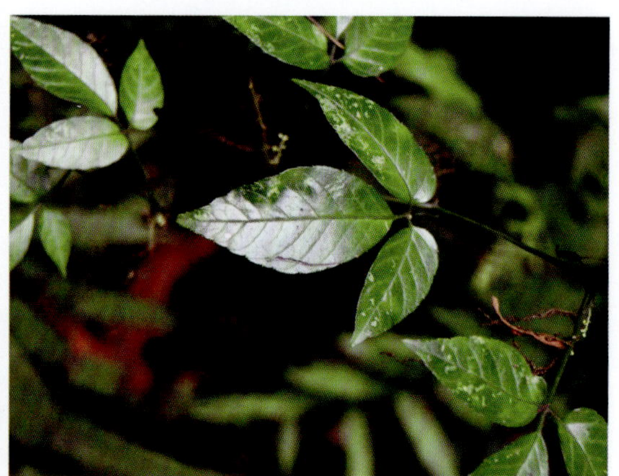

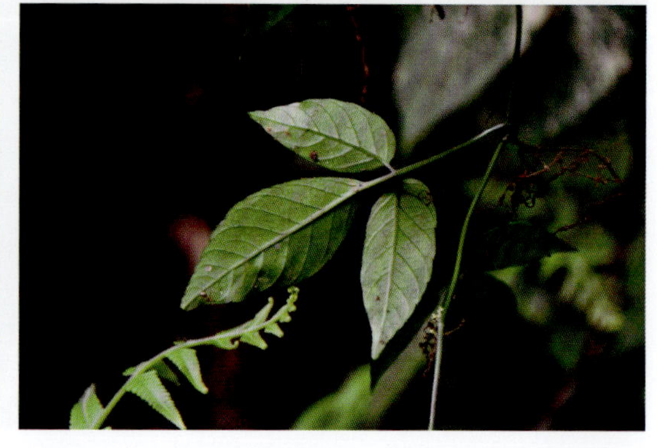

Carex grayi

莎草科 薹草属

狼牙棒薹草

【特征】多年生草本。叶互生，大部分近基部；上部茎叶可超过顶穗；茎叶鞘在顶端呈 u 形，纸质，灰绿色，松散地包裹茎；叶舌大多数长于宽，尖端圆形到尖；叶子无毛，基部包裹在紫红色的非纤维鞘中。茎直立，粗壮。雌蕊穗状花序形成种子簇（瘦果），每颗种子都包裹在一层被鳞片包裹的外皮中。柱头紧密地聚集在穗上，从短的中心茎向四面八方辐射，形成一个球体。每个雌蕊穗含有 8 至 35 个果实。雌蕊鳞片为矛状至卵状至近圆形，淡褐色，具绿色中脉。果成熟时呈绿色，无毛或很少有细毛，有 16 -25 条脉，通常呈瓶状，尖部有长锥形直喙，尖部有 2 颗稍展开的齿。瘦果为 3 面，成熟为棕色，花柱长，宿存，扭曲。

【药用信息】根及全草入药，凉血止血，治月经不调，崩漏；果实入药，透疹止咳，补中利水。

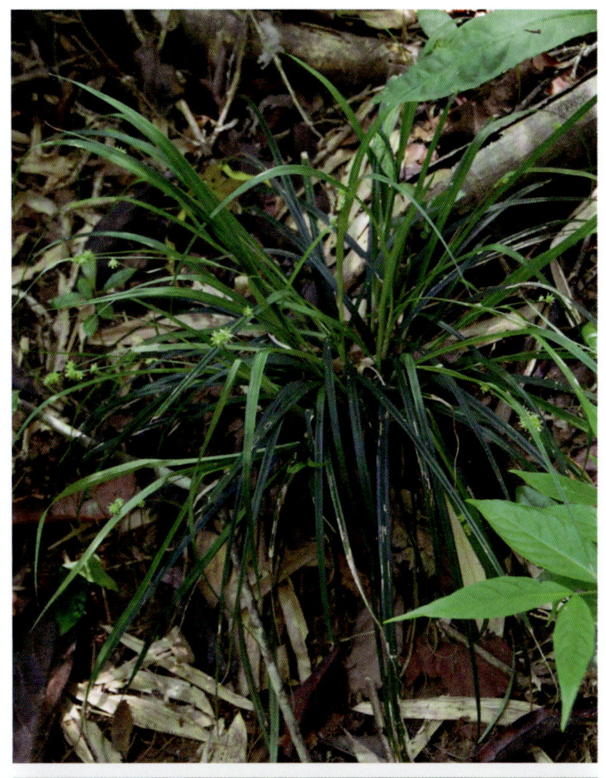

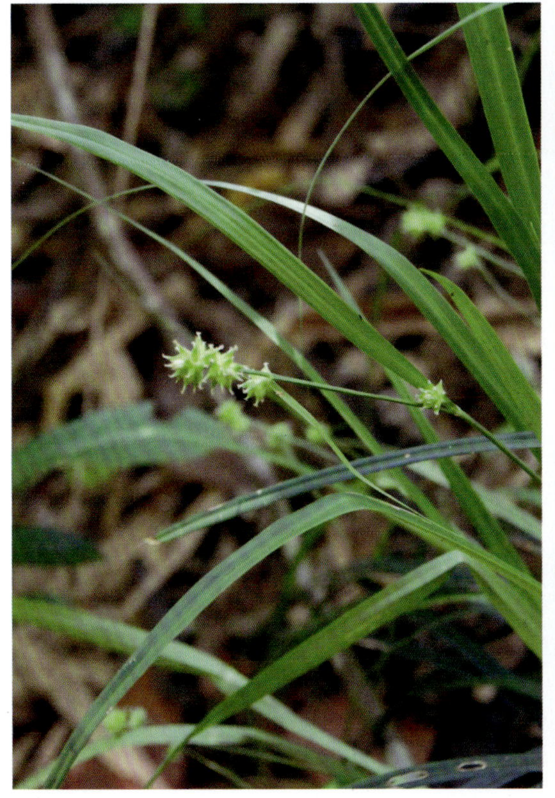

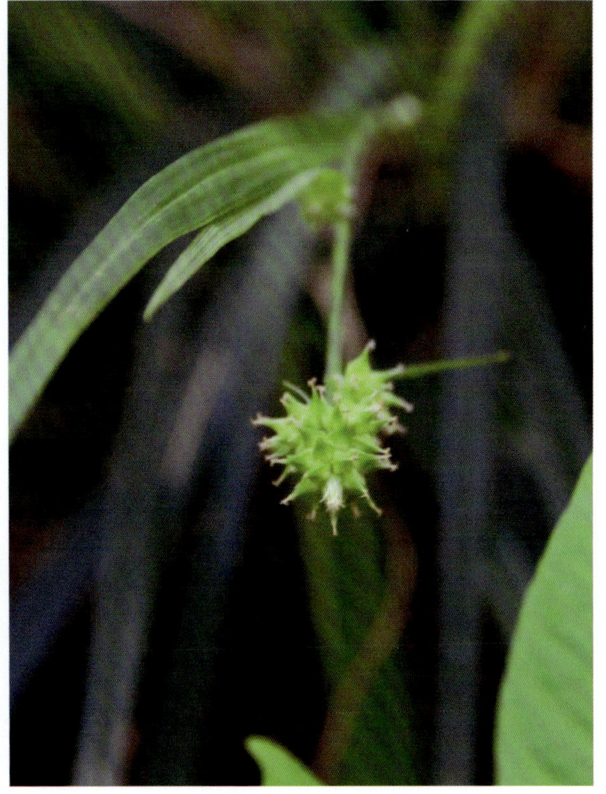

密穗砖子苗

Cyperus compactus

莎草科 莎草属

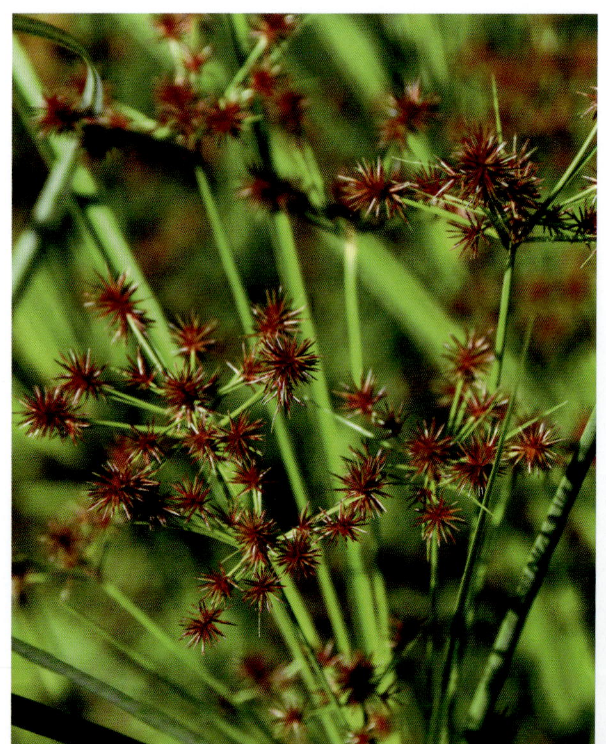

【特征】一年生草本。穗状花序半球形，宽 2.5~3.5 cm；小穗长 12~18mm，扁四棱形，具 10~12 朵花。

【药用信息】全草入药，止咳化痰，宣肺解表。治风寒感冒，咳嗽痰多。

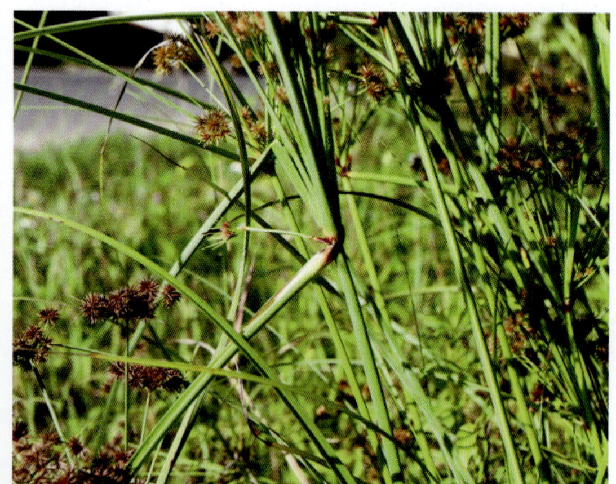

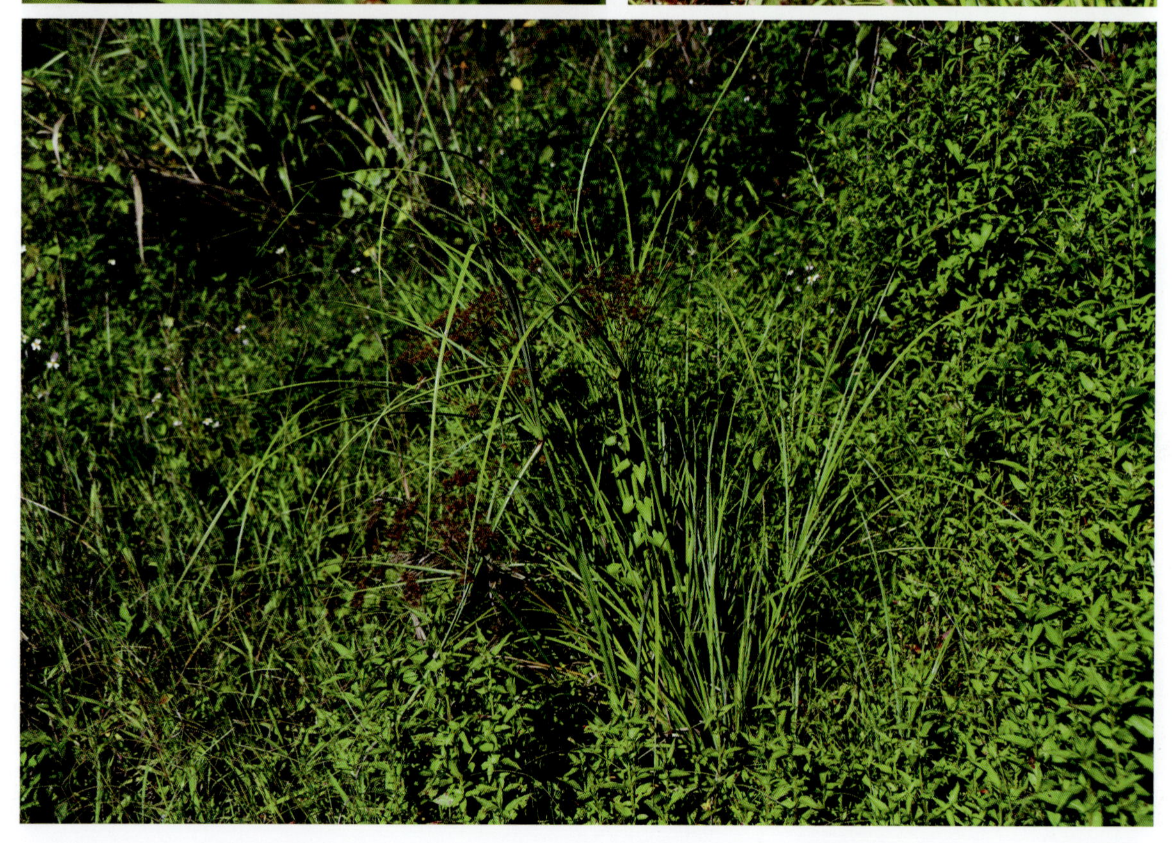

黑籽荸荠

【特征】一年生草本，无匍匐根状茎。秆多数或极多数，丛生或密丛生，短，瘦，软弱，有少数肋条和纵槽，直或弯，无疣状突起。叶缺失，只在秆的基部有2个叶鞘，长鞘麦秆黄色，基部微红色，鞘口斜，顶端渐尖。小穗球形或卵形，顶端很钝，淡锈色，密生多数花；在小穗基部只有3~4片鳞片，中空无花，其最下二片对生，各抱小穗基部半周；其余鳞片全有花，形状一致，宽椭圆形，顶端圆，淡锈色，后期色更淡，中脉不明显，边缘很狭；下位刚毛6~8条，稍短于小坚果，锈色，不向外展开，有倒刺，刺稀而短；柱头2。小坚果宽倒卵形或圆卵形，双凸状，黑色而微紫，有光泽，小，平滑；花柱近于短圆锥形，基部两侧微向上反转，苍白色。

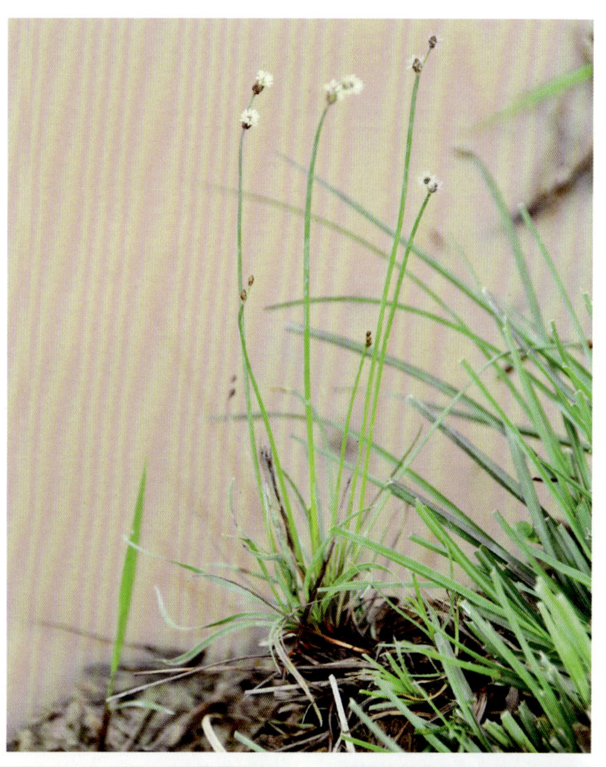

【药用信息】球茎及地上部分入药，清热生津，化痰消积。主治温病口渴、咽喉肿痛、痰热咳嗽等。

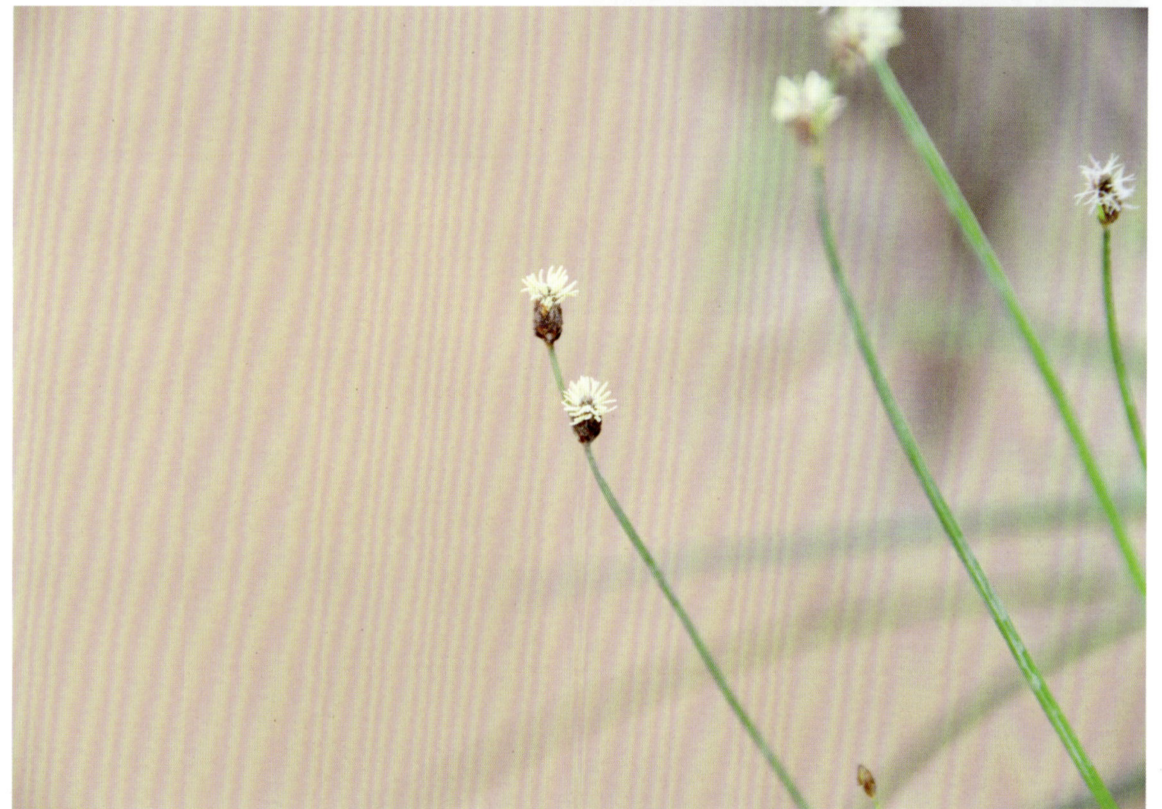

割鸡芒

Hypolytrum nemorum

莎草科 割鸡芒属

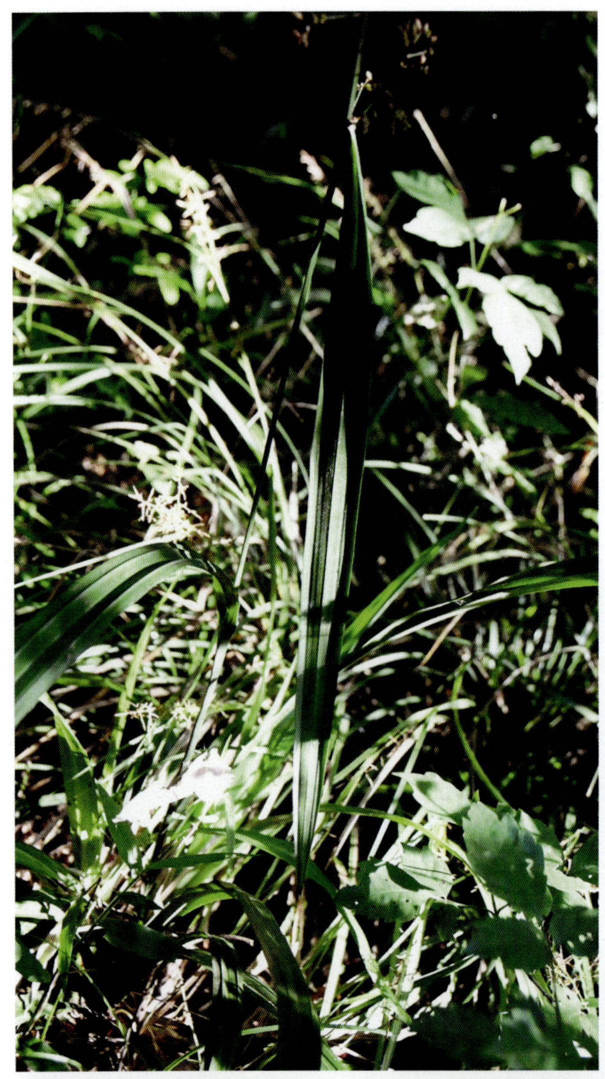

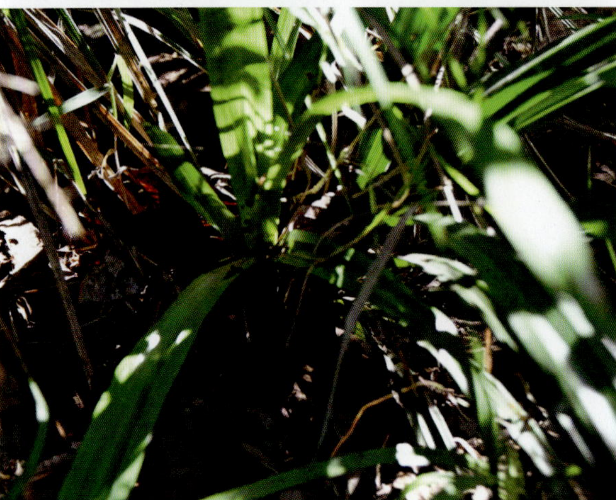

【特征】多年生草本，具基生叶并常具 1 片秆生叶；茎稍细，三棱状；叶超过秆之长，基生的 3~5 片，秆生的通常只 1 片，线形，向顶端渐狭，近革质，平张，向基部近对折，无毛，除近顶端边缘具细刺，绝大部分光滑，基部呈鞘状，近对折，淡褐色，边缘厚膜质，不闭合，在基生叶以下仅具少数鞘，鞘无叶片；植株不分营养苗和花苗；穗状花序，单生或 2~3 簇生分枝顶，排成伞房状圆锥花序；穗状花序的鳞片状小苞片倒卵形，短尖，褐色，具中脉；小苞片内的小穗具 2 小鳞片和 2 雄花、1 雌花；雄蕊花药窄长圆形；柱头 2。小坚果圆卵形，双凸状，褐色，具少数隆起纵皱纹，喙圆锥状。

【药用信息】全草入药，治风湿痹痛、痛经、跌打损伤等症。

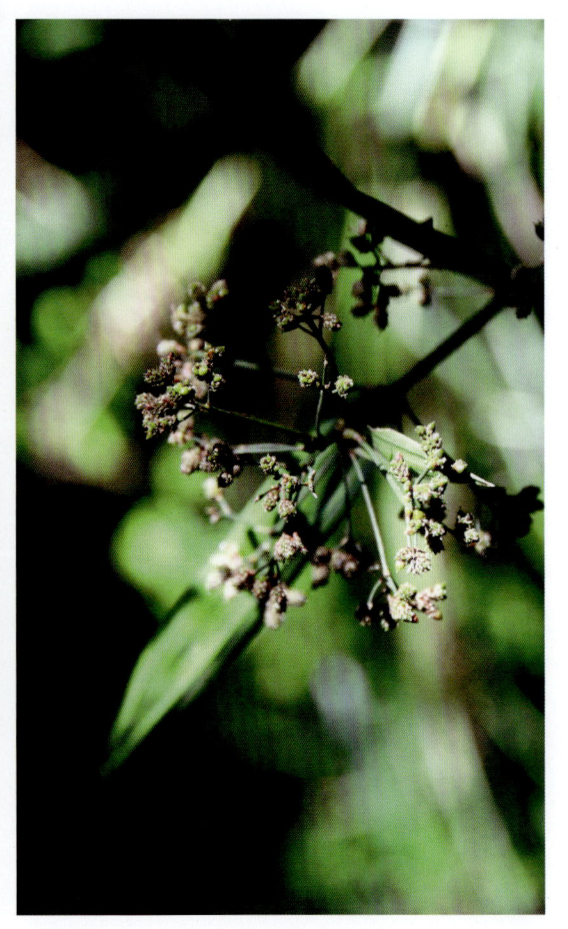

Dillenia hookeri

五桠果科 五桠果属

虎克五桠果

【特征】常绿乔木;叶倒披针形,叶脉 30~40 条,顶端钝圆,基部锐尖,两侧茸毛,上方光泽。花单生,很少 2 合生,顶生。萼片 5-6,卵圆形至椭圆形,外密被锯齿。花瓣 5,黄色。雄蕊约 190 枚,弯曲。果实不裂,球形。种子无假种皮。

【药用信息】果入药,止咳。

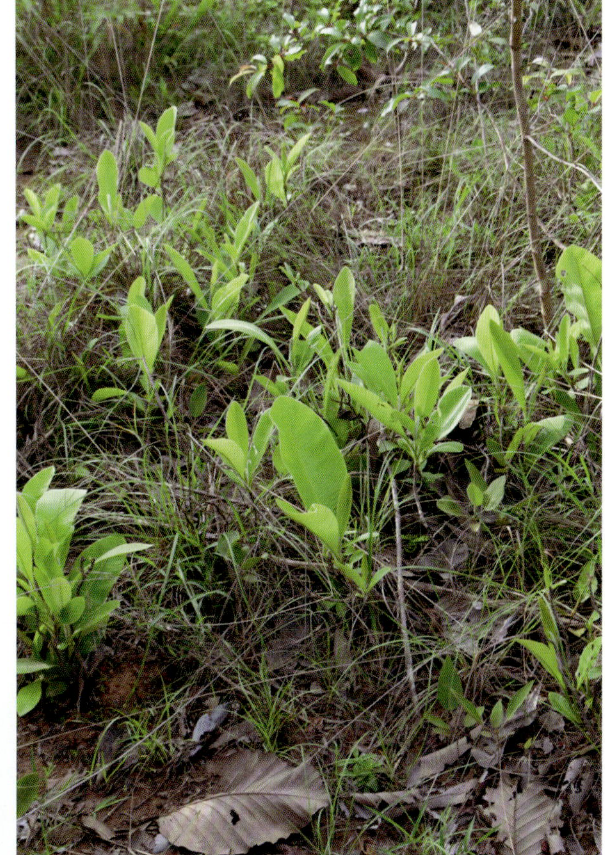

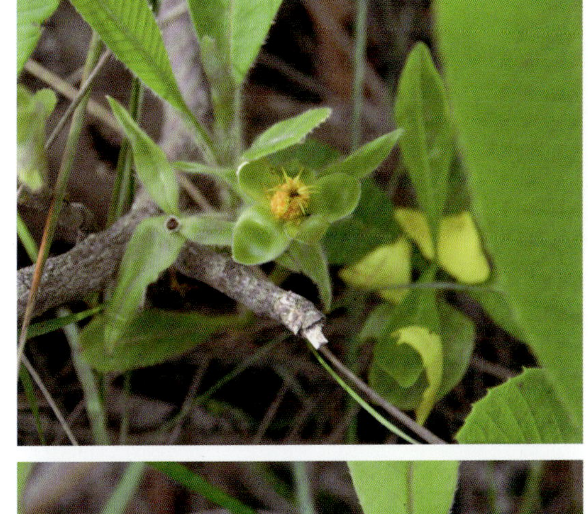

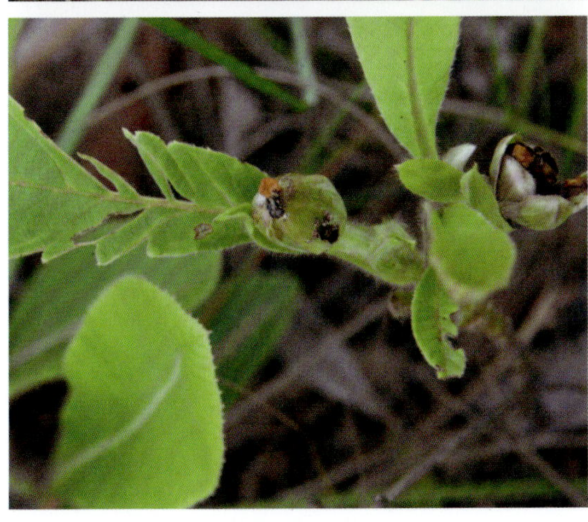

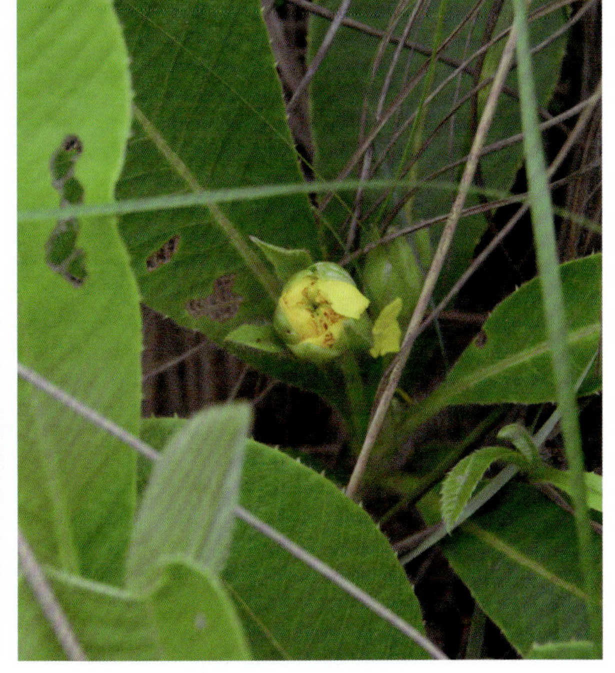

大花五桠果

Dillenia turbinata

五桠果科 五桠果属

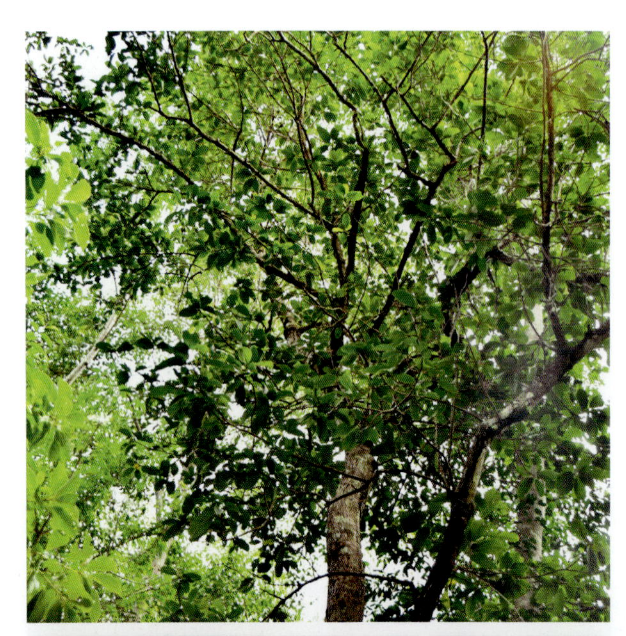

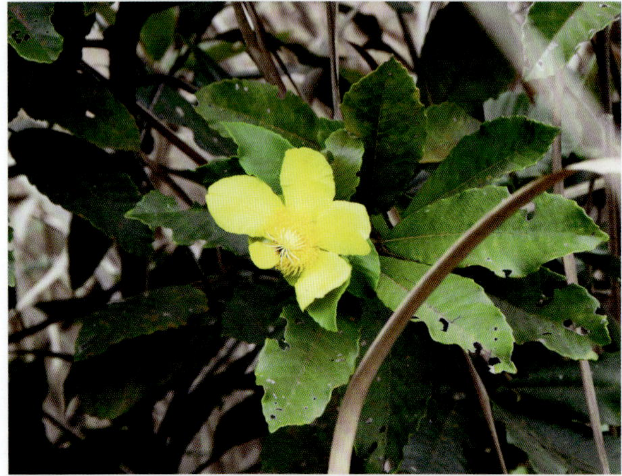

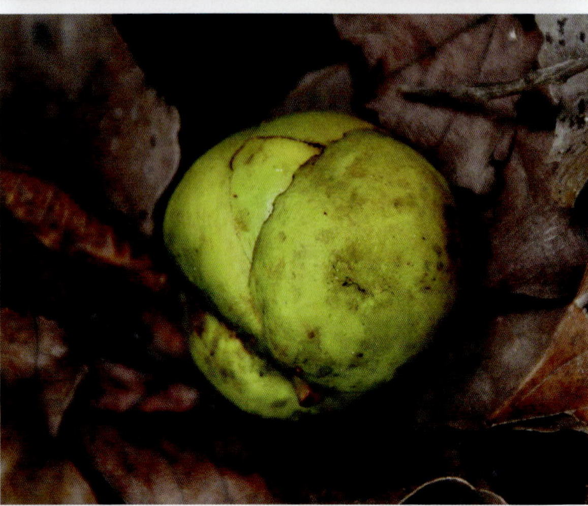

【特征】常绿乔木。嫩枝粗壮，有褐色茸毛；老枝秃净，干后暗褐色。叶革质，倒卵形或长倒卵形，先端圆形或钝，有时稍尖，基部楔形，不等侧，幼嫩时上下两面有柔毛，老叶上面变秃净，干后稍有光泽，下面被褐色柔毛；侧脉 16~27 对，在上面很明显，在下面强烈突起，第二次支脉及网脉在下面突起，边缘有锯齿，叶柄长粗壮，有窄翅被褐色柔毛，基部稍膨大。总状花序生枝顶，有花 3~5 朵，花序柄粗大，有褐色长茸毛，花梗被毛，无苞片及小苞片。花大，有香气；萼片厚肉质，干后厚革质，卵形，大小不相等，外侧的最大，被褐毛；花瓣薄，黄色，有时黄白色或浅红色，倒卵形，先端圆，基部狭窄；雄蕊 2 轮，外轮无数，内轮较少数，比外轮为长，向外弯，花丝带红色，花药延长，线形，生于花丝侧面，比花丝长 2~4 倍，顶孔裂开；心皮 8~9 个，每个心皮有胚珠多个。果实近于圆球形，不开裂，暗红色。种子多粒，倒卵形，无毛也无假种皮。

【药用信息】根、皮入药，解毒消肿、收敛止泻，治淤血肿胀、皮肤红肿、无名肿毒、痈疽疮疡、虫蛇咬伤、痢疾、肠炎、秋季腹泻等。

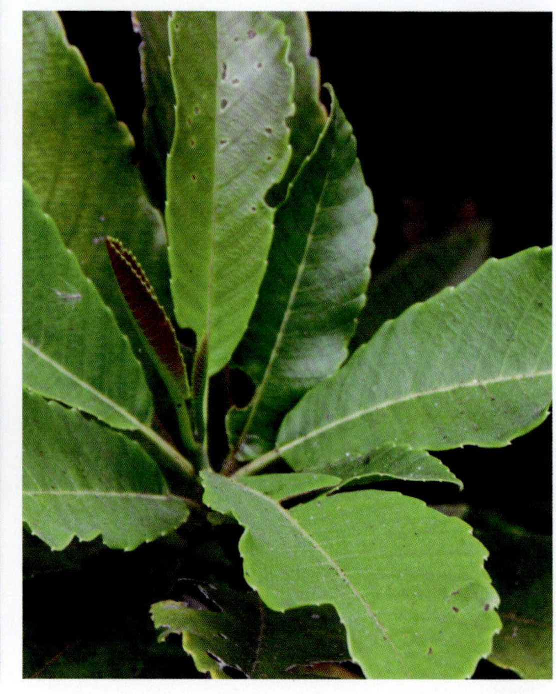

Acalypha lanceolata

大戟科 铁苋菜属

麻叶铁苋菜

【特征】一年生直立草本。嫩枝密生黄褐色柔毛及疏生的粗毛。叶膜质，菱状卵形或长卵形，顶端渐尖，基部楔形或阔楔形，边缘具锯齿，两面具疏毛；基出脉 5 条；叶柄具柔毛；托叶披针形。雌雄花同序，花序 1~3 个腋生，花序梗几无，花序轴被短柔毛；雌花苞片 3~9 枚，半圆形，约具 11 枚短尖齿，边缘散生具头的腺毛，外面被柔毛，掌状脉明显，苞腋具雌花 1 朵，花梗无；雄花生于花序的上部，排列呈短穗状，雄花苞片披针形，苞腋具簇生的雄花 5~7 朵；花序轴的顶部或中部具 1~3 朵异形雌花；雄花：花蕾时球形，花萼裂片 4 枚；雄蕊 8 枚；雌花：萼片 3 枚，狭三角形；子房具柔毛，花柱 3 枚，撕裂各 5 条；异形雌花：萼片 4 枚，披针形；子房扁倒卵状，1 室，花后顶部两侧具环形撕裂，花柱 1 枚，位于子房基部，撕裂。蒴果，具 3 个分果爿，具柔毛。种子卵状，种皮平滑，假种阜小。

【药用信息】全草或地上部分入药，清热解毒、利湿消积、收敛止血，治肠炎、细菌性痢疾、阿米巴痢疾、小儿疳积等。

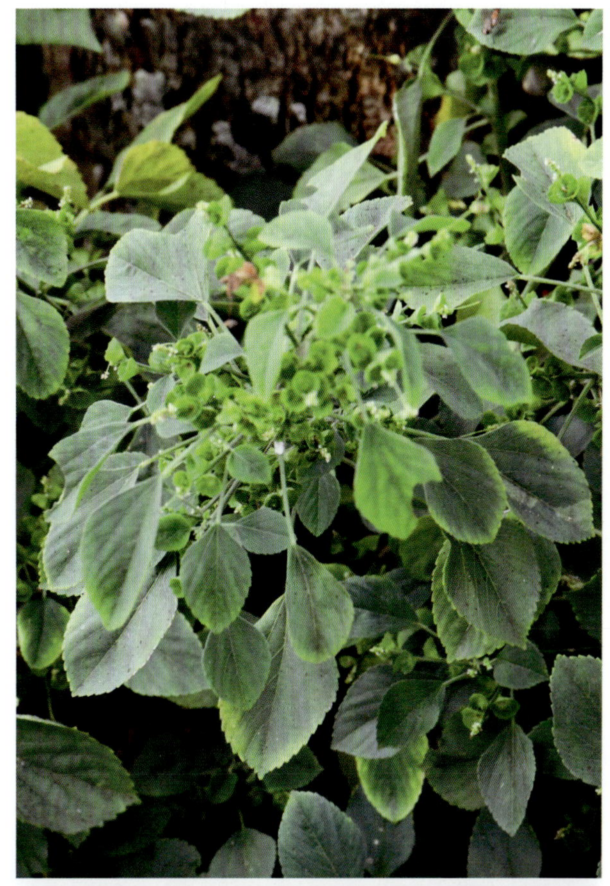

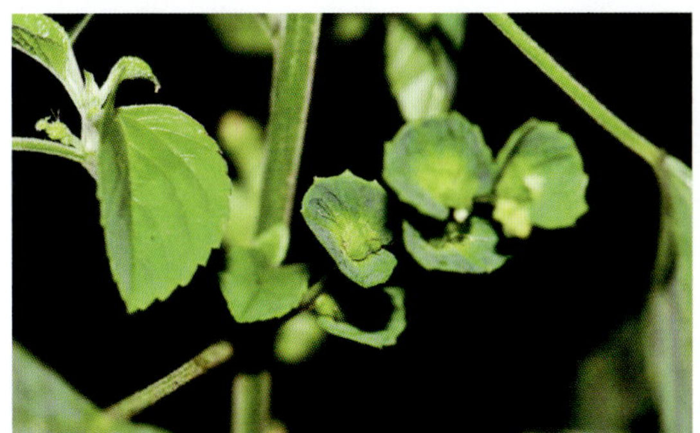

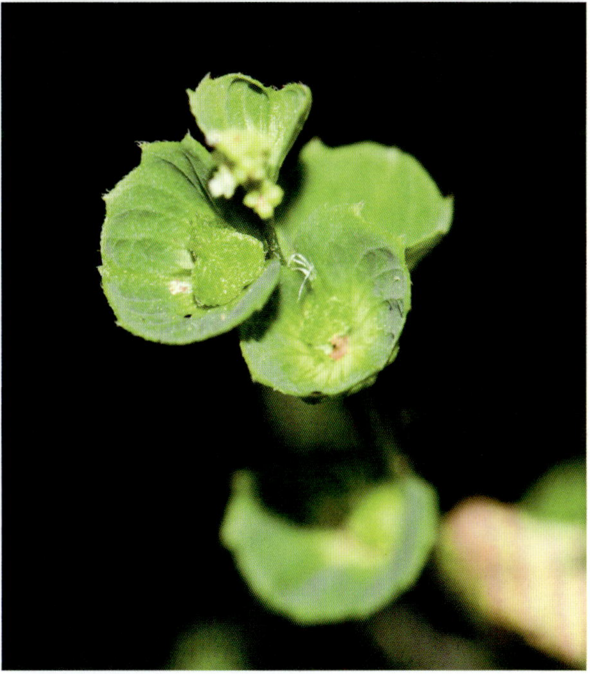

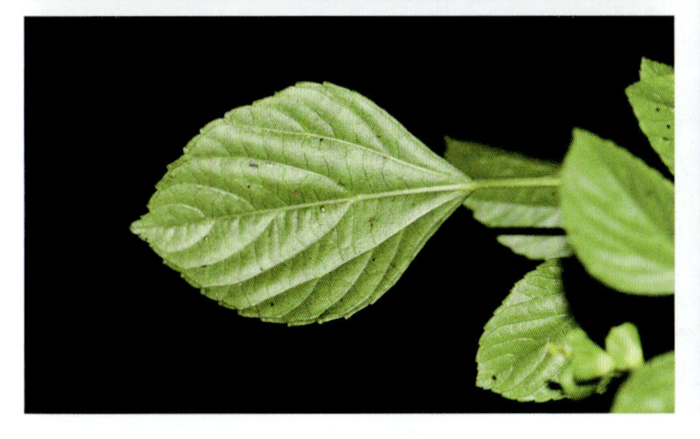

羽脉山麻杆

Alchornea rugosa

大戟科 山麻杆属

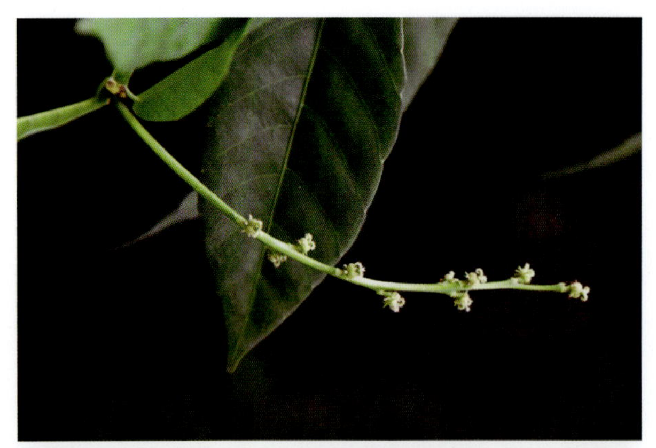

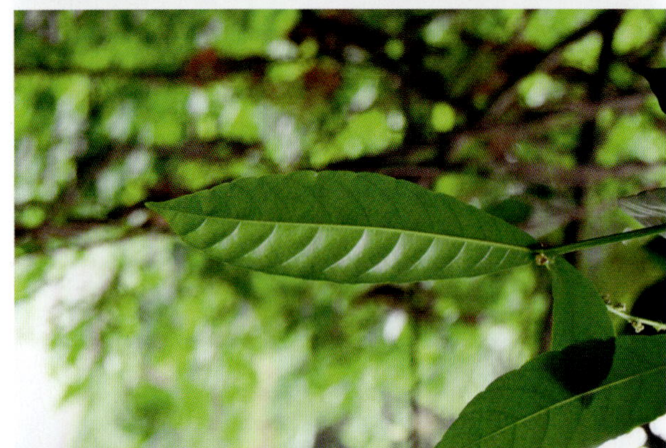

【特征】灌木或小乔木。嫩枝被短柔毛，小枝无毛。叶纸质，狭长倒卵形、倒卵形至阔披针形，顶端渐尖，基部略钝或浅心形，边缘具细腺齿，上面无毛，下面在侧脉脉腋具柔毛，有时沿中脉具疏毛，基部具斑状腺体2个；侧脉8~12对；无小托叶；叶柄无毛；托叶钻状，长5~7mm，具疏毛，脱落。雌雄异株，雄花序圆锥状，顶生，花序轴被微柔毛或无毛，苞片三角形，被微柔毛，有时基部具2个腺体，雄花5~11朵簇生于苞腋；花梗具柔毛；雌花序总状或圆锥状，顶生，花序轴被微柔毛或无毛，苞片三角形，具短柔毛，基部通常具2个腺体，雌花单生，花梗具柔毛；果梗无毛；雄花：花萼花蕾时球形，具疏柔毛，萼片2或4枚；雄蕊4~8枚；雌花：萼片5枚，三角形，被短柔毛；子房被微柔毛，花柱3枚，线状，近基部合生。蒴果近球形，具3圆棱，近无毛。种子卵球形，种皮浅褐色，具小突起。

【药用信息】茎皮及叶入药，驱虫，解毒定痛。主治蛔虫病，狂犬、毒蛇咬伤，腰痛。

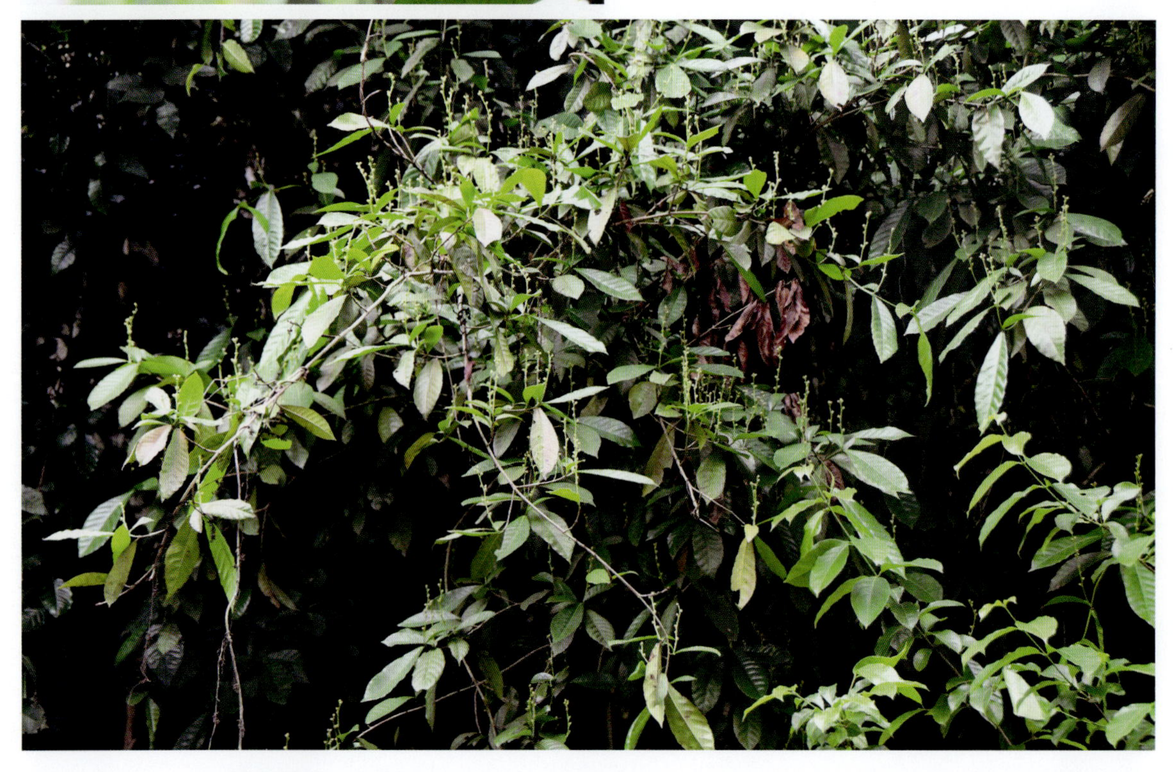

椴叶山麻秆

【特征】灌木或小乔木。小枝密生柔毛。叶薄纸质，卵状菱形、卵圆形或长卵形，顶端渐尖或尾状，基部楔形或近截平，边缘具腺齿，上面沿脉被柔毛，下面被柔毛，基部具斑状腺体 4 个；基出脉 3 条。雌雄异株，雄花序穗状，1~3 个生于一年生小枝已落叶腋部，被柔毛，苞片阔卵形，顶端急尖或渐尖；雄花 7~11 朵簇生于苞腋，花梗疏生柔毛，中部具关节；雌花序总状或少分枝的复总状，顶生，被柔毛，苞片狭三角形，小苞片披针形；雄花：花萼花蕾时球形，疏生短柔毛，萼片 3 枚，卵圆形；雄蕊 8 枚；雌花：萼片 5~6 枚，近卵形，不等大，顶端长渐尖或骤尖，具柔毛，其中 1 枚基部具 1 个腺体；子房球形，被短茸毛，花柱 3 枚，线状。蒴果椭圆状，具 3 浅沟，果皮具小瘤和短柔毛。种子近圆柱形，种皮褐色，具皱纹。

【药用信息】同羽脉山麻秆。

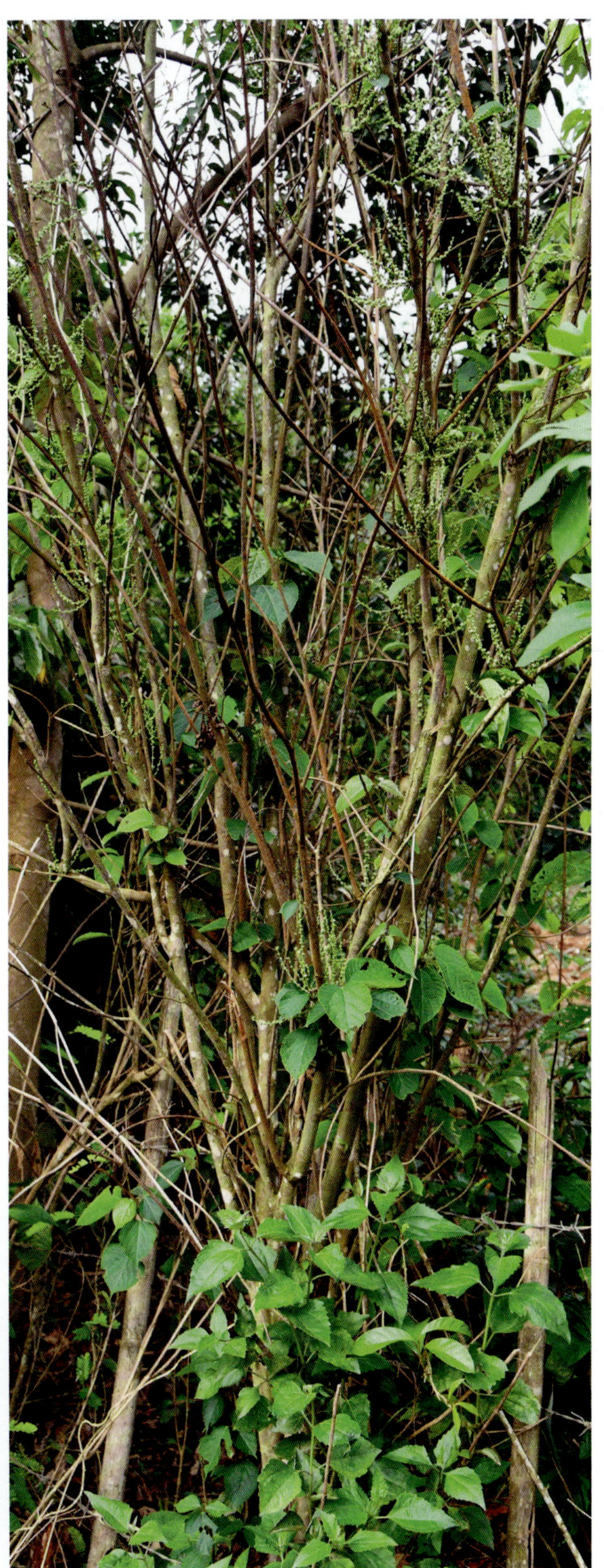

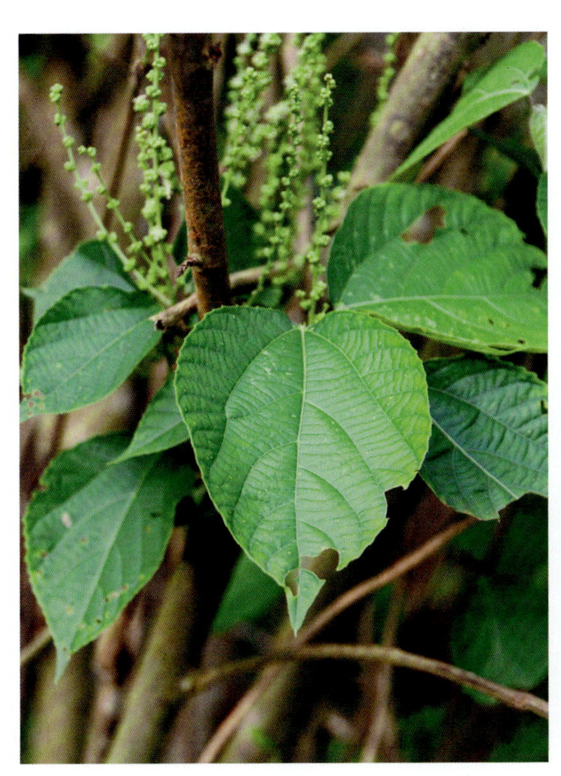

石栗

Aleurites moluccanus

大戟科 石栗属

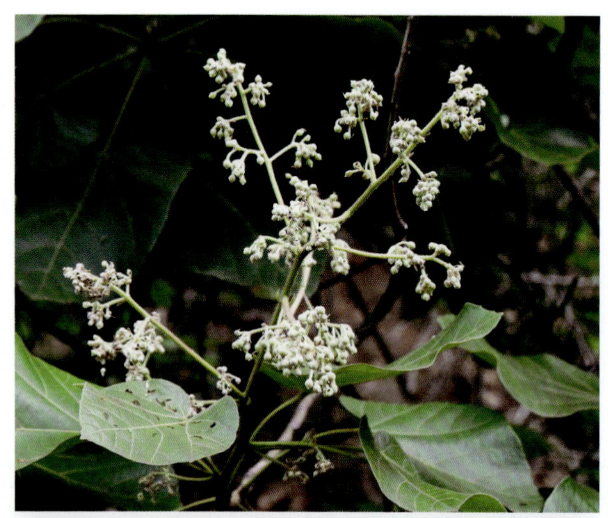

【特征】常绿乔木，树皮暗灰色，浅纵裂至近光滑；嫩枝密被灰褐色星状微柔毛，成长枝近无毛。叶纸质，卵形至椭圆状披针形，顶端短尖至渐尖，基部阔楔形或钝圆，稀浅心形，全缘或 1~5 浅裂，嫩叶两面被星状微柔毛，成长叶上面无毛，下面疏生星状微柔毛或几无毛；基出脉 3~5 条；叶柄密被星状微柔毛，顶端有 2 枚扁圆形腺体。花雌雄同株，同序或异序；花萼在开花时整齐或不整齐的 2~3 裂，密被微柔毛；花瓣长圆形，乳白色至乳黄色；雄花：雄蕊 15~20 枚，排成 3~4 轮，生于突起的花托上，被毛；雌花：子房密被星状微柔毛，2~3 室，花柱 2 枚，短、2 深裂。核果近球形或稍偏斜的圆球状。种子 1~2，圆球状，侧扁，种皮坚硬，有疣状突棱。

【药用信息】活血润肠，主治闭经，肠燥便秘。

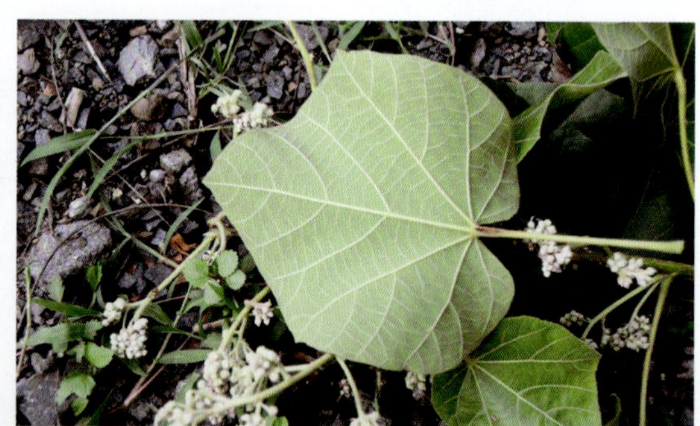

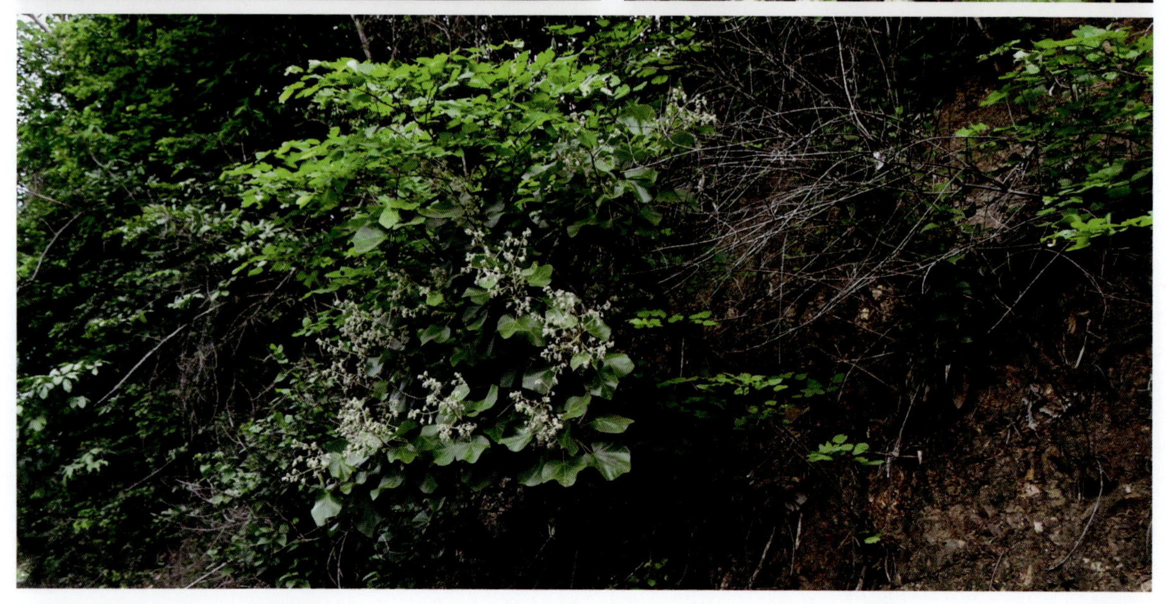

云南斑籽木

【特征】灌木。嫩枝被很快脱落微柔毛，枝条无毛。叶膜质或纸质，椭圆形、狭椭圆形至长圆形，顶端渐尖至尾状渐尖，基部楔形至阔楔形，边缘疏生锯齿或波状齿，稀近全缘，嫩叶两面被贴伏柔毛，成长叶仅下面叶脉被柔毛；侧脉每边 6~8 条；叶柄被柔毛，顶端常有 2 枚腺体。花雌雄异株，稀雌雄同株异序，雄花序狭圆锥状，多花；雄花白色，萼片 5 枚，近圆形，无毛；雄蕊 10~13 枚；腺体离生。雌花序较短，有时仅有花数朵；雌花：花梗稍粗；萼片披针形，疏生微柔毛，花后稍增大或几不增大；花盘环状；子房无毛，花柱 3 枚，2 裂。蒴果近扁球形。种子椭圆状，有淡褐色斑纹。

【药用信息】叶和根入药，祛风解毒、通气活血，主治跌打损伤、骨折肿痛、风湿骨痛、肢体麻木及黄疸等。

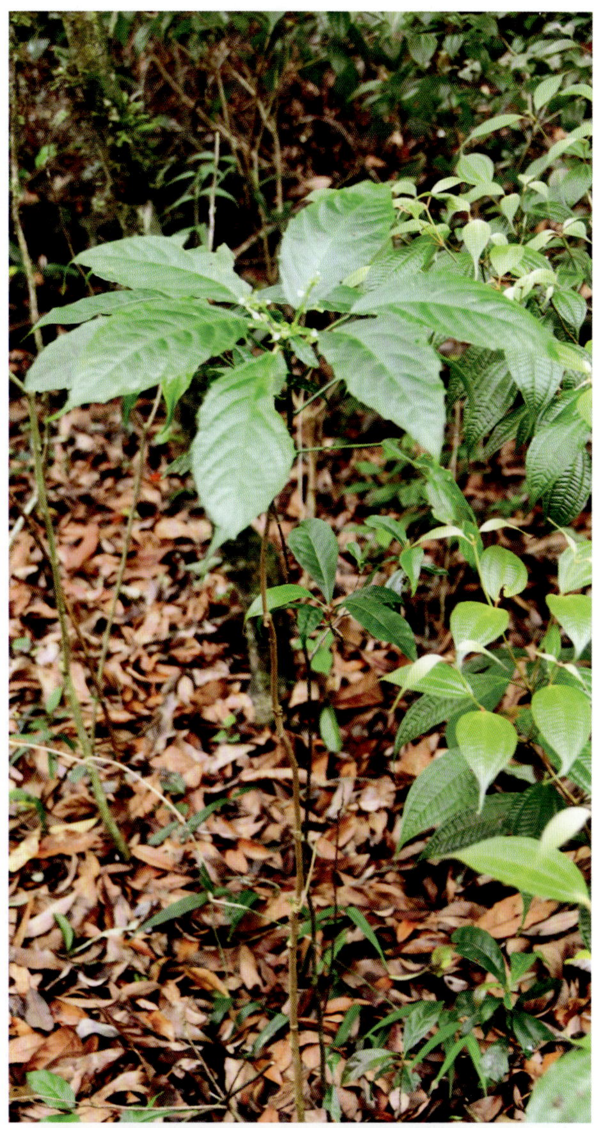

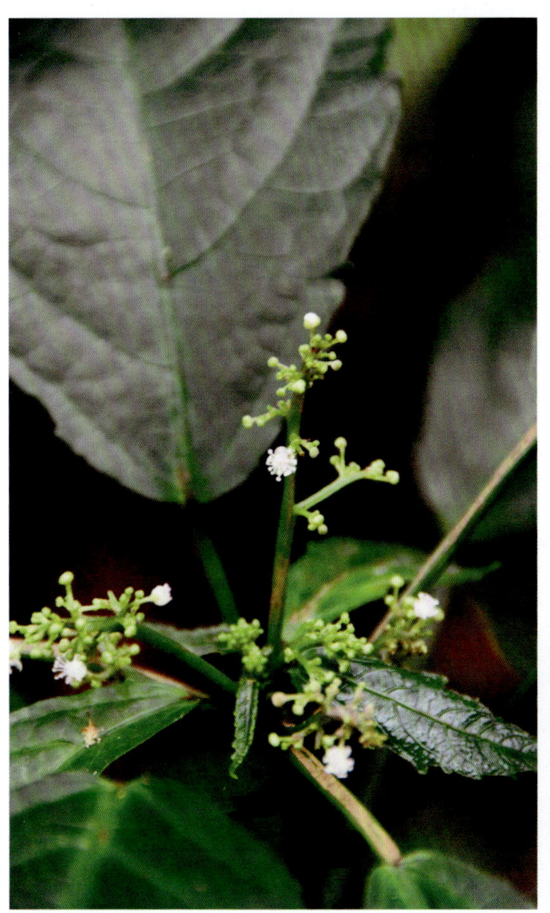

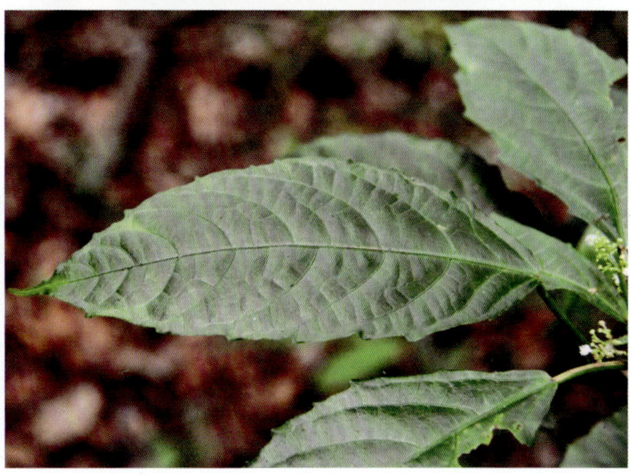

白大凤

Cladogynos orientalis

大戟科 白大凤属

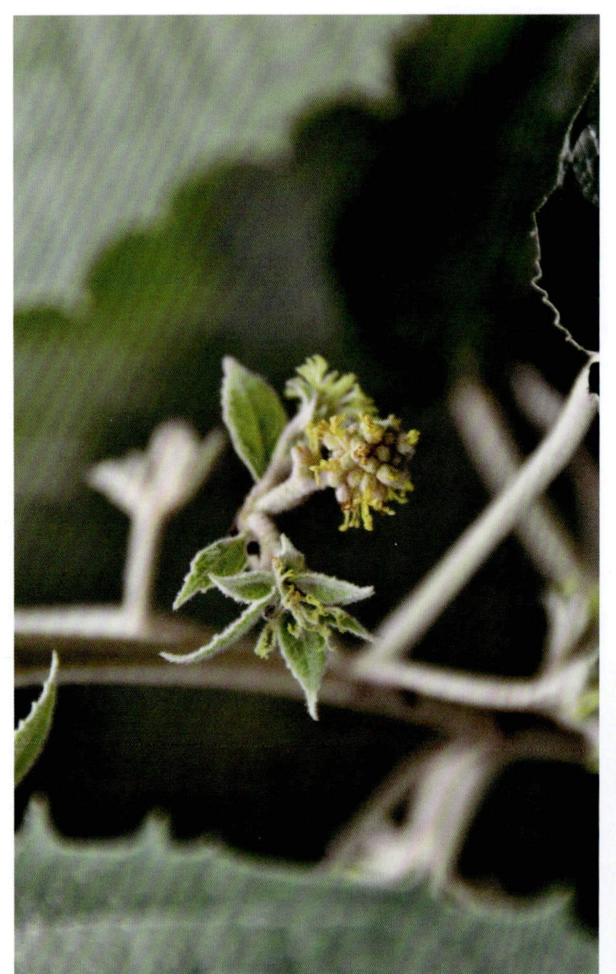

【特征】灌木。小枝密被白色星状毛。叶纸质，长卵形或长圆形，顶端短渐尖，基部狭耳状浅心形，边缘具残波状锯齿或疏粗齿，上面无毛，下面被灰白色茸毛；掌状脉 5~7 条，侧脉 4~5 对；叶柄被茸毛；托叶披针形，基部具 1 个腺体，宿存。花序通常有 1 个短分枝，具 1 朵雌花和 1~2 个多朵雄花排成的团伞花序，雌花的花梗基部具苞片 2 枚，1 枚呈叶状，1 枚线形，均凋落。雄花：花萼裂片 4 枚，外面具星状毛；雄蕊 4 枚；不育雌蕊柱状；雌花：萼片 6~7 枚，线形，不等长，外面被茸毛，边缘疏生有柄小腺体；子房近球形，被茸毛，花柱基部合生，上部分裂成 3~4 条 2 叉裂的线状分枝，密生小乳头。蒴果，被白色短茸毛。种子近球形，具斑纹。

【药用信息】块根入药，生津解渴、润肺止咳。

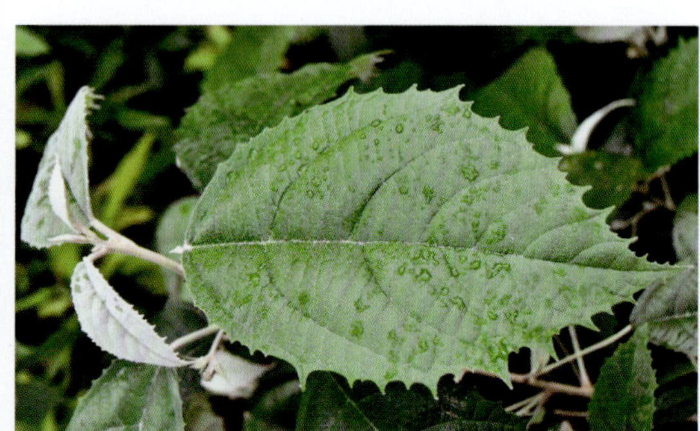

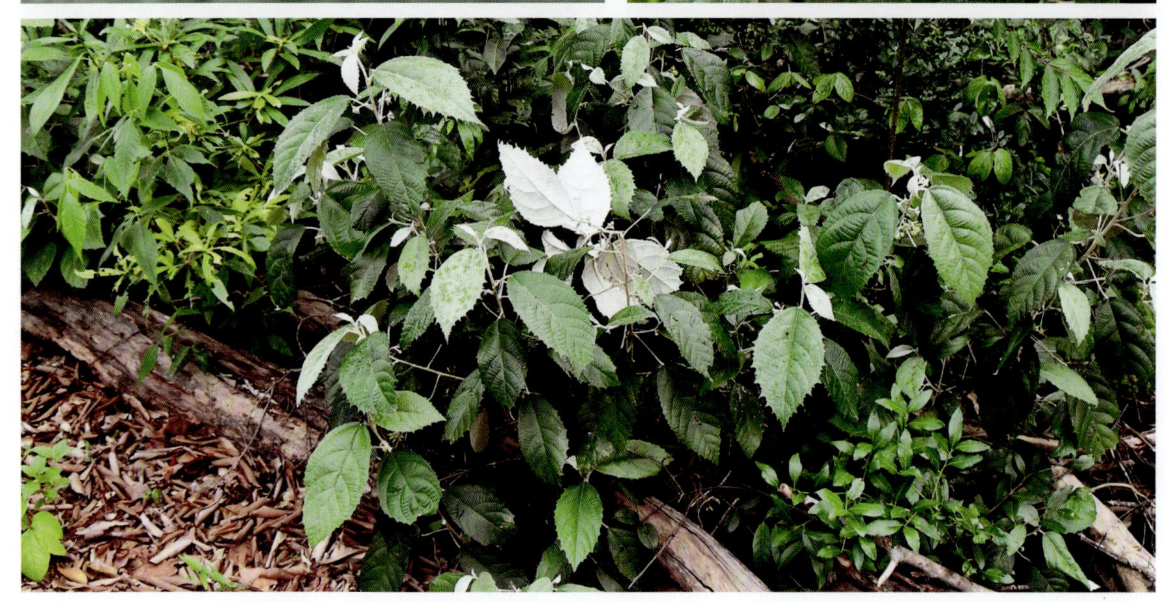

Croton caudatus

大戟科 巴豆属

卵叶巴豆

【特征】攀缘灌木。嫩枝、叶柄、花序和果均密被星状糙硬毛；枝条近无毛。叶纸质，卵圆形，顶端短尖，有时渐尖，尖头常尾状，基部阔楔形至近圆形，边缘有不明显的细锯齿，有时齿间弯缺处有具柄的腺体，成长叶上面疏生粗糙星状毛，下面密生星状毛；基出脉3~5条，侧脉3~4对；叶柄顶端有2枚盘状腺体。总状花序，顶生，苞片线形，密被星状毛；雄花：萼片卵形，密被星状毛；花瓣长圆形，与萼片等长，边缘被白色绵毛；雄蕊约20枚，花丝基部密生白色绵毛；雌花：萼片卵形，外面密被星状毛；花瓣长圆形，远较萼片小；子房密被星状糙硬毛，花柱2裂，条形。果近圆球状，密被黄棕色星状糙硬毛。

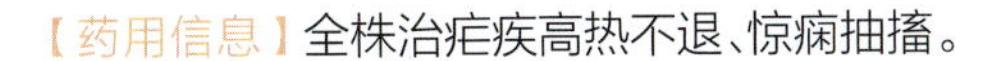

【药用信息】全株治疟疾高热不退、惊痫抽搐。

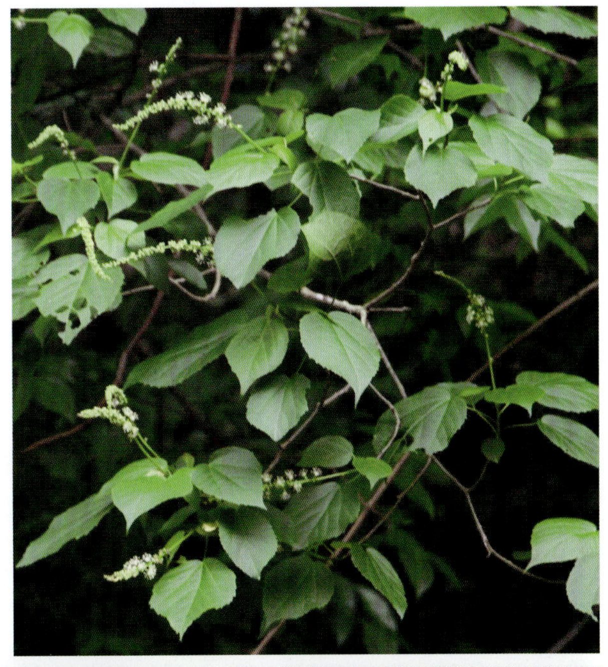

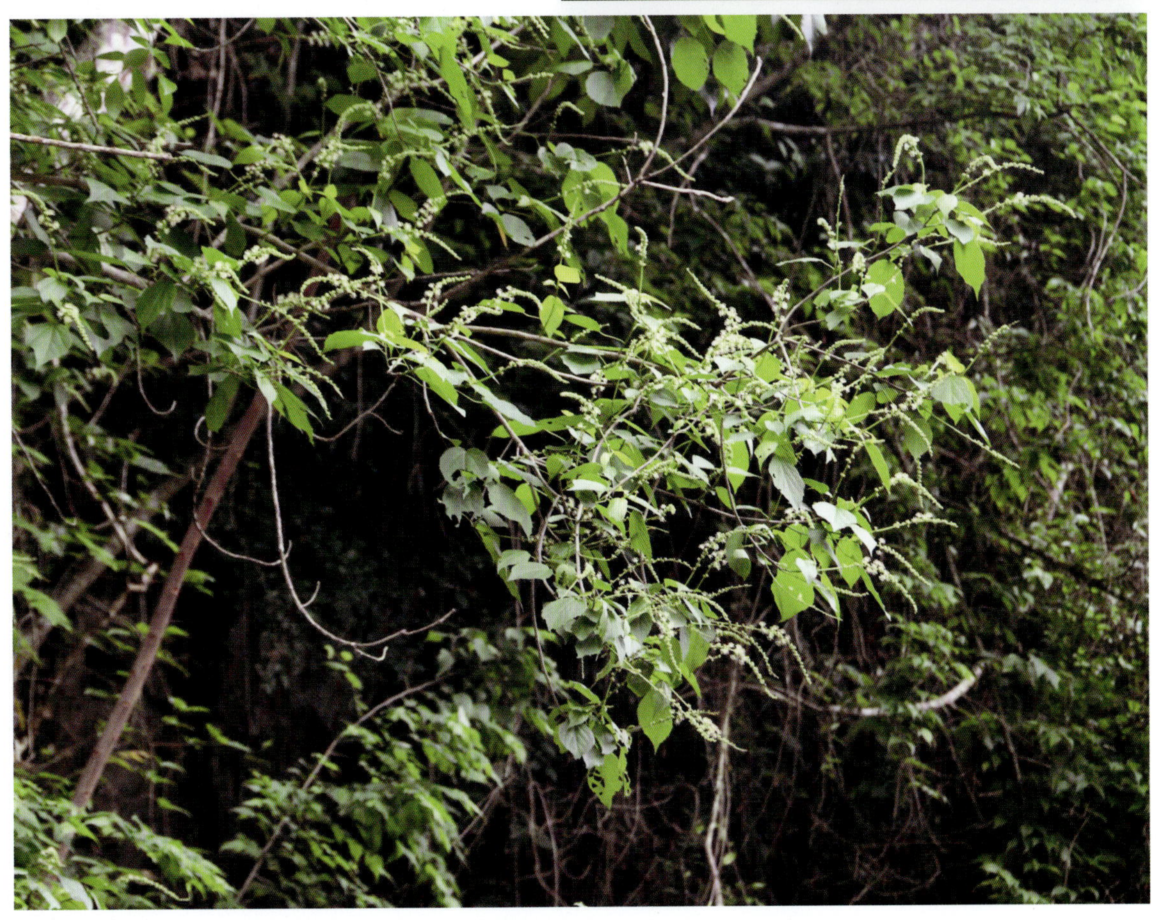

卜马巴豆

Croton poomae

大戟科 巴豆属

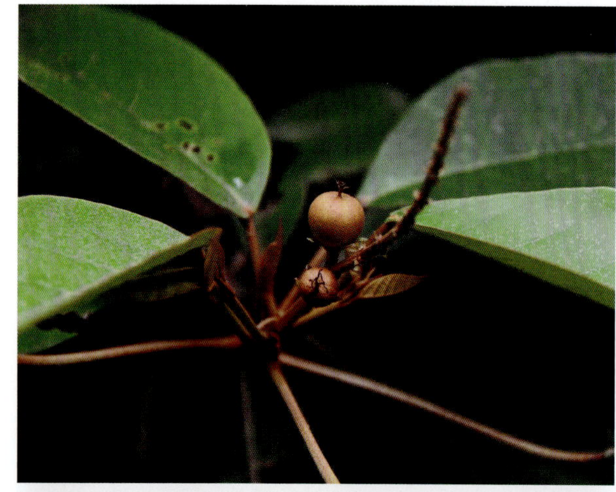

【特征】高大乔木。树高达 10m。基部不分枝，顶端分枝多轮生；幼小分枝密被柔毛。叶互生，叶柄密被短柔毛；叶片狭卵形，纸质，基部钝具，每基部稍具心形，边缘全缘，先端锐尖渐尖；上面无毛，下面密被完全银色短柔毛，整个表面上分散红棕色毛，基部腺体平，无梗。花序顶生，通常在一个顶端轮生几个，密被短柔毛。两性，基部雌蕊花 2~7，苞片，腺状，相当宿存。果球形，不具槽，带褐色短柔毛，光滑，种子扁椭圆形，棕色。

【药用信息】根、叶入药，治风湿骨痛等。

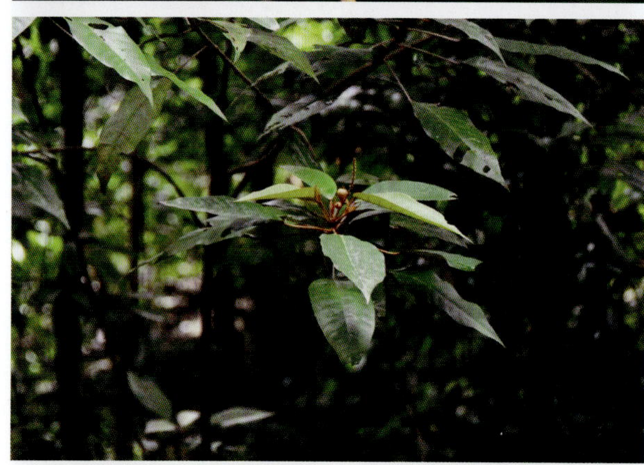

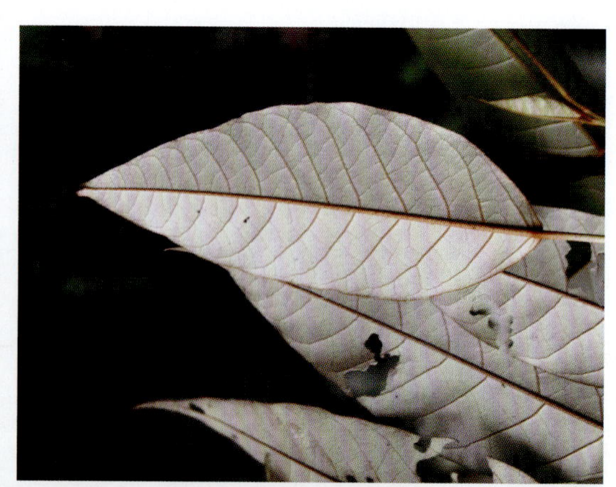

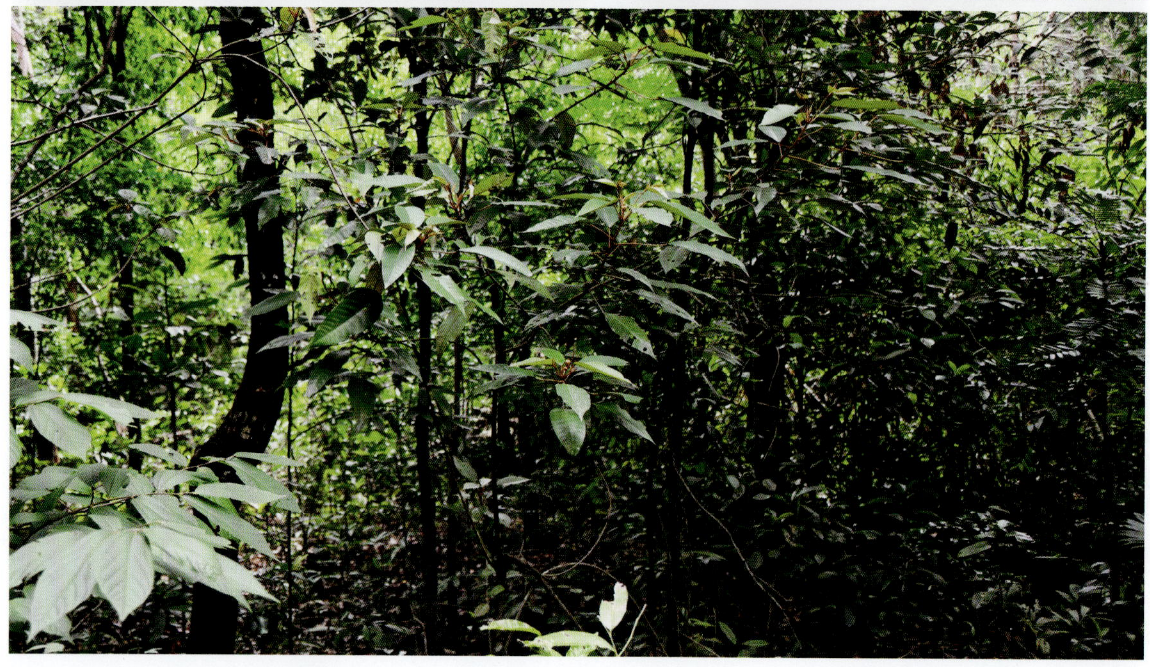

毛发状大戟

【特征】草本。高约 60cm，多分枝，极细分枝，全绿色。被淡色的毛，弱直立。叶对生，叶片倒卵形到椭圆形，基部锐尖到钝和仅稍斜，边缘全缘到浅，有锯齿，先端圆形到短尖，下面无毛或具散生毛，下面明显白霜带白色。杯状聚伞花序通常单生在叶腋上，有花序梗，在杯状聚伞花序下面有一对倒卵形的小叶，花序梗伸长形成额外的侧枝，然后顶生杯状聚伞花序，无毛或具散生毛，只有子房通常被短柔毛；腺体 4，附属物横向椭圆形。子房具短梗，最初明显有毛，很少无毛。果具梗，有槽，散生或无毛。种子带红色（肉色），具白霜，不具乳突，横槽，具小齿。

【药用信息】全株入药，具散瘀消炎、清热解毒之效。

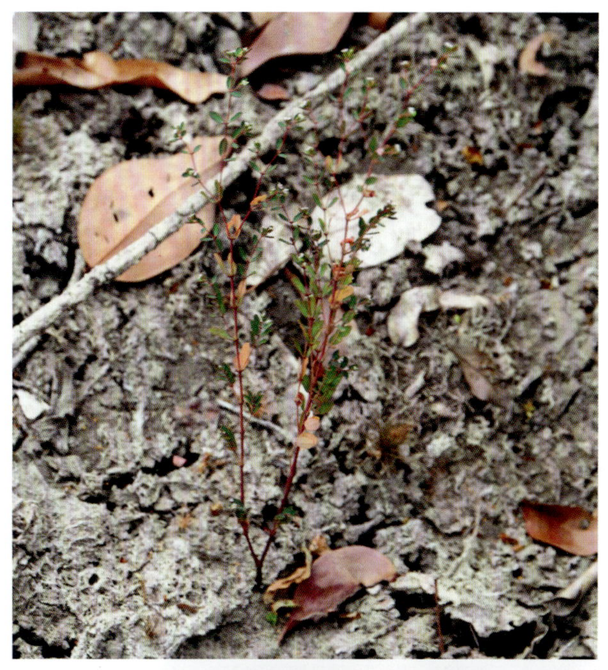

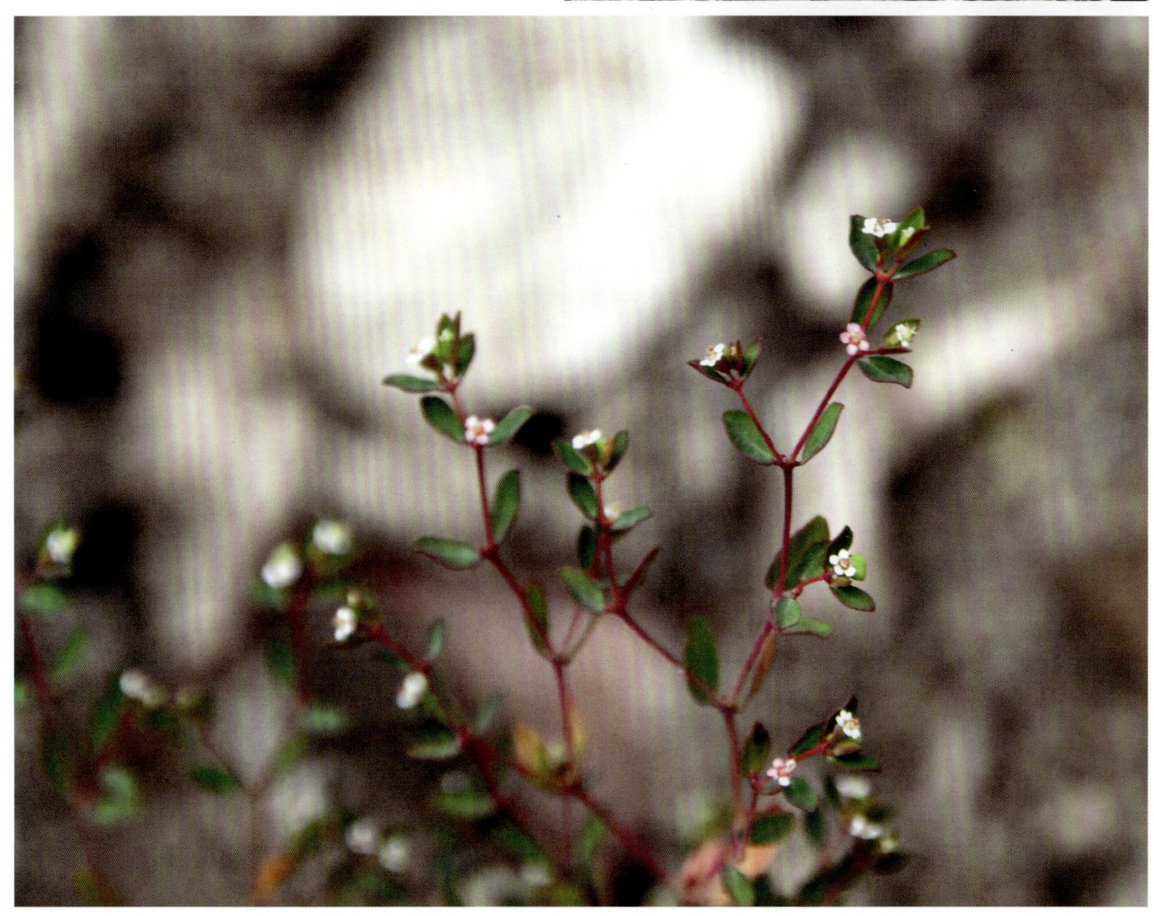

老挝海漆

Excoecaria laotica

大戟科 海漆属

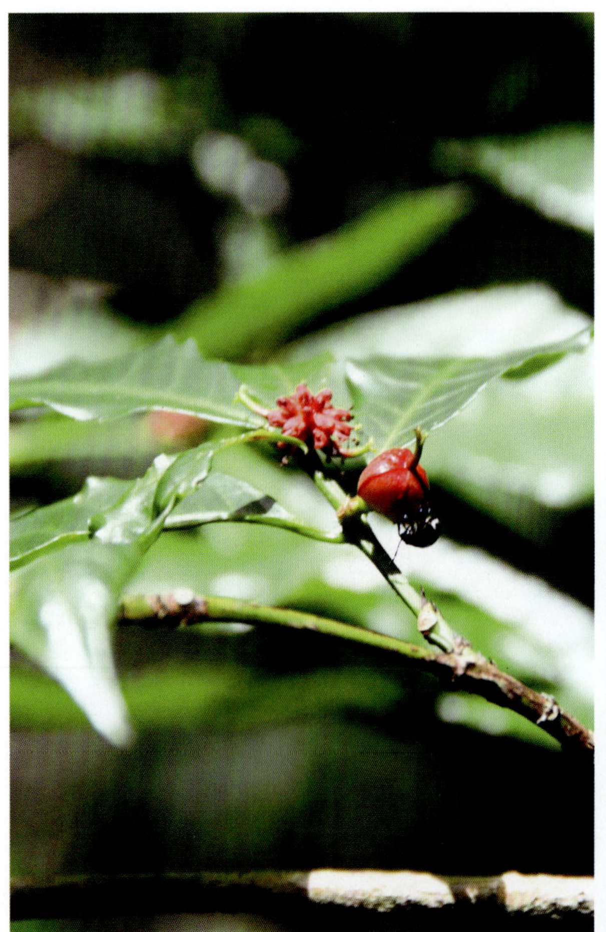

【特征】灌木到小灌木，雌雄同株，无毛。叶对生，叶片椭圆形到倒卵形，革质，基部钝，边缘有锯齿，具腺体，先端渐尖；侧脉 9~12，直到顶端。头状花序，花密集；苞片具腺体，小苞片有或无。雄花淡绿色，无梗；萼片三角形；花丝白色；花药带白色。雌花近无柄，绿色到带红色；萼片卵形。果浅裂，凹陷球形，红色。种子长 4.5~5mm，宽 4.5~5mm。

【药用信息】清肺止咳，泻下通便，解毒消肿。

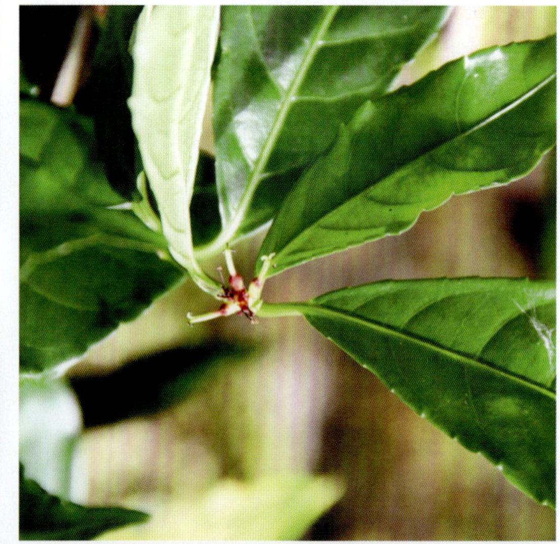

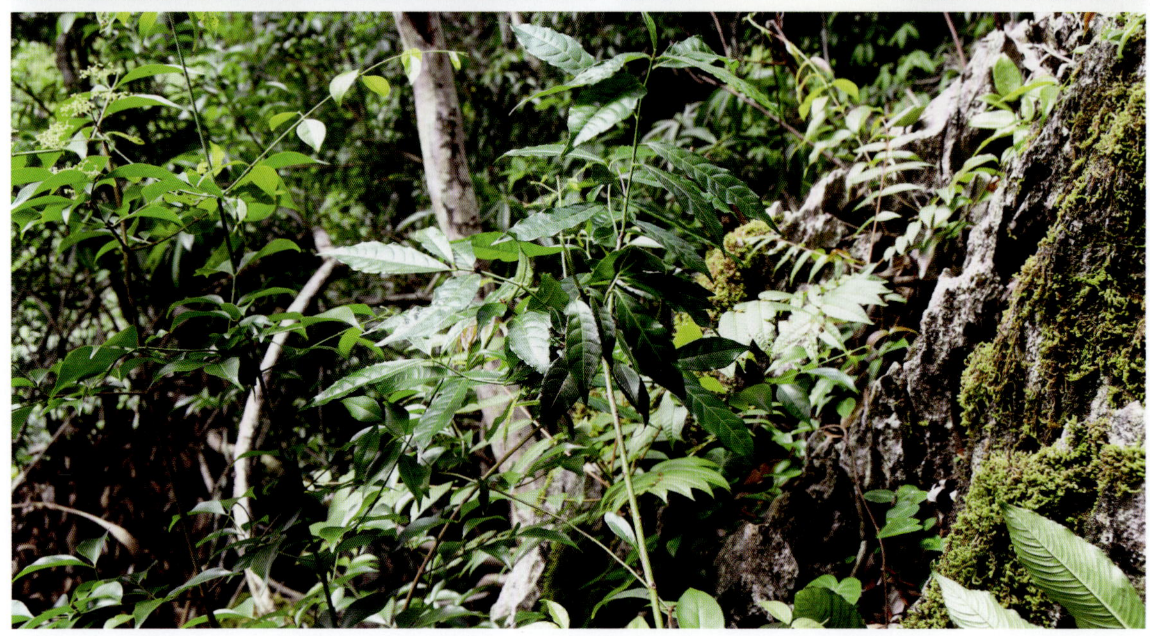

水柳

【特征】灌木。小枝具棱，被柔毛。叶纸质，互生，线状长圆形或狭披针形，顶端渐尖，具尖头，基部急狭或钝，全缘或具疏生腺齿，上面疏生柔毛或无毛，下面密生鳞片和柔毛；侧脉 9~16 对，网脉略明显；托叶钻状，脱落。雌雄异株，花序腋生；苞片近卵形，小苞片 2 枚，三角形，花单生于苞腋；雄花：花萼裂片 3 枚，被短柔毛，雄蕊众多，花丝合生成约 10 个雄蕊束，花药小，药室几分离；雌花：萼片 5 枚，长圆形，顶端渐尖，被短柔毛；子房球形，密被紧贴的柔毛，花柱 3 枚，基部合生，柱头密生羽毛状突起。蒴果近球形，被灰色短柔毛。种子近卵状，外种皮肉质，干后淡黄色，具皱纹。

【药用信息】根入药，清热利胆，消炎解毒。治急、慢性肝炎，黄疸，石淋。

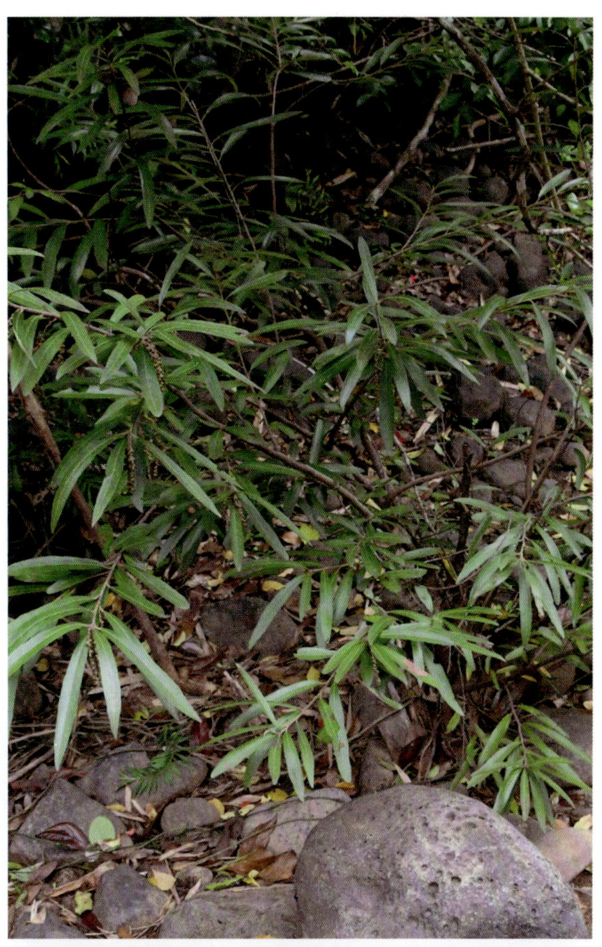

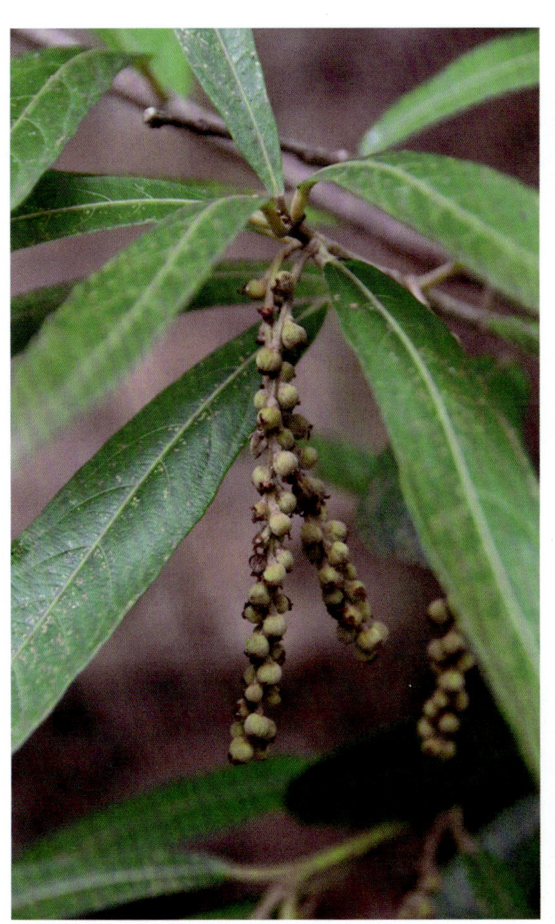

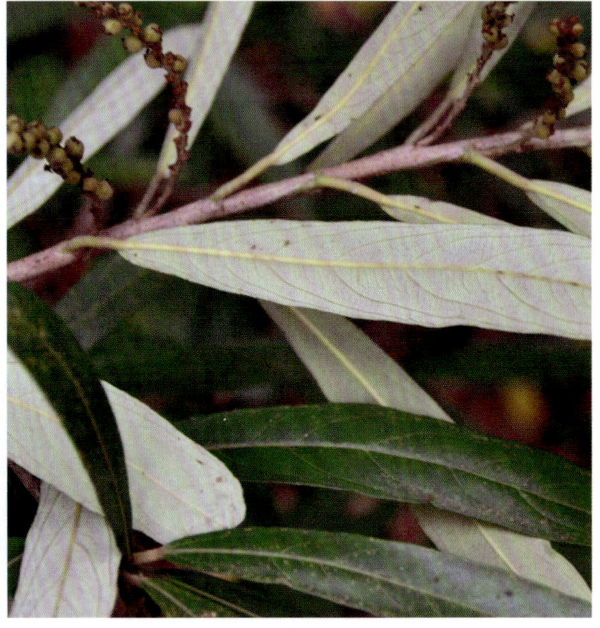

红珊瑚

Jatropha multifida

大戟科 麻风树属

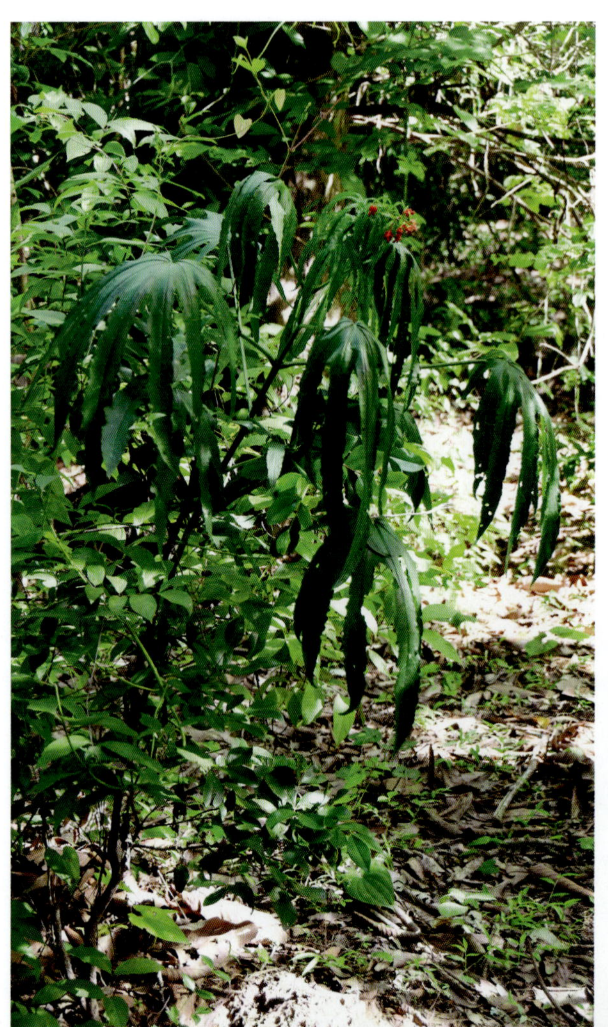

【特征】灌木或小乔木。茎枝具乳汁，无毛。叶轮廓近圆形，掌状 9~11 深裂，裂片线状披针形，全缘、浅裂至羽状深裂，上面绿色，下面灰绿色，两面无毛；掌状脉 9~11 条，各自延伸至掌状裂片顶端，裂片的羽状脉纤细；托叶细裂成分叉的刚毛状。花序顶生，花梗短，花密集；雄花花萼裂片 5 枚，近圆形，无毛；花瓣 5 枚，匙形，红色；雄蕊 8 枚，花丝仅基部合生，花药伸长；雌花：花萼如雄花；花瓣红色；子房无毛，花柱 3 枚，下半部合生。蒴果椭圆状至倒卵状，无毛。

【药用信息】树皮和叶入药，散瘀消肿、止血止痒。外用治跌打肿痛、创伤出血、皮肤瘙痒、麻风、癞痢头、慢性溃疡、关节挫伤、阴道滴虫、湿疹、脚癣等。

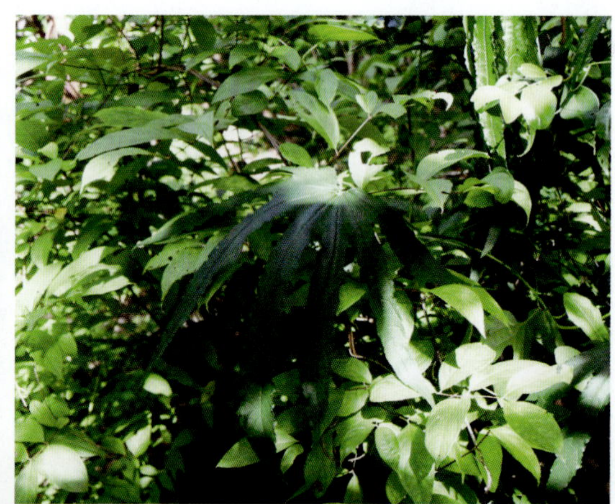

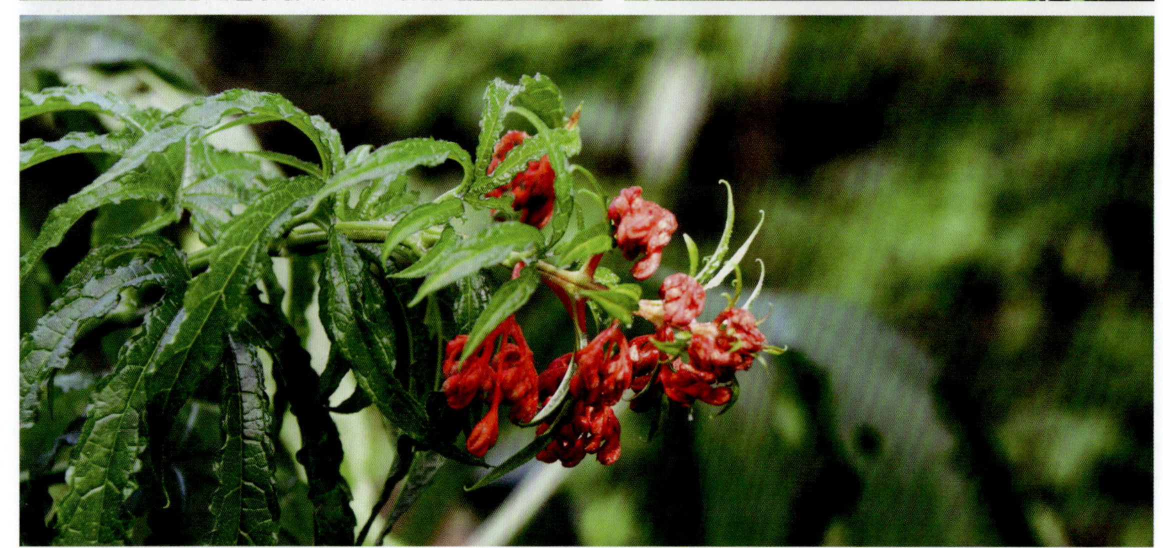

尾叶血桐

【特征】灌木或小乔木。嫩枝、叶、花序均被黄褐色短柔毛和长柔毛；小枝无毛。叶薄纸质，菱状卵形或三角状卵形，稀浅3尖裂，顶端尾状，基部微耳状心形，两侧各具斑状腺体1~2个，边全缘或具腺齿，上面沿脉序被柔毛，下面被柔毛和具颗粒状腺体；侧脉5~6对；托叶线形，被毛，早落。雄花序圆锥状，苞片长卵形、叶状，或卵状三角形，被柔毛，苞腋具花约10朵；雄花：萼片3~4枚，被短柔毛；雄蕊18~20枚，花药4室。雌花序总状，总花梗顶部具花4~5朵，2枚近对生的苞片叶状，卵状三角形，边缘具粗齿，近顶部边缘具盘状腺体2~3对，两面均被短柔毛，其余的苞片通常披针形；雌花：花萼酒瓶状，顶部4浅裂，被短柔毛，开花时纵裂，凋落；子房具软刺，花柱2枚，线状，近基部合生；花梗被短柔毛。蒴果双球形，具软刺和颗粒状腺体。

【药用信息】泻下通便，治大便秘结，恶性肿瘤，神经系统及心血管系统疾病。

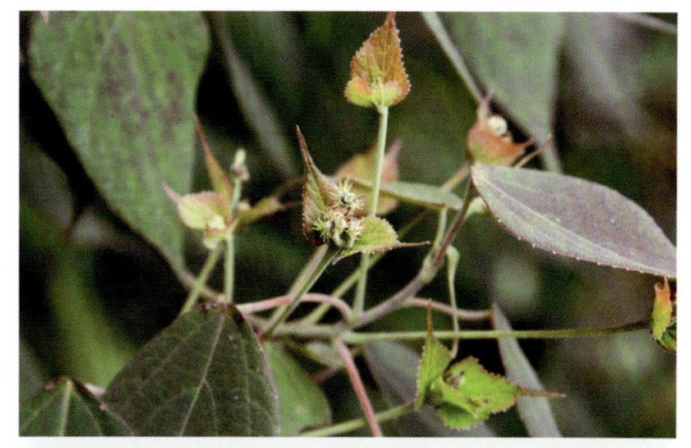

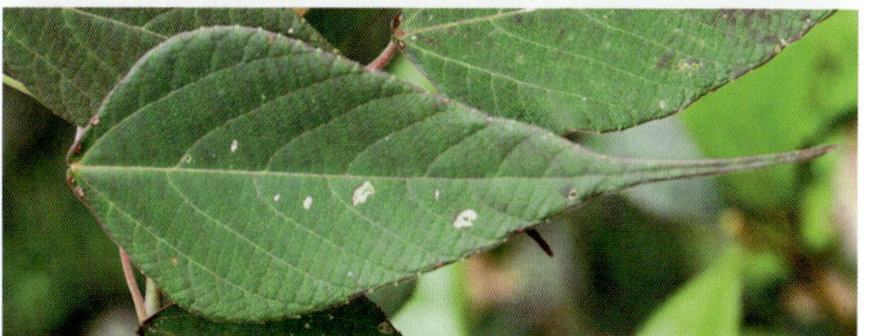

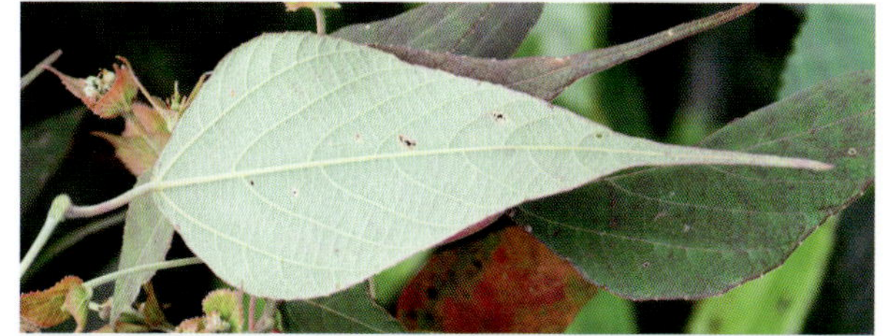

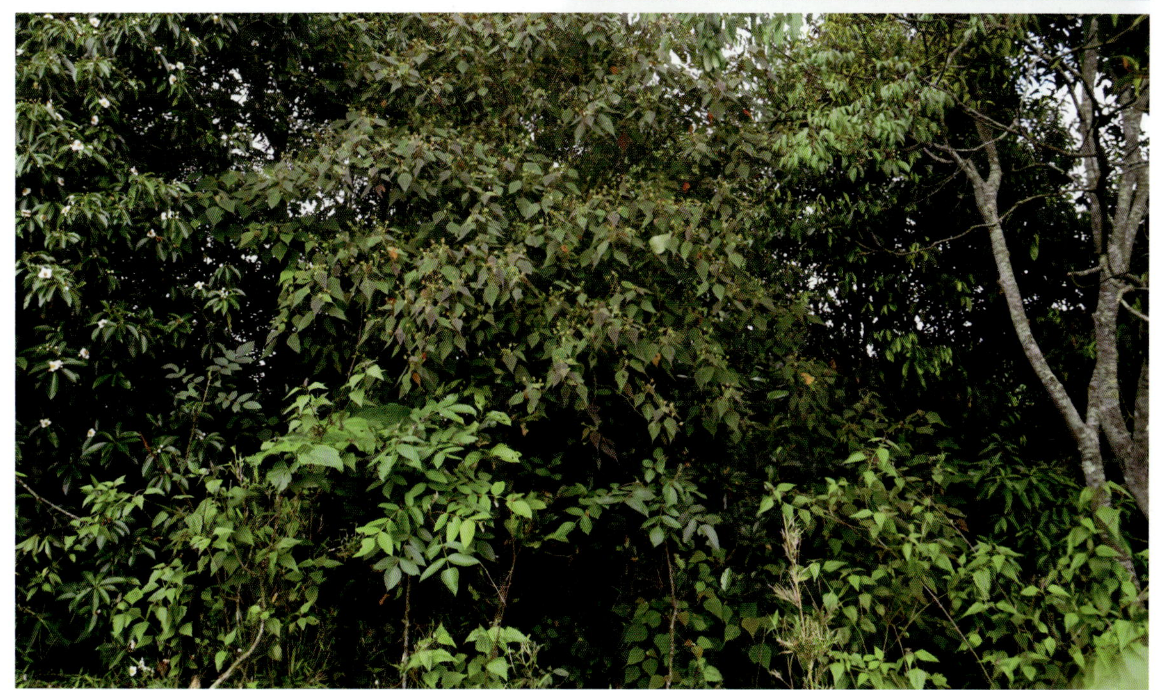

广西白背叶

Mallotus apelta var. *kwangsiensis*

大戟科 野桐属

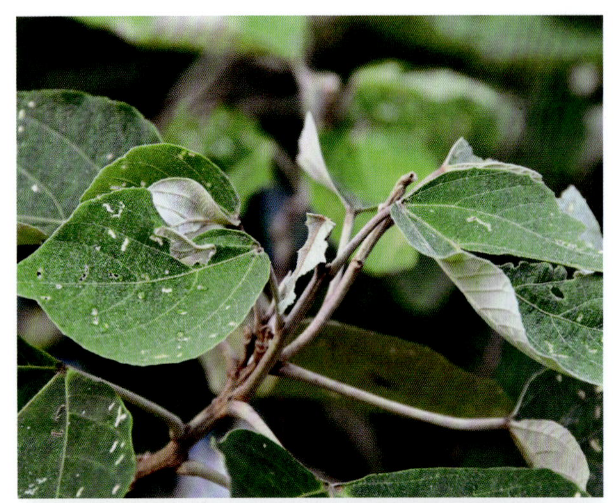

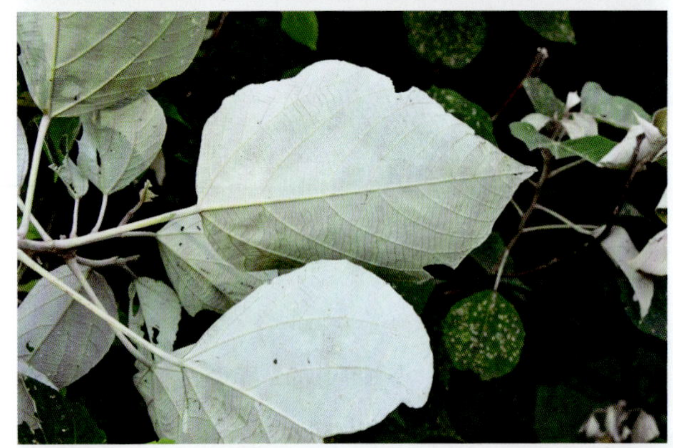

【特征】灌木或小乔木。小枝、叶柄和花序均密被淡黄色星状柔毛和散生橙黄色颗粒状腺体。叶互生，卵形或阔卵形，稀心形，顶端急尖或渐尖，基部截平或稍心形，边缘具疏齿，上面干后黄绿色或暗绿色，无毛或被疏毛，下面被灰白色星状茸毛，散生橙黄色颗粒状腺体；基出脉 5 条，最下一对常不明显，侧脉 6~7 对；基部近叶柄处有褐色斑状腺体 2 个。花雌雄异株，雄花序为开展的圆锥花序或穗状，苞片卵形，雄花多朵簇生于苞腋；雄花：花蕾卵形或球形，花萼裂片 4，卵形或卵状三角形，外面密生淡黄色星状毛，内面散生颗粒状腺体；雄蕊 50~75 枚；雌花序穗状，长 30~60cm，稀有分枝，苞片近三角形；雌花：花梗极短；花萼裂片 3~5 枚，卵形或近三角形，外面密生灰白色星状毛和颗粒状腺体；花柱 3~4 枚，长约 3mm，基部合生，柱头密生羽毛状突起。蒴果近球形，密生被灰白色星状毛的软刺，软刺长 10~15mm，线形，黄褐色或浅黄色；种子近球形，褐色或黑色，具皱纹。

【药用信息】根入药，清热平肝，健脾化湿，收敛固脱。治急慢性肝炎，肝脾肿大，消化不良，风湿关节痛等。

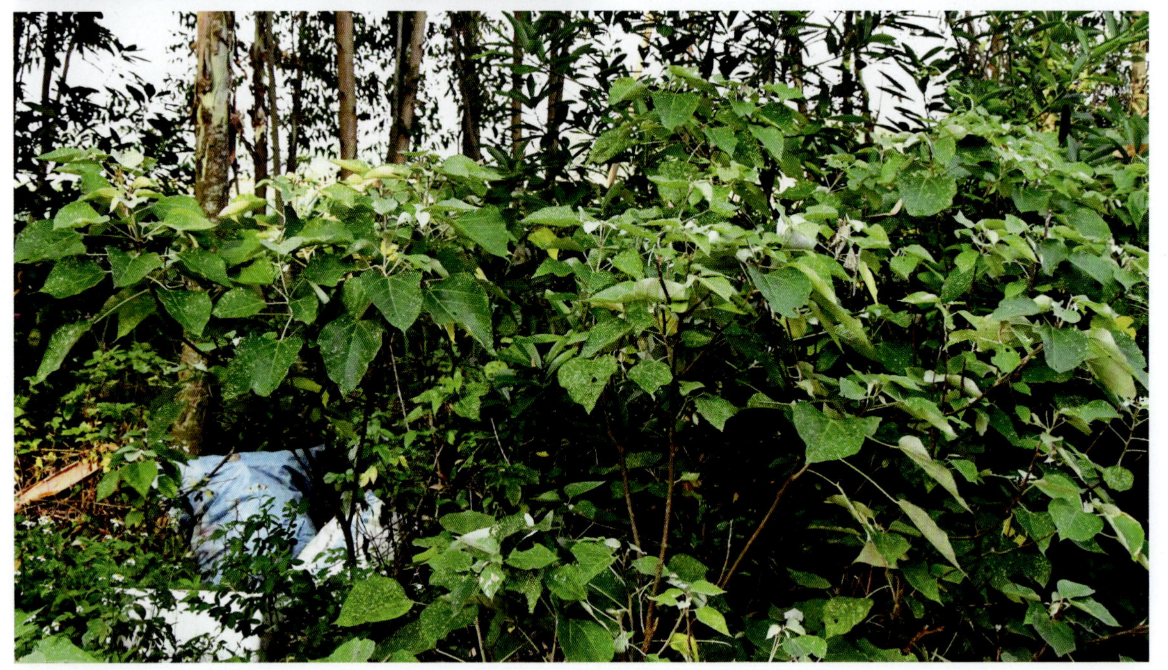

缅桐

【特征】乔木。小枝被灰褐色星状柔毛。叶纸质，卵形、长圆形或卵状长圆形，顶端钝渐尖或骤尖，基部钝圆或急狭，上面近无毛，下面密被黄褐色或浅灰色星状茸毛；具掌状脉，但向下的脉常短且不明显，侧脉10~12对；叶柄稍盾状着生。总状花序，有时下部有分枝，密被褐色星状毛，苞片长圆状三角形，外面密被星状毛；雄花：花蕾扁球形，花萼裂片卵状长圆形，密被星状毛；花瓣膜质，阔倒卵形，顶端圆形；雄蕊50~70枚；花托被短柔毛；雌花：花萼裂片卵状长圆形或披针形，顶端急尖或钝，密被褐色星状毛；柱头具乳头状突起。蒴果扁球形，钝三棱形，具3纵槽。

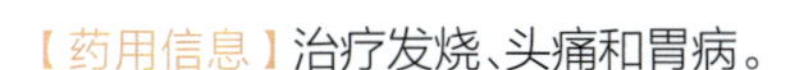
【药用信息】治疗发烧、头痛和胃病。

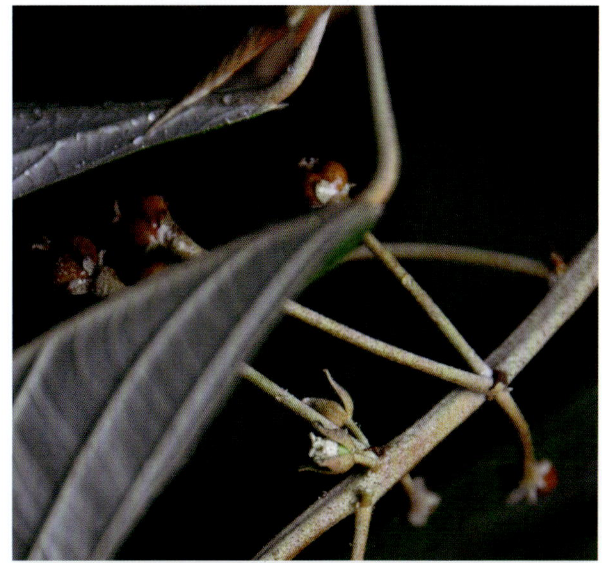

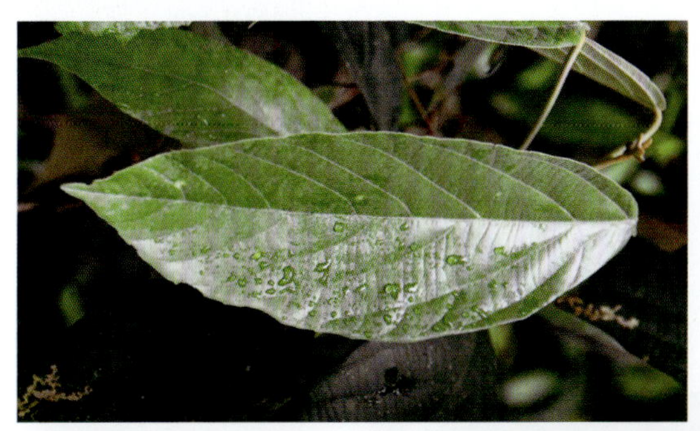

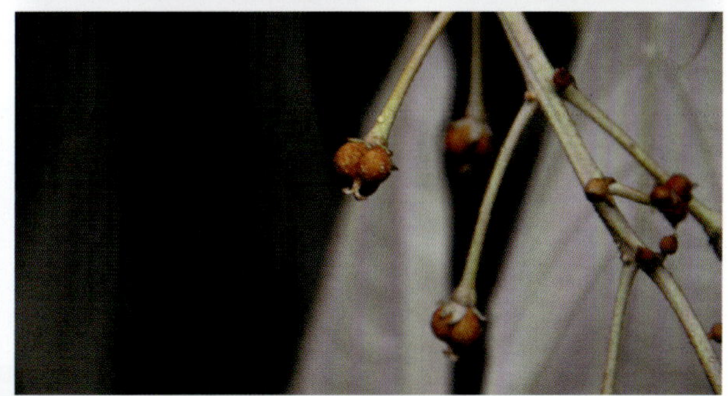

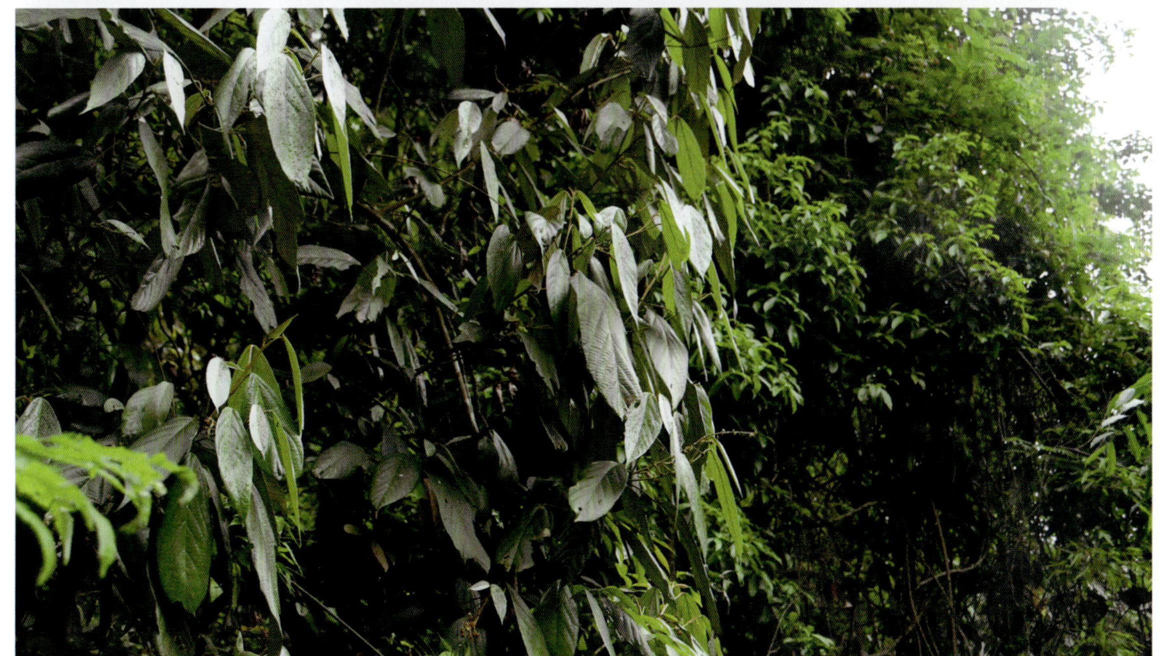

白树

Suregada multiflora

大戟科 白树属

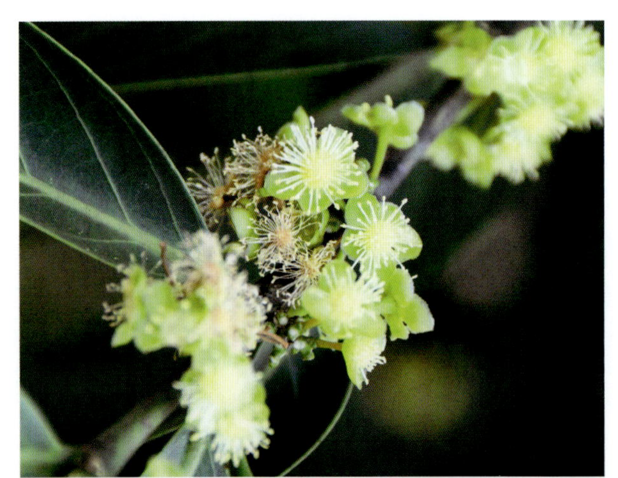

【特征】灌木或乔木。枝条灰黄色至灰褐色，无毛。叶薄革质，倒卵状椭圆形至倒卵状披针形，稀长圆状椭圆形，顶端短尖或短渐尖，稀圆钝，基部楔形或阔楔形，全缘，两面均无毛；侧脉每边 5~8 条；叶柄无毛。聚伞花序与叶对生，花梗和萼片具微柔毛或近无毛，萼片近圆形，边缘具浅齿；雄蕊多数；腺体小，生于花丝基部；雌花花盘环状，子房近球形，无毛，花柱 3 枚，平展，2 深裂，裂片再 2 浅裂。蒴果近球形，有 3 浅纵沟，成熟后完全开裂；具宿存萼片。

【药用信息】种子油入药，解毒疗伤，治烧伤。

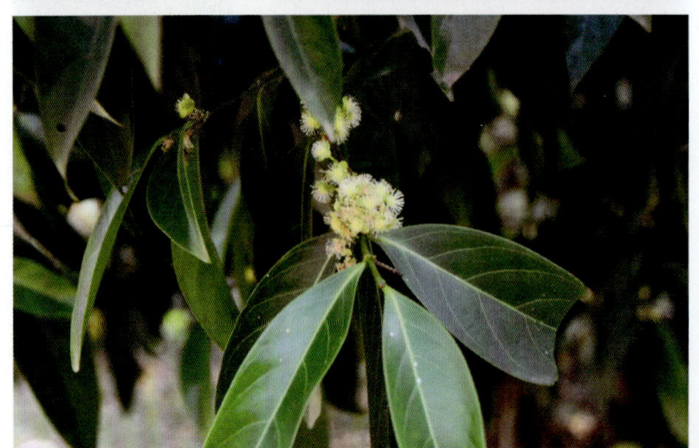

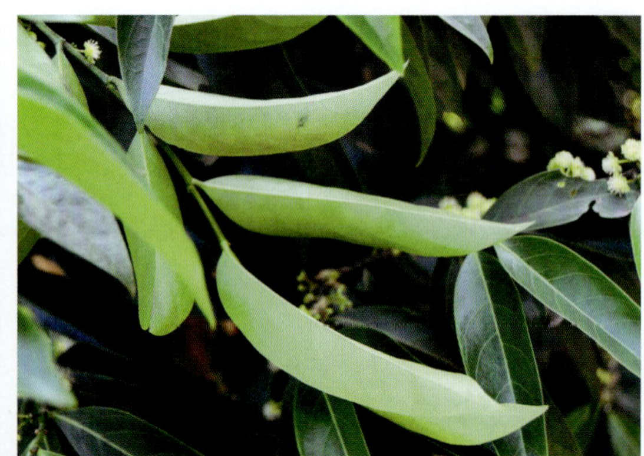

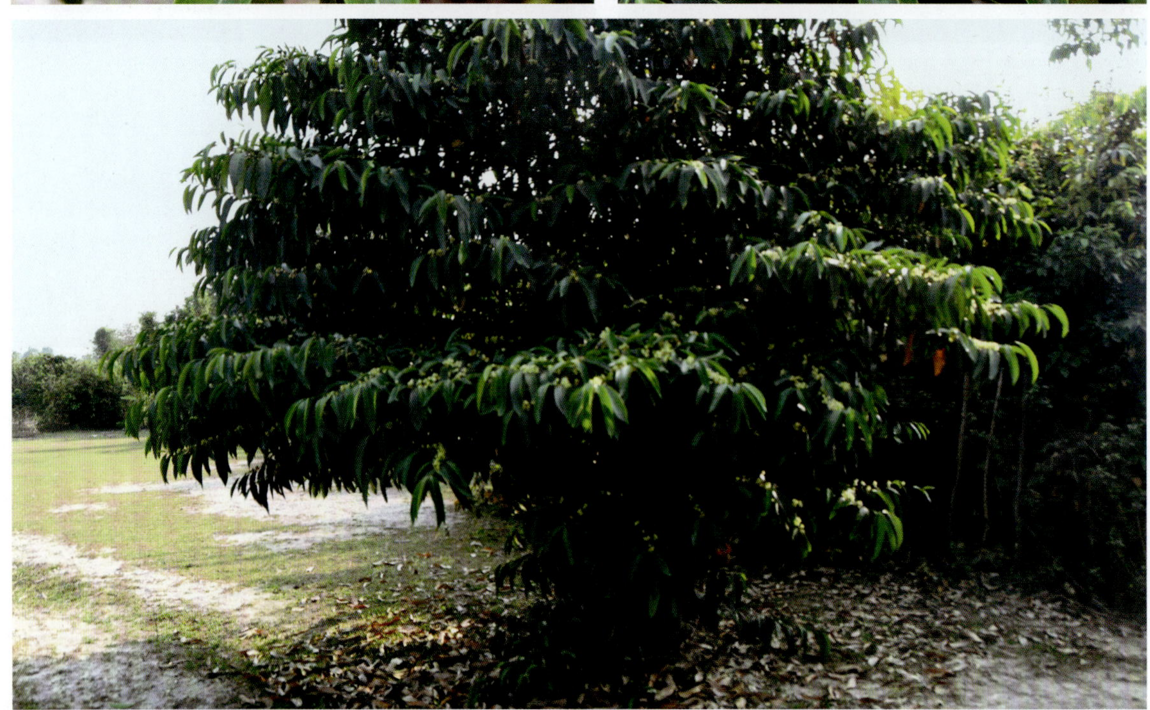

美丽相思子

【特征】攀缘藤本。茎枝细弱，被稀疏黄色糙伏毛。羽状复叶互生；小叶 6~10 对，膜质，近长圆形，先端截形，具小尖头，基部近圆形，上面无毛，下面被稀疏白色糙伏毛；小叶柄短。总状花序腋生；总花梗长 3~10cm，花序轴粗短；花小，密集成头状；萼钟状，萼齿 4 浅裂，被白色糙伏毛；花冠粉红色或紫色；雄蕊 9。荚果长圆形，成熟时开裂，密被平伏白毛。种子 6~12；种子椭圆形，黑褐色，具光泽，种阜明显，环状，种脐有孔。

【药用信息】叶、根入药，花果有毒。

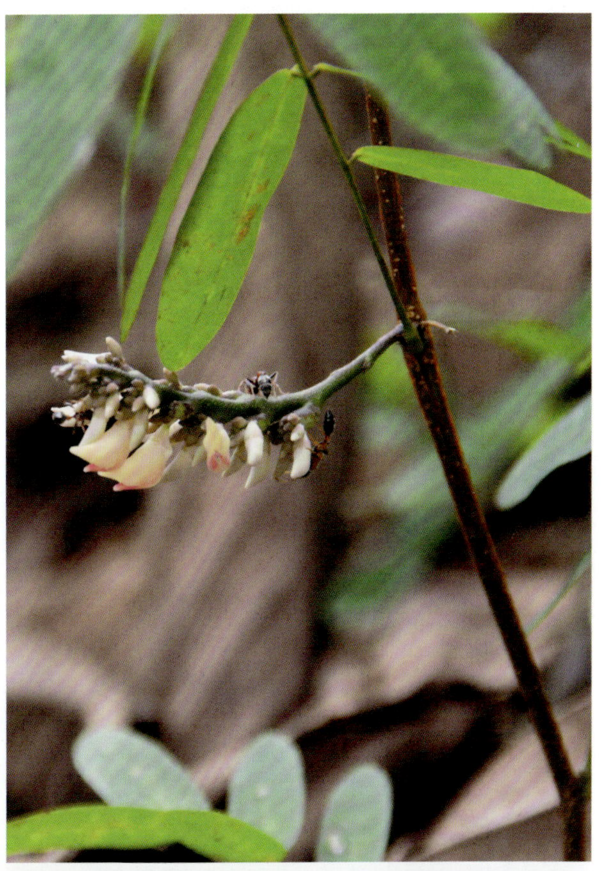

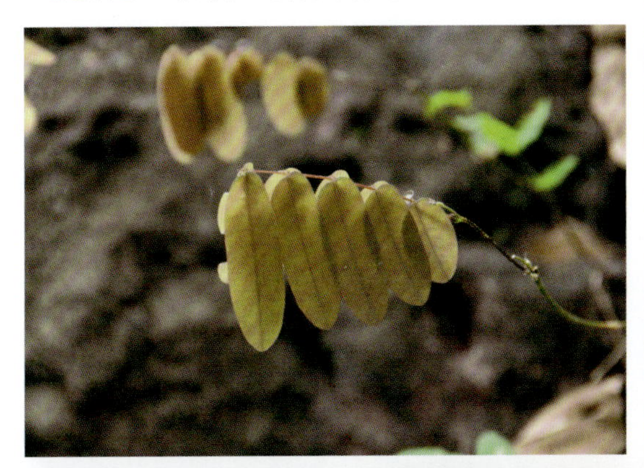

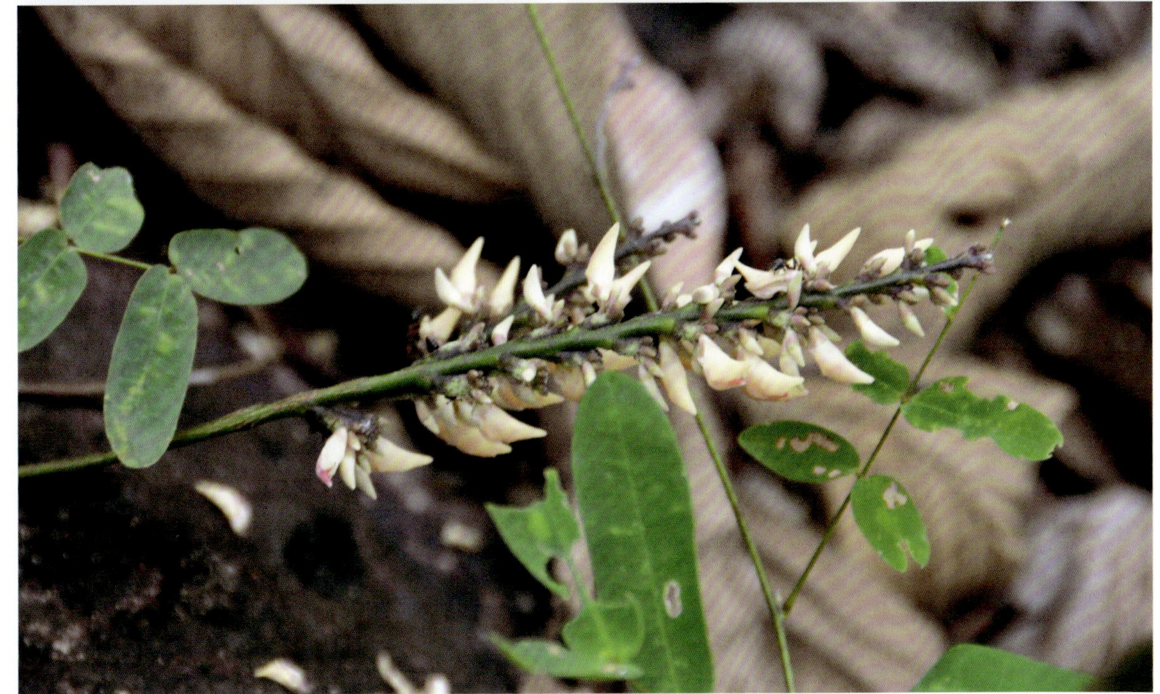

鸡血树

Adinobotrys atropurpureus

豆科 鸡血树属

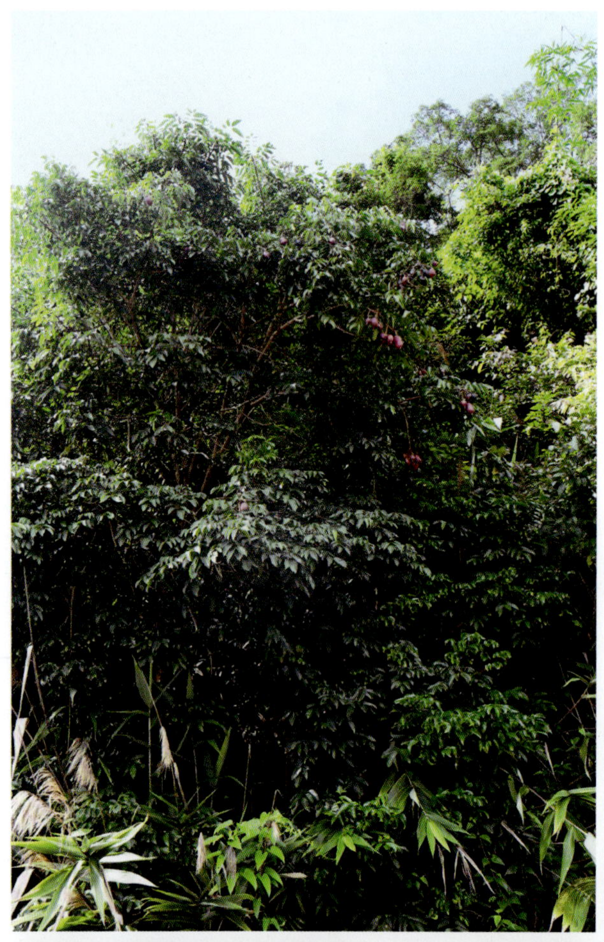

【特征】常绿乔木。树冠较厚，伞形或圆形。树干高大，浅灰色，树皮浅裂。复叶，具有 3~5 对大的、椭圆形的小叶。叶片光滑且有光泽，叶缘完整。两性花，花瓣红色至紫色。花瓣呈杯状，相互重叠，较大的花瓣托在较小的花瓣上方。花序是由若干个穗状花序形成，位于分支尖端附近。荚果深褐色，长椭圆形，木质荚有弧形，尖顶。每个荚果有 1~2 粒褐色椭圆形种子。

【药用信息】暂无药用信息。

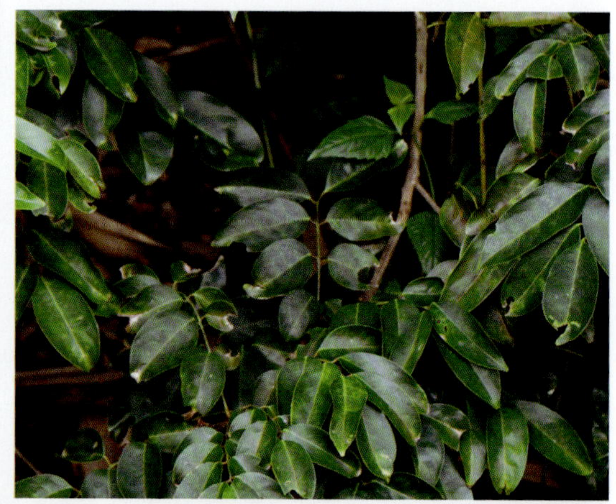

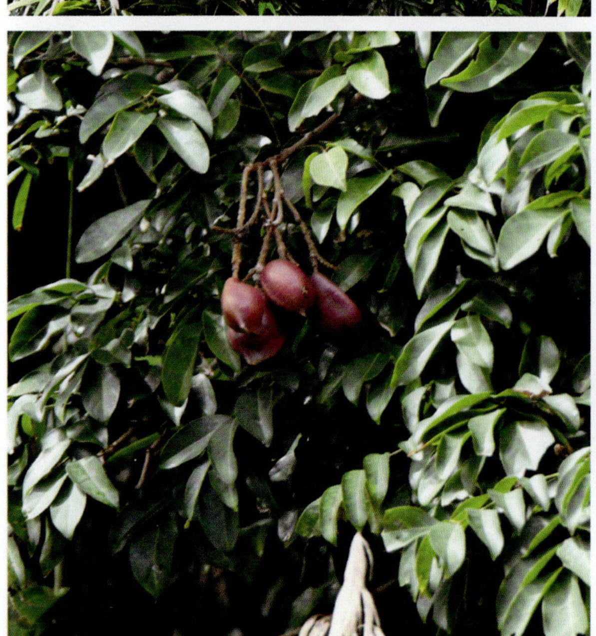

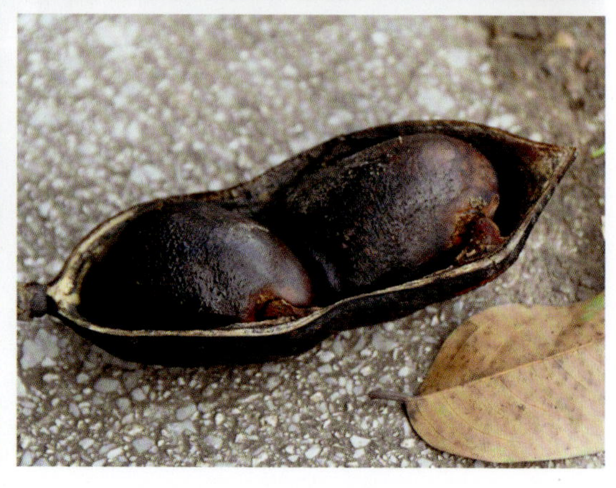

Alysicarpus vaginalis

豆科 链荚豆属

链荚豆

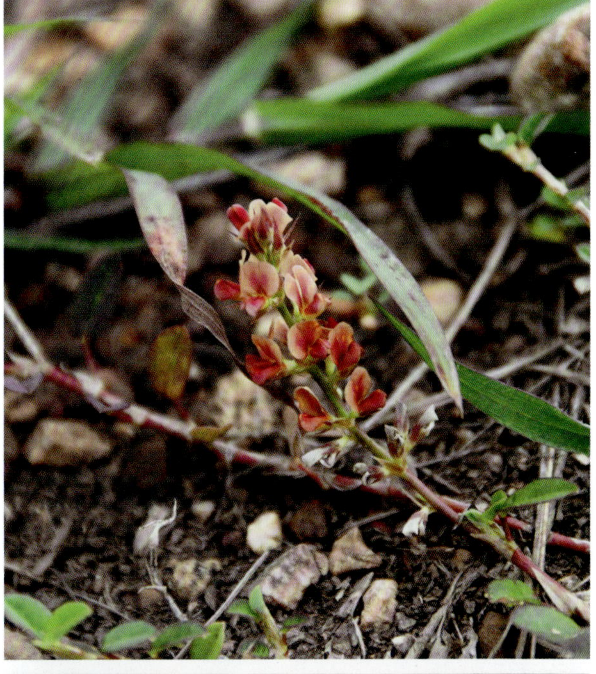

【特征】多年生草本。簇生或基部多分枝；茎平卧或上部直立，无毛或稍被短柔毛。叶仅有单小叶；托叶线状披针形，干膜质，具条纹，无毛，与叶柄等距或稍长；叶柄无毛；小叶形状及大小变化很大，茎上部小叶通常为卵状长圆形、长圆状披针形至线状披针形，下部小叶为心形、近圆形或卵形，上面无毛，下面稍被短柔毛，全缘，侧脉 4~9 条，稍清晰。总状花序腋生或顶生，有花 6~12 朵，成对排列于节上；苞片膜质，卵状披针形；花萼膜质，比第一个荚节稍长，5 裂，裂片较萼筒长；花冠紫蓝色，略伸出于萼外，旗瓣宽，倒卵形；子房被短柔毛，有胚珠 4~7。荚果扁圆柱形，被短柔毛，有不明显皱纹，荚节 4~7，荚节间不收缩，但分界处有略隆起线环。

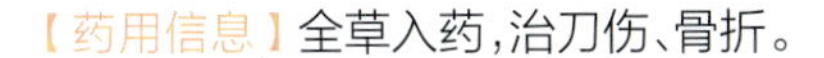

【药用信息】全草入药，治刀伤、骨折。

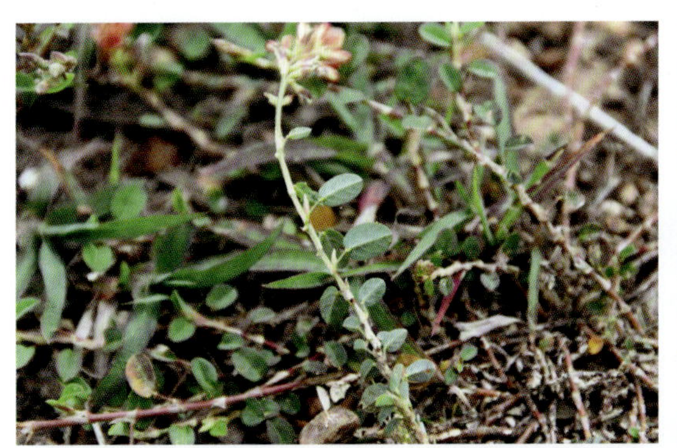

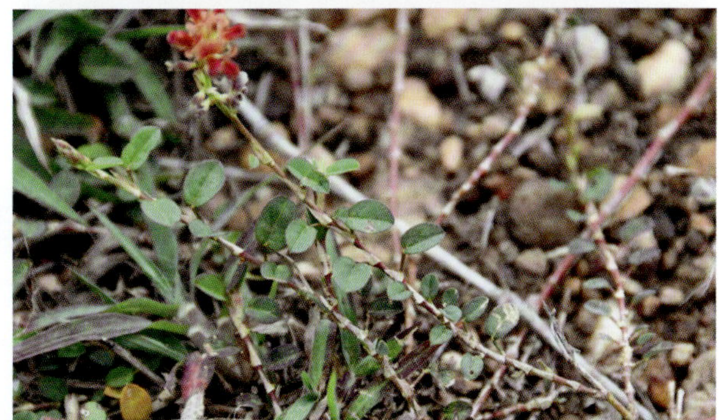

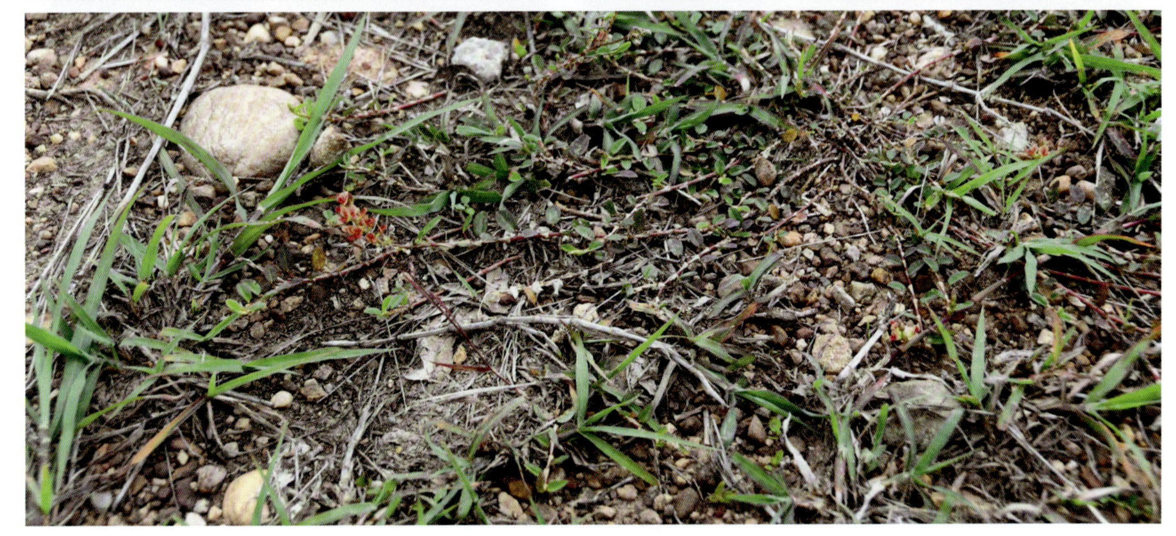

薄皮猴耳环

Archidendron pellitum

豆科 猴耳环属

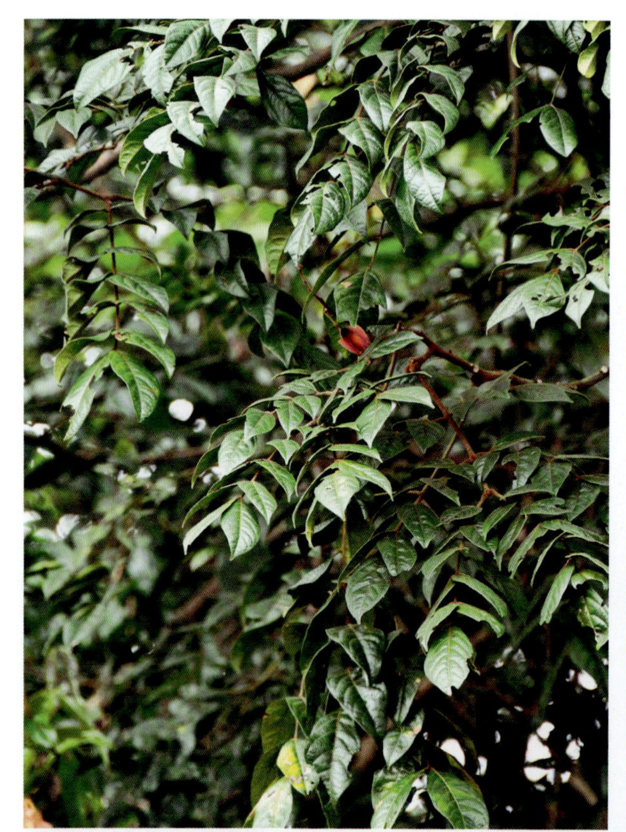

【特征】中等乔木，树高 10~15 m。二回羽状复叶，具托叶。荚果旋卷，种子悬垂于延伸的种柄上，灰绿色带黑色，圆形或椭圆形。

【药用信息】清热解毒、收湿敛疮，治疗多种热毒症。

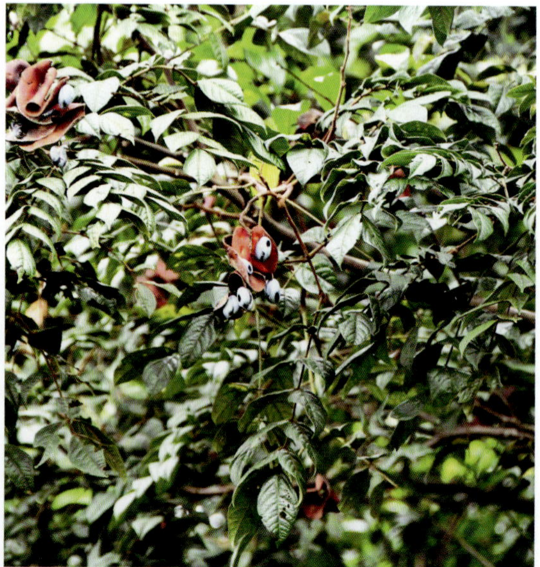

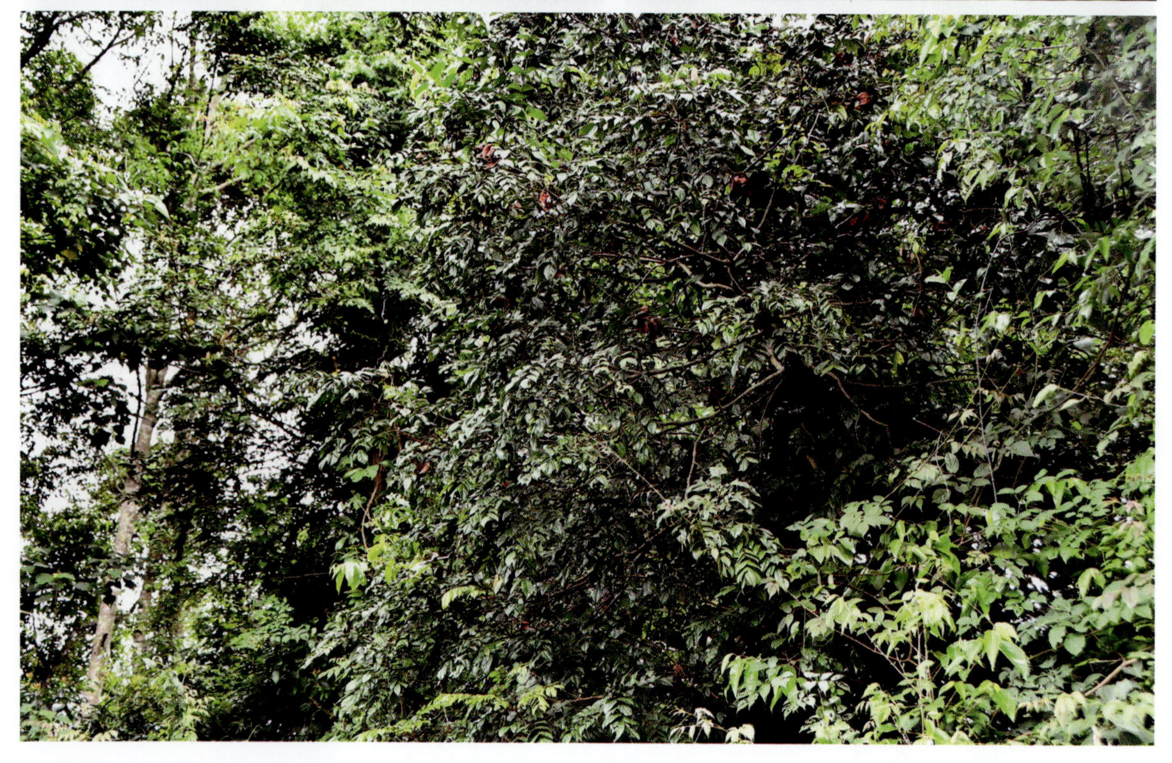

Bauhinia acuminata

豆科 羊蹄甲属

白花羊蹄甲

【特征】小乔木或灌木。小枝之字曲折，无毛。叶近革质，卵圆形，有时近圆形，基部通常心形，先端 2 裂约达叶长的 1/3~2/5，裂片先端急尖或稍渐尖，很少呈圆形，上面无毛，下面被灰色短柔毛；基出脉 9~11 条，与支脉及网脉在叶下面均极明显凸起；叶柄具沟，被短柔毛。总状花序腋生，呈伞房花序式，密集，少花 3~15 朵；总花梗短，与花序轴均略被短柔毛；苞片与小苞片线形，具线纹，被柔毛；花蕾纺锤形，略被毛或无毛，先端渐尖。花瓣白色，倒卵状长圆形，无瓣柄；能育雄蕊 10 枚，2 轮，花丝长短不一，下部 1/3 被毛，花药长圆形，黄色；子房具长柄，略被柔毛或近无毛，花柱柱头盾状。荚果线状倒披针形，扁平，直或稍弯，先端急尖，具直的喙，内有隔膜，果瓣革质，无毛，近腹缝处有 1 条隆起、锐尖的纵棱。种子 5~12 颗，扁平。

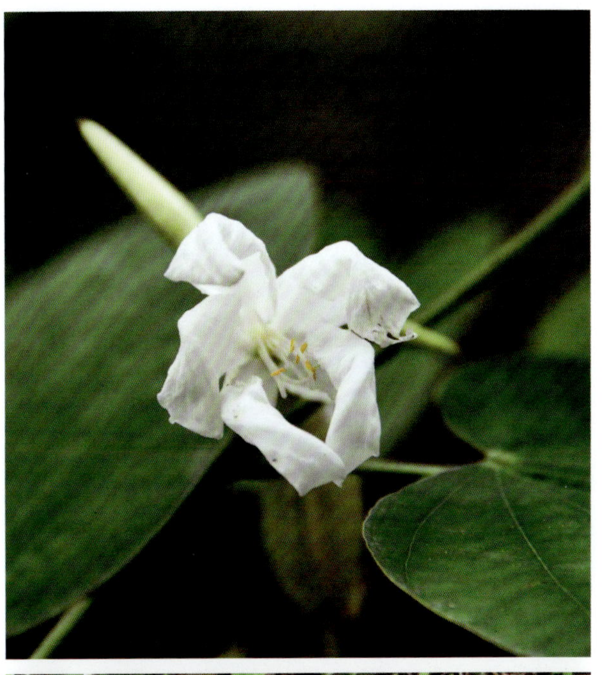

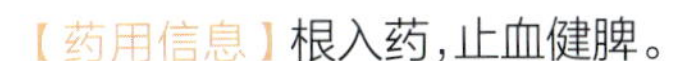

【药用信息】根入药，止血健脾。

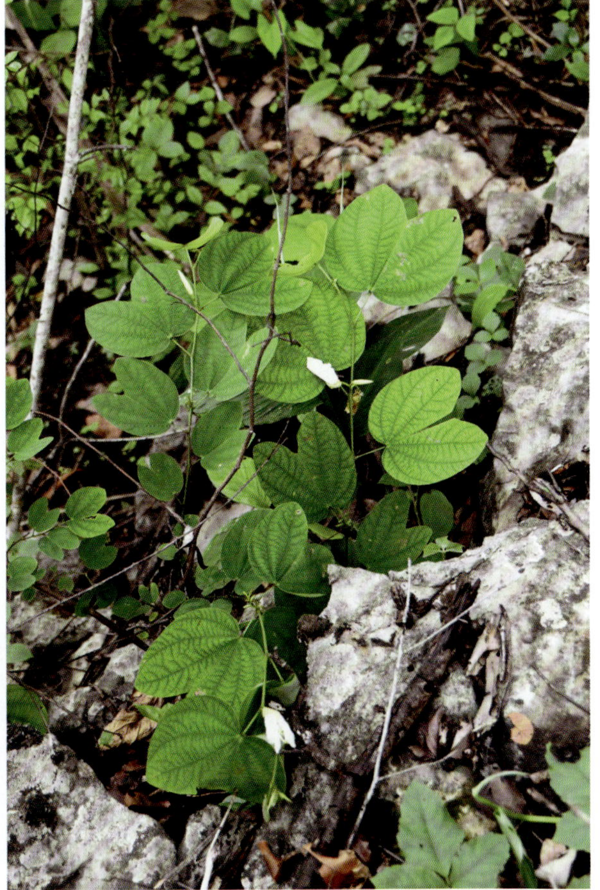

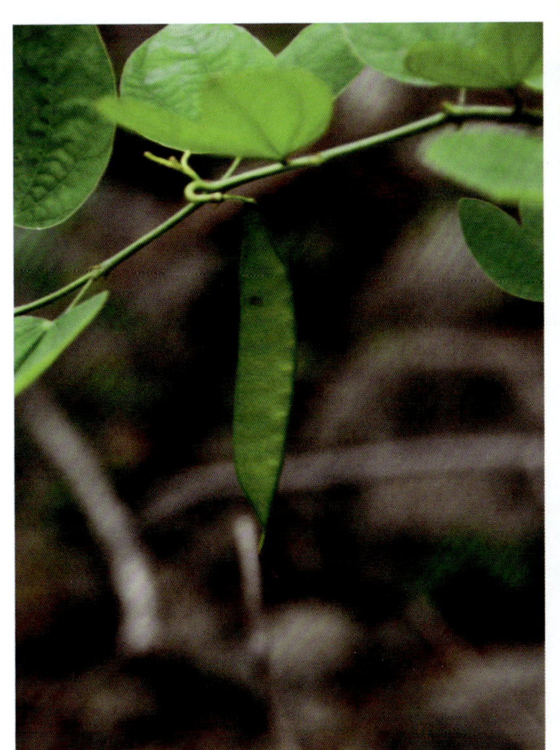

米萼羊蹄甲

Bauhinia saccocalyx

豆科 羊蹄甲属

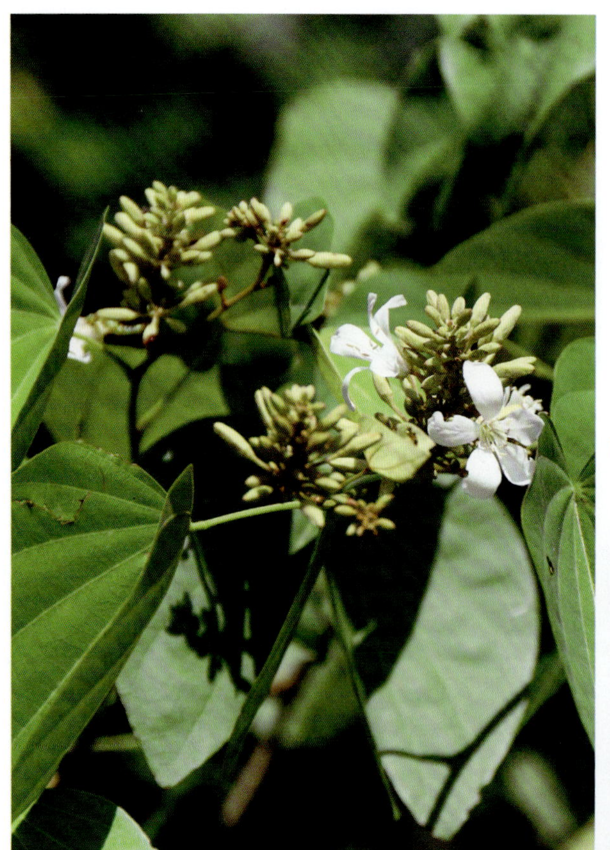

【特征】灌木或小乔木。通常雌雄异株，枝无毛。叶宽卵形，纸质，侧脉 9~11 对；裂片尖端三角形锐尖；基部截断到心形；上表面无毛，下部疏生短柔毛具褐色腺体。托叶小，早落。叶柄无毛。花簇生，复合总状花序长达约 7cm。花萼棘状或裂为二。花瓣白色至粉红色，窄，倒卵形，有短爪。雄花有 10 个可育雄蕊；花药长圆形。子房有毛，包括短花柱和盆状柱头。豆荚无毛，开裂，带状，最宽的朝向先端，具短弯曲的喙。种子 3~5，扁平，圆形。

【药用信息】树皮、花和根供药用，为烫伤及脓疮的洗涤剂，嫩叶汁液或粉末可治咳嗽。

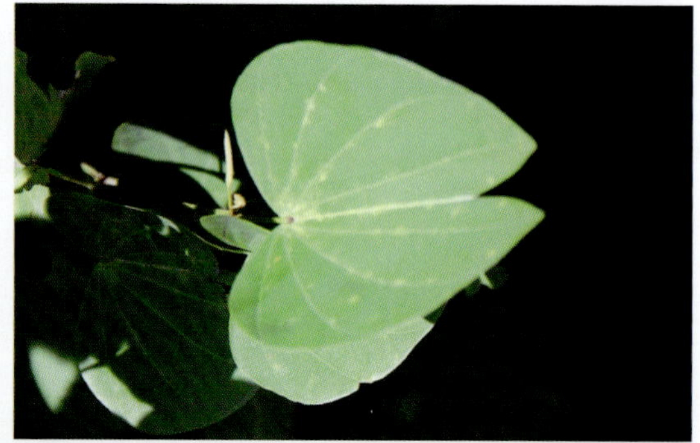

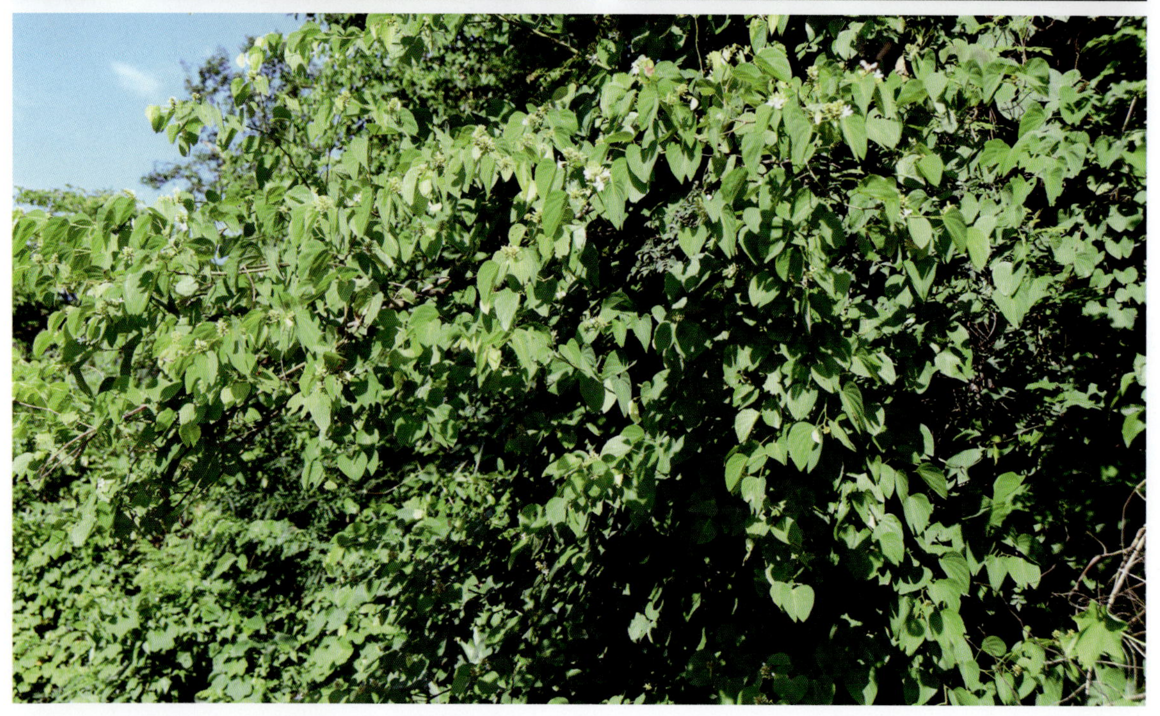

绿花羊蹄甲

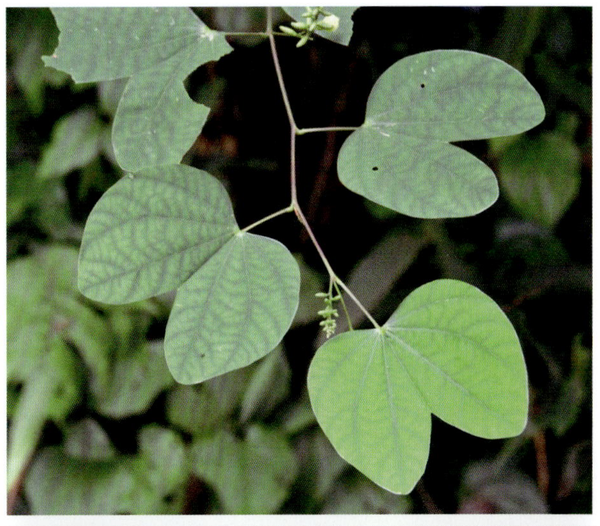

【特征】直立灌木。幼嫩部分被微柔毛；枝纤细，无毛。叶纸质，近圆形，2 裂达叶长的 1/3~1/2，裂片先端通常圆钝，基部截平，有时浅心形，上面无毛，下面初时疏被灰色短柔毛，后仅在脉上略被毛；基出脉 7~9 条；叶柄纤细；托叶基部狭三角形，中部以上锥尖。总状花序狭窄，疏花，通常与叶对生；苞片外面被微柔毛；花梗近基部有极小的小苞片 2 枚；花蕾纺锤形；花托极短，陀螺形；萼佛焰状，无毛；花瓣白带绿色，倒卵形至披针形；雄蕊 10 枚，外轮 5 枚，内轮 5 枚较短；子房具短柄，略被短柔毛，花柱极短，柱头盾状。荚果线形，扁平，开裂，先端常具短而弯的喙，果瓣革质，初时外面略被短柔毛，渐变无毛。种子 6~10，椭圆形，扁平。

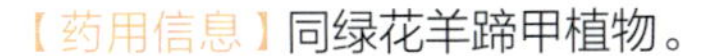

【药用信息】同绿花羊蹄甲植物。

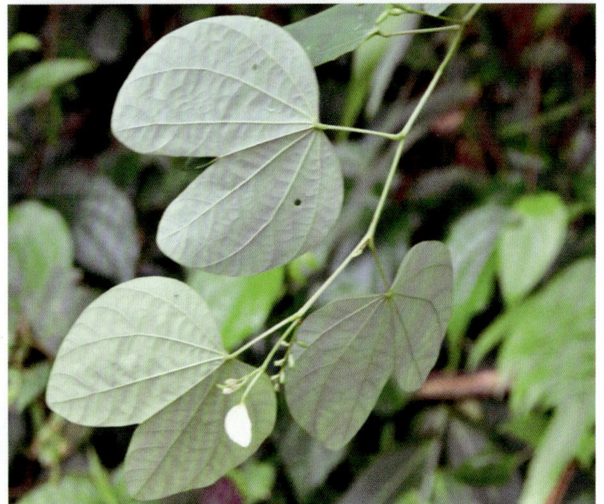

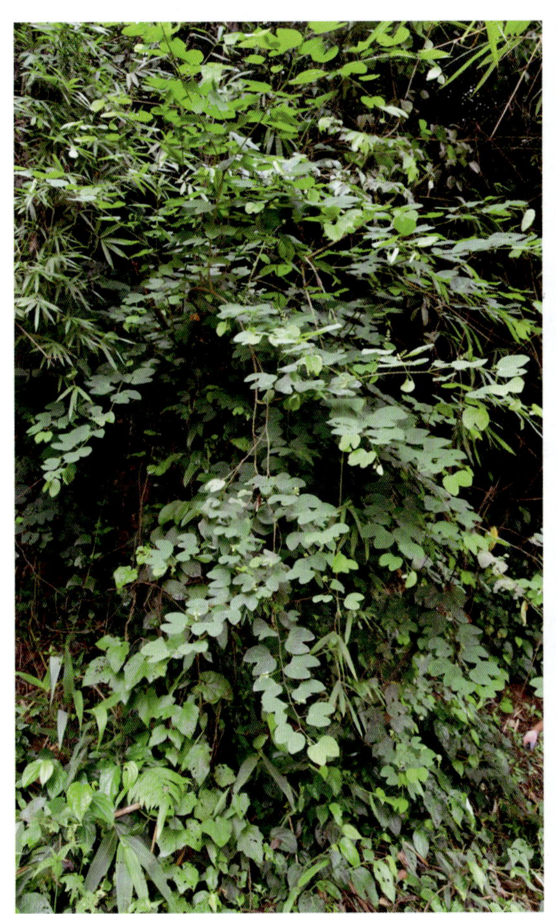

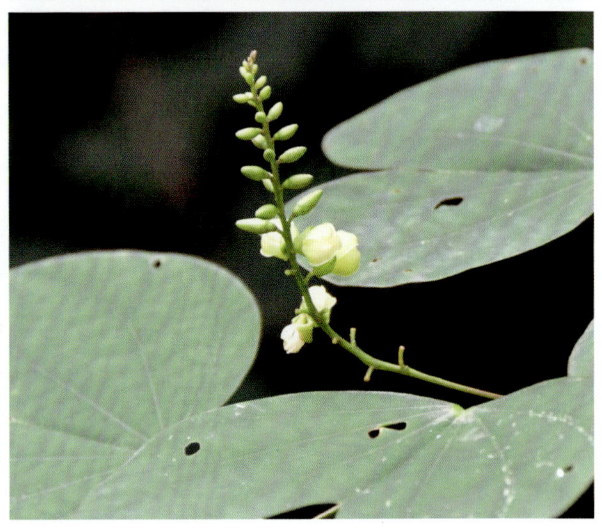

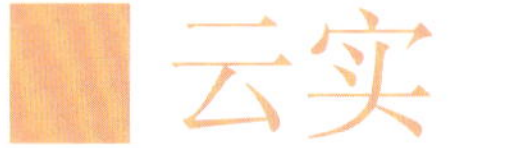

云实

Biancaea decapetala

豆科 云实属

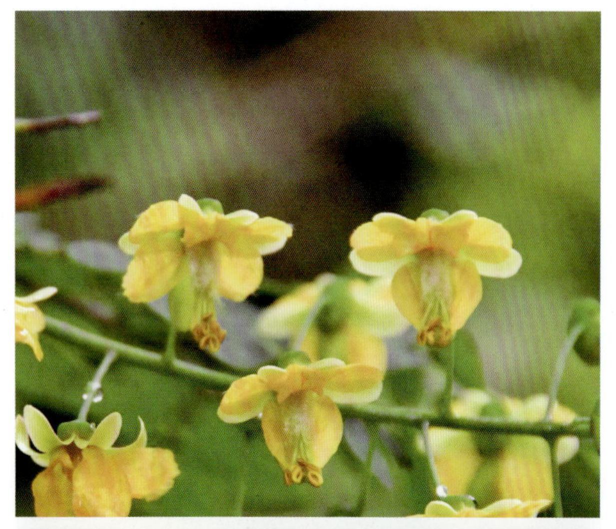

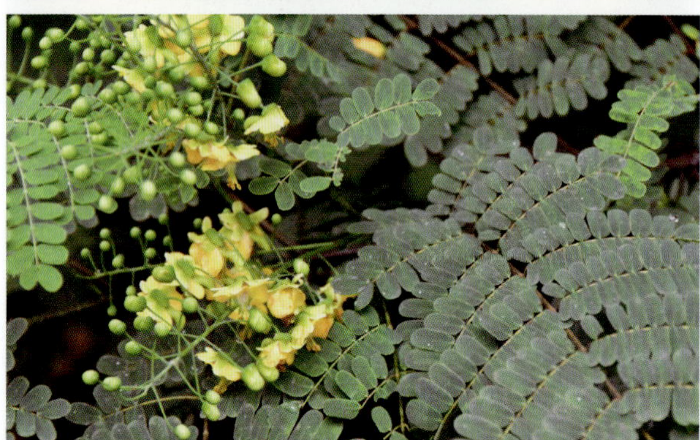

【特征】藤本。树皮暗红色；枝、叶轴和花序均被柔毛和钩刺。二回羽状复叶；羽片 3~10 对，对生，具柄，基部有刺 1 对；小叶 8~12 对，膜质，长圆形，两端近圆钝，两面均被短柔毛，老时渐无毛；托叶小，斜卵形，先端渐尖，早落。总状花序顶生，直立，具多花；总花梗多刺；花梗被毛，在花萼下具关节，故花易脱落；萼片 5，长圆形，被短柔毛；花瓣黄色，膜质，圆形或倒卵形，盛开时反卷，基部具短柄；雄蕊与花瓣近等长，花丝基部扁平，下部被绵毛；子房无毛。荚果长圆状舌形，脆革质，栗褐色，无毛，有光泽，沿腹缝线膨胀成狭翅，成熟时沿腹缝线开裂，先端具尖喙。种子 6~9 颗，椭圆状，种皮棕色。

【药用信息】根、茎及果入药，发表散寒、活血通经、解毒杀虫，治筋骨疼痛、跌打损伤。

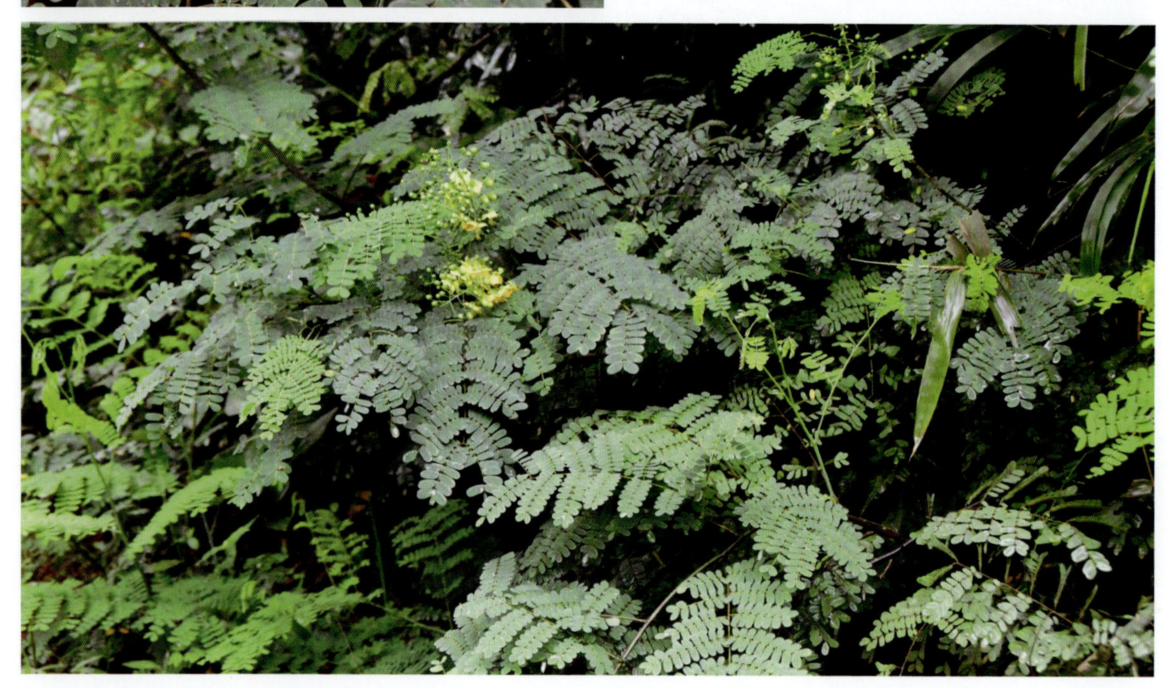

亮叶鸡血藤

【特征】攀缘灌木。茎皮锈褐色，粗糙，枝初被锈色细毛，后秃净。羽状复叶；叶轴疏被短毛，渐秃净，上面有狭沟；托叶线形，脱落；小叶2对，硬纸质，卵状披针形或长圆形，先端钝尖，基部圆形或钝，上面光亮无毛，有时中脉有毛，下面无毛或被稀疏柔毛，侧脉5~6对，达叶缘向上弧曲，细脉网状，两面均隆起；小托叶锥刺状。圆锥花序顶生，粗壮，密被锈褐色茸毛，花枝通直，粗壮；花单生；苞片卵状披针形，小苞片卵形，均早落；花萼钟状，密被茸毛，萼短于萼筒，上方2齿几全合生，其余呈三角形，下方1齿最长；花冠青紫色，旗瓣密被绢毛，长圆形，近基部具2胼胝体，翼瓣短而直，基部戟形，龙骨瓣镰形，瓣柄长1/3；雄蕊二体，对旗瓣的1枚离生；花盘皿状；子房线形，具柄，密被茸毛，花柱旋曲，柱头下指，胚珠4~8粒。荚果线状长圆形，密被黄褐色茸毛，顶端具尖喙，基部具颈，瓣裂。种子4~5；种子栗褐色，光亮，斜长圆形。

【药用信息】茎入药，行血通经。

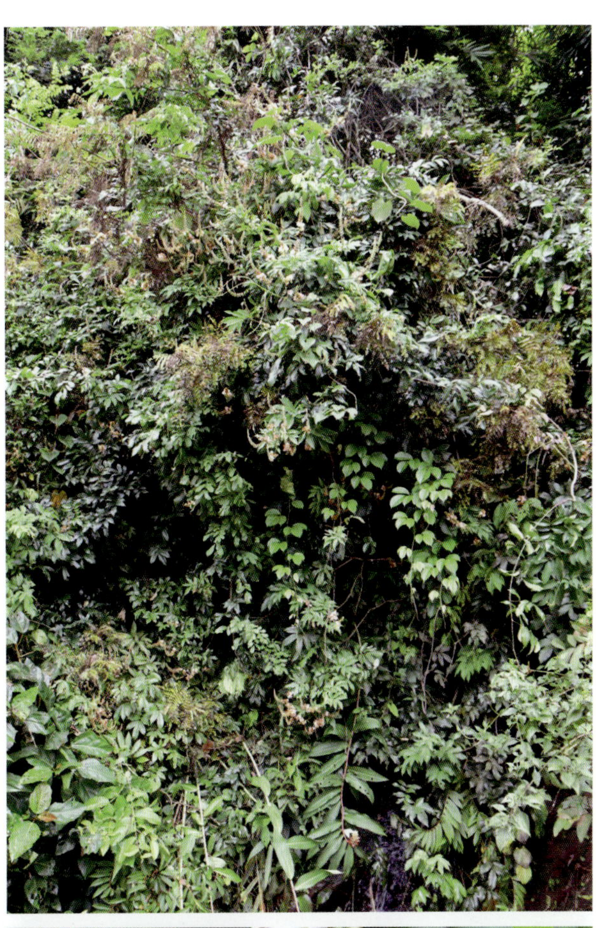

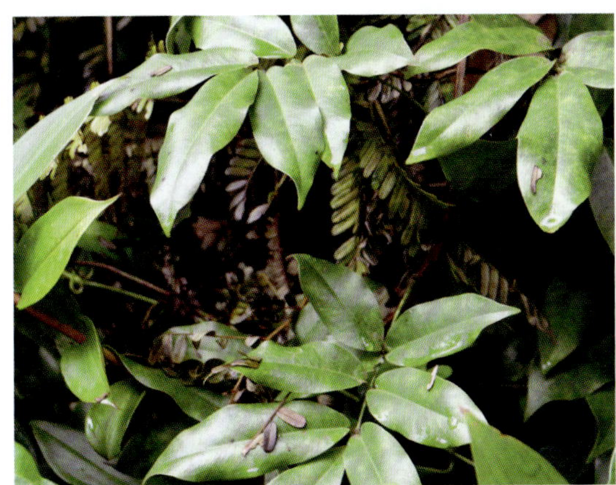

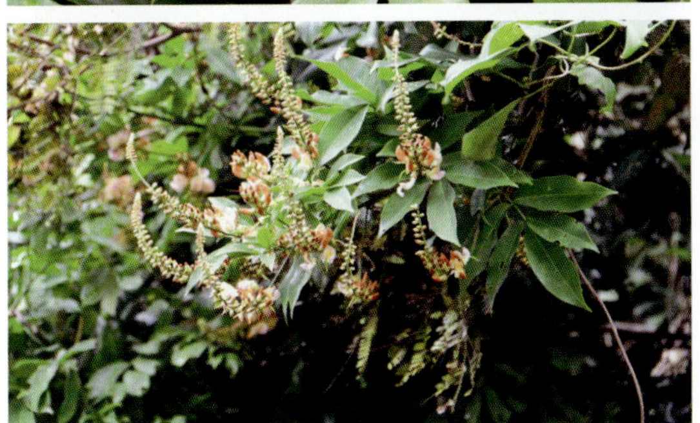

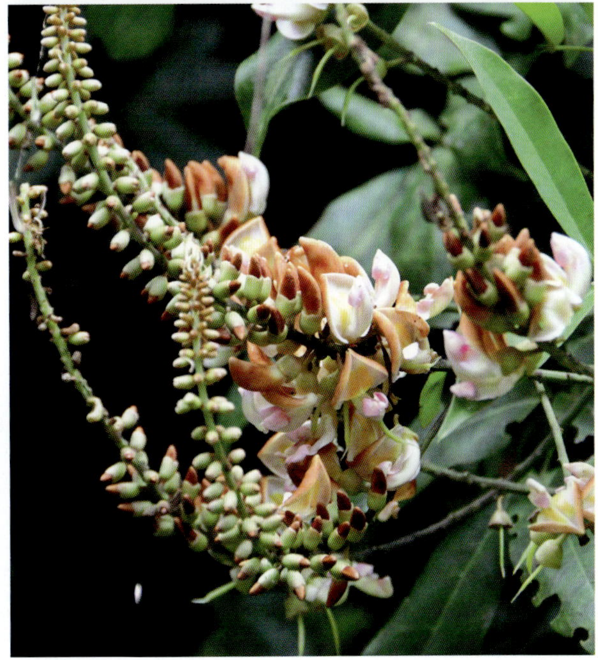

海刀豆

Canavalia rosea

豆科 刀豆属

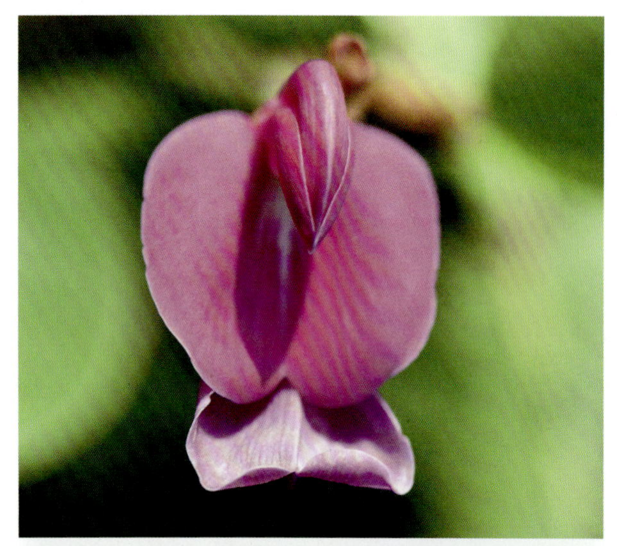

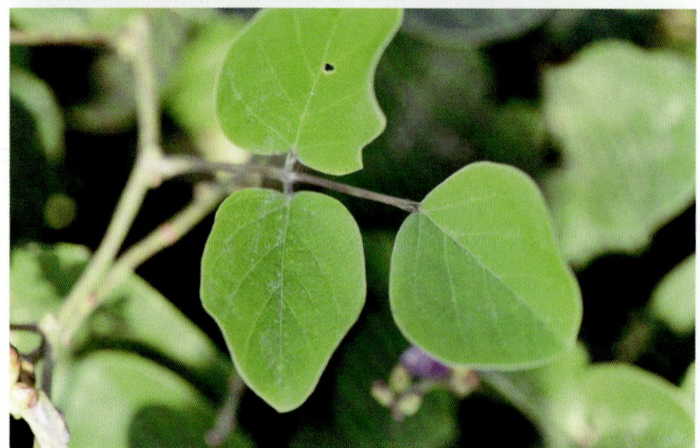

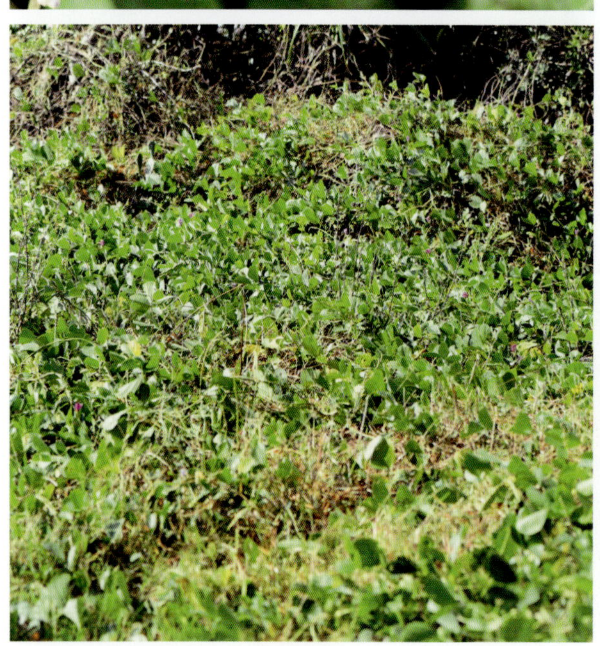

【特征】粗壮草质藤本。茎被稀疏的微柔毛。羽状复叶具3小叶；托叶、小托叶小。小叶倒卵形、卵形、椭圆形或近圆形，先端通常圆，截平、微凹或具小凸头，稀渐尖，基部楔形至近圆形，侧生小叶基部常偏斜，两面均被长柔毛，侧脉每边4~5条。总状花序腋生，花1~3朵聚生于花序轴近顶部的每一节上；小苞片2，卵形，着生在花梗的顶端；花萼钟状，被短柔毛，上唇裂齿半圆形，下唇3裂片小；花冠紫红色，旗瓣圆形，顶端凹入，翼瓣镰状，具耳，龙骨瓣长圆形，弯曲，具线形的耳；子房被茸毛。荚果线状长圆形，顶端具喙尖，离背缝线均3mm处的两侧有纵棱。种子椭圆形，种皮褐色，具种脐。

【药用信息】种子含0.2~4.4%的有毒氨基酸刀豆氨酸。

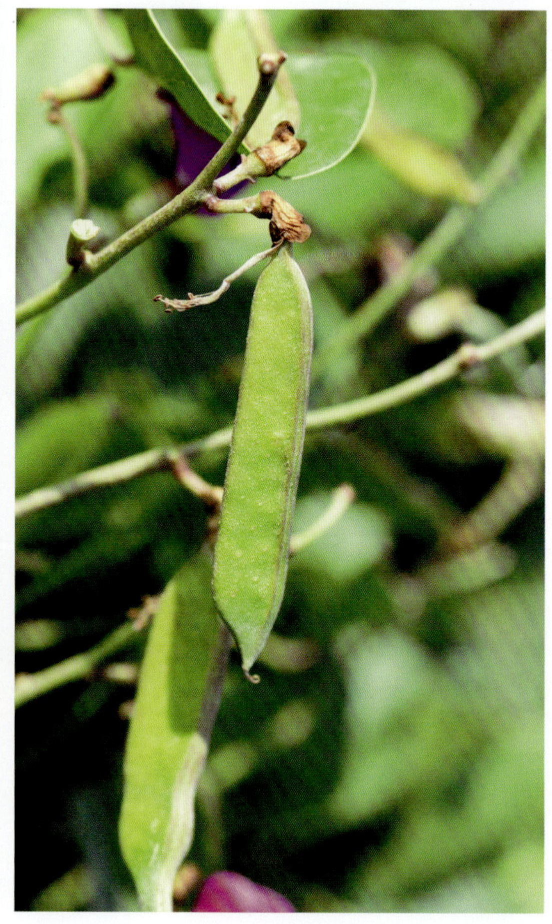

红柱首冠藤

【特征】藤本。叶半裂到 1/3~2/3 处，叶正面无毛或疏生铁锈色柔毛，叶背面疏生铁锈色柔毛；侧脉 8~10。具托叶。总状花序，在先端变成伞状花序，疏生铁色柔毛。花瓣白色，爪粉红色，疏生柔毛 / 外表面被茸毛。雄蕊 7 枚，可育雄蕊 3，子房无毛。果长圆形，在先端圆形，基部楔形。每个果实约有 15~21 粒种子。

【药用信息】叶入药，治痢疾，湿疹，疥癣，疮毒。

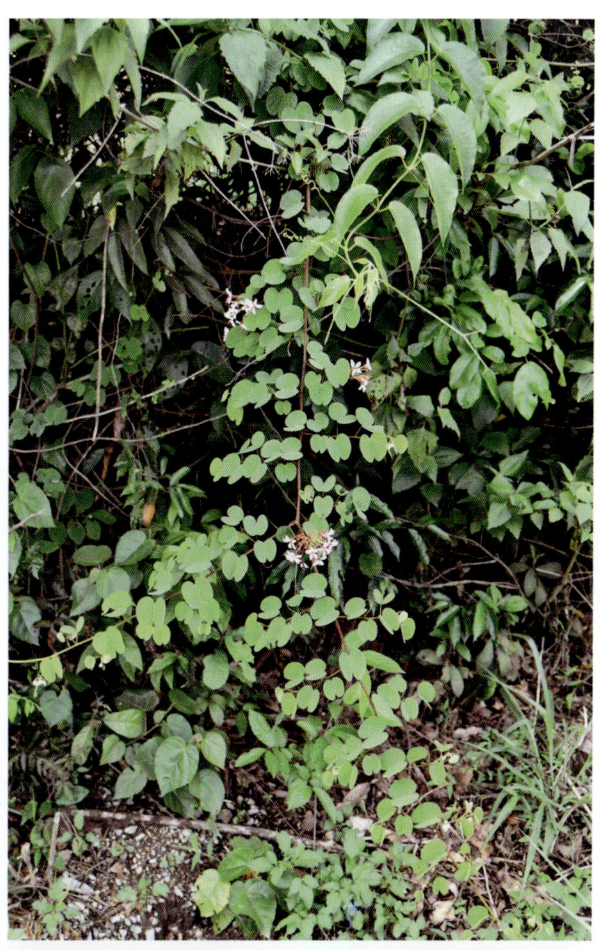

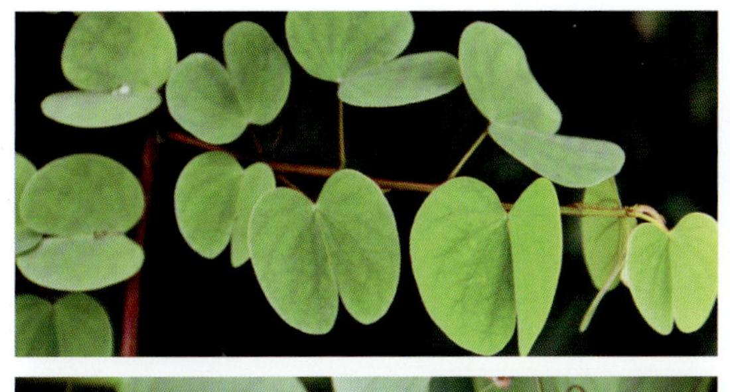

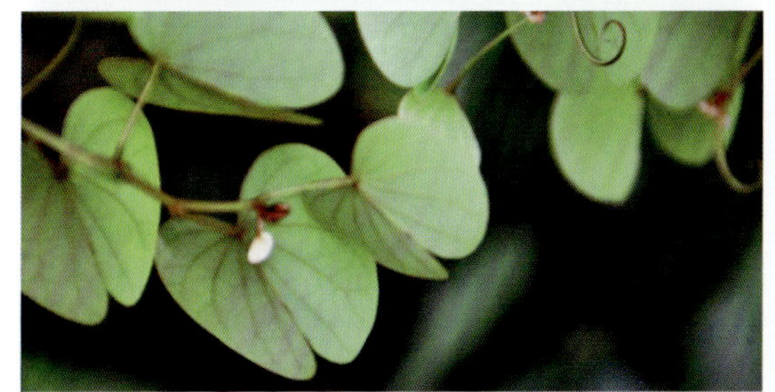

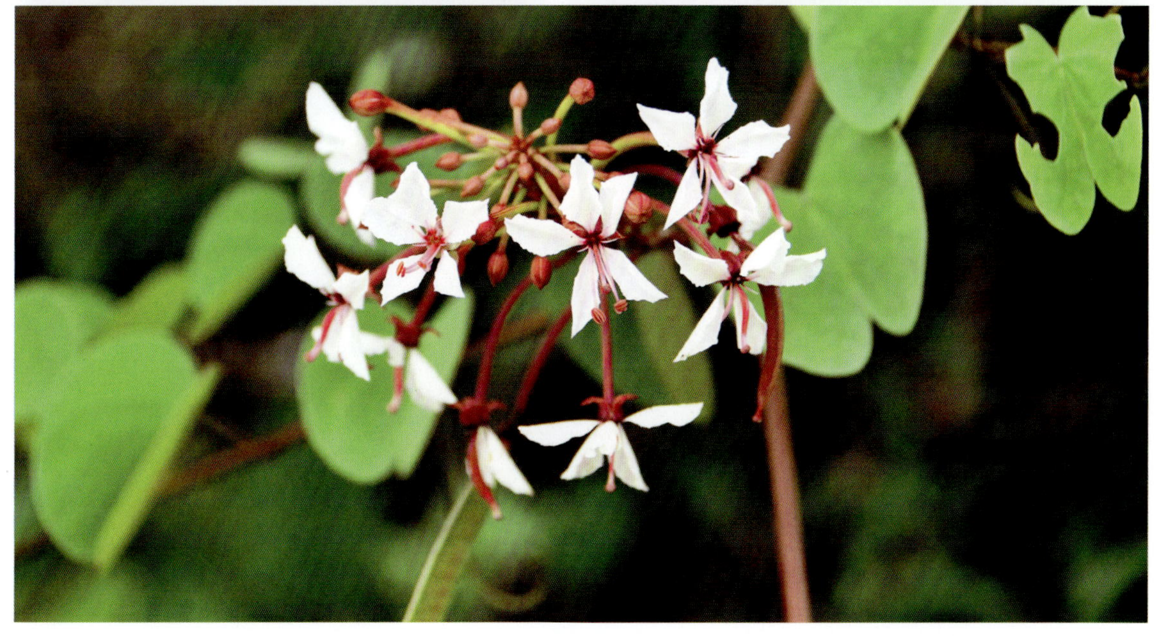

细花首冠藤

Cheniella tenuiflora

豆科 首冠藤属

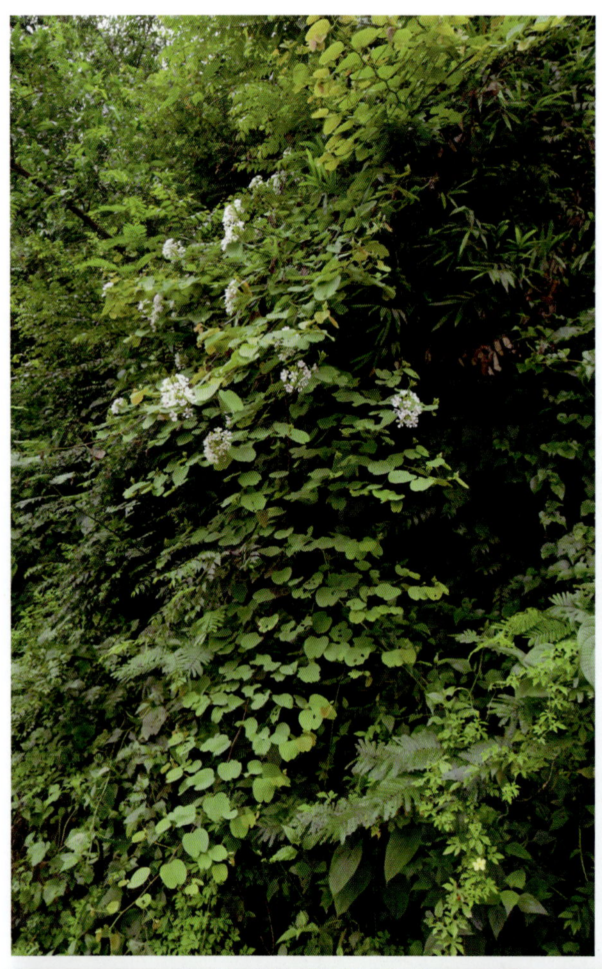

【特征】藤本。叶较薄，近膜质，两面被疏柔毛，下面脉上毛较密；分裂仅及叶长的 1/6~1/5；花托长 25~30mm，为萼裂片长的 4~5 倍；花瓣白色，花序密被不脱落的锈色柔毛。

【药用信息】根入药，收敛止血、祛风除湿，主治咳嗽吐血、风湿痹痛、关节不利等。

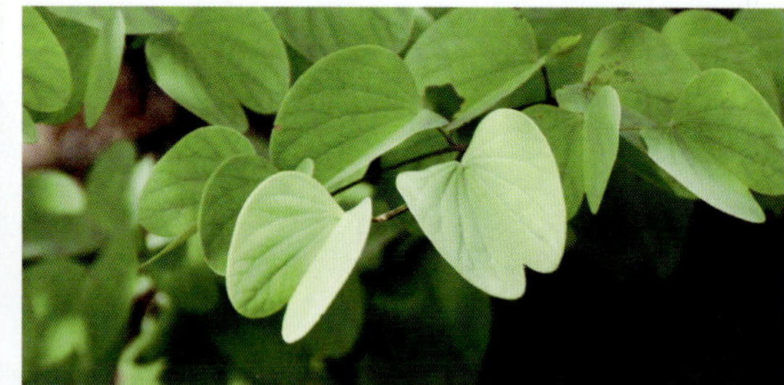

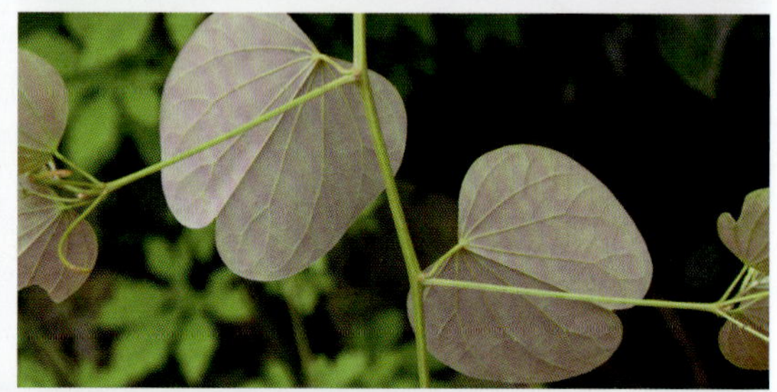

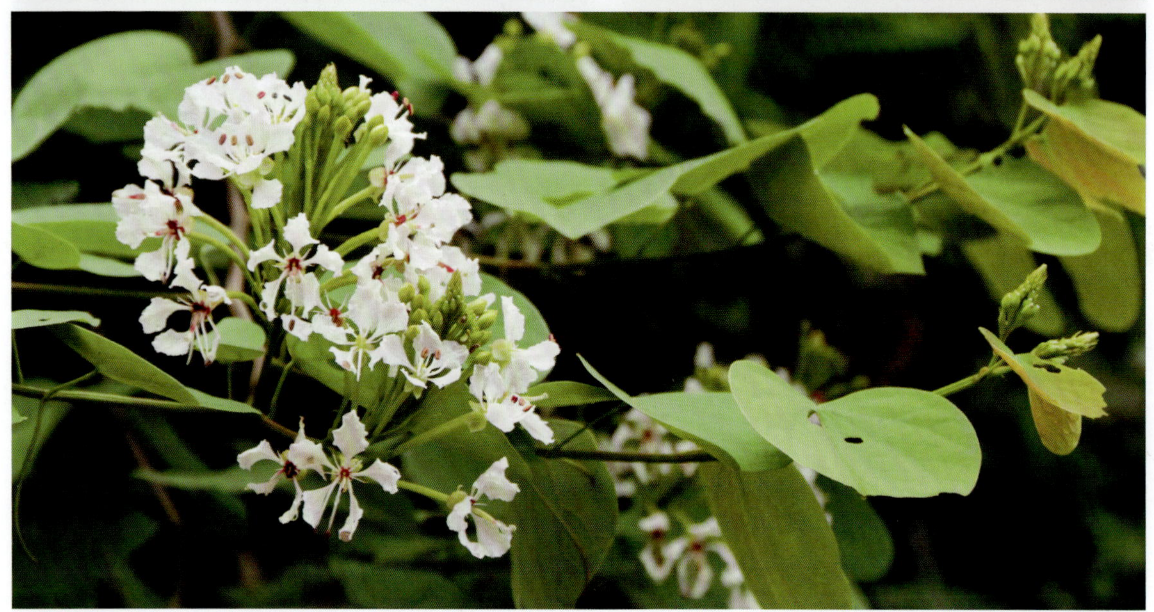

三尖叶猪屎豆

【特征】草本或亚灌木。茎枝圆柱形，粗壮，各部密被锈色贴伏毛。托叶线形，极细小，宿存或早落。叶三出，小叶质薄，椭圆形或长椭圆形，先端渐尖，具短尖头，基部楔形，上面仅中脉有毛，下面略被短柔毛，顶生小叶较侧生小叶大，两面叶脉清晰，侧脉 8~15 对。总状花序顶生，有花 20~30 朵；苞片细小，线形，早落，小苞片的形状与苞片相似，生花梗中部以上；花萼近钟形，五裂，萼齿阔披针形，与萼筒近等长，密被锈色丝质柔毛；花冠黄色，伸出萼外，旗瓣圆形，先端圆或微凹，基部具胼胝体二枚，垫状，翼瓣长圆形，龙骨瓣中部以上弯曲。荚果长圆形，幼时密被锈色柔毛，成熟后部分脱落，花柱宿存。种子 20~30，马蹄形，成熟时黑色，光滑。

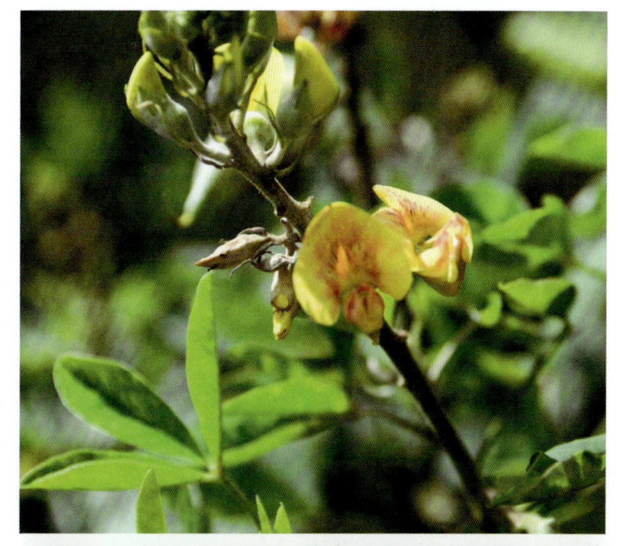

【药用信息】全草入药，散结、清湿热。现代临床试用于抗肿瘤效果较好，主要对鳞状上皮癌、基底细胞癌有疗效。

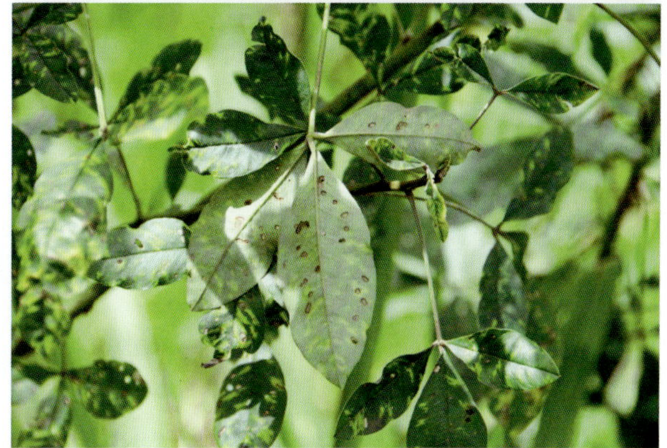

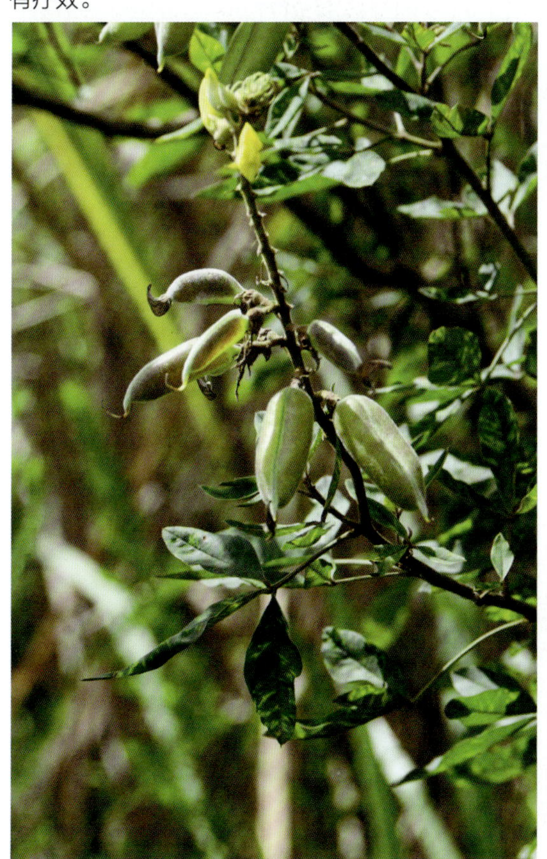

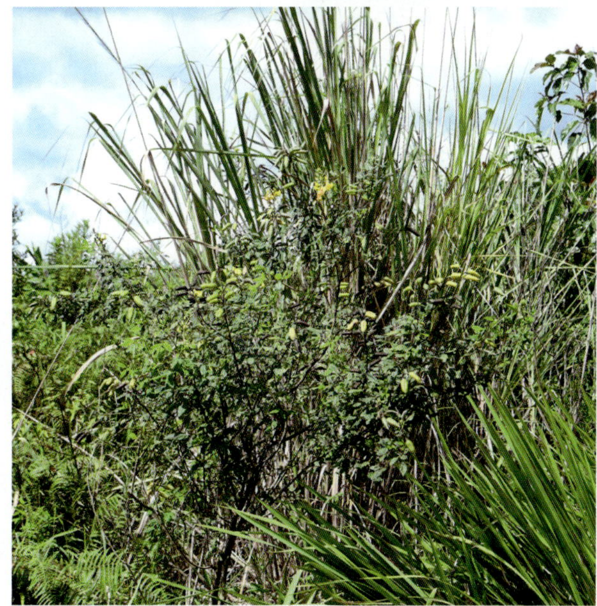

球果猪屎豆

Crotalaria uncinella

豆科 猪屎豆属

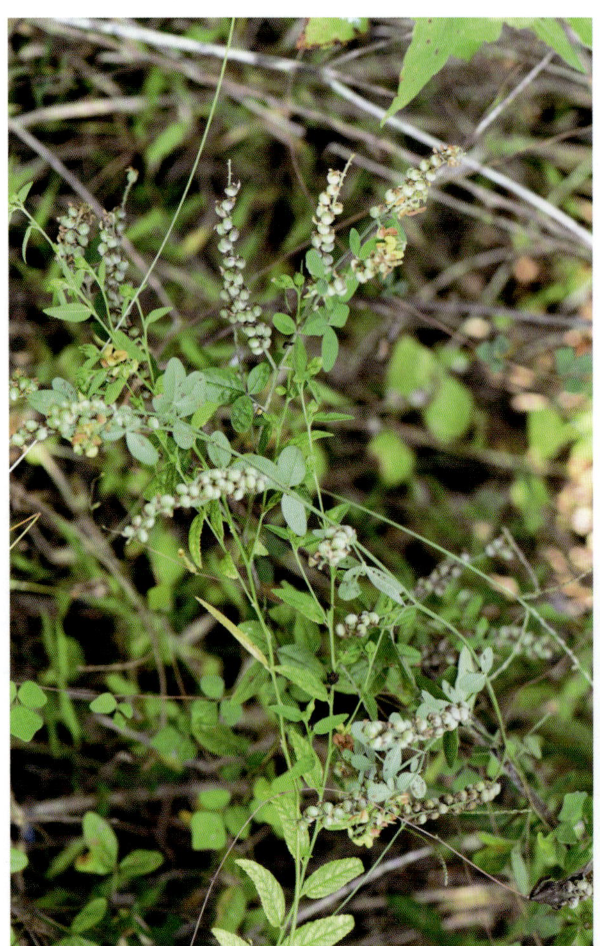

【特征】草本或亚灌木。茎枝圆柱形，幼时被毛，后渐无毛。托叶卵状三角形；叶三出；小叶椭圆形，先端钝，具短尖头或有时凹，基部略楔形，两面叶脉清晰，中脉在下面凸尖，上面秃净无毛，下面被短柔毛，顶生小叶较侧生小叶大。总状花序顶生，腋生或与叶对生，有花 10~30 朵；苞片极小，卵状三角形，小苞片与苞片相似，生萼筒基部；花萼近钟形，五裂，萼齿阔披针形，约与萼筒等长，密被短柔毛；花冠黄色，伸出萼外，旗瓣圆形或椭圆形，翼瓣长圆形，约与旗瓣等长，龙骨瓣长于旗瓣，弯曲，具长喙，扭转；子房无柄。荚果卵球形，被短柔毛。种子 2 颗，成熟后朱红色。

【药用信息】同三尖叶猪屎豆。

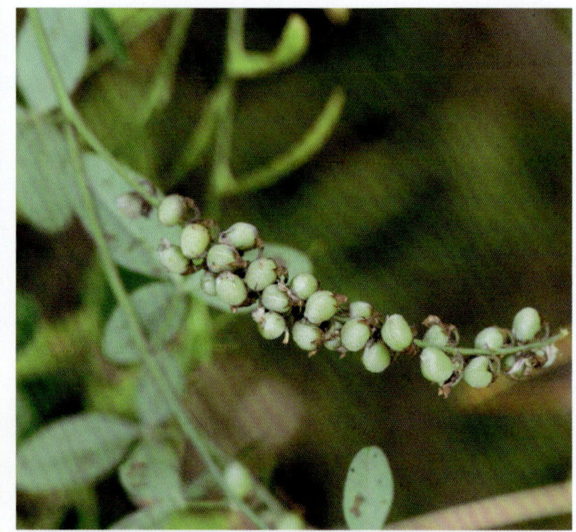

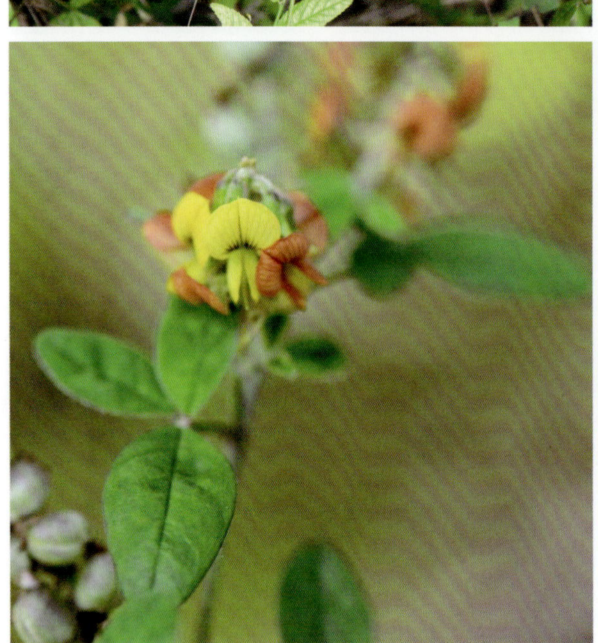

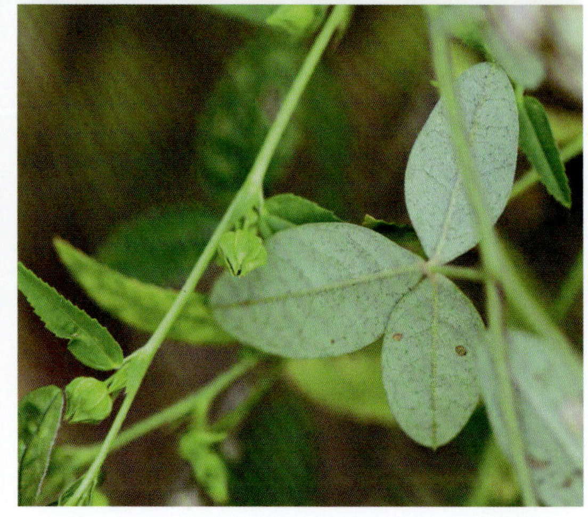

托叶黄檀

【特征】藤本。有时呈小乔木状。羽状复叶;托叶大,叶状,卵状披针形或镰状披针形;小叶 8~10 对,长圆形或倒卵状长圆形,先端圆或钝,基部宽楔形或圆,上面无毛,下面初时疏被平伏短柔毛,后无毛。苞片卵形,小苞片倒卵形;花萼钟状,最下 1 枚萼齿披针形,与萼筒等长,其余卵形,较短;花冠淡蓝或淡紫红色,花瓣具长瓣柄,旗瓣圆形,翼瓣倒卵形,龙骨瓣近半月形,背弯拱;雄蕊 10,二体;子房具柄,除柄被毛外,余无毛。荚果宽舌状、卵形或椭圆形,无毛,顶端钝或圆,基部圆或宽楔形。种子 1~2,肾形。

【药用信息】根入药,可治疗疮。

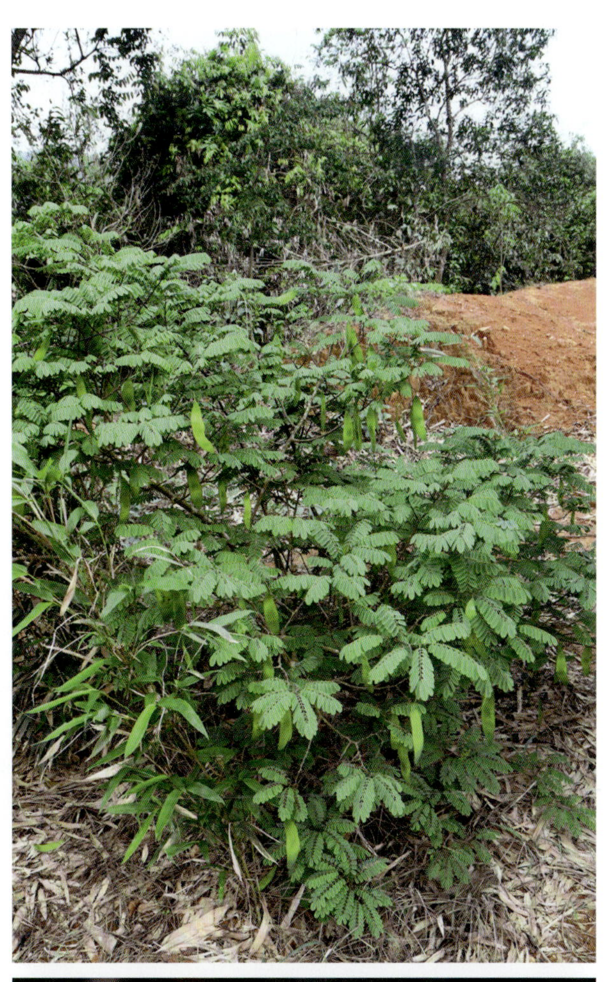

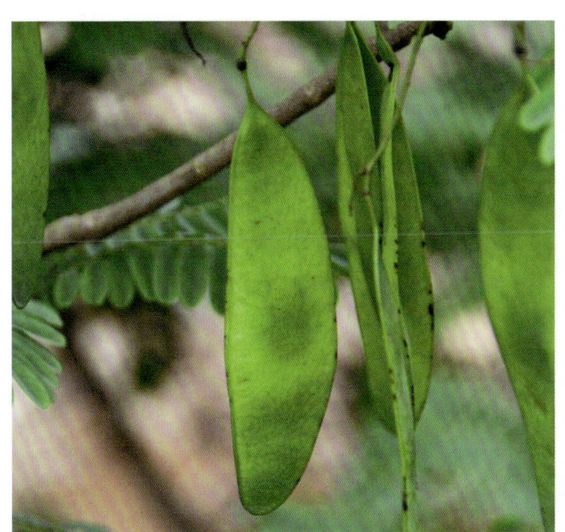

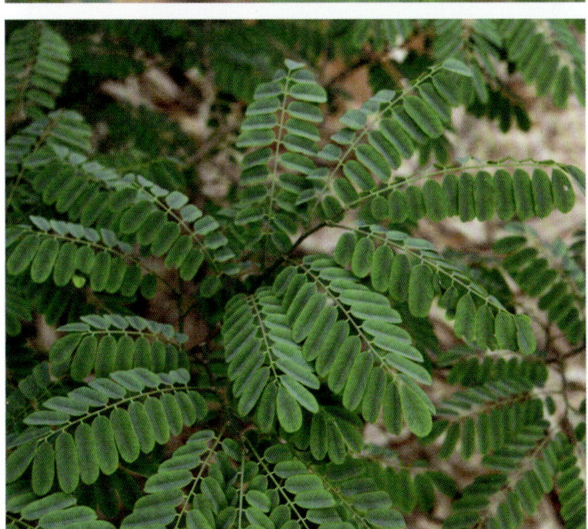

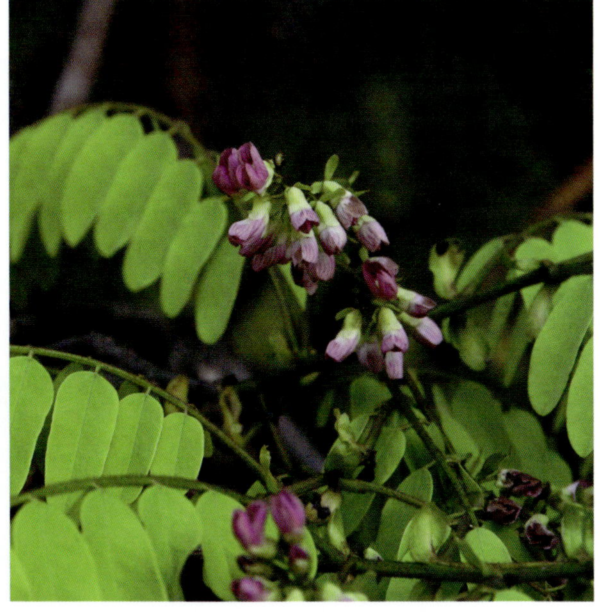

单节假木豆

Dendrolobium lanceolatum

豆科 假木豆属

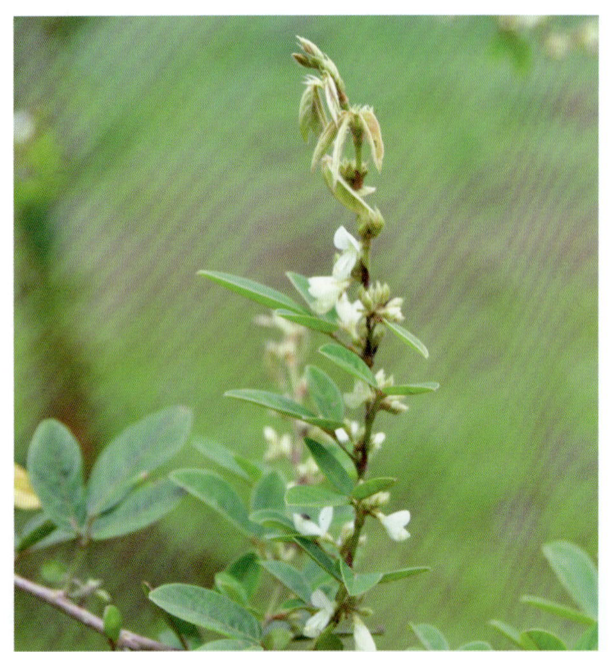

【特征】灌木。嫩枝微具棱角，被黄褐色长柔毛，老时渐变圆柱状而无毛。叶为三出羽状复叶；托叶披针形，具沟槽；小叶硬纸质，长圆形或长圆状披针形，侧生小叶较小，两端均钝或急尖，上面无毛，下面被贴伏短柔毛，脉上毛较密，侧脉每边 4~7 条，不达叶缘，在下面隆起；小托叶针形；小叶柄被柔毛。花序腋生，近伞形，花约 10，结果时因花轴延长呈短的总状果序，花轴被黄褐色柔毛；苞片披针形；花梗被柔毛；花萼外面被贴伏柔毛，上部一裂片卵形较宽，下部一裂片较长，狭披针形；花白色或淡黄色，旗瓣椭圆形，具瓣柄，翼瓣狭长圆形，龙骨瓣近镰刀状；子房被疏柔毛。荚果有 1 荚节，宽椭圆形或近圆形，扁平而中部突起，无毛，有明显的网脉。种子 1，宽椭圆形。

【药用信息】根入药，有强筋骨之效。

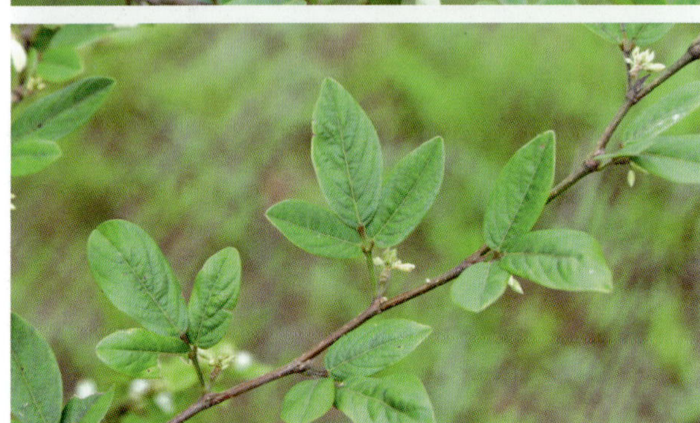

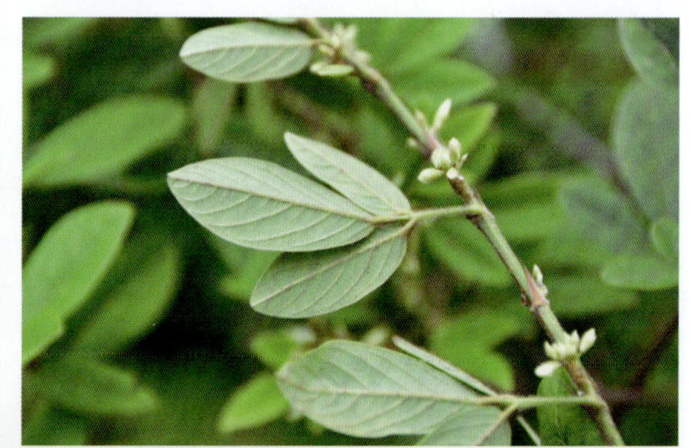

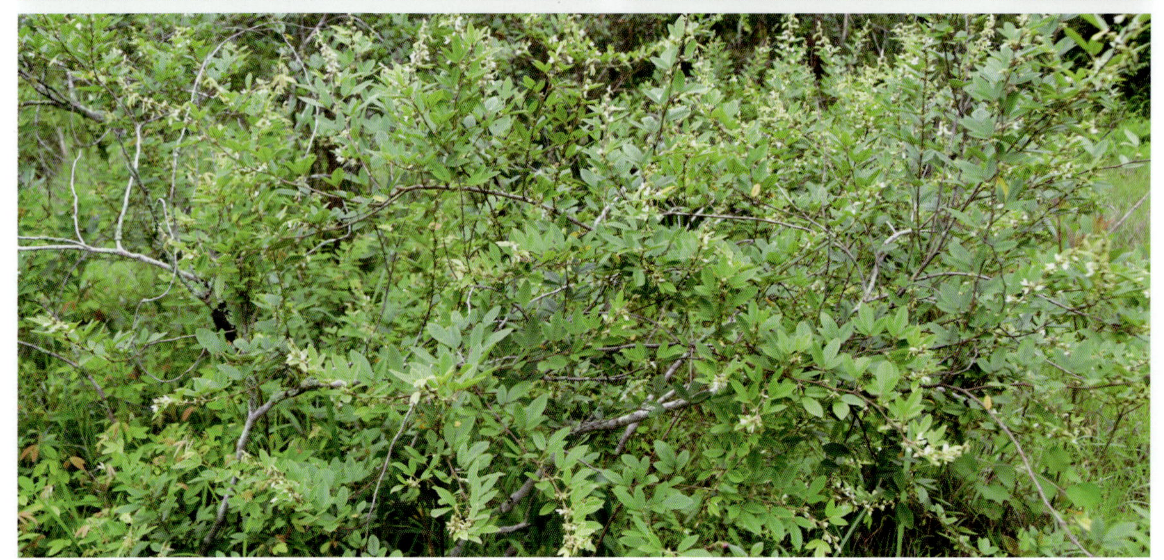

厚果鱼藤

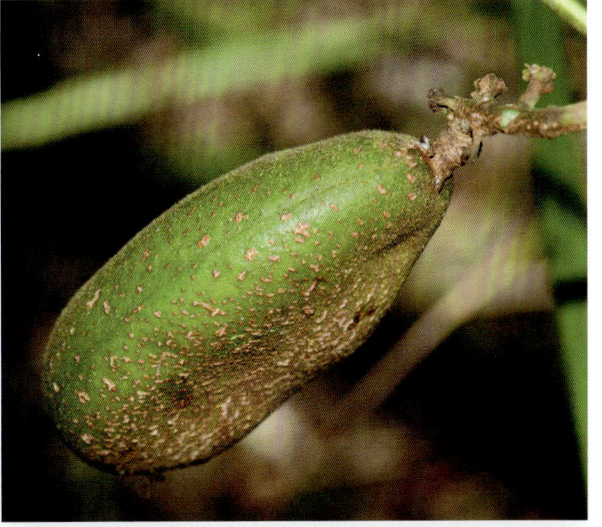

【特征】大型藤本。茎中空，嫩枝褐色，密被黄色茸毛，后渐秃净；老枝黑色，无毛，散生褐色皮孔。羽状复叶，托叶宽卵形，贴生于鳞芽两侧，宿存；小叶 13~17，对生，长椭圆形或长圆状披针形，纸质，先端锐尖，基部楔形或钝圆，侧脉 12~15 对，上面无毛，下面被绢毛，沿中脉密被褐色茸毛，无小托叶。总状花序，2~6 枝生于新枝下部；花 2~5 朵着生；苞片和小苞片均甚小；花萼宽钟形，密被褐色茸毛；花冠淡紫色，旗瓣卵形，无毛，基部无胼胝体，翼瓣与龙骨瓣稍短于旗瓣；子房密被茸毛，胚珠 5~7。荚果肿胀，长圆形，单粒种子时卵圆形，茸毛秃净，表皮黄褐色，密布浅黄色疣点，果瓣厚木质，迟裂。种子 1~5；种子暗褐色，肾形，或挤压时呈棋子形。

【药用信息】种子和根含鱼藤酮，磨粉可作杀虫药，能防治多种粮棉害虫。

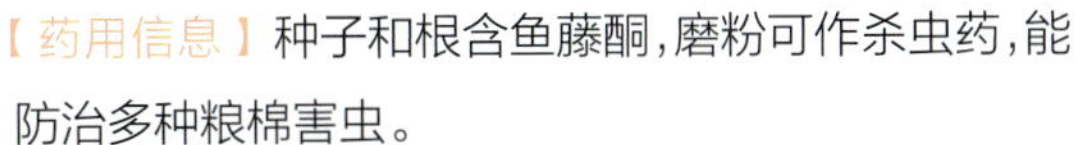

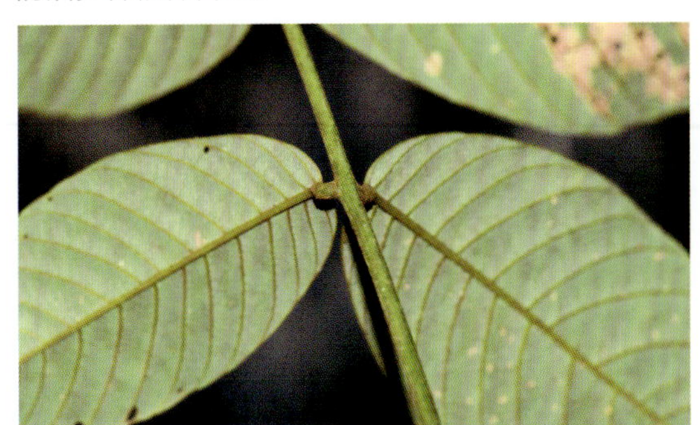

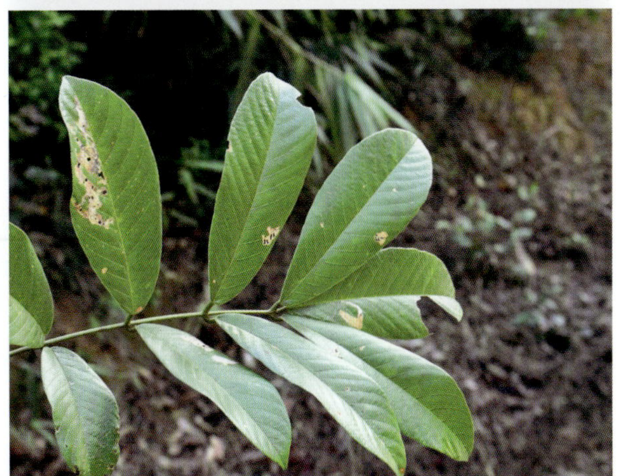

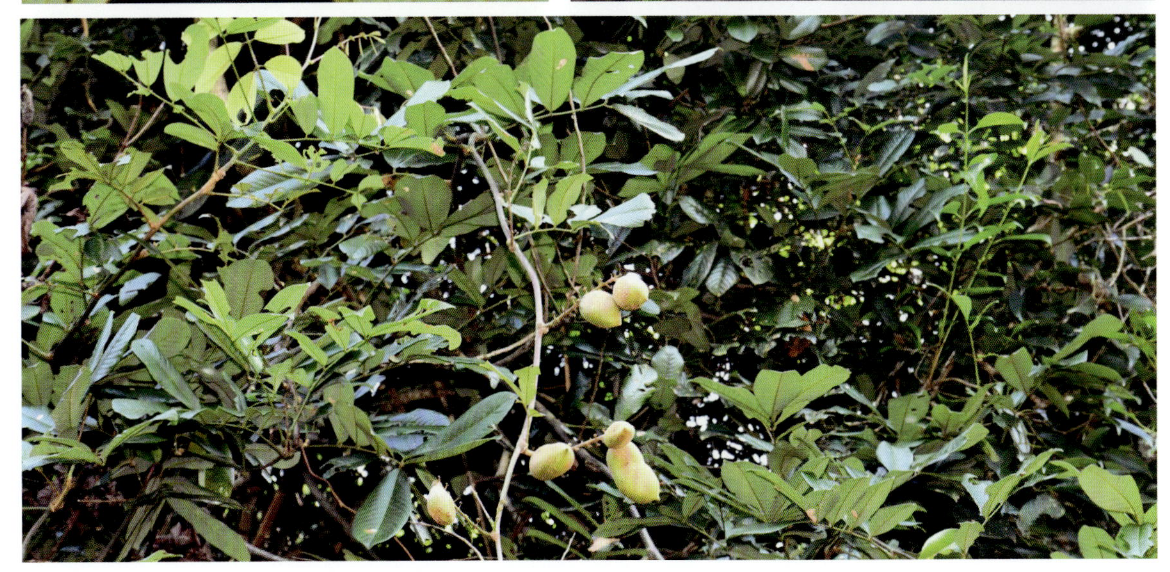

柔毛山黑豆

Dumasia villosa

豆科 山黑豆属

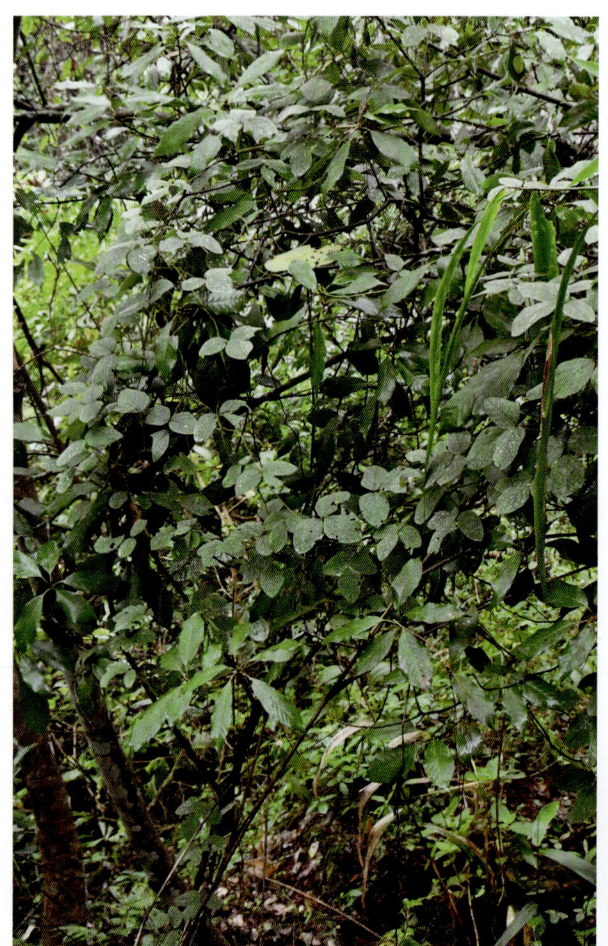

【特征】缠绕状草质藤本。全株各部被黄色或黄褐色柔毛。叶具羽状 3 小叶；托叶小，线状披针形或呈刚毛状，密被柔毛；叶柄密被毛；小叶纸质，顶生小叶卵形至宽卵形，先端钝或微凹，具小凸尖，基部圆形、近截平或短楔形，两面密被伏柔毛，侧生小叶常略小和偏斜，干后上面绿褐色，下面淡灰白色；侧脉每边 4~6 条，略明显；小叶柄被毛。总状花序腋生，有明显的总花梗；花序轴、总花梗均被淡黄色柔毛；花常密集或略疏；苞片和小苞片小，刚毛状；花梗短，被黄色短柔毛；花萼筒先端斜截形，无毛或微被伏毛；花冠黄色，各瓣近等长，明显具瓣柄，旗瓣倒卵形，基部具 2 耳，翼瓣与龙骨瓣长圆状椭圆形，具长瓣柄，无耳；雄蕊二体；子房线形，被毛，花柱长，具毛，近顶部扁平，扁平部分急向上弯，柱头头状。荚果长椭圆形，密被黄色柔毛，在种子间缢缩。种子通常 3~4。

【药用信息】荚果可清热解毒，通经消食。

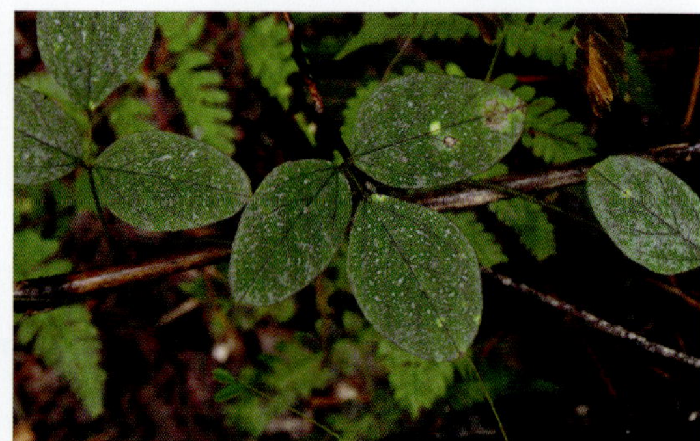

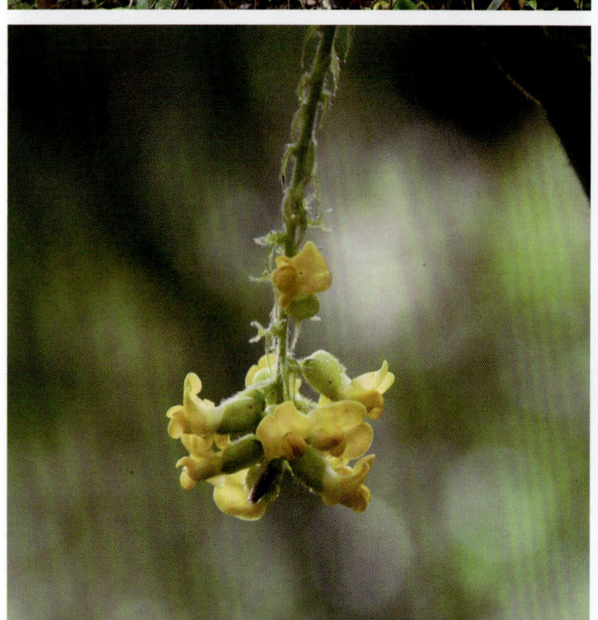

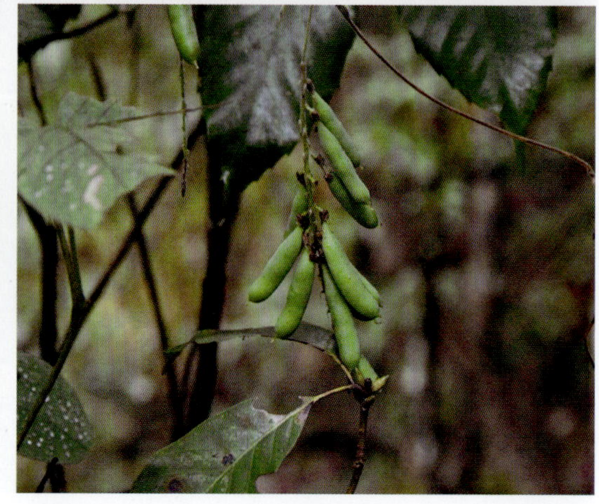

细叶千斤拔

【特征】直立小灌木。多分枝，小枝圆柱状，初时被灰色短伏毛，后逐渐脱落变无毛或近无毛。叶具指状3小叶；托叶披针形，具线纹，先端长尖，常宿存；叶柄上面有沟纹，无翅；小叶近革质，顶生小叶倒卵形至倒卵状长椭圆形，先端钝至短尖，基部楔形，幼时两面被灰白色伏贴短柔毛，后渐变无毛；基出脉3，侧脉每边3~4条，于叶面明显凹陷，下面明显凸起，被极细小的黑褐色腺点，侧生小叶较小，斜椭圆形，无柄或近无柄。圆锥花序腋生或顶生，花序轴纤细，被茸毛和腺毛；苞片极小，线形，宿存；花小；花萼被短柔毛，裂片披针形，较萼管长；花冠稍伸出萼外，旗瓣近圆形，基部具瓣柄及2细耳，翼瓣长圆形，具瓣柄及一侧具尖耳，龙骨瓣近半圆形，先端尖，具瓣柄和一侧具不明显的耳。荚果椭圆形，被短柔毛。种子2颗，近圆形，黑色。

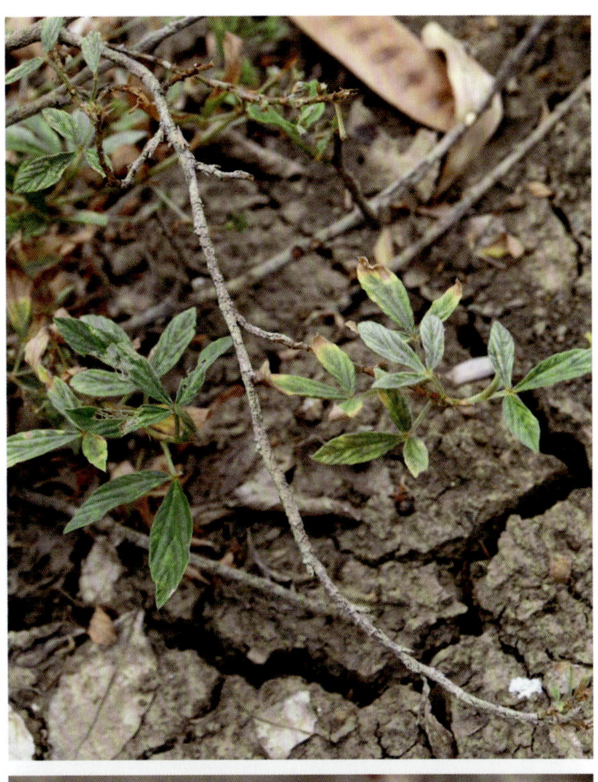

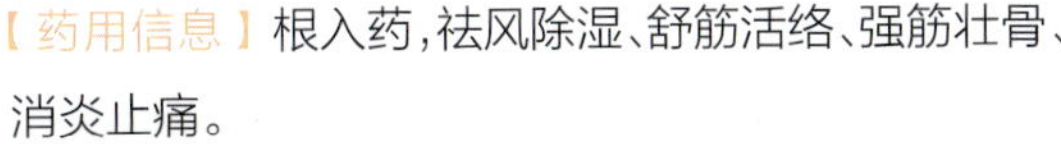

【药用信息】根入药，祛风除湿、舒筋活络、强筋壮骨、消炎止痛。

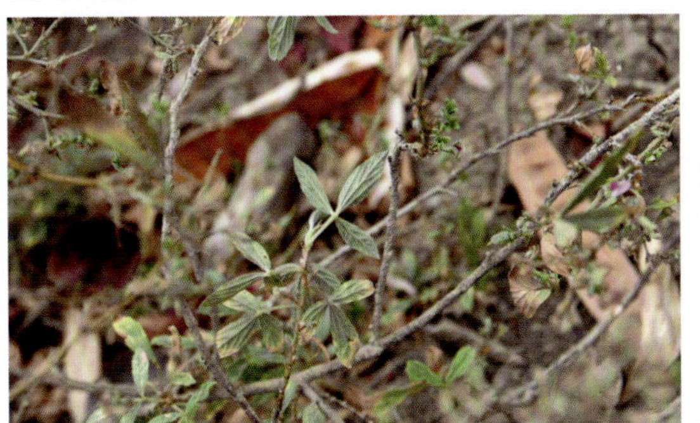

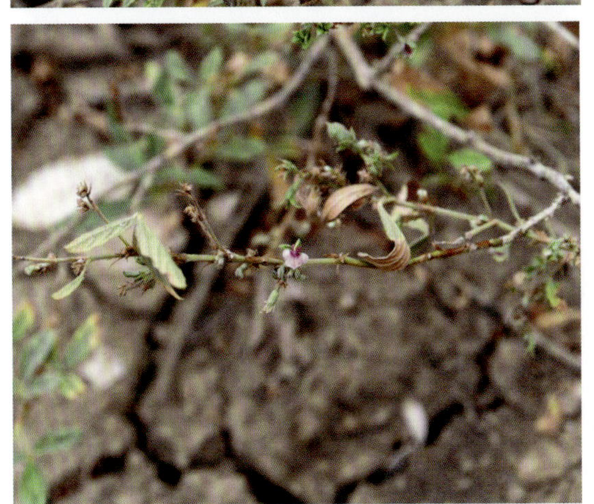

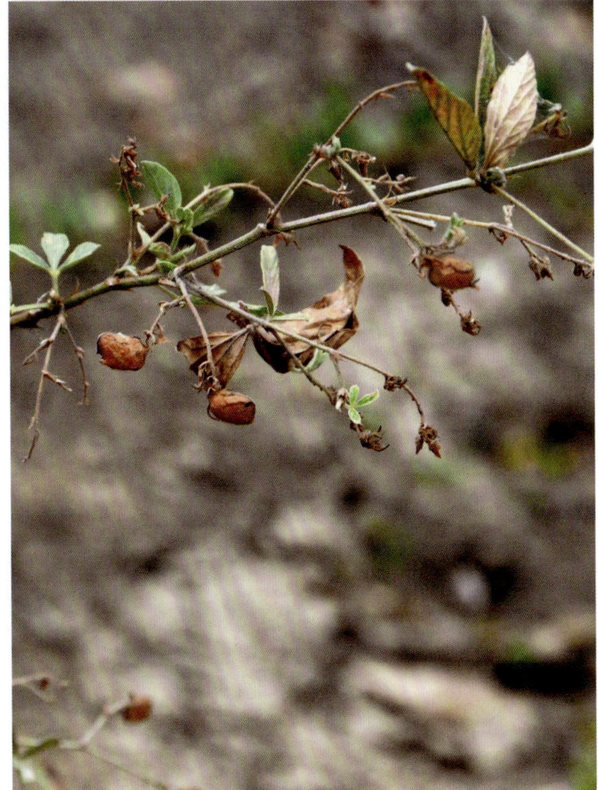

思茅白崖豆

Imbralyx leptobotrya

豆科 白干花豆属

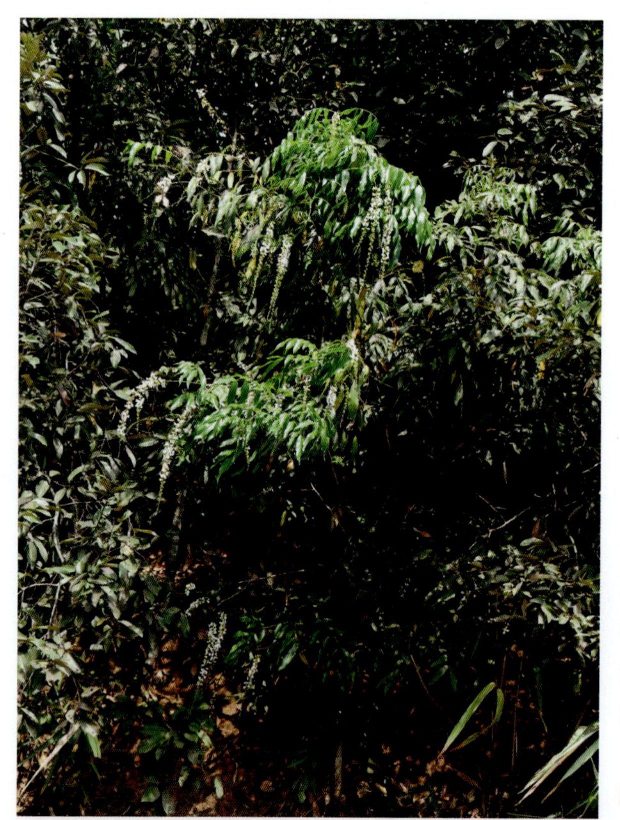

【特征】乔木。树皮灰色，粗糙；小枝初被褐色细毛，旋秃净，质脆易折断。羽状复叶，叶柄与叶轴同被微毛；托叶小，卵状三角形，早落；小叶 3~4 对，纸质，长圆状披针形；先端尾尖，基部截形或钝，两面无毛，侧脉 11~13 对，近叶缘弧曲，细脉清晰，两面均隆起；无小托叶。总状圆锥花序腋生，狭长，挺直，被褐色细毛，花序轴近基部均生花，生花节圆锥形，花 2~5 朵着生于节上；苞片与小苞片均微小，密被褐毛，线形，脱落；花梗短；花萼钟状，被细柔毛，萼齿三角形，稍短于萼筒；花冠白色，各瓣近等长，旗瓣无毛，圆形，基部戟形内卷，中央黄绿色，瓣柄短，无胼胝体，翼瓣长圆形，圆头，基部具不明显小耳尖，龙骨瓣卵状镰形，先端粘连；雄蕊单体，对旗瓣的 1 枚基部分离；花盘浅，与萼贴生；子房线形，被绢毛，花柱成直角上弯，短于子房，柱头点状，胚珠 3~5 粒。荚果线状长圆形，扁平，顶端喙尖，基部楔形，初被细毛，旋秃净，腹缝线不明显，瓣裂，果瓣革质。种子 1~3；种子黄色，有光泽，扁圆。

【药用信息】藤蔓及根入药，清热解毒。

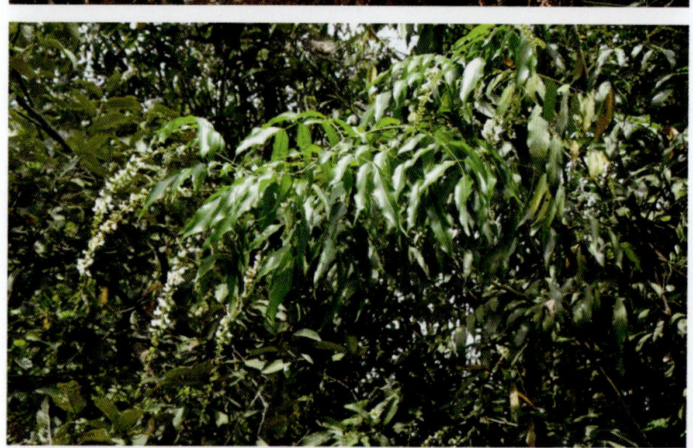

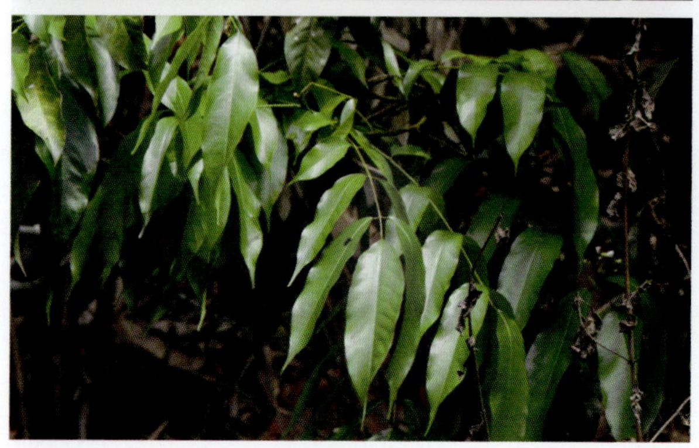

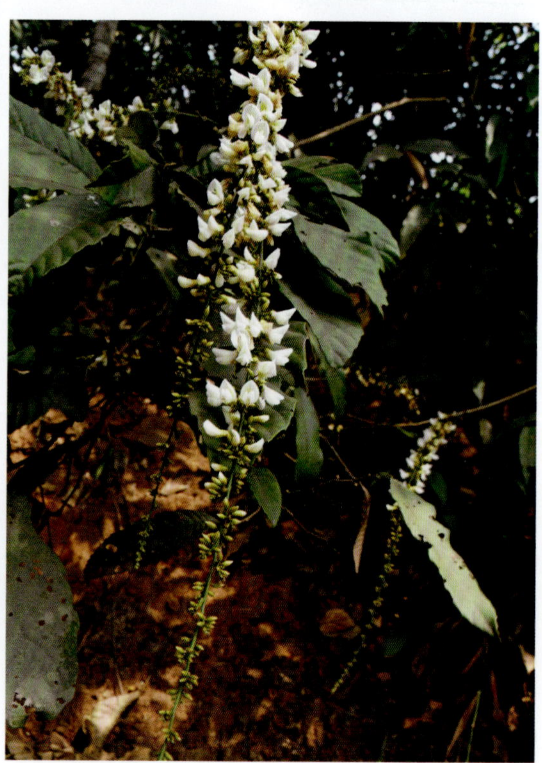

茸毛木蓝

【特征】灌木。茎直立，灰褐色，幼枝具棱，密生棕色或黄褐色长柔毛。羽状复叶；叶柄极短，叶轴上面有槽，密生软毛；托叶线形，被长软毛；小叶 9~25 对，互生或近对生，长圆状披针形，顶生小叶倒卵状长圆形，先端圆钝或急尖，基部楔形或圆形，上面绿色，两面密生棕黄色或灰褐色长软毛，中脉上面微凹，侧脉两面不明显。总状花序，多花；总花梗长于叶柄，与花序轴均密被长软毛；苞片线形，被毛；花梗被毛；花萼被棕色长软毛，萼齿披针形，不等长；花冠深红色或紫红色，旗瓣椭圆形，外面有长软毛，翼瓣无毛，龙骨瓣上部及边缘具毛，余部无毛；花药卵形，两端无毛；子房仅缝线上有疏短柔毛。荚果圆柱形，密生长柔毛，内果皮有紫红色斑点；果梗粗短，下弯或平展。种子10，种子赤褐色，方形。

【药用信息】活血止痛，舒筋活络，治崩漏，跌打，风湿，肝硬化，疳积，痢疾。

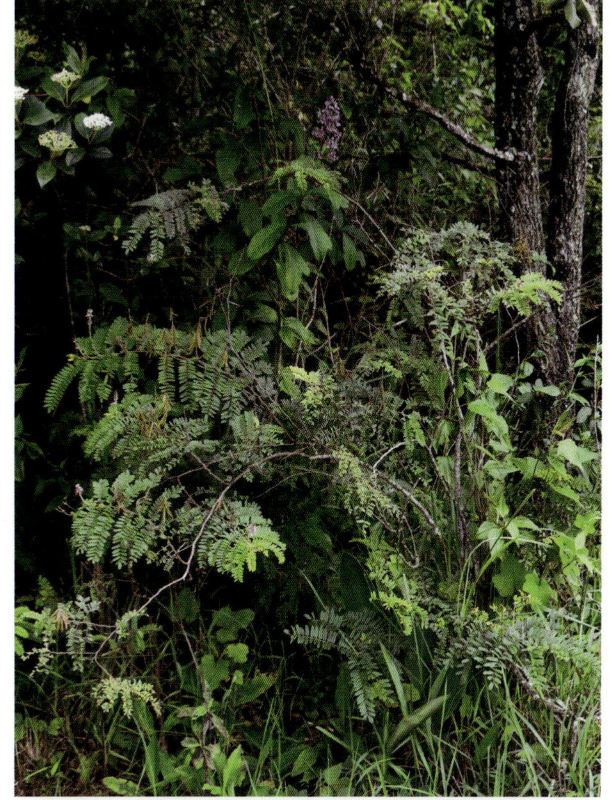

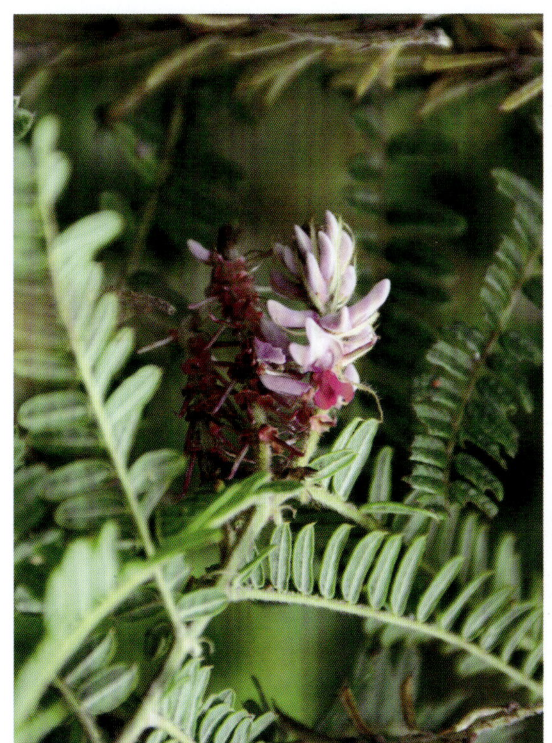

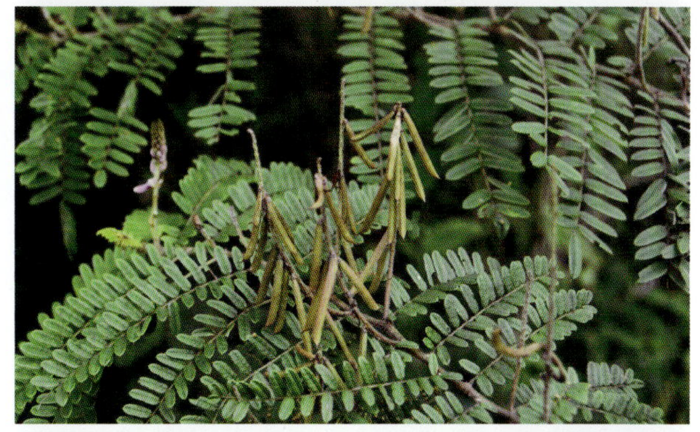

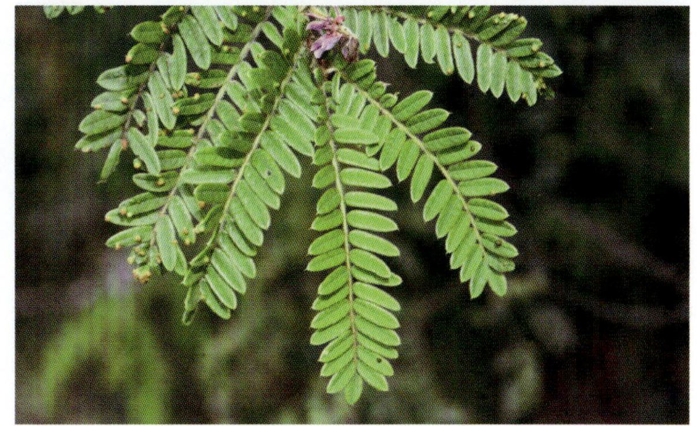

见血飞

Mezoneuron cucullatum

豆科 见血飞属

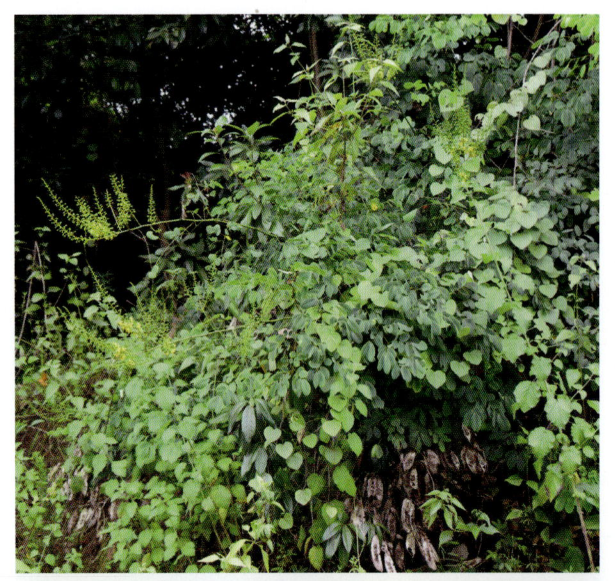

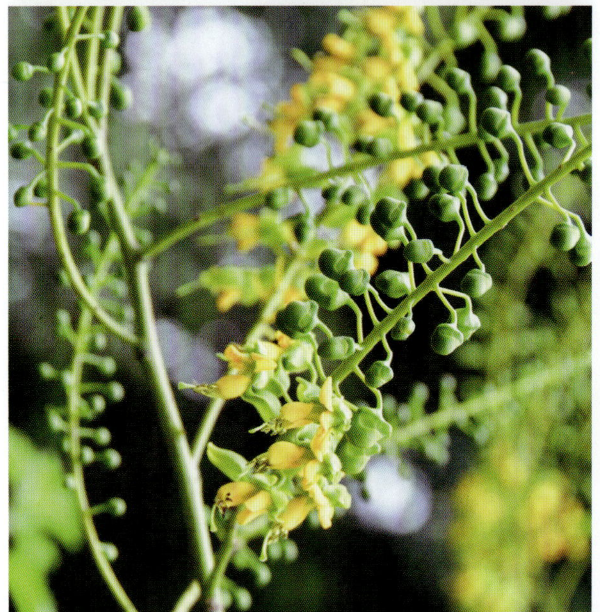

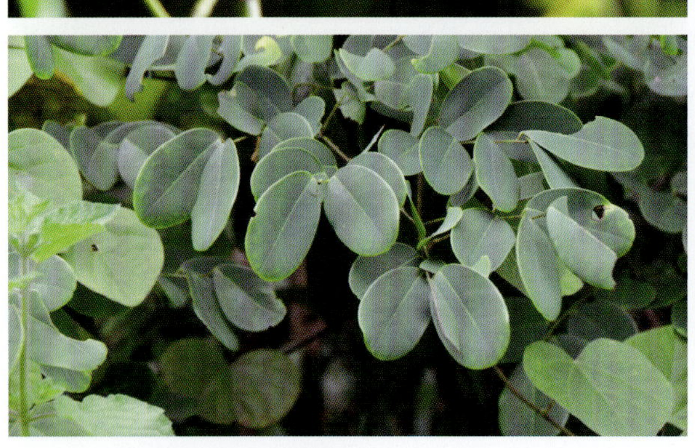

【特征】藤本。茎上的倒生钩刺木栓化形成扁圆形的木栓凸起；枝和叶轴上具黑褐色的倒生钩刺。二回羽状复叶；羽片 2~5 对，具柄；小叶大，革质，卵圆形或长圆形，先端渐尖，基部阔楔形或圆钝，上面深绿色，有光泽，下面灰白色。圆锥花序顶生或总状花序侧生，与叶近等长；花两侧对称；花梗无毛，具关节；花托深盘状或浅钟形；萼片 5，最外面一片盔形，其余的三角状长圆形，开花后脱落；花瓣 5，黄色，上面一片宽而短，先端 2 裂成鱼尾状，基部具短柄，其余 4 片长圆形，黄色带红色条纹，无毛，有光泽；雄蕊 10 枚，伸出花冠外，基部稍粗，被褐色长柔毛；子房扁平，花柱细长，柱头小，截形；荚果扁平，椭圆状长圆形，红褐色，有光泽，沿腹缝线具翅，翅不开裂。种子 1~2。

【药用信息】治风寒咳嗽，风湿麻木，跌打损伤，外伤出血，大便秘结。

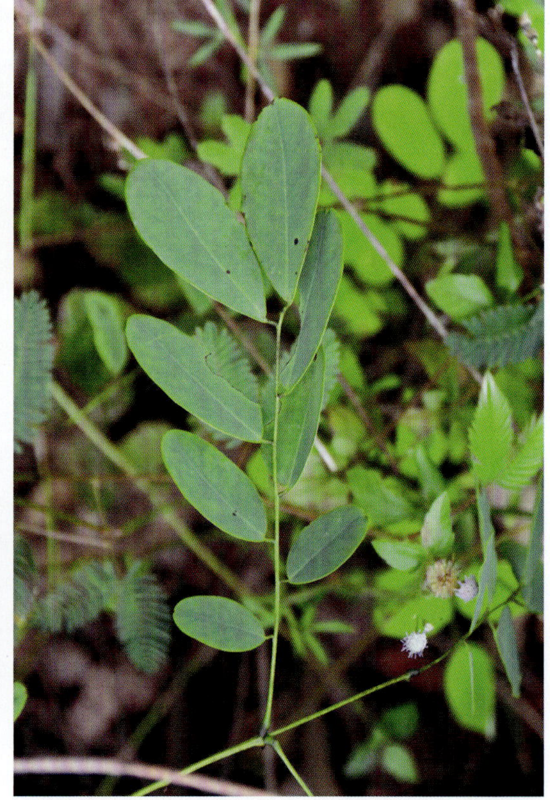

Mimosa pigra

豆科 含羞草属

大含羞草

【特征】多年生有刺草本或灌木，稀为乔木或藤本。托叶小，钻状。二回羽状复叶，常很敏感，触之即闭合而下垂，叶轴上通常无腺体；小叶细小，多数。花小，两性或杂性（雄花、两性花同株），通常 4~5 数，组成稠密的球形头状花序或圆柱形的穗状花序，花序单生或簇生；花萼钟状，具短裂齿；花瓣下部合生；雄蕊与花瓣同数或为花瓣数的 2 倍，分离，伸出花冠之外，花药顶端无腺体；子房无柄或有柄，胚珠 2 至多数。荚果长椭圆形或线形，扁平，直或略弯曲，有荚节 3~6，荚节脱落后，具长刺毛的荚缘宿存在果柄上。种子卵形或圆形，扁平。

【药用信息】全草入药，安神镇静，鲜叶捣烂外敷治带状疱疹。

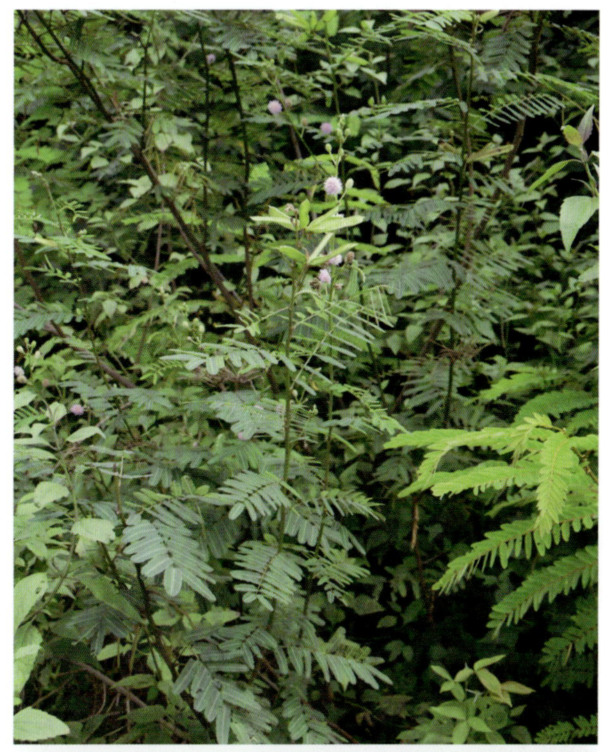

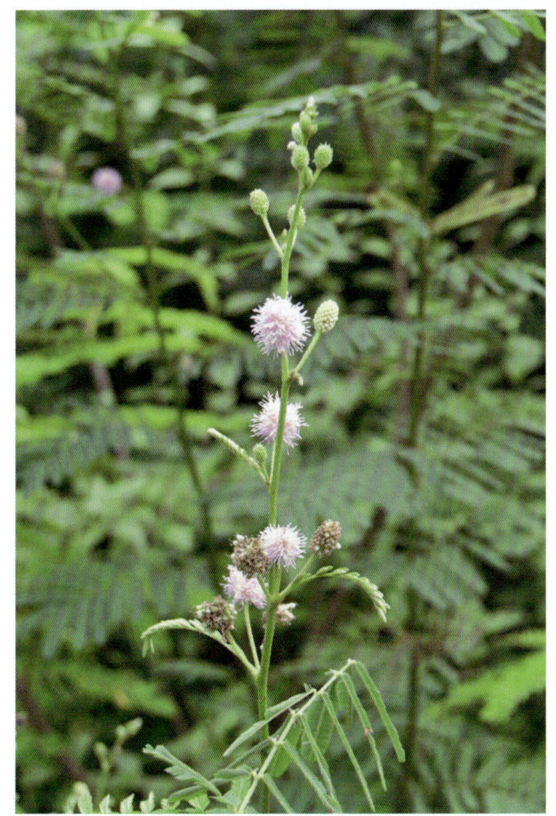

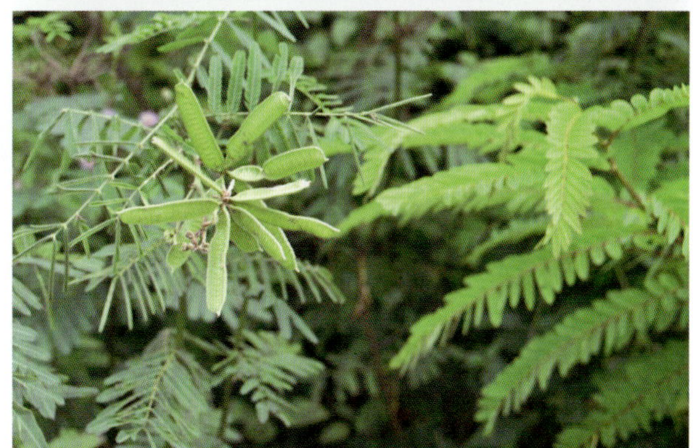

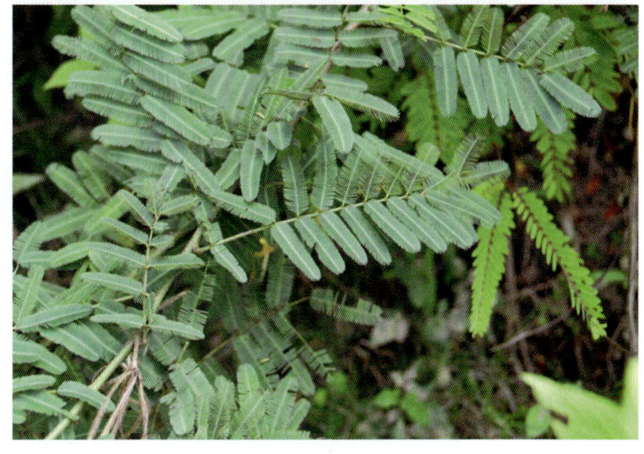

含羞草

Mimosa pudica

豆科 含羞草属

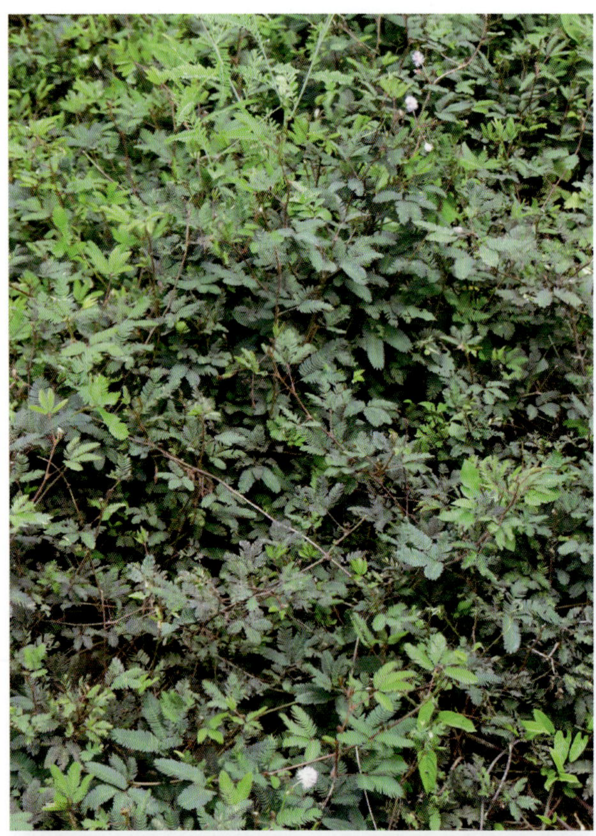

【特征】披散、亚灌木状草本。茎圆柱状，具分枝，有散生下弯的钩刺及倒生刺毛。托叶披针形，有刚毛。羽片和小叶触之即闭合而下垂；羽片通常 2 对，指状排列于总叶柄之顶端；小叶 10~20 对，线状长圆形，先端急尖，边缘具刚毛。头状花序圆球形，具长总花梗，单生或 2~3 个生于叶腋；花小，淡红色，多数；苞片线形；花萼极小；花冠钟状，裂片 4，外面被短柔毛；雄蕊 4 枚，伸出于花冠之外；子房有短柄，无毛；胚珠 3~4 颗，花柱丝状，柱头小。荚果长圆形，扁平，稍弯曲，荚缘波状，具刺毛，成熟时荚节脱落，荚缘宿存。种子卵形。

【药用信息】同大含羞草。

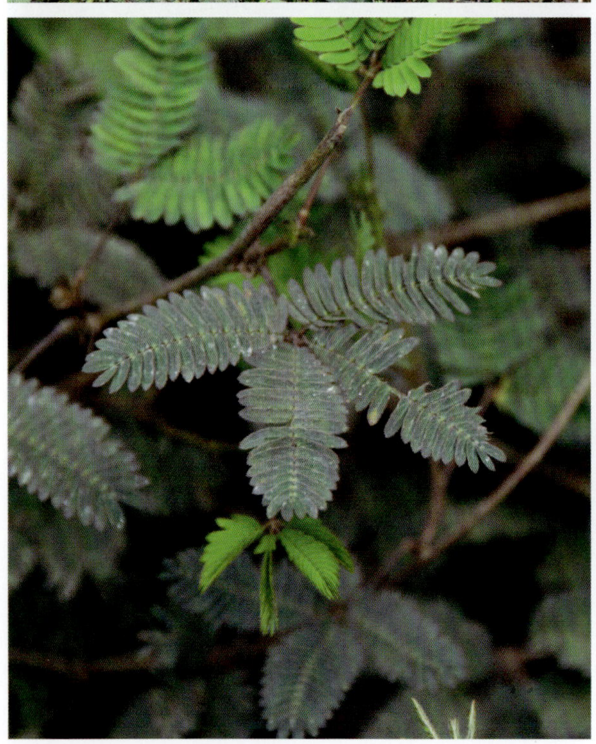

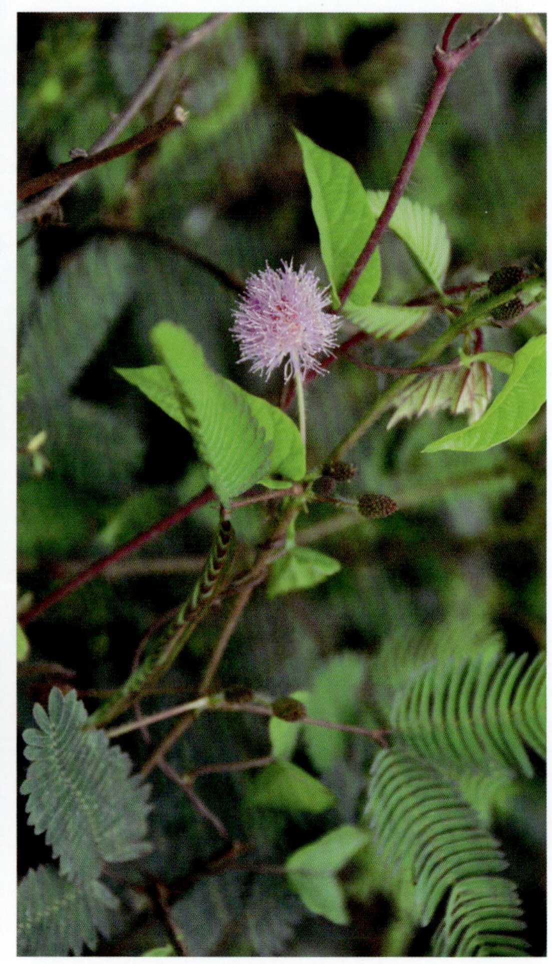

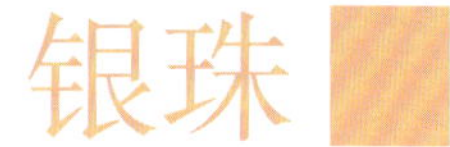

银珠

【特征】乔木。幼嫩部分和花序密被锈色毛，后渐无毛；老枝有细密锈色皮孔。二回偶数羽状复叶，叶柄粗壮。羽片6~13对，与小叶均为对生。羽轴上面有槽，基部膨大。小叶长圆形，先端钝圆、微凹或有凸尖，基部渐狭，两侧不对称，上面深绿色，老时光滑，下面浅绿色，初时中脉被锈色毛，后变无毛。总状花序近顶生，花黄色，大而芳香。花梗被锈色毛，花蕾圆球形，密被锈色毛，花托盘状。萼片5，近相等，长圆形，最下面一片较狭。花瓣5，倒卵状圆形，具柄，边缘波状，两面中脉被锈色长柔毛。雄蕊10枚，花丝基部膨大，密被锈色毛，花药长圆形。子房具短柄，扁平，被锈色毛，花柱丝状，柱头头状，胚珠3~4颗。荚果薄革质，纺锤形，两端不对称，渐尖，初被毛，老时红褐色，光滑无毛，两边具翅。种子3~4，倒卵形而歪斜，扁平，成熟时黄色。

【药用信息】治疗咽喉疼痛、血风臁疮，黄水湿疮、头上生虱等。

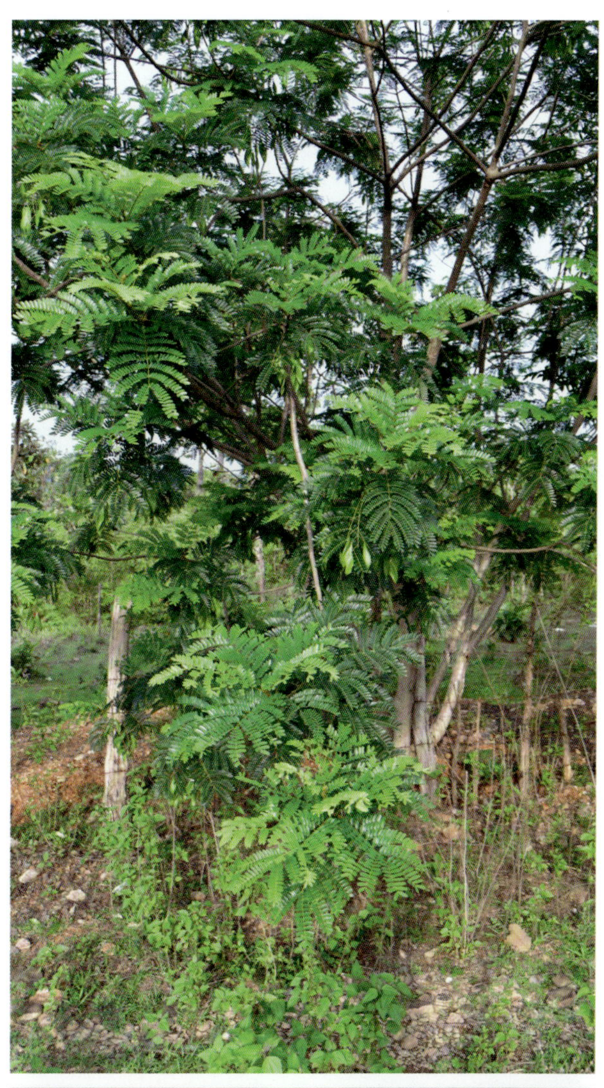

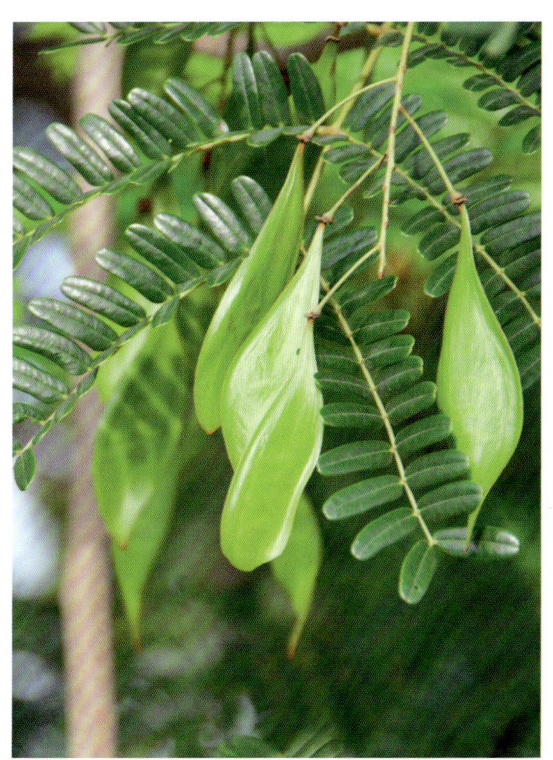

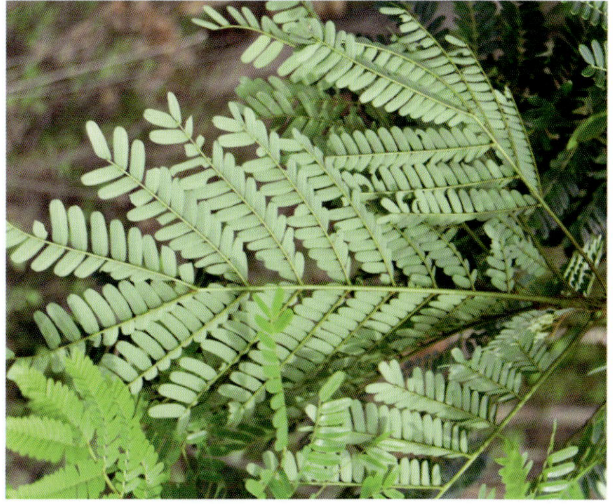

长叶排钱树

Phyllodium longipes

豆科 排钱树属

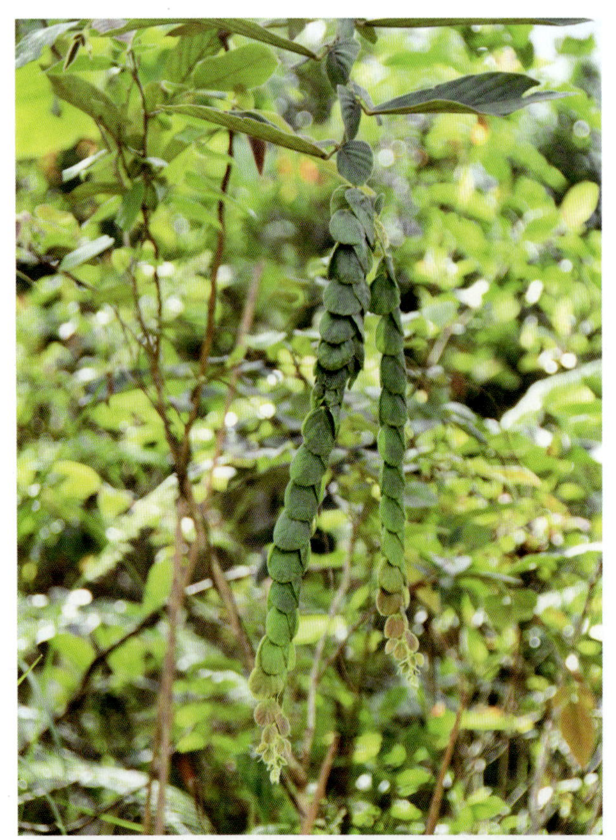

【特征】灌木。茎、枝圆柱形，小枝“之”字形弯曲，密被开展、褐色短柔毛。托叶狭三角形，有条纹，被柔毛；叶柄被褐色茸毛；小叶革质，顶生小叶披针形或长圆形，先端渐狭而急尖，基部圆形或宽楔形，侧生小叶斜卵形，先端急尖，上面疏被毛或近无毛，下面密被褐色软毛，侧脉每边 8~15 条，隆起，网脉明显；小托叶线形；小叶柄被褐色茸毛。伞形花序有花 5~15 朵，藏于叶状苞片内，由许多苞片排成顶生总状圆锥花序状，苞片斜卵形，先端微缺；花萼被白色茸毛；花冠白色或淡黄色，旗瓣倒卵形，具瓣柄，翼瓣基部有耳，具瓣柄，龙骨瓣弧曲；雄蕊单体；有胚珠 7~8，花柱近基部处有柔毛。荚果仅被缘毛，有荚节 2~5，荚节近方形。种子宽椭圆形。

【药用信息】根叶入药，解表清热、活血散瘀，治感冒发热、疟疾、肝炎、肝硬化腹水、血吸虫病肝脾肿大、风湿疼痛、跌打损伤、陈旧性筋肉劳损等。

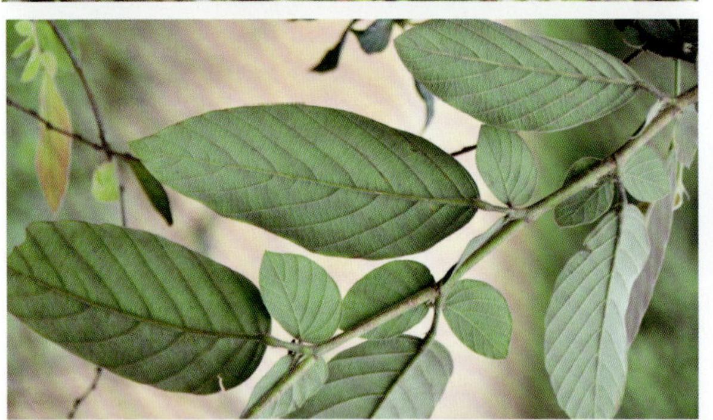

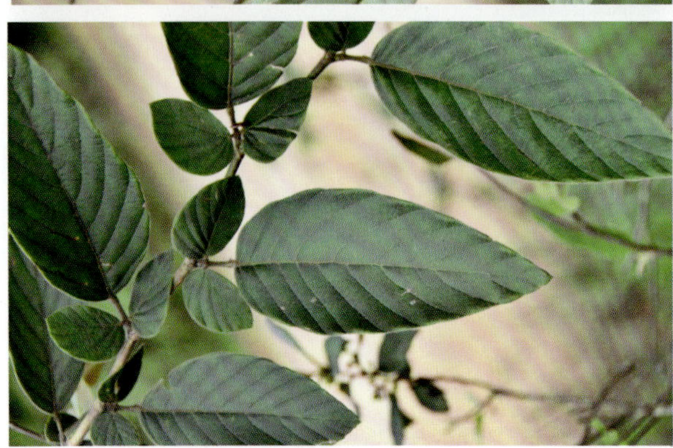

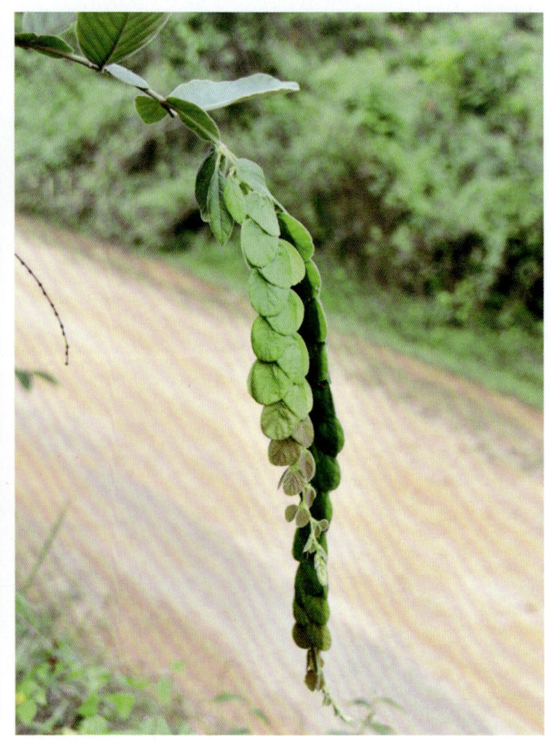

婆罗老虎刺

【特征】攀缘灌木或藤本。叶柄和主轴被微柔毛；羽片约 10 对。花序长 25cm，轴和小枝被短柔毛；花梗 2~3mm，疏生被微柔毛。花看起来很幼嫩。花瓣全部相似，长圆形，无毛。雄蕊：花丝 0.6~1.5mm；花药长约 1mm。子房无梗，长约 1mm，无毛，胚珠 2；花柱约 1.5mm，无毛。种子约长 8mm。

【药用信息】清热除湿、杀虫，主治痢疾、疟疾、小儿疳积、消渴、祛风、散寒、消炎。

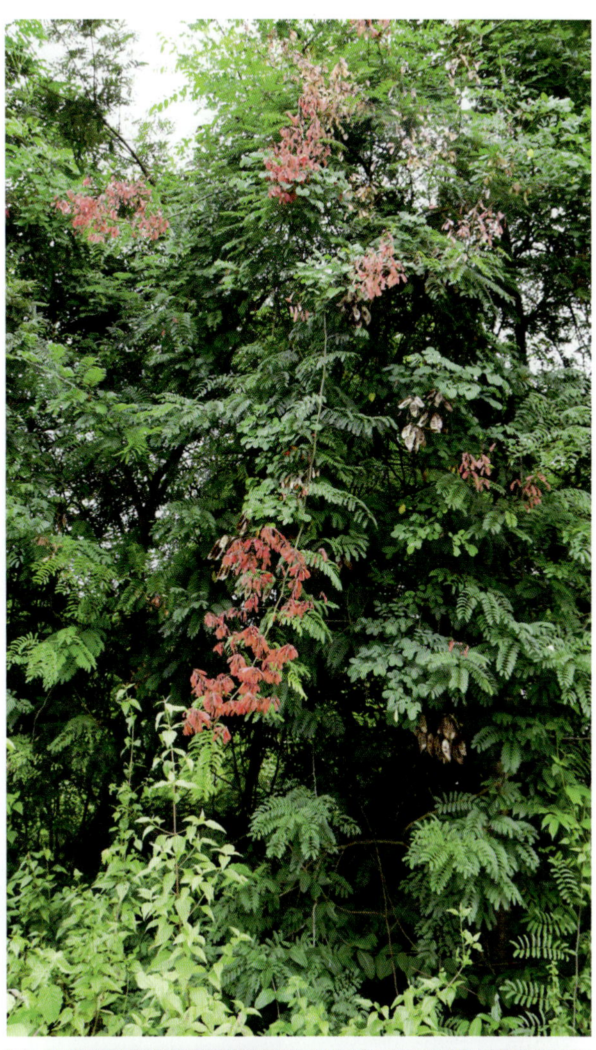

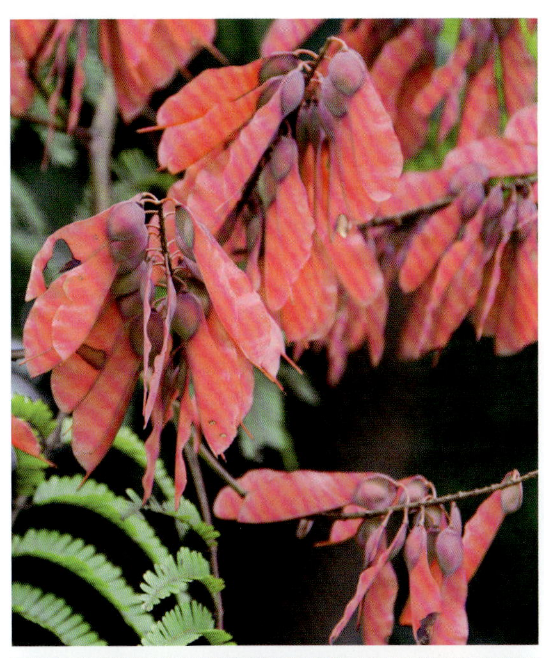

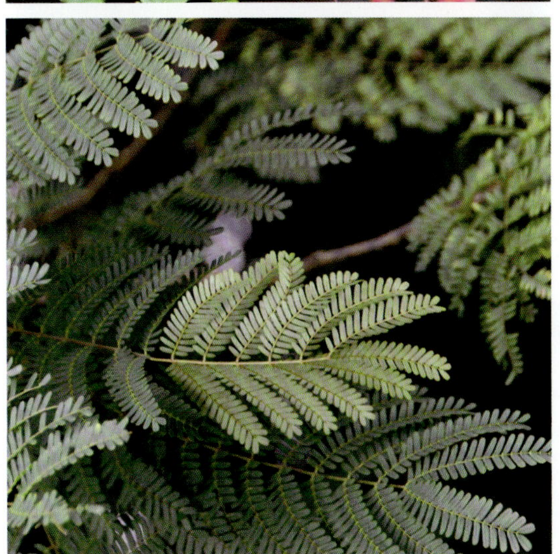

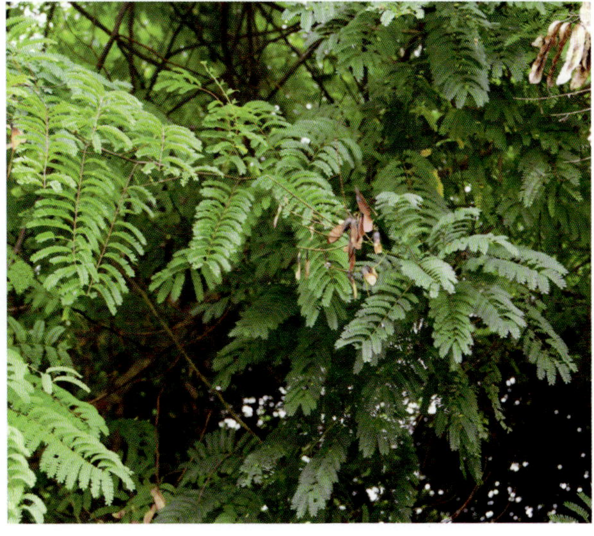

钝叶藤儿茶

Senegalia megaladena

豆科 儿茶属

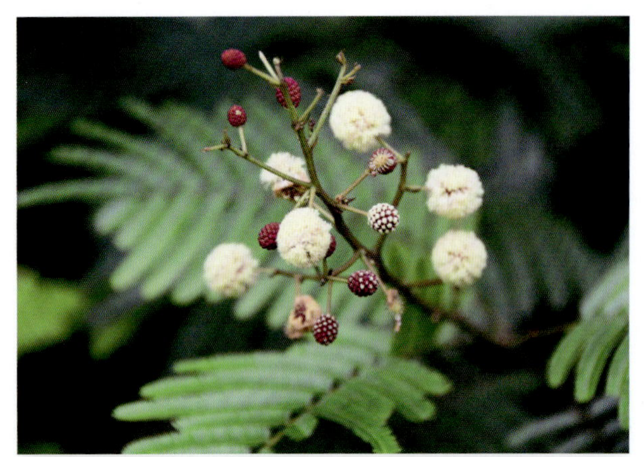

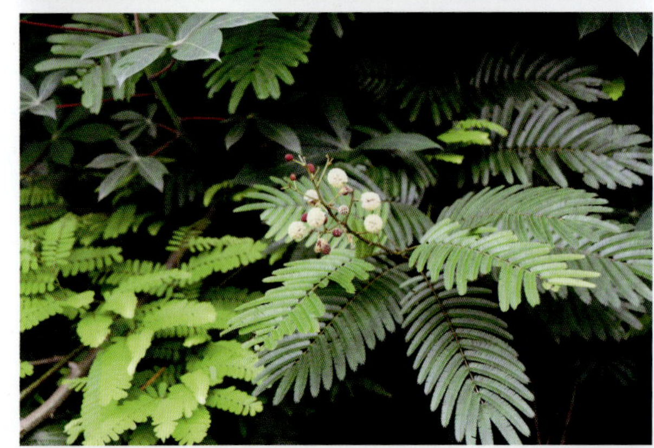

【特征】木质藤本。嫩枝被短柔毛及腺毛，后变无毛。托叶线形。二回羽状复叶；中部或中部以上具椭圆形凸起的腺体，稀扁平；羽片 8~20 对；小叶 19~21 对，长圆形，顶端钝圆，基部截平，不对称，除边缘具缘毛外，两面均无毛；中脉通常从靠近上边缘的基部出发斜向顶端的中央，侧脉显著或不明显。花组成圆球形头状花序，再排成顶生或腋生的圆锥花序；小花无柄或近无柄；花萼无毛或被微柔毛，具 5 齿；花冠无毛或被微柔毛，裂片 5，长圆形或狭倒卵形，雄蕊多数；子房被绢毛，具短柄。荚果长圆形，纸质，扁平，红褐色，无毛。种子卵状椭圆形至椭圆形，扁平。

【药用信息】去皮枝入药，活血止痛，止血生肌，收湿敛疮，清肺化痰。可用于跌打伤痛，外伤出血，吐血衄血，疮疡不敛，湿疹、湿疮，肺热咳嗽。

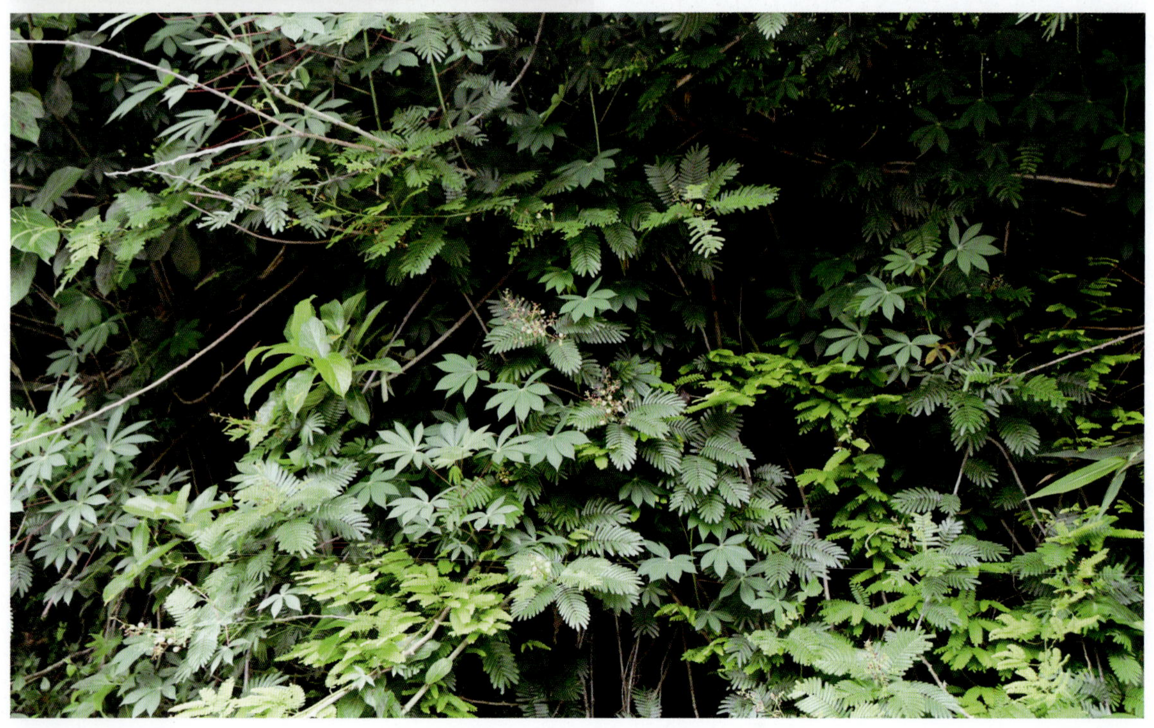

望江南

【特征】直立、少分枝的亚灌木或灌木，无毛。枝带草质，有棱；根黑色。叶柄近基部有大而带褐色圆锥形的腺体 1 枚；小叶 4~5 对，膜质，卵形至卵状披针形，顶端渐尖，有小缘毛；小叶柄揉之有腐败气味；托叶膜质，卵状披针形，早落。花数朵组成伞房状总状花序，腋生和顶生；苞片线状披针形或长卵形，长渐尖，早脱；萼片不等大，外生的近圆形，内生的卵形；花瓣黄色，外生的卵形，顶端圆形，均有短狭的瓣柄；雄蕊 7 枚发育，3 枚不育，无花药。荚果镰形带状，褐色，压扁，稍弯曲，边较淡色，加厚，有尖头。种子 30~40 颗，种子间有薄隔膜。

【药用信息】种子炒后治疟疾，根可利尿；鲜叶捣碎治毒蛇毒虫咬伤。

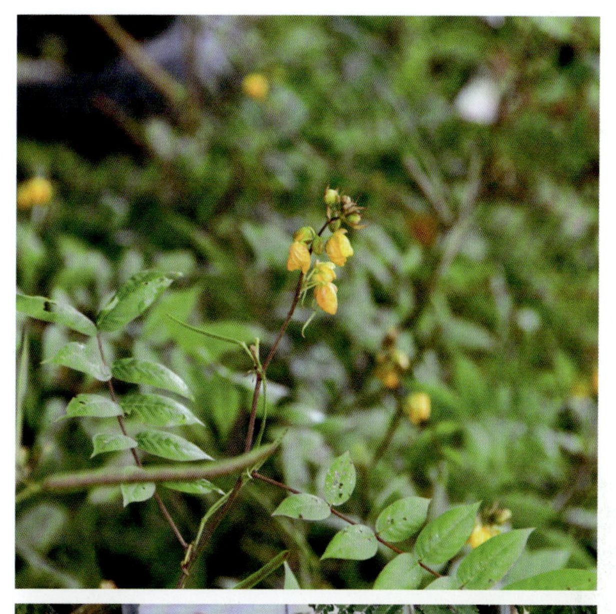

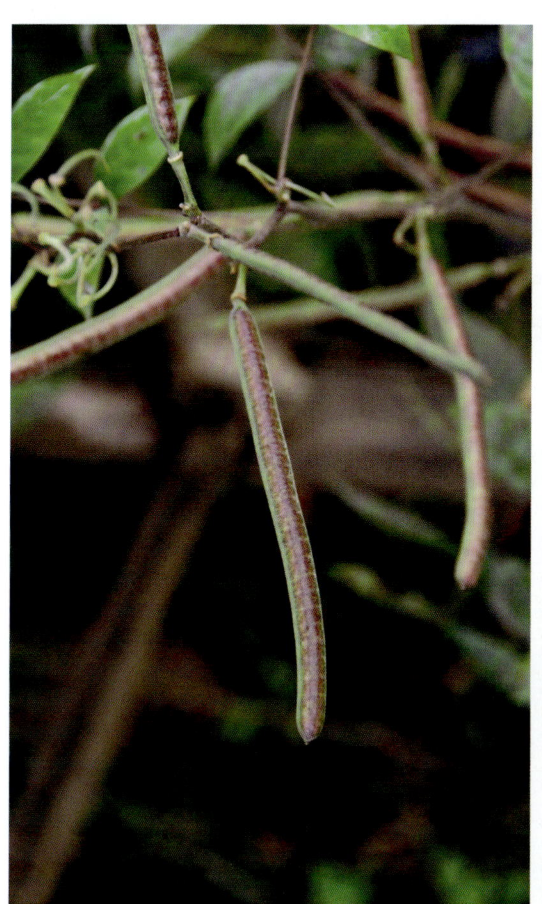

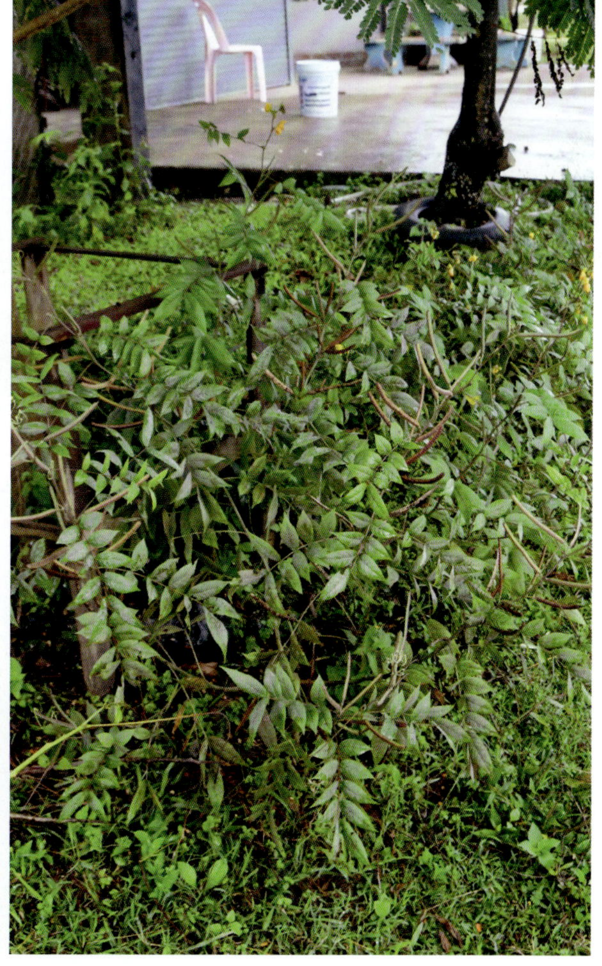

帝汶决明

Senna timoriensis

豆科 决明属

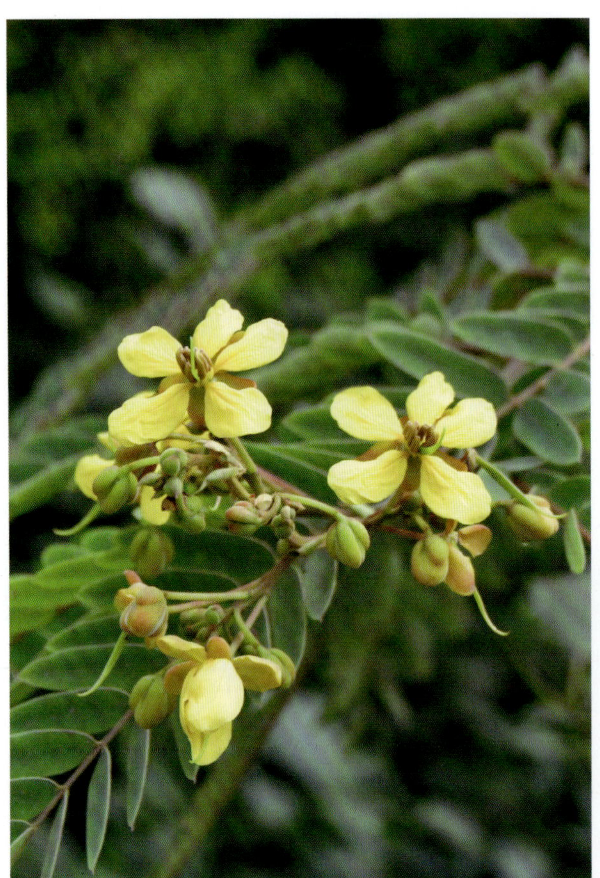

【特征】小的常绿的多年生乔木或灌木，除花序、萼片和子房外有毛，其他都无毛。叶羽状，叶柄圆柱状，托叶针状，由 10~20 对狭长圆形或狭椭圆形组成，小叶钝，具细尖，椭圆形。花序合生圆锥状，腋生或顶生，苞片线形，花有花梗，五分生，有五个不等长的萼片，黄色，倒卵形，花瓣爪状，十个雄蕊，花片近等长，花药不等长，上位子房，花柱 1，柱头 1。果 10~20，长窄卵形，棕色有光泽。种子近圆形。

【药用信息】同望江南。

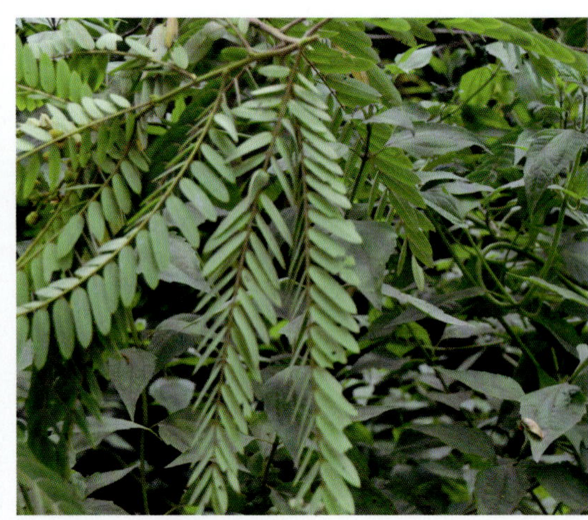

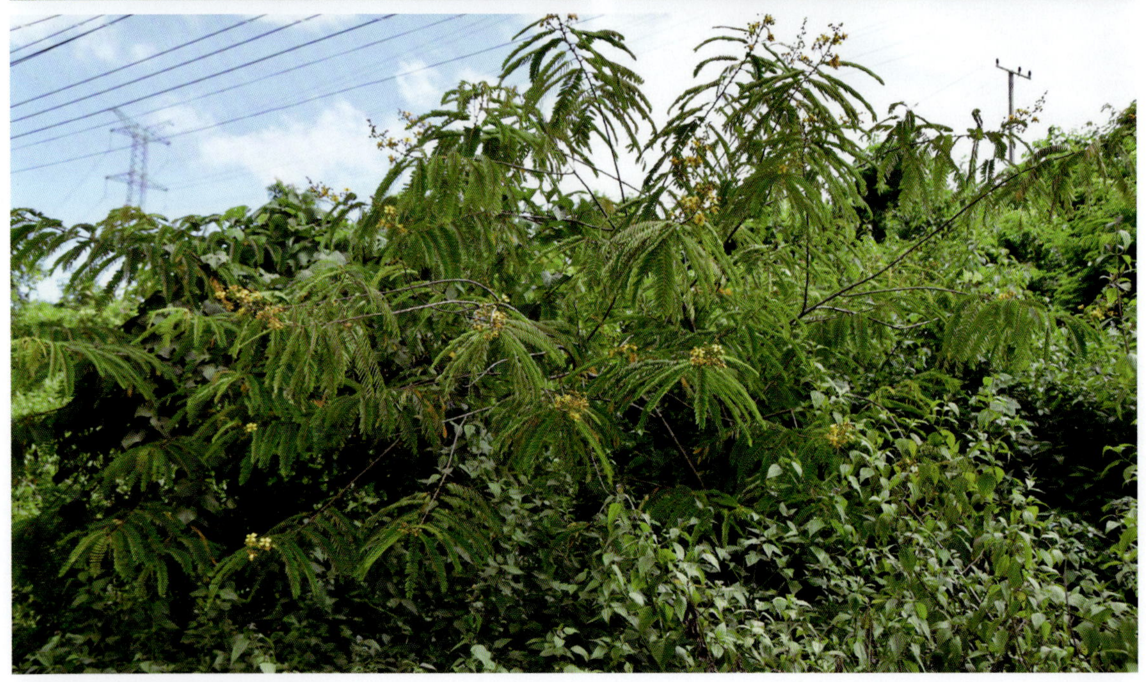

Sesbania bispinosa

豆科 田菁属

刺田菁

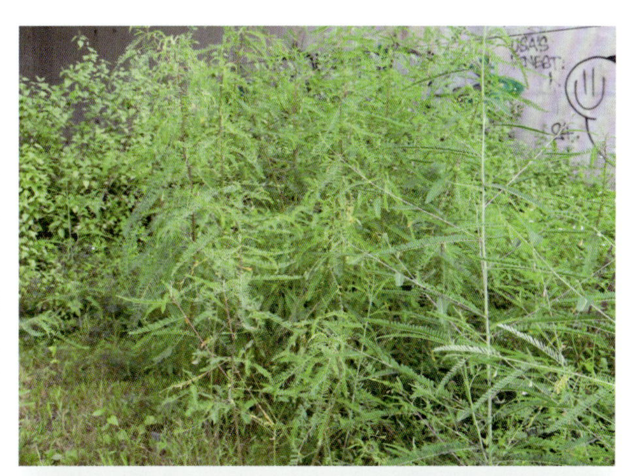

【特征】灌木状草本。枝圆柱形，稍具绿白色线条，通常疏生扁小皮刺。偶数羽状复叶；叶轴上面有沟槽，顶端尖，下方疏生皮刺；托叶披针形，先端渐尖，无毛，早落；小叶 20~40 对，线状长圆形，先端钝圆，有细尖头，基部圆，上面绿色，下面灰绿色，两面密生紫褐色腺点，无毛；小托叶细小，针芒状。总状花序，具 2~6 花；总花梗常具皮刺；苞片线状披针形，下面疏被毛；花梗纤细；小苞片 2，卵状披针形，无毛，与苞片均早落；花萼钟状，无毛，萼齿 5，短三角形，花冠黄色，旗瓣外面有红褐色斑点，近卵形，长大于宽，先端微凹，基部变狭成柄，胼胝体三角形，翼瓣长椭圆形，具长柄，一侧具耳，龙骨瓣长倒卵形，基部具耳，呈牙齿状；雄蕊二体，对旗瓣的 1 枚分离，花药倒卵形，背部褐色；雄蕊线形，与雄蕊等长，花柱细长向上弯曲，柱头顶生，头状。荚果深褐色，圆柱形，直或稍镰状弯曲，具喙。种子间微缢缩，有多数种子；种子近圆柱状，种脐圆形，在中部。

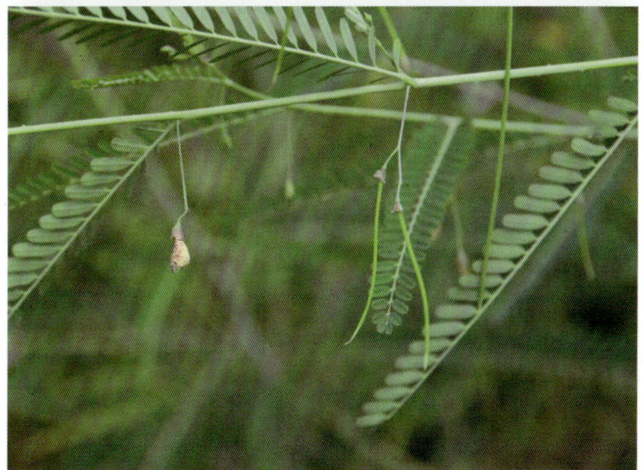

【药用信息】叶、种子入药，主治胸腹炎，高热，关节挫伤，关节痛。

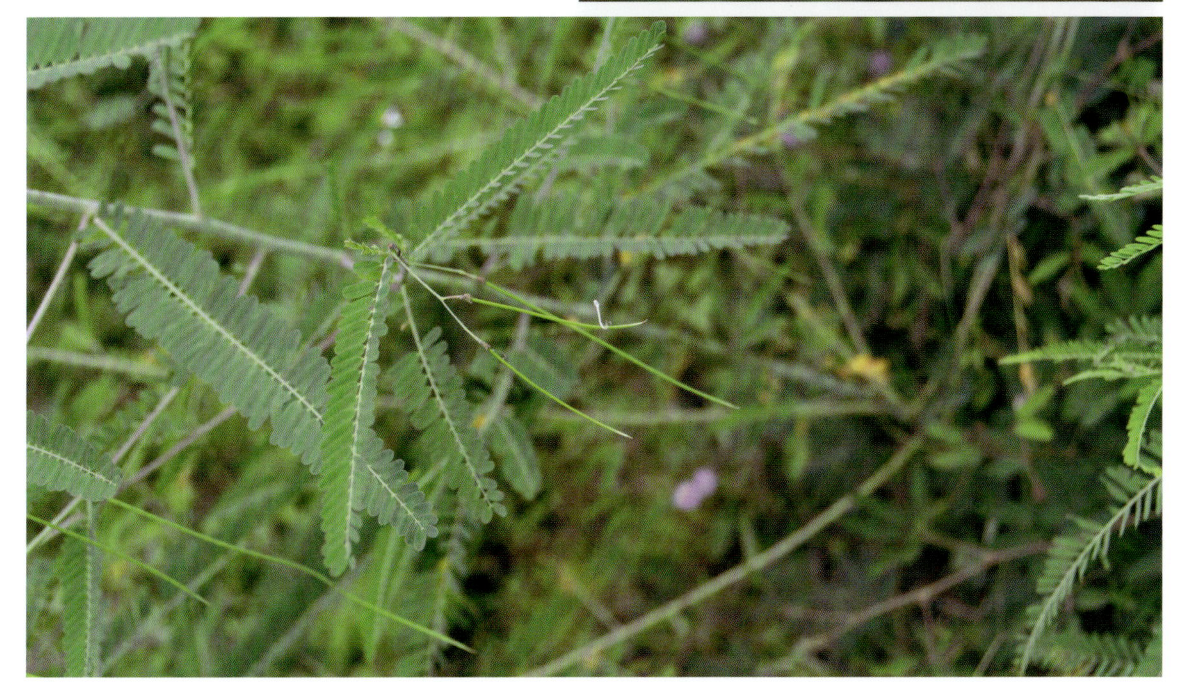

越南槐

Sophora tonkinensis

豆科 苦参属

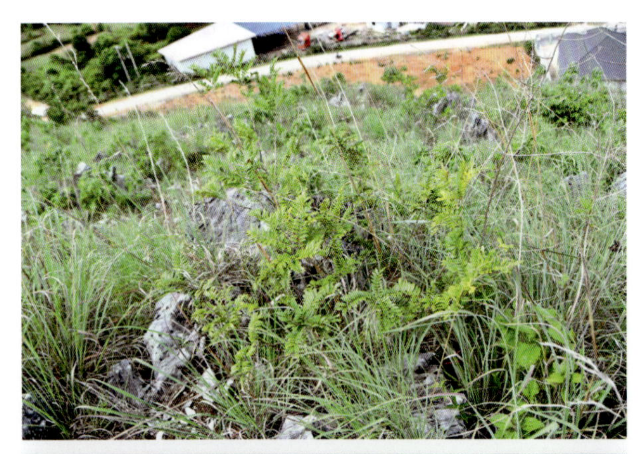

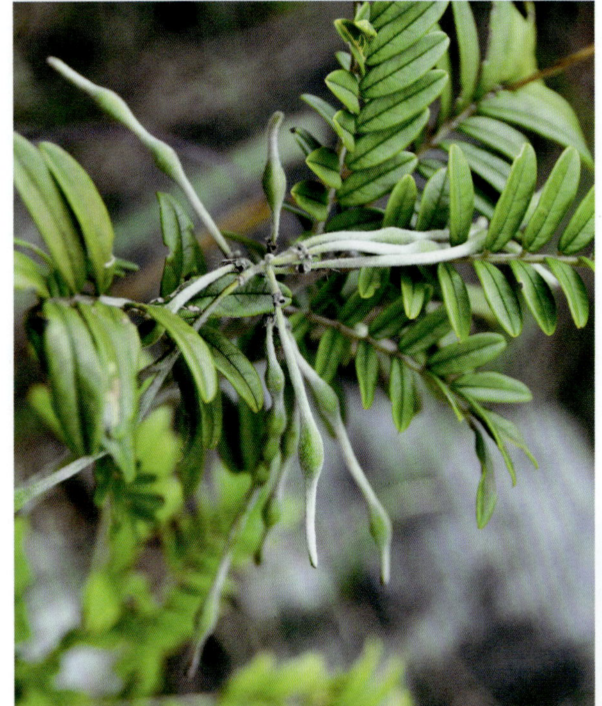

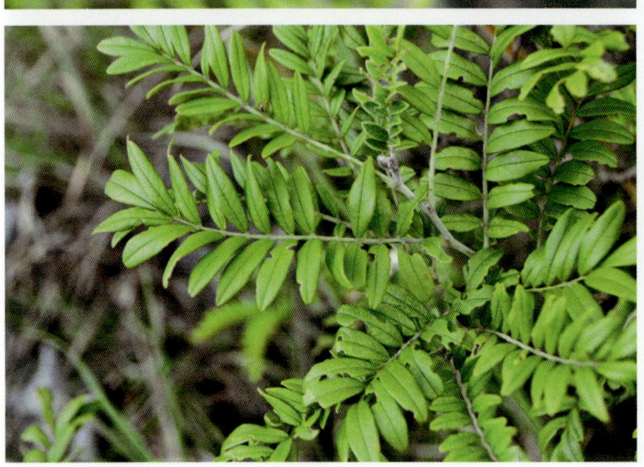

【特征】灌木。茎纤细，有时攀缘状。根粗壮。枝绿色，无毛，圆柱形，分枝多，小枝被灰色柔毛或短柔毛。羽状复叶；叶柄基部稍膨大；托叶极小或近于消失；小叶 5~9 对，革质或近革质，对生或近互生，椭圆形、长圆形或卵状长圆形，叶轴下部的叶明显渐小，顶生小叶大，先端钝，骤尖，基部圆形或微凹成浅心形，上面无毛或散生短柔毛，下面被紧贴的灰褐色柔毛，中脉上面微凹，下面明显隆起；小叶柄稍肿胀。总状花序近圆锥状，顶生；总花梗和花序轴被短而紧贴的丝质柔毛；苞片小，钻状，被毛；花萼杯状，基部有脐状花托，萼齿小，尖齿状，被灰褐色丝质毛；花冠黄色，旗瓣近圆形，先端凹缺，基部圆形或微凹，具短柄，翼瓣比旗瓣稍长，长圆形或卵状长圆形，基部具 1 三角形尖耳，柄内弯，与耳等长，无皱褶，龙骨瓣最大，常呈斜倒卵形或半月形，背部明显呈龙骨状，基部具 1 斜展的三角形耳；雄蕊 10，基部稍连合；子房被丝质柔毛，胚珠 4 粒，花柱直，无毛，柱头被画笔状绢质疏长毛。荚果串珠状，稍扭曲，疏被短柔毛，沿缝线开裂成 2 瓣。种子 1~3，卵形，黑色。

【药用信息】根含有苦参碱类生物碱，可入药，清热解毒，消炎止痛。

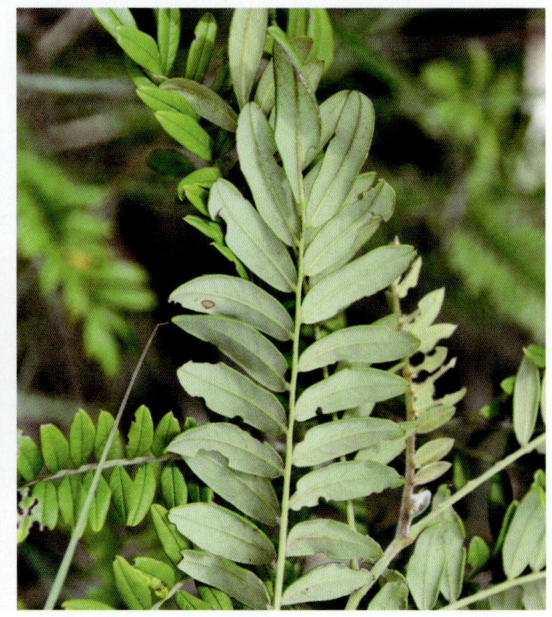

Stylosanthes guianensis

豆科 笔花豆属

圭亚那笔花豆

【特征】直立草本或亚灌木，少为攀缘。茎无毛或有疏柔毛。叶具3小叶；托叶鞘状；小叶卵形，椭圆形或披针形，先端常钝急尖，基部楔形，无毛或被疏柔毛或刚毛，边缘有时具小刺状齿；无小托叶。花序长1~1.5cm，具密集的花2~40朵；初生苞片密被伸展长刚毛，花萼管椭圆形或长圆形；旗瓣橙黄色，具红色细脉纹。荚果具1荚节，卵形，无毛或近顶端被短柔毛，喙很小，内弯。种子灰褐色，扁椭圆形，近种脐具喙或尖头。

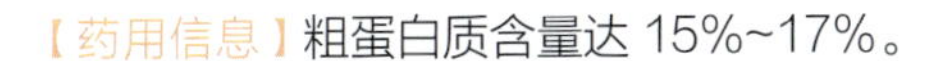

【药用信息】粗蛋白质含量达15%~17%。

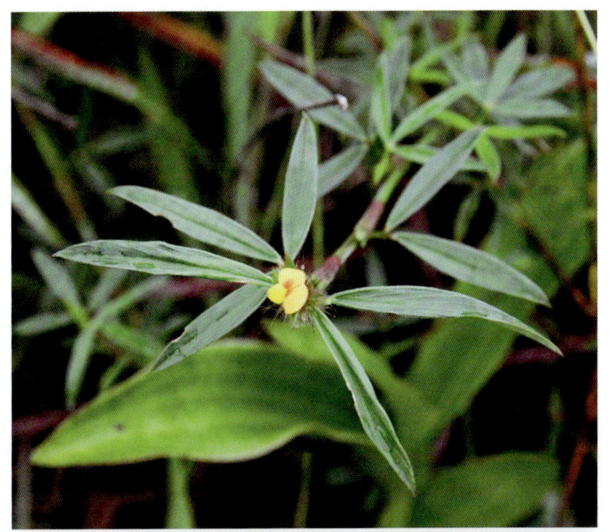

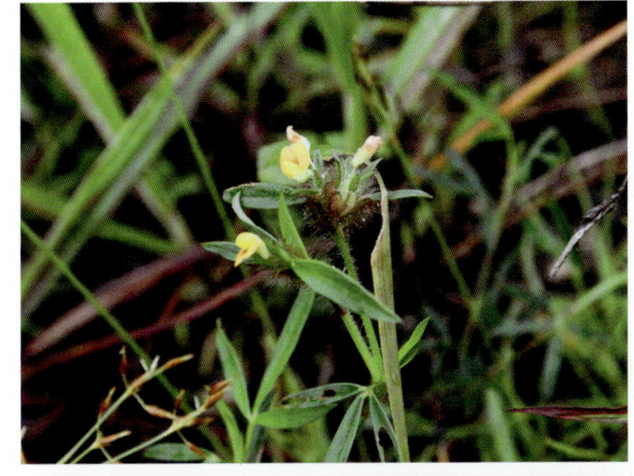

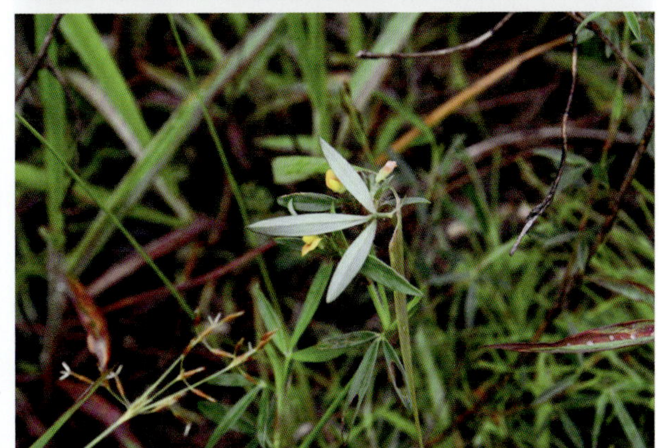

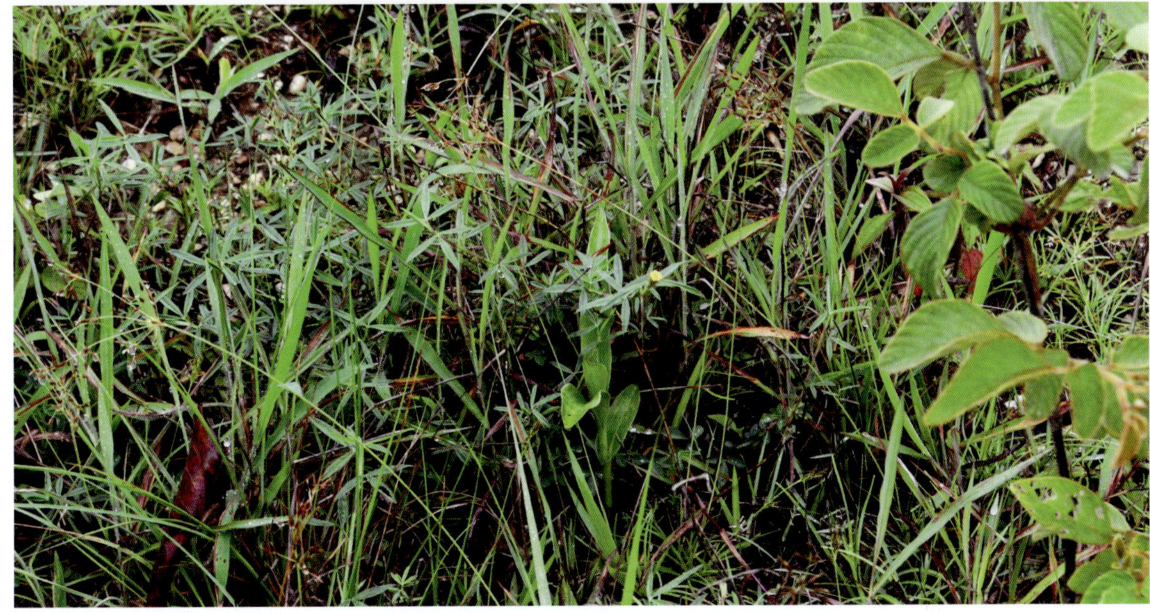

矮笔花豆

Senna timoriensis

豆科 笔花豆属

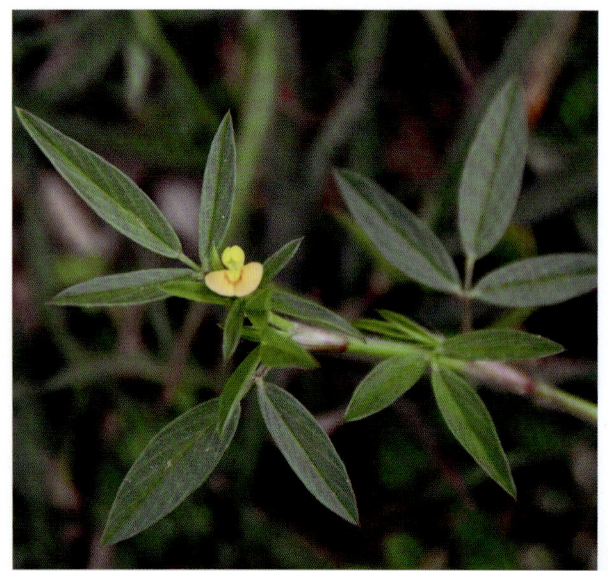

【特征】多年生草本。茎上升或有时匍匐，无毛至短柔毛或散生短刚毛，除靠近基部外很少无毛。托叶被短毛，5~7 脉。复叶；叶柄散生刚毛。小叶披针形或很少椭圆形，先端锐尖和短尖，基部楔形，边缘具刚纤毛，在两面无毛到短柔毛。花序腋生，3~4 花的簇生在顶部；苞片 1~3，密被茸毛，具 5 ～ 9 脉；外部小苞片在先端具缘毛；内小苞片在先端具缘毛。花长约 5mm。花冠黄色至橙色，具红色纤细条纹；标准近圆形，基部内具距，先端圆形到微缺，基部楔形；翅长圆形或倒卵形，有爪；龙骨瓣镰形，先端锐尖。雄蕊长 3 ～ 4mm，无毛。子房被短柔毛。

【药用信息】同圭亚那笔花豆。

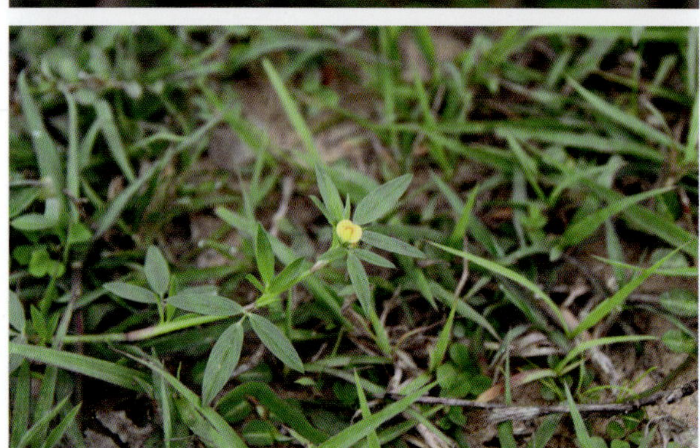

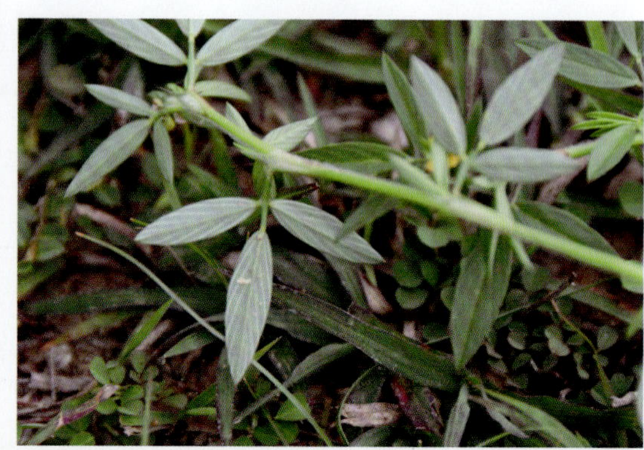

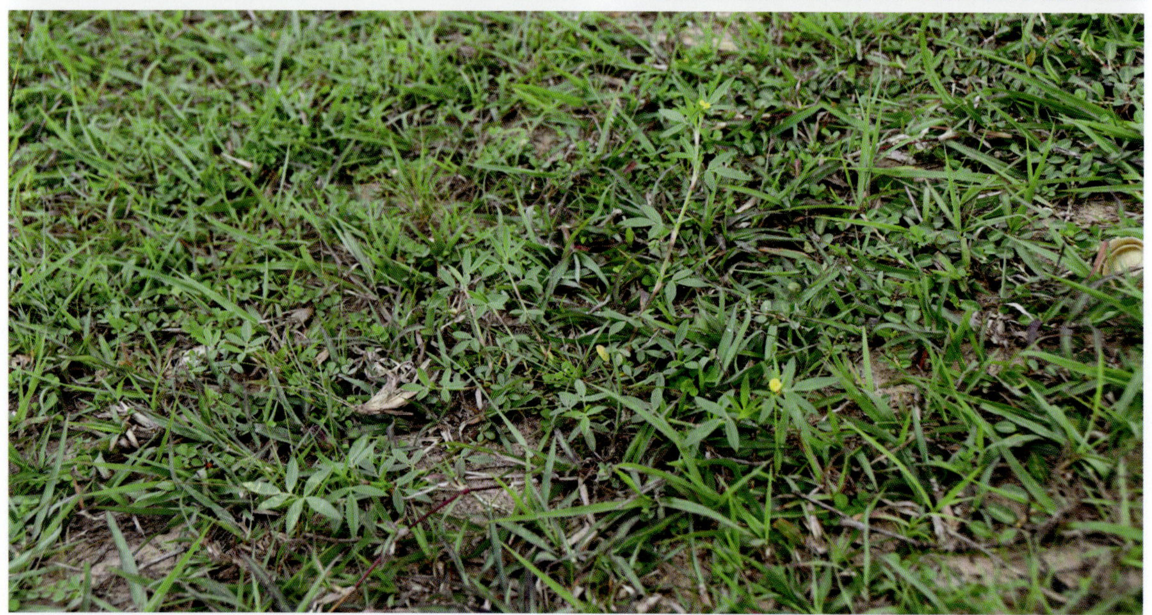

心叶狸尾豆

【特征】草本或小灌木。茎强壮，圆柱形，淡黄色天鹅绒状。单叶，宽卵形，基部圆形或心形，先端锐尖到钝，上表面疏生到均匀贴伏毛在侧脉上，下表面更密；侧脉 8~12 在中脉两侧，突出，向边缘延伸，或多或少突出。叶柄在茎上有毛。托叶卵形，渐尖，有毛。花序单假总状花序，轴密被长具腺的黄色毛。花梗花期后向上弯曲。苞片宽卵形，渐尖，背面有毛，密被纤毛。花白色或玫瑰色。花萼密被毛，筒部 5 浅裂；上部 2 裂片合生到一半，先端 2 齿，下部狭三角形，渐尖。翅近无柄，耳状；龙骨瓣先端钝状。子房有毛，2~4 胚珠；豆荚带褐色或黑色，微毛。种子椭圆形。

【药用信息】全草入药，消肿、驱虫。

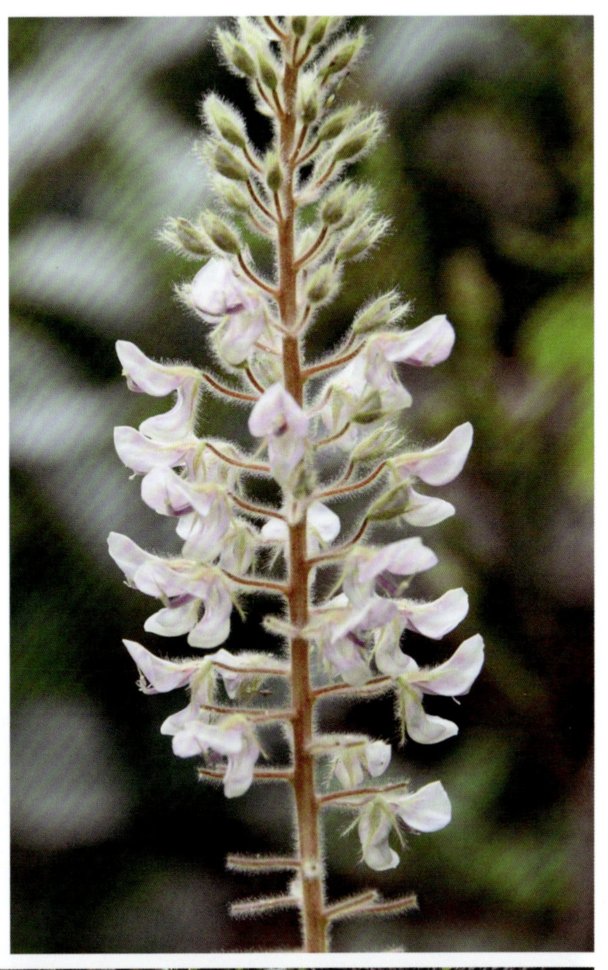

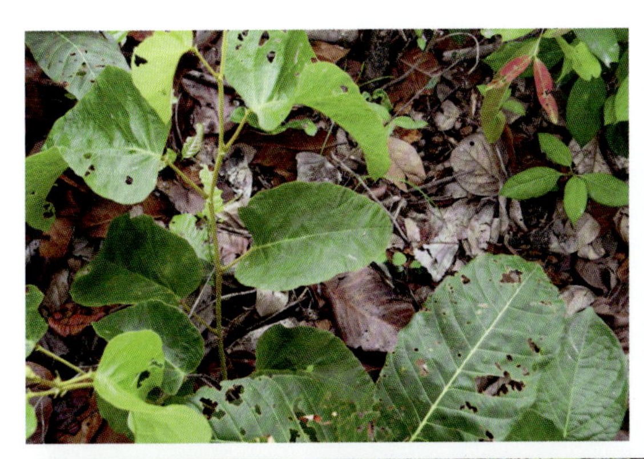

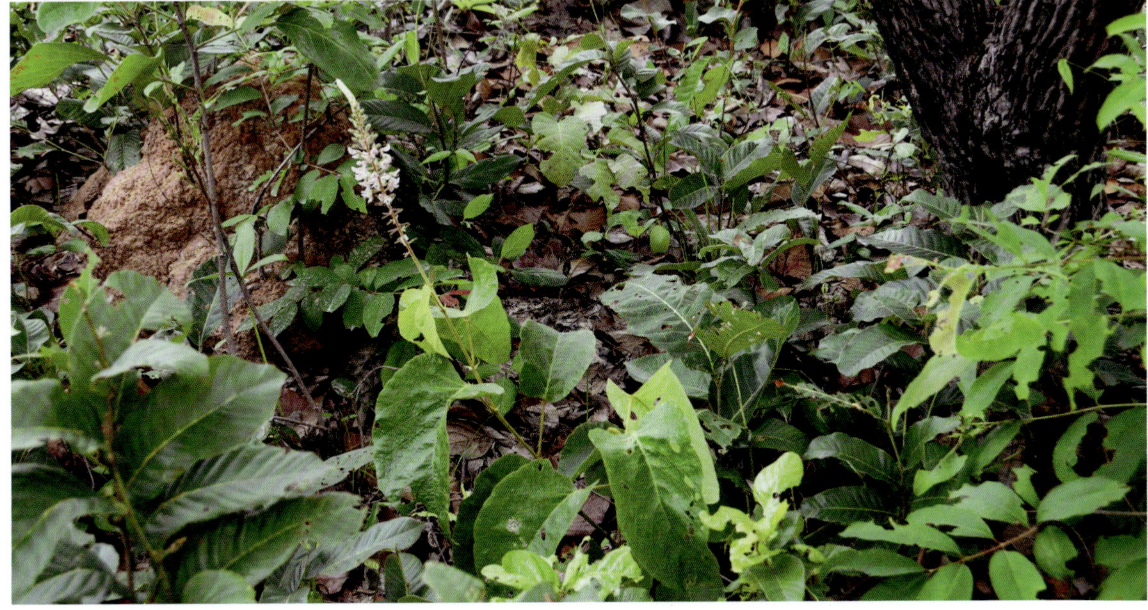

Microchirita flavofusca

苦苣苔科 钩序苣苔属

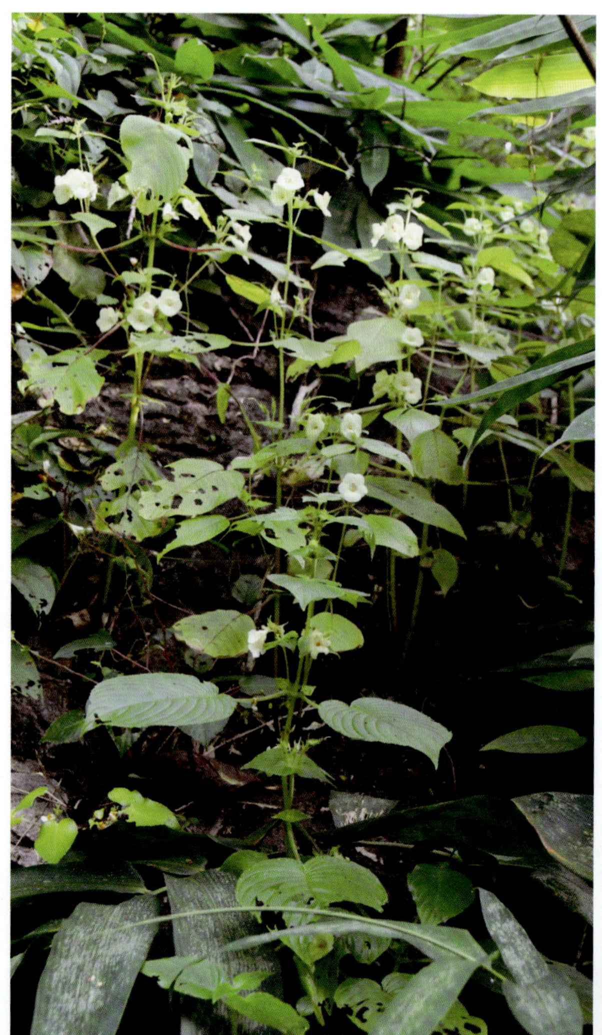

【特征】石生的一年生草本。茎多肉,无毛;紫褐色,近先端淡绿色。除了基生叶,叶对生;叶柄腺毛紫褐色;叶片披针形到卵形,基部斜圆形到钝,先端锐尖到短渐尖,正面深绿色,密被腺和腺毛,背面浅绿色具腺毛,边缘远端有锯齿,侧脉 6~9 对,中脉正面深紫色,背面淡紫色到绿色。花序从叶柄生起,在叶腋或在接近处,由一个有花序梗的主花序组成,每个花序非常压扁,因此出现近伞形,并有 3~8 花;花序梗具腺毛;苞片在基部合生,包围花梗;花梗被微小的腺毛。花萼绿色,双裂;裂片狭披针形,疏生腺短柔毛,远端有锯齿,内部无毛,先端渐尖。花冠浅黄色,里面棕红色斑块,外面具腺毛,里面无毛;筒稍向下弯曲,漏斗状;裂片平展,宽圆形。雄蕊在花冠基部以上 1.7~2cm 升起,花丝淡绿色,直;花药无毛,花被发散。花柱具稀疏的腺毛;柱头深裂。蒴果幼时绿色,具稀疏的腺毛。

【药用信息】全草民间可供药用,消炎。

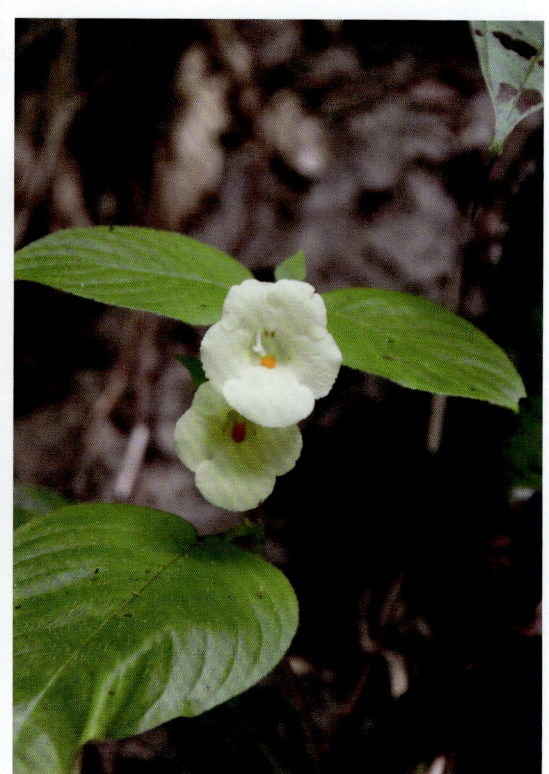

钩序苣苔

【特征】一年生草本。茎通常不分枝；叶 1~7，最下部叶单生，上部叶对生，卵形、宽卵形或窄卵形，有时椭圆状卵形，全缘，两面疏被或密被短柔毛，侧脉每侧 6~16；叶柄近不存在至长达 7cm。花序腋生，花序梗与叶柄合生，有 1~10 花，无苞片；花梗簇生，下部的钩状弯曲，有疏柔毛；花萼 5 裂达基部，裂片线形，外面被柔毛；花冠白色，喉部黄色，外面上部被疏柔毛，筒部近筒状，上唇 2 裂，下唇 3 裂，裂片圆卵形；花丝无毛，花药花隔顶端突起相连，下端被长髯毛；子房上部被疏柔毛，柱头 2 深裂。蒴果被疏柔毛。

【药用信息】全草民间可供药用，消炎。

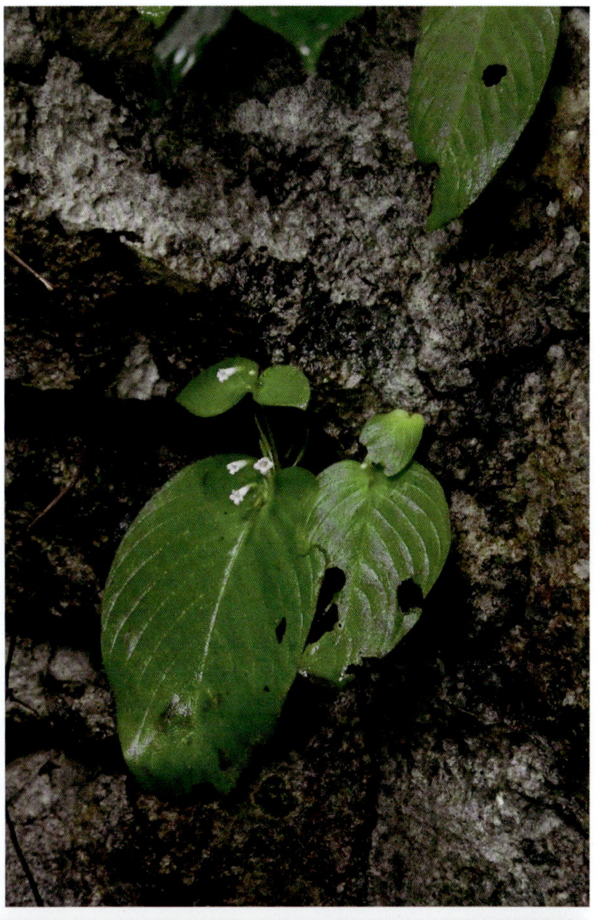

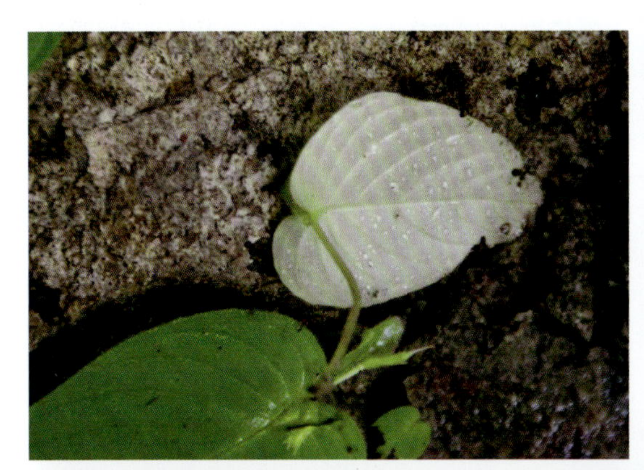

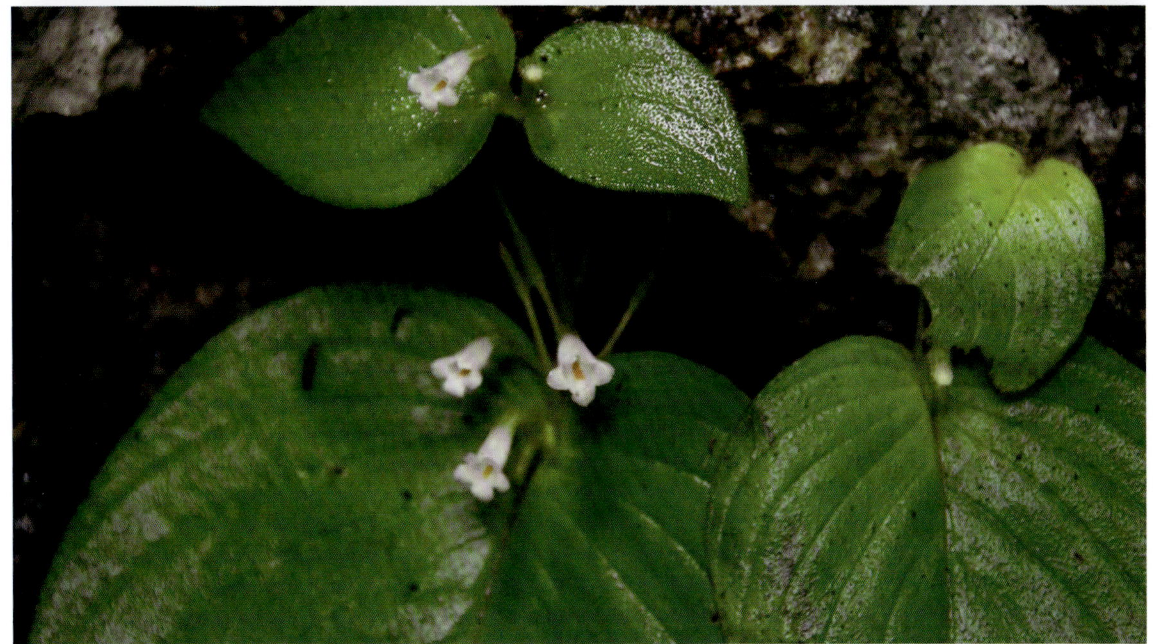

淡紫钩序苣苔

Microchirita lilacina

苦苣苔科 钩序苣苔属

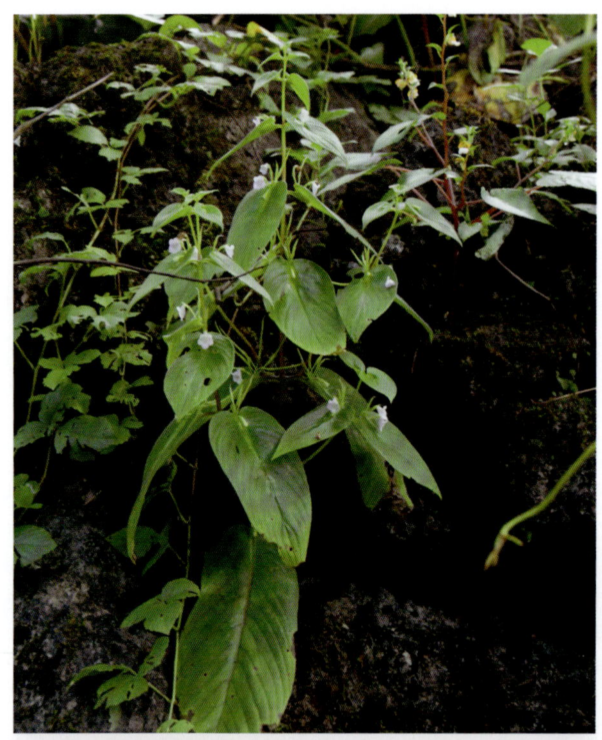

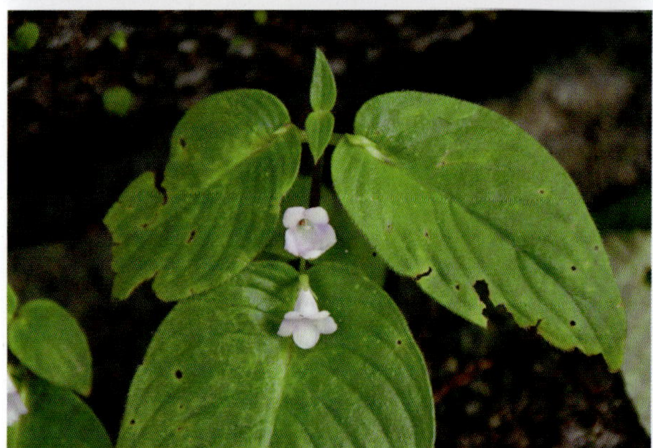

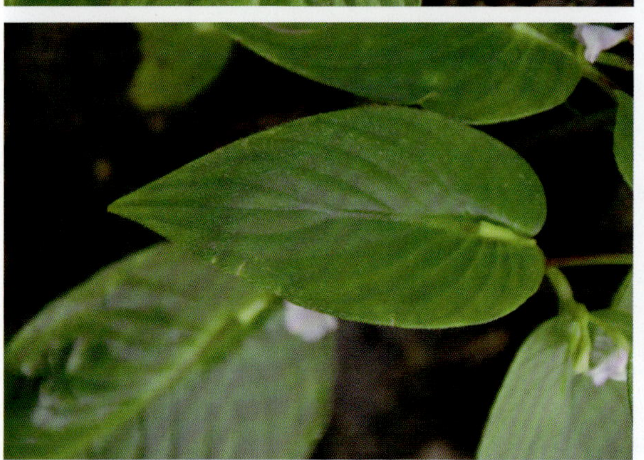

【特征】草本。茎肉质，基部红色，其余绿色，具淡绿色的毛。除基生叶外，叶对生，肉质；叶柄无毛；叶片上浅到中绿色，下浅，卵形，基部心形，先端渐尖或很少锐尖，上面被密被茸毛，下面疏生茸毛，边缘全缘，在对生叶中有6~10对侧脉，在基生叶中有10~15对侧脉，脉凸起，第三脉细而不规则网状，仅在下面可见。花序叶面着生，2－15花，冠状；苞片无；花梗绿色，无毛或疏生有毛。花萼淡绿色，双唇状，筒部裂片狭披针形，具中央上部裂片（与上部花冠裂片互生）。比其他裂片短1mm，沿边缘膜质，先端狭钝。花冠在种群内明显变化，筒部带白色的淡紫色，具一黄色条纹，裂片非常浅的淡紫色，筒部具一狭窄的基部，然后突然加宽成钟状筒，除了在基部，外面具非常细的腺毛短柔毛，内部无毛，上部裂片具稀疏的柄腺体，特别丰富朝向上唇的中心，下部具微小乳突；上下侧裂片椭圆形，中央裂片圆形。雄蕊生于花冠基部上方，花丝无毛，稍扭曲；花药乳白色，在花丝附着处有一个黑点，无毛。花柱向下弯曲，子房上部有毛；柱头具明显的裂片，裂片狭椭圆形，外面无毛，里面有乳突。果绿色，基部无毛，有时具顶生毛被，直或弯曲。种子棕色，椭圆形。

【药用信息】同钩序苣苔。

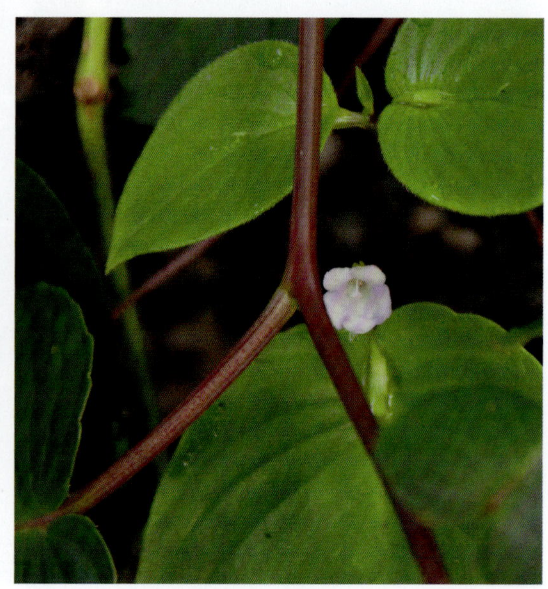

锥序蛛毛苣苔

【特征】小灌木。茎圆柱形，不分枝，密被淡褐色毡毛。叶长圆状披针形或披针形，近全缘或具疏锯齿，上面被灰白色绵毛，下面密被淡褐色毡毛。聚伞花序顶生或成对腋生，组成圆锥状，具 10~20 花；花序梗被淡褐色绵毛：苞片卵形，被淡褐色毡毛；花梗初被淡褐色绵毛；花萼绿色，裂片长圆形，外面被疏柔毛；花冠白色，上唇裂片半圆形，下唇裂片卵圆形；花丝不膨大；子房窄卵形。蒴果线形，顶端具短尖，螺旋状卷曲，褐色，无毛。

【药用信息】全草入药，治黄疸型肝炎，咳嗽，支气管炎，哮喘，痢疾。

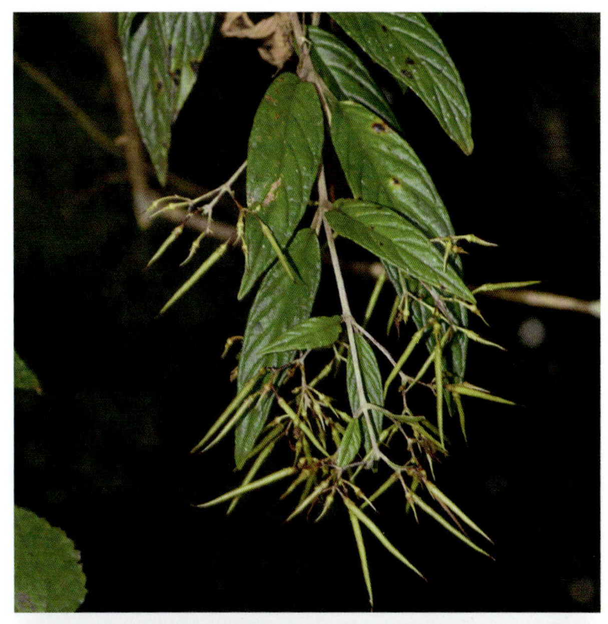

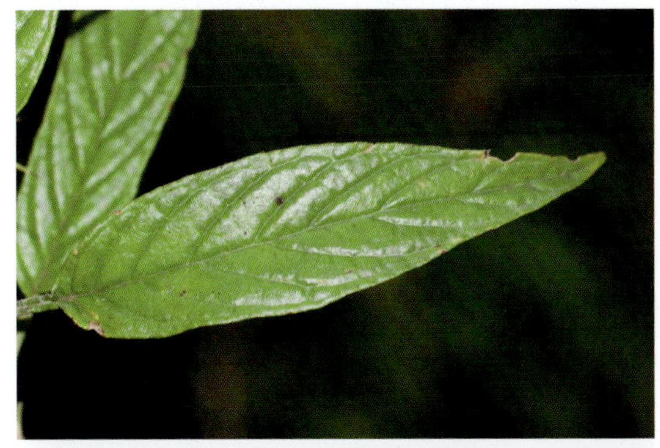

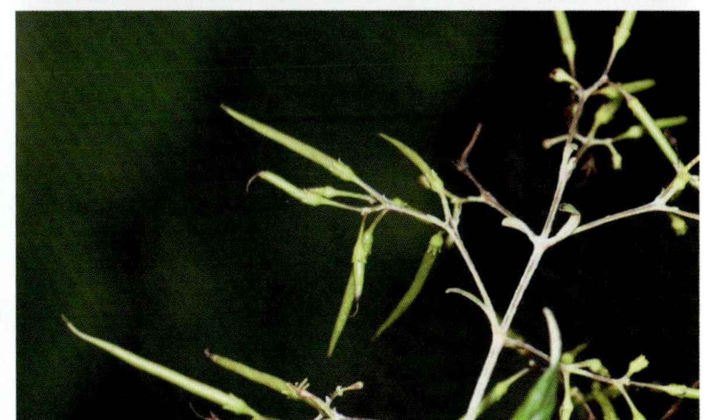

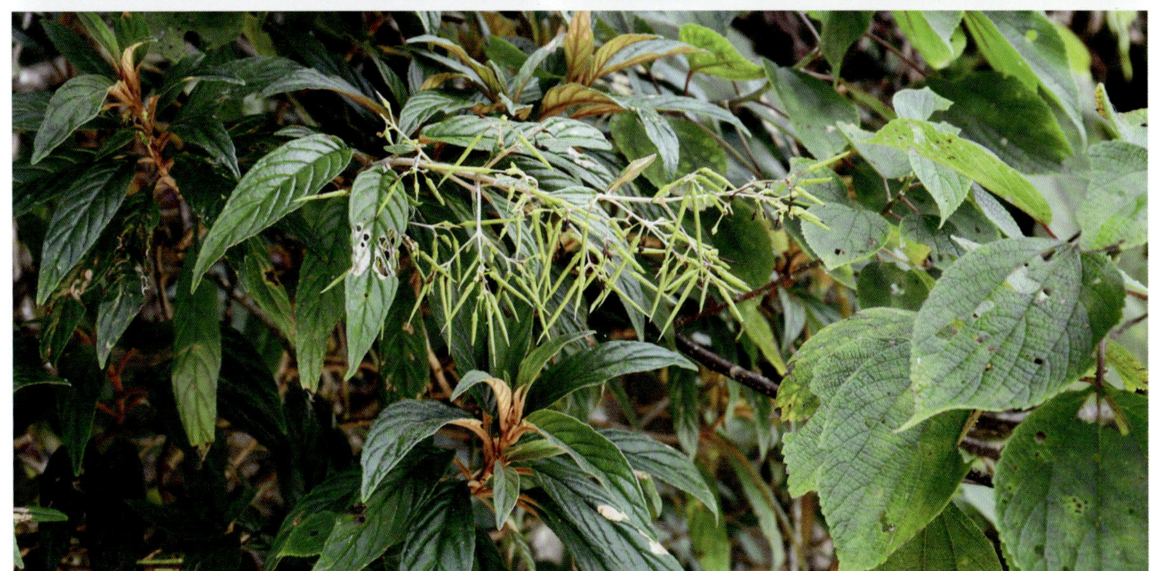

宽药青藤

Illigera celebica

莲叶桐科 青藤属

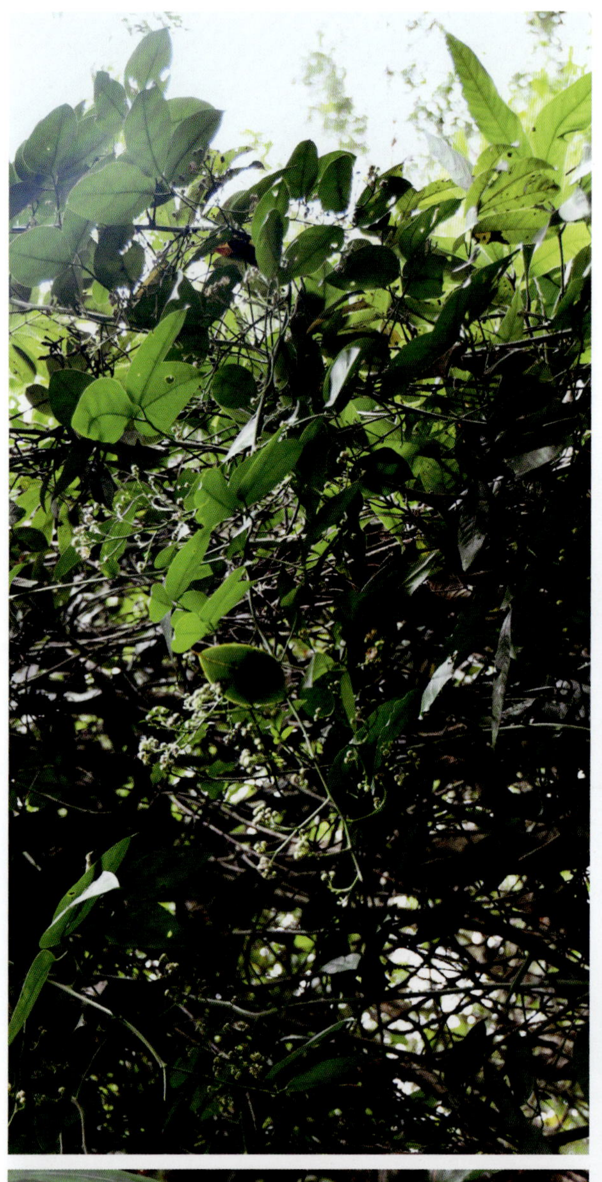

【特征】藤本。茎具沟棱,无毛。指状复叶有 3 小叶;叶柄具条纹,无毛;小叶卵形至卵状椭圆形,纸质至近革质,两面光滑无毛,先端突然渐尖,基部圆形至近心形,侧脉 4~5 对,两面明显,网脉两面显著,小叶柄无毛。聚伞花序组成的圆锥花序腋生,较疏松;小苞片小。果具 4 翅。

【药用信息】根藤入药,消肿解热、散瘀,用于跌打接骨,捣烂外敷。

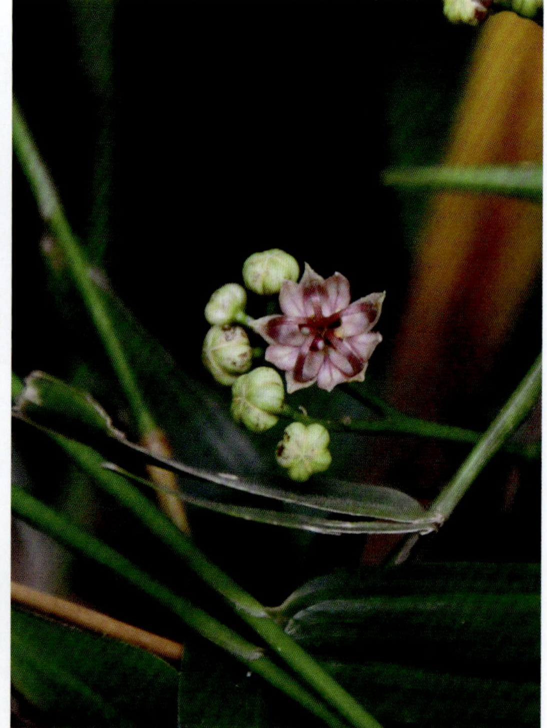

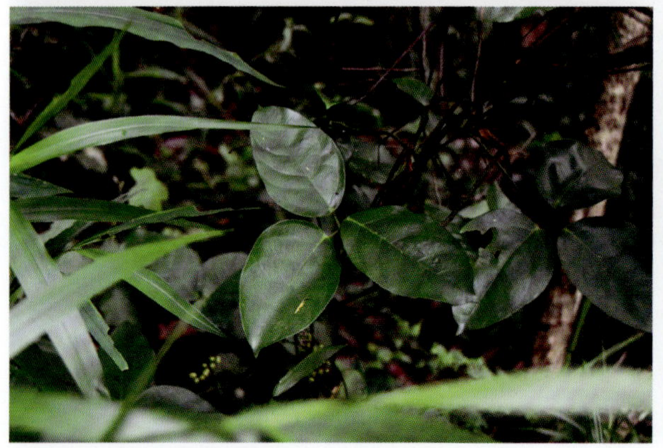

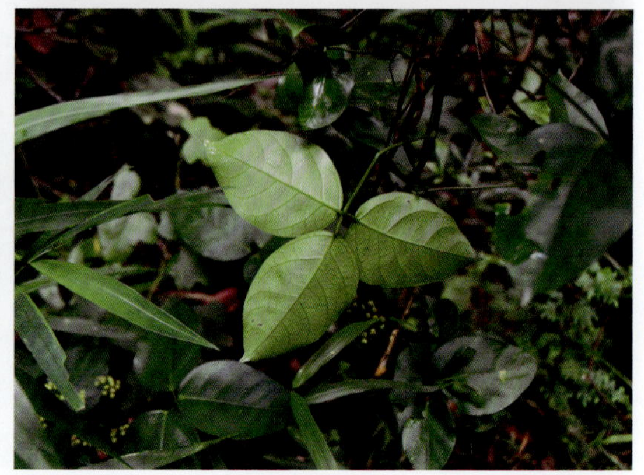

常山

【特征】灌木。小枝圆柱状或稍具四棱，无毛或被稀疏短柔毛，常呈紫红色。叶形变异大，常椭圆形、倒卵形、椭圆状长圆形或披针形，先端渐尖，基部楔形，边缘具锯齿或粗齿，稀波状，两面绿色或一至两面紫色，无毛或仅叶脉被皱卷短柔毛，稀下面被长柔毛，侧脉每边 8~10 条，网脉稀疏；叶柄无毛或疏被毛。伞房状圆锥花序顶生，有时叶腋有侧生花序，花蓝色或白色；花蕾倒卵形，花萼倒圆锥形，4~6 裂；裂片阔三角形，急尖，无毛或被毛；花瓣长圆状椭圆形，稍肉质，花后反折；雄蕊 10~20 枚，一半与花瓣对生，花丝线形，扁平，初与花瓣合生，后分离，花药椭圆形；花柱 4~6，棒状，柱头长圆形，子房 3/4 下位。浆果蓝色，干时黑色。种子具网纹。

【药用信息】根含有常山素 (Dichroin)，为抗疟疾要药。

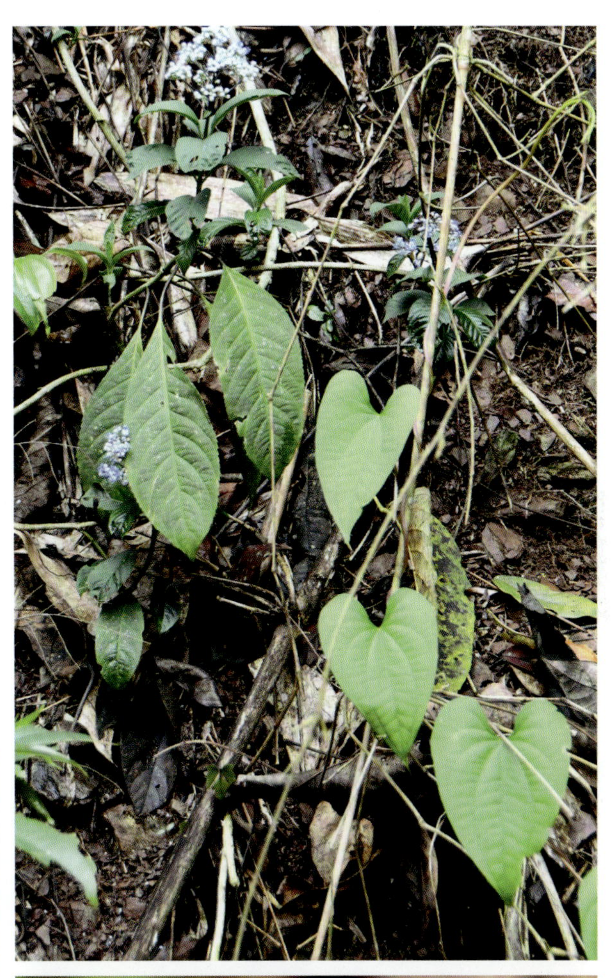

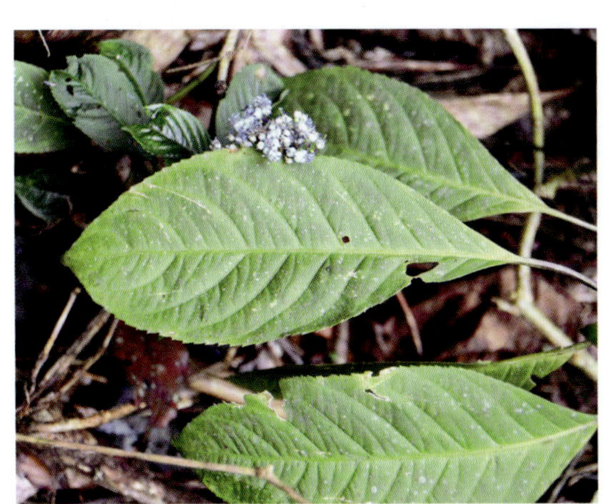

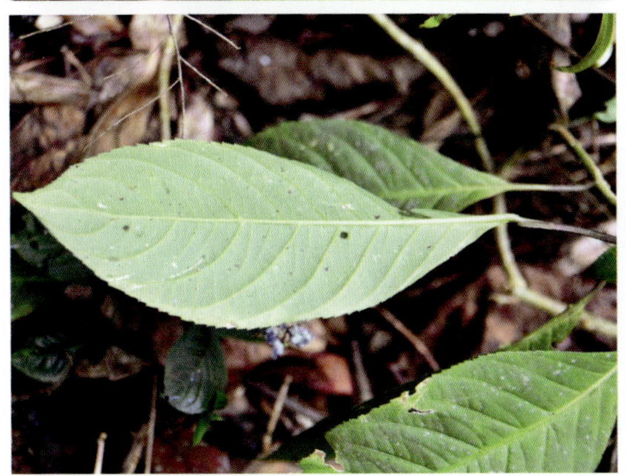

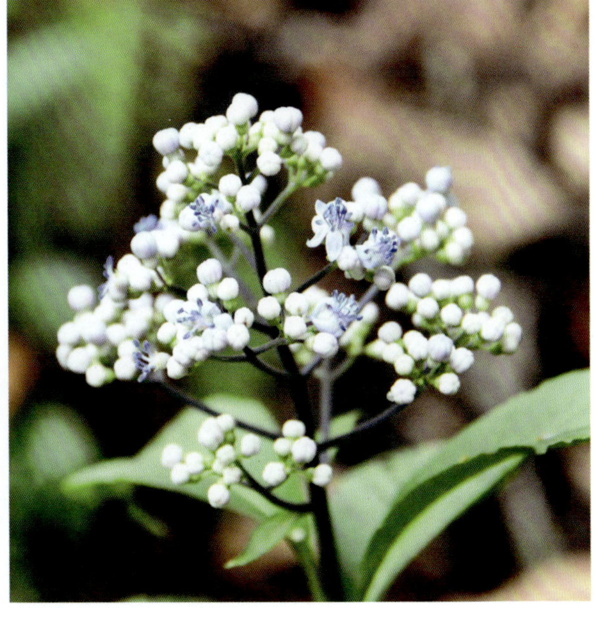

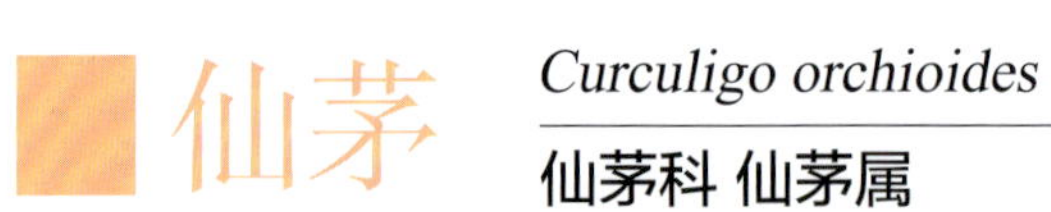

仙茅

Curculigo orchioides

仙茅科 仙茅属

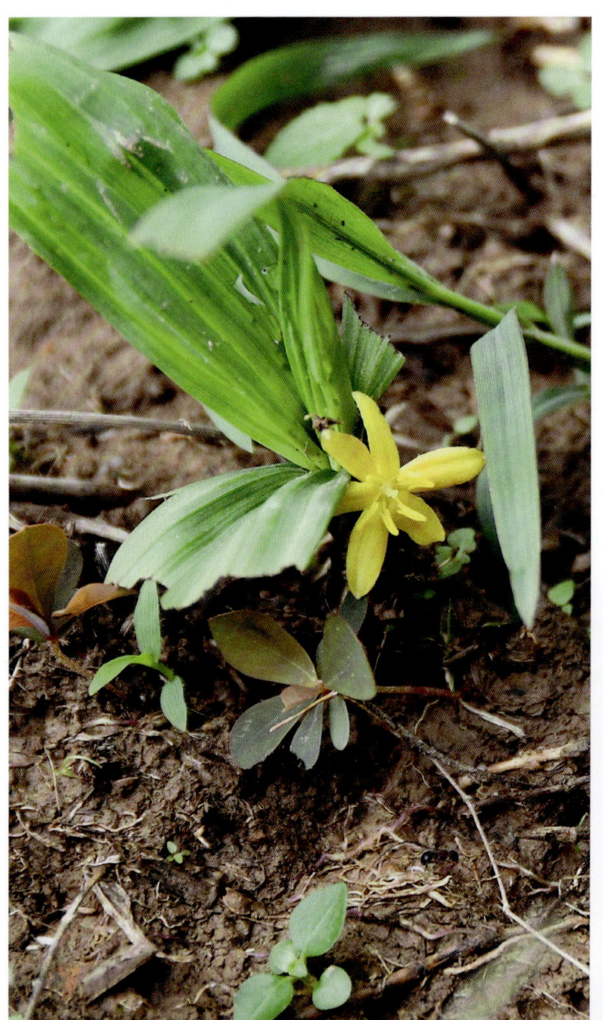

【特征】多年生草本。根状茎近圆柱状，粗厚，直生。叶线形、线状披针形或披针形，大小变化甚大，顶端长渐尖，基部渐狭成短柄或近无柄，两面散生疏柔毛或无毛。花茎甚短，大部分藏于鞘状叶柄基部之内，亦被毛；苞片披针形，具缘毛；总状花序多少呈伞房状，通常具 4~6 朵花；花黄色；花被裂片长圆状披针形，外轮的背面有时散生长柔毛；雄蕊长约为花被裂片的 1/2；柱头 3 裂，分裂部分较花柱为长；子房狭长，顶端具长喙，被疏毛。浆果近纺锤状，顶端有长喙。种子表面具纵凸纹。

【药用信息】根状茎入药，益精补髓，增添精神，通常治阳萎、遗精、腰膝冷痛或四肢麻木等症。

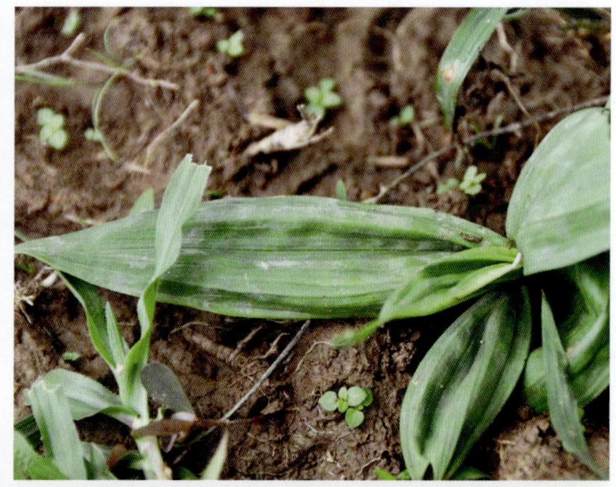

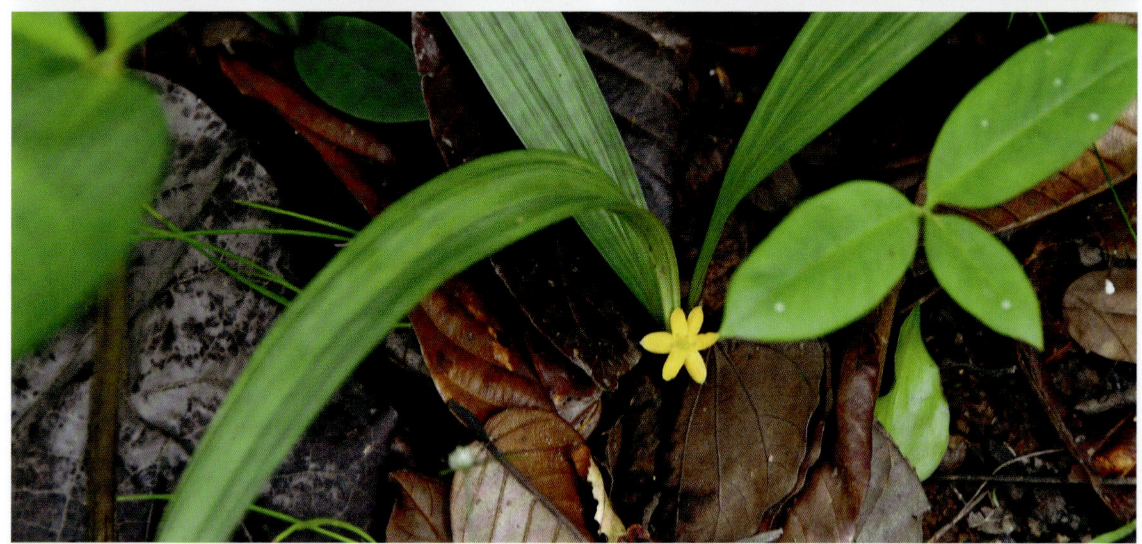

Hypoxis aurea

仙茅科 小金梅草属

小金梅草

【特征】多年生矮小草本。根状茎肉质，球形或长圆形，内面白色，外面包有老叶柄的纤维残迹。叶基生，4~12 枚，狭线形，顶端长尖，基部膜质，有黄褐色疏长毛。花茎纤细；花序有花 1~2 朵，有淡褐色疏长毛；苞片小，2 枚，刚毛状；花黄色；无花被管，花被片 6，长圆形，宿存，有褐色疏长毛；雄蕊 6，着生于花被片基部，花丝短；子房下位，3 室，有疏长毛，花柱短，柱头 3 裂，直立。蒴果棒状，成熟时 3 瓣开裂；种子多数，近球形，表面具瘤状突起。

【药用信息】全株入药，温肾壮阳，理气止痛。治肾虚腰痛、阳痿、失眠、寒疝腹痛。

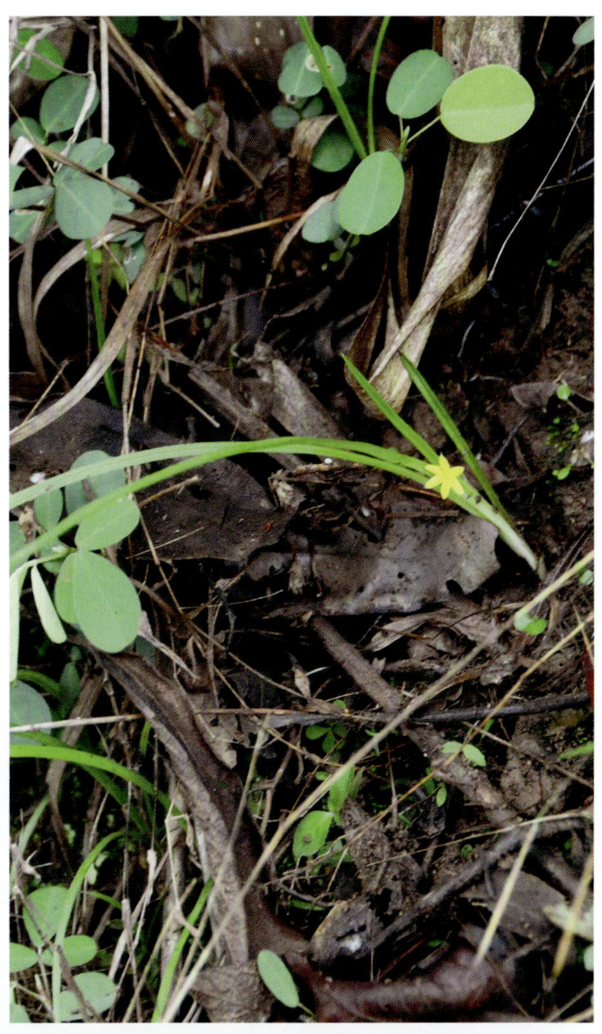

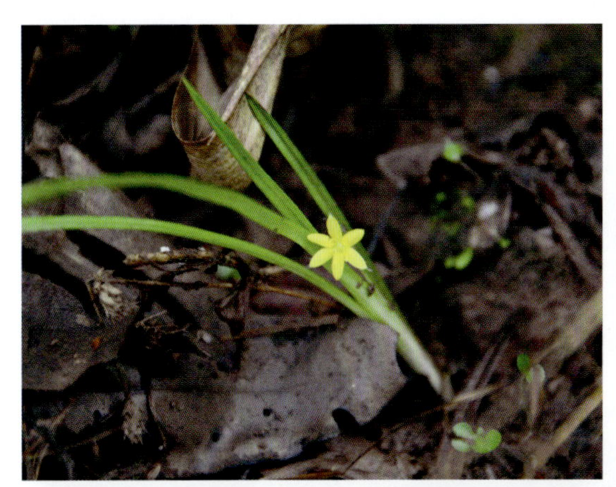

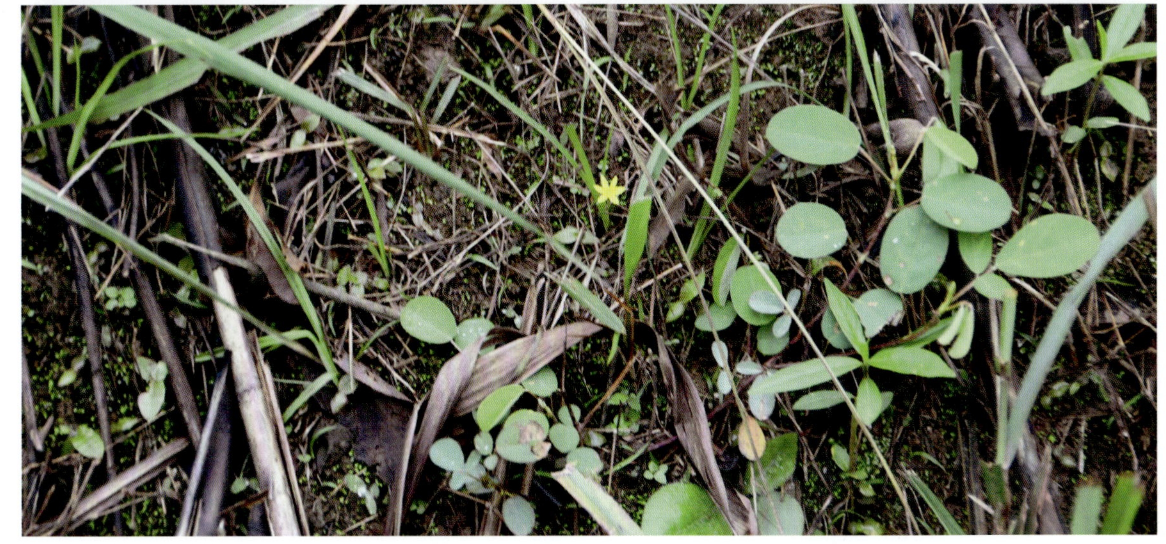

微花藤

Iodes cirrhosa

茶茱萸科 微花藤属

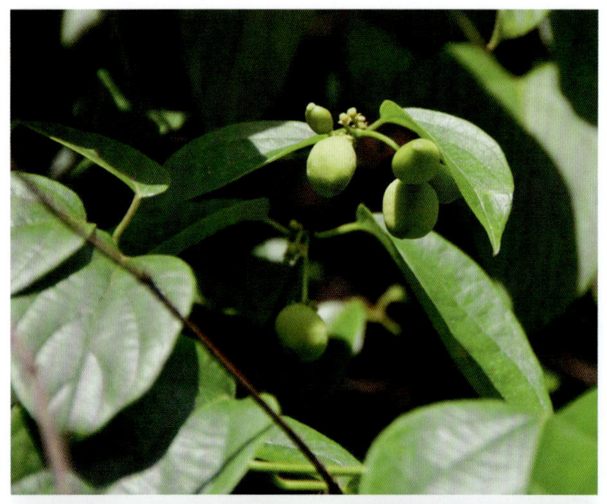

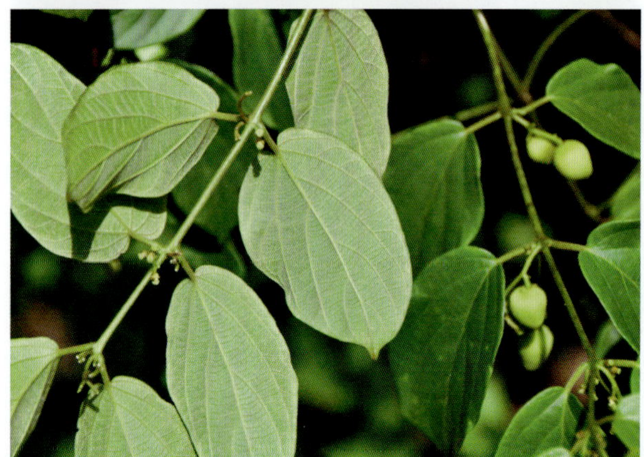

【特征】木质藤本。小枝圆柱形，密被锈色软柔毛，老枝具纵纹，偶有极稀疏的皮孔，具腋生或腋外生卷须，有时与叶对生。叶卵形或宽椭圆形，厚纸质，先端锐尖或短渐尖，基部近圆形至极浅心形，偏斜，表面仅沿中脉及侧脉被锈色柔毛，背面密被黄色伸展的柔毛，侧脉 3~5 对，各级脉在表面明显，背面隆起；叶柄密被锈色柔毛。花序具短柄，密被黄褐色茸毛，雌花序花少，雄花序为密集伞房花序，有时复合成腋生或顶生的大型圆锥花序。雄花小，芽时近球形，花萼极短，5 深裂，裂片三角形，外面密被锈色柔毛；花瓣黄色，5 裂片，近基部连合，裂片长圆形，外面密被锈色柔毛，先端具尾，密被白色短纤毛，向内反曲；雄蕊 5，浅黄色，花丝极短，花药长卵状倒卵形；不发育雌蕊被刺状长柔毛。雌花花萼较大；子房近有柄，卵形，两侧压扁，密被长柔毛，花柱短，柱头上面微凹。核果卵球形，熟时红色，果肉较厚，两侧压扁，被柔毛，干时表面具多角形陷穴。

【药用信息】根治风湿痛。

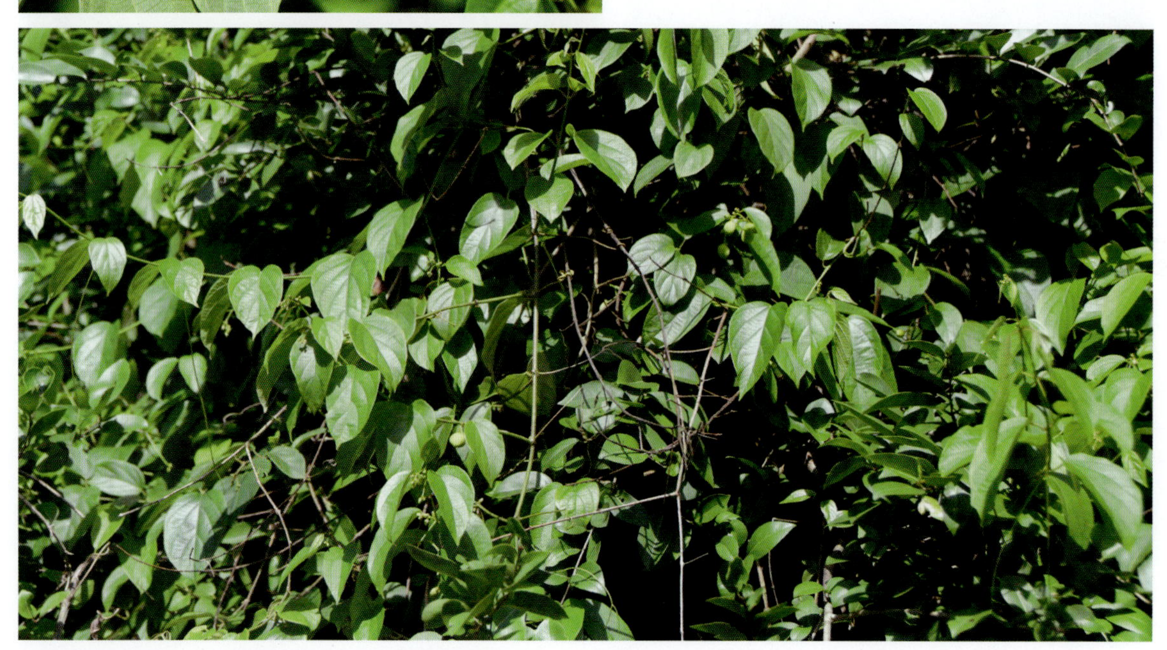

小果微花藤

【特征】木质藤本。小枝压扁，被淡黄色硬伏毛，卷须腋生或生于叶柄的一侧。叶薄纸质，长卵形至卵形，先端通常长渐尖或有时急尖，基部圆形或微心形，表面暗绿色，幼时疏被硬伏毛，老时仅沿脉被硬伏毛，密具细颗粒状突起，背面灰绿色，密被白色或淡黄色粗硬伏毛及少数直柔毛，侧脉 4~6 对，第三回脉平行，网脉细，通常不凸出；叶柄被淡黄色硬伏毛。伞房圆锥花序腋生，密被黄褐色至锈色茸毛。雄花序多花密集；雄花黄绿色，芽时球形；萼片 5，披针形，近基部连合，外面被锈色柔毛；花瓣 5 裂片，于中部以下连合，裂片长三角形至长卵形，先端有一小尖突，外面被黄褐色柔毛；雄蕊 5，浅黄色，花丝极短，花药长圆形；子房不发育，被淡黄色刺状长柔毛。雌花序较短；雌花绿色，萼片 5，狭披针形，近基部连合，外面密被锈色柔毛；花瓣 5~6，披针形至阔卵形，近基部连合，外面被黄褐色柔毛；无退化雄蕊；子房卵状圆球形或近圆柱形，密被黄色刺状柔毛，柱头近圆盘形，浅 3 裂。核果卵形或阔卵形，幼时绿色，椭圆形，熟时红色，干时略压扁，有多角形陷穴，密被黄色茸毛，具宿存增大的花瓣、花萼。

【药用信息】根入药，治风湿病、肾炎等。

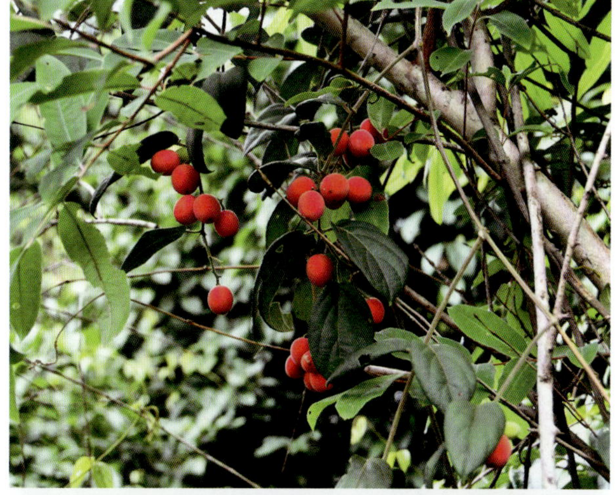

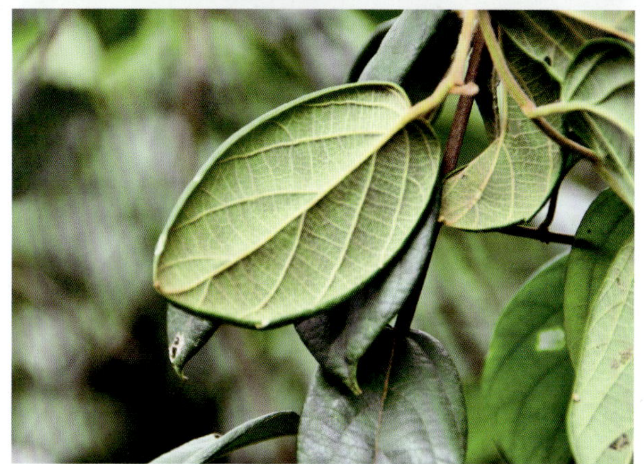

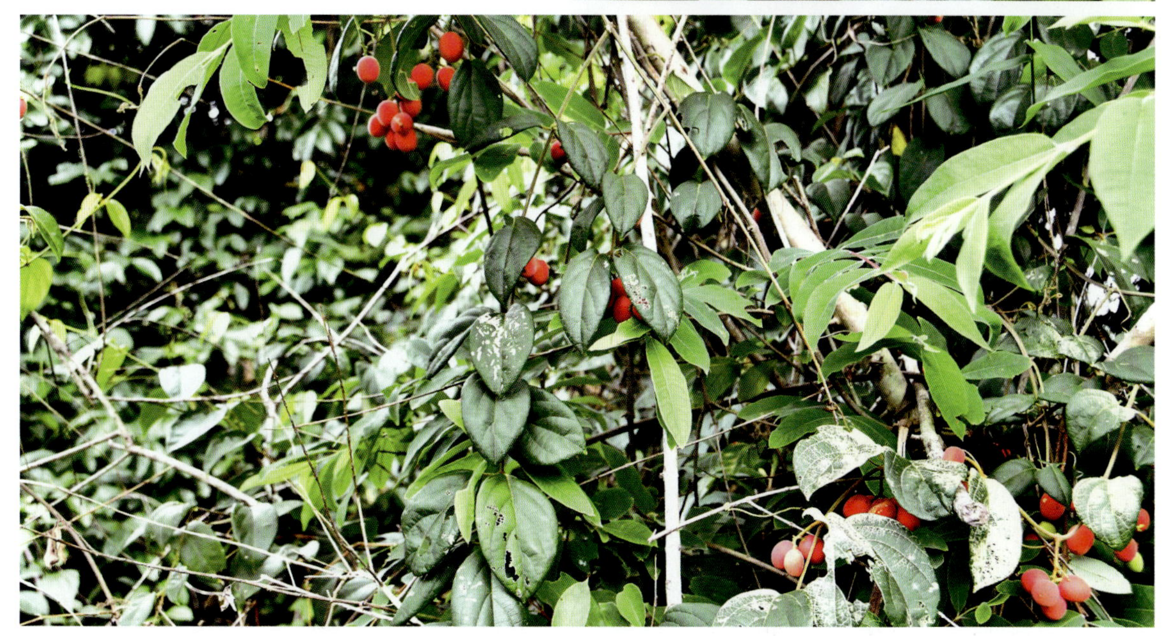

假海桐

Pittosporopsis kerrii

茶茱萸科 假海桐属

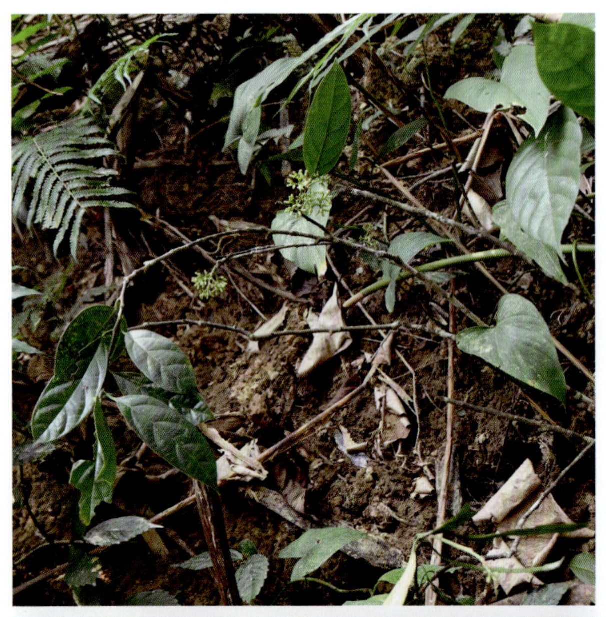

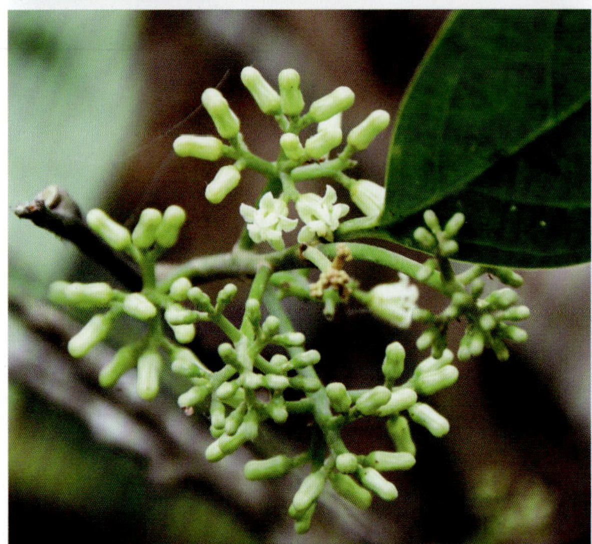

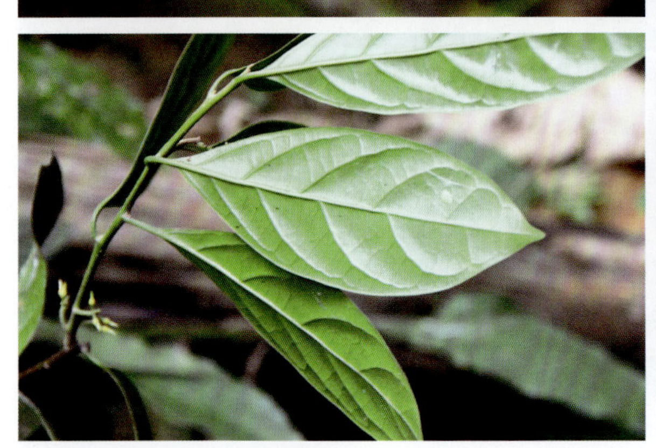

【特征】灌木或小乔木。树皮红褐色，小枝近圆柱形，褐绿色，无毛，具稀疏的皮孔，嫩枝绿色，略被微柔毛。叶长椭圆状倒披针形至长椭圆形，先端渐尖或钝，基部渐狭，表面深绿色，背面浅绿，具光泽，两面无毛或背面沿中脉稍被毛，侧脉 5~7 对，弧曲上升，在远离边缘处汇合，中脉和侧脉在表面微凹，背面隆起，网脉稀疏且明显，叶柄上面具一槽，几无毛。花序被微柔毛；花梗被黄褐色微柔毛，具 3~4 鳞片状小苞片。花芽绿色，长圆形。花萼 5 深裂，裂片三角形，外面疏被金黄色微柔毛。花瓣匙形，黄绿转白绿，最后为白色，花芽时外面除二侧边缘外密被金黄色微柔毛，以后逐渐脱落至无毛，具香味；雄蕊与花瓣几等长，花丝扁，花药丁字着生，白色，药隔伸出；子房圆锥形，花柱棒状。核果近圆形至长圆形，稍扁，生时白绿色，干时褐色，2 棱，1 棱突出，基部有宿存增大的萼片。种子具淡红褐色极薄的种皮。

【药用信息】根、树皮入药，清热解毒，治流感发热、百日咳、疟疾。

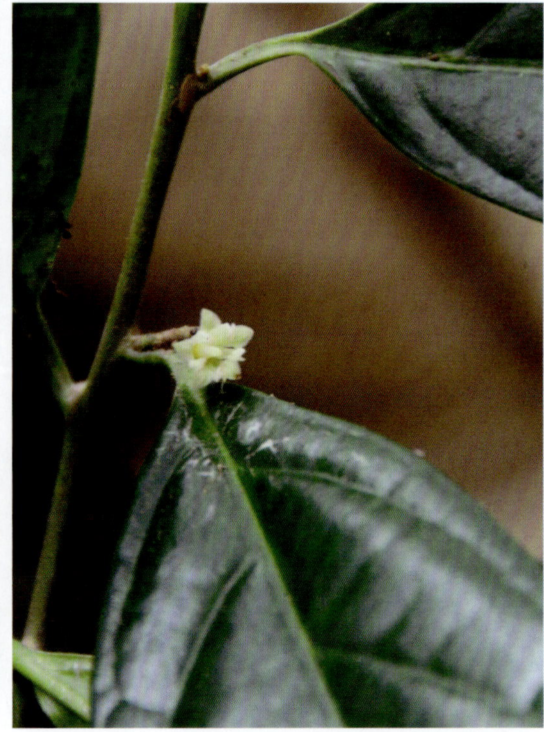

唐菖蒲

【特征】多年生草本。球茎扁圆球形，外有棕色或黄棕色的膜质包被。叶基生或在花茎基部互生，剑形，基部鞘状，顶端渐尖，嵌迭状排成 2 列，灰绿色，有数条纵脉及 1 条明显而突出的中脉。花茎直立，不分枝，花茎下部生有数枚互生的叶。顶生穗状花序，每朵花下有苞片 2，膜质，黄绿色，卵形或宽披针形，中脉明显；无花梗；花在苞内单生，两侧对称，有红、黄、白或粉红等色；花被管基部弯曲，花被裂片 6，2 轮排列，内、外轮的花被裂片皆为卵圆形或椭圆形，上面 3 片略大（外花被裂片 2，内花被裂片 1），最上面的 1 片内花被裂片特别宽大，弯曲成盔状；雄蕊 3，直立，贴生于盔状的内花被裂片内，花药条形，红紫色或深紫色，花丝白色，着生在花被管上；花柱顶端 3 裂，柱头略扁，宽而膨大，具短茸毛，子房椭圆形，绿色，3 室，中轴胎座，胚珠多数。蒴果椭圆形或倒卵形，成熟时室背开裂。种子扁而有翅。

【药用信息】球茎入药，清热解毒，治腮腺炎、淋巴腺炎及跌打劳伤等。

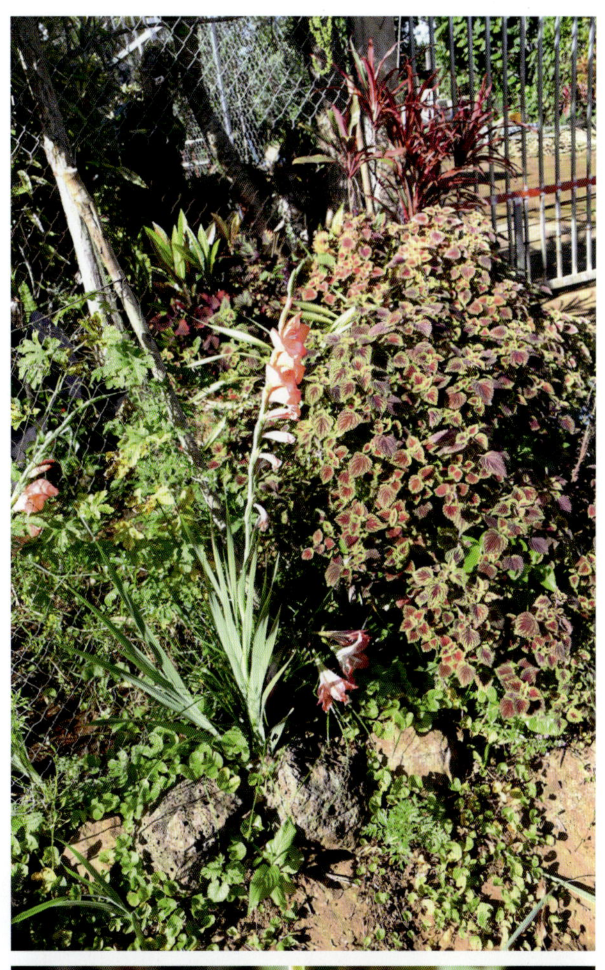

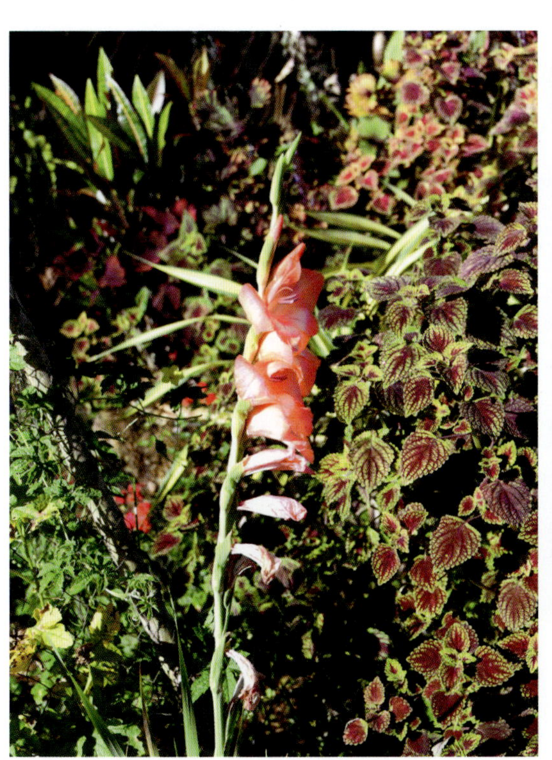

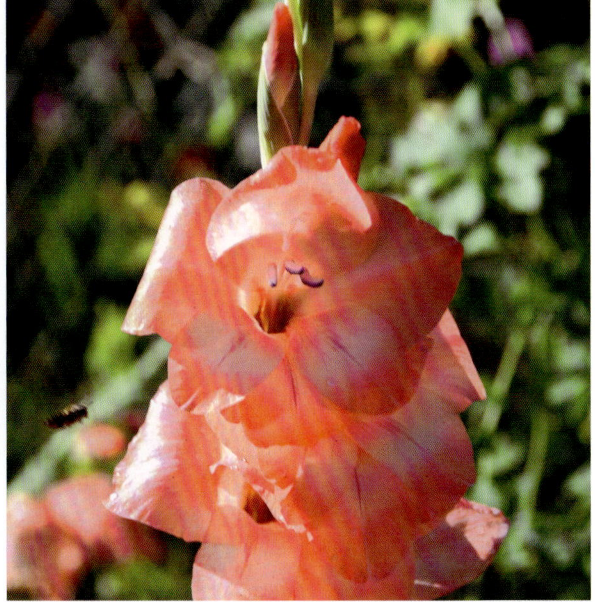

越南枫杨

Pterocarya tonkinensis

胡桃科 枫杨属

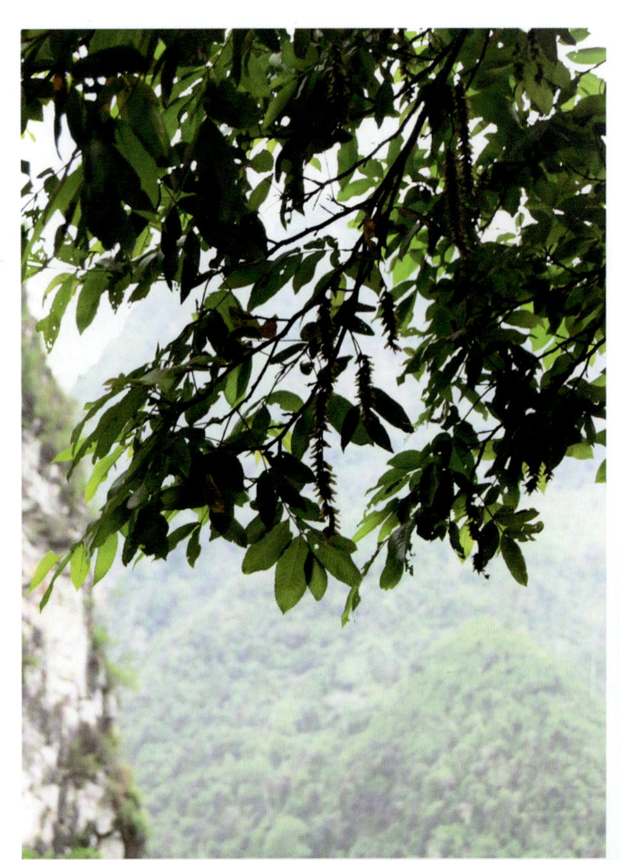

【特征】乔木。枝无毛,有稀疏皮孔。偶数或稀奇数羽状复叶,叶轴无翅;小叶常 4~6 对,卵形或矩圆状卵形,基部歪斜,圆形或阔楔形,顶端急尖至渐尖,上面无毛,下面在侧脉腋内有簇毛,边缘有细锯齿,侧脉 13~16 对。坚果菱形,顶端有宿存的花被片及花柱,有 2 狭窄翅。

【药用信息】枝叶入药,杀虫止痒,利尿消肿。治血吸虫病,外用治黄癣、脚癣。枝、叶捣烂可杀蛆虫、孑孓。

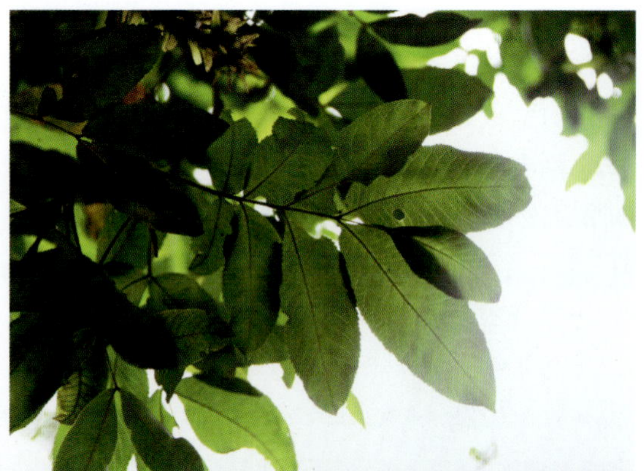

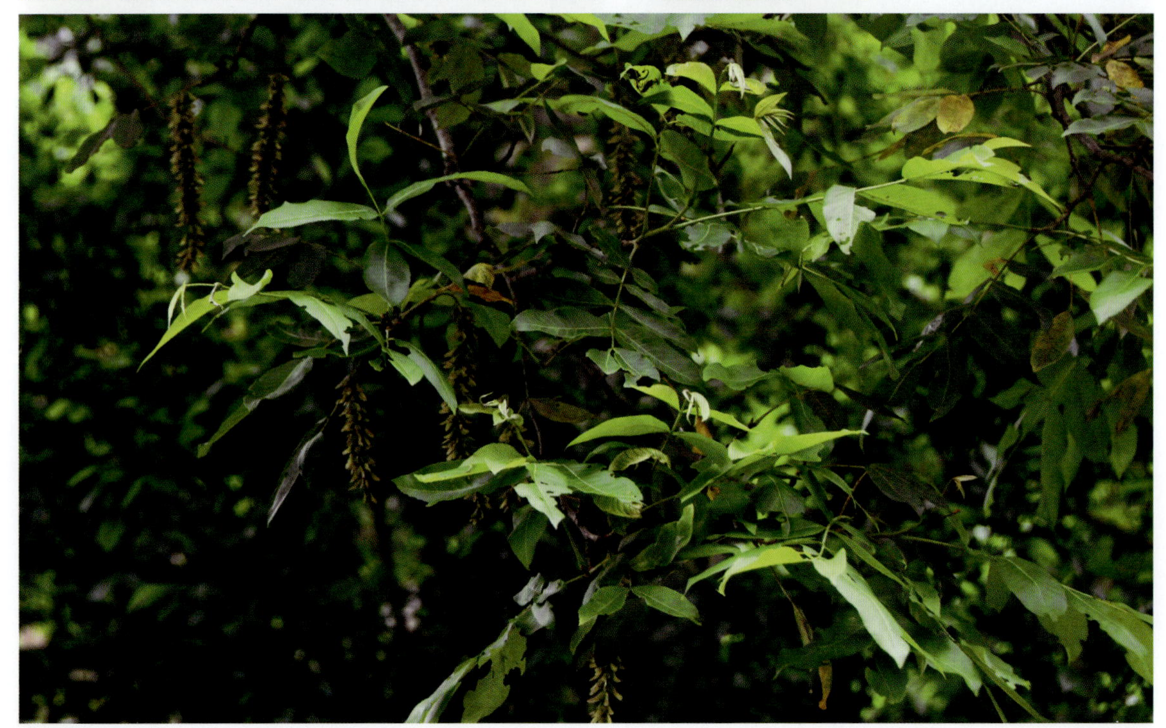

Callicarpa dolichophylla

唇形科 紫珠属

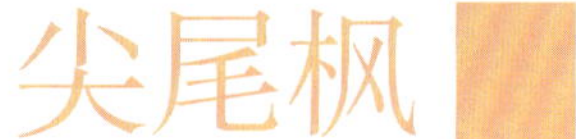

【特征】灌木。小枝无毛，节上有横线联合，但无毛环；小枝四棱，紫褐色。叶披针形或椭圆状披针形，先端尖，基部楔形，全缘或具不明显细齿，被黄腺点，干时呈小窝点；叶片两面无毛，叶柄之间具毛环。花序5~7歧分枝；花萼杯状，无毛，被腺点，萼齿不明显或近平截；花冠淡紫红色；雄蕊较花冠长2倍。果实球形。

【药用信息】全株入药，止血镇痛、散瘀消肿、祛风湿，治外伤出血、咯血、吐血、产后风痛、四肢瘫痪、风湿痹痛等。

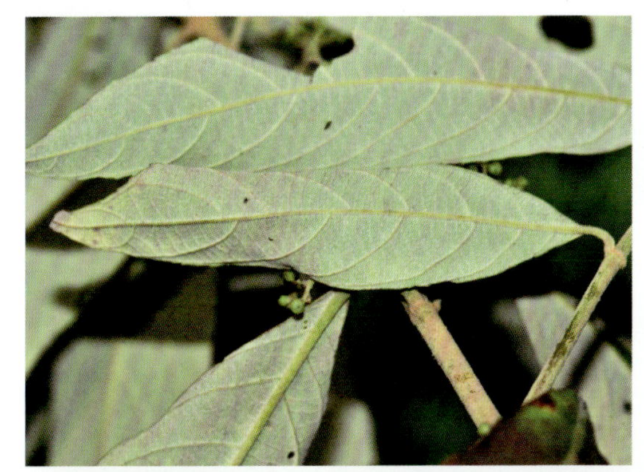

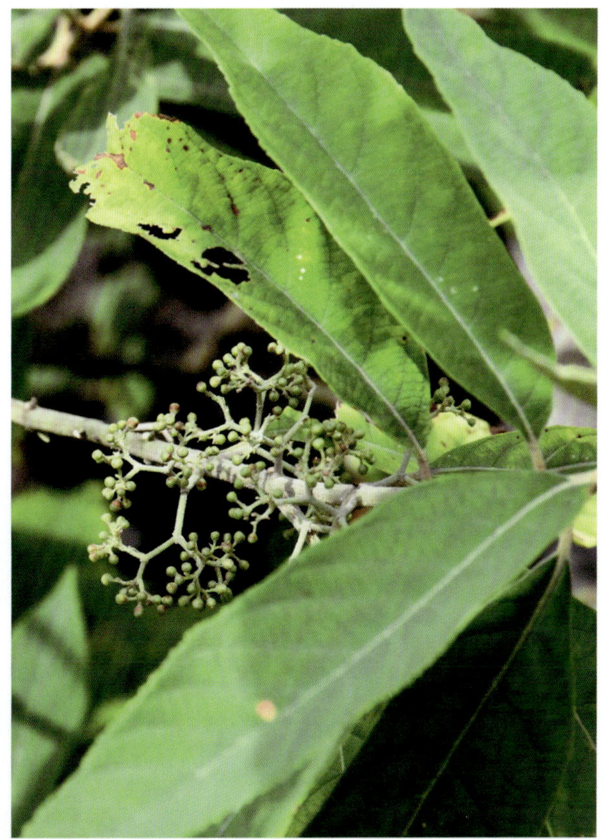

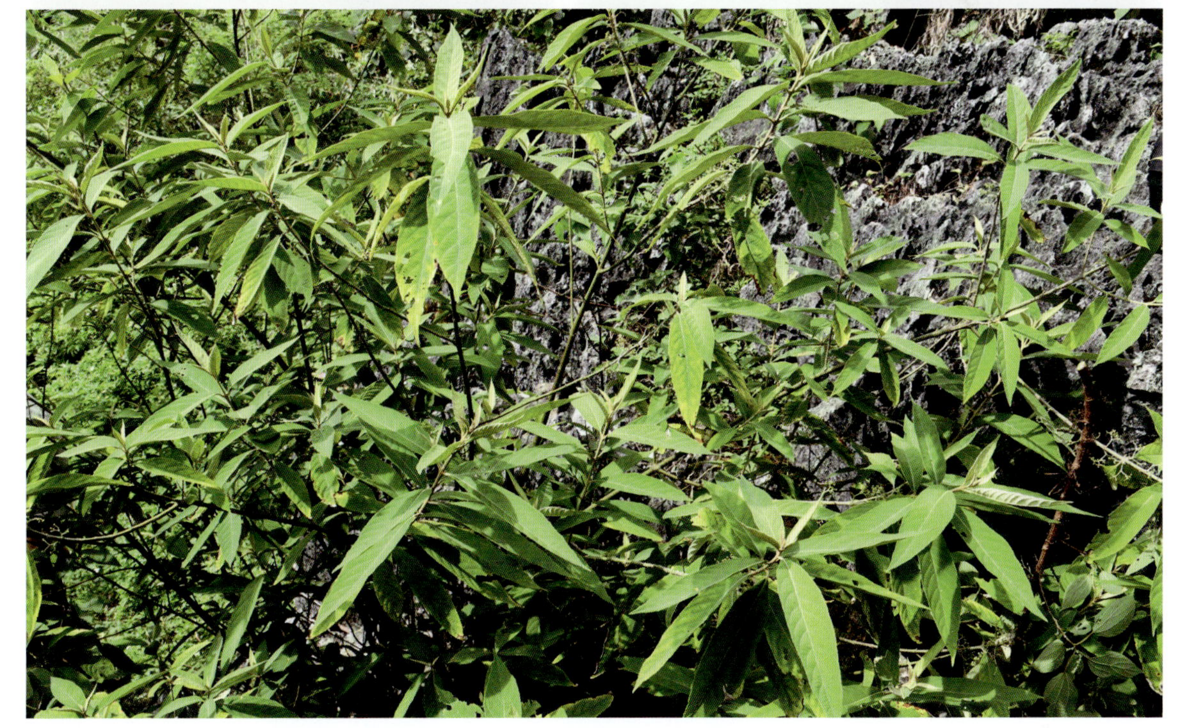

长叶紫珠

Callicarpa longifolia

唇形科 紫珠属

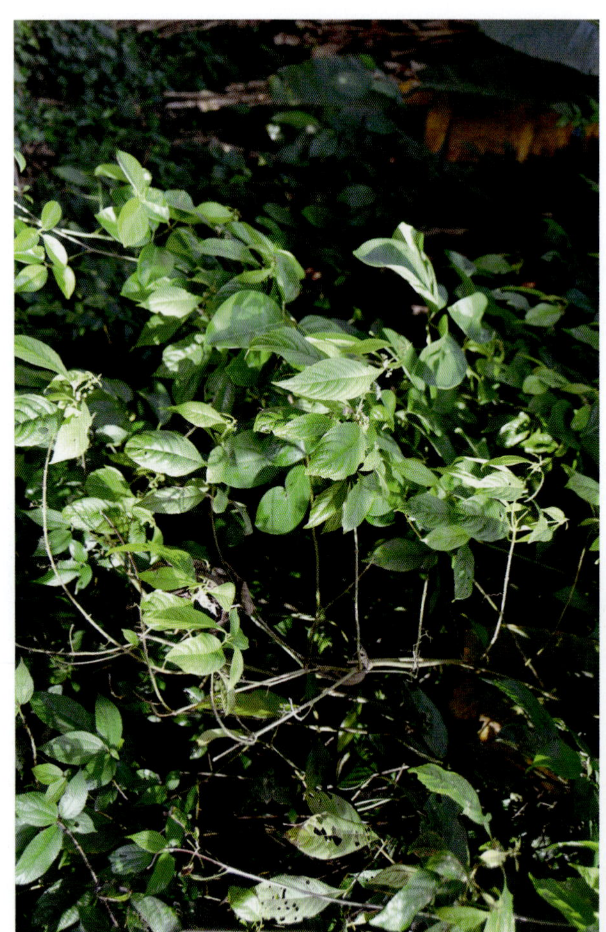

【特征】灌木。小枝稍四棱形，与花序和叶柄均被黄褐色星状茸毛。叶片长椭圆形，顶端尖或尾状尖，基部楔形或下延成狭楔形，边缘有针齿，表面无毛，背面有黄褐色星状毛和细小鳞片状黄色腺点，侧脉10~12对，主脉和侧脉在背面明显隆起，细脉近平行。聚伞花序，4~5次分歧，花序梗纤细；花萼杯状，被灰白色细毛，萼齿不明显或近截形；花冠紫色，稍被细毛；花药卵形，药室纵裂；子房被细毛。果实球形，被毛。

【药用信息】根或全株入药，能通经活血；治月经不调、虚劳、白带不正常、产后血气痛、感冒风寒；调麻油外用，治缠蛇丹毒。

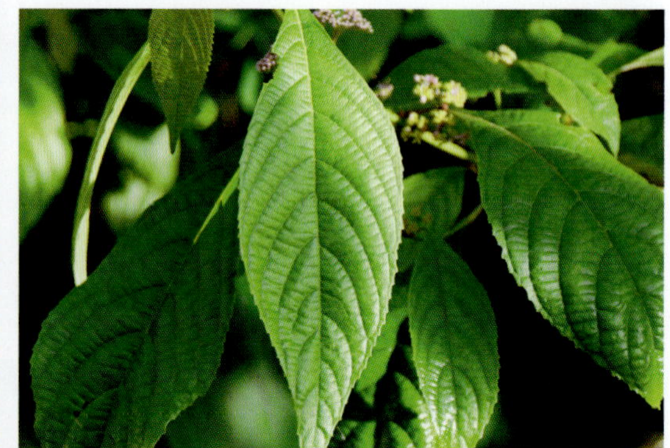

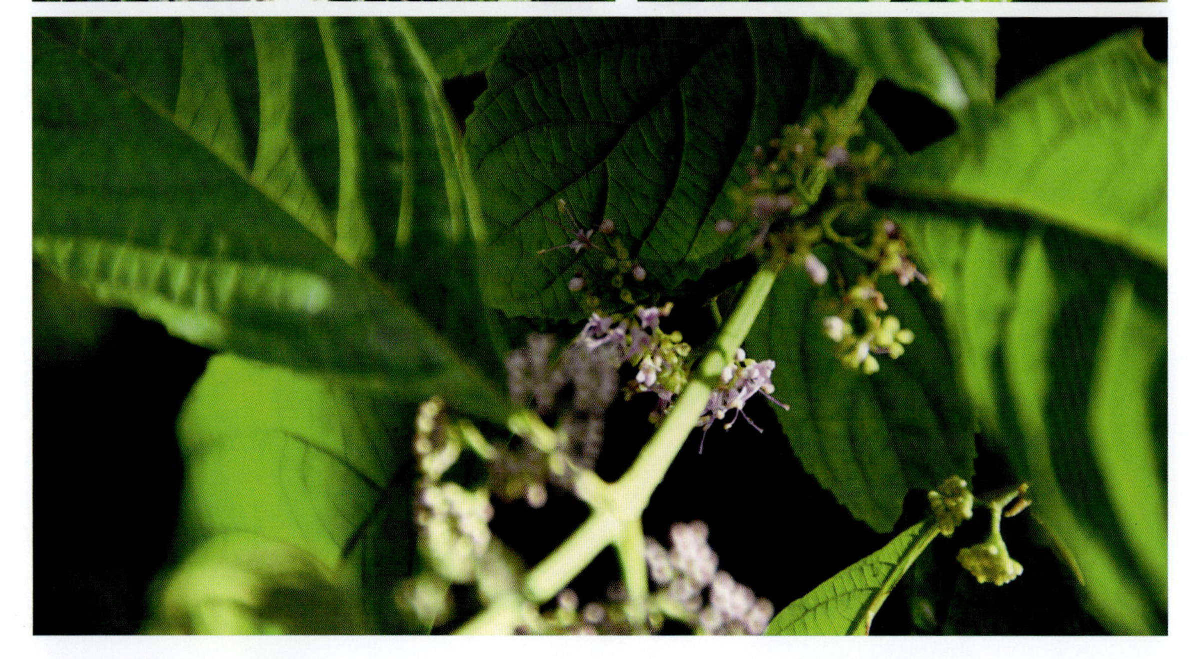

裸花紫珠

Callicarpa nudiflora

唇形科 紫珠属

【特征】灌木至小乔木。老枝无毛而皮孔明显，小枝、叶柄与花序密生灰褐色分枝茸毛。叶片卵状长椭圆形至披针形，顶端短尖或渐尖，基部钝或稍呈圆形，表面深绿色，干后变黑色，除主脉有星状毛外，余几无毛，背面密生灰褐色茸毛和分枝毛，侧脉 14~18 对，在背面隆起，边缘具疏齿或微呈波状。聚伞花序开展，6~9 次分歧；苞片线形或披针形；花萼杯状，通常无毛，顶端截平或有不明显的 4 齿；花冠紫色或粉红色，无毛，花药椭圆形，细小，药室纵裂；子房无毛。果实近球形，红色，干后变黑色。

【药用信息】叶入药，止血止痛、散瘀消肿。治外伤出血、跌打肿痛、风湿肿痛、肺结核咯血、胃肠出血等。

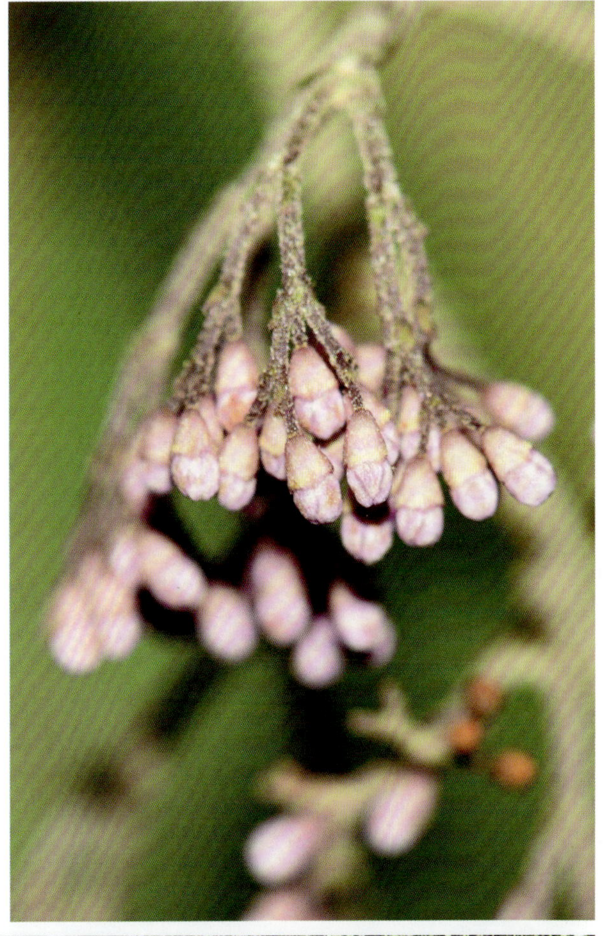

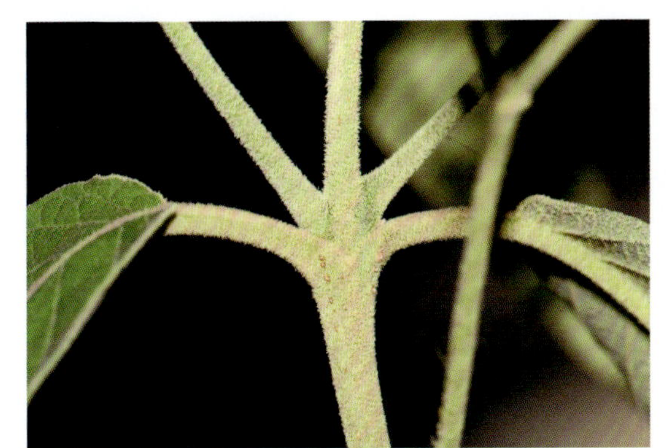

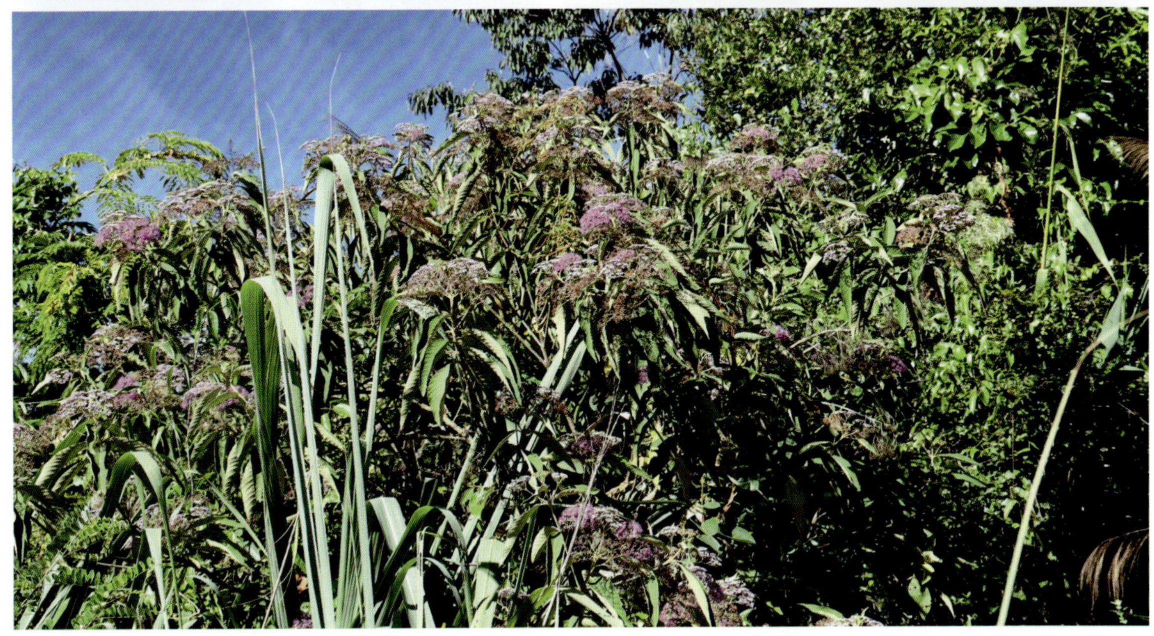

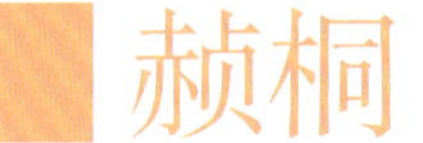

赪桐

Clerodendrum japonicum

唇形科 大青属

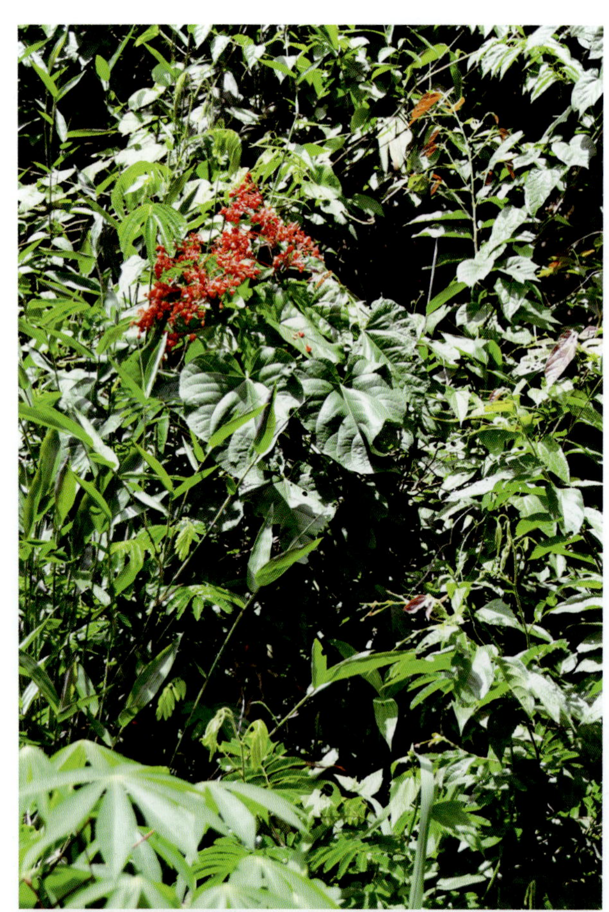

【特征】灌木。小枝四棱形，老枝近于无毛或被短柔毛，同对叶柄之间密被长柔毛，枝干后不中空。叶片圆心形，顶端尖或渐尖，基部心形，边缘有疏短尖齿，表面疏生伏毛，脉基具较密的锈褐色短柔毛，背面密具锈黄色盾形腺体，脉上有疏短柔毛；叶柄具较密的黄褐色短柔毛。二歧聚伞花序组成顶生、大而开展的圆锥花序，花序的最后侧枝呈总状花序，苞片宽卵形、卵状披针形、倒卵状披针形、线状披针形，有柄或无柄，小苞片线形；花萼红色，外面疏被短柔毛，散生盾形腺体，深 5 裂，裂片卵形或卵状披针形，渐尖，开展，外面有 1~3 条细脉，脉上具短柔毛，内面无毛，有疏珠状腺点；花冠红色，稀白色，花冠管外面具微毛，里面无毛，顶端 5 裂，裂片长圆形，开展；子房无毛，4 室，柱头 2 浅裂，与雄蕊均长突出于花冠外。果实椭圆状球形，绿色或蓝黑色，常分裂成 2~4 个分核，宿萼增大，初包被果实，后向外反折呈星状。

【药用信息】全株入药，祛风利湿、消肿散瘀。作跌打、催生药，又治心慌心跳，根、叶作皮肤止痒药；花治外伤止血。

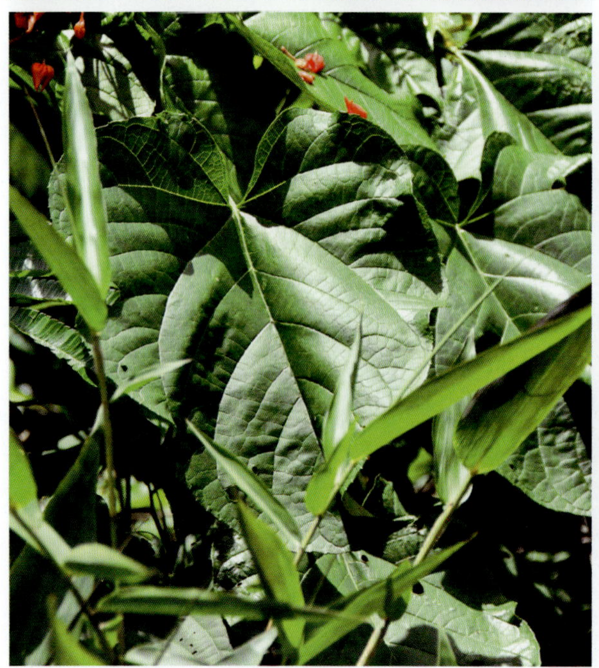

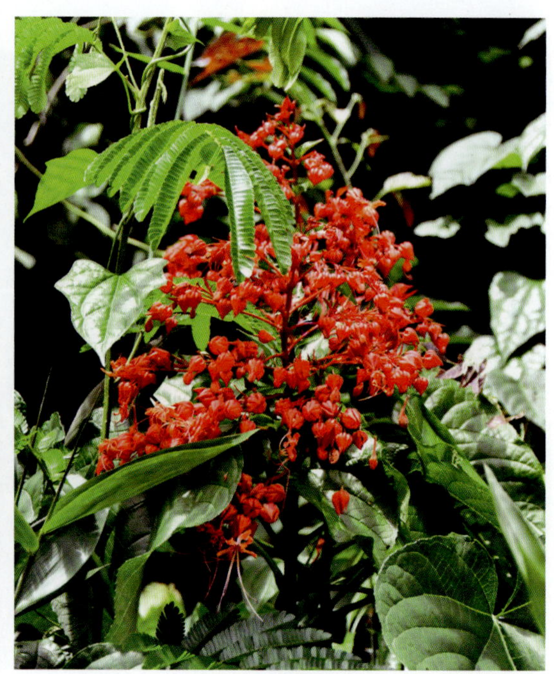

Coleus carnosifolius

唇形科 鞘蕊花属

肉叶鞘蕊花

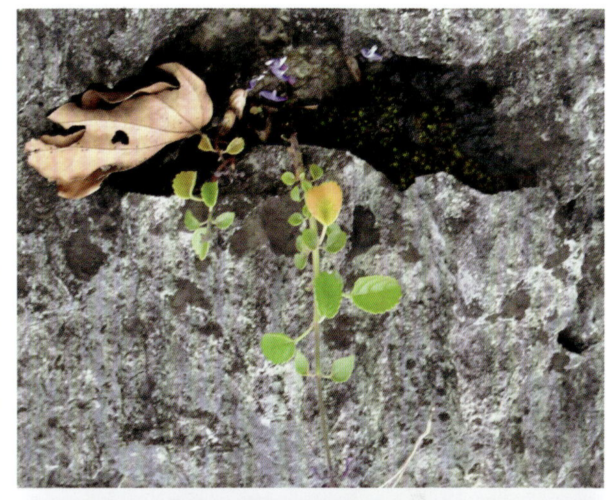

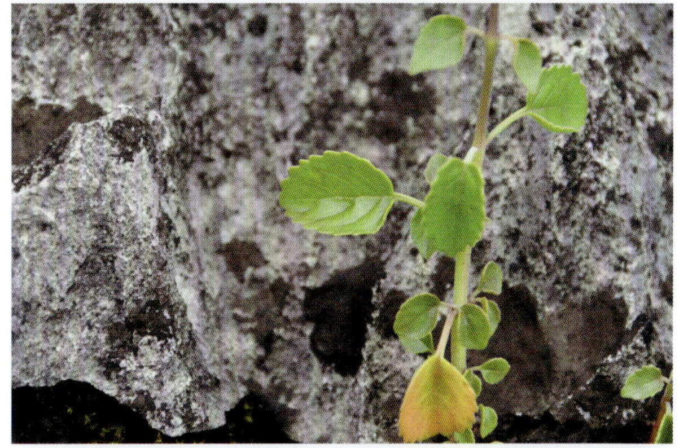

【特征】多年生肉质草本。茎较粗壮，直立，多分枝，幼时被短柔毛，老时近无毛，淡褐色。叶肉质，宽卵圆形或近圆形，先端钝或圆形，基部截形或近圆形，稀有急尖，边缘具疏圆齿或浅波状圆齿，两面绿带紫或紫色，略被毛，满布红褐色腺点，侧脉约 3~4 对，弧形，与中脉在两面微凸起；叶柄与叶片等长或有时短于叶片，压扁状，多少具翅，略被毛。轮伞花序多花，果时排列成总状圆锥花序，花梗伸长，与短的总梗及序轴密被微柔毛；苞片倒卵形，先端具小尖头，近脱落，具 5 脉，外密被腺微柔毛及红褐色腺点。花萼卵状钟形，花时外密被具腺微柔毛及红褐色腺点，内面无毛，果时增大，伸长，呈管状钟形，明显下倾，略弯曲，萼齿 5，近等长，后齿特别增大，三角状卵圆形，果时外反，其余 4 齿长圆状披针形，先端渐尖。花冠浅紫或深紫色，外被微柔毛，冠筒基部宽不及 1mm，在萼外骤然下弯，向上渐宽，冠檐二唇形，上唇浅 4 裂，下唇全缘，伸长。雄蕊 4，内藏，花丝基部近合生。花盘前方膨大。小坚果卵状圆形，光滑，黑棕色或黑色。

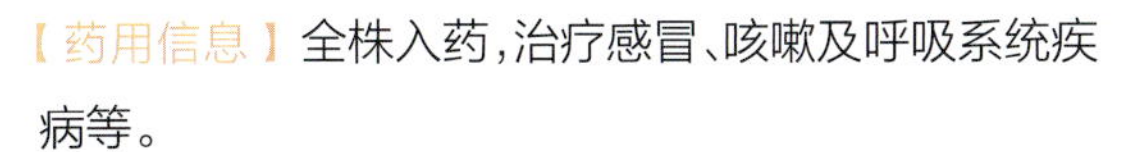

【药用信息】全株入药，治疗感冒、咳嗽及呼吸系统疾病等。

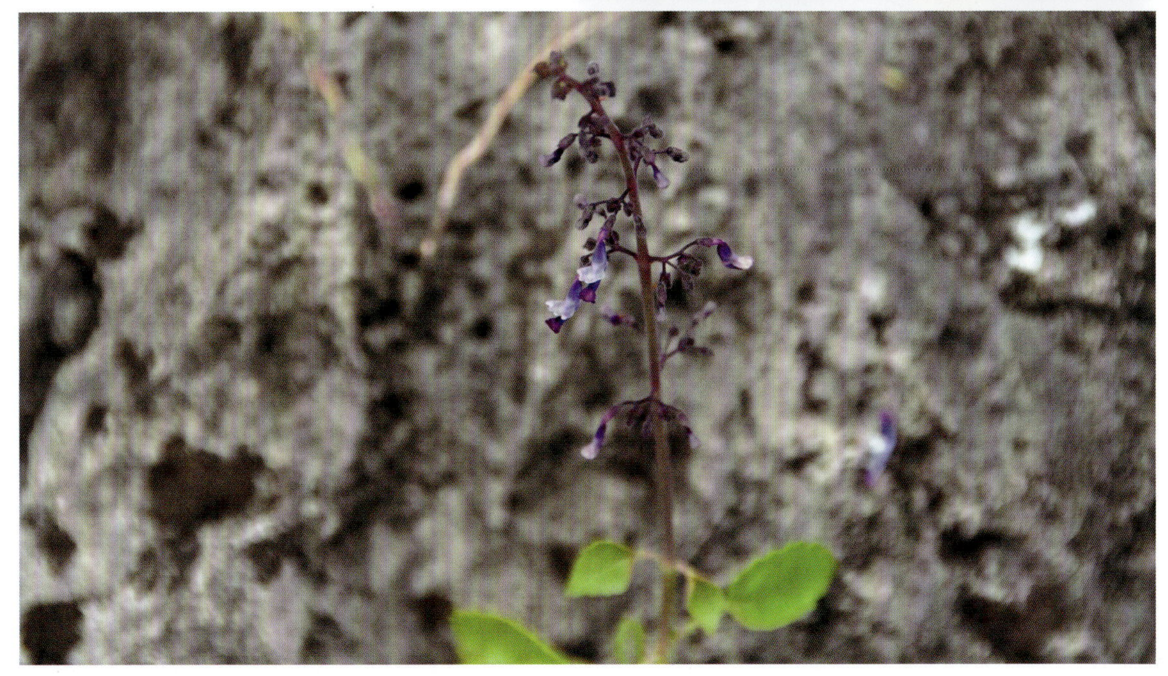

五彩苏

Coleus scutellarioides

唇形科 鞘蕊花属

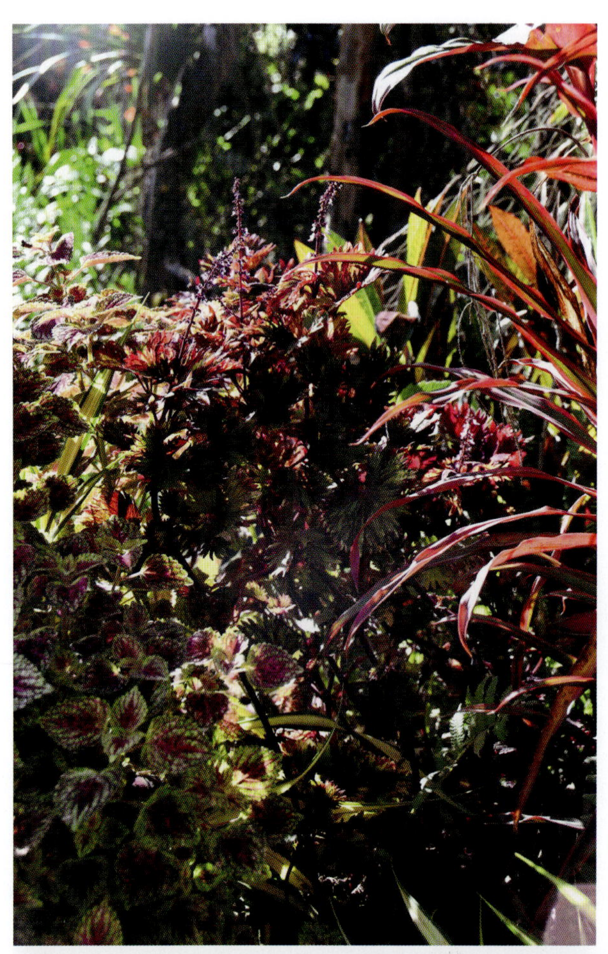

【特征】直立或上升草本。茎通常紫色，四棱形，被微柔毛，具分枝。叶膜质，其大小、形状及色泽变异很大，通常卵圆形，先端钝至短渐尖，基部宽楔形至圆形，边缘具圆齿状锯齿或圆齿，色泽多样，有黄、暗红、紫色及绿色，两面被微柔毛，下面常散布红褐色腺点，侧脉4~5对，斜上升，与中脉两面微突出；叶柄伸长，扁平，被微柔毛。轮伞花序多花，多数密集排列成简单或分枝的圆锥花序；花梗与序轴被微柔毛；苞片宽卵圆形，先端尾尖，被微柔毛及腺点，脱落。花萼钟形，10脉，外被短硬毛及腺点，果时花萼增大，萼檐二唇形，上唇3裂，中裂片宽卵圆形，十分增大，果时外反，侧裂片短小，卵圆形，约为中裂片之半，下唇呈长方形，较长，2裂片高度靠合，先端具2齿，齿披针形。花冠浅紫至紫或蓝色，外被微柔毛，冠筒骤然下弯，至喉部增大，冠檐二唇形，上唇短，直立，4裂，下唇延长，内凹，舟形。雄蕊4，内藏，花丝在中部以下合生成鞘状。花柱超出雄蕊，伸出，先端相等2浅裂。花盘前方膨大。小坚果宽卵圆形或圆形，压扁，褐色，具光泽。

【药用信息】同肉叶鞘蕊花。

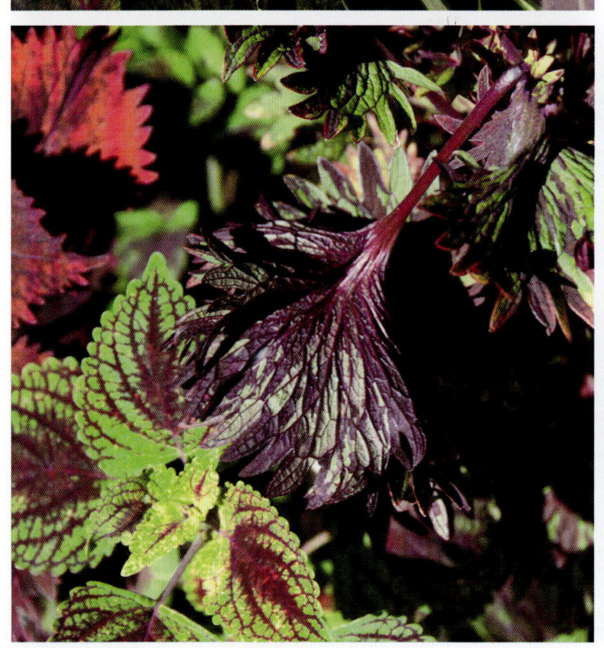

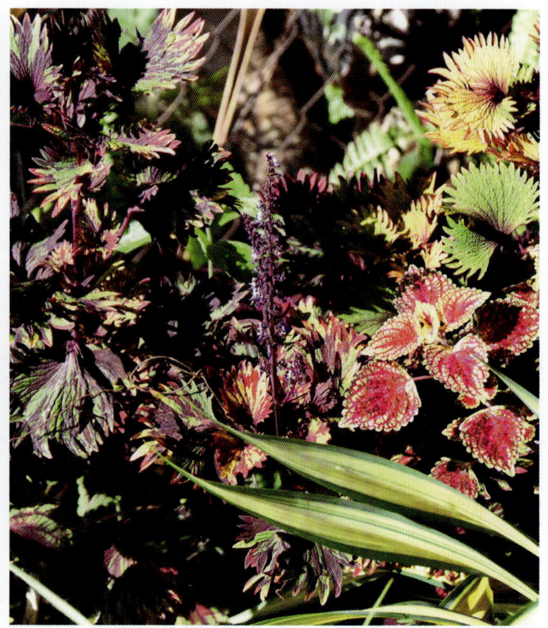

具梗绒苞藤

【特征】多年生藤本植物，长度可达 15m。叶卵形，深绿色，有光泽。花序顶生，花生在小花梗上，白色至淡蓝色。核果顶端凹陷，包藏于稍膨大的宿萼内。

【药用信息】绒苞藤粗提物具有较好的选择性肿瘤杀伤性，此特性可以有效地改善常规化疗药物对于正常细胞的毒副作用。

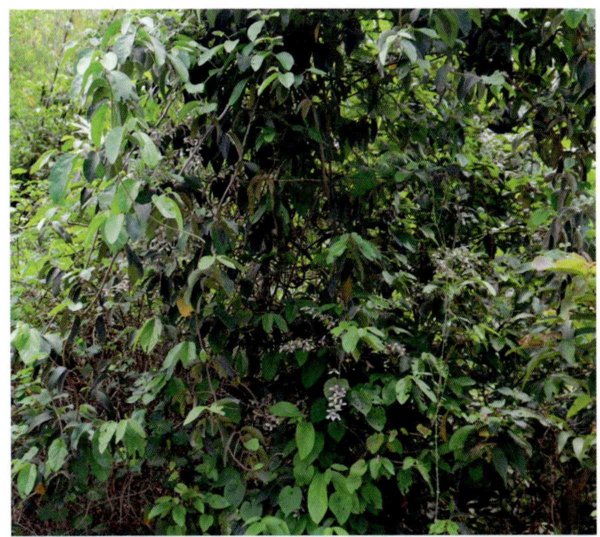

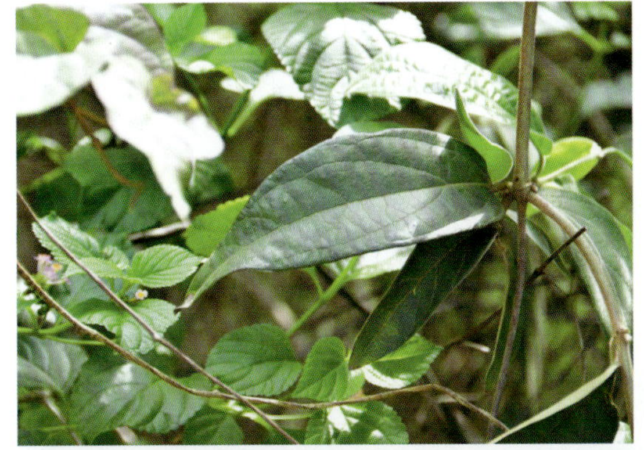

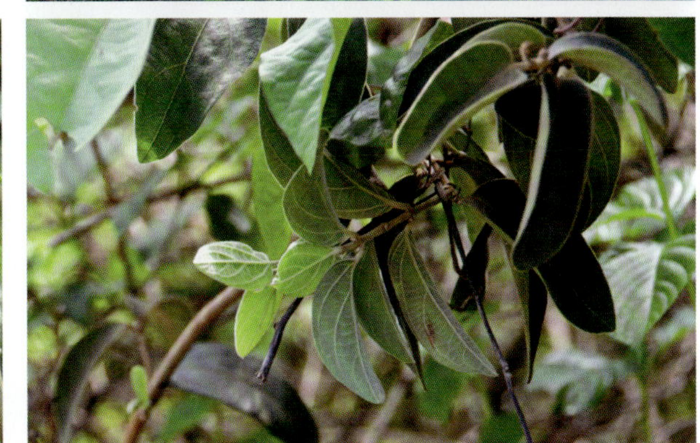

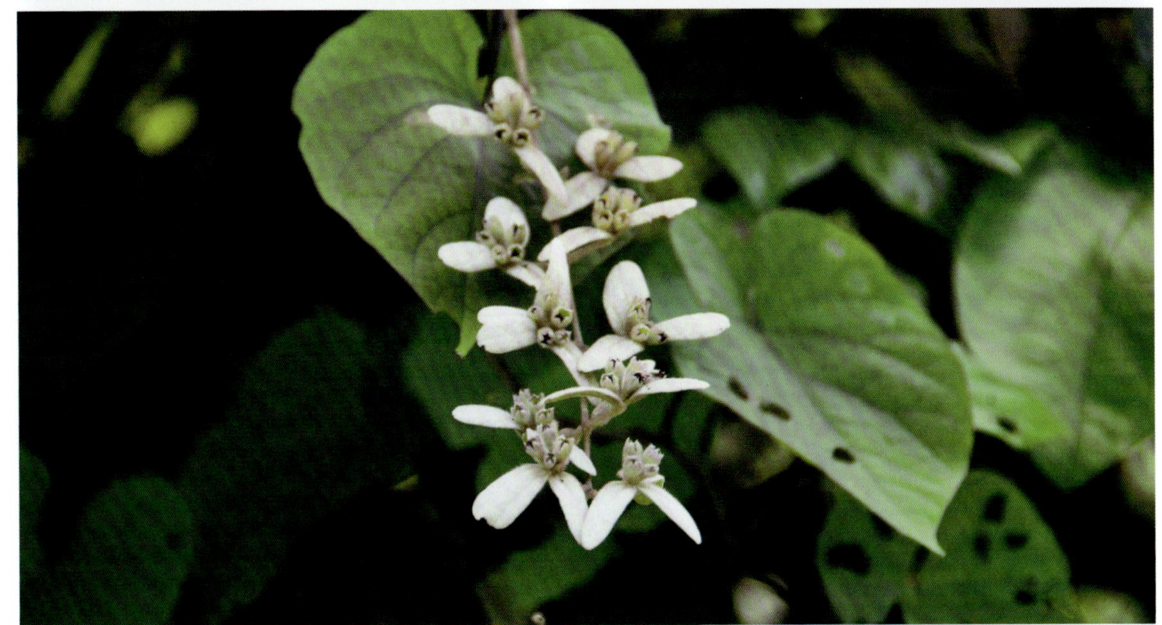

四方蒿

Elsholtzia blanda

唇形科 香薷属

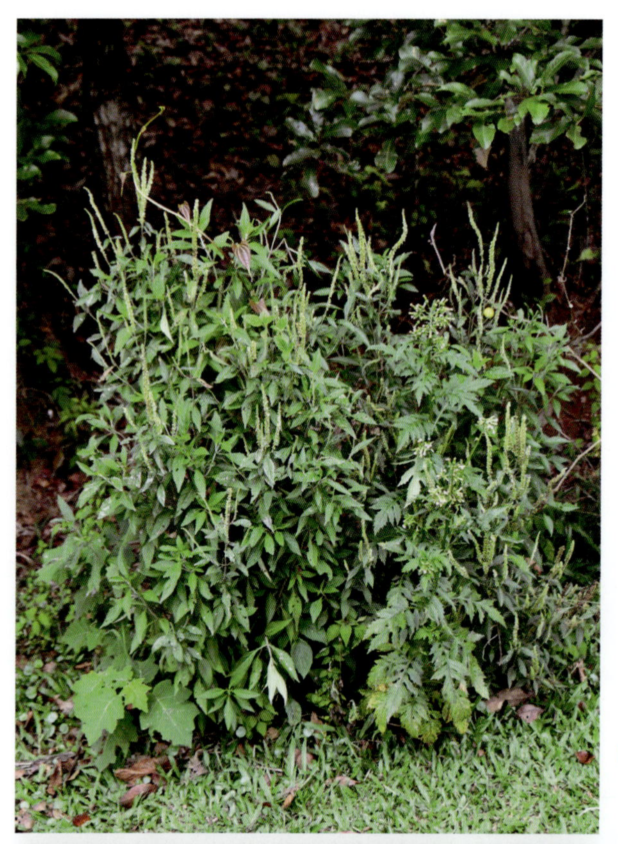

【特征】直立草本。茎、枝四棱形，具槽，密被短柔毛。叶椭圆形至椭圆状披针形，先端渐尖，基部狭楔形，边缘具锯齿，上面绿色，被微柔毛及腺点，下面灰绿色，除叶脉被平伏毛外余部无毛，侧脉 6~8 对，与中脉两面明显；腹凹背凸，密被短柔毛。穗状花序顶生或腋生，近偏向一侧，由具短梗、7~10 花的多数轮伞花序所组成；苞叶除花序下部一对叶状外均呈苞片状，钻形至披针状钻形，外被短柔毛；与总梗、序轴被短柔毛。花萼圆柱形，外被平伏毛，萼齿 5，披针形，后齿较前齿稍长；果时花萼基部略膨大，卵球形。花冠白色，外面被平伏毛，内面近无毛，向上渐宽，冠檐二唇形，上唇直立，先端微缺，下唇开展，3 裂，中裂片近圆形，稍内凹，侧裂片半圆形，全缘。雄蕊 4，前对较长，伸出，花丝丝状，近无毛，花药卵圆形，2 室。花柱超出雄蕊，先端近相等 2 浅裂。小坚果长圆形，黄褐色，光滑。

【药用信息】全草入药，治夜盲症、痢疾、感冒、咽喉炎、扁桃腺炎等。

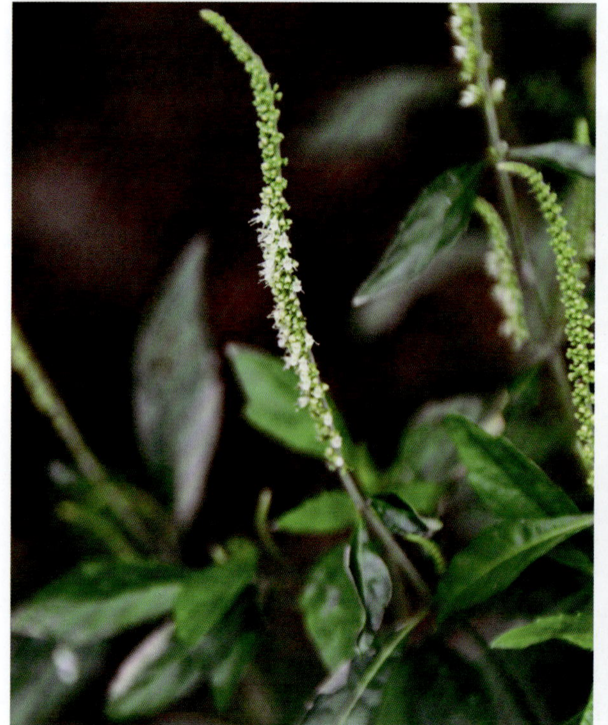

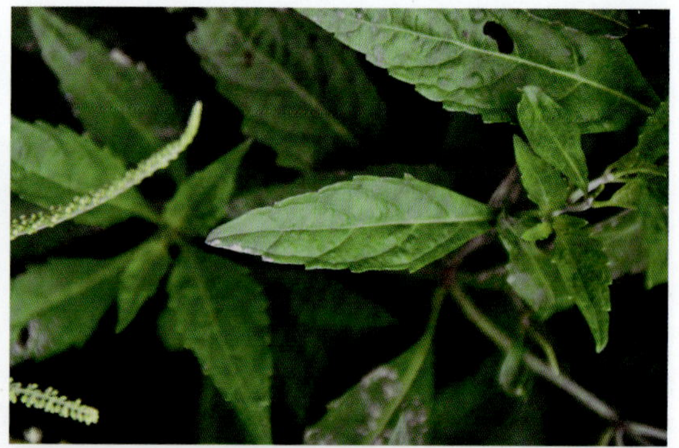

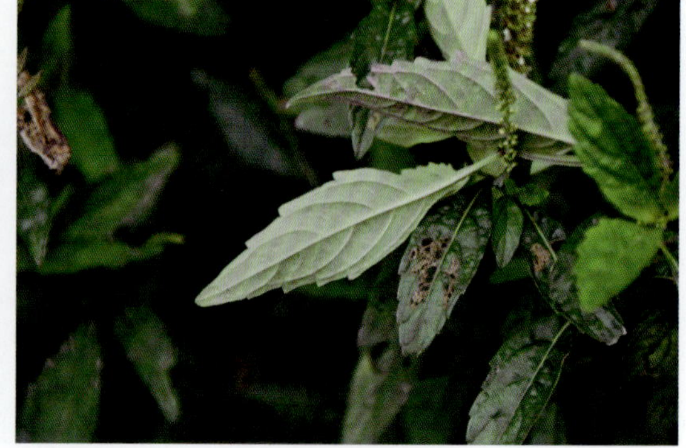

亚洲石梓

【特征】攀缘灌木。幼枝有刺或无刺及黄褐色柔毛，小枝略具棱及皮孔。叶片纸质，卵圆形至倒卵圆形，基部楔形或宽楔形，顶端渐尖，全缘或3~5浅裂，表面近于无毛，背面具深褐色绵毛或至少在脉上有毛，并有腺点，侧脉3~4对；叶柄有褐色茸毛，有沟槽。聚伞花序组成顶生总状花序；苞片叶状，被毛，早落，花序梗被褐色柔毛；花大，黄色，具短柄；花萼钟状，近于平截或有4个小裂齿，外面密生深棕色柔毛和2至数个黑色盘状腺点，内面无毛；花冠外面具贴生的锈色毛，喉部以上扩大，顶端4裂，呈二唇形，上唇全缘，下唇3裂，花丝密生腺状毛；子房无毛，4室，花柱线形，稍伸出花冠管外，柱头不等长2裂。核果倒卵形至卵形，无毛。

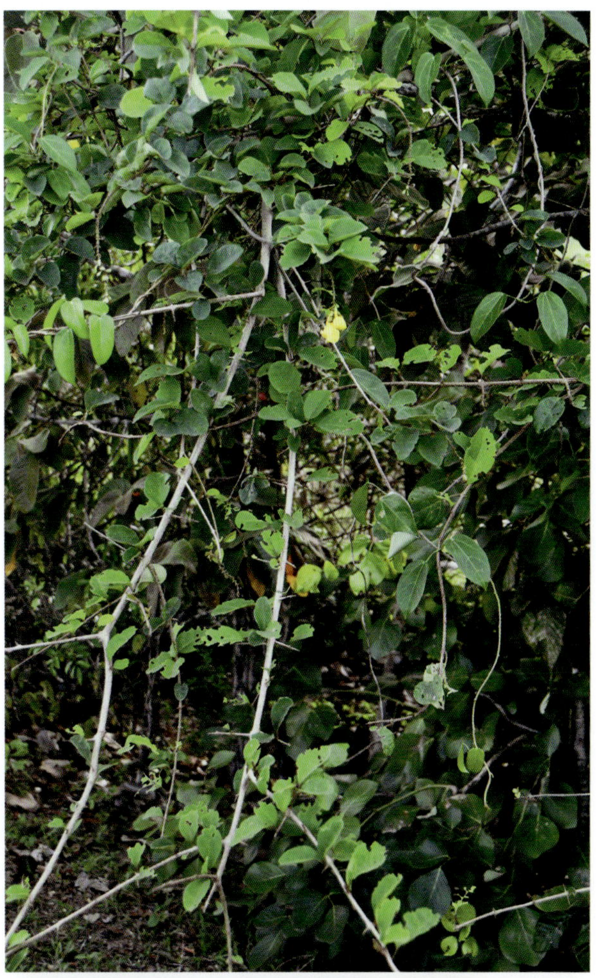

【药用信息】根入药，活血祛瘀，去湿止痛。治妇科瘀证，风湿痹痛。

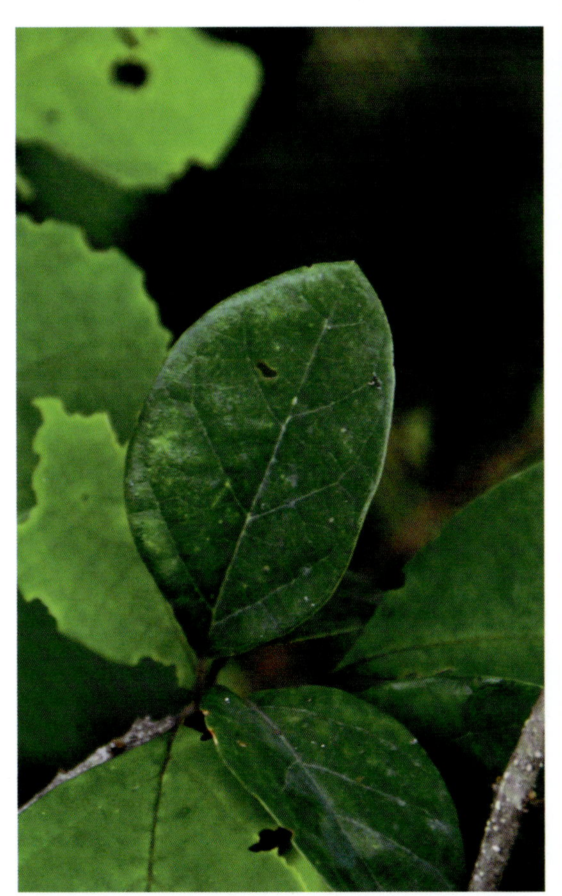

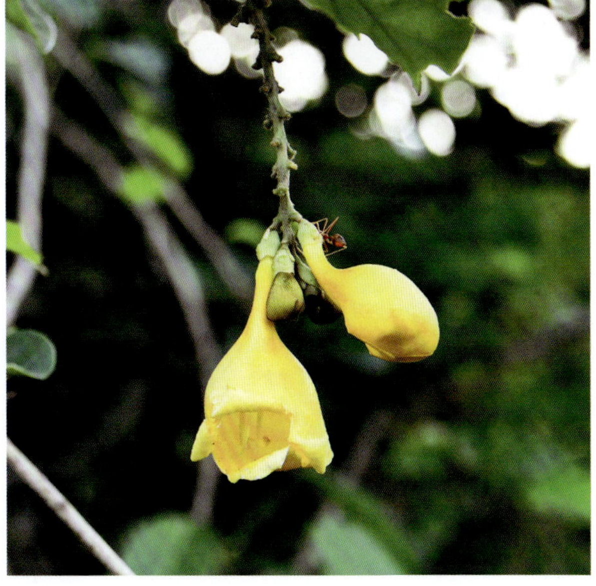

毛石梓

Gmelina elliptic

唇形科 石梓属

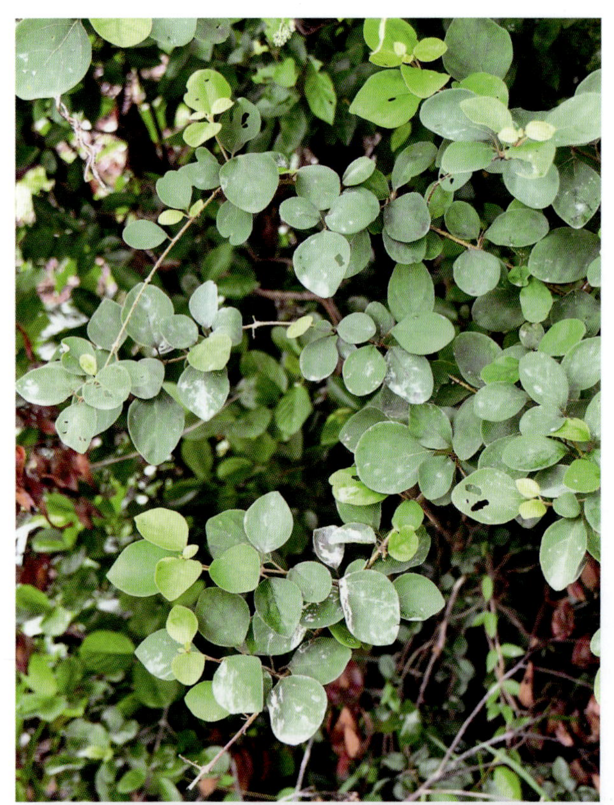

【特征】带刺的攀缘灌木或小乔木。茎具橄榄色树皮；小枝展开和下垂，黄褐色，被长柔毛；刺腋生，直。叶椭圆形，卵形或有点四边形，先端钝或稍尖，基部楔形，全缘或有尖锐 3 裂，纸质，幼时上表面短柔毛，年老时无毛和深色，下表面黄褐色被茸毛，侧脉 3~4；叶柄纤细，黄褐色短柔毛，上面有沟槽。花序总状，被黄褐色茸毛。花非常短有花梗，金黄色；花梗被黄褐色茸毛；苞片早落，披针形或卵形披针形，渐尖或倒尖。花萼钟状，顶部 4 小齿，宿存，在果下稍膨大，具 3~6 花蜜腺在前侧，外面密被短柔毛，里面无毛。花冠黄色，膜质，4 浅裂，外面被短柔毛，里面无毛；上唇全缘；下唇 3 浅裂，中间裂片最大，宽卵形至长圆形。花丝丝状，具腺毛，前对较长；花药长圆形，裂片离生，在下半部分分散。子房倒卵形球形，无毛；花柱稍外露，丝状，无毛或被疏生腺毛。果球形至倒卵球形，无毛，肉质，成熟时黄色。

【药用信息】同亚洲石梓。

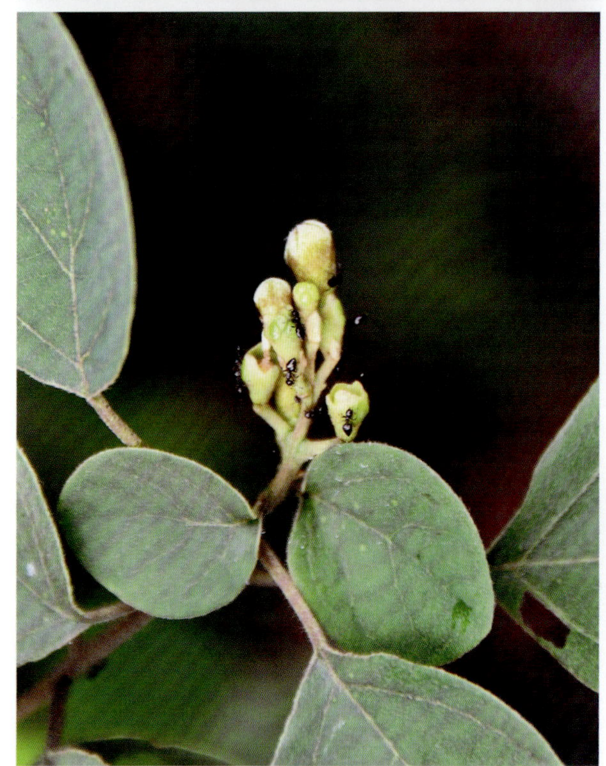

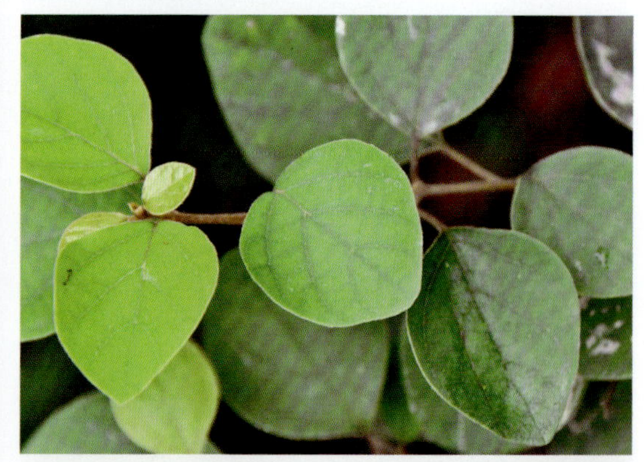

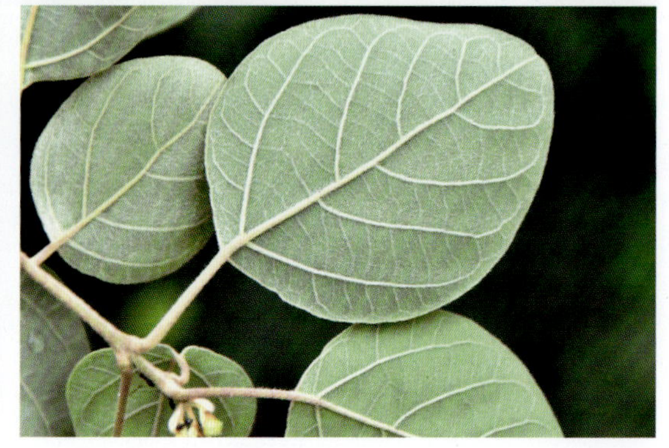

越南石梓

Gmelina lecomtei

唇形科 石梓属

【特征】乔木。幼枝方形略扁，具棱，密被黄色微柔毛，老后呈圆柱形，近无毛，疏生圆形皮孔；芽被黄色茸毛。叶片卵形或卵状椭圆形，全缘，顶端渐尖或短急尖、基部宽楔形或近圆形，表面除叶脉外均无毛，干后深褐色，细网脉凹凸呈蜂窝状，基部有一簇黑色盘状腺点，背面灰绿色，被黄褐色微柔毛，有灰白色腺点，侧脉 3~4 对，在背面显著隆起；叶柄圆柱形，具黄色微柔毛，有沟槽。聚伞花序有数花，组成顶生圆锥花序；苞片线形或线状披针形，密被微柔毛及黑色盘状腺体，早落；花萼钟状，外面疏生长柔毛及灰白色腺点，稀具黑色盘状腺体，顶端平截或有不明显 5 齿牙；花冠黄色，漏斗状，喉部扩大，顶端 5 裂，裂片钝圆，近相等；雄蕊 4，略伸出花冠外，花丝扁平；子房卵圆形、有毛；花柱疏生腺点，柱头 2 裂。果大，肉质，长倒卵圆形，顶端压扁，内果皮木质。

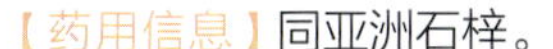

【药用信息】同亚洲石梓。

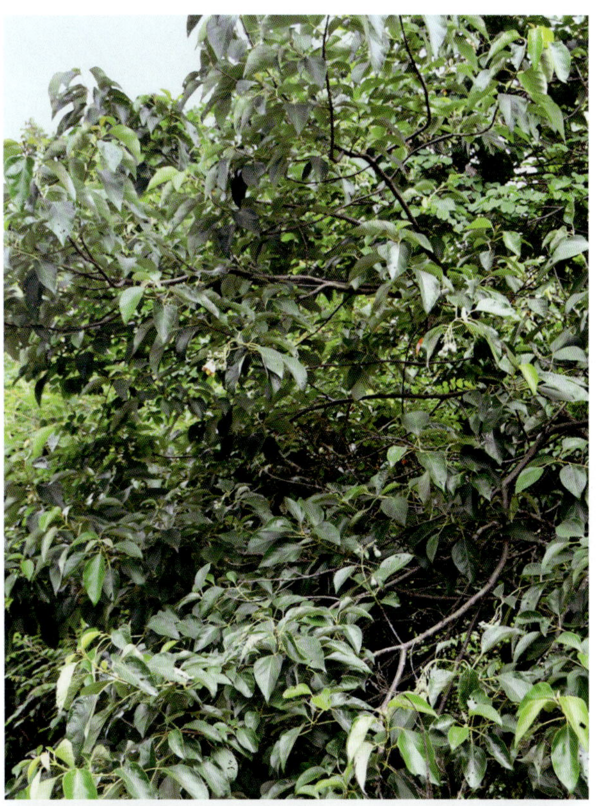

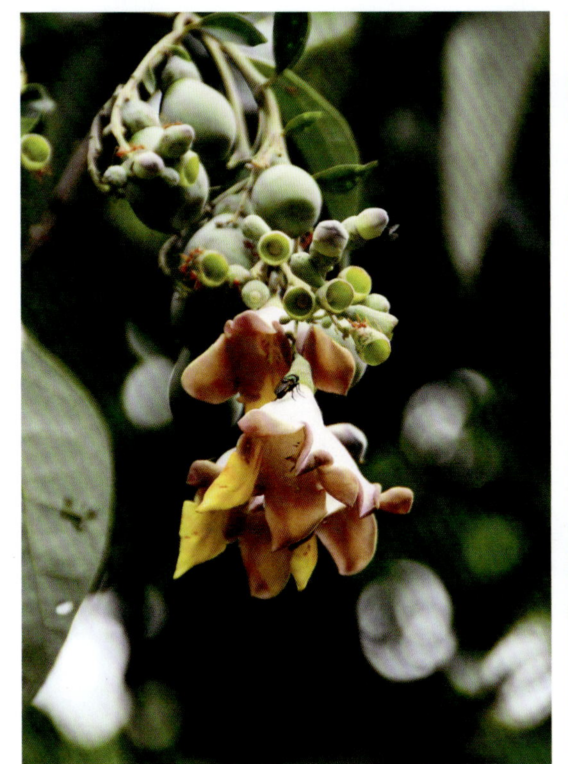

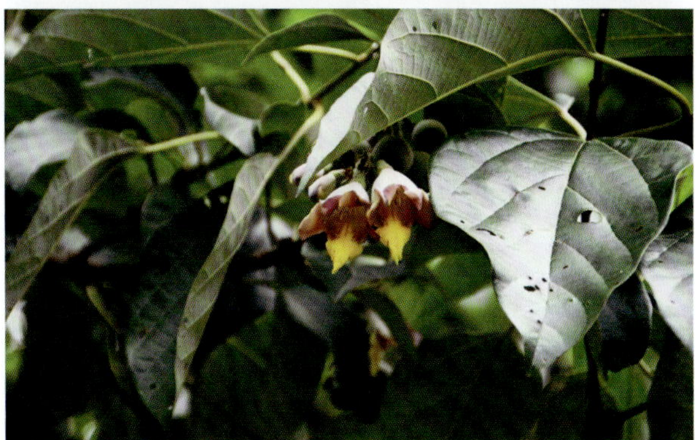

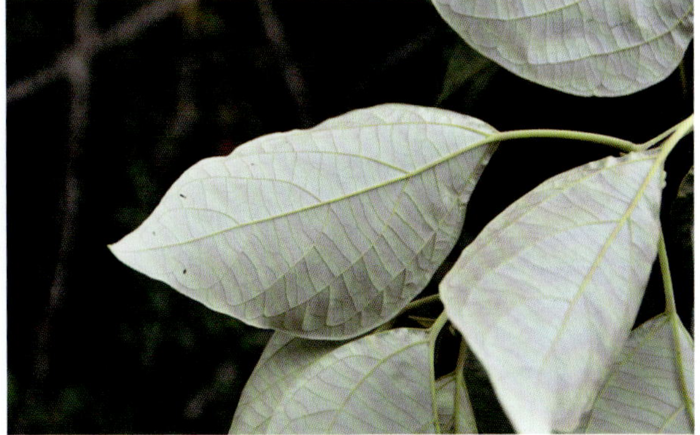

泰国膜萼藤

Hymenopyramis siamensis

唇形科 膜萼藤属

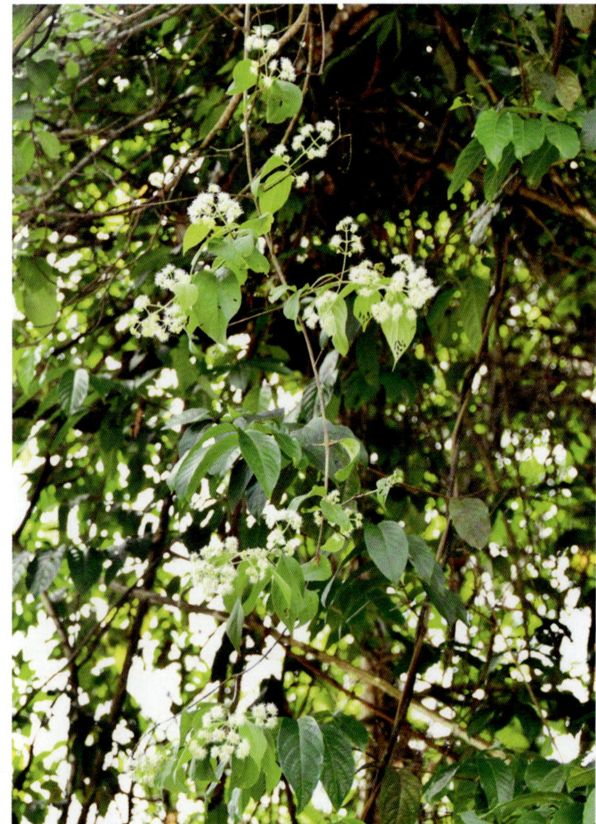

【特征】攀缘灌木。叶卵形，对生，全缘。聚伞花序常组成顶生圆锥花序；花小；蒴果球形，4 瓣裂。

【药用信息】暂无药用信息。

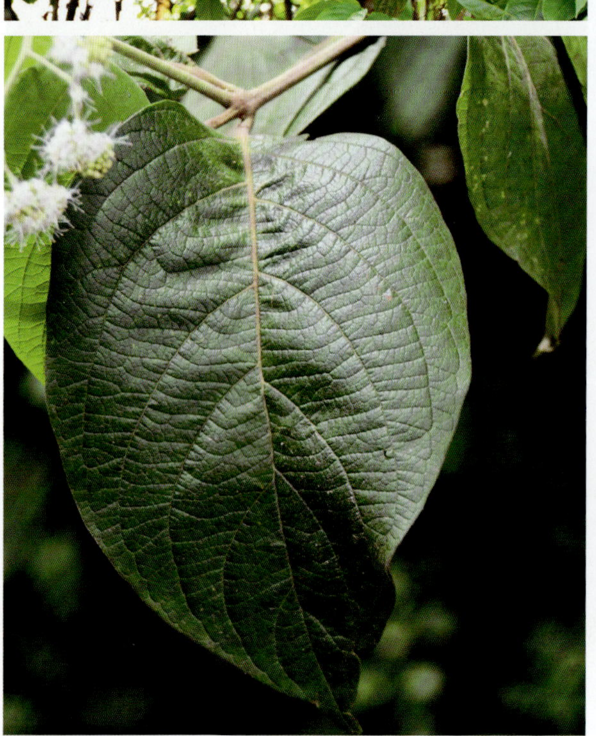

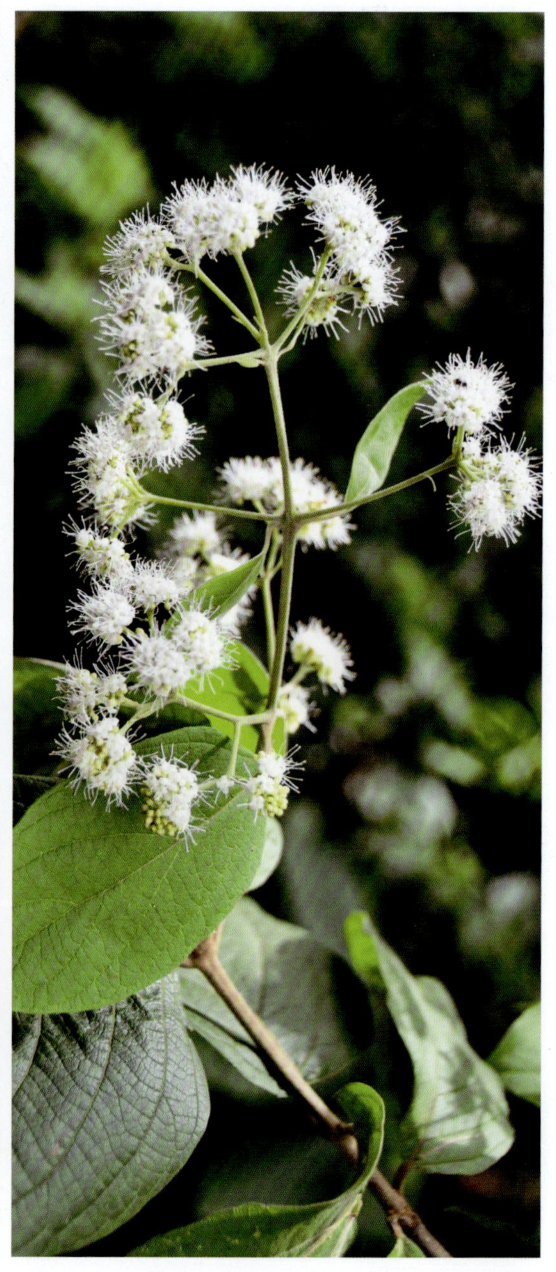

短柄吊球草

【特征】一年生直立草本。茎四棱形，具槽，沿棱上被贴生上向疏柔毛。叶卵状长圆形或披针形，上部的较小，先端渐尖，基部狭楔形，边缘锯齿状，纸质，上面榄绿色，下面较淡，两面均被具节疏柔毛；叶柄被疏柔毛。头状花序腋生，总梗具密被贴生疏柔毛；苞片披针形或钻形，全缘，具缘毛。花萼果时增大，但仍为近钟形，外面被短硬毛，萼齿5，锥尖，直伸，具疏生缘毛。花冠白色，外被微柔毛，冠筒基部向上渐宽，冠檐二唇形，上唇短，2圆裂，裂片圆形，外反，下唇3裂，中裂片较大，凹陷，圆形，基部收缩，下弯，侧裂片较小，三角形，外反。雄蕊4，下倾，插生于花冠喉部，略伸出。花柱先端略粗，2浅裂。花盘阔环形。子房裂片球形，无毛。小坚果卵珠形，腹面具棱，深褐色，基部具二白色着生点。

【药用信息】全草入药，治赤白痢、乳腺炎、痈疽、感冒发烧等。

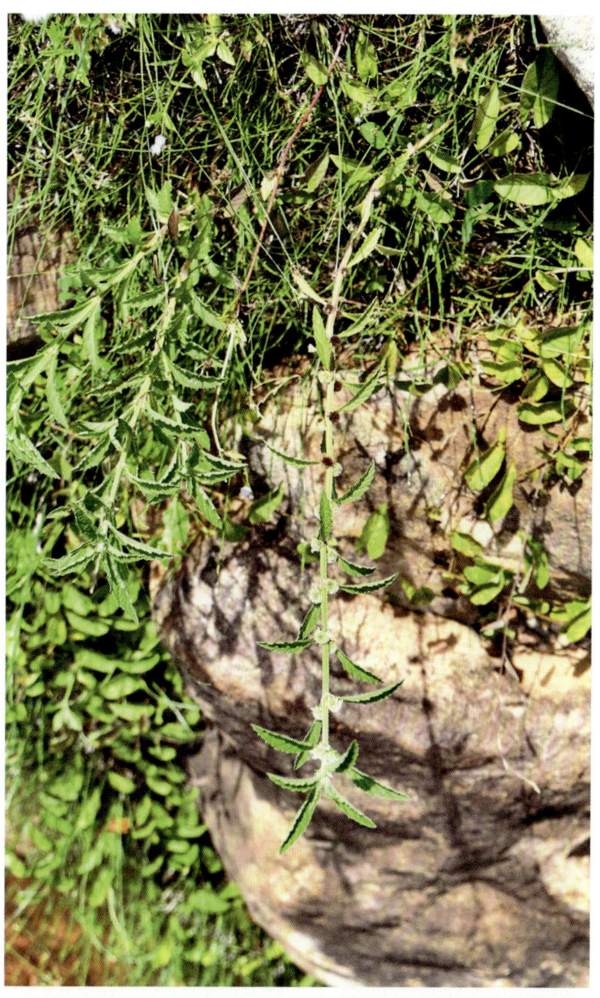

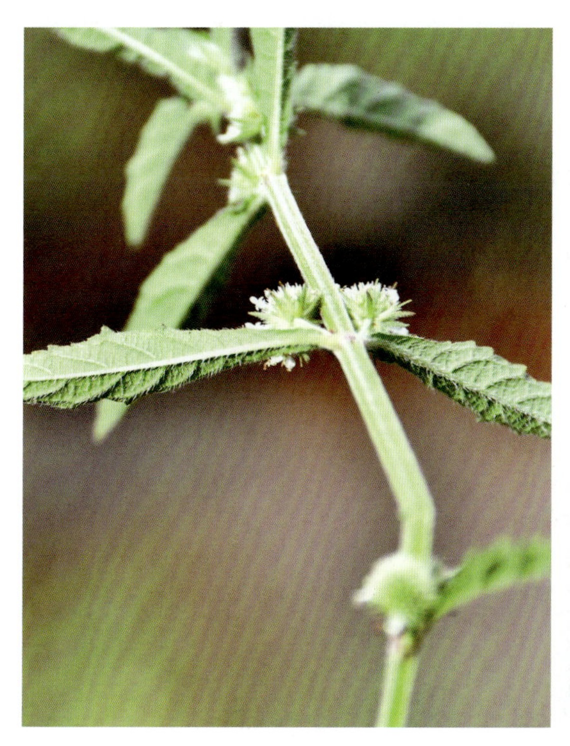

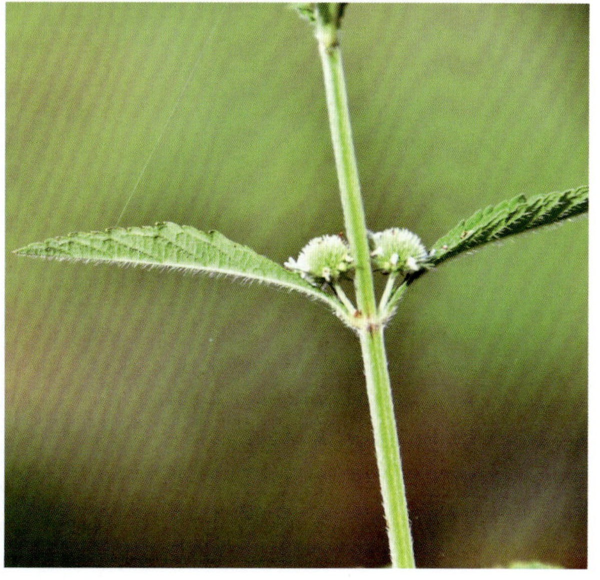

绣球防风

Leucas ciliata

唇形科 绣球防风属

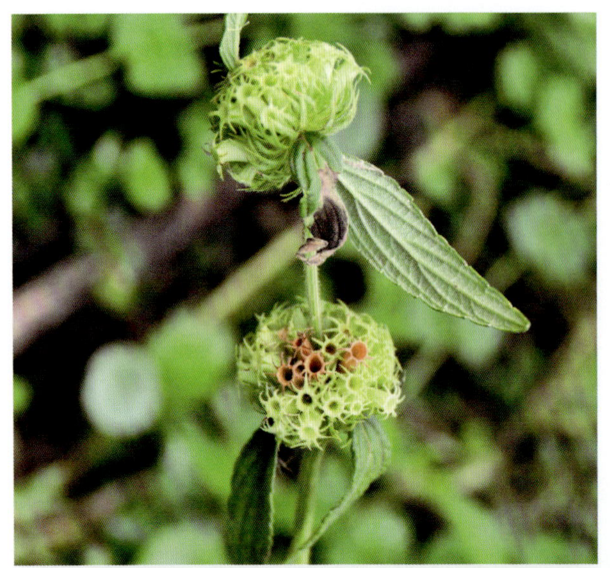

【特征】草本。茎细长，被平伏或倒向黄色长硬毛。叶披针形，先端尖，基部宽楔形或近圆，具浅齿，上面被平伏短柔毛；叶柄密被长硬毛。轮伞花序球形；苞片线形，与萼筒等长，上面及边缘被长硬毛，下面无毛；花萼管形，顶端宽大，被糙硬毛，内面喉部密被长柔毛，萼口平截或稍偏斜，果时星状开展，被长硬毛；花冠白或紫色，冠筒内面具髯毛环，上唇长圆形，密被柔毛，中裂片倒梯形，先端 2 圆裂，侧裂片卵形；小坚果褐色，卵球形。

【药用信息】全草入药，治疮疡肿毒、皮疹、小儿瘦疳攻眼、花眼青盲、白翳遮睛、梅毒、无名肿毒、癣疥癞及骨折等。

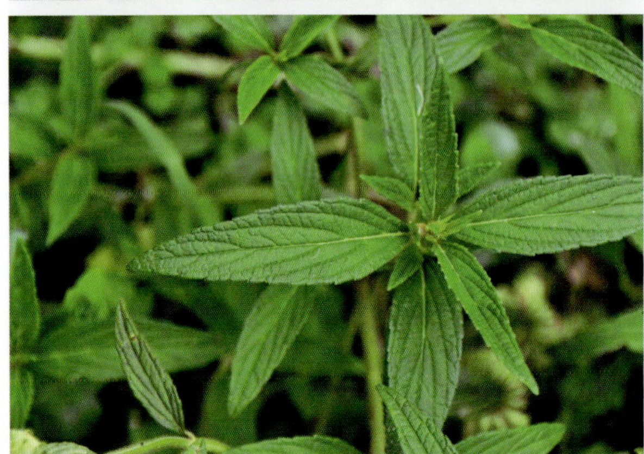

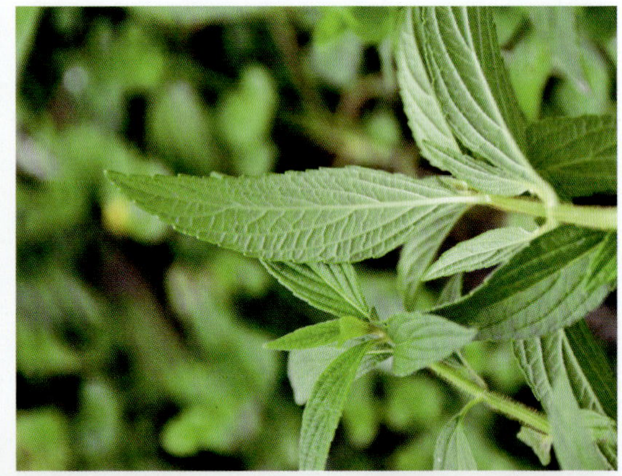

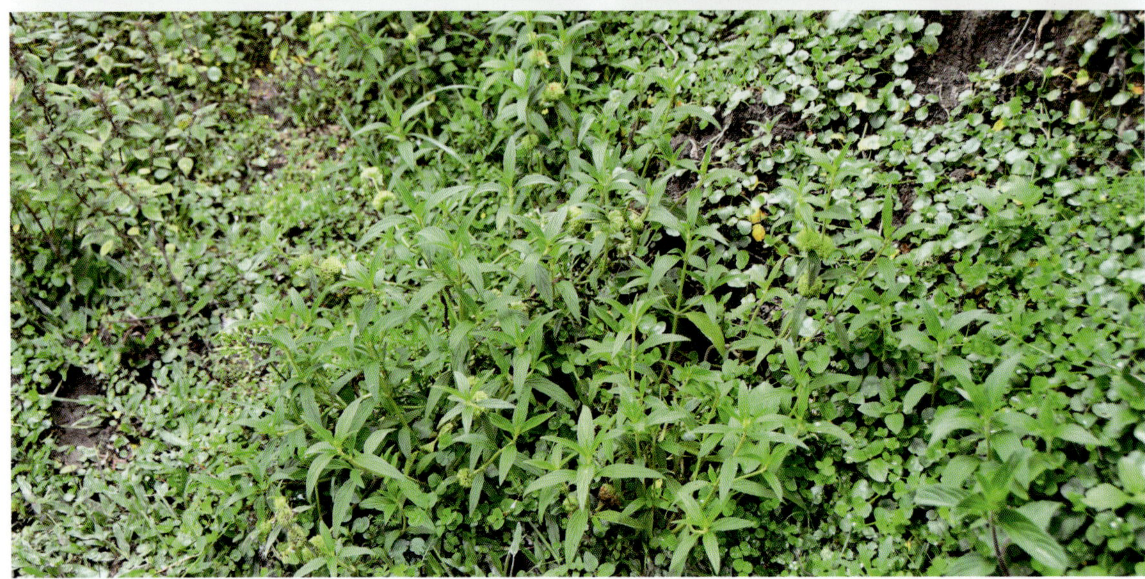

肾茶

【特征】多年生草本，茎被倒向柔毛。叶菱状卵形或长圆状卵形，先端尖，基部宽楔形或平截楔形，具粗牙齿或疏生圆齿，齿端具短尖头，两面被短柔毛及腺点，侧脉 4~5 对；叶柄被柔毛。聚伞圆锥花序，序轴密被柔毛；苞片具平行纵脉；花梗密被柔毛；花萼被微柔毛及锈色腺点，下唇具 4 齿，齿三角形，具芒尖，均具缘毛，果萼上唇反折，下唇前伸；花冠淡紫或白色，被微柔毛，上唇疏被锈色腺点，冠筒上唇反折，3 裂，中裂片微缺，下唇长圆形；花丝无齿。小坚果深褐色，卵球形，具皱纹。

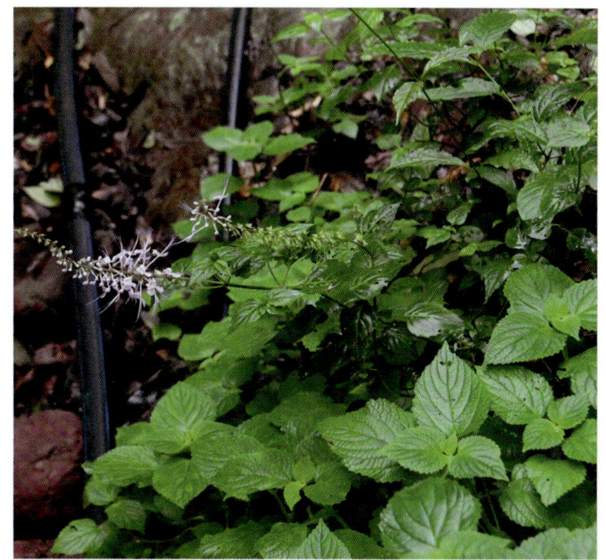

【药用信息】根入药，治消化不良、食积、蛔虫病、风湿痛、虚弱头晕、虚汗、咳嗽等。

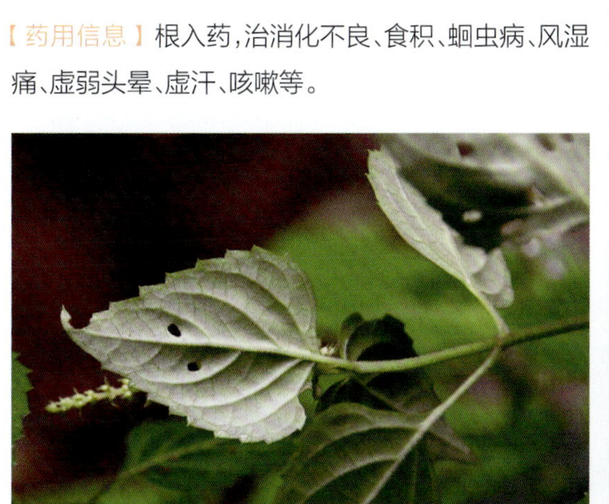

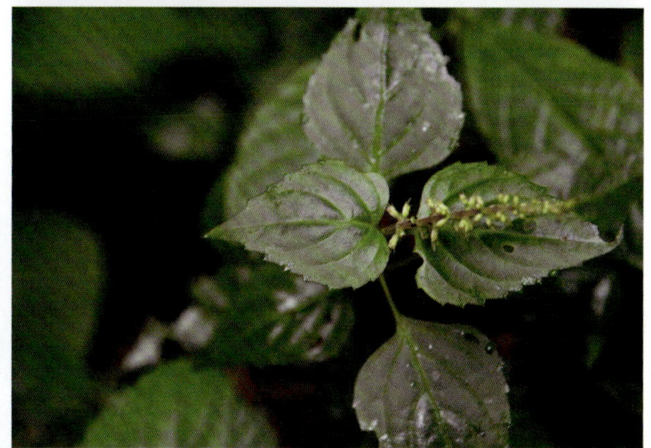

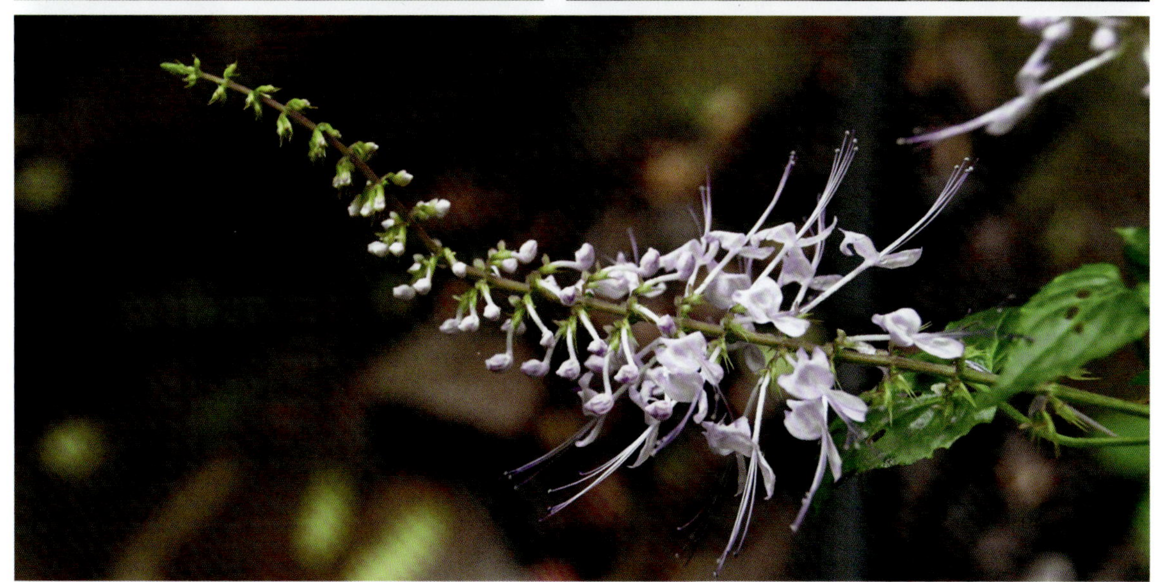

千解草

Premna herbacea

唇形科 豆腐柴属

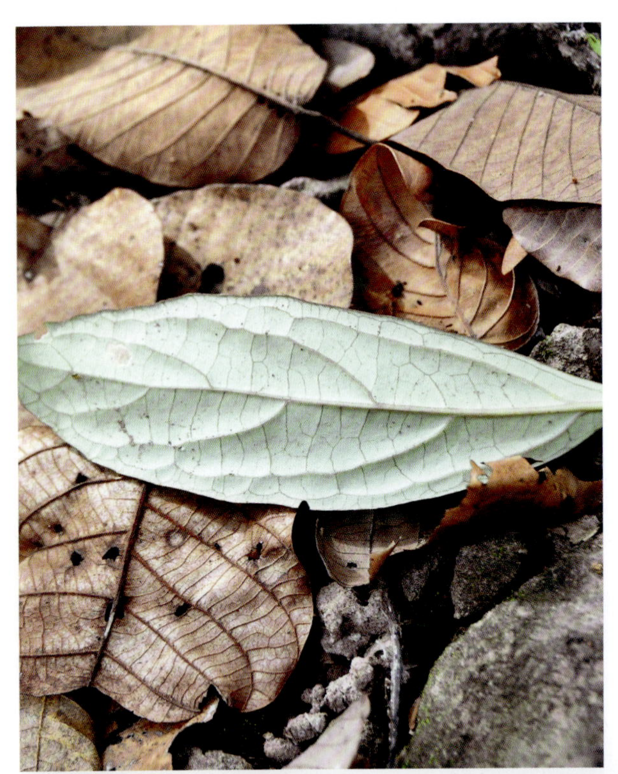

【特征】丛生矮小亚灌木。根呈不规则的块状或圆柱形，黄棕色，有纵皱纹；茎少分枝，通常草质，仅基部木质化，疏生黄棕色的柔毛或无毛。叶片倒卵状长圆形或匙形，边缘有不规则的疏钝齿，稀少近全缘或仅上部有小齿，顶端钝圆，基部楔形，两面均疏生短柔毛和金黄色腺点。伞房状聚伞花序顶生，紧缩成头状，花序梗密生细柔毛；苞片线形或披针形；花萼杯状，顶端5浅裂，微呈二唇形，裂片钝三角形，外面被短柔毛和金黄色腺点；花冠在芽中紫色，开放后变白色，顶端4裂成二唇形，裂片圆，外被疏柔毛；雄蕊4，短于花冠；子房无毛，顶端有腺点；花柱极短。核果圆球形或倒卵形。

【药用信息】全株入药，活血、祛风除湿、散寒止痛、健脾消食，治跌打损伤、风湿关节炎、月经不调、消化不良等症。

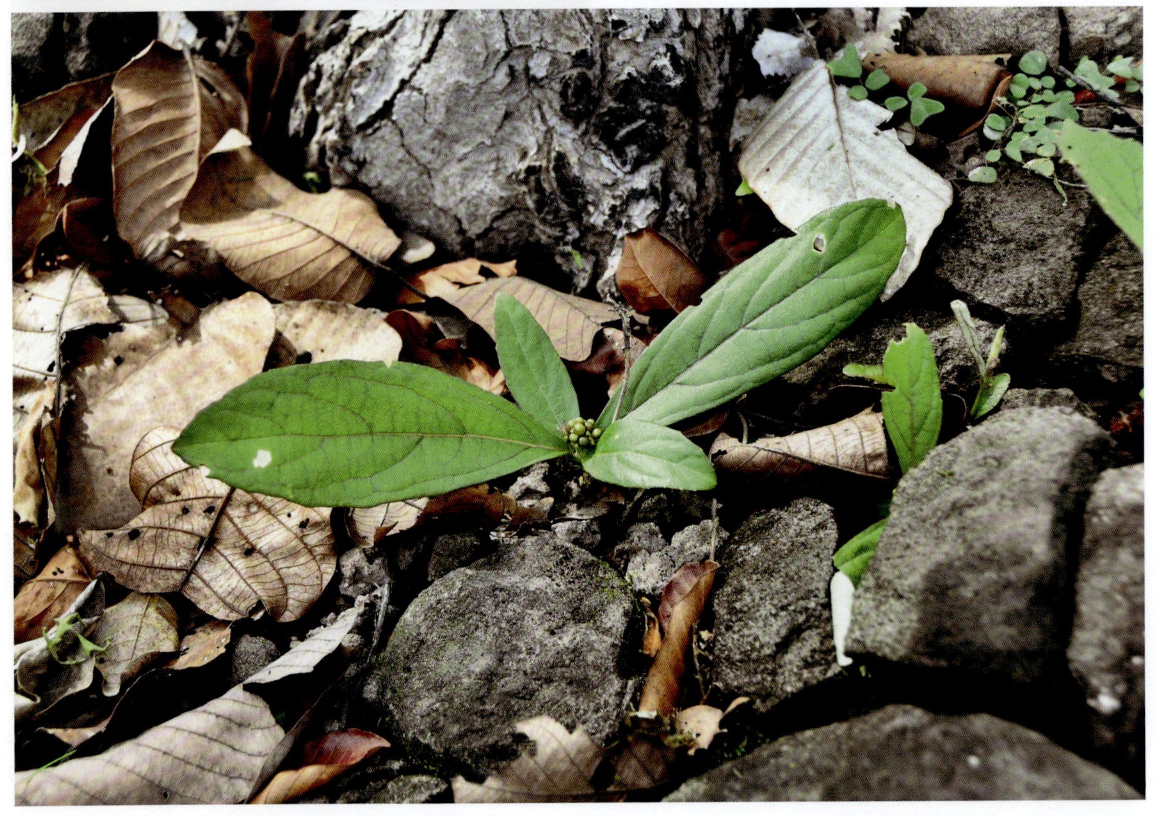

平滑豆腐柴

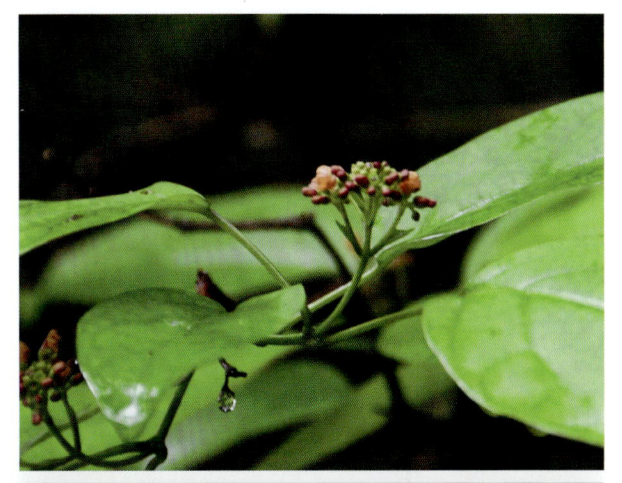

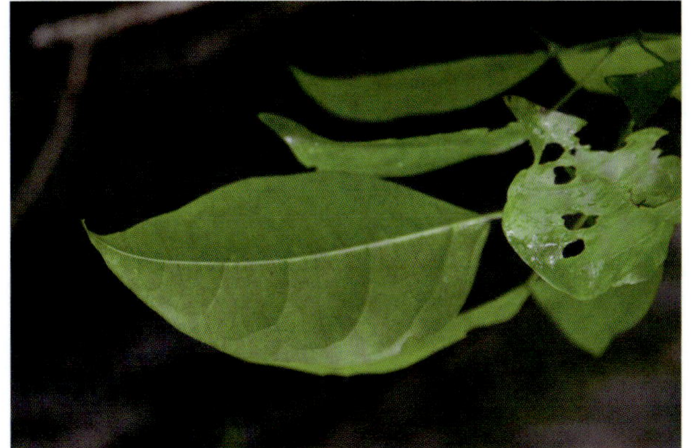

【特征】灌木。小枝圆柱状，通常无毛，紫褐色，有条纹，有时被白粉，疏生黄色细小皮孔，老枝转黄褐色，皮孔显著，瘤状隆起。叶片革质，卵状长圆形或长椭圆形，顶端短尾状渐尖或突然短渐尖，基部深心形或近圆形，叶缘中部以上具疏而深的硬头小锯齿，两面无毛，表面褐绿色或橄榄绿，背面黄绿色，侧脉 6~7 对，和主脉在表面微下陷，在背面隆起，平行细脉及疏网脉在表面常不显，在背面隐约可见；叶柄光滑无毛。聚伞状圆锥花序，有黄色微硬毛及秕糠状腺点；苞片线状披针形，早落；花柄被毛同花序轴；花萼明显二唇形，裂片全缘或上唇有时具不明显的 3 个小突起，下唇微缺，下部疏被微毛；花冠二唇形，上唇全缘，较大，下唇较小，3 裂，喉部密被黄白色长柔毛；雄蕊短于花冠，花丝无毛；花柱无毛，柱头 2 深裂；子房球形，无毛。核果倒卵圆形，顶有小尖突，绿色转暗褐色，疏被瘤点，核有深网纹；宿萼盘状至杯状，被瘤点。

【药用信息】根、茎、叶入药，清热解毒，消肿止血。

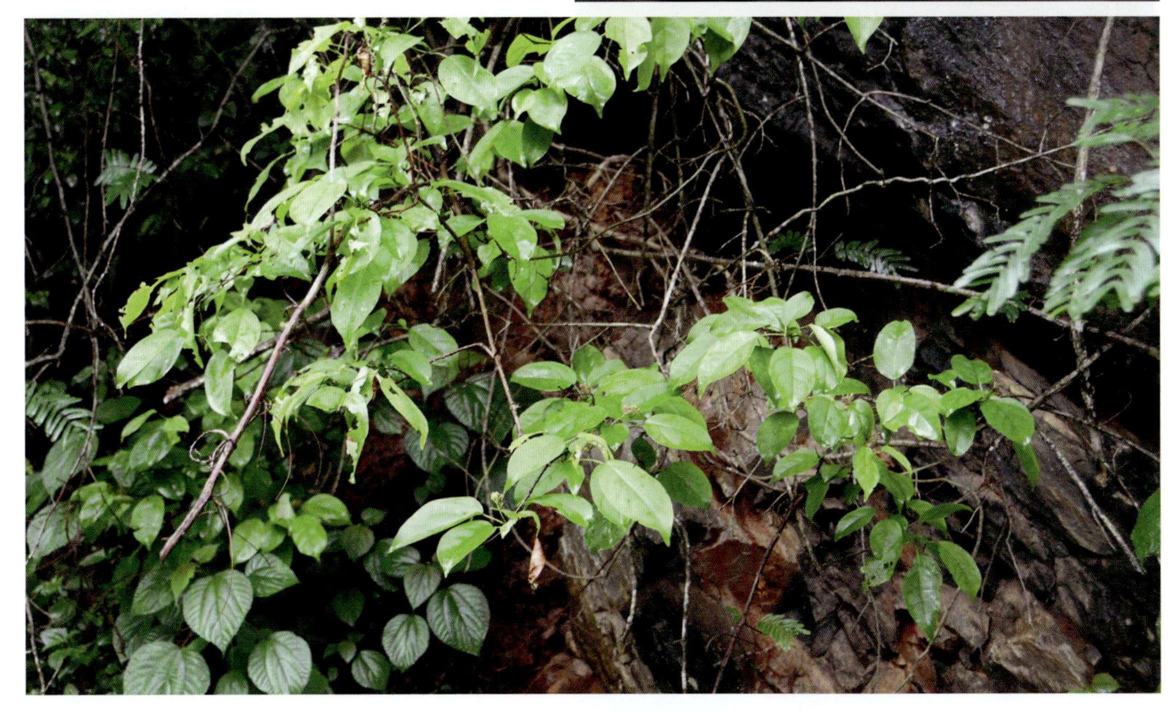

三对节

Rotheca serrata

唇形科 三对节属

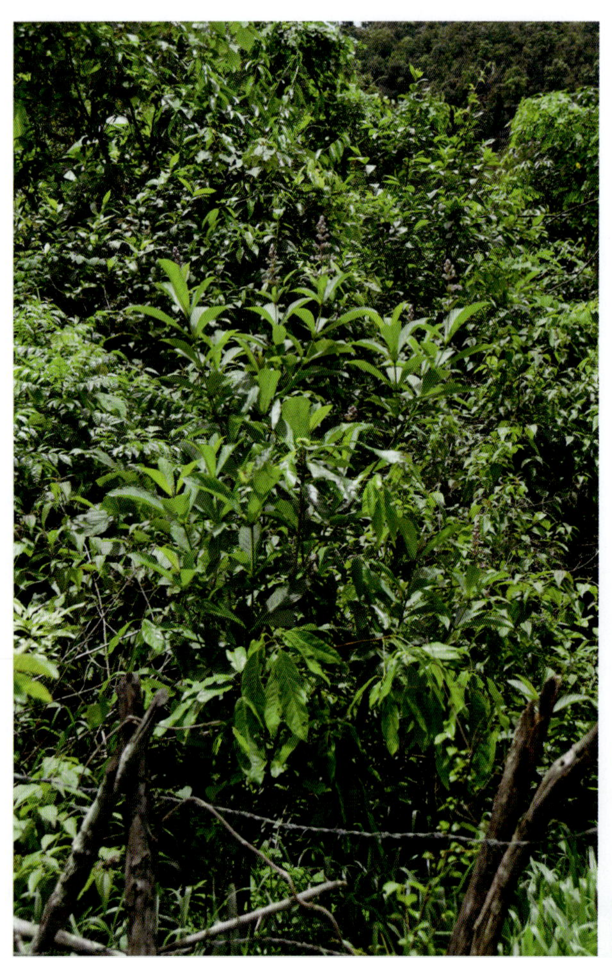

【特征】灌木。小枝四棱形或略呈四棱形，幼枝密被土黄色短柔毛，尤以节上更密，老枝暗褐色或灰黄色，毛渐脱落，具皮孔；髓致密，干后不中空。叶片厚纸质，对生或三叶轮生，倒卵状长圆形或长椭圆形，顶端渐尖或锐尖，基部楔形或下延成狭楔形，边缘具锯齿，两面疏生短柔毛，背面脉上被毛较多，侧脉 10~11 对，背面明显隆起；叶柄近无柄。聚伞花序组成直立、开展的圆锥花序，顶生，密被黄褐色柔毛；苞片叶状宿存，花序主轴上的苞片 2~3 轮生，卵圆形，宽卵形或卵形，无柄；小苞片较小，卵形或披针形；花萼钟状，被短柔毛，顶端平截或有 5 钝齿；花冠淡紫色，蓝色或白色，近于二唇形，花冠管较粗，5 裂片大小不一，裂片倒卵形至长圆形；雄蕊 4，基部棍棒状，被毛；子房无毛，花柱 2 浅裂，与花丝均伸出花冠外。核果近球形，绿色，后转黑色，分裂为 1~4 个卵形分核，宿存萼略增大。

【药用信息】全草含皂甙，治疟疾、痢疾、接骨；也治头痛、眼炎、跌打、风湿等症。

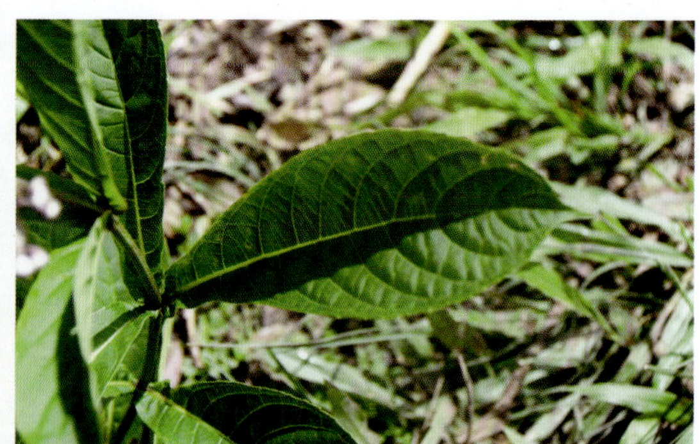

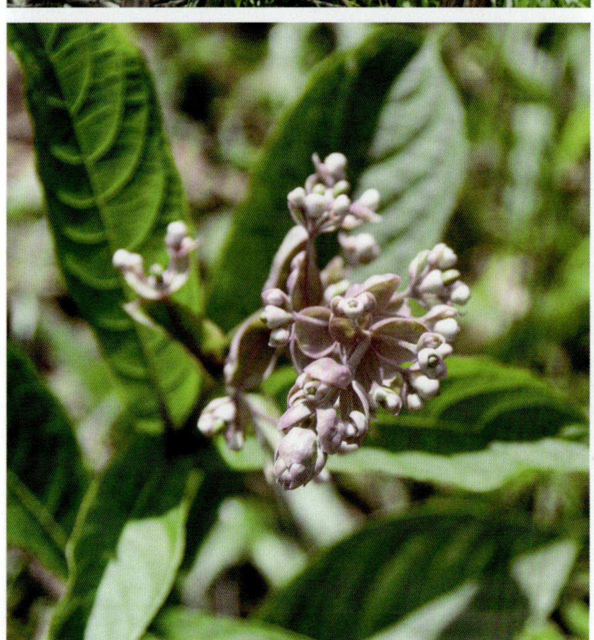

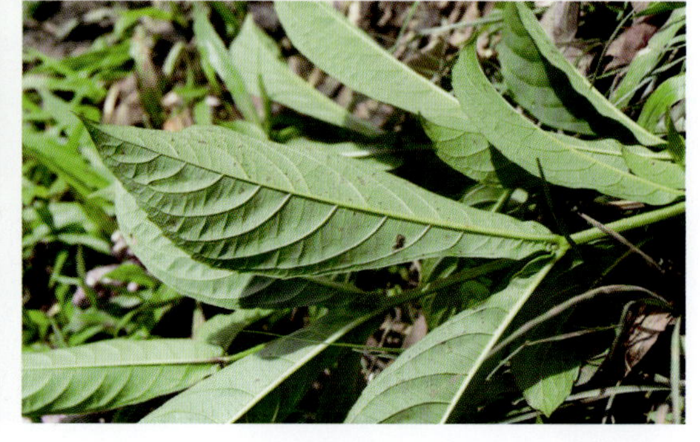

半枝莲

【特征】多年生草本。茎无毛或上部疏被平伏柔毛。叶三角状卵形或卵状披针形，先端尖，基部宽楔形或近平截，疏生浅钝牙齿，两面近无毛或沿脉疏被平伏柔毛；叶柄疏被柔毛。总状花序不分明，顶生；下部苞叶椭圆形或窄椭圆形，小苞片针状，着生花梗中部；花梗被微柔毛；花萼沿脉被微柔毛，具缘毛；花冠紫蓝色，被短柔毛，冠筒基部囊状，上唇半圆形，下唇中裂片梯形，侧裂片三角状卵形。小坚果褐色，扁球形，被瘤点。

【药用信息】全草入药，治咯血、尿血、胃痛，疮痈肿毒、跌打损伤、蚊虫咬伤，并试治早期癌症。

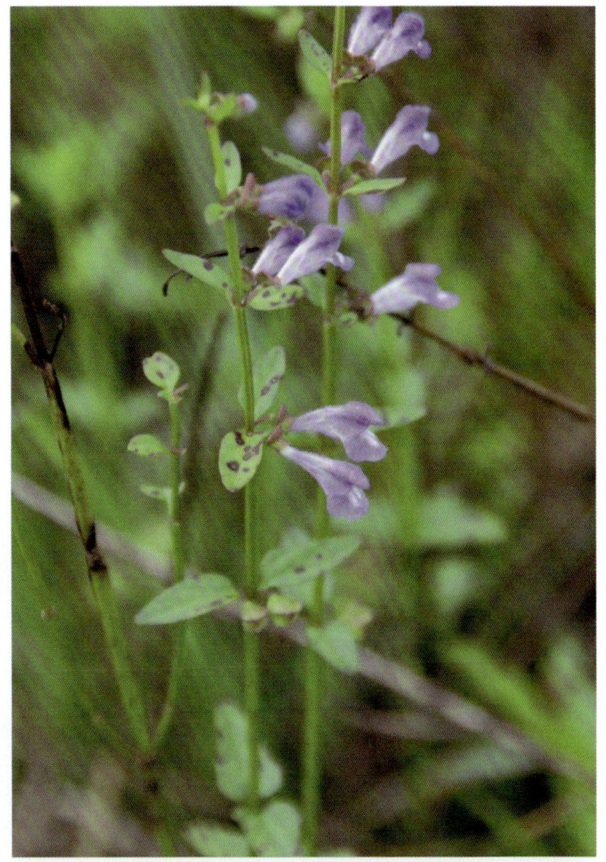

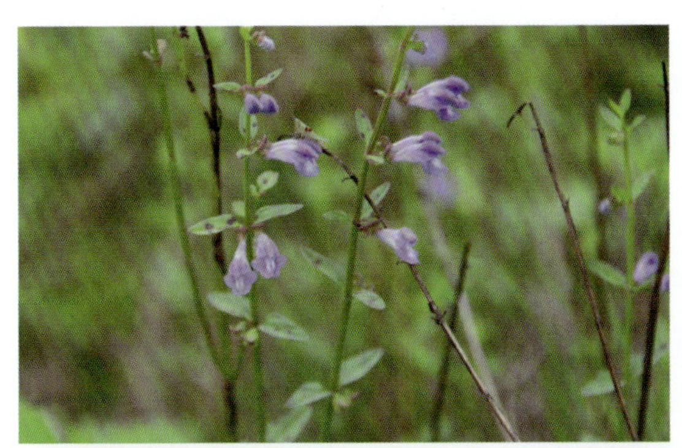

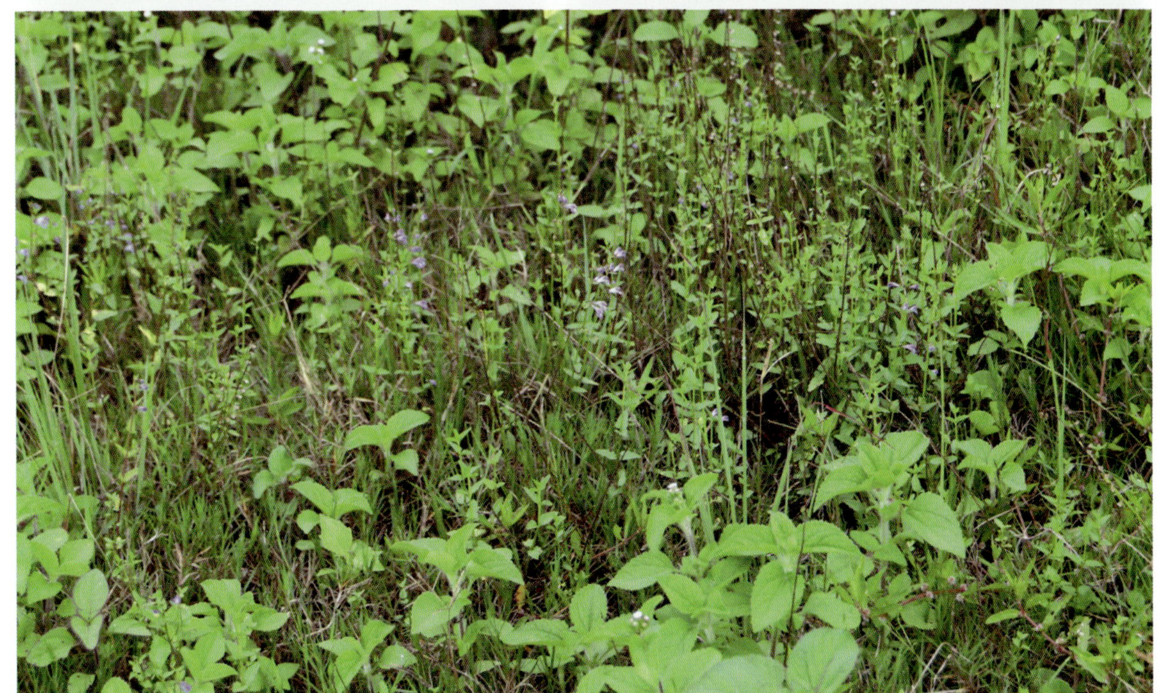

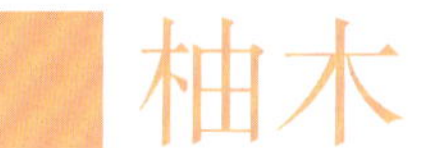

柚木

Tectona grandis

唇形科 柚木属

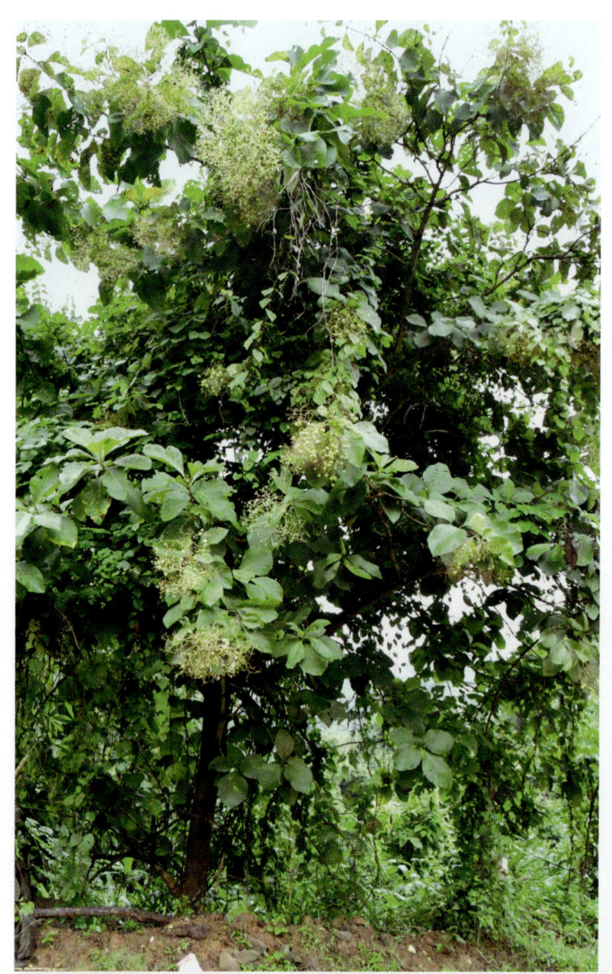

【特征】大乔木。小枝淡灰色或淡褐色，四棱形，具4槽，被灰黄色或灰褐色星状茸毛。叶对生，厚纸质，全缘，卵状椭圆形或倒卵形，顶端钝圆或渐尖，基部楔形下延，表面粗糙，有白色突起，沿脉有微毛，背面密被灰褐色至黄褐色星状毛；侧脉7~12对，第三回脉近平行，在背面显著隆起；叶柄粗壮。圆锥花序顶生；花有香气，但仅有少数能发育；花萼钟状，萼管被白色星状茸毛，裂片较萼管短；花冠白色，裂片顶端圆钝，被毛及腺点；子房被糙毛；柱头2裂。核果球形，外果皮茶褐色，被毡状细毛，内果皮骨质。

【药用信息】木屑浸水可治皮肤病或煎水治咳嗽；花和种子利尿。

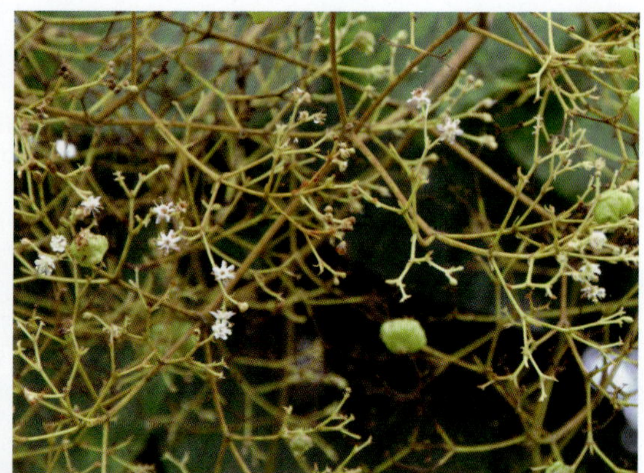

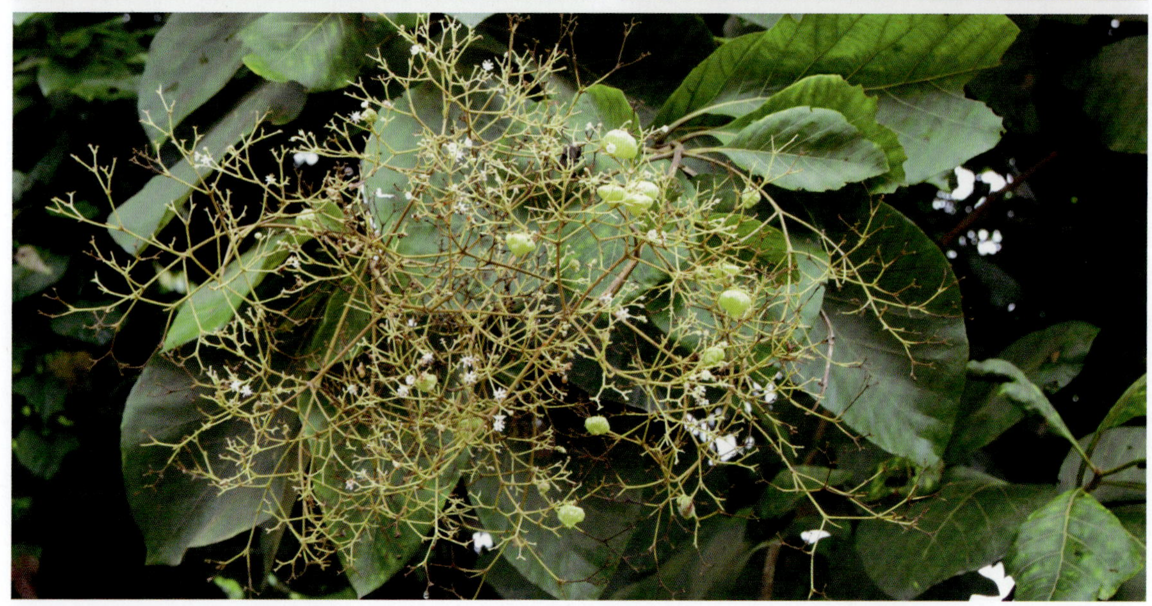

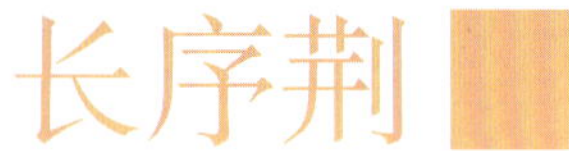

Vitex peduncularis

唇形科 牡荆属

【特征】乔木。小枝四棱形，疏被微柔毛，老枝无毛，芽及新生枝基部密被淡黄色茸毛。三出复叶；中间的小叶片宽披针形至长圆形，顶端尖至渐尖，基部楔形，略不对称，两面无毛，背面有黄色腺点，全缘，沿边缘有不明显的白色细毛，侧脉在背面明显突起，网脉细弱，小叶柄疏生微柔毛或近无毛；两侧的小叶片较小。圆锥花序腋生，伸展；苞片细小，线形，早落；花萼外面有毛和腺点，内面无毛；花冠白色，外面被灰色柔毛；雄蕊不伸出花冠外，花丝无毛；子房有腺点。核果近球形，黑色，干时有纵皱纹，顶端有小尖突；宿萼扩大，碟形，外面有腺点，边缘浅 5 裂。

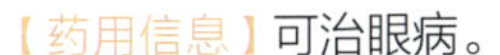

【药用信息】可治眼病。

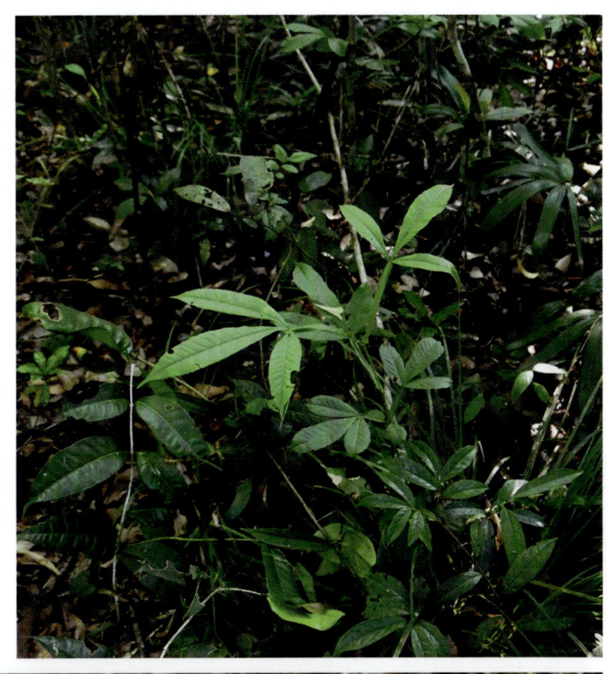

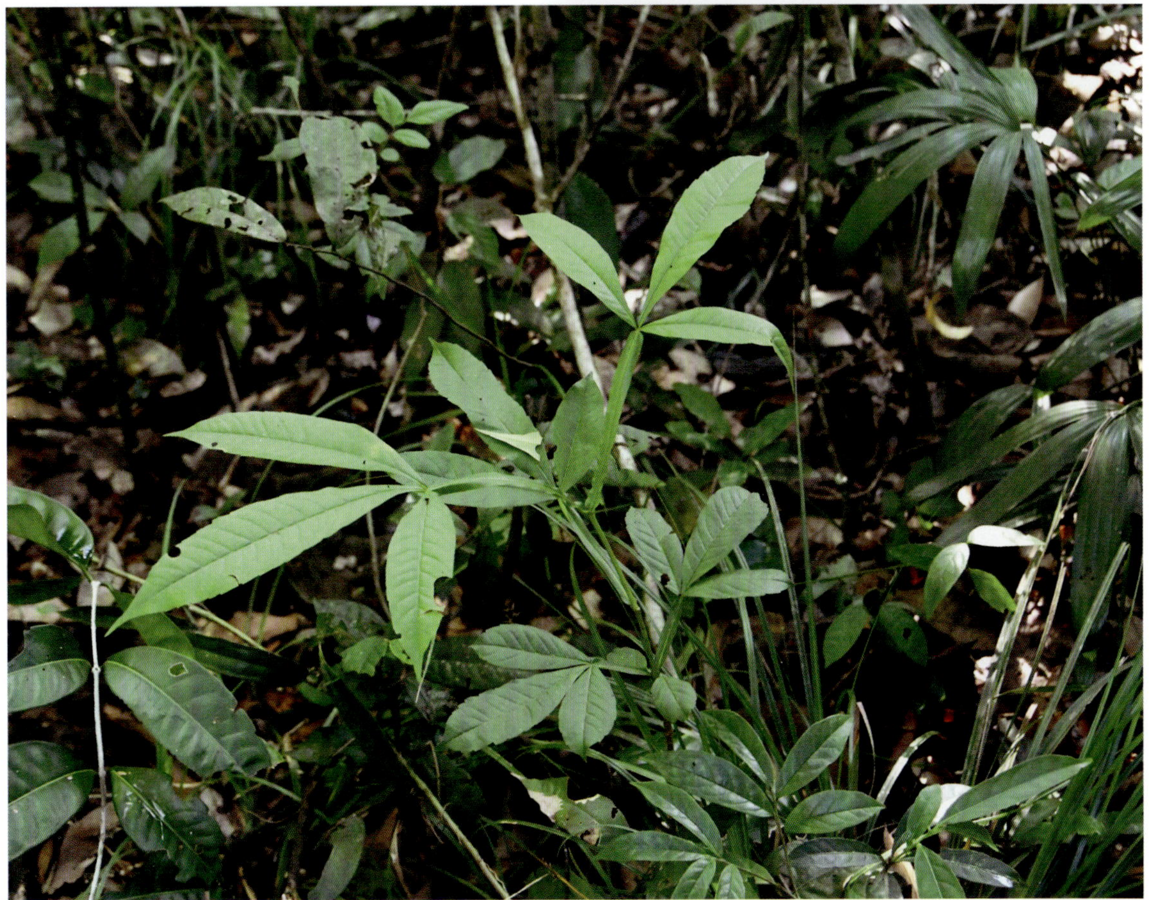

蔓荆

Vitex trifolia

唇形科 牡荆属

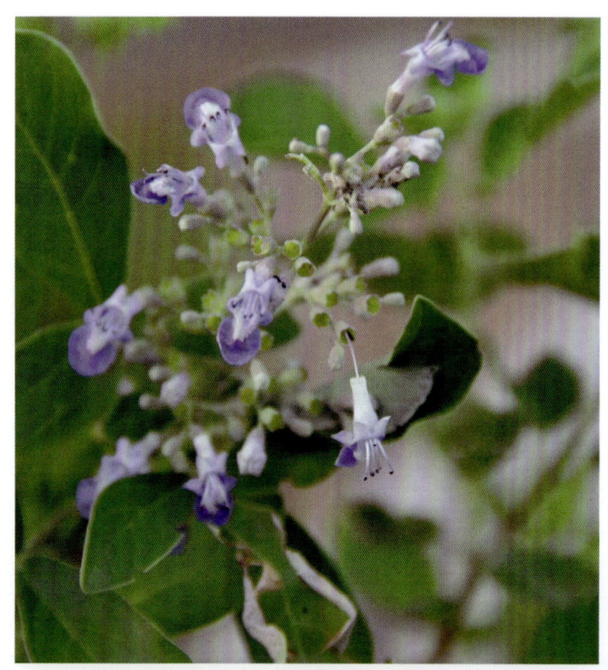

【特征】落叶灌木。罕为小乔木，有香味；小枝四棱形，密生细柔毛。通常三出复叶，有时在侧枝上可有单叶；小叶片卵形、倒卵形或倒卵状长圆形，顶端钝或短尖，基部楔形，全缘，表面绿色，无毛或被微柔毛，背面密被灰白色茸毛，侧脉约 8 对，两面稍隆起，小叶无柄或有时中间小叶基部下延成短柄。圆锥花序顶生，花序梗密被灰白色茸毛；花萼钟形，顶端 5 浅裂，外面有茸毛；花冠淡紫色或蓝紫色，外面及喉部有毛，花冠管内有较密的长柔毛，顶端 5 裂，二唇形，下唇中间裂片较大；雄蕊 4，伸出花冠外；子房无毛，密生腺点；花柱无毛，柱头 2 裂。核果近圆形，成熟时黑色；果萼宿存，外被灰白色茸毛。

【药用信息】果实入药，治感冒、风热、神经性头痛、风湿骨痛。

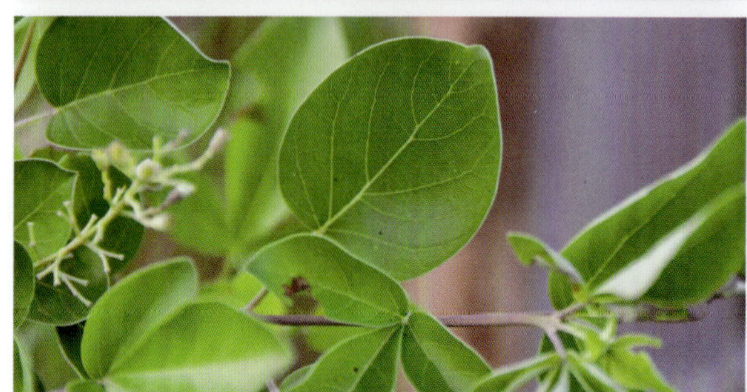

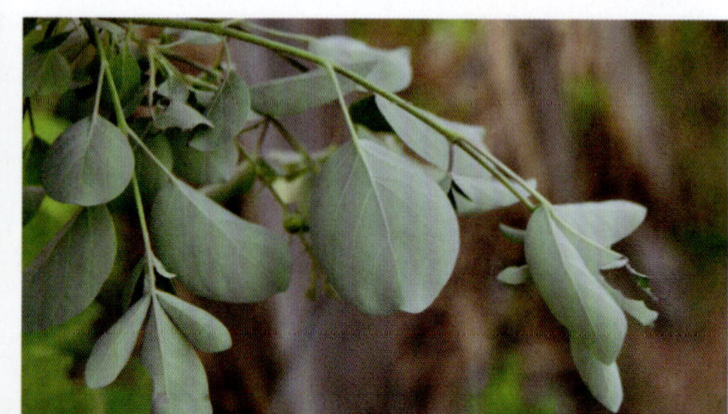

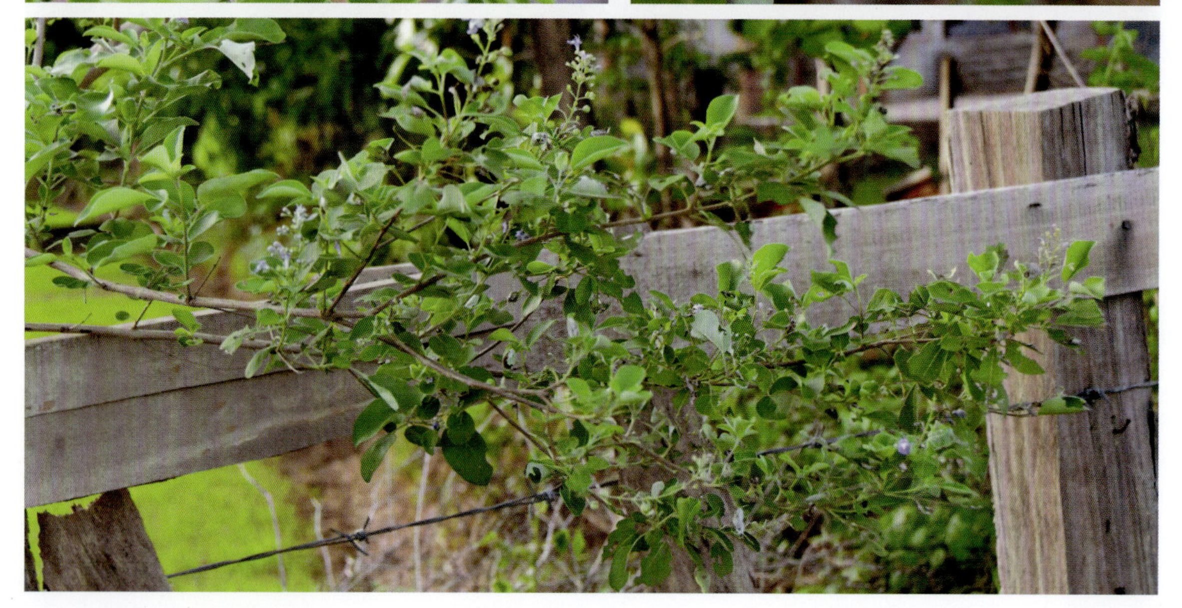

越南牡荆

【特征】灌木或乔木。小枝干后呈紫黑色，有明显的皮孔，老枝灰褐色。三出复叶，小叶片卵形、倒卵形、长椭圆形至长卵圆形，表面绿色，背面淡绿色，有黄色腺点，两面无毛或叶缘有疏生细毛，全缘，顶端骤尖或短尾状尖，基部楔形或近圆形，侧脉 6~9 对；两侧小叶较小。聚伞花序排成顶生的圆锥花序式，2~3 歧分枝；苞片小，脱落或宿存；花萼外面除边缘疏生细毛外，其余近无毛，有黄色腺点，顶端有 5 小齿，齿三角形；花冠橙黄色至淡紫色，有香气，外面近无毛，有腺点，喉部密生白色柔毛，顶端 5 裂，二唇形，上唇 2 裂，下唇 3 裂；雄蕊 4，2 长 2 短，伸出花冠外；子房无毛，柱头 2 裂。核果球形，嫩时绿色，干后变黑色。

【药用信息】茎木入药，用于治疗胃肠疾病。

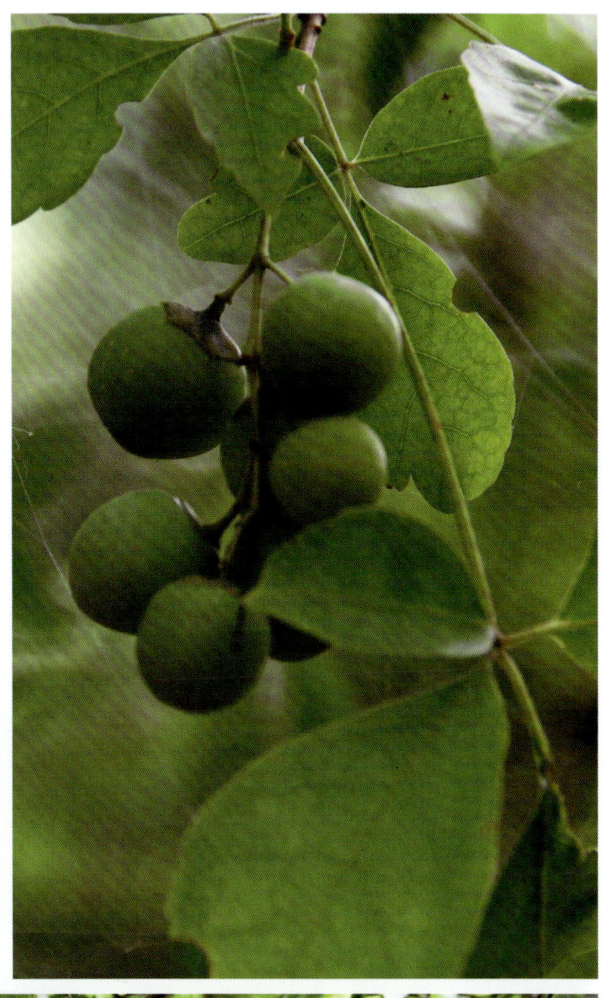

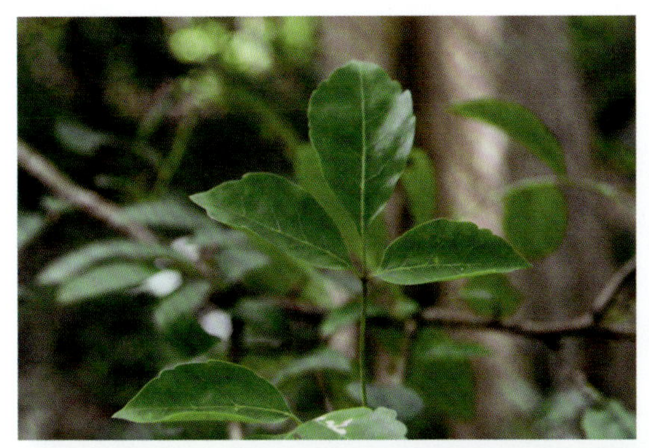

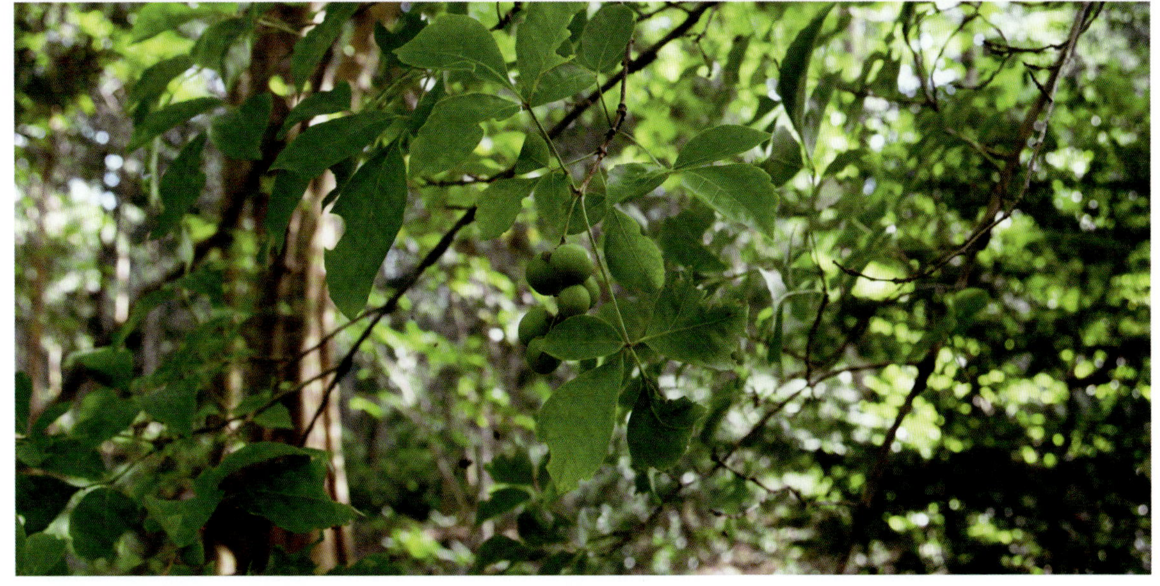

黄毛牡荆

Vitex vestita

唇形科 牡荆属

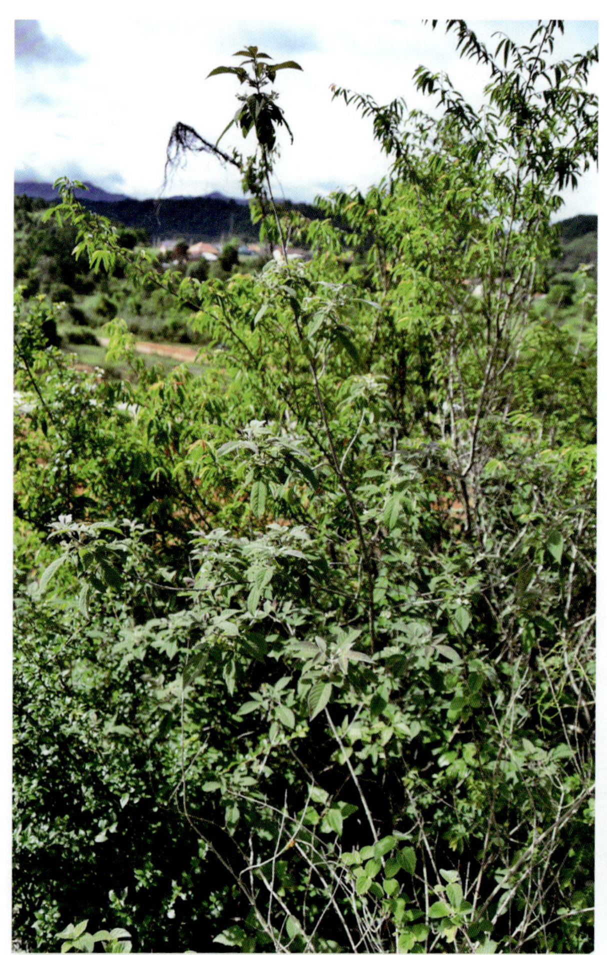

【特征】灌木或小乔木。小枝四棱形，密生黄褐色柔毛，老枝逐渐无毛。三出复叶；小叶片椭圆形或椭圆状长圆形，顶端骤尖或渐尖，基部圆形或楔形，全缘或中部以上有疏浅锯齿，表面有糙毛和小瘤状突起，背面密被绵毛状长柔毛及黄色腺点；两侧小叶较小。聚伞花序腋生，通常 2~3 次分歧，花序梗短于叶柄，密生长柔毛；苞片线形，有柔毛；花萼外面有柔毛和腺点，顶端近截平或 5 小齿，萼筒果时扩大如碟状；花冠黄白色，花冠管外面有柔毛和腺点；雄蕊着生花冠管中部，花丝基部有长柔毛，花药个字形；子房无毛，顶端有腺点；花柱细长，柱头 2 裂。核果倒卵圆形，果熟后呈黑色。

【药用信息】茎叶治久痢，种子为清凉性镇静、镇痛药。

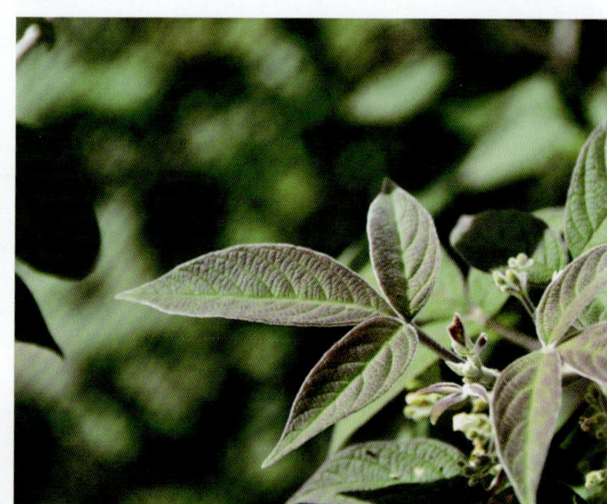

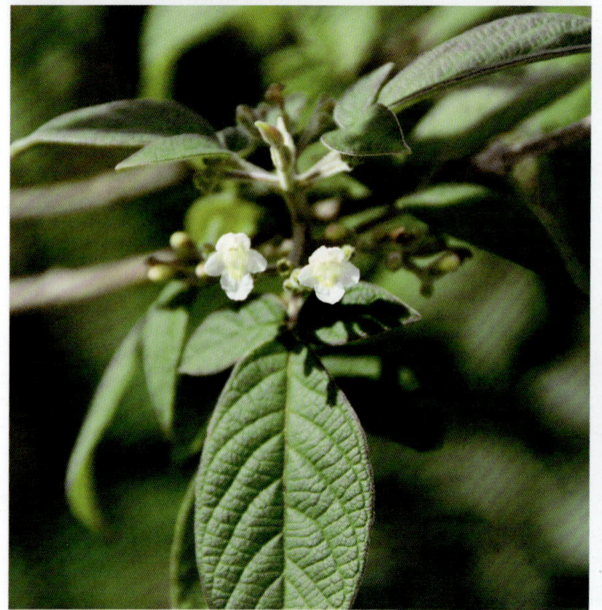

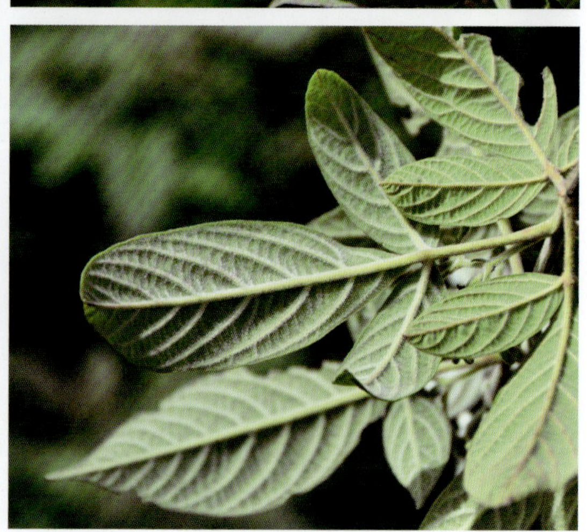

五月瓜藤

【特征】落叶木质藤本。茎具细纵纹，有时幼枝被白粉。掌状复叶 3~8 小叶；小叶窄长圆形、披针形，稀倒卵形、卵圆形、倒披针形或线形，先端钝尖具小尖头，基部楔形或钝圆，下面灰绿色，两面侧脉不明显。雄花黄白或淡紫色；外轮萼片椭圆形或倒卵状长圆形，先端钝厚，内轮较小；花瓣鳞片状，近圆形或三角形；药隔突起稍明显。雌花紫色，径较雄花大，萼片卵形、卵状长圆形或宽椭圆形，内轮稍小；具退化花瓣及雄蕊；雌蕊 3。果紫红色，长圆形，干后呈结肠状。

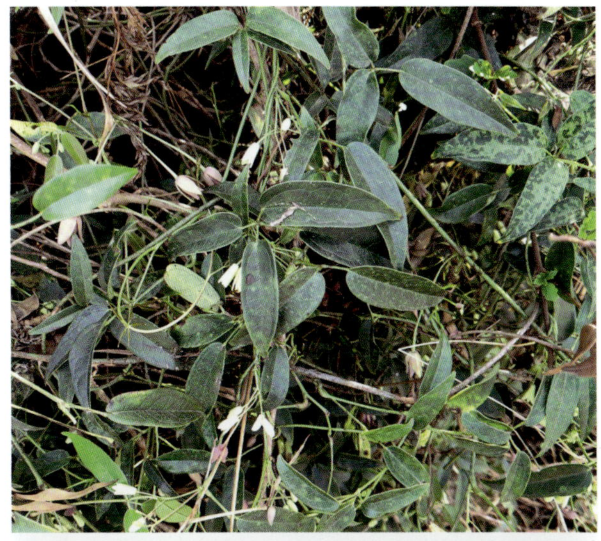

【药用信息】根入药，驱风除湿、活血止痛、宽胸行气。治咳嗽，肾虚腰痛，疝气等。

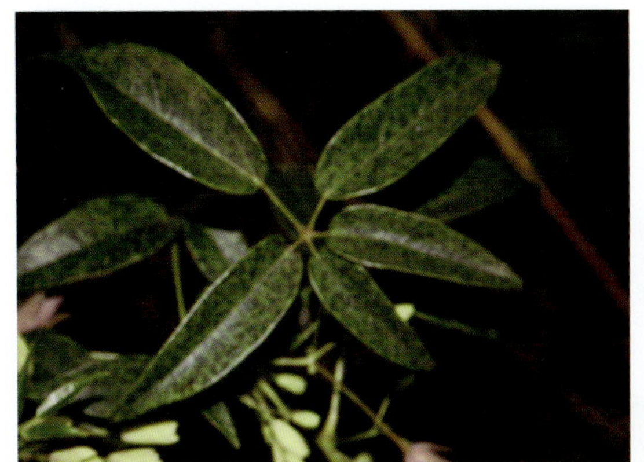

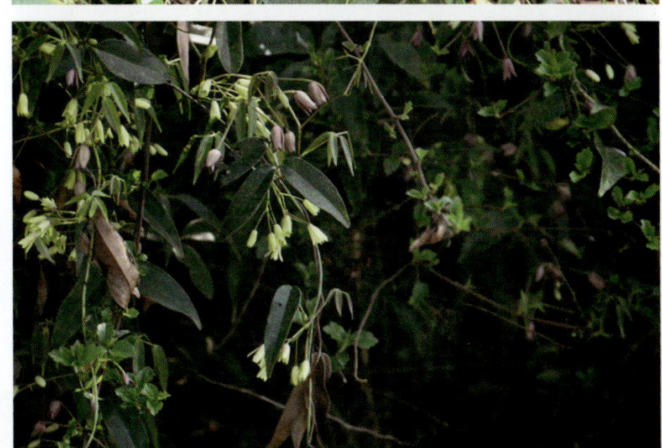

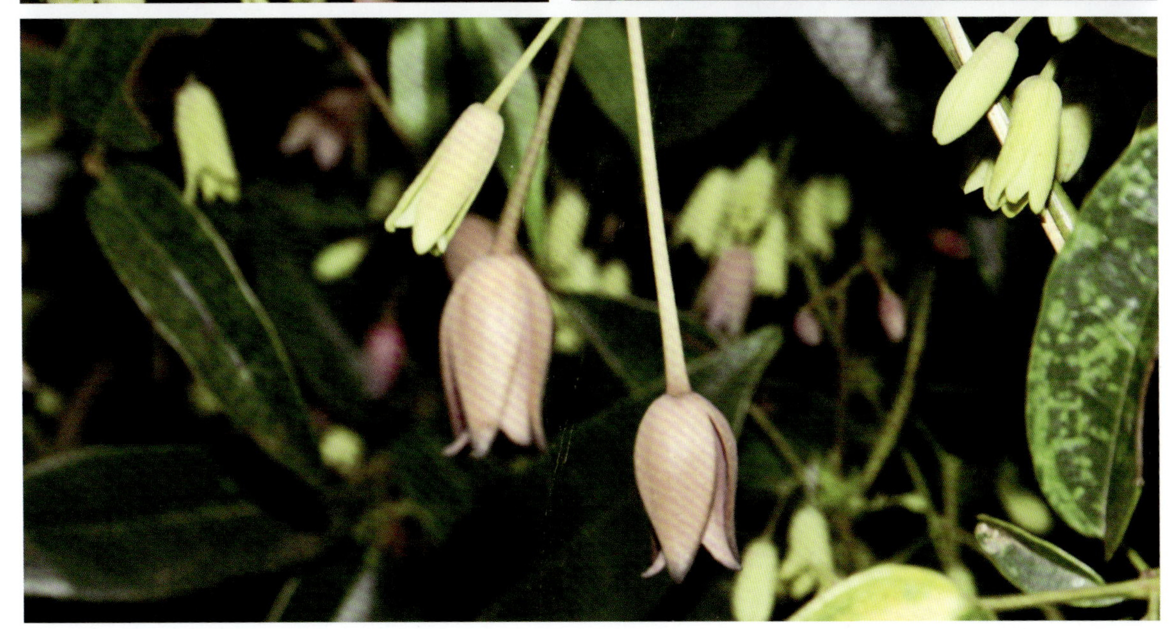

毛黄肉楠 *Actinodaphne pilosa*

樟科 黄肉楠属

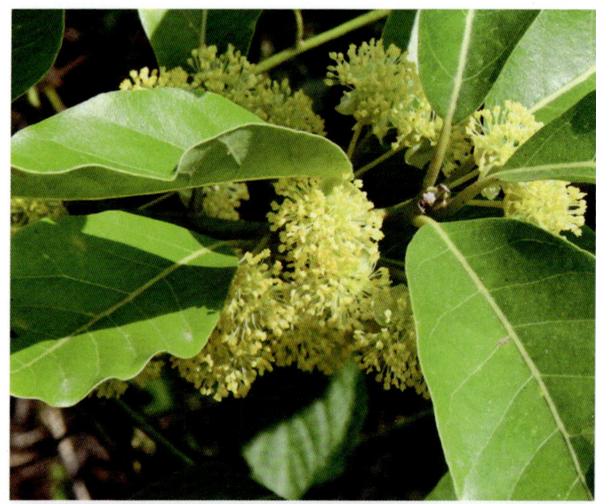

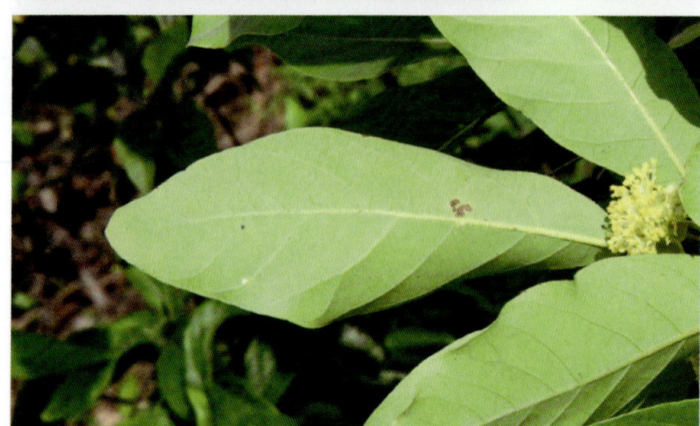

【特征】乔木或灌木。树皮灰色或灰白色。小枝粗壮，幼时密被锈色茸毛。顶芽大，卵圆形，鳞片外面密被锈色茸毛。叶互生或3~5片聚生成轮生状，倒卵形或有时椭圆形，先端突尖，基部楔形，革质，幼时两面及边缘均密生锈色茸毛，老叶上面光亮、无毛，下面有锈色茸毛，羽状脉，中脉及侧脉在叶上面微突，下面明显突起，侧脉每边5~10条，斜展，较直，仅先端略弧曲；叶柄粗壮，有锈色茸毛。花序腋生或枝侧生，由伞形花序组成圆锥状；雄花序总梗较长，雌花序总梗稍短，均密被锈色茸毛；苞片早落，宽卵圆形，外面密被锈色茸毛；每一伞形花序梗有花5朵；花梗有锈色茸毛；花被裂片6，椭圆形，外面有长柔毛，内面基部有柔毛。雄花：能育雄蕊9，花丝有长柔毛；退化雌蕊细小，被长柔毛，柱头2浅裂，或无退化雌蕊。雌花：较雄花略小；退化雄蕊匙形，细小，基部有长柔毛；雌蕊被长柔毛，花柱纤细，柱头2浅裂。果球形，生于近于扁平的盘状果托上；果梗被柔毛。

【药用信息】树皮、叶入药，祛风消肿、散淤解毒、止咳，治疮疖。

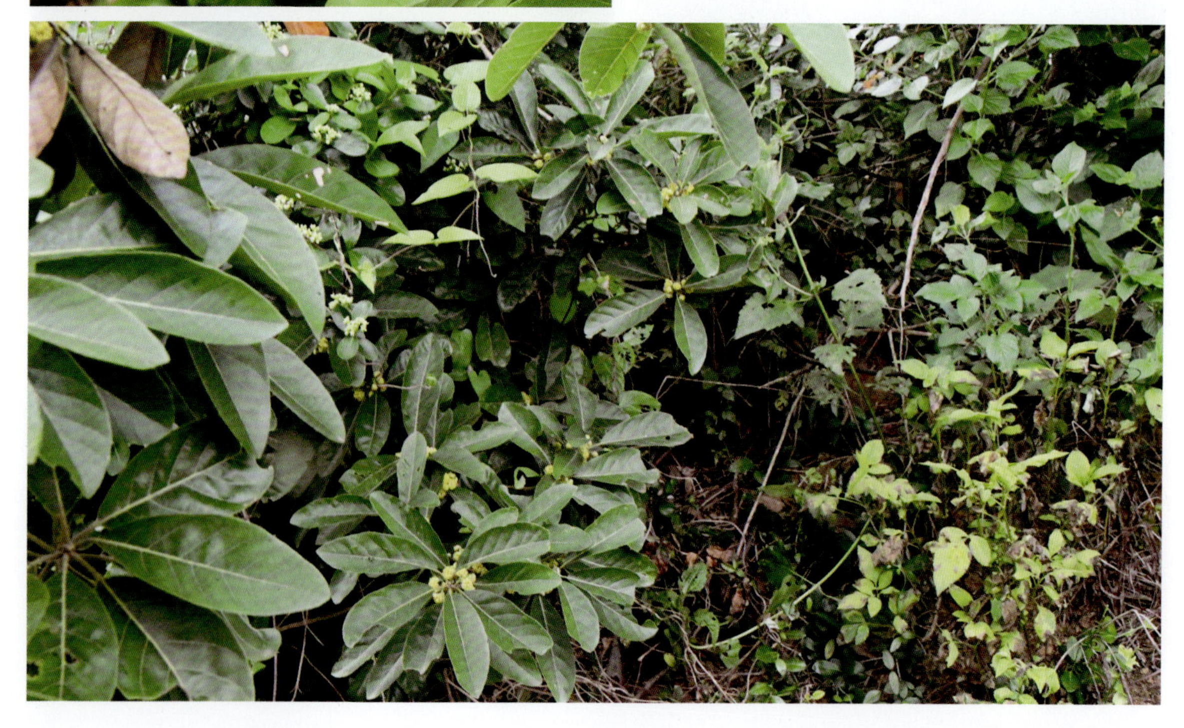

红花玉蕊

【特征】常绿灌木或小乔木。高 4~8 m。叶集生枝顶，椭圆形或长倒卵形。总状花序生于无叶的老枝上，下垂；花径约 2 cm，花瓣乳白色，花丝线形、深红色。果实卵球形，长 2~4 cm，有四棱。

【药用信息】根可退热，果实可止咳。

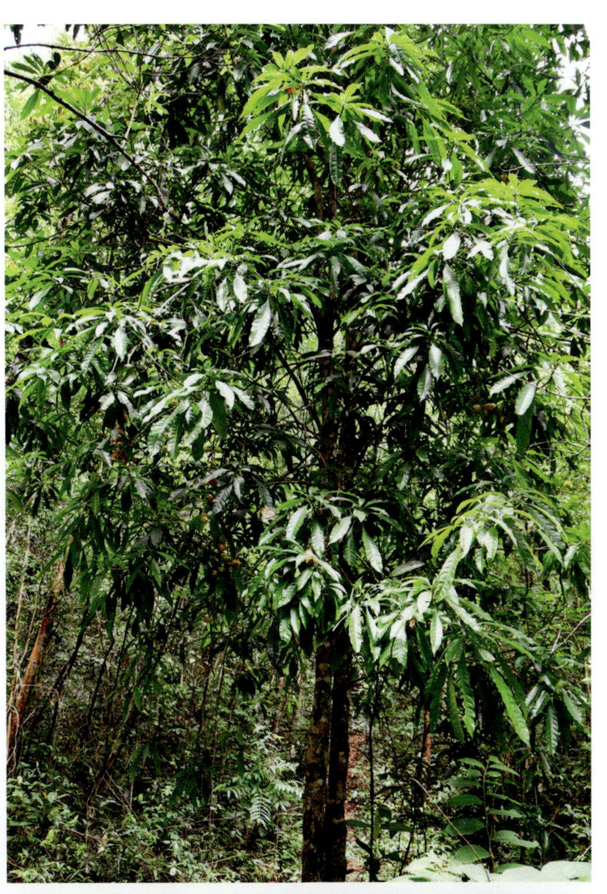

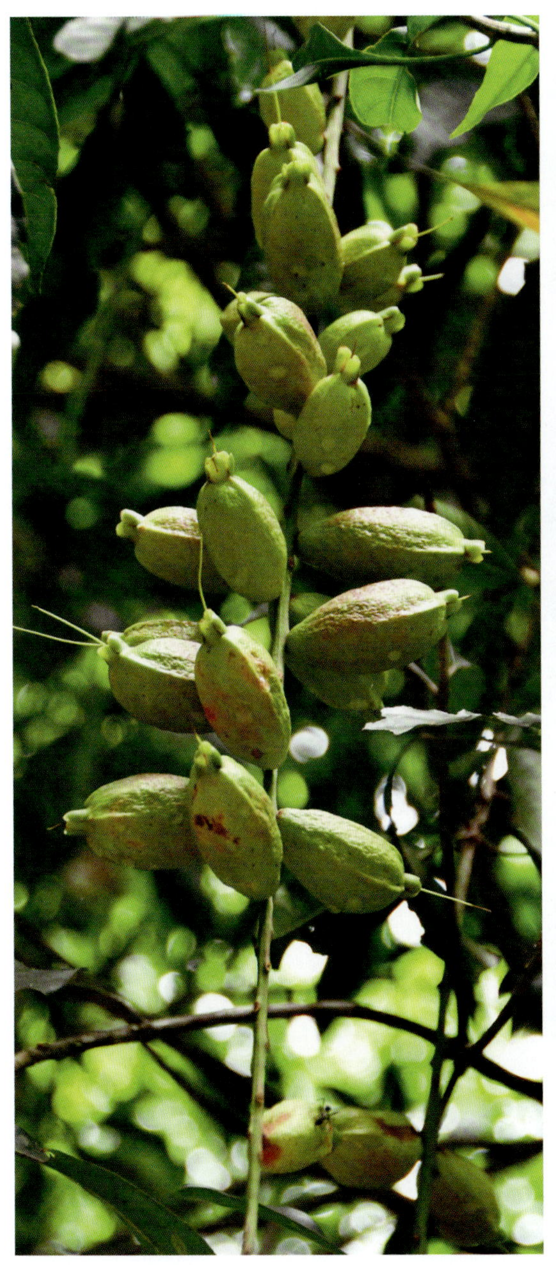

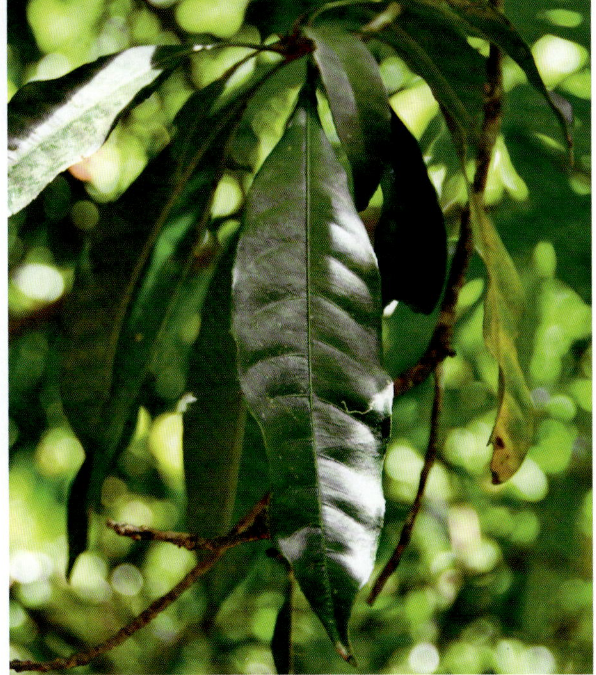

长柄玉蕊

Barringtonia longipes

玉蕊科 玉蕊属

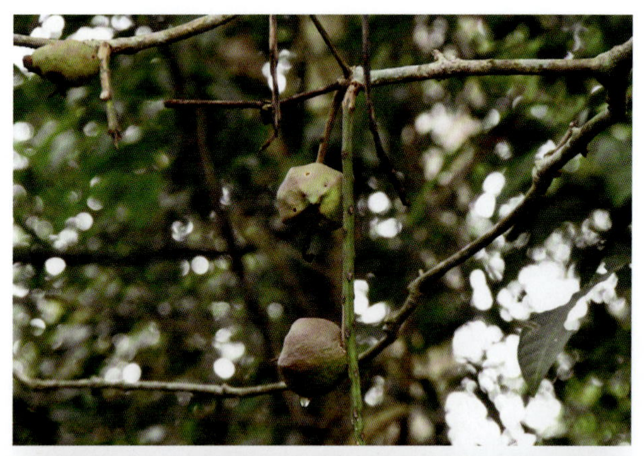

【特征】乔木。树可达 5m。叶无毛;叶椭圆形到披针形,基部渐狭,先端渐尖,边缘有锯齿,两面无毛;侧脉 10~19 对。鳞片披针形。花序顶生,为下垂的总状花序,疏生,花 20~35,无毛;苞片三角形。萼筒漏斗状,圆形或稍四棱,无翅,无毛;萼片 4,近圆形,无毛,在芽中开放;花瓣 4,倒卵形。雄蕊 5 轮;花药近圆形;花盘环状,子房 4 室,胚珠每室 1~3;果实倒卵形,稍四棱,先端圆形,基部渐细。

【药用信息】同红花玉蕊。

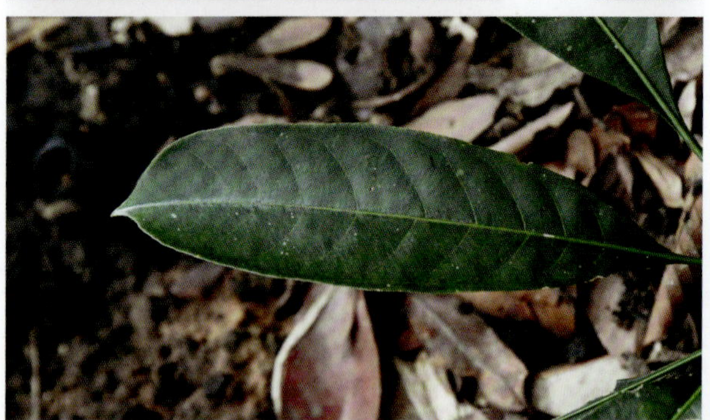

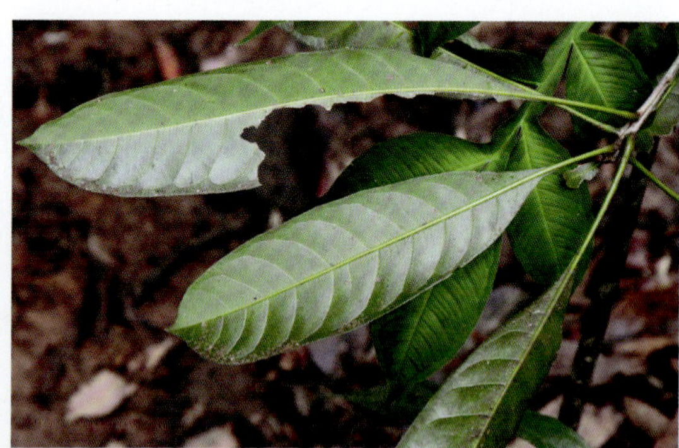

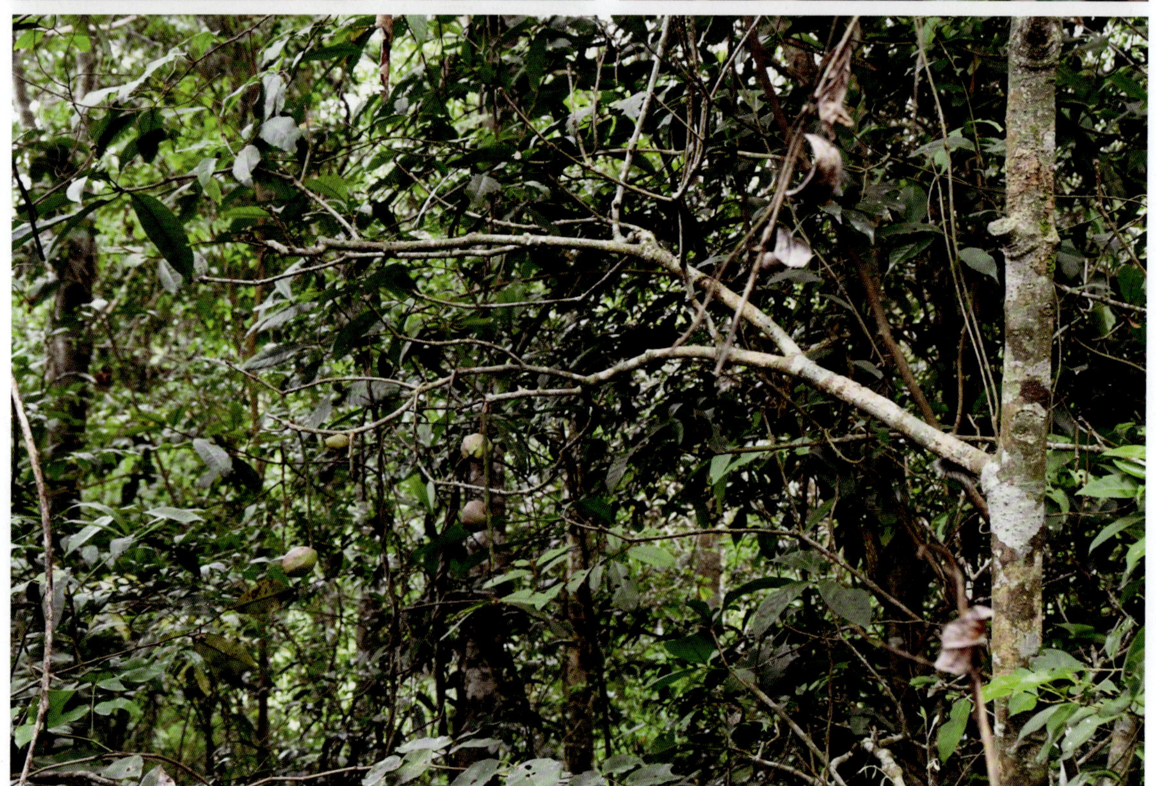

Lilium poilanei

【特征】多年生草本。球茎卵圆形。茎微红色。叶散生，披针形。花单生至3个或3个以上，呈漏斗状，花被片下垂，白色到淡黄色到黄色，基部1/4条纹暗红色，中脉处有一条大的条纹。花药绿色，花粉褐色至橙红色。

【药用信息】鳞茎入药，润肺止咳、清热、安神、利尿等。

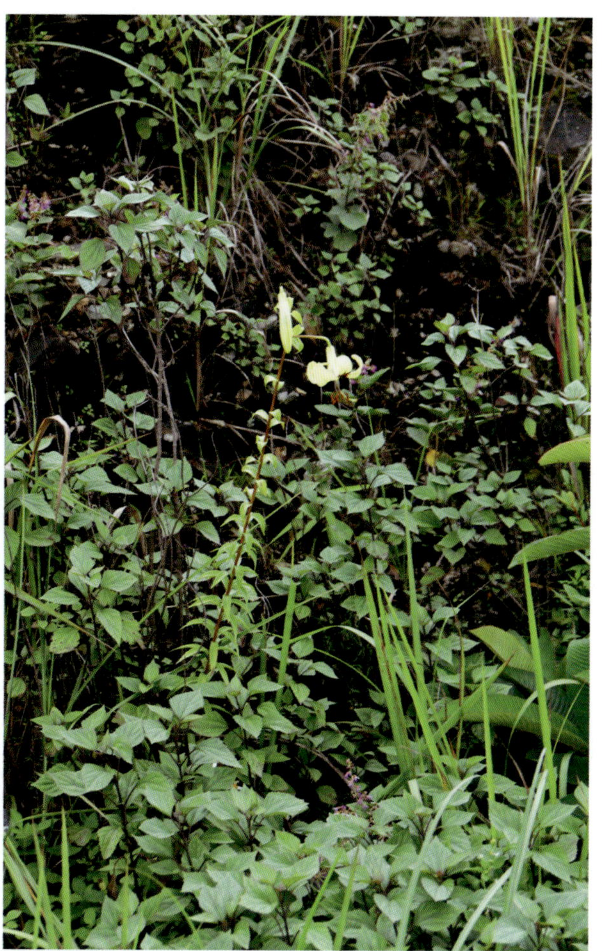

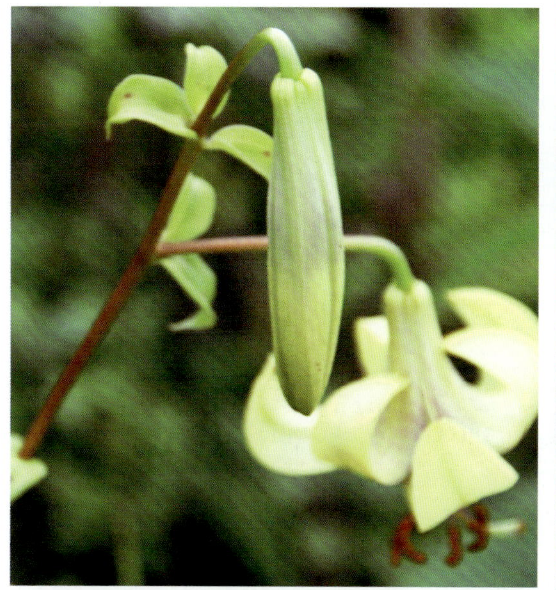

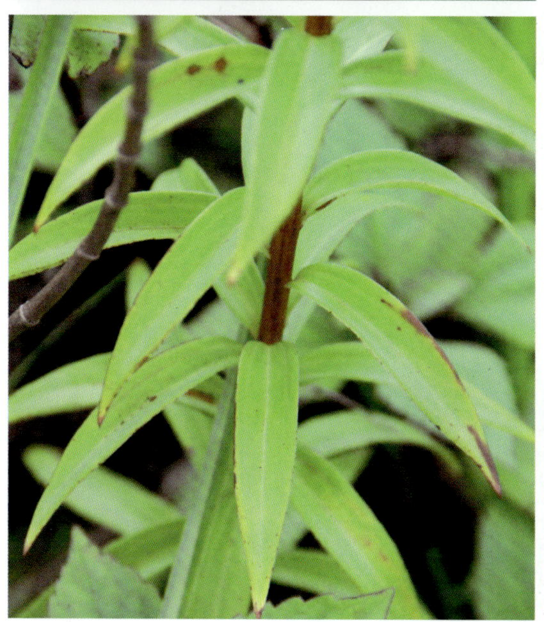

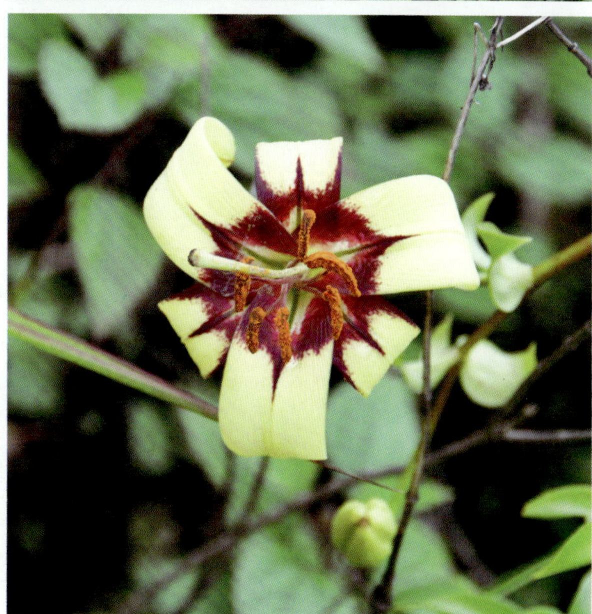

黏毛母草

Lindernia viscosa

母草科 陌上菜属

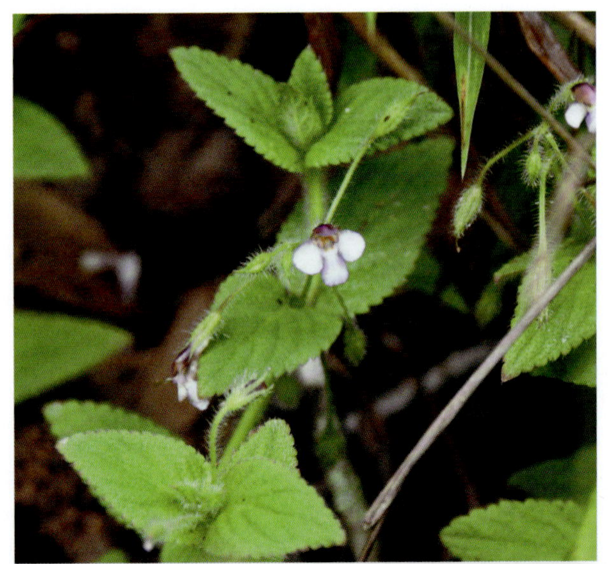

【特征】一年生草本，直立或多少铺散，但不长蔓，有时分枝极多，茎枝均有条纹，被伸展的粗毛。叶下部者卵状矩圆形，顶端钝或圆，基部下延成宽叶柄，边缘有浅波状齿，两面疏被粗毛，上部叶渐宽短，在花序下之叶有时为宽心脏状卵形，宽过于长，较基叶小而无柄，半抱茎。花序总状，稀疏，有花6~10朵；苞片小，披针形；总花梗和花梗有粗毛，开花时上升或斜展，花后常反曲；萼仅基部联合，齿5，狭披针形，外被粗毛；花冠白色或微带黄色，上唇2裂，三角状卵形，圆头，下唇3裂，裂片近相等；雄蕊4，全育。蒴果球形，与宿萼近等长。种子细小，椭圆状长方形。

【药用信息】全草入药，治毒疮。

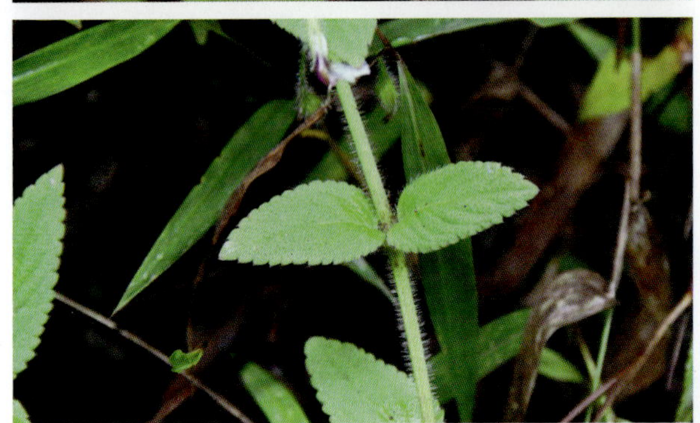

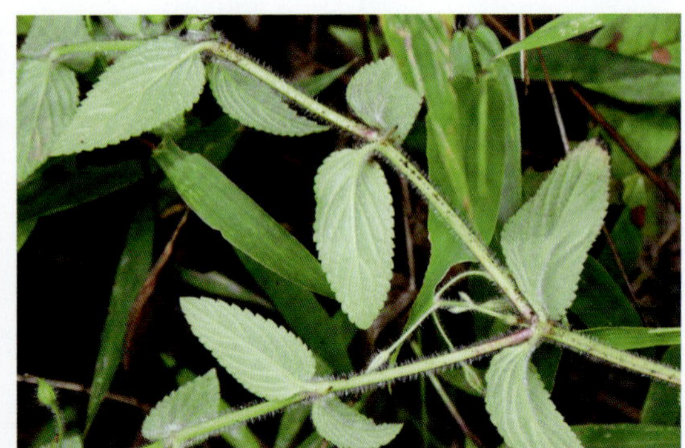

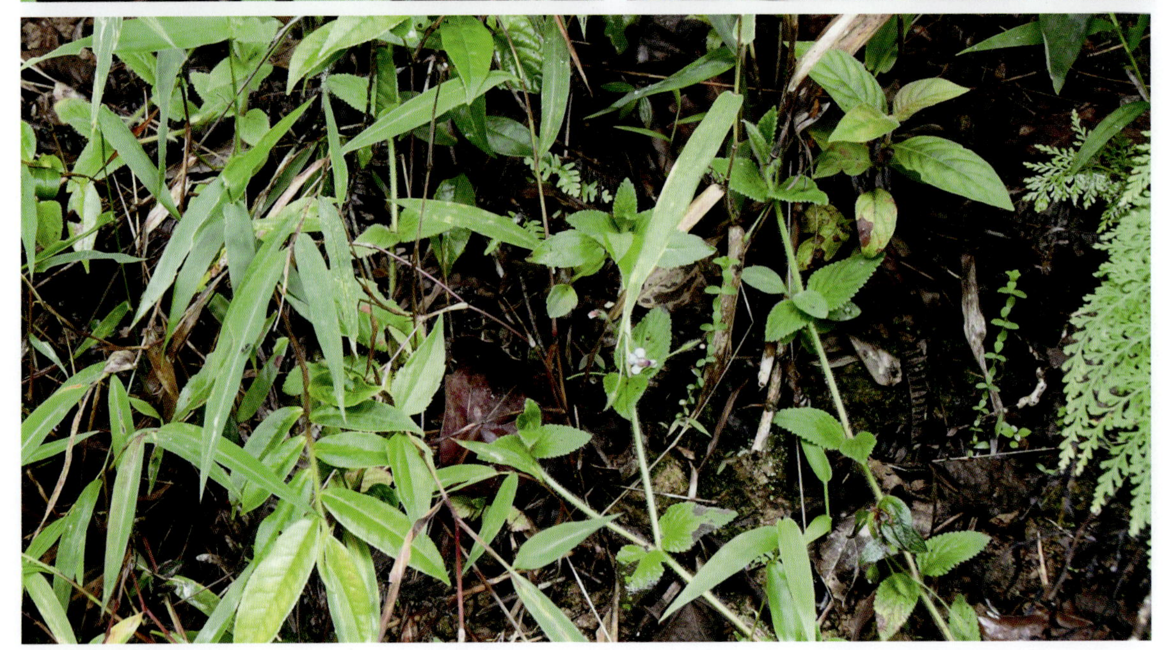

毛萼蝴蝶草

【特征】多年生草本。茎松弛分枝，弥散，具浓密的白色长平展茸毛。叶纸质；叶柄密被毛；叶片三角形卵形或三角形披针形，先端锐尖，基部截形，细锐尖有锯齿；两面有白色长毛。花单生和腋生；花梗具毛；花萼管状，5肋，展开长柔毛，唇状；花冠黄色；上唇宽圆形，微缺；下唇3浅裂，裂片圆形。蒴果狭长圆形。种子椭圆状，倒圆形。

【药用信息】全株入药，清热利湿，止咳止呕。主治黄疸、血淋、呕吐腹泻等。

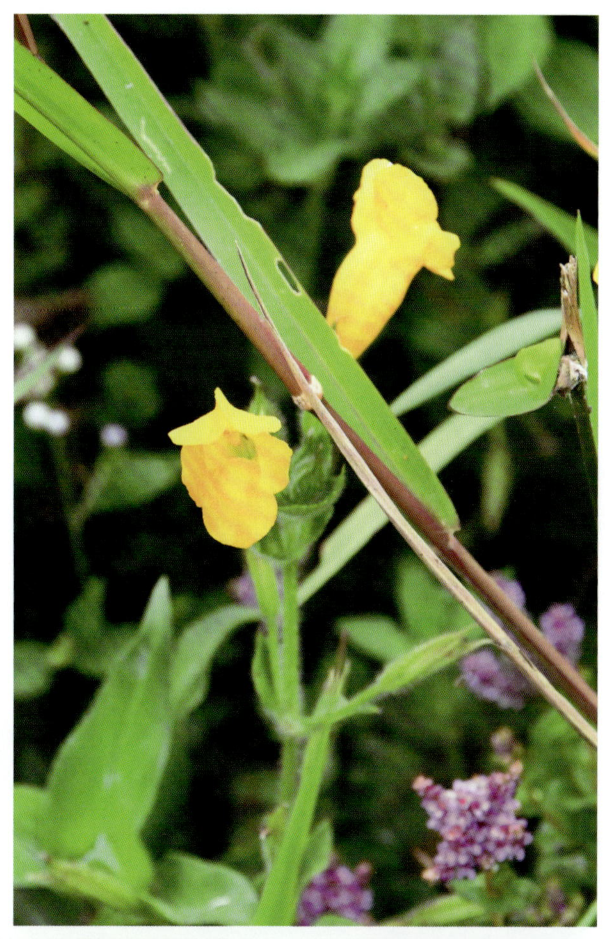

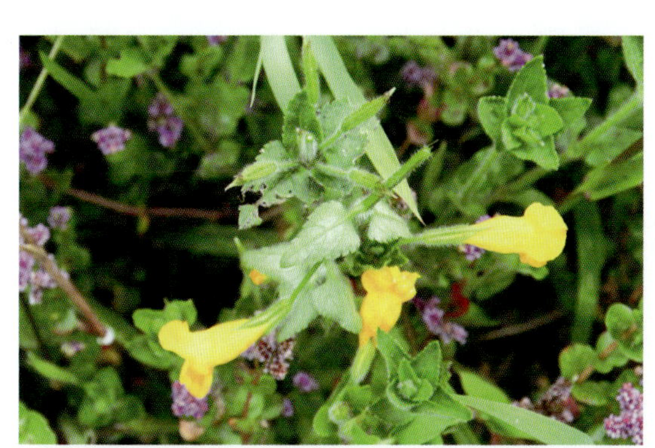

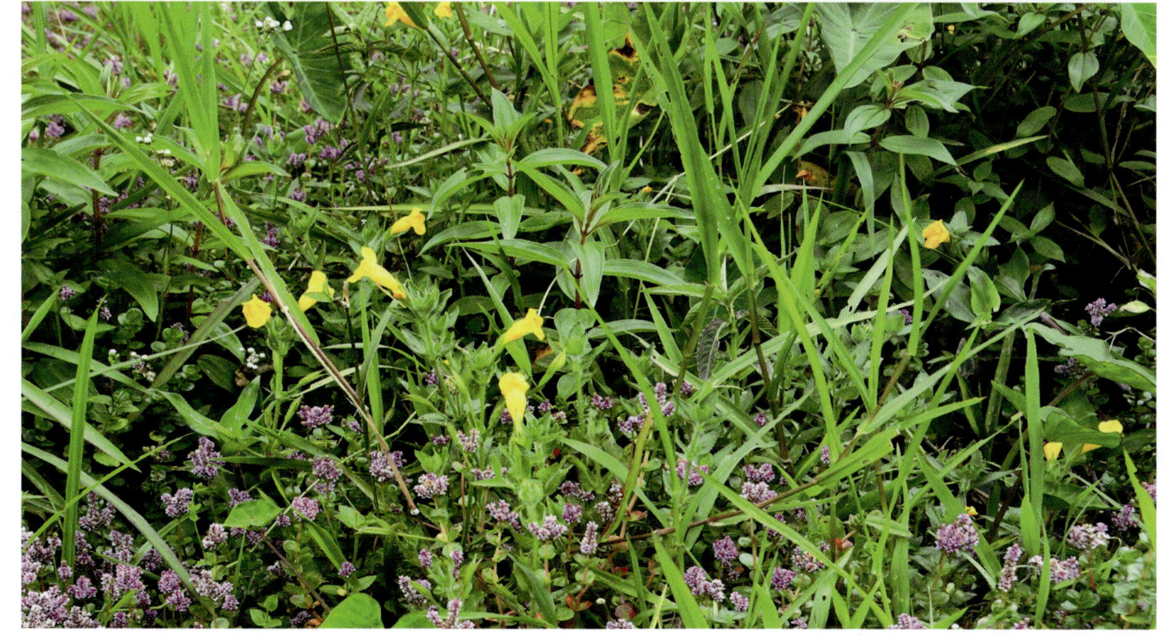

泰国蝴蝶草

Torenia siamensis

母草科 蝴蝶草属

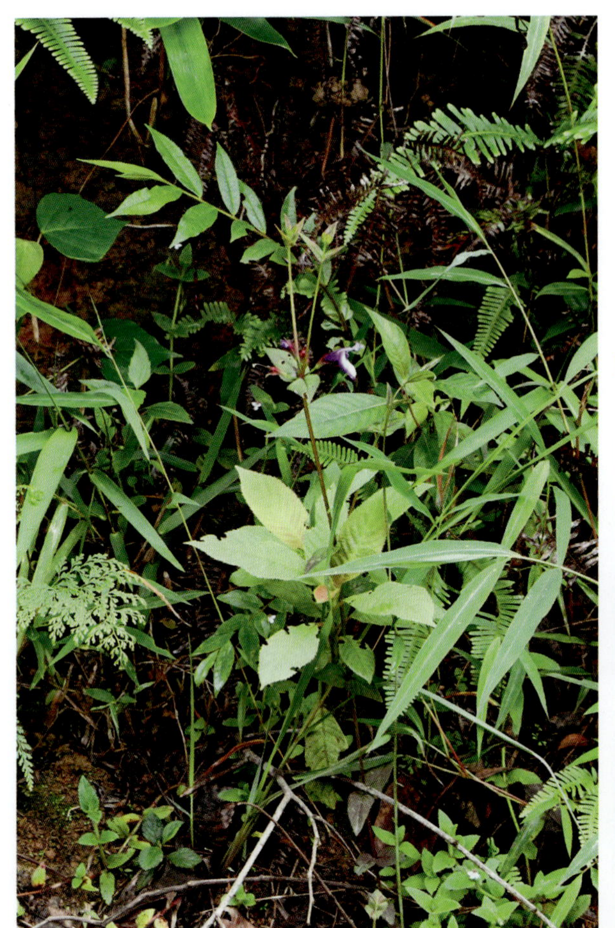

【特征】一年生草本。茎直立，松弛分枝，在节上不生根，四边形，狭翅在角上，无毛。叶近无柄或短，披针形或长圆状披针形，先端锐尖，圆钝，基部很少近心形，上面粗糙，无毛或被非常疏生柔毛在下面的脉络上。总状或伞状花序，亦或单朵腋生或顶生，稀由于总状花序顶端的一朵花不发育而成二歧状。前雄蕊各具一丝状距。蒴果圆筒状。种子倒圆形。

【药用信息】全草入药，清热解毒，利湿止咳，和胃止呕，化瘀。

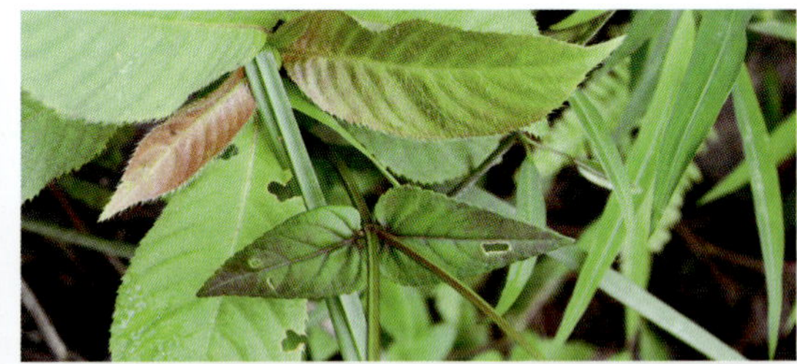

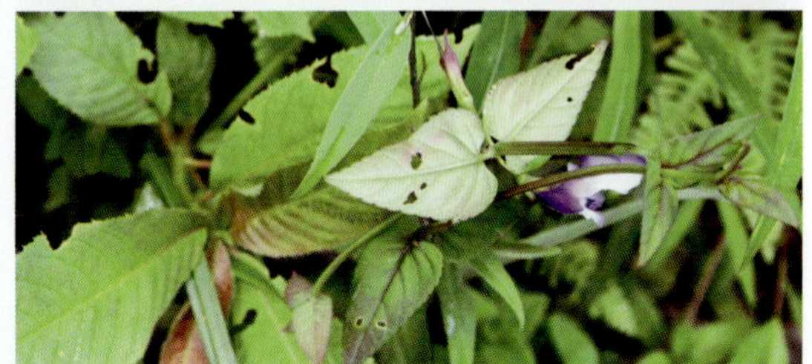

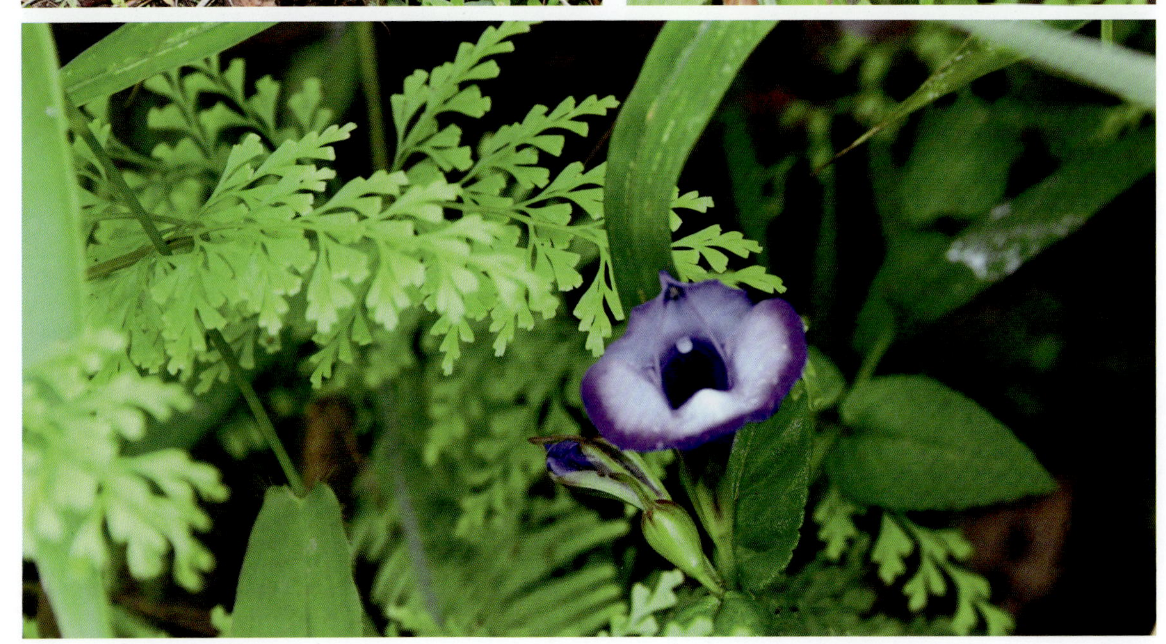

Strychnos axillaris

马钱科 马钱属

腋花马钱

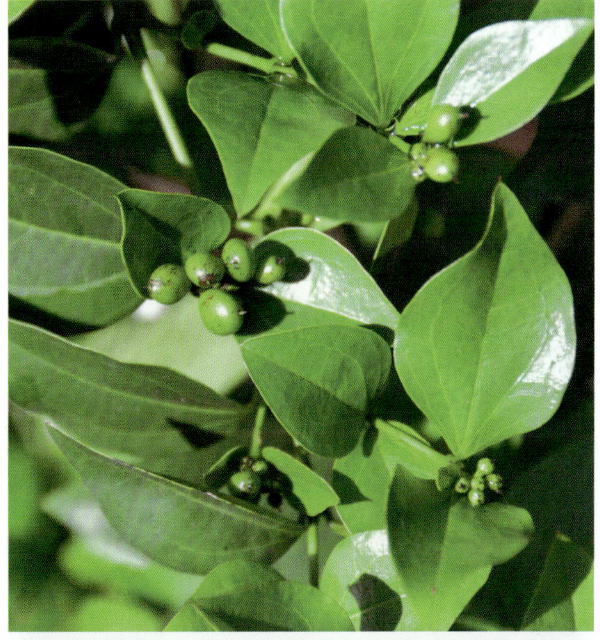

【特征】木质藤本。枝条被微柔毛至无毛；腋生枝刺顶端螺旋状卷曲。叶片纸质至革质，椭圆形、披针形、卵形至近圆形，基部渐狭至近心形，上面仅中脉上被短柔毛，下面被短柔毛至无毛；基出脉 3~5 条。二至三歧聚伞花序腋生或顶生，着花多朵，被短柔毛至无毛；花 5 数；花萼裂片卵形至近圆形，外面被短柔毛至无毛，内面无毛；花冠管与花冠裂片等长或近等长，无毛或外面被微毛，花冠裂片长卵形，直立，厚，内面基部具一排直立的刺毛，刺毛长达花冠裂片的一半；雄蕊着生于花冠管中部，内藏，花丝极短，花药卵形，顶端具小尖头，基部具缘毛；雌蕊无毛，子房圆球状。浆果卵圆状或圆球状。种子 1~2，种子椭圆形或圆形。

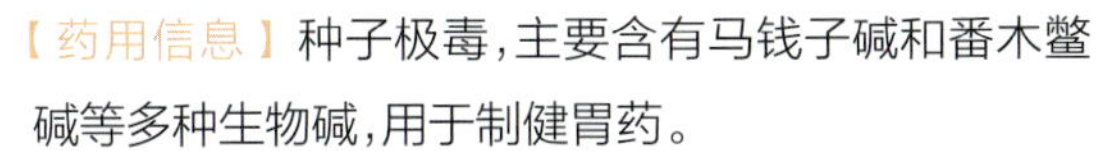

【药用信息】种子极毒，主要含有马钱子碱和番木鳖碱等多种生物碱，用于制健胃药。

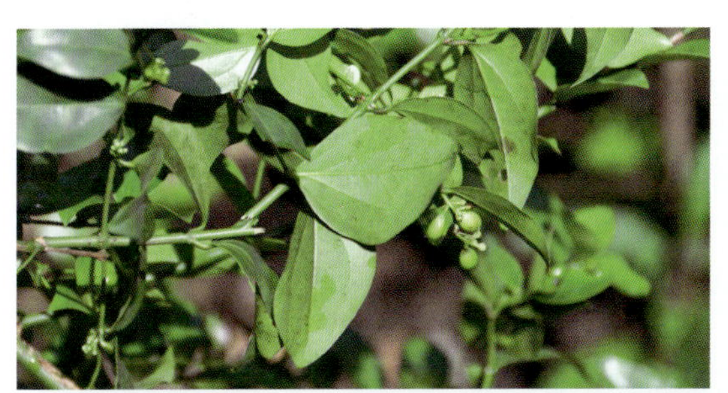

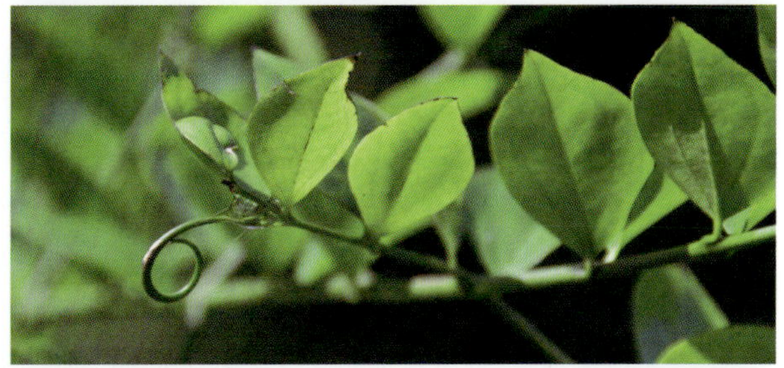

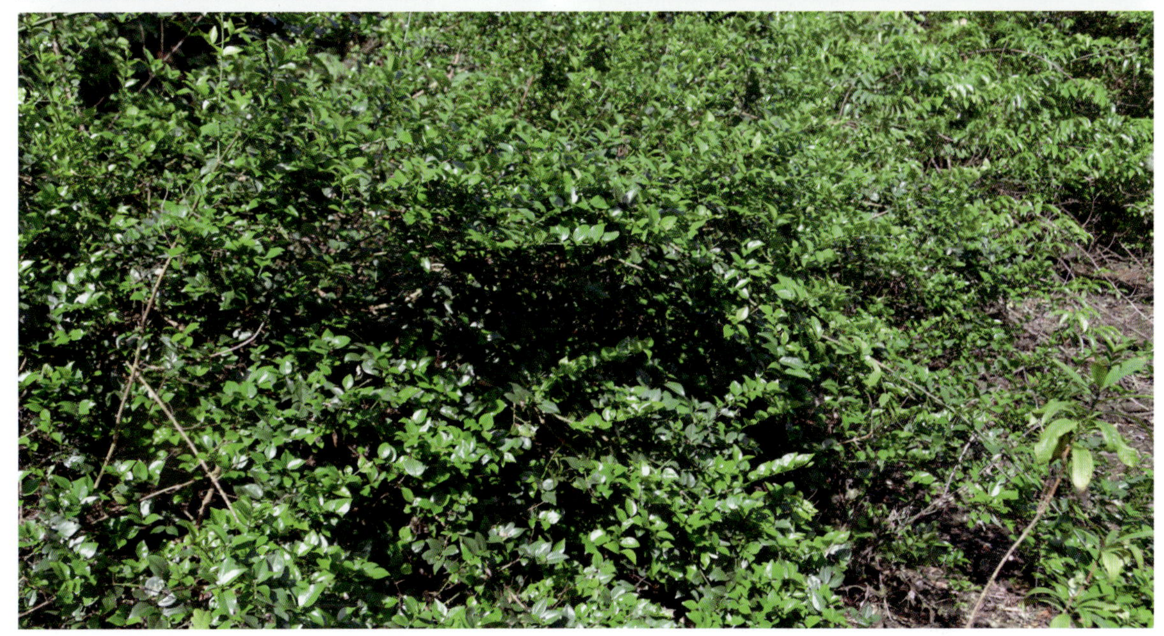

山马钱

Strychnos nux-blanda

马钱科 马钱属

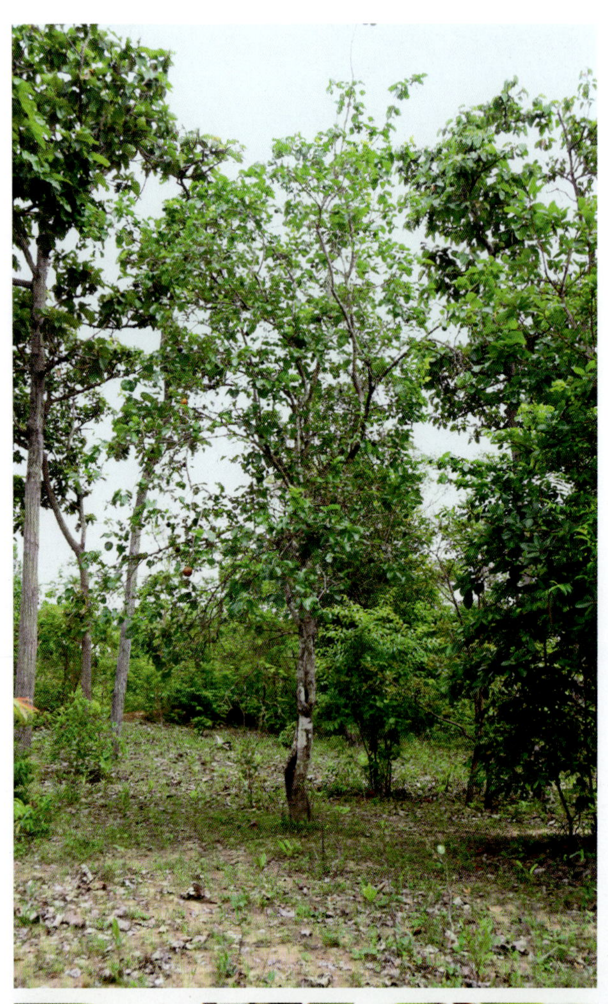

【特征】乔木。枝条无毛或近无毛。叶片纸质，宽卵形、椭圆状卵形或近圆形，顶端急尖至渐尖，基部圆形，无毛；基出脉 5~7 条，具有横出网脉。圆锥状聚伞花序腋生；苞片和花梗均被微毛；花 5 数；花萼裂片披针形，被微毛；花冠白色，花冠管比花冠裂片长 3 倍以上，内面近基部被长柔毛，花冠裂片椭圆状披针形，内面具有颗粒状凸起；雄蕊着生于花冠管喉部，花药椭圆状卵形，伸出花冠管喉部之外，花丝极短；子房卵珠状，无毛，花柱圆柱状，无毛，柱头头状。浆果圆球状。种子 4~15，卵形、近圆形或不规则椭圆形，扁平。

【药用信息】种子入药，祛风除湿，清热消肿。治风热湿痹，关节屈伸不利，四肢关节疼痛，手足拘挛，腰膝疼痛，四肢麻木不仁等症。

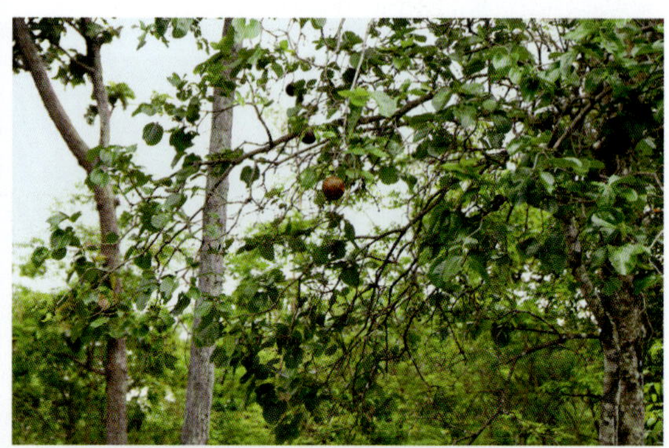

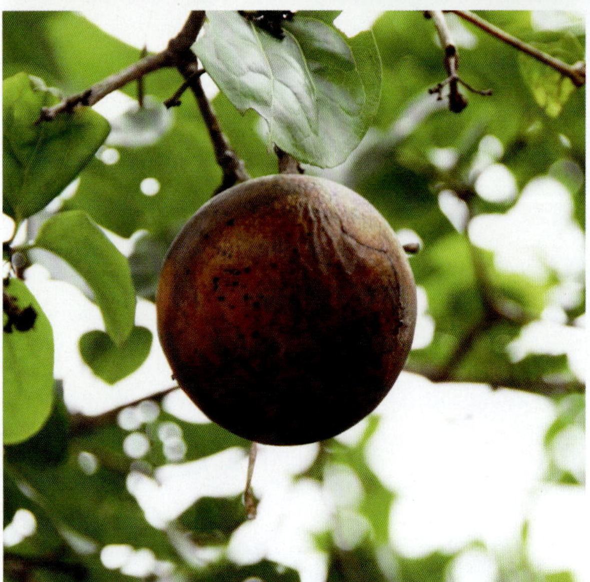

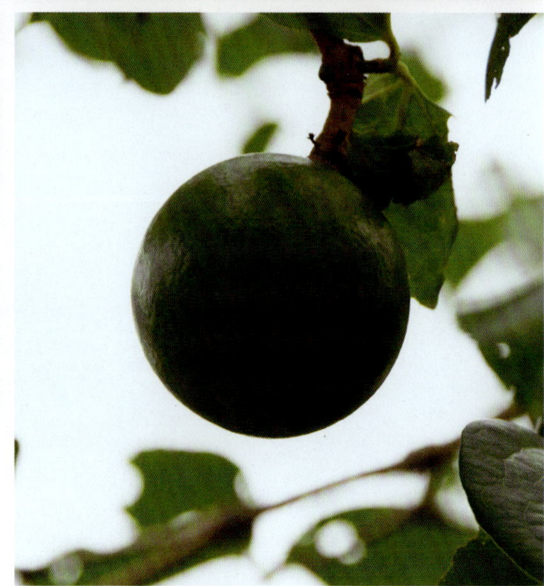

伞花马钱

【特征】木质藤本。枝条无毛。叶片革质，卵形、卵状椭圆形或长椭圆形，顶端钝至短渐尖，基部钝；基出脉3~7条，横出网脉明显。圆锥状聚伞花序顶生或腋生；花序梗与花梗、花萼外面、花冠管内面喉部均被短柔毛；花4数，稀5数；花萼裂片宽卵形；花冠钟状，外面无毛，花冠裂片长圆状披针形，比花冠管长3倍；花药长卵形，基部心形，被倒向长柔毛；子房卵形，无毛，花柱丝状，无毛，柱头头状。浆果圆球状。种子1~3。

【药用信息】根有毒，能祛风湿，主治风湿寒痹、寒湿肾水肿。

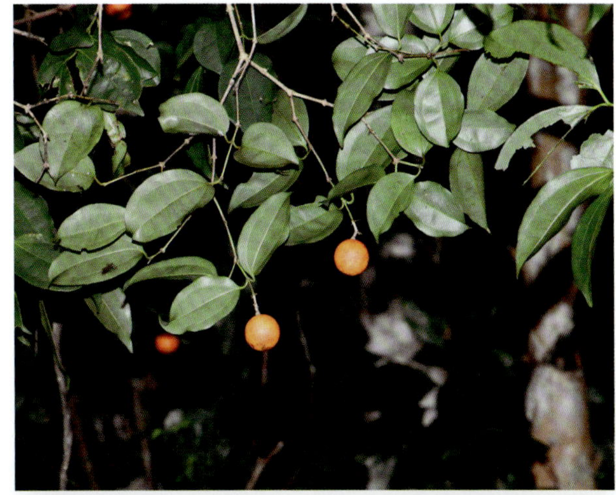

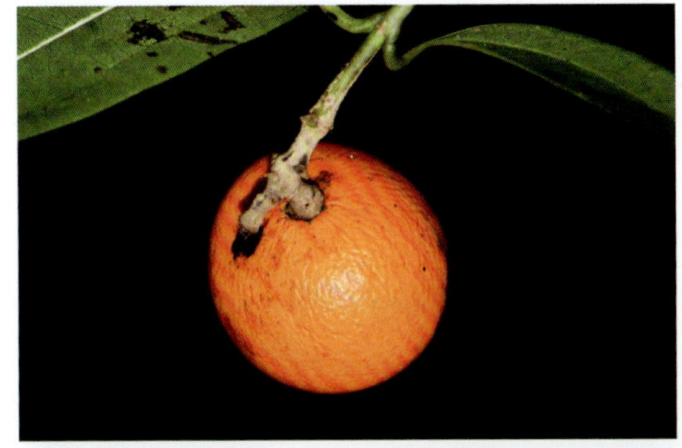

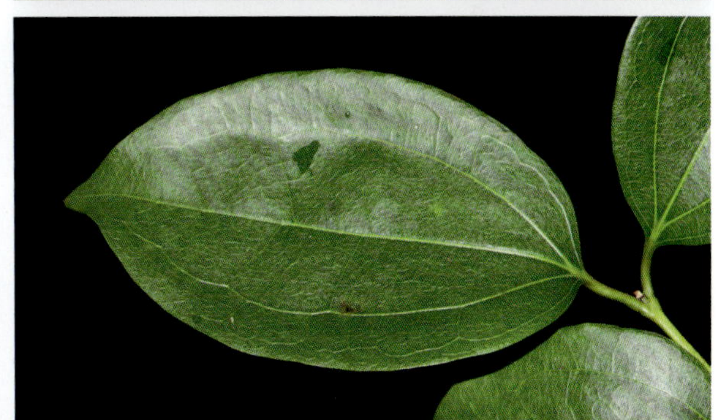

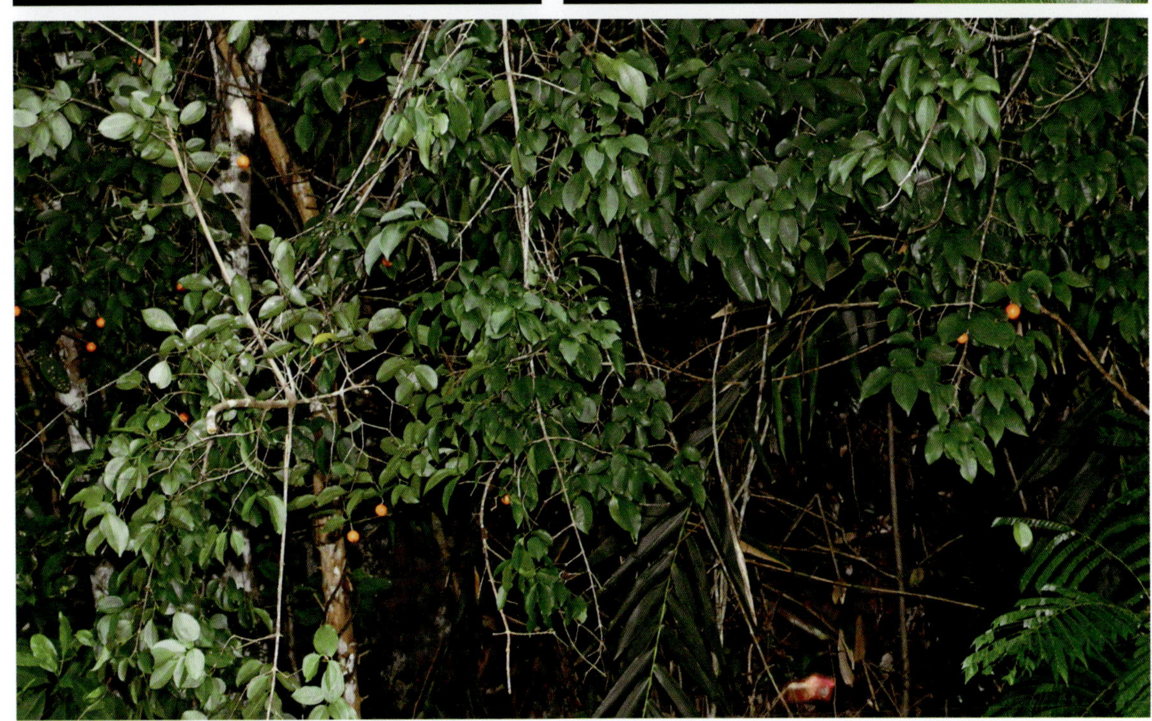

油茶离瓣寄生

Helixanthera sampsonii

桑寄生科 离瓣寄生属

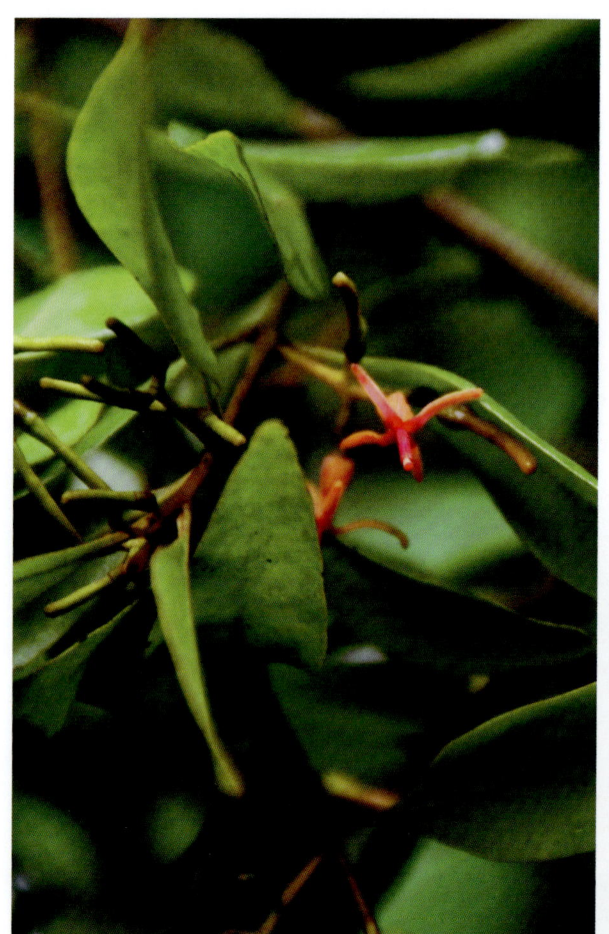

【特征】灌木。幼枝、叶密被锈色星状毛，后脱落无毛；小枝灰色，具密生皮孔。叶常对生，黄绿色，卵形、椭圆形或卵状披针形，先端短钝尖或短渐尖，基部宽楔形或楔形，稍下延，侧脉在上面略明显。总状花序1~2腋生，有时3序生于短枝顶部，具2~5花；苞片卵形，被毛；花红色，被星状毛，花托坛状；副萼环状；花瓣4，披针形，中部两侧具长约2mm内折的膜质边缘，上部反折；2室；花盘垫状；花柱4棱。果卵球形，红或橙色，顶部骤窄，平滑。

【药用信息】茎叶入药，祛风湿等。

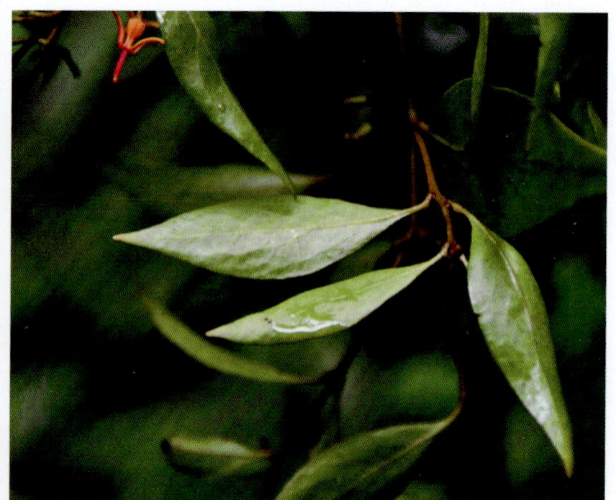

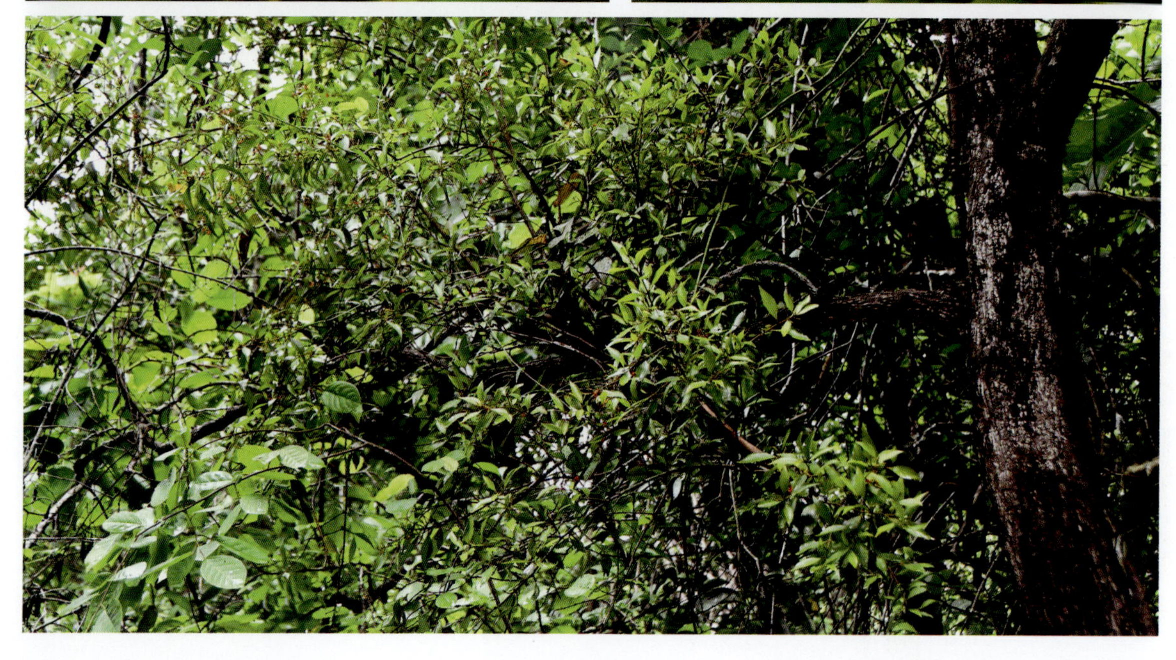

水苋菜

Ammannia baccifera

千屈菜科 水苋菜属

【特征】一年生草本，无毛。茎直立，多分枝，带淡紫色，稍呈 4 棱，具狭翅。叶生于下部的对生，生于上部的或侧枝的有时略成互生，长椭圆形、矩圆形或披针形，生于侧枝的较小，顶端短尖或钝形，基部渐狭，侧脉不明显，近无柄。花数朵组成腋生的聚伞花序或花束，结实时稍疏松，几无总花梗；花极小，绿色或淡紫色；花萼蕾期钟形，顶端平面呈四方形，裂片 4，正三角形，结实时半球形，包围蒴果的下半部，无棱，附属体褶叠状或小齿状；通常无花瓣；雄蕊通常 4，贴生于萼筒中部，与花萼裂片等长或较短；子房球形，花柱极短或无花柱。蒴果球形，紫红色，中部以上不规则周裂。种子极小，形状不规则，近三角形，黑色。

【药用信息】散瘀止血，除湿解毒。主治跌打损伤、内外伤出血、骨折。

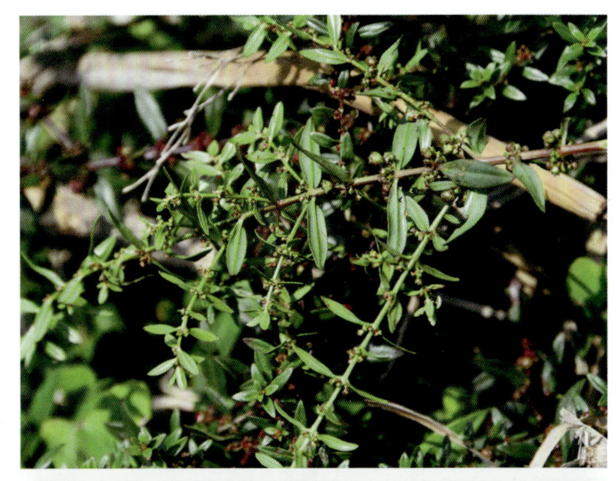

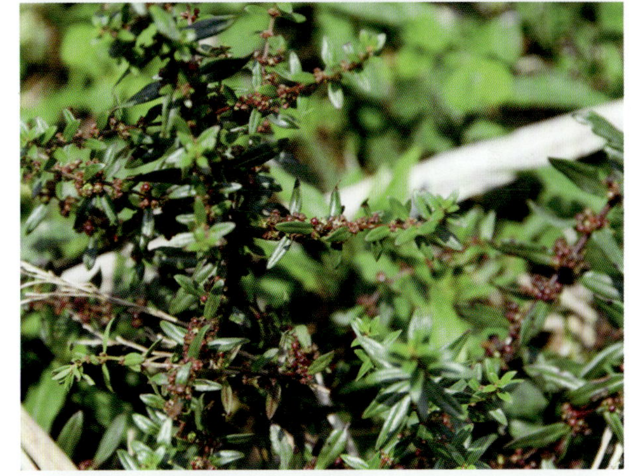

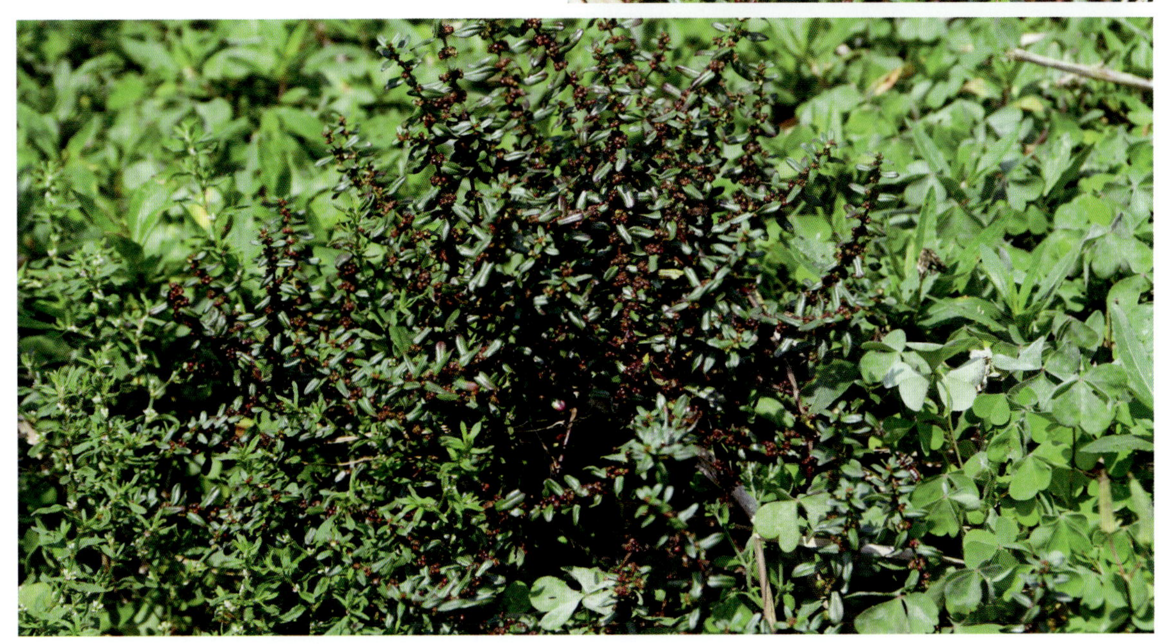

八宝树

Duabanga grandiflora

千屈菜科 水苋菜属

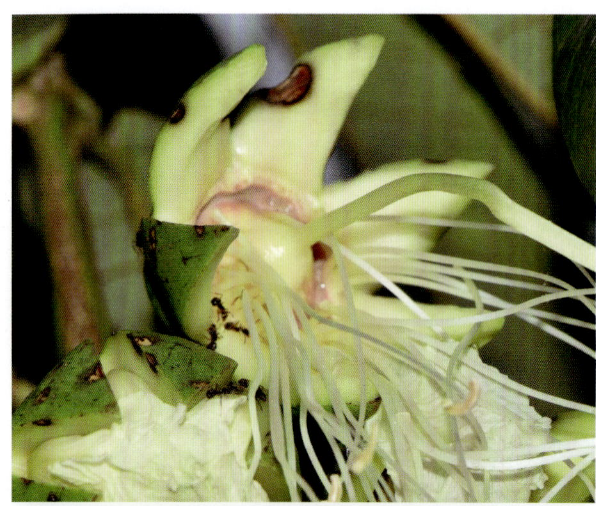

【特征】乔木。树皮褐灰色，有皱褶裂纹；板状根不甚发达；枝下垂，螺旋状或轮生于树干上，幼时具 4 棱。叶阔椭圆形、矩圆形或卵状矩圆形，顶端短渐尖，基部深裂成心形，裂片圆形，中脉在上面下陷，在下面凸起，侧脉 20~24 对，粗壮，明显；叶柄粗厚，带红色。花 5~6 基数；有关节；萼筒阔杯形；花瓣近卵形；雄蕊极多数，2 轮排列；子房半下位，6 或 5 室，有胚珠多数，柱头微裂。蒴果，成熟时从顶端向下开裂成 6~9 枚果爿。种子长约 4mm。

【药用信息】叶可治疗胃痛、疼痛和肿胀，也可用于皮肤美白。

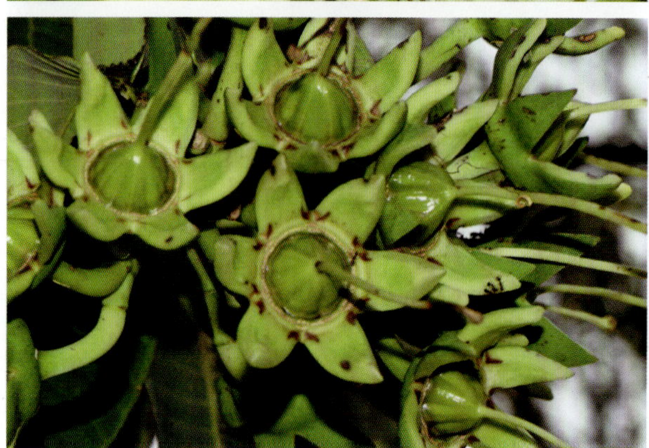

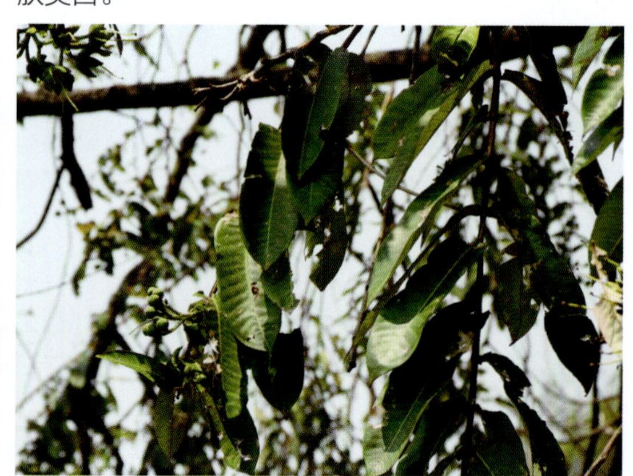

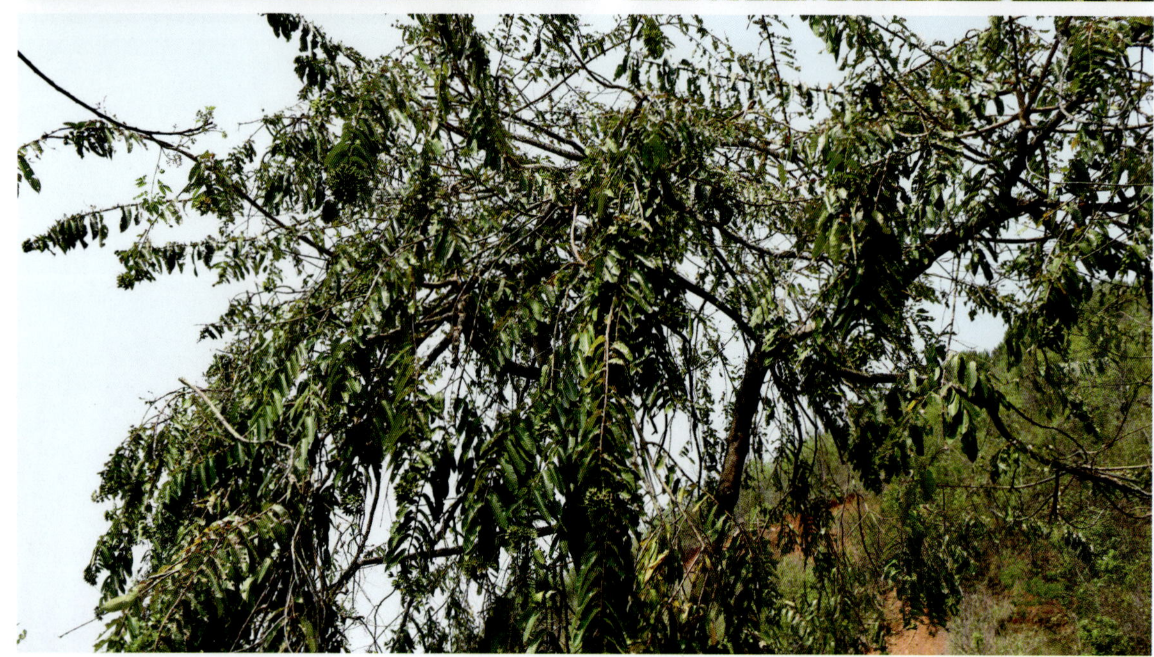

南圻紫薇

【特征】乔木。老树干上有凹槽；树皮浅棕色，薄，剥落，有斑点；短枝有时具脊尖。叶片宽椭圆形，全缘，大部分波状，密被锈色短茸毛，在上面变得几无毛；侧脉每侧6~12；肋间脉网状或淡鳞片状。花序顶生，松弛，少花或多花，全部密被锈色短毛，毛星状、树突状。花：芽密被锈色短毛，倒圆锥形，有时在先端扁平，具乳突；花萼筒没有或模糊脊状；花瓣紫色，随生长变淡紫色到白色。蒴果黑色，光滑（不是无毛），通常在先端带白色毛。

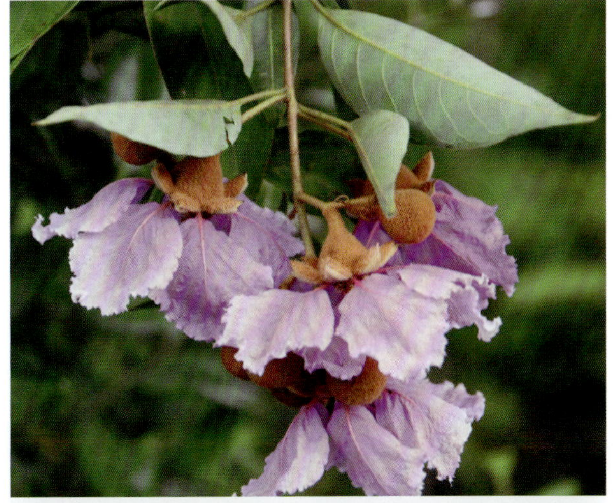

【药用信息】树皮、叶及花为强泻剂；根和树皮煎剂可治咯血、吐血、便血。

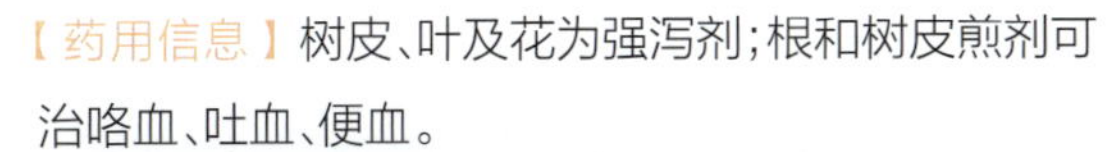

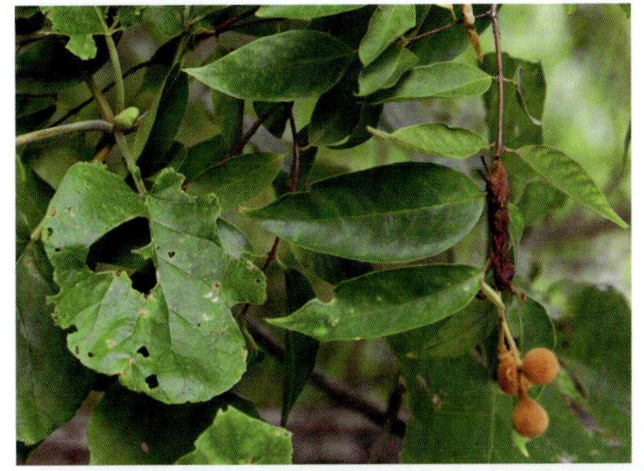

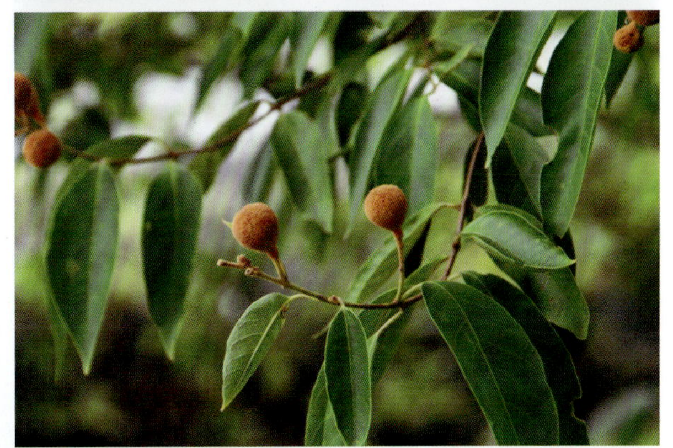

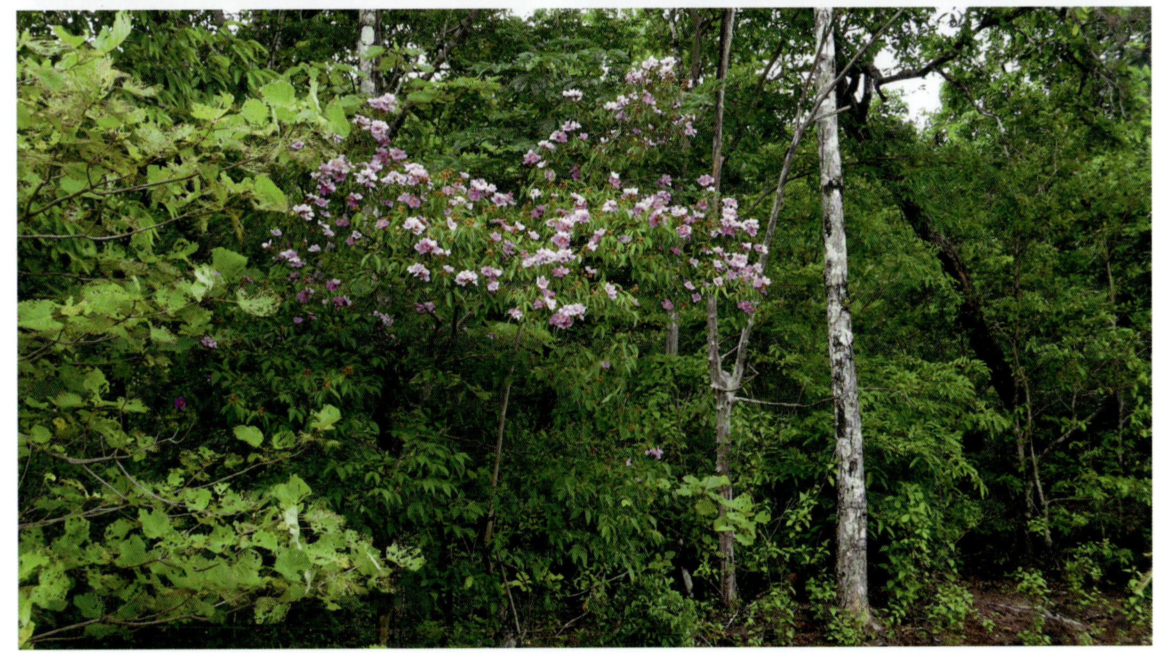

二歧紫薇

Lagerstroemia duperreana

千屈菜科 紫薇属

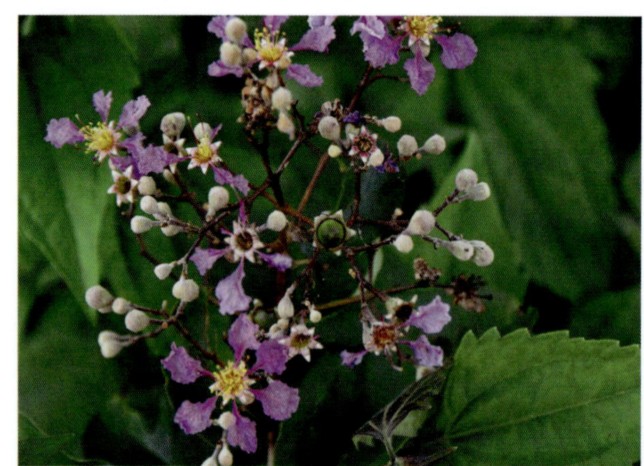

【特征】乔木，高达 23m。树皮浅棕色到灰色，非常光滑，大片剥落。叶卵形，沿树枝成对排列。花从粉红色到浅紫色，花瓣 5，有一个长而窄的爪，支撑着花瓣较宽的上部。蒴果，成熟时干燥，裂开释放出小而有翼的种子。

【药用信息】同南圻紫薇。

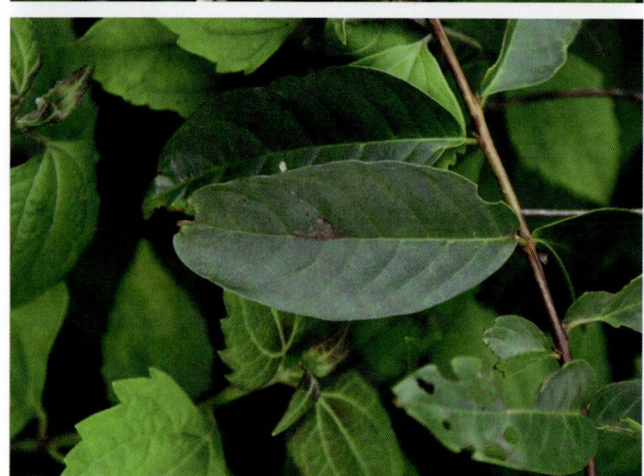

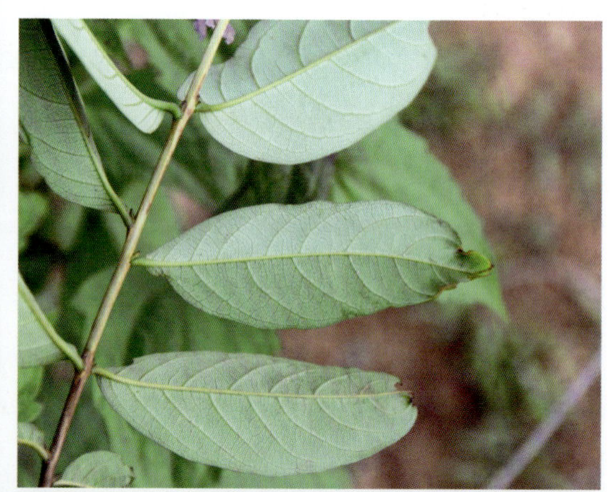

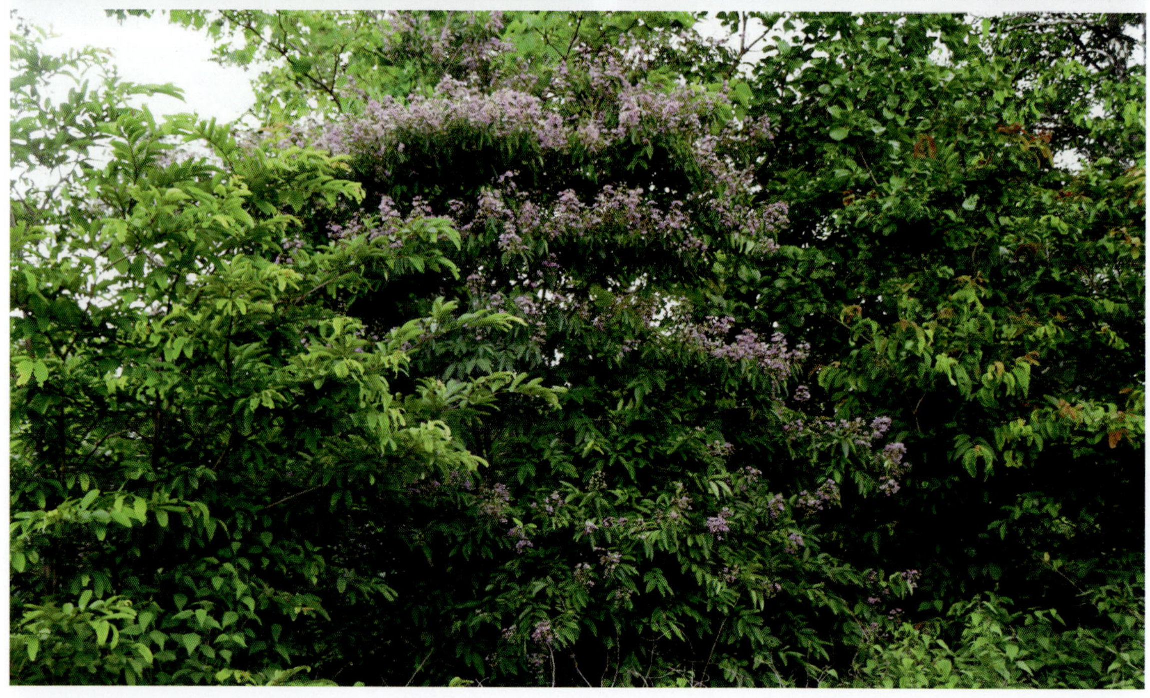

大花紫薇

【特征】大乔木。树皮灰色，平滑；小枝圆柱形，无毛或微被糠批状毛。叶革质，矩圆状椭圆形或卵状椭圆形，稀披针形，甚大，顶端钝形或短尖，基部阔楔形至圆形，两面均无毛，侧脉 9~17 对，在叶缘弯拱连接；叶柄粗壮。花淡红色或紫色，顶生圆锥花序；花轴、花梗及花萼外面均被黄褐色糠粃状的密毡毛；花萼有棱 12 条，被糠粃状毛，6 裂，裂片三角形，反曲，内面无毛，附属体鳞片状；花瓣 6，近圆形至矩圆状倒卵形，几不皱缩，有短爪；雄蕊多数，达 100~200；子房球形，4~6 室，无毛。蒴果球形至倒卵状矩圆形，褐灰色，6 裂；种子多数。

【药用信息】树皮及叶可作泻药，种子具有麻醉性；根含单宁，可作收敛剂。

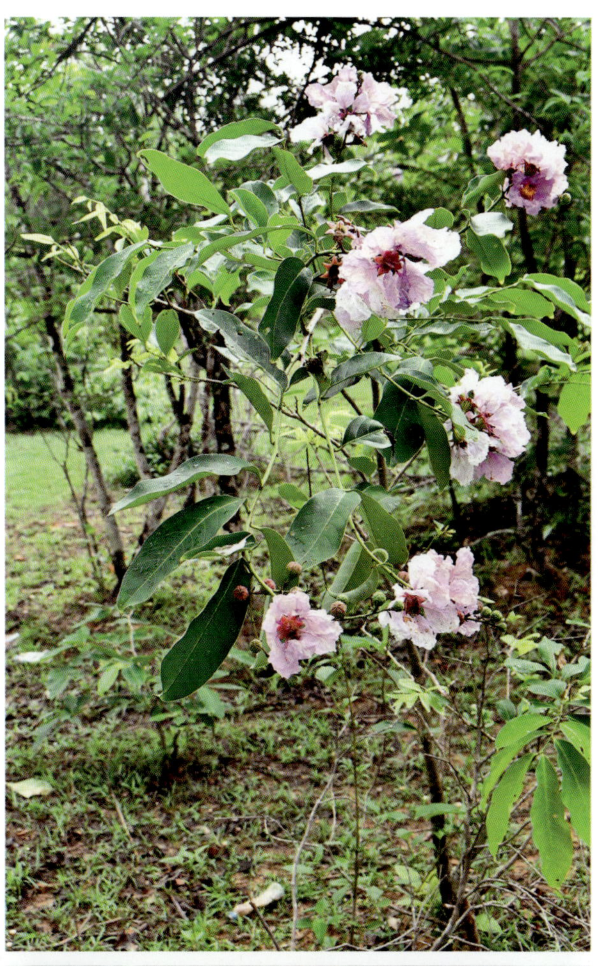

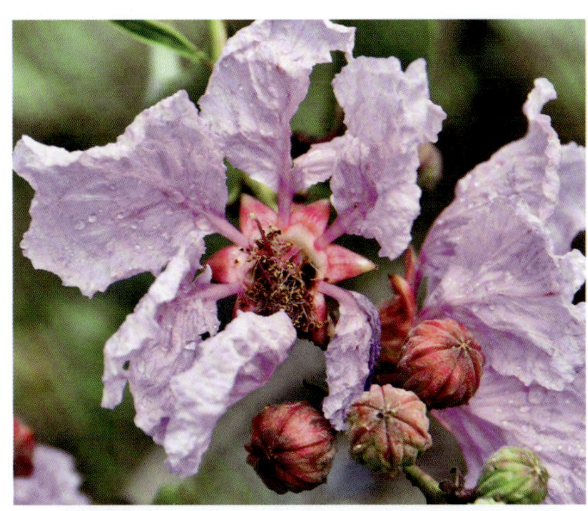

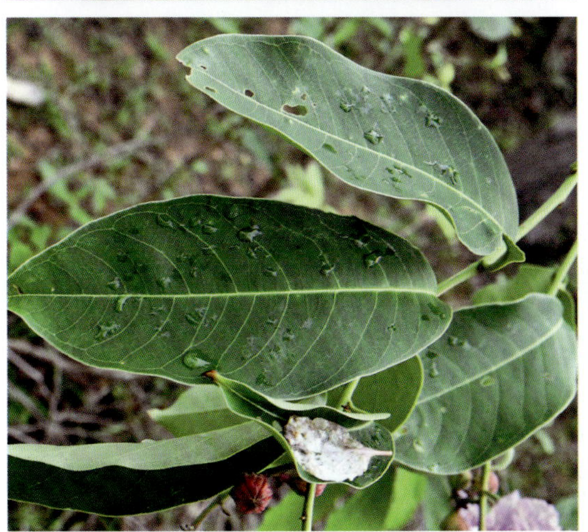

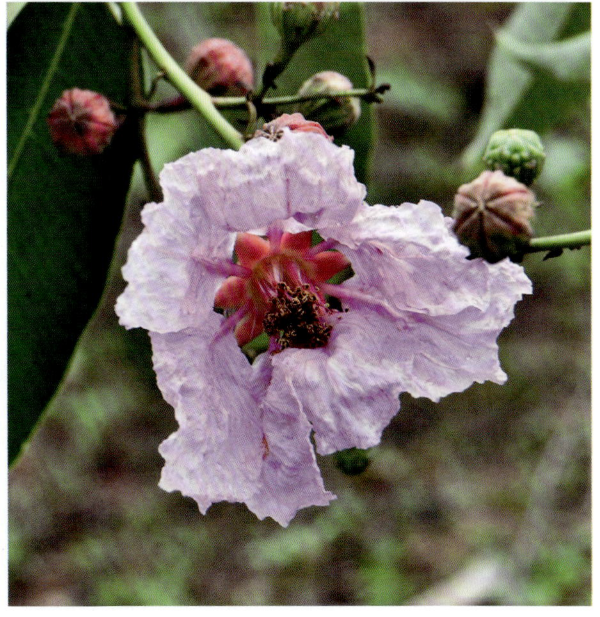

圆叶节节菜

Rotala rotundifolia

千屈菜科 节节菜属

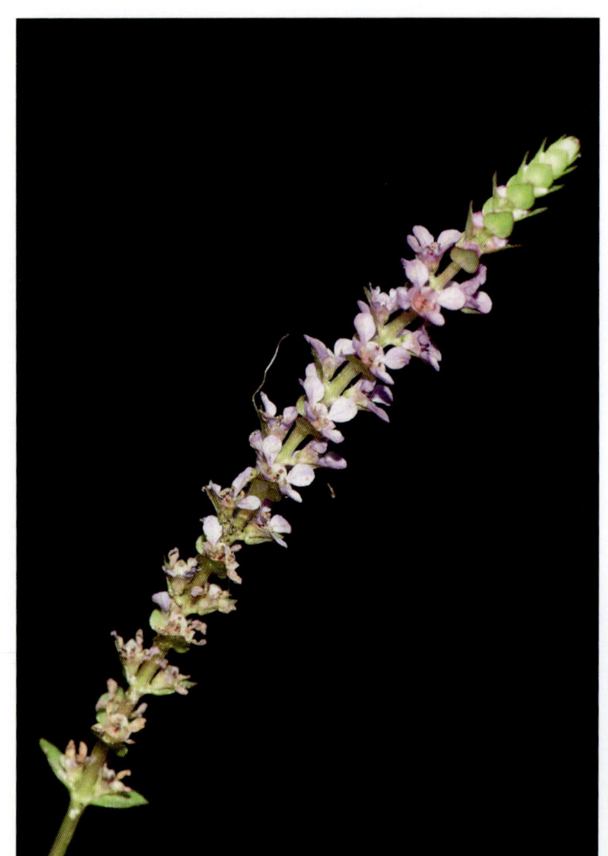

【特征】一年生草本；根茎细长，匍匐地上；茎单一或稍分枝，直立，丛生，带紫红色。叶对生，无柄或具短柄，近圆形、阔倒卵形或阔椭圆形，顶端圆形，基部钝形，或无柄时近心形，侧脉 4 对，纤细。花单生于苞片内，组成顶生稠密的穗状花序，每株 1~3 个，有时 5~7 个；花极小，几无梗；苞片叶状，卵形或卵状矩圆形，约与花等长，小苞片 2 枚，披针形或钻形，约与萼筒等长；萼筒阔钟形，膜质，半透明，裂片 4，三角形，裂片间无附属体；花瓣 4，倒卵形，淡紫红色，长约为花萼裂片的 2 倍；雄蕊 4；子房近梨形，花柱长度为子房的 1/2，柱头盘状。蒴果椭圆形，3~4 瓣裂。

【药用信息】全草入药，利水消炎，清热解毒，健脾利湿，消肿。治肺热咳嗽，痢疾，黄疸等。

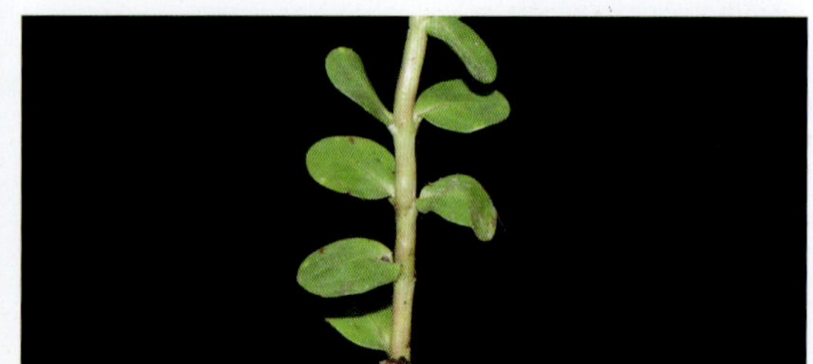

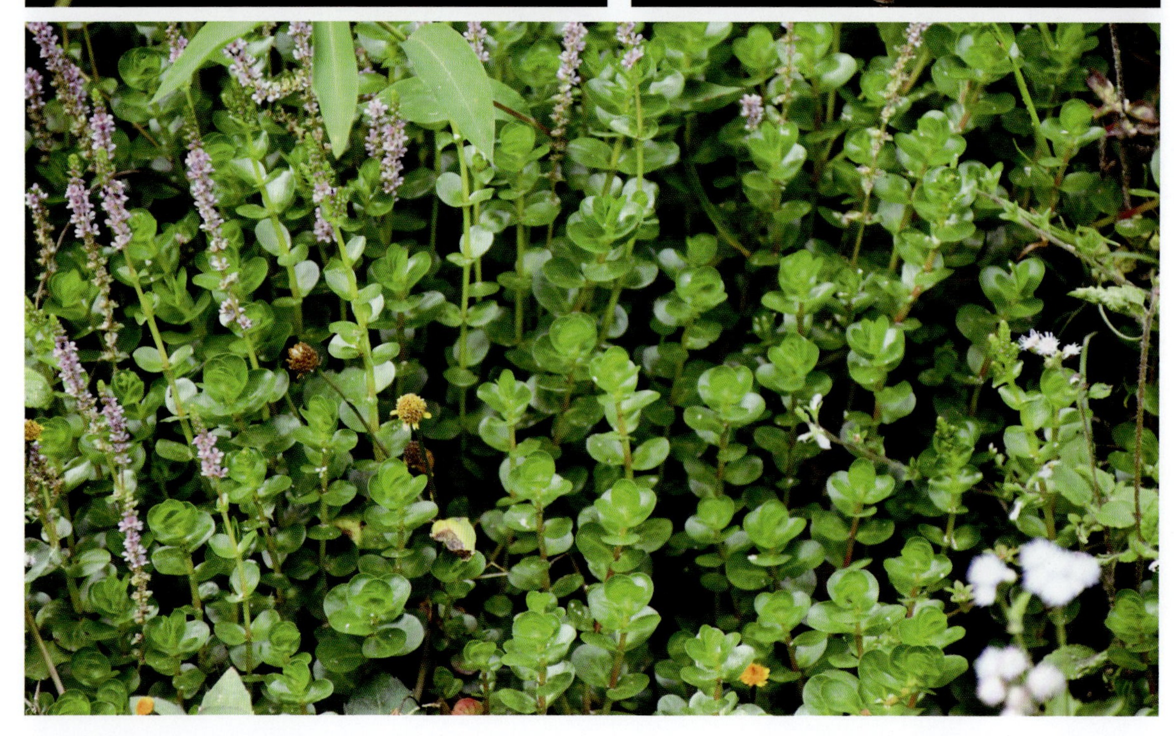

Magnolia liliifera

木兰科 北美木兰属

黄花木兰

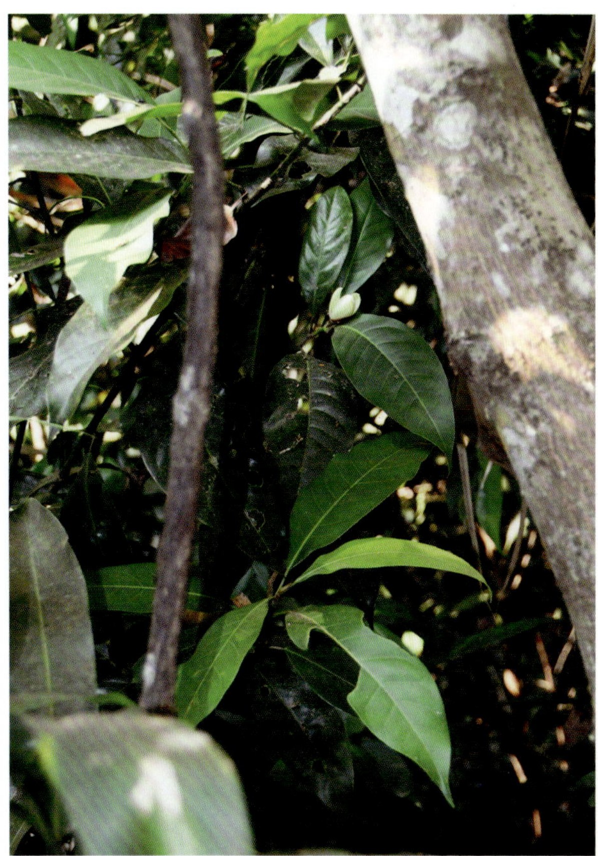

【特征】常绿灌木。树皮深灰色；嫩枝绿色，密被浅褐色平伏柔毛，后来逐渐脱落，老枝灰紫褐色，疏生浅褐色皮孔；芽密被浅褐色平伏柔毛。叶革质，长卵状椭圆形或卵状椭圆形，先端渐尖或短渐尖，基部宽楔形或近圆形，上面绿色，下面淡绿色，嫩时被短毛，后脱落，常残留有毛；中脉在下面凸起，在两面残留有毛；叶柄被浅褐色短毛；托叶痕几达叶柄顶端。花单生枝顶；花大，芳香；花蕾下弯，卵球形，密被浅褐色平伏柔毛；花梗长而粗壮，被浅褐色平伏柔毛；花被片 9，外轮 3 片薄革质，淡绿色，倒卵状椭圆形，中内轮厚肉质，黄色，中轮 3 片近圆形，内轮 3 片卵形，基部较狭；雄蕊多数，黄色，花药侧向开裂，药隔伸出呈三角形尖头；雌蕊群淡黄绿色，长圆体形，具白色柔毛。聚合果长圆体形，幼时墨绿色，成熟时变灰褐色；蓇葖木质，表面具瘤状凸起，顶端具喙，沿腹缝线开裂，后蓇葖渐脱落。种子悬垂于果轴上；每蓇葖具种子 1~2 粒，外种皮薄肉质、红色，内种皮黑色。

【药用信息】花和树皮入药，祛风散寒、行气止痛。

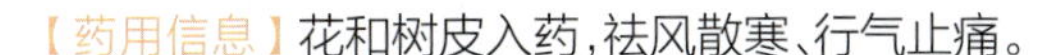

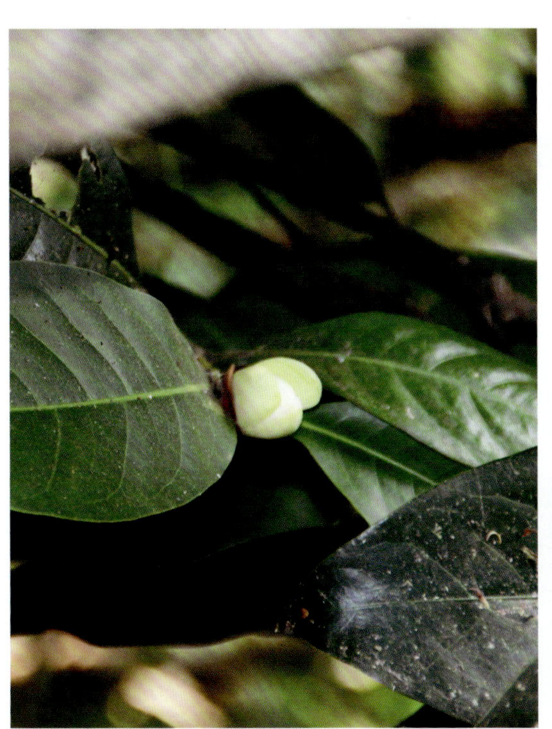

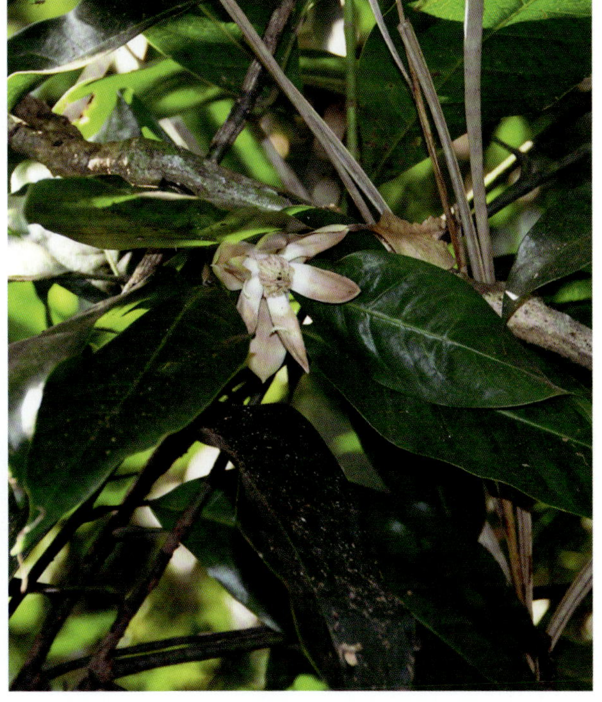

磨盘草

Abutilon indicum

锦葵科 苘麻属

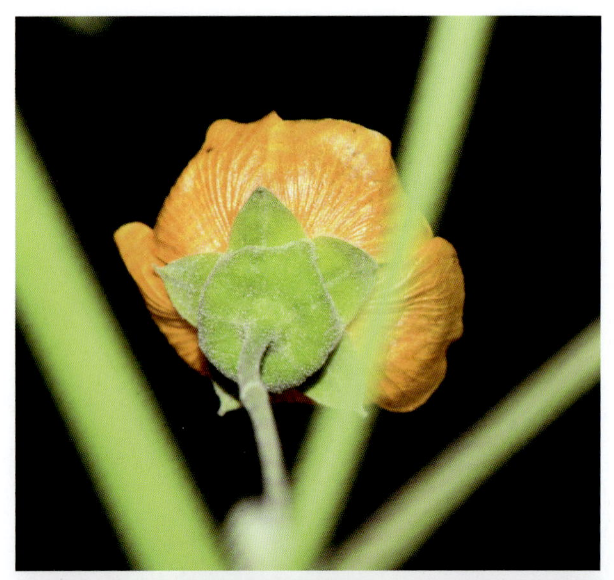

【特征】一年生或多年生直立的亚灌木状草本。分枝多，全株均被灰色短柔毛。叶卵圆形或近圆形，先端短尖或渐尖，基部心形，边缘具不规则锯齿，两面均密被灰色星状柔毛；叶柄被灰色短柔毛和疏丝状长毛；托叶钻形，外弯。花单生于叶腋，花梗近顶端具节，被灰色星状柔毛；花萼盘状，绿色，密被灰色柔毛，裂片5，宽卵形，先端短尖；花黄色，花瓣 5；雄蕊柱被星状硬毛；心皮 15~20，成轮状，花柱枝 5，柱头头状。果为倒圆形，似磨盘，黑色，分果爿 15~20，先端截形，具短芒，被星状长硬毛。种子肾形，被星状疏柔毛。

【药用信息】全草入药，散风、清血热、开窍活血，治耳聋。

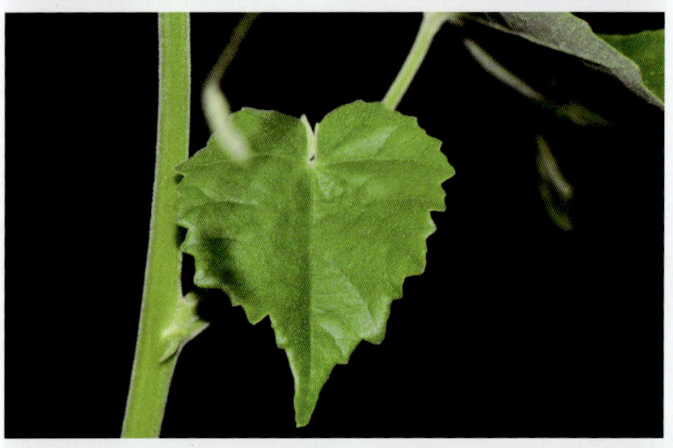

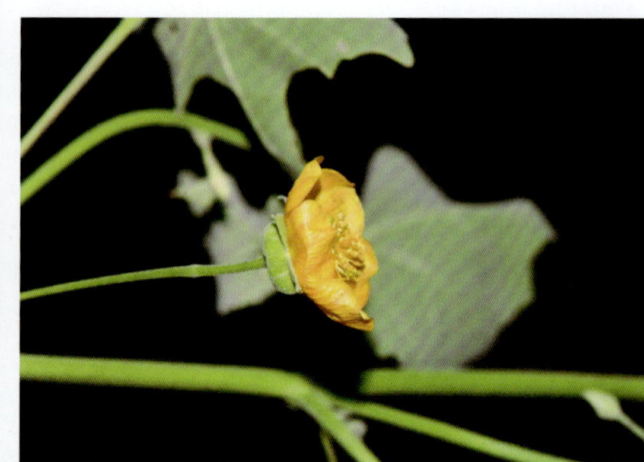

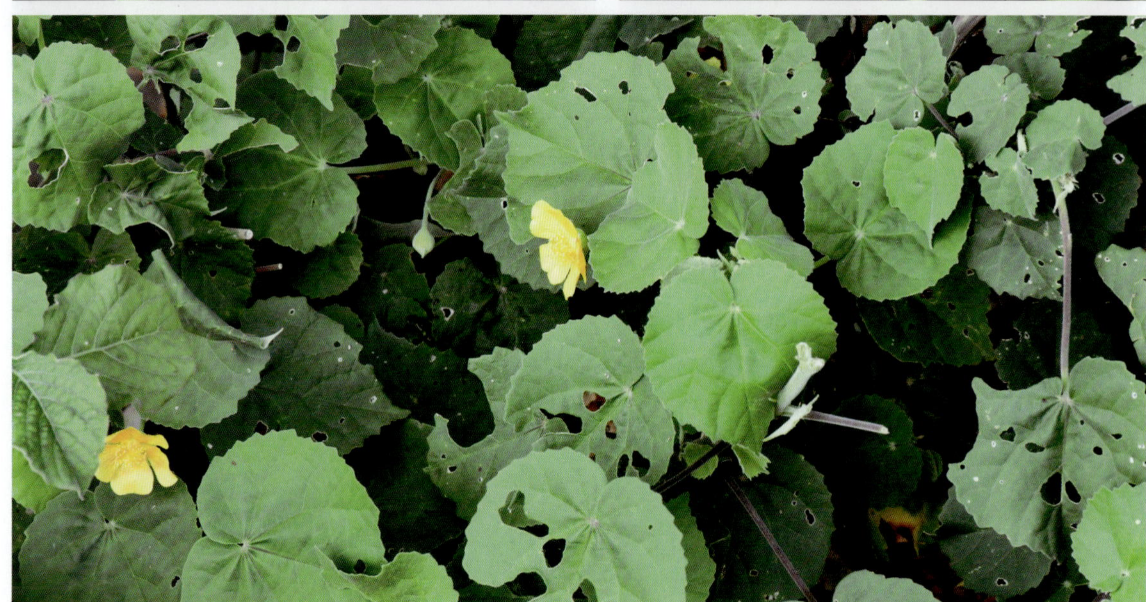

安达曼刺果麻

Ayenia andamensis

锦葵科 刺果麻属

【特征】攀缘灌木。茎具 6 小的纵向脊，幼时疏生有毛。叶心形，纸质，三裂，每片裂片先端具倒尖，基部心形，边缘有齿或重锯齿；5~7 主脉从叶基部发散，侧脉 5~8 对，上升，叶背面鳞片状脉分明。叶柄后脱落，干燥时在基部起皱或平。花序为松散伞形花序，腋生，星状毛。花淡红色。花萼杯状，具狭窄的三角形到披针形裂片，两面有毛。花瓣离生，平展，除内侧中线外无毛。子房卵球形，具 5 纵沟；花柱钻形，无毛。果球形，开裂，包括多刺的小结节，无毛；先端刺小，结节尖或钩；果柄后脱落。种子黑色，椭圆形，具 3 纵沟。

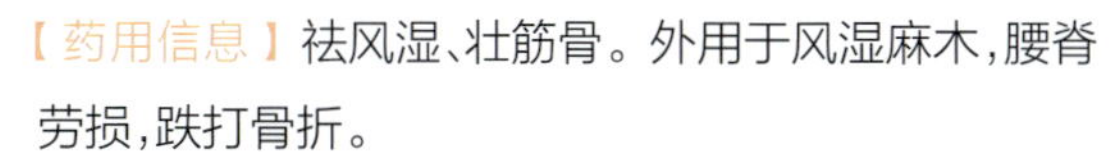

【药用信息】祛风湿、壮筋骨。外用于风湿麻木，腰脊劳损，跌打骨折。

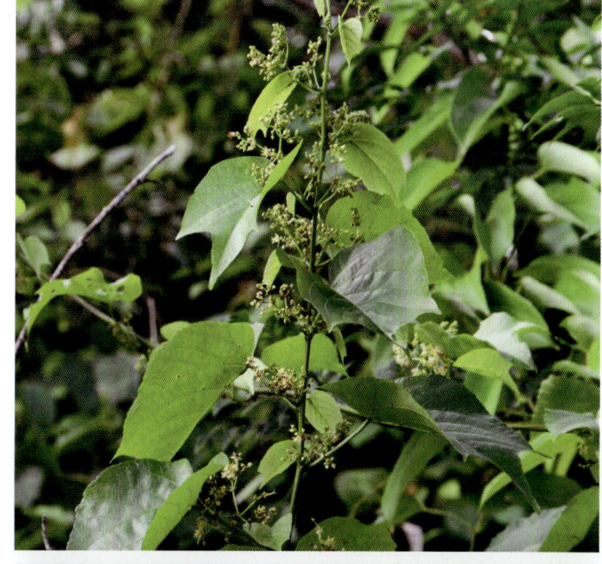

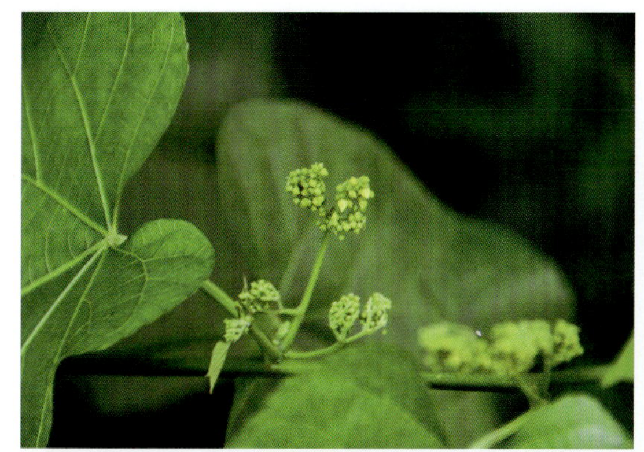

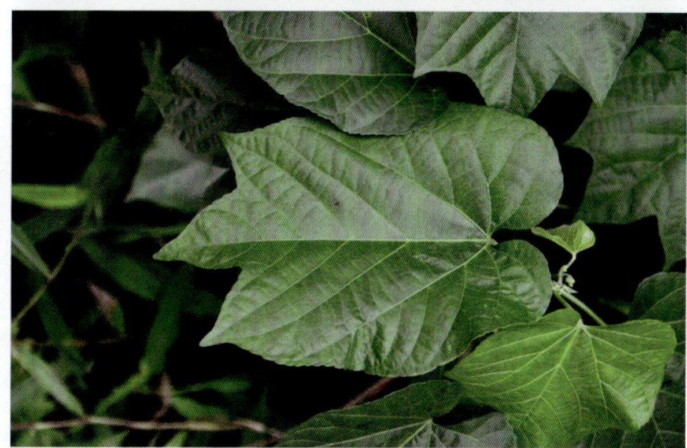

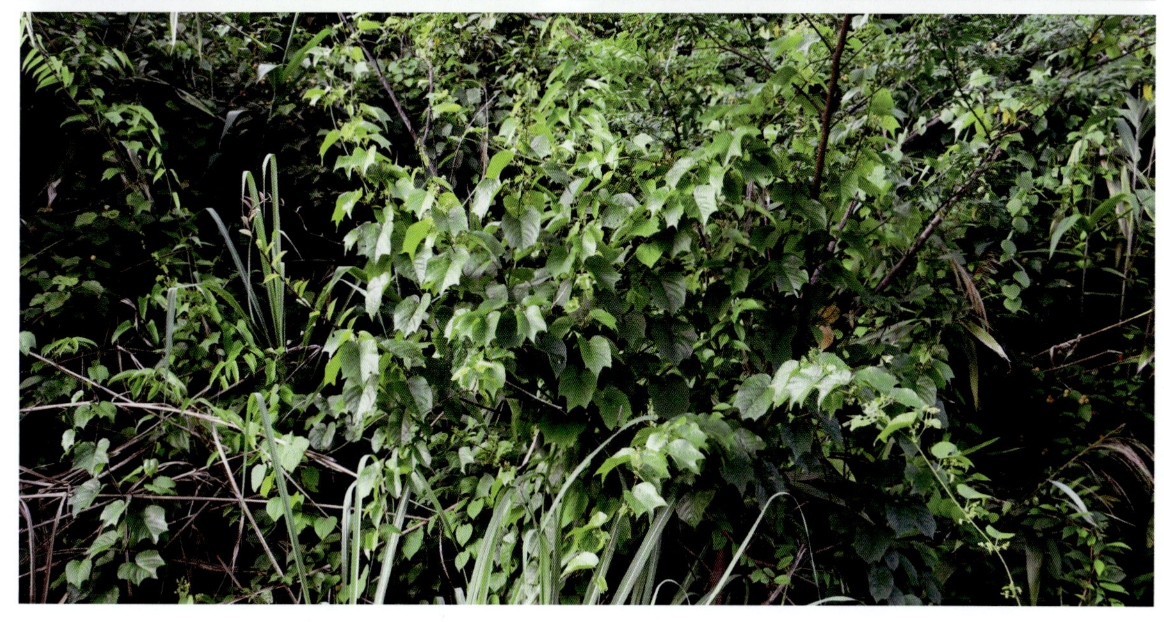

樟叶槿

Bombycidendron grewiifolium

锦葵科 木槿属

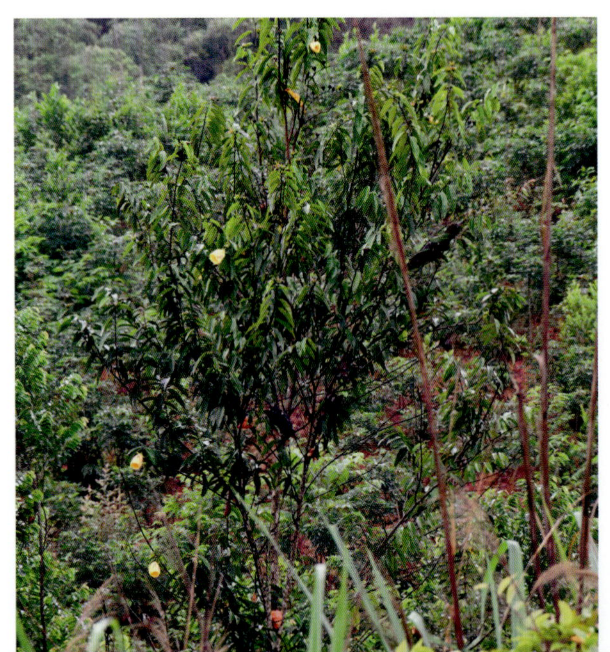

【特征】常绿小乔木。小枝圆柱形，淡灰白色，平滑无毛或具极细毛。叶纸质至近革质，卵状长圆形至椭圆状长圆形，先端短渐尖，基部钝至阔楔形，全缘，两面均平滑无毛，上面暗绿色，下面苍绿色，基生脉 3 ~5 条，在下面隆起，叶柄疏被短柔毛；托叶小，早落。果单生于上部叶腋间，果梗平滑无毛；小苞片 9，线形，平滑无毛；宿萼 5，长圆状披针形，平滑无毛，下部 1/5 处合生成钟状。蒴果卵圆形，果爿 5，无毛。种子在每果爿内约 4~5 粒，肾形，背部密被绵毛。

【药用信息】花、叶入药，清热解毒、祛风止痛，治感冒、喉痹、头痛、疮疡等病症。

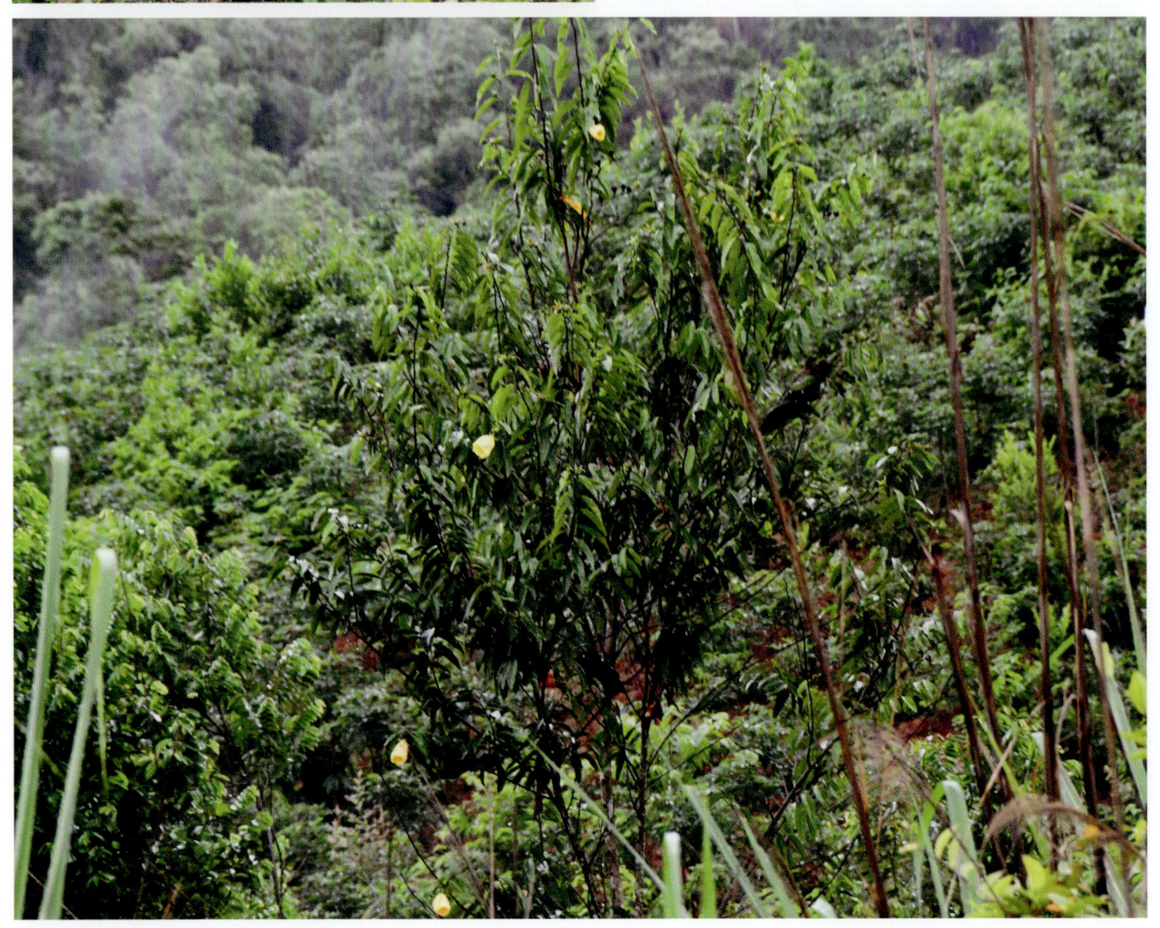

溪生一担柴

【特征】灌木或木质攀缘植物。茎圆形，小枝棕色，被星状短柔毛。叶长圆状披针形，先端渐尖，基部钝到稍心形，对称，边缘有锯齿，正面近有光泽的深绿色，背面暗的浅绿色，两面被星状短柔毛；基脉 3，每侧侧脉 3~6；叶柄被星状短柔毛；托叶早落，披针形，两面被星状短柔毛。花序顶生和腋生，聚伞花序 3 花；总苞片 3 浅裂；裂片披针形，外面被星状短柔毛，里面有微柔毛。花蕾卵球形到近球形，具 5 纵脊，被星状短柔毛；萼片长圆形到卵形披针形，内部粉紫色，中间具纵沟；花瓣黄色，或带斑点的红色，匙形，短于萼片，内部近无毛，基部斑块有毛。子房星状被茸毛，5 室；柱头顶端成尖形。果卵球形或近球形，星状有毛，5 翅。

【药用信息】根入药，消炎排浓，外用于痈疮疔肿、外伤感染。

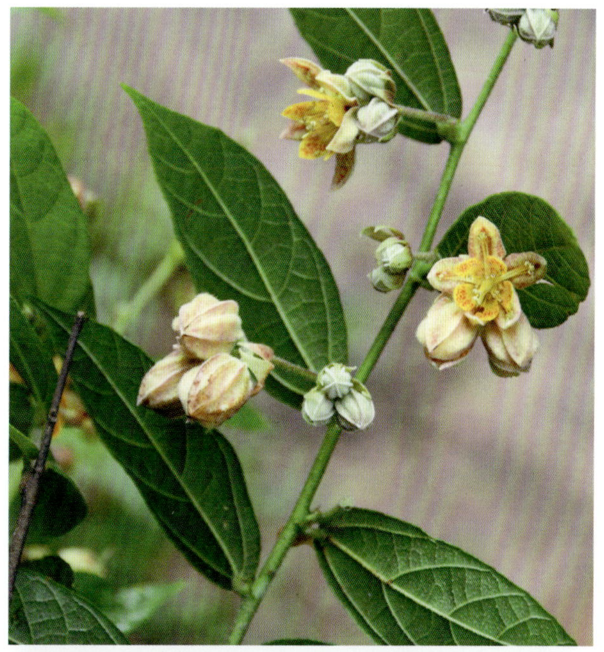

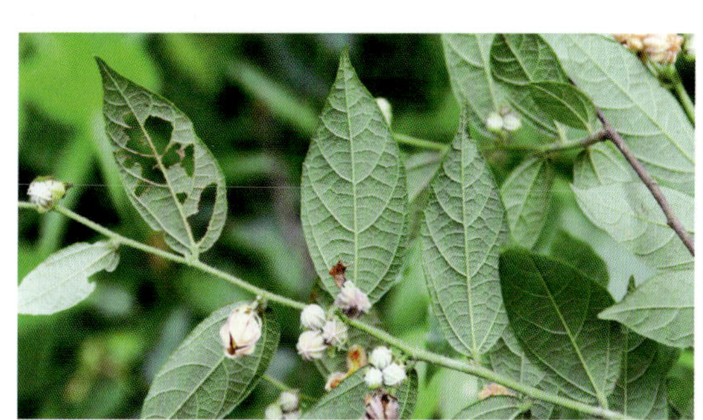

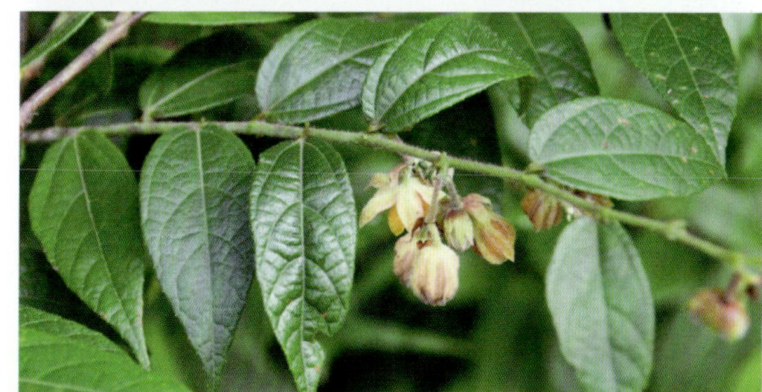

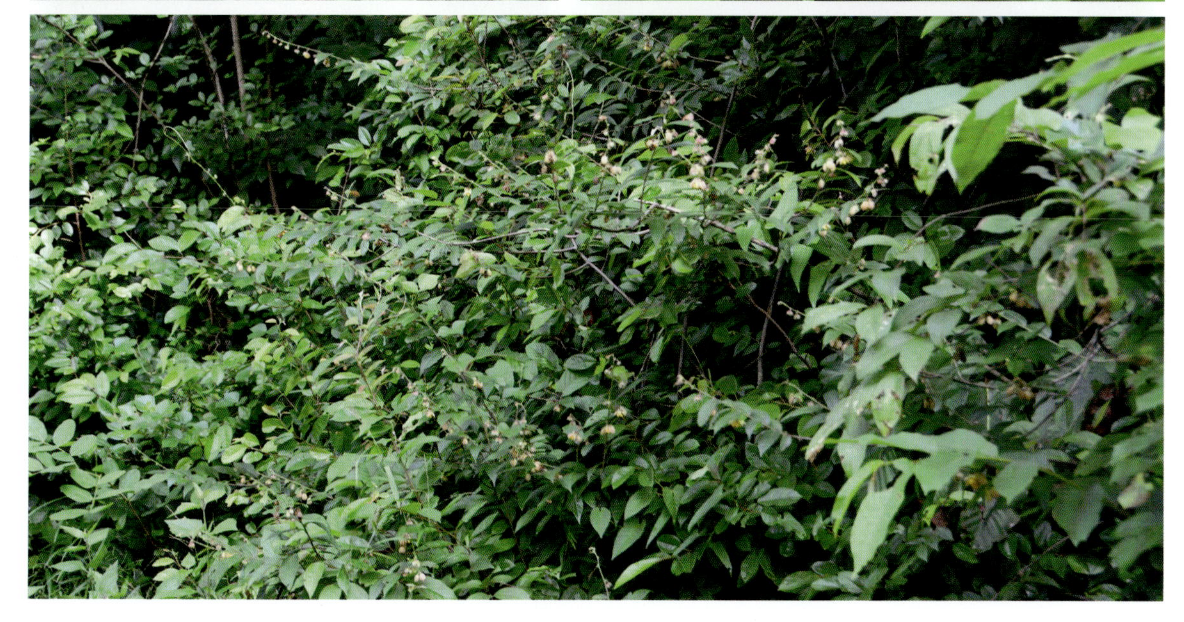

山麻树

Commersonia bartramia

锦葵科 山麻树属

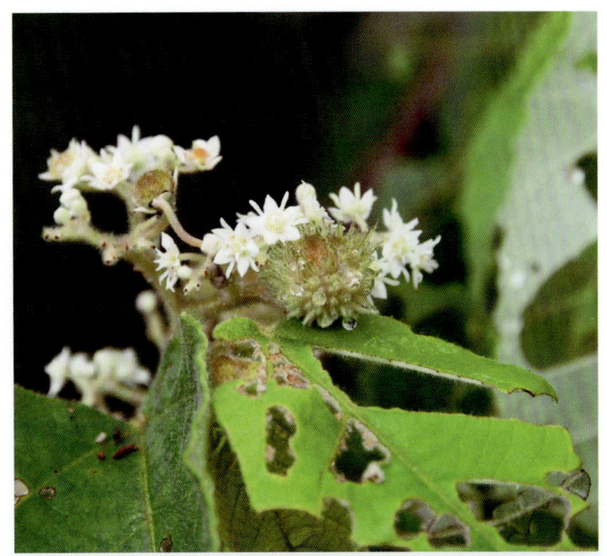

【特征】乔木。小枝密被黄色短柔毛。叶广卵形或卵状披针形，顶端急尖或渐尖，基部斜心形，边缘有不规则的小齿，上面疏生星状短柔毛，下面密被灰白色短柔毛并在叶缘有红色的毛；叶柄有毛；托叶掌状条裂。复聚伞花序顶生或腋生，多分枝；花密生；萼片 5 枚，卵形，被短柔毛；花瓣 5 片，白色，与萼等长，基部两侧有小裂片，顶端带状，雄蕊 5 枚，藏于花瓣基部的凹陷处，退化雄蕊 5 枚，披针形，两面均被小柔毛；子房 5 室，每室有胚珠 2 个。蒴果圆球形，5 室裂，外面密生细长的刚毛。种子椭圆形，黑褐色，光亮。

【药用信息】含黄酮类成分，树皮、叶、花入药，清热解毒、祛痰止咳、消肿止痛。

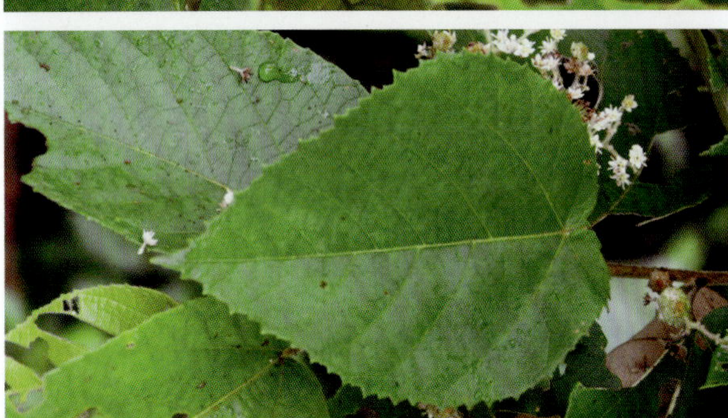

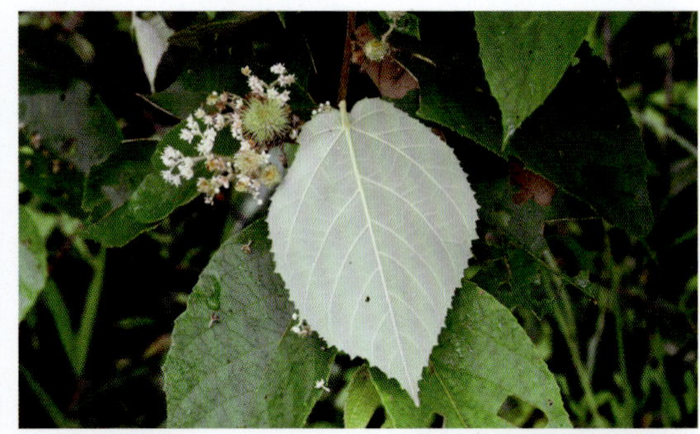

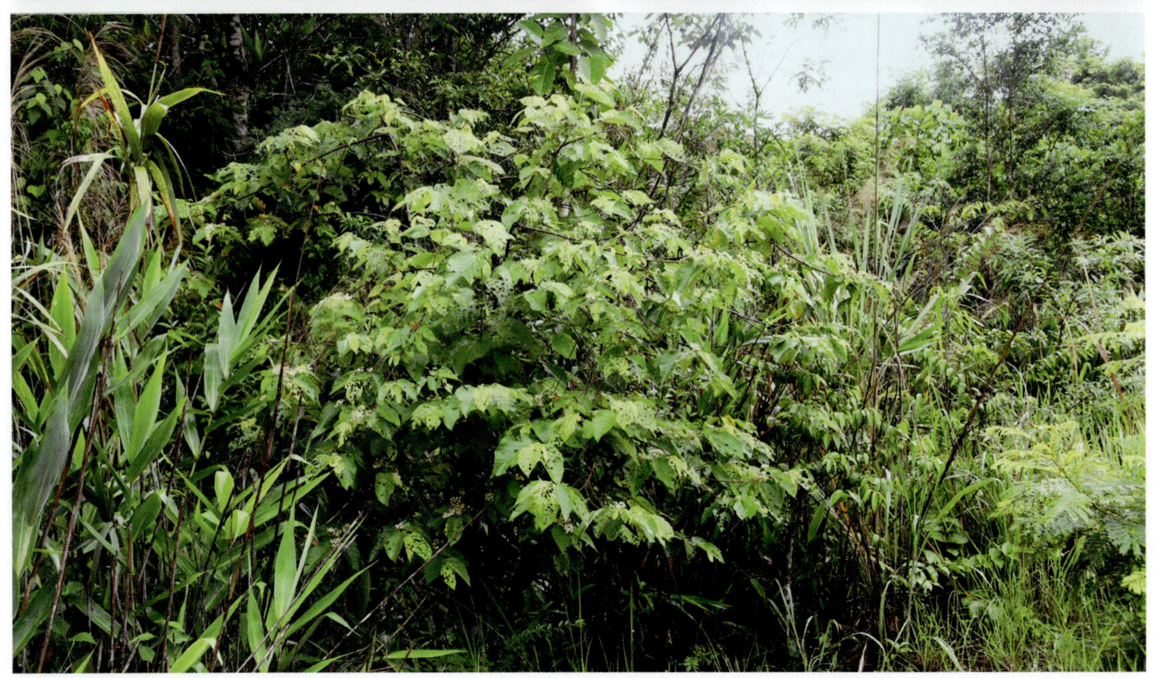

光叶火绳

【特征】乔木。小枝略被星状毛或几无毛。叶圆形或卵圆形，顶端急尖或短渐尖，基部广心形，嫩叶的两面均略被很稀疏的星状短柔毛，成长后均几无毛或在下面叶脉上有稀疏的鳞片状毛和星状毛，基生脉 7 条，叶脉在下面略带淡红色；叶柄几无毛。

花序伞房状，多花，花序梗被淡红色星状茸毛；花梗粗壮；小苞片条形，深羽状裂，顶端短尖，被红色毛；萼片 5 枚，条状披针形，顶端渐尖，外面被红色星状毛，内面有柔毛；花瓣 5 片，矩圆状匙形，黄色，顶端钝，基部收缩成瓣柄并有短茸毛；雄蕊多数，连合成筒，花丝很短；子房圆球形，花柱被短柔毛，柱头 8 裂。蒴果卵形或卵状椭圆形，由 8 个果瓣组成，顶端尖或有较长的尖喙，外面密被淡黄色星状短茸毛。种子多数，具翅。

【药用信息】分离得到 22 种化合物，分别鉴定为羽扇豆醇、白桦脂酸、齐墩果酸、丁香脂素等。

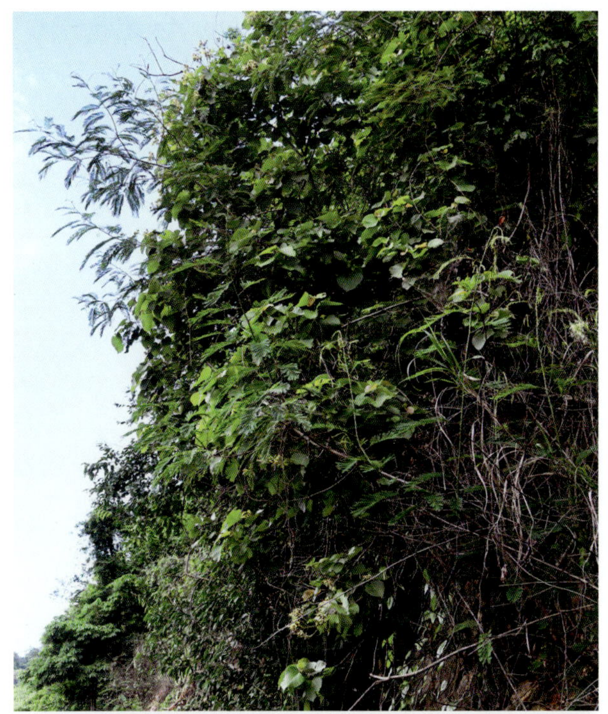

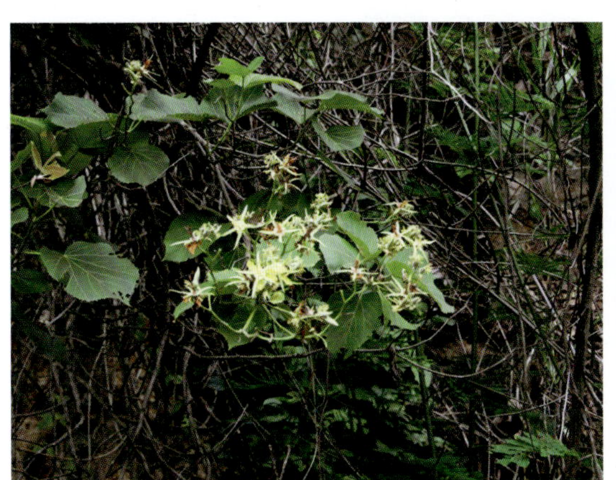

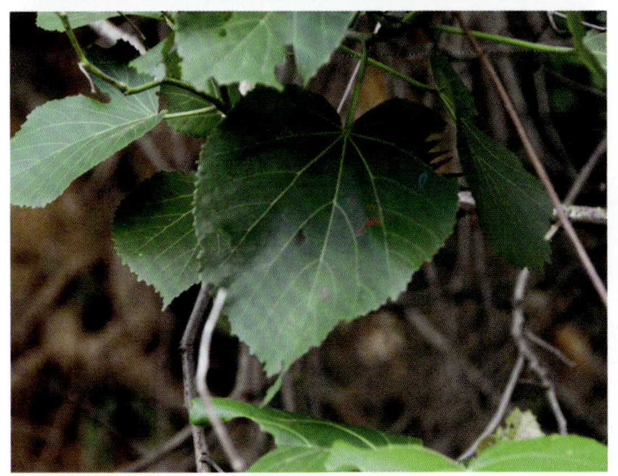

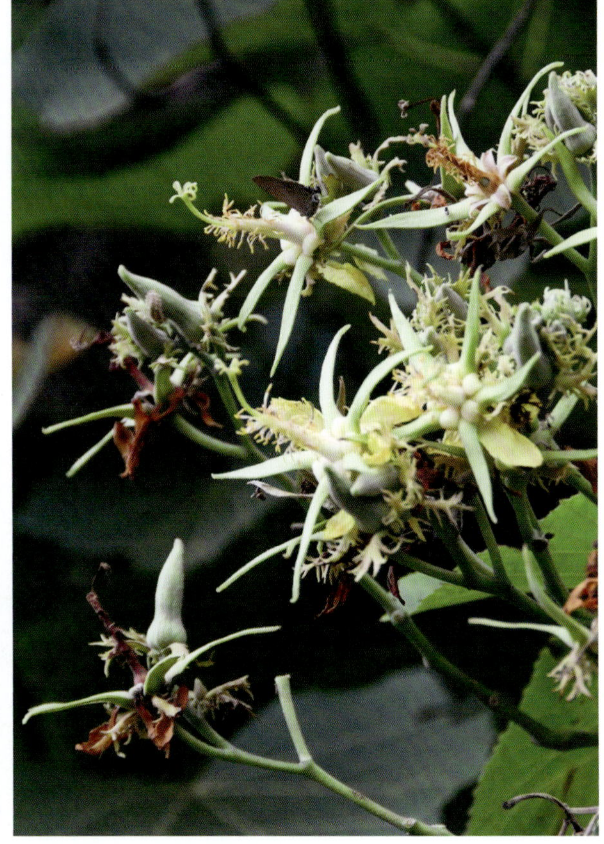

火桐 *Firmiana colorata*

锦葵科 梧桐属

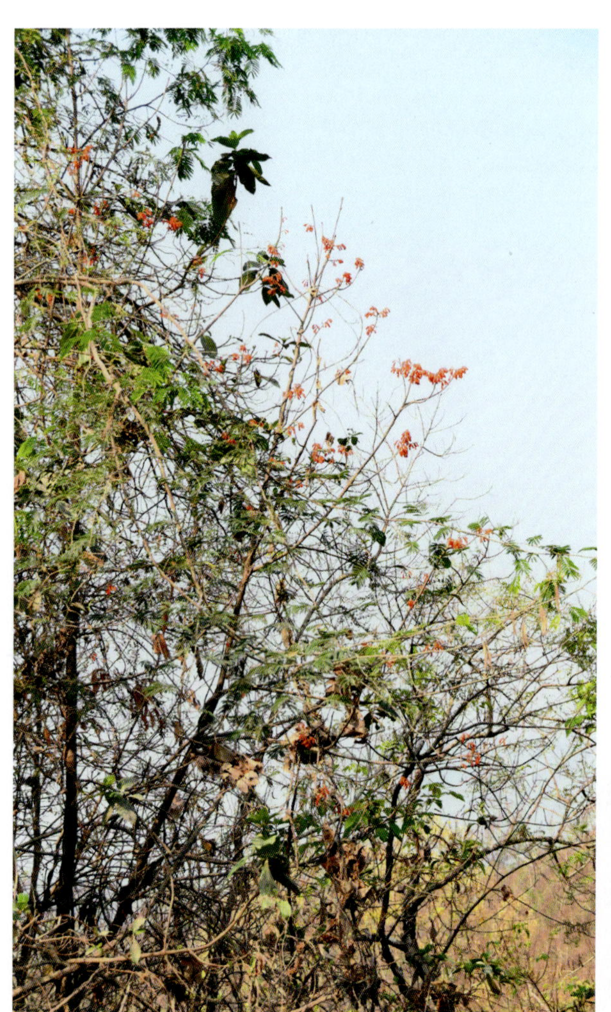

【特征】落叶乔木。嫩枝干时灰黑色，略被灰白色短柔毛。叶亚革质，广心形，顶端 3~5 浅裂，基部心形，两面均被稀疏的淡黄色星状短柔毛；中间的裂片顶端钝；基生脉 5~7 条，小脉在两面均凸出，几乎互相平行。聚伞花序作圆锥花序式排列，密被橙红色星状短柔毛；花梗被短柔毛；萼漏斗状，基部近楔形，顶端 5 浅裂，外面密被橙红色星状短柔毛，内面密被短的小柔毛，萼的裂片卵状三角形，先端急尖；雄花的雌雄蕊柄被星状短柔毛；雌花的子房 5 室，近于分离，无毛，花柱短，柱头向外弯曲。蓇葖果有柄，膜质，无毛，在成熟前甚早就开裂成叶状，舌形，有明显的脉纹，成熟时红色或带紫红色。每蓇葖有种子 2~4，种子圆球形，黑色，着生在蓇葖果的边缘。

【药用信息】根、茎皮入药，祛风湿，杀虫，治风湿性关节痛，肺结核咳血等。

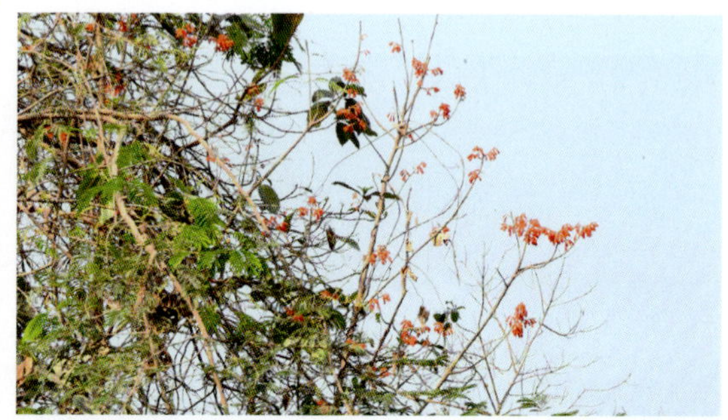

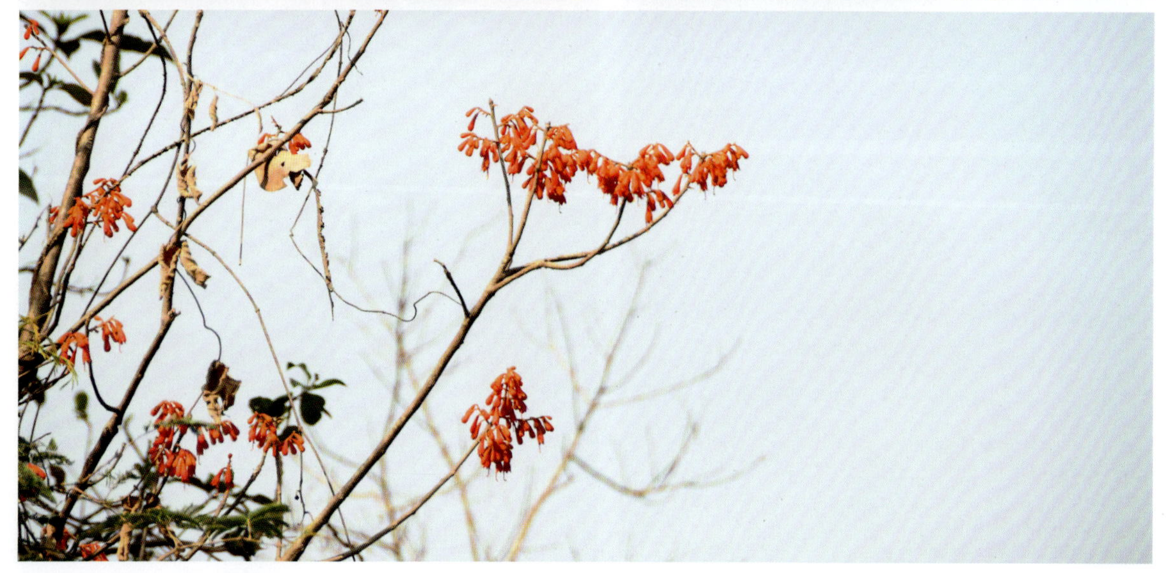

剑叶山芝麻

【特征】灌木。小枝密被黄褐色星状短柔毛。叶披针形或矩圆状披针形，顶端急尖或渐尖，基部钝，两面均被黄褐色星状短柔毛，尤于下面更密，全缘或在近顶端有数个小锯齿。花簇生或排成聚伞花序，腋生；花细小；萼筒状，5浅裂，被毛；花瓣5片，红紫色，不等大；雌雄蕊柄的基部被柔毛；雄蕊10枚，花药外向，退化雄蕊5枚，条状披针形；子房5室，每室有胚珠约12个。蒴果圆筒状，顶端有喙，密被长茸毛。

【药用信息】根入药，清热解表，治感冒、麻疹、疟疾等病症。

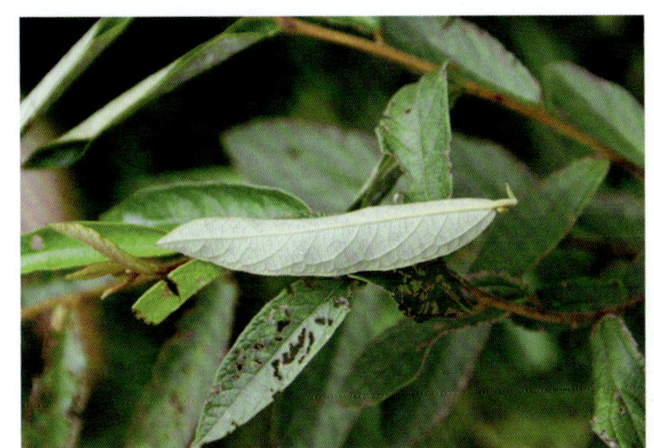

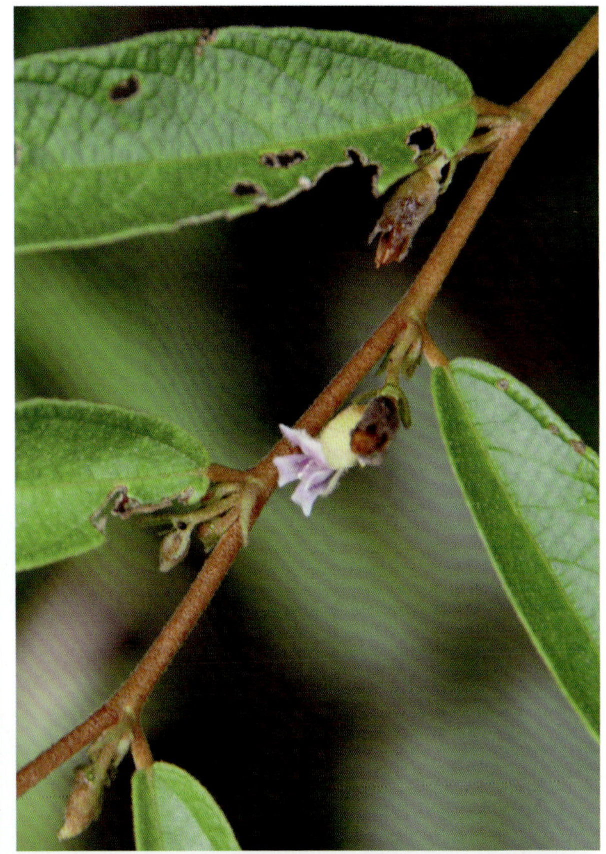

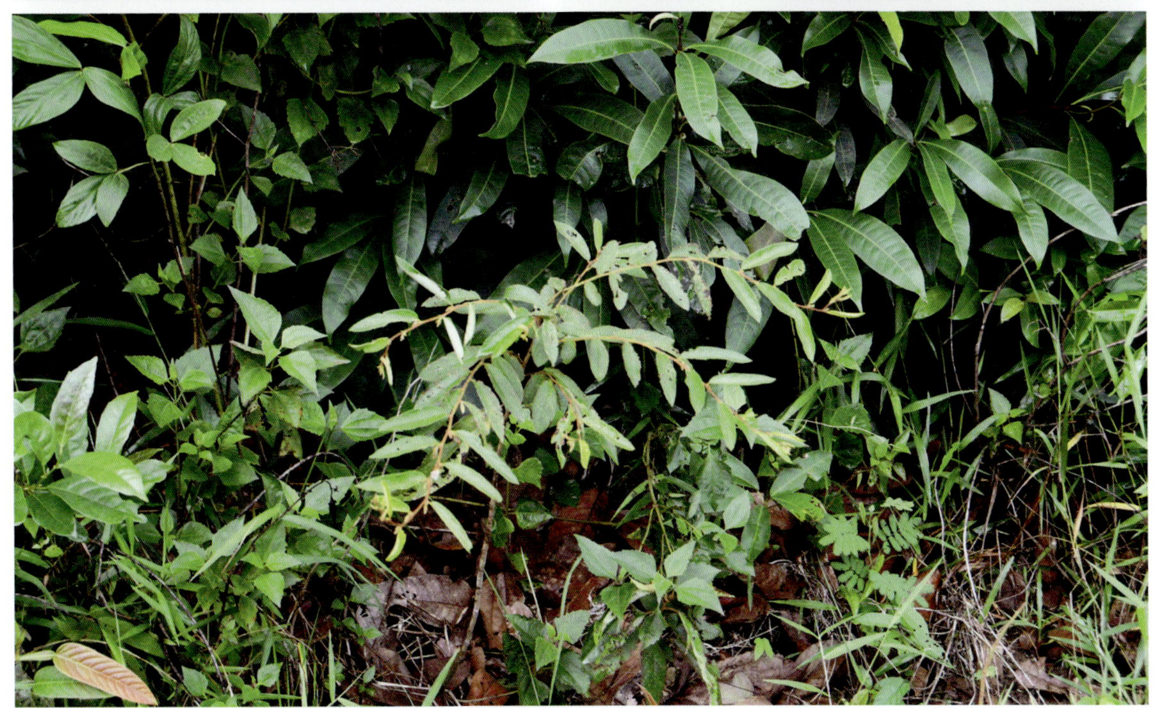

玫瑰茄

Hibiscus sabdariffa

锦葵科 木槿属

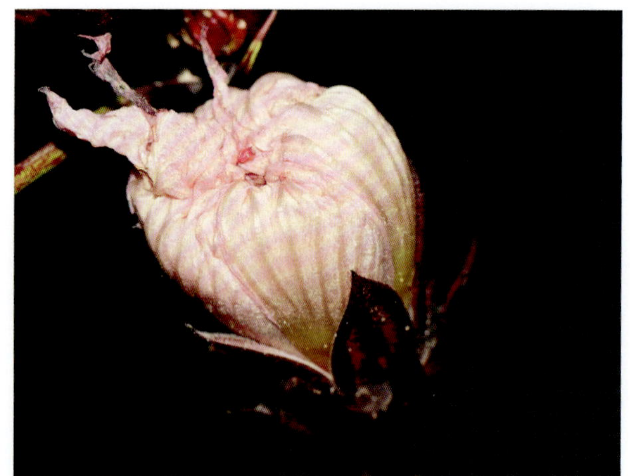

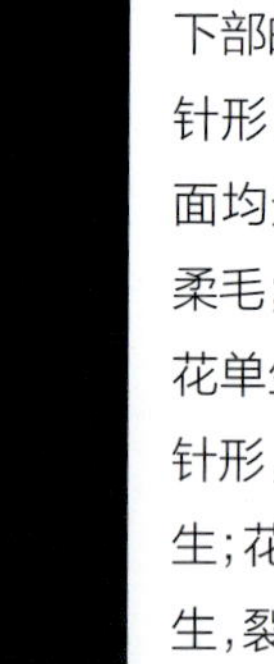

【特征】一年生直立草本。茎淡紫色，无毛。叶异型，下部的叶卵形，不分裂，上部的叶掌状 3 深裂，裂片披针形，具锯齿，先端钝或渐尖，基部圆形至宽楔形，两面均无毛，主脉 3~5 条，背面中肋具腺；叶柄疏被长柔毛；托叶线形，疏被长柔毛。

花单生于叶腋，近无梗；小苞片 8~12，红色，肉质，披针形，疏被长硬毛，近顶端具刺状附属物，基部与萼合生；花萼杯状，淡紫色，疏被刺和粗毛，基部 1/3 处合生，裂片 5，三角状渐尖形；花黄色，内面基部深红色。蒴果卵球形，密被粗毛，果爿 5。种子肾形，无毛。

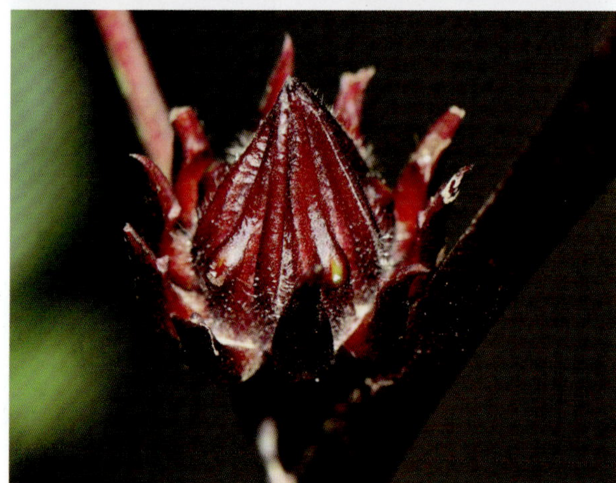

【药用信息】根、果、种子入药，清热解暑、养颜消斑、解酒，对心血管、动脉硬化、高血压等症均有疗效。

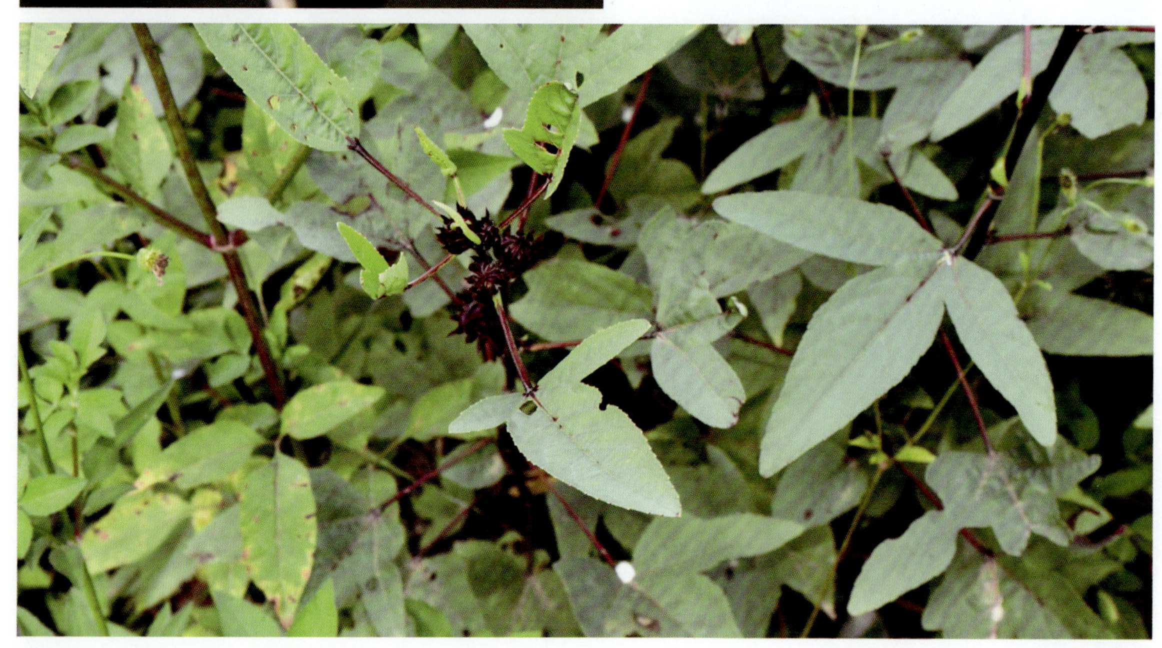

Microcos tomentosa

锦葵科 破布叶属

毛果破布木

【特征】乔木。树高可达 15m。叶倒卵形，两面有毛；顶端尖锐或边缘；基部圆整；边缘锯齿状，下半部起伏光滑；基生三出脉；侧脉 4 ~ 6 对；下表面鳞片状明显；叶柄多毛。花序顶生和腋生；花蕾圆球形。萼片略匙形的，花瓣三角形，雄蕊无毛。子房卵圆形，多毛。果实球形至椭球形；果皮革质，有毛。

【药用信息】果入药，祛痰利尿。

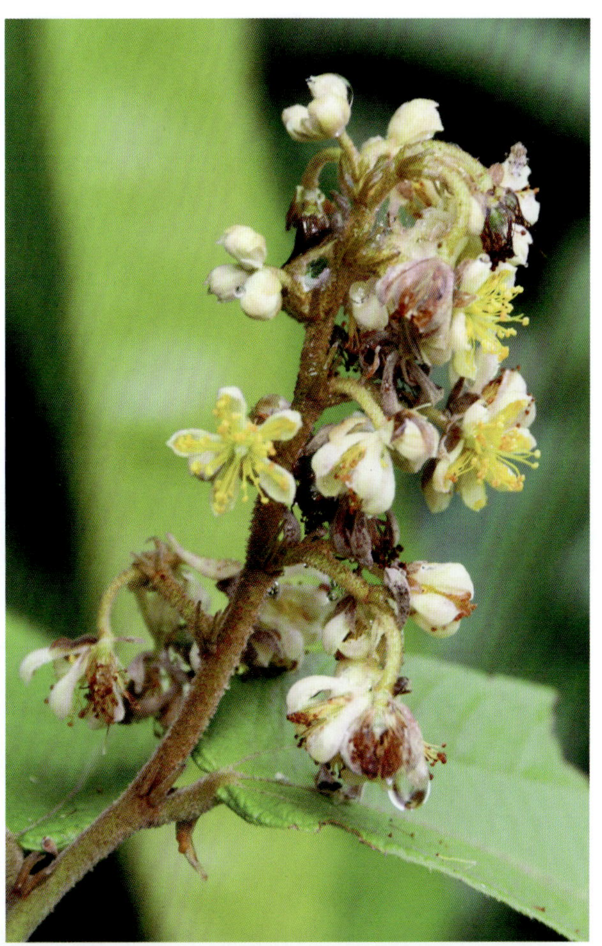

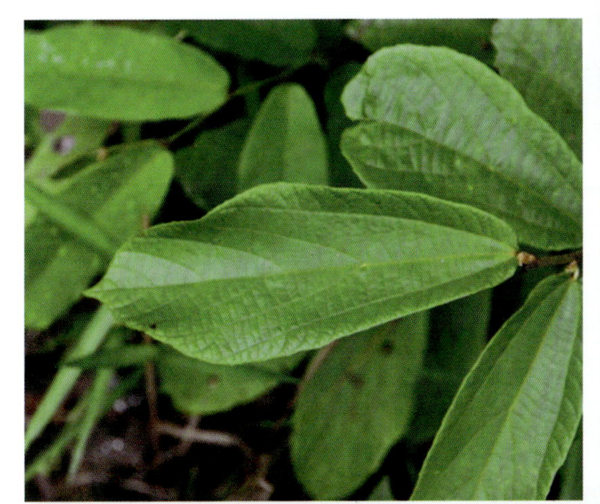

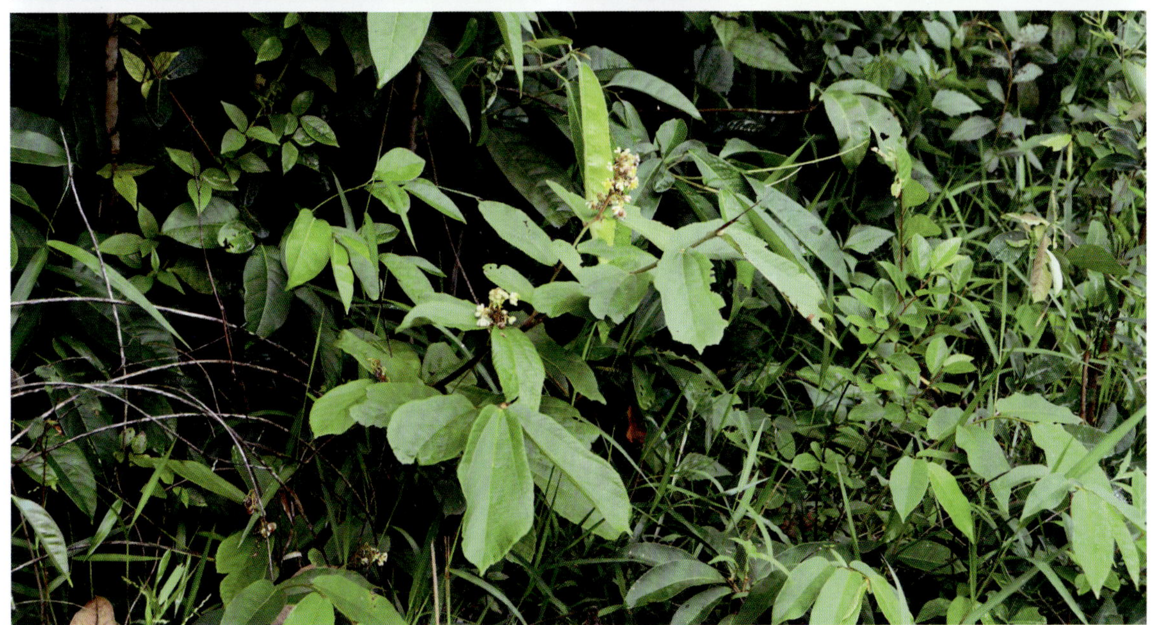

越南翅子树

Pterospermum semisagittatum

锦葵科 翅子树属

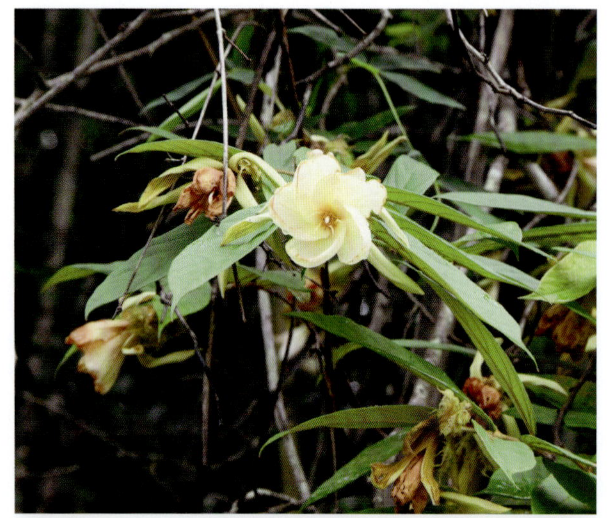

【特征】乔木。幼枝有毛，后脱落。叶长圆形到长圆形披针形，先端锐尖到倒尖，基部强烈箭头形，尤其在下表面有毛；叶脉上表面凹陷，下表面突出。花蕾卵形长圆形，全身被浓密锈毛，周围有 3 个松裂的长苞片。萼片 5，披针形，游离，两面有毛。花瓣白色，倒披针形或匙形，离生，外表面有毛。雄蕊 12，雌蕊 5，沿花丝疏生，具透明腺体。子房卵球形或管状，有毛；5 室，具许多胚珠，花柱纤细，在下半部分有毛；柱头 5，展开。果圆柱形或椭圆形，无角，但具 5 个纵槽，密被毛。种子多，卵球形，具薄翅。

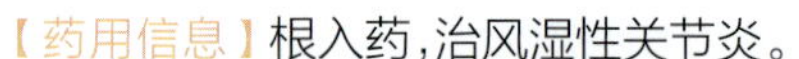

【药用信息】根入药，治风湿性关节炎。

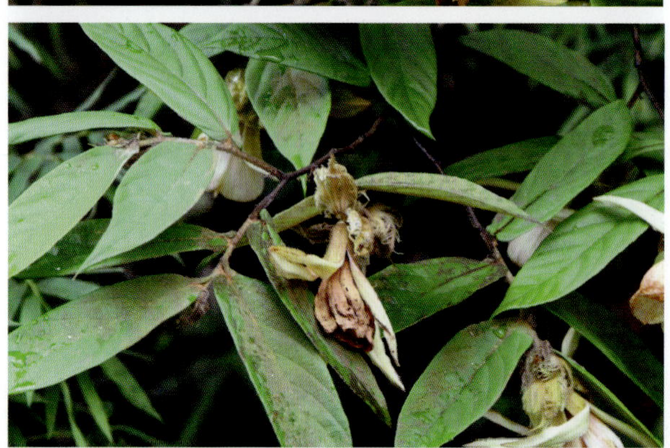

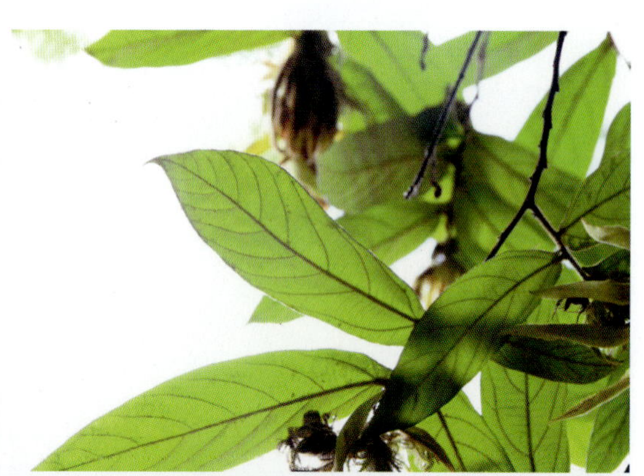

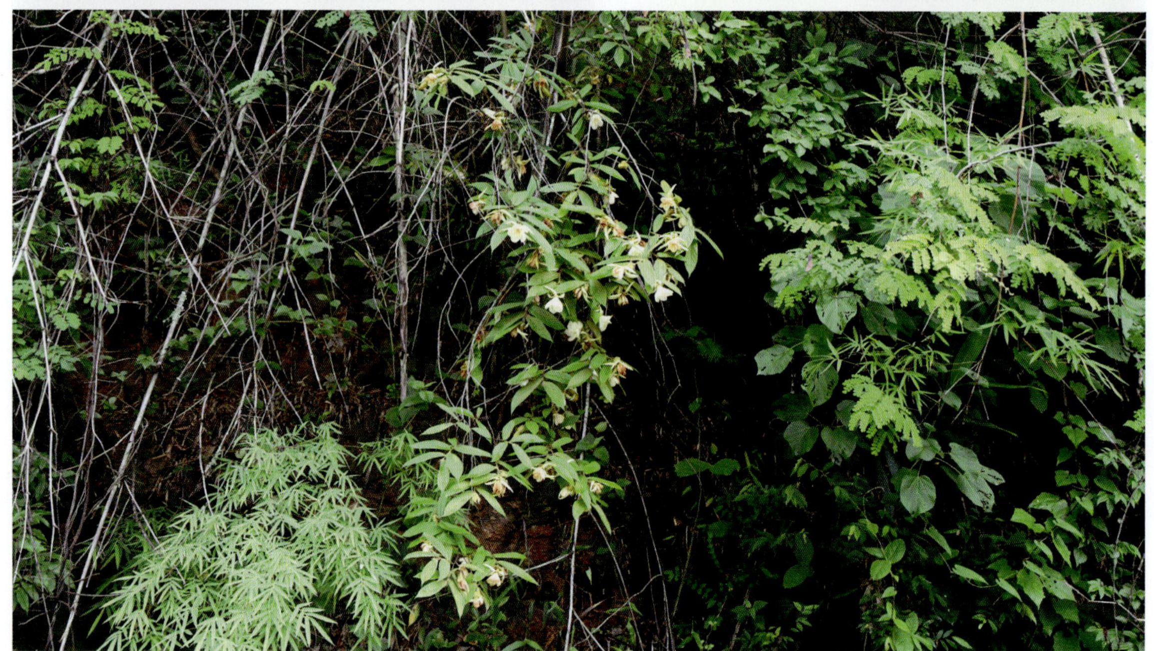

星芒椴

【特征】乔木。叶卵圆形至长圆形，叶背面光滑，顶端尖锐至渐尖，基部钝斜，边缘起伏至近平滑，基生三出脉，侧脉 4~6 对，基部梯形，叶柄有毛。花序腋生和顶生，花蕾圆球形。萼片椭圆形至长椭圆形，分生于基部或近基部，外部稀疏有毛，内部无毛。雄蕊无毛。子房圆球形，多毛。果实圆球形，多毛。

【药用信息】暂无药用信息。

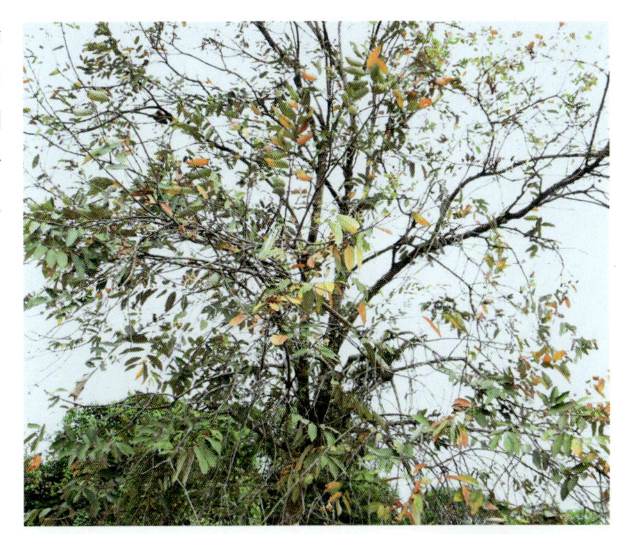

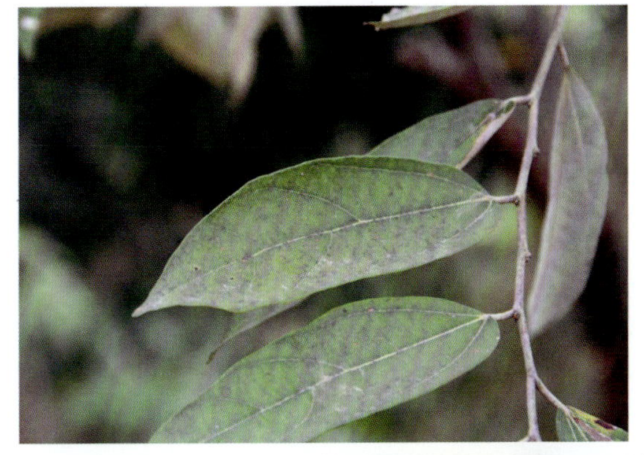

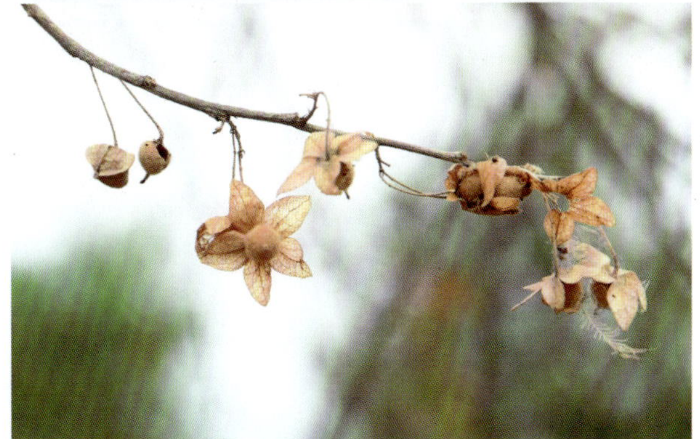

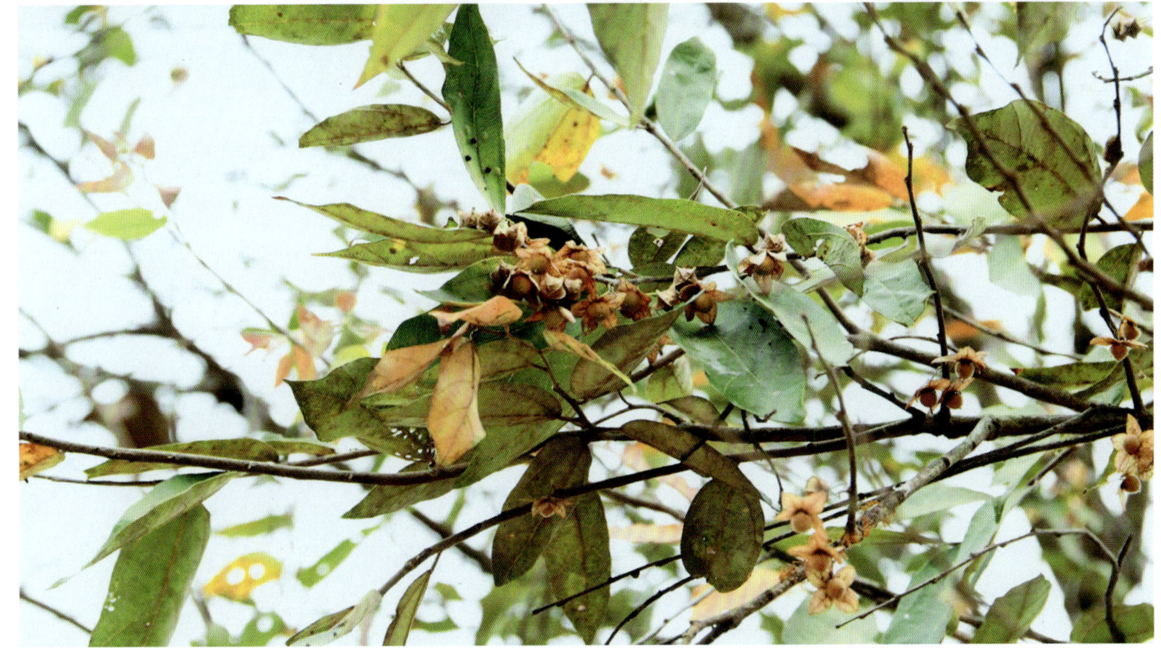

长梗黄花棯

Sida cordata

锦葵科 黄花棯属

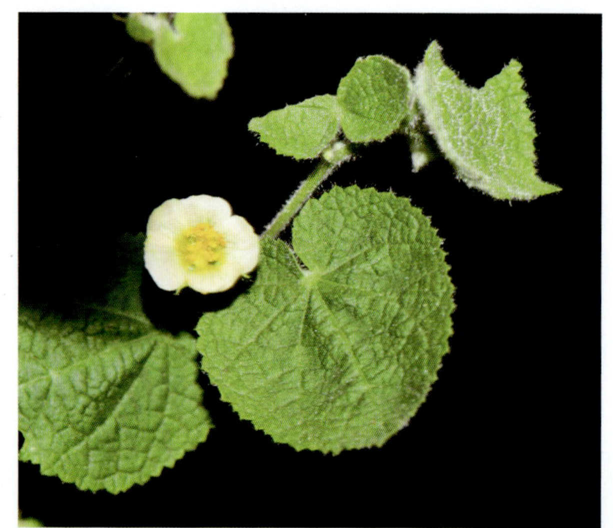

【特征】披散近灌木状。小枝细瘦，被粘质和星状柔毛及长柔毛。叶心形，先端渐尖，边缘具钝齿或锯齿，两面均被星状柔毛；叶柄被星状长柔毛；托叶线形，疏被柔毛。花腋生，通常单生或簇生成具叶的总状花序状，疏被星状柔毛和长柔毛，花梗纤细，中部以上具节，花后延长；花萼杯状，疏被长柔毛，裂片三角形，锐尖；花黄色；雄蕊柱疏被长硬毛。蒴果近球形，分果爿5，卵形，不具芒，先端截形，疏被柔毛。

【药用信息】全株入药，利尿，清热解毒。治水肿、小便淋痛、咽喉痛、感冒发热、泄泻等。

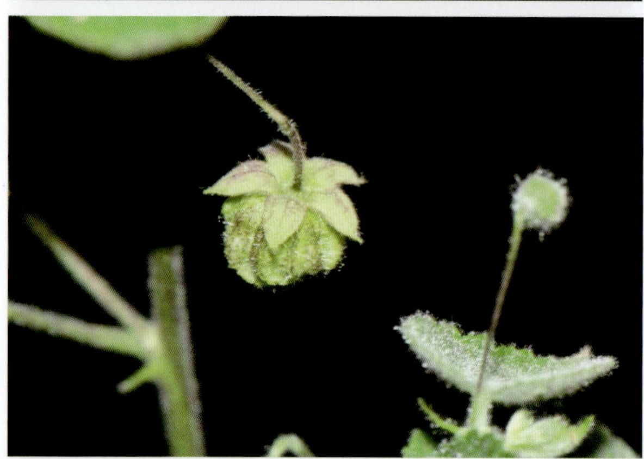

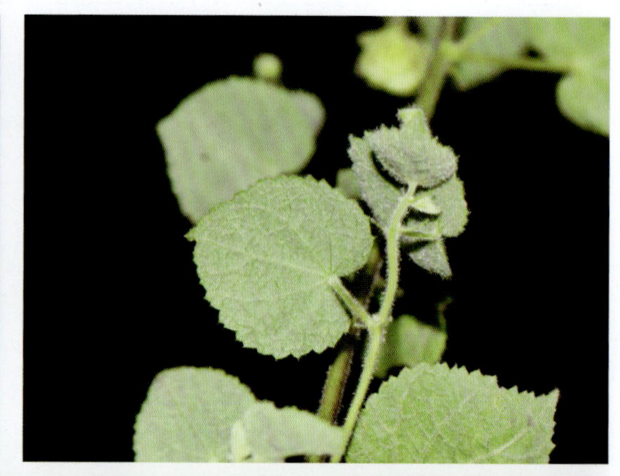

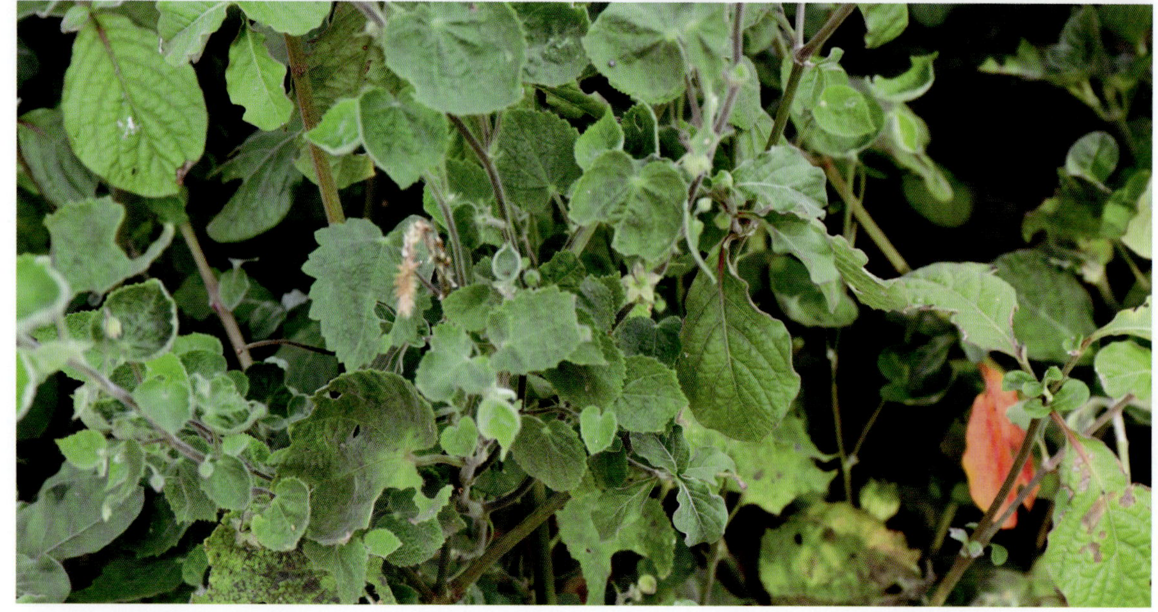

Donax canniformis

竹芋科 竹叶蕉属

竹叶蕉

【特征】多年生草本。茎具纤细分枝。叶片卵形至长圆状披针形，顶端渐尖，基部圆或钝，沿叶背中脉被长柔毛；叶柄全部增厚成叶枕，初被长柔毛，圆柱形。圆锥花序纤细，通常基部分枝；苞片9~11枚，花后脱落，披针形至倒卵形；花梗果时增粗；萼片白色，无毛；花冠管裂片线形；外轮退化雄蕊楔形，硬革质的退化雄蕊淡黄色，通常微凹；兜状的退化雄蕊具椭圆形侧裂片；有一狭三角形、略长于花药室的附属体；子房被绢毛。浆果干燥，不裂，污白色，内有海绵质的瓤。种子1~2，褐色，圆或扁平，皱褶，有槽。

【药用信息】茎及块根入药，清热解毒，止咳定喘。治感冒发热、咳嗽、小儿麻疹合并肺炎、哮喘、肺结核。

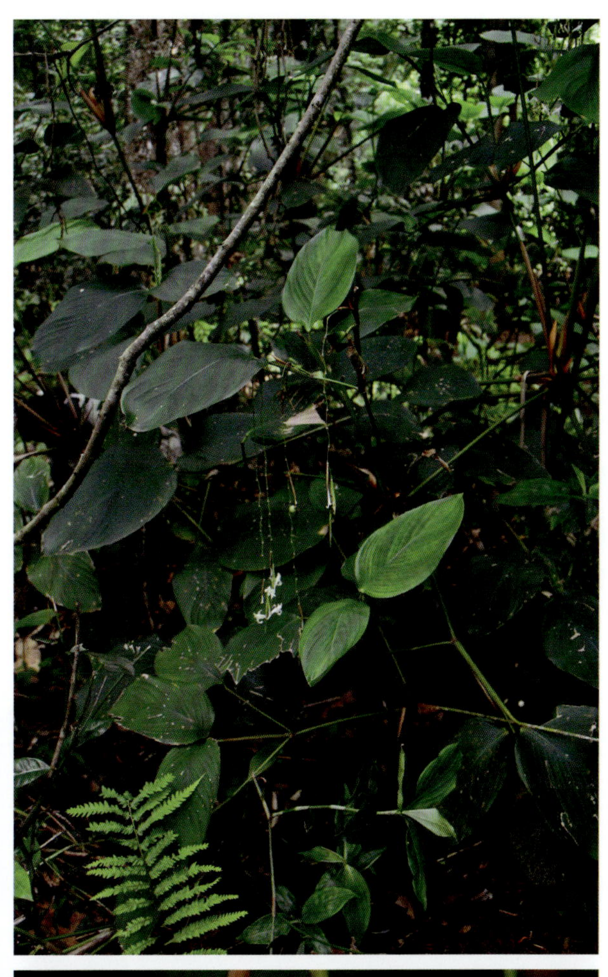

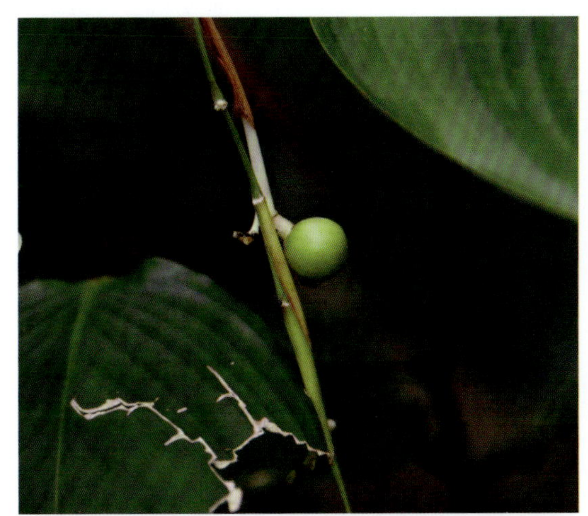

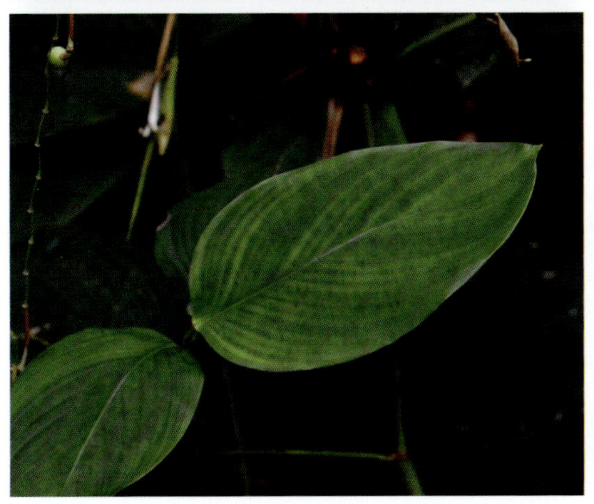

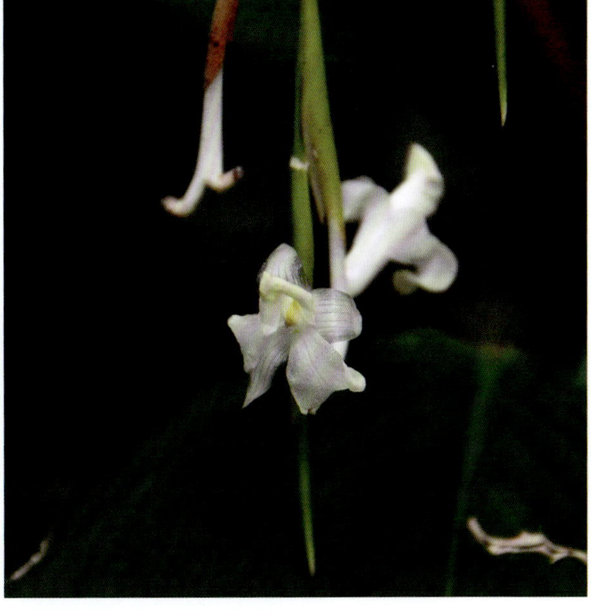

角胡麻

Martynia annua

角胡麻科 角胡麻属

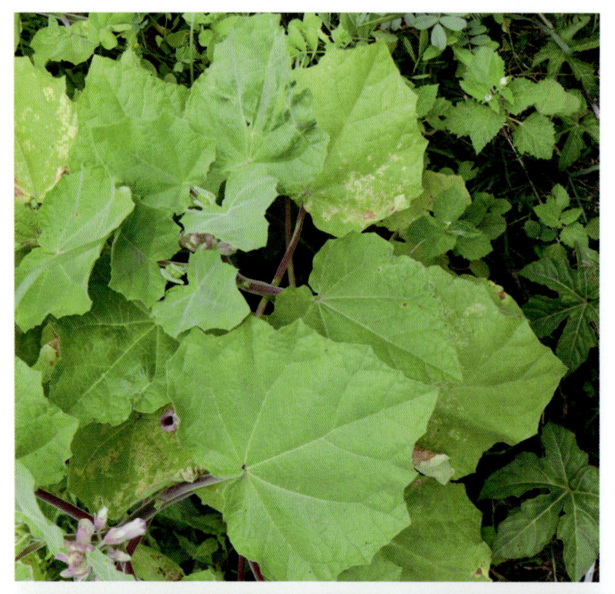

【特征】直立草本。茎圆柱形，基部常木质化。叶对生，阔卵形至三角状卵形，顶端急尖，基部心形，边缘有浅波状齿。短总状花序顶生，有花 10~20 朵；苞片淡红色，膜质，阔卵形；小苞片 2，卵状长圆形。萼片 5，淡黄绿色，上面 3 枚卵状长圆形，下面 2 枚阔卵形。花冠深红色，内面白色至粉红色，并有淡紫红斑点，檐部裂片 5 枚，不等大，半圆形，外面有紫色条纹，内面有黄色斑及紫色斑。花丝白色，无毛。果卵球形，背腹压扁，顶端有 2 枚，钩状突起；外果皮绿色，密生腺毛，沿缝线有短毛刺，内果皮骨质，坚硬，具雕纹。

【药用信息】驱虫镇痛、解热抗菌。治疗癫痫、炎症和结核病。

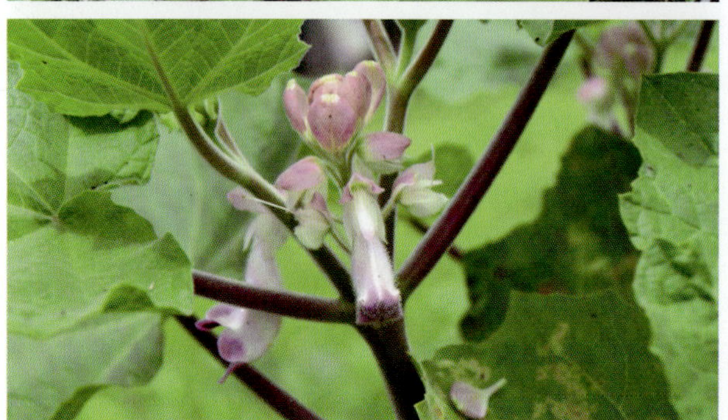

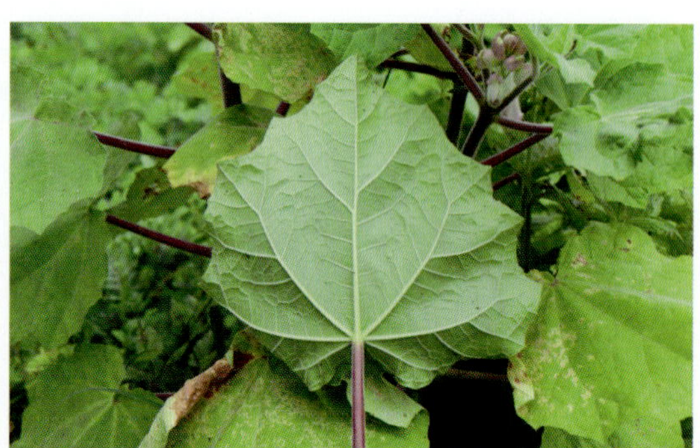

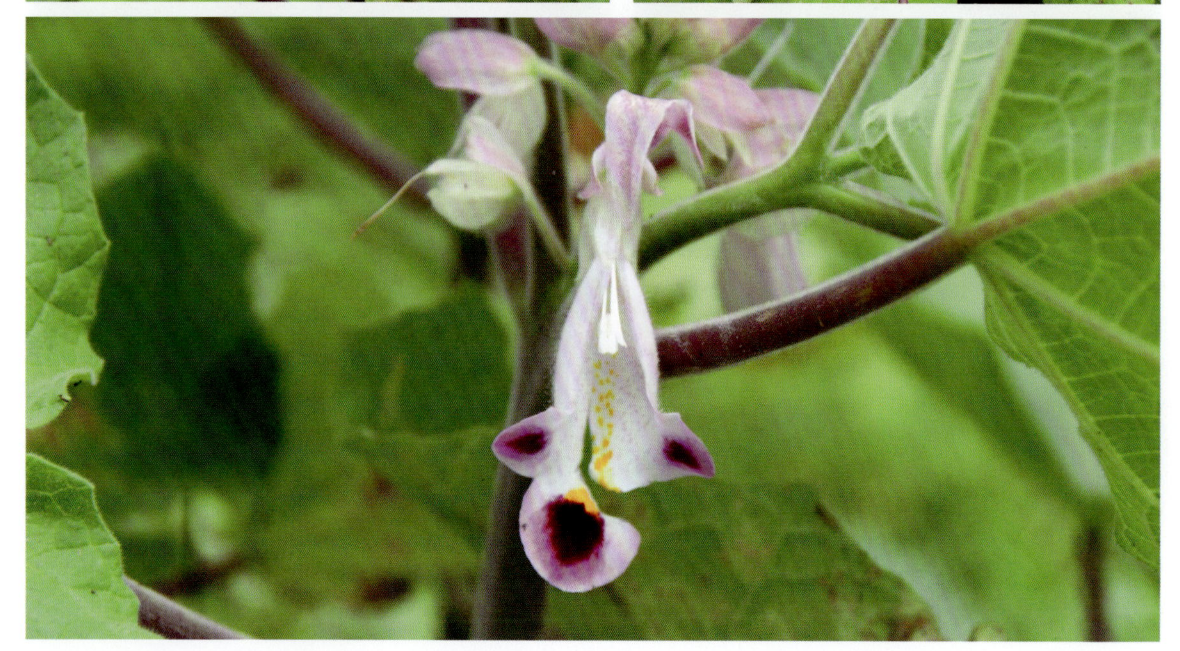

天蓝谷木

【特征】灌木或小乔木。茎圆柱形，无毛，分枝少。叶片革质，长圆形，卵状长圆形或椭圆形，顶端急尖或钝且微凹，基部楔形、钝或近圆形，全缘，羽状脉，两面无毛，叶面中脉下凹，侧脉不明显，背面中脉隆起，侧脉微隆起。花簇生或成短聚伞花序，腋生；苞片极小，早落；花梗无毛；花萼浅杯形，檐部具浅波状 4 齿，无毛；花瓣广卵形，顶端急尖，脊上具 1 环状体；子房下位，杯形，顶端具 8 条放射状的槽，槽边缘隆起。浆果状核果卵形或椭圆形，顶端平截，略缢缩。

【药用信息】叶入药，清热凉血，利湿，杀虫。用于鼻衄、肠炎、痢疾等。

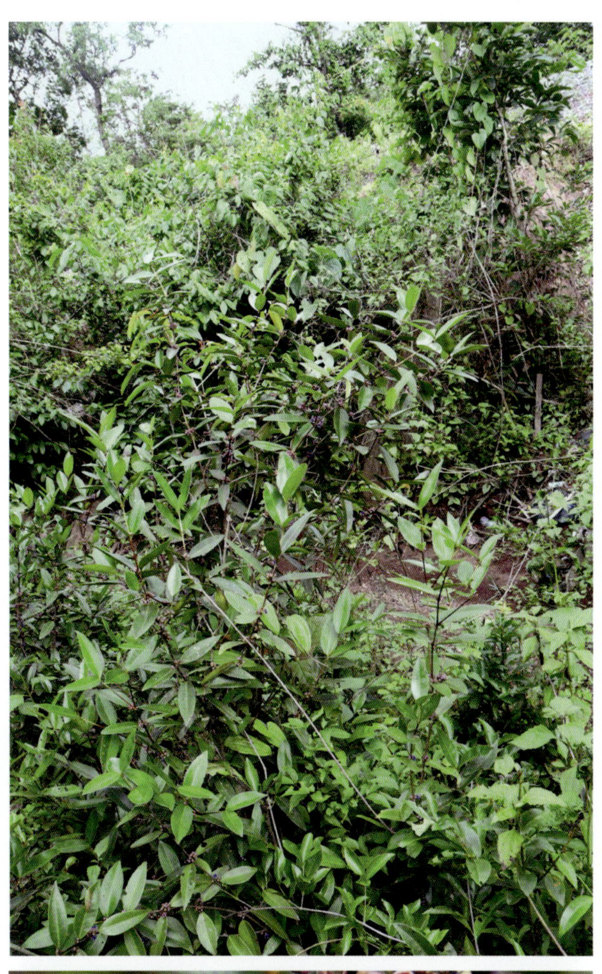

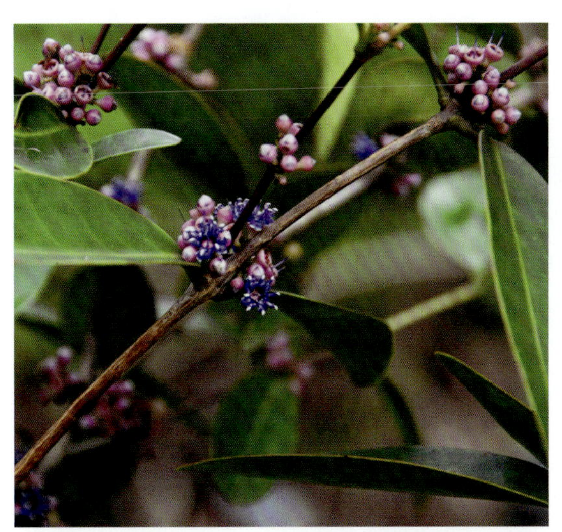

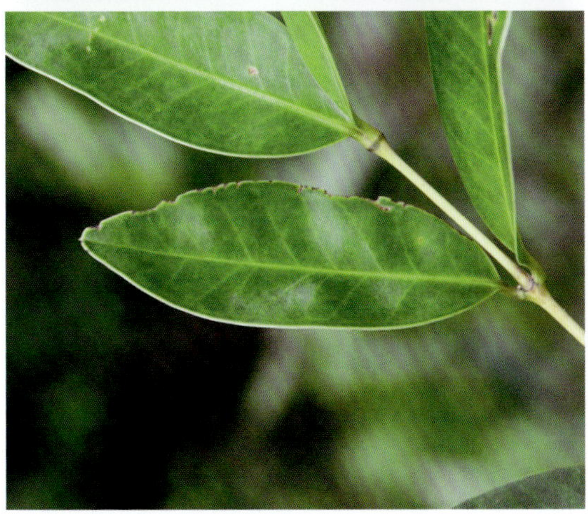

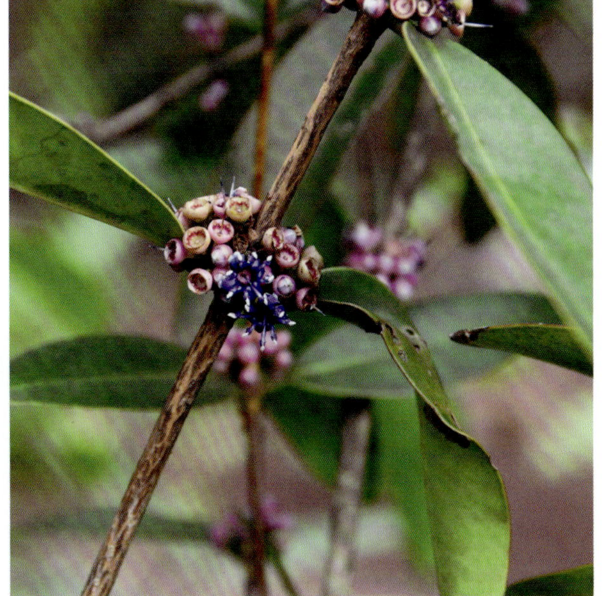

细叶谷木

Memecylon scutellatum

野牡丹科 谷木属

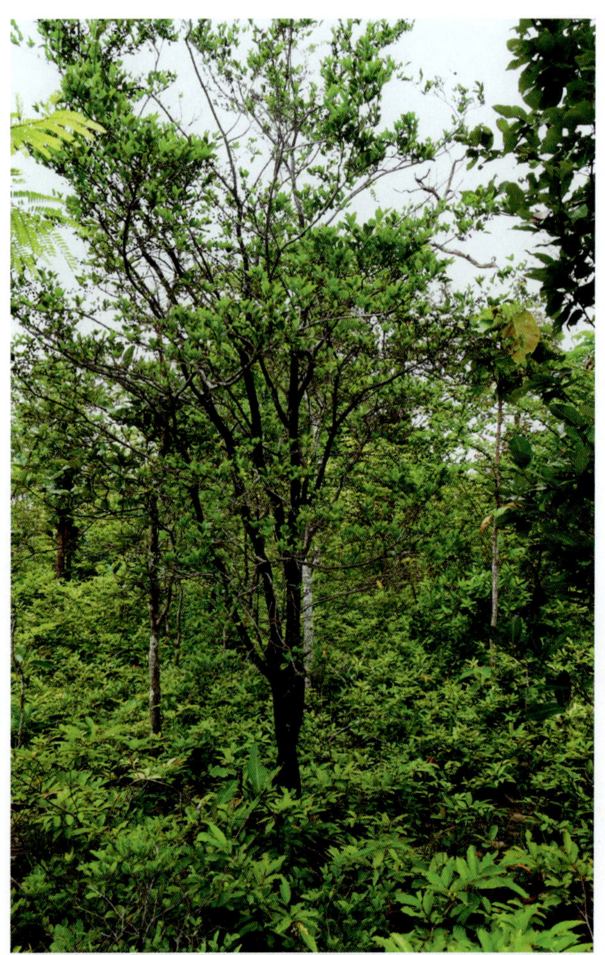

【特征】灌木，稀为小乔木。树皮灰色，分枝多；小枝四棱形，以后呈圆柱形。叶片革质，椭圆形至卵状披针形，顶端钝、圆形或微凹，基部广楔形，两面密布小突起，粗糙，无光泽，无毛，全缘，边缘反卷，侧脉不明显，中脉于叶面下凹，背面隆起。
聚伞花序腋生，花梗基部常具刺毛；花梗无毛；花萼浅杯形，无毛，檐部平截，微波状，具4点尖头；花瓣紫色或蓝色，广卵形。1侧上方具小裂片，背面具棱脊，脊具小尖头；脊上具1环状体。浆果状核果球形，密布小疣状突起，顶端具环状宿存萼檐。

【药用信息】叶入药，解毒消肿，治疮痈肿毒。

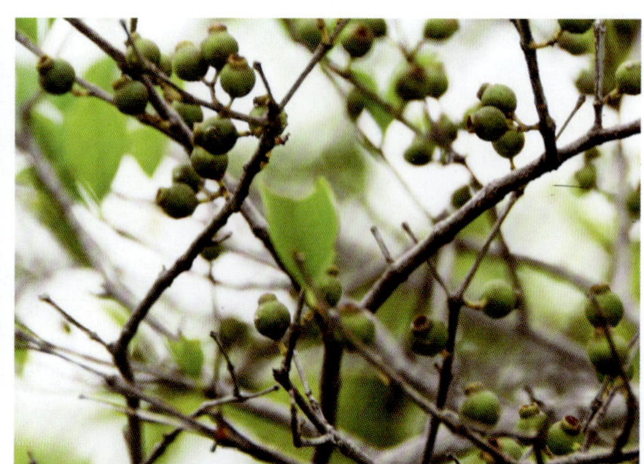

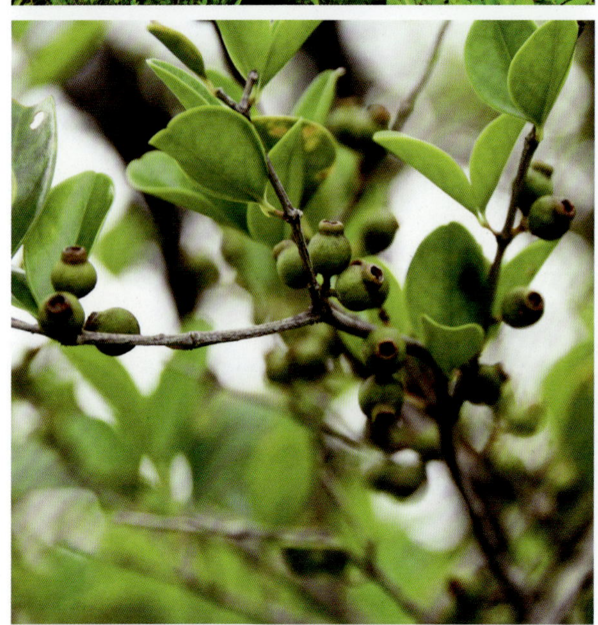

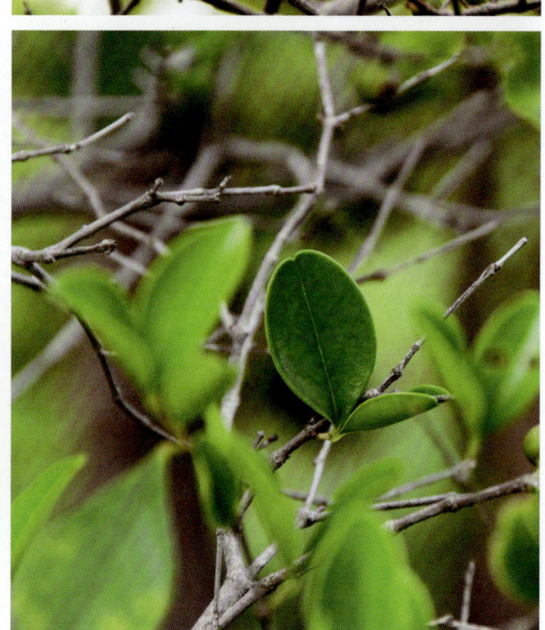

金锦香

【特征】直立草本或亚灌木。茎四棱形，具紧贴的糙伏毛。叶片坚纸质，线形或线状披针形，极稀卵状披针形，顶端急尖，基部钝或几圆形，全缘，两面被糙伏毛，3~5 基出脉，于背面隆起，细脉不明显；叶柄短或几无，被糙伏毛。头状花序，顶生，花 2~10，基部具叶状总苞 2~6 枚，苞片卵形，被毛或背面无毛，无花梗，萼管通常带红色，无毛或具 1~5 枚刺毛突起，裂片 4，三角状披针形，与萼管等长，具缘毛，各裂片间外缘具 1 刺毛突起，果时随萼片脱落；花瓣 4，淡紫红色或粉红色，倒卵形，具缘毛；雄蕊常偏向一侧，花丝与花药等长，花药顶部具长喙，喙长为花药的 1/2，药隔基部微膨大呈盘状；子房近球形，顶端有刚毛 16 条。蒴果紫红色，卵状球形，4 纵裂，宿存萼坛状，外面无毛或具少数刺毛突起。

【药用信息】全草入药，清热解毒、收敛止血，治痢疾止泻、蛇咬伤。

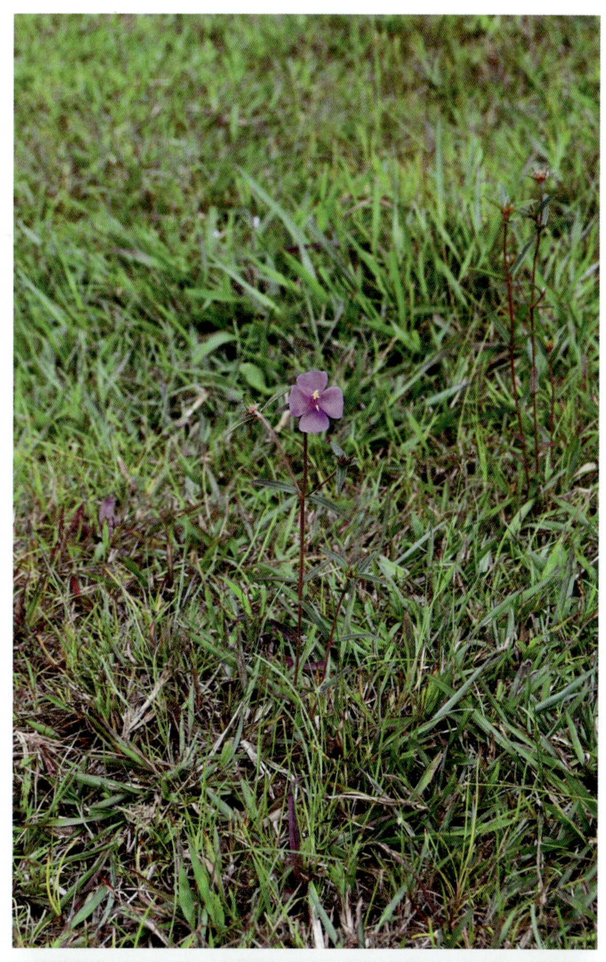

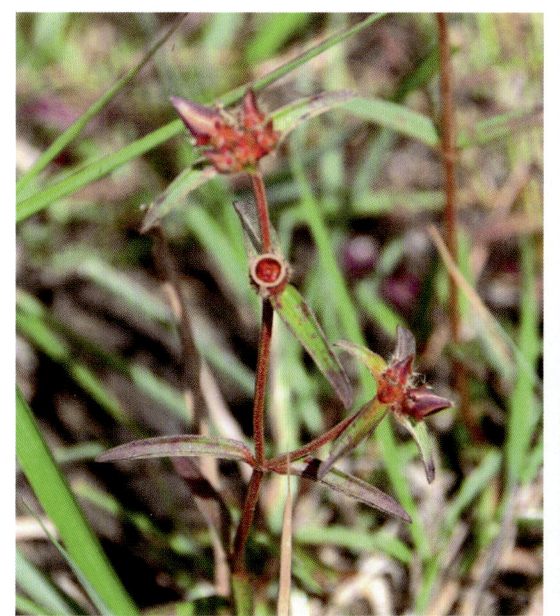

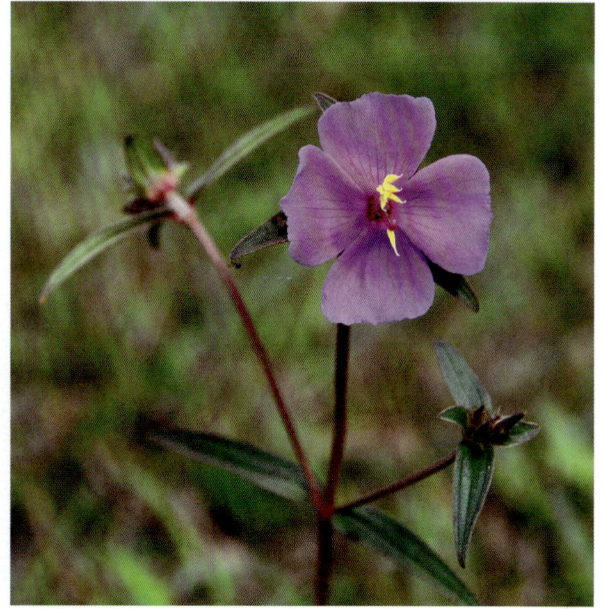

无柄酸脚杆

Pseudodissochaeta subsessilis

野牡丹科 酸脚杆属

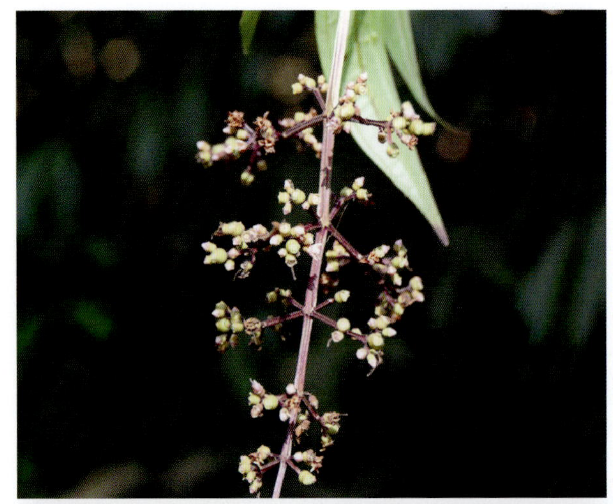

【特征】灌木，有时攀缘。具细的尖锐的 4 角小枝，近无毛，叶节具明显的叶柄间线。叶披针形至卵形，近无柄，基部圆形至心形，先端渐尖，边缘松散具小齿，叶面具 2 对侧脉，上面无毛，除了沿中脉和主脉及叶片基部被少数毛外，下面疏生柔毛，被棕色毛。花序顶生，多花圆锥聚伞花序；花 4 瓣；托杯钟状，萼缘具小三角形裂片，花瓣倒卵形到近圆形，基部具爪，先端圆形。浆果球形。

【药用信息】叶、茎入药，可退热，治小儿发烧。

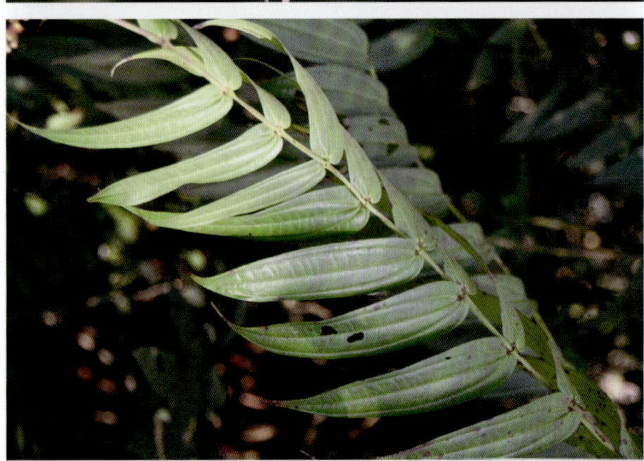

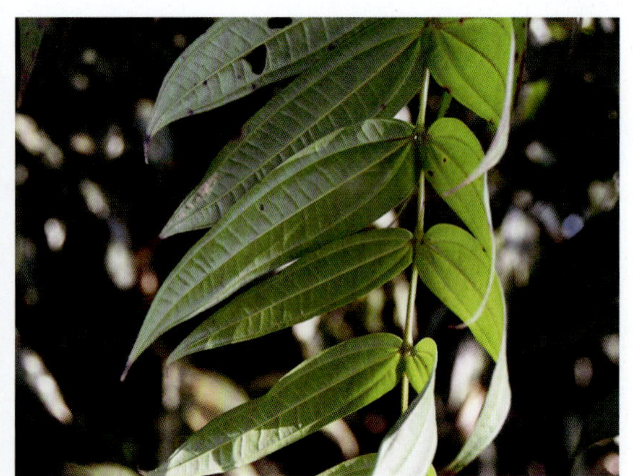

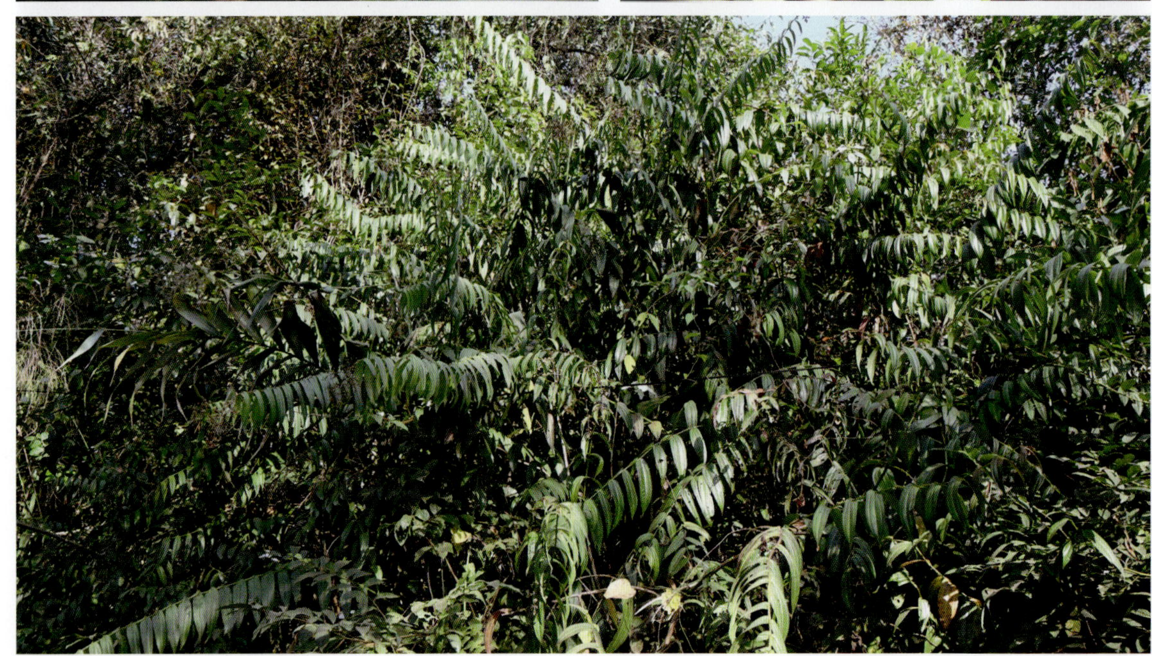

米仔兰

【特征】灌木或小乔木。茎多小枝，幼枝顶部被星状锈色的鳞片。叶轴和叶柄具狭翅，有小叶 3~5 片；小叶对生，厚纸质，顶端 1 片最大，下部小，先端钝，基部楔形，两面均无毛，侧脉每边约 8 条，极纤细，和网脉均于两面微凸起。

圆锥花序腋生，稍疏散无毛；花芳香；雄花的花梗纤细，两性花的花梗稍短而粗；花萼 5 裂，裂片圆形；花瓣 5，黄色，长圆形或近圆形，顶端圆而截平；雄蕊管略短于花瓣，倒卵形或近钟形，外面无毛，顶端全缘或有圆齿，花药 5，卵形，内藏；子房卵形，密被黄色粗毛。浆果，卵形或近球形，初时被散生的星状鳞片，后脱落；种子有肉质假种皮。

【药用信息】枝、叶入药，用于治疗跌打、痈疮等。

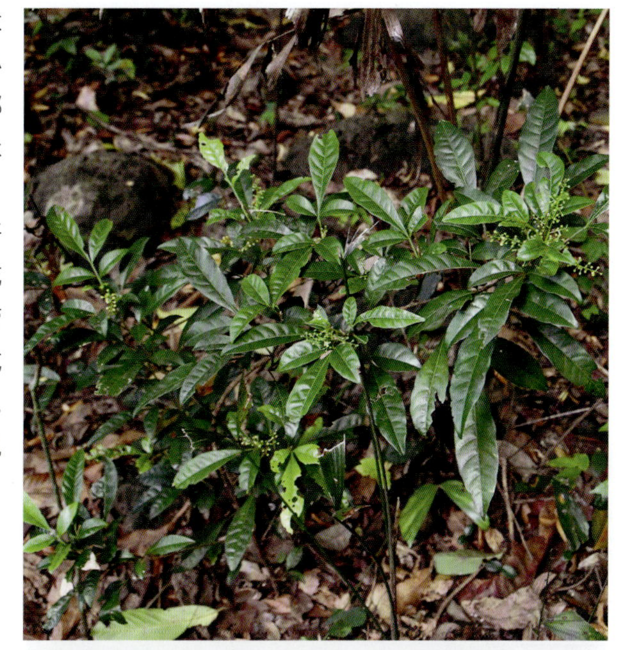

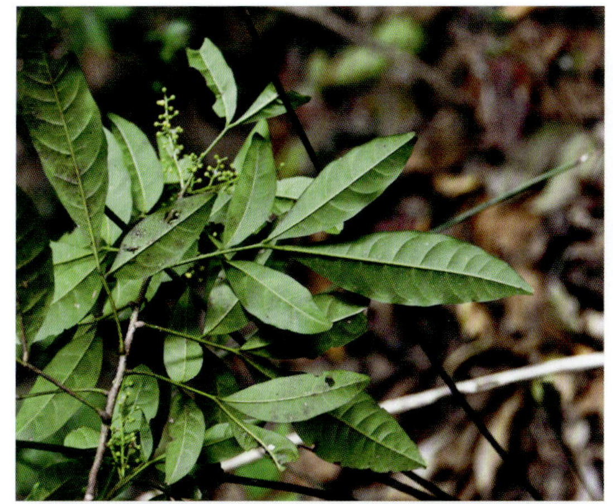

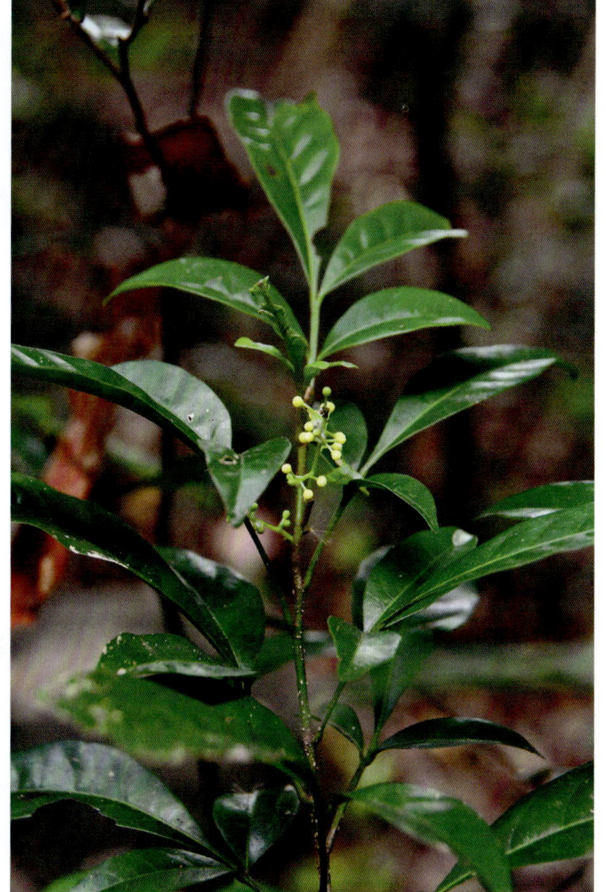

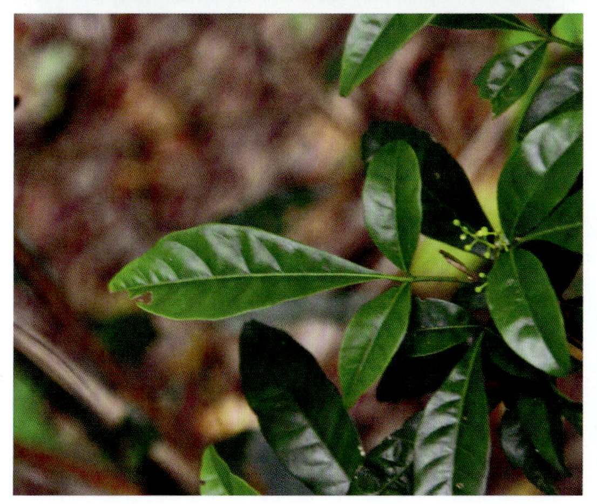

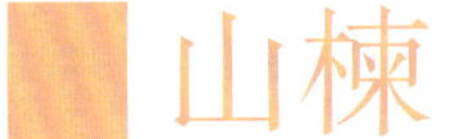

山楝

Aphanamixis polystachya

楝科 山楝属

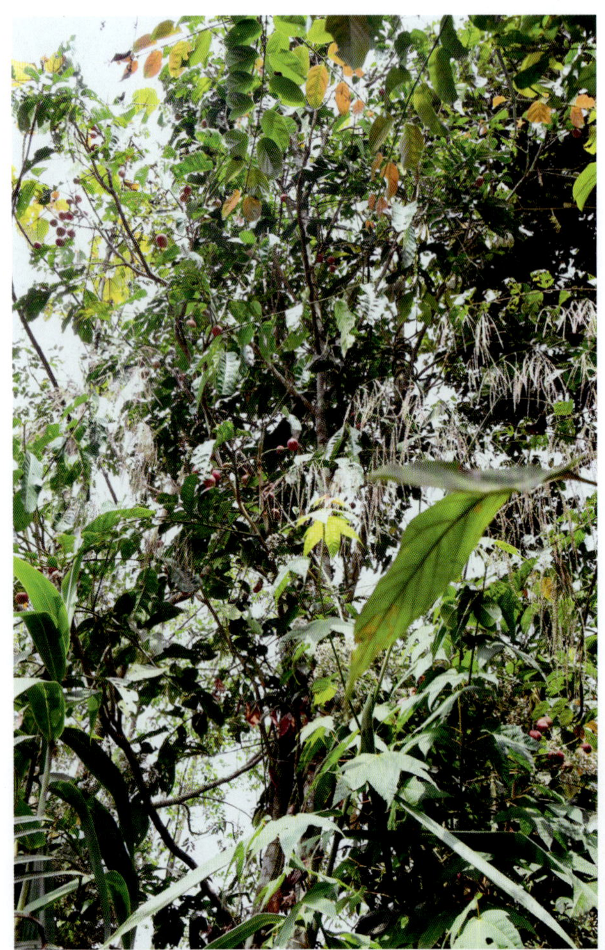

【特征】乔木。叶为奇数羽状复叶，有小叶 9~15 片；小叶对生，初时膜质，后变亚革质，在强光下可见很小的透明斑点，长椭圆形，最下部的一对较小，先端渐尖，基部楔形或宽楔形，有时一侧稍带圆形，偏斜，两面均无毛，侧脉每边 11~12 条，纤细，边全缘。花序腋生，短于叶，雄花组成穗状花序复排列成广展的圆锥花序，雌花组成穗状花序；花球形，无花梗，下有小包片 3；萼 4~5，圆形，有时有小睫毛；花瓣 3，圆形，凹陷；雄蕊管球形，无毛，花药 5~6，长圆形，子房被粗毛，3 室，几无花柱。蒴果近卵形，熟后橙黄色，开裂为 3 果瓣。种子有假种皮。

【药用信息】根、叶入药，祛风除湿、舒筋活络、通痹，为祛风止痛药。

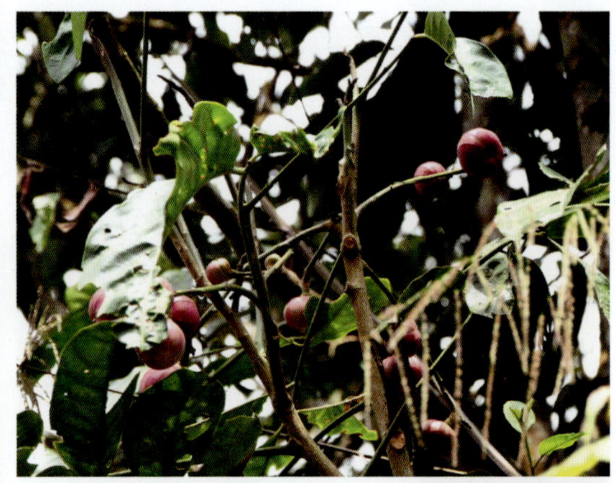

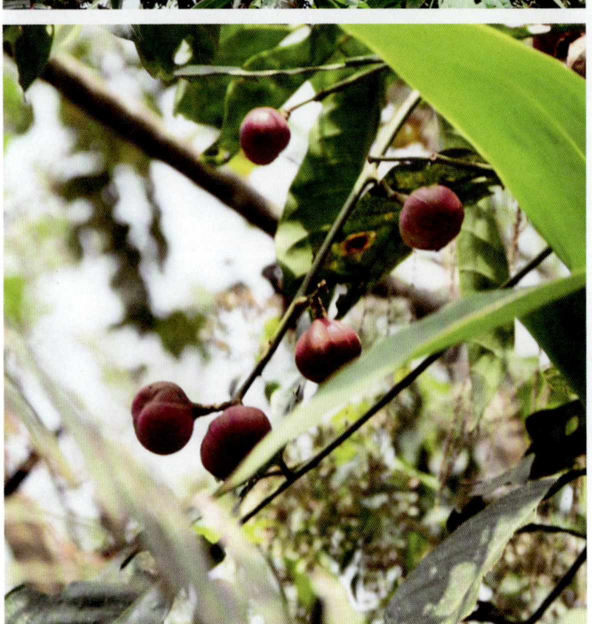

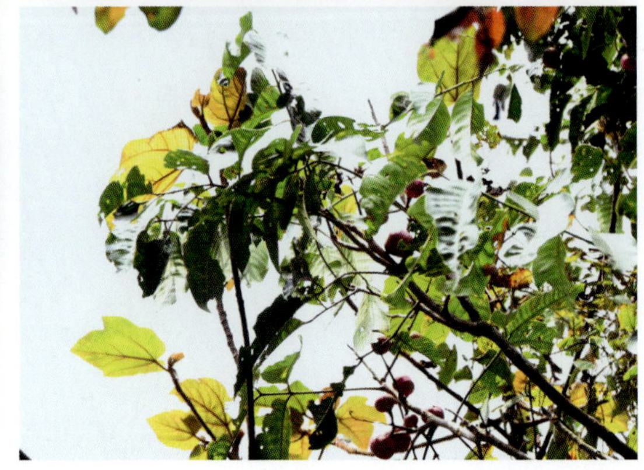

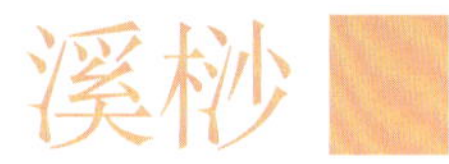

溪桫

【特征】乔木。幼枝和花序被黄褐色粗硬毛。叶通常具小叶 10~12 对，叶轴和叶柄被紧贴粗毛；小叶片纸质至薄革质，长圆形至长圆状披针形，先端渐尖，基部楔形、宽楔形或圆形，稍偏斜，无毛或沿背面脉上被紧贴柔毛，侧脉 9~15 对，腹面平坦，背面较明显突起。圆锥花序腋生，通常与叶等长或过之，疏分枝，平展，被短粗毛，花梗被黄褐色短粗毛，萼下具节；萼管状，截形或不明显的 4 齿裂，外被微柔毛或无毛；花瓣 4，线状匙形，先端圆形或有短尖，往下渐狭，除顶端被微柔毛外其余无毛；雄蕊管长柱状，外面上部密被微柔毛。内面下面被稀疏柔毛，顶端有 7~8 裂片，无毛，长圆形，花药与裂片对生，背部有微柔毛，花盘环状或浅杯状，无毛；子房 4 室，被短粗毛；花柱纤细，下部密被长柔毛，往上稍稀疏，柱头头状。蒴果梨状球形，幼时被黄褐色微柔毛，熟后无毛，橙红色。

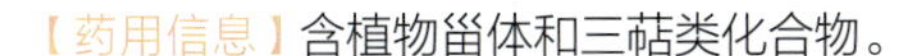

【药用信息】含植物甾体和三萜类化合物。

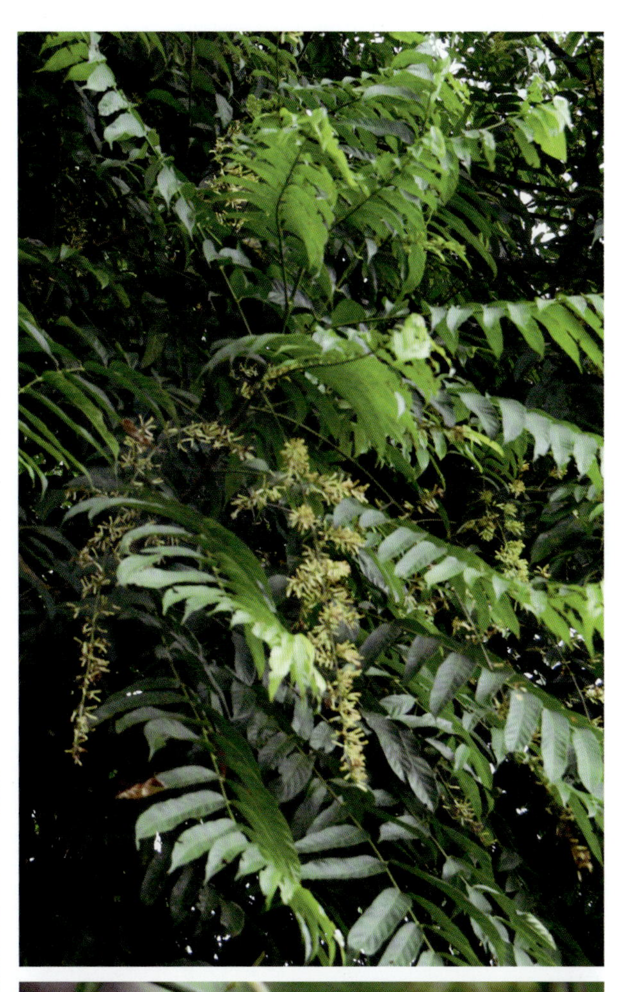

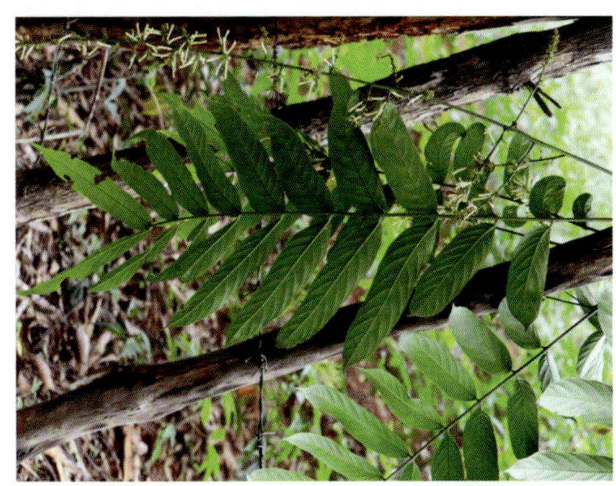

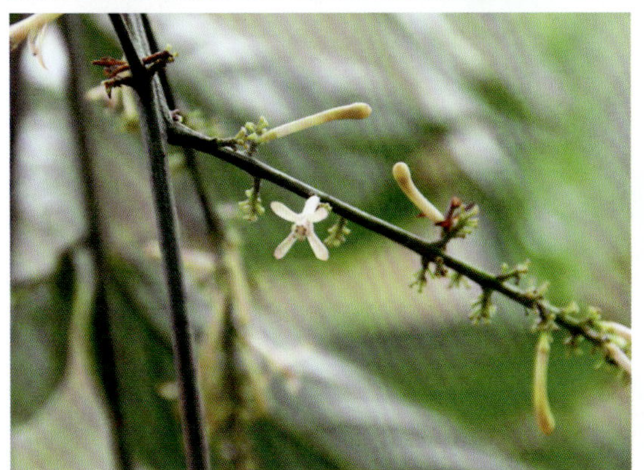

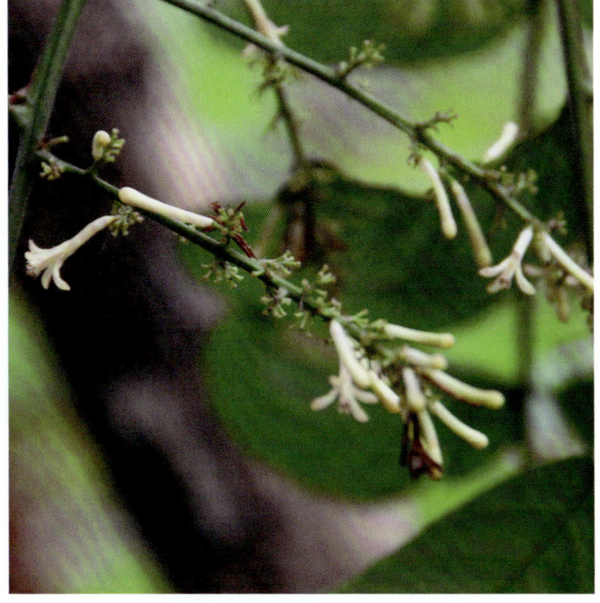

多脉樫木

Dysoxylum grande

楝科 樫木属

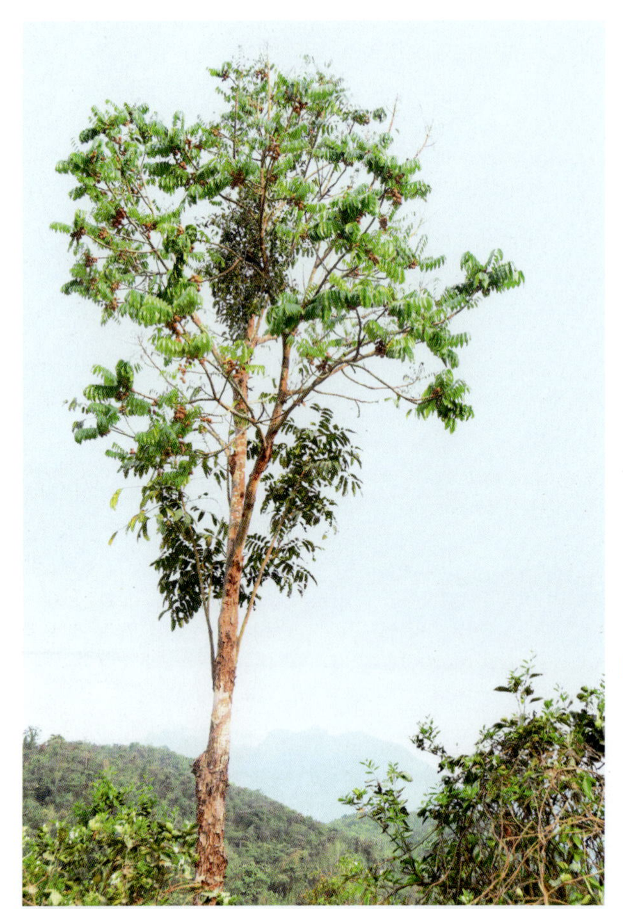

【特征】乔木。树枝灰色，被短柔毛，顶生小枝密被淡黄色短柔毛。叶互生，疏离，叶柄和叶轴密被柔毛；小叶 9~15 枚，通常互生，纸质，披针形或长圆状披针形，先端渐尖，基部常偏斜，一侧圆形，另一侧楔形，叶面除中脉密被柔毛外近无毛或被疏散柔毛，背面被淡黄色长柔毛，侧脉每边 25~30 条，平展，近叶缘处弯拱连结，叶面叶脉微凹，背面明显突起。圆锥花序腋生，远短于叶，分枝，被淡黄色短柔毛；花 4 基数；花萼近盘状，顶端不明显的浅裂，外被短柔毛；花瓣线状长圆形，外面被柔毛；雄蕊管圆筒形，无毛，管口有细钝齿；花药 8，长圆形，内藏；花盘环状，无毛，顶端有小钝齿；子房密被淡黄色长柔毛，花柱纤细，下部被长柔毛。蒴果倒卵状球形至梨形，无毛，干时有皱纹。种子倒卵形，无假种皮。

【药用信息】煎煮可用来治疗关节炎、神经性厌食症、心肌无力、驱逐小肠蠕虫、麻风病和风湿病。

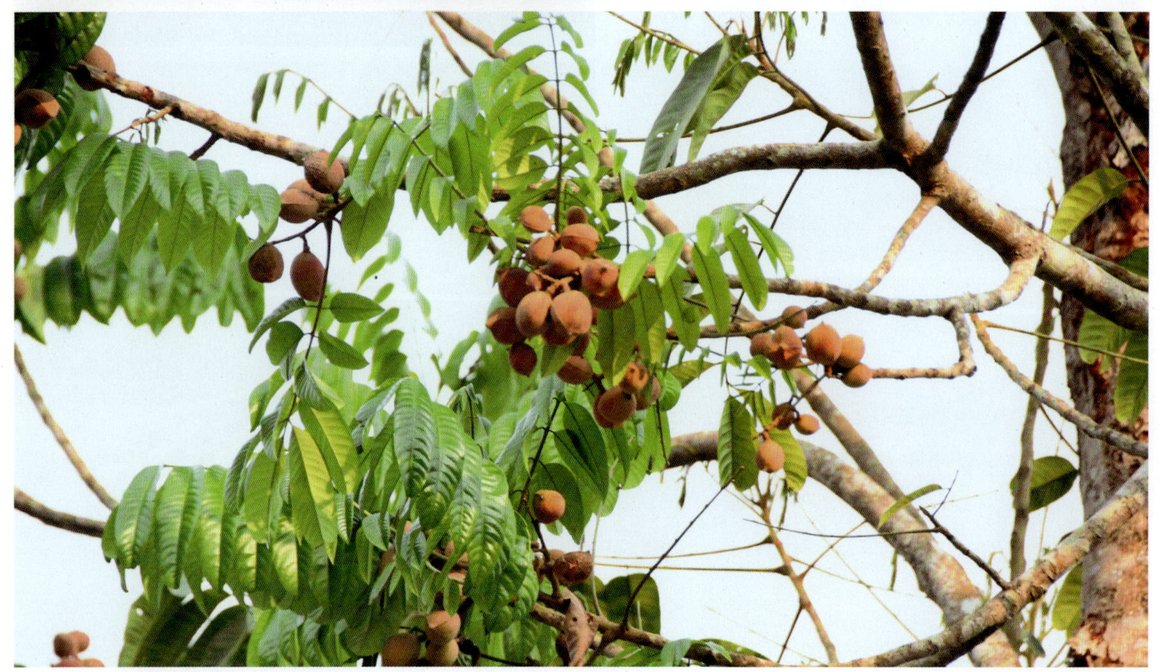

皮孔樫木

【特征】落叶乔木。小枝干时灰褐色，被微柔毛，有小皮孔，叶痕明显。叶互生，叶柄和叶轴被微柔毛，有皮孔；小叶 9~11 枚，对生，膜质至纸质，卵圆形、椭圆形至倒披针形，先端短渐尖，基部圆形至楔形，稍偏斜，两面无毛。圆锥花序生于老枝和二年生枝上，3~5 束生，稀单生，被棕色微柔毛，无柄，有锥形小苞片；花梗纤细，被灰色微柔毛；萼碟形，5 深裂，外密被细柔毛；花瓣 5~6，白色，外被微柔毛；雄蕊管坛状，口部无毛，边缘波状；花药 10~12，卵形，着生于管口内侧，与管齿互生，且与之平齐；花盘环状，肉质，短，大部分与子房合生；子房和花柱被微柔毛；柱头与雄蕊管平齐，盘状，被微柔毛。

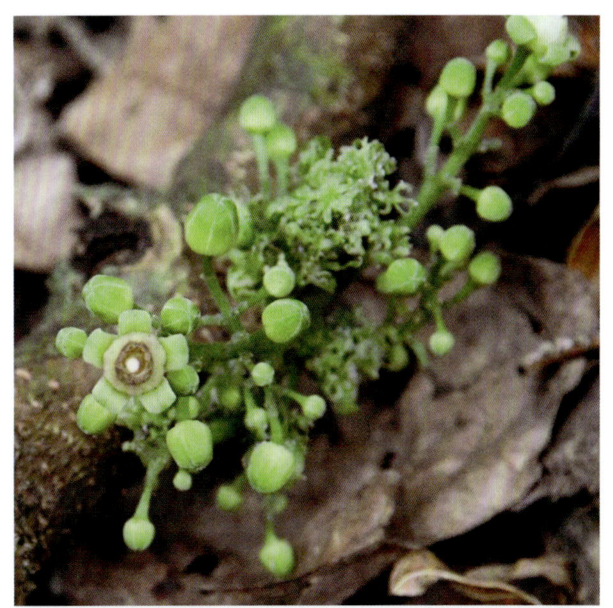

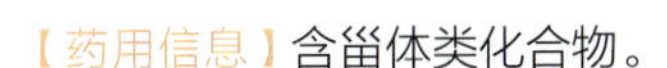

【药用信息】含甾体类化合物。

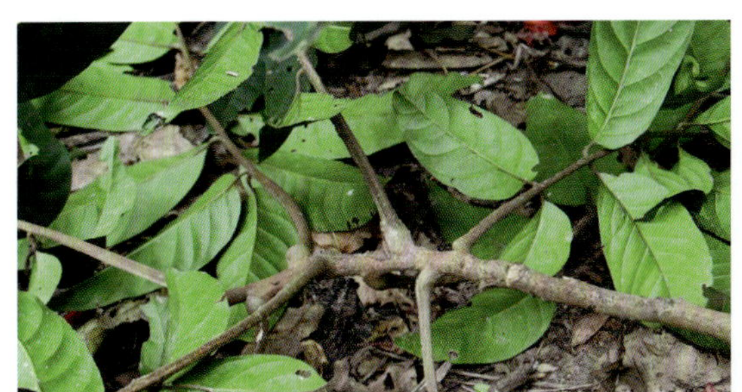

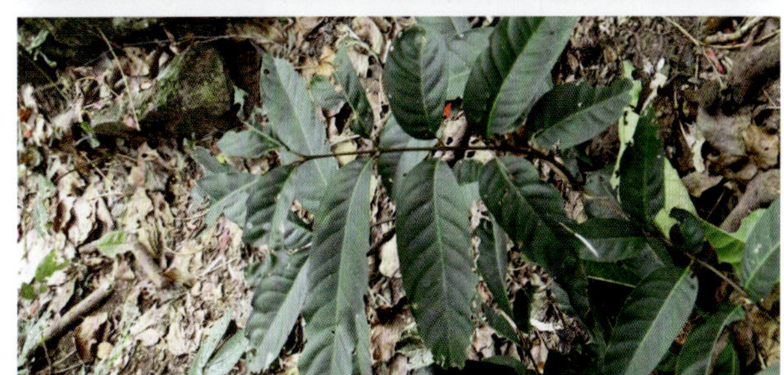

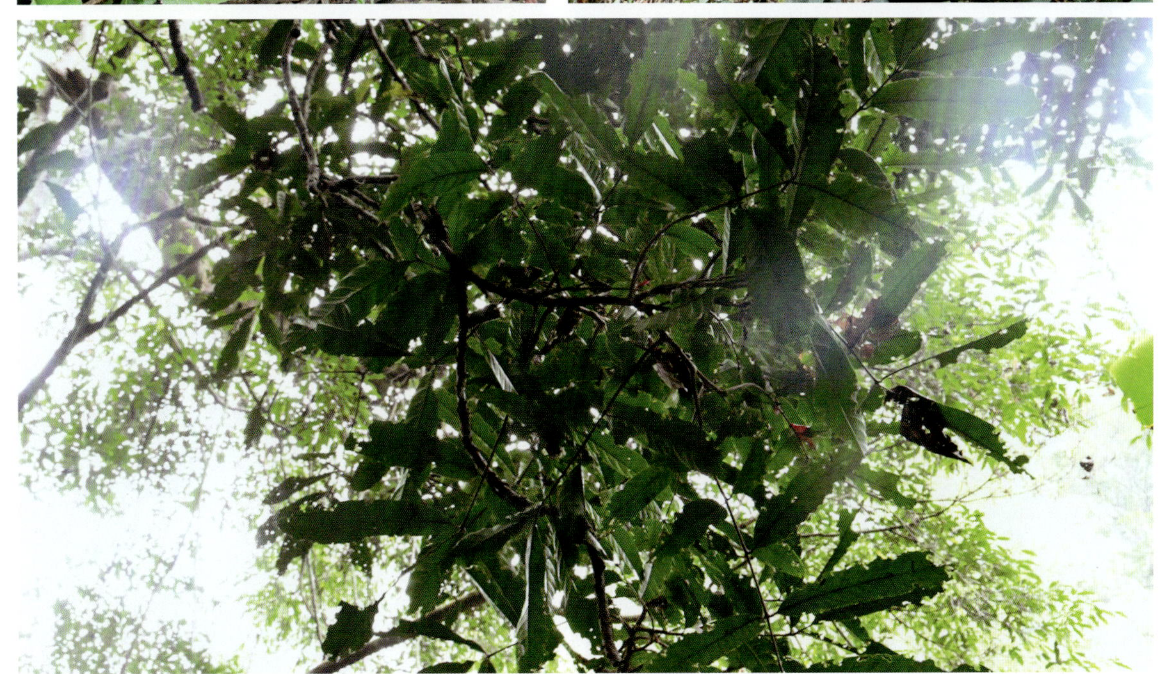

鹧鸪花

Heynea trijuga

楝科 鹧鸪花属

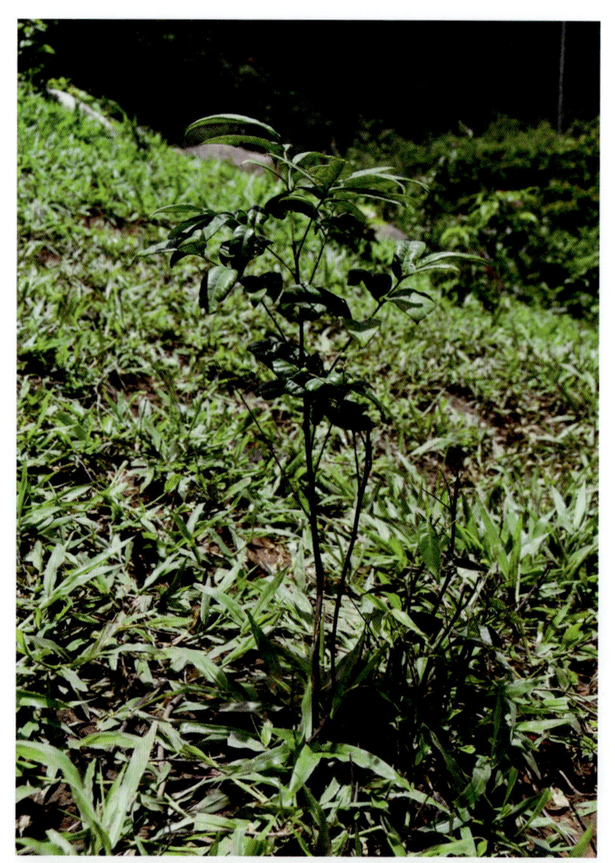

【特征】乔木。枝无毛，干时黑色或深褐色，但幼嫩部分被黄色柔毛，有少数皮孔。叶为奇数羽状复叶，有小叶 3~4 对，叶轴圆柱形或具棱角，无毛；小叶对生，膜质，披针形或卵状长椭圆形，先端渐尖，基部下侧楔形，上侧宽楔形或圆形，偏斜，叶面无毛，背面苍白色，无毛或被黄色微柔毛，侧脉每边 8~12 条，近互生，向上斜举，上面平坦，背面明显凸起。圆锥花序略短于叶，腋生，由多个聚伞花序所组成，被微柔毛，具很长的总花梗；花小；花梗约与花等长，纤细，被微柔毛或无毛。花萼 5 裂，有时 4 裂，裂齿圆形或钝三角形，外被微柔毛或无毛；花瓣 5，有时 4，白色或淡黄色，长椭圆形，外被微柔毛或无毛；雄蕊管被微柔毛或无毛，10 裂至中部以下，裂片内面被硬毛，花药 10，有时 8，着生于裂片顶端的齿裂间；子房无柄，近球形，无毛，花柱约与雄蕊管等长，柱头近球形，顶端 2 裂。蒴果椭圆形，有柄，无毛。种子 1，具假种皮，干后黑色。

【药用信息】根入药，清热解毒，祛风湿，利咽喉。用于风湿腰腿痛、咽喉痛、乳蛾、感冒、胃痛。

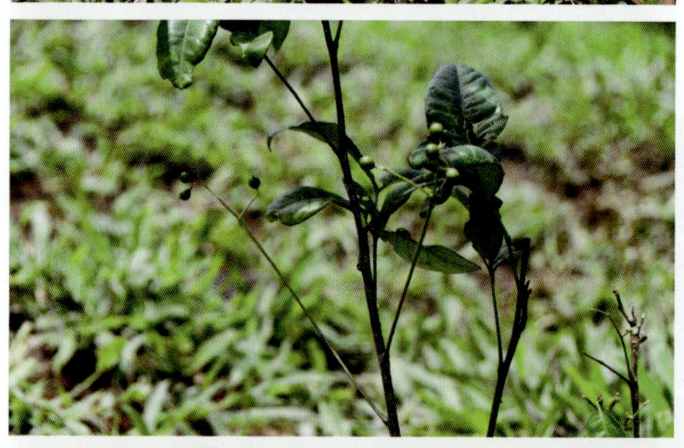

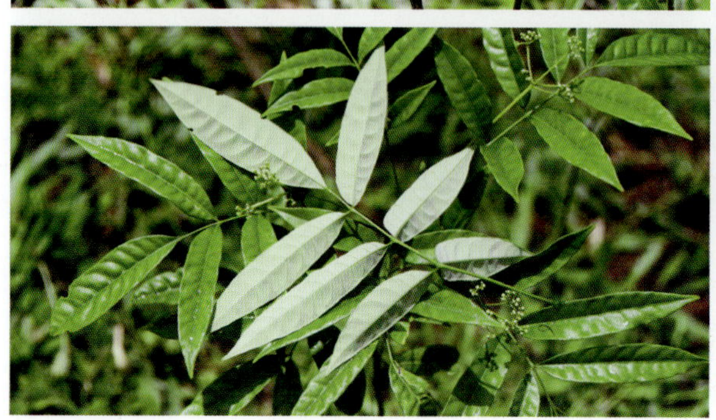

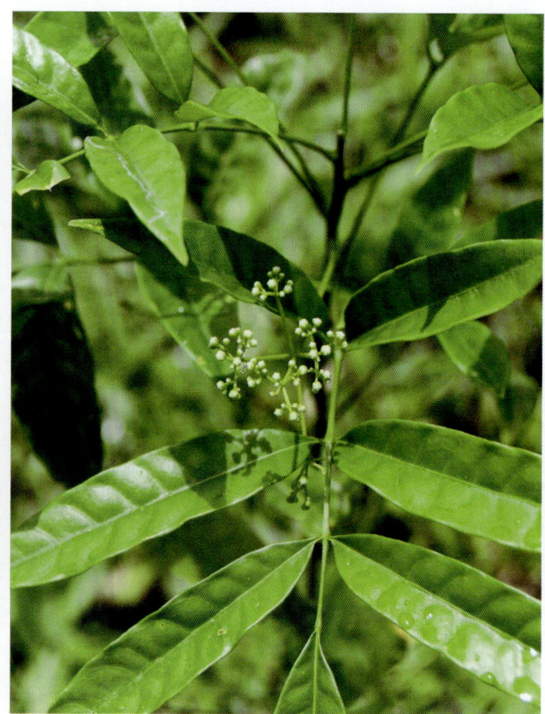

香椿

Toona sinensis

楝科 香椿属

【特征】乔木。树皮粗糙，深褐色，片状脱落。叶具长柄，偶数羽状复叶；小叶 16~20，对生或互生，纸质，卵状披针形或卵状长椭圆形，先端尾尖，基部一侧圆形，另一侧楔形，不对称，边全缘或有疏离的小锯齿，两面均无毛，无斑点，背面常呈粉绿色，侧脉每边 18~24 条，平展，与中脉几成直角开出，背面略凸起。圆锥花序与叶等长或更长，被稀疏的锈色短柔毛或有时近无毛，小聚伞花序生于短的小枝上，多花；花具短花梗；花萼 5 齿裂或浅波状，外面被柔毛，且有睫毛；花瓣 5，白色，长圆形，先端钝，无毛；雄蕊 10，其中 5 枚能育，5 枚退化；花盘无毛，近念珠状；子房圆锥形，有 5 条细沟纹，无毛，每室有胚珠 8 颗，花柱比子房长，柱头盘状。蒴果狭椭圆形，深褐色，有小而苍白色的皮孔，果瓣薄。种子基部通常钝，上端有膜质的长翅，下端无翅。

【药用信息】根皮及果入药，收敛止血、去湿止痛。

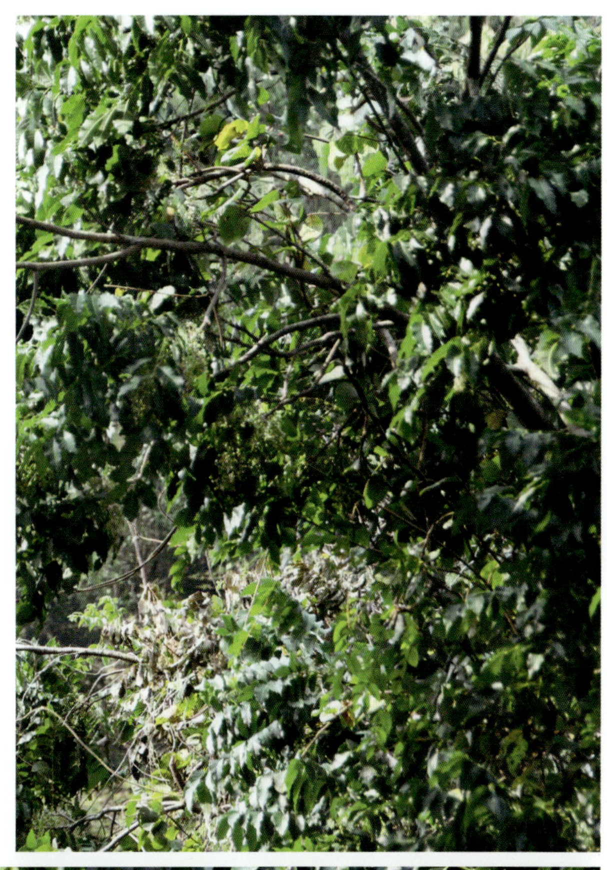

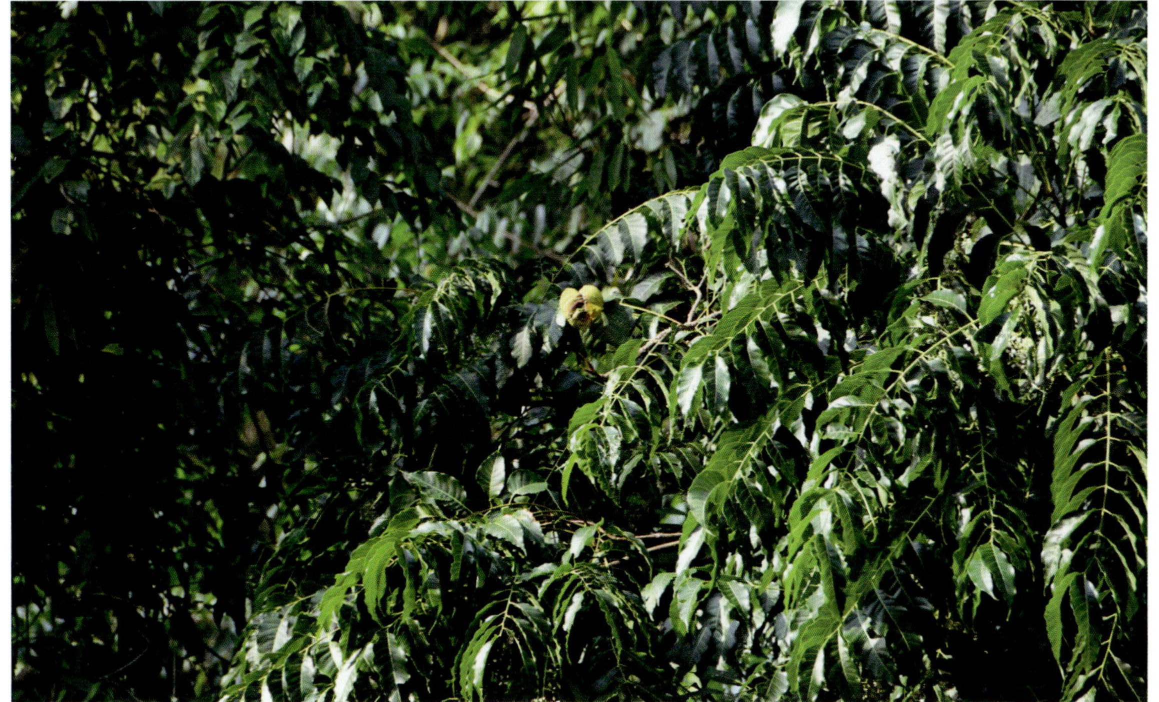

越南割舌树

Walsura pinnata

楝科 割舌树属

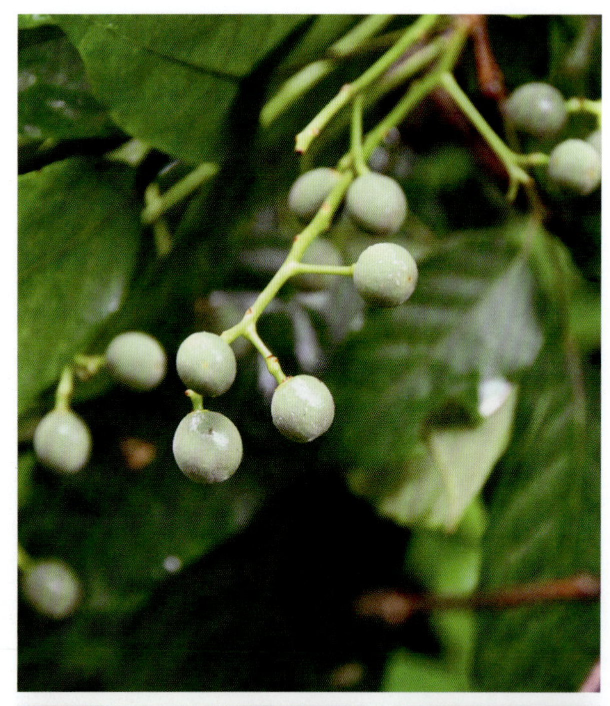

【特征】乔木。小枝幼嫩被短柔毛，后变无毛，具苍白色皮孔。叶柄上面扁平，背面圆形，两侧具不明显的狭翅，无毛；小叶 5，坚纸质或革质，椭圆形或卵状长圆形，顶生小叶更大，先端渐尖至急尖，基部渐狭至阔楔形，两面无毛，叶面绿色，光亮，背面粉绿色，侧脉 8~11 对，在背面明显凸起。圆锥花序腋生和顶生，短于叶，被黄色短柔毛。花梗约与花等长，被短柔毛；花萼 5 裂，裂齿三角形，外被短柔毛；花瓣 5，白色，长圆形，急尖，外被粉状柔毛，内面无毛；雄蕊 10，花丝基部 1/2 以上合生，上部分离，扁平，顶端钻形，中部以上两面被长柔毛，花药卵形，无毛；花盘环状，肉质，无毛；子房扁平，密被黄白色短柔毛，柱头盘状。

【药用信息】提取物 Pinnatane A 对人肝癌细胞有抑制作用。

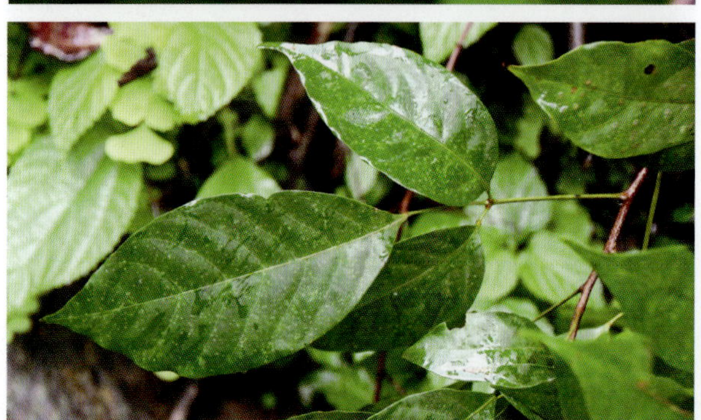

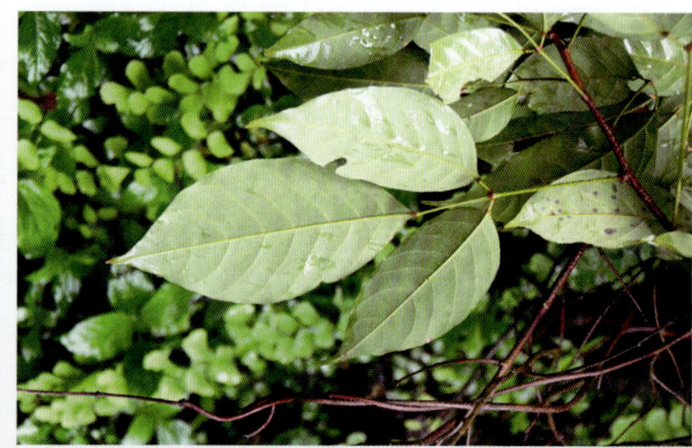

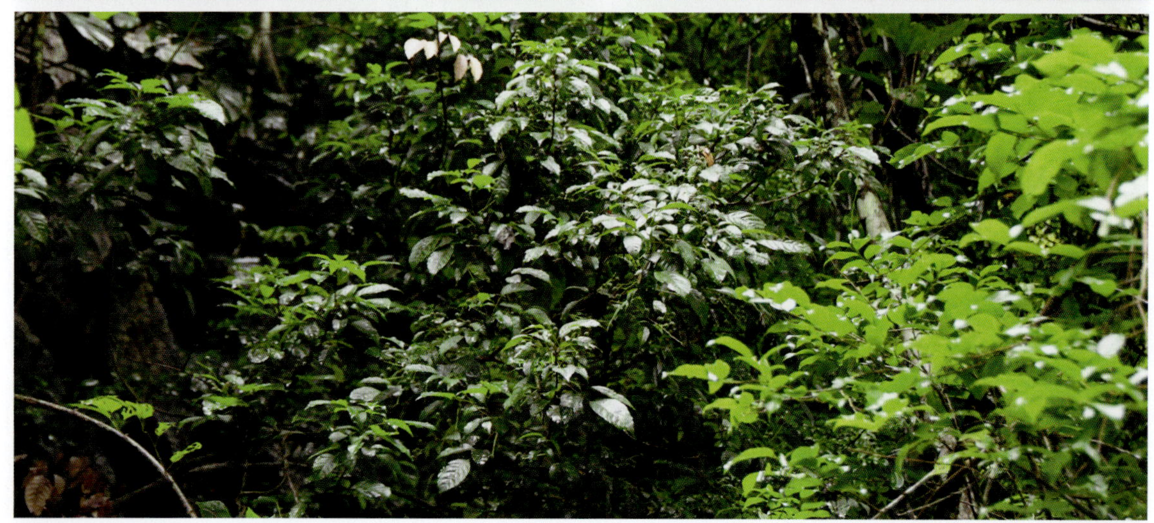

连蕊藤

【特征】草质藤本。茎、枝均具条纹，通常被糙毛状柔毛，有时近无毛。叶纸质或干后膜质，阔卵形或长圆状卵形，顶端长渐尖，基部箭形，后裂片短尖或圆，边缘有疏齿至粗齿，极少全缘，上面被疏毛或有时近无毛，下面密被毡毛状茸毛；掌状脉 5~7 条，在下面稍凸起；叶柄通常与叶片近等长或较短，很少比叶片长。花序伞房状，单生或有时双生，被茸毛；雄花：萼片卵圆形或椭圆状卵形，背面被丝质毛；花瓣倒卵状楔形；雌花：萼片 4，排成 2 轮，外轮楔状长圆形，顶端近平顶或微圆，内轮近卵形，基部内凹或囊状；花瓣 4，与萼片对生，长圆形；退化雄蕊线形，扁平；心皮 3 囊状卵形，柱头外弯。核果近球形而稍扁；果核卵状半球形，背肋隆起呈鸡冠状，两侧各有 2 行小刺。

【药用信息】藤叶掐下来炒或煮，尝起来鲜嫩黏滑，清热解毒，健胃消食。

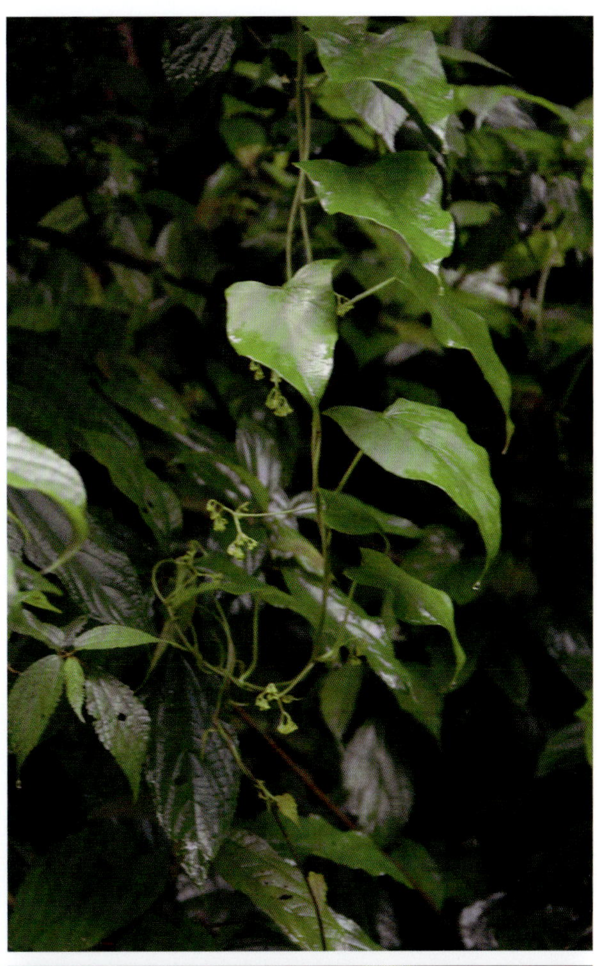

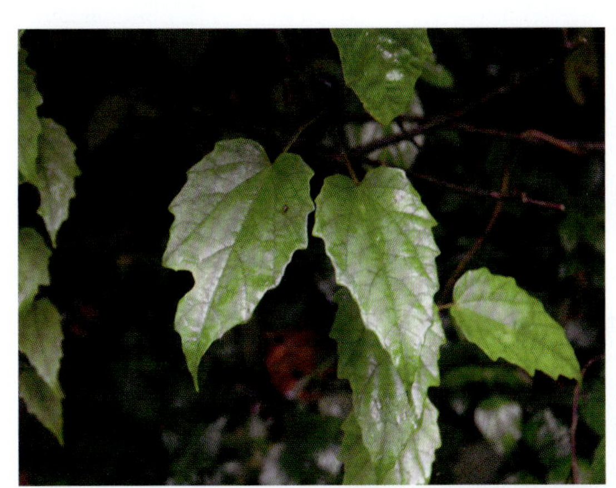

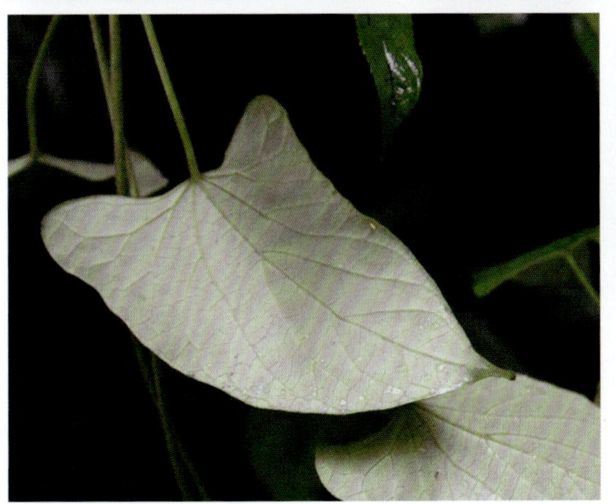

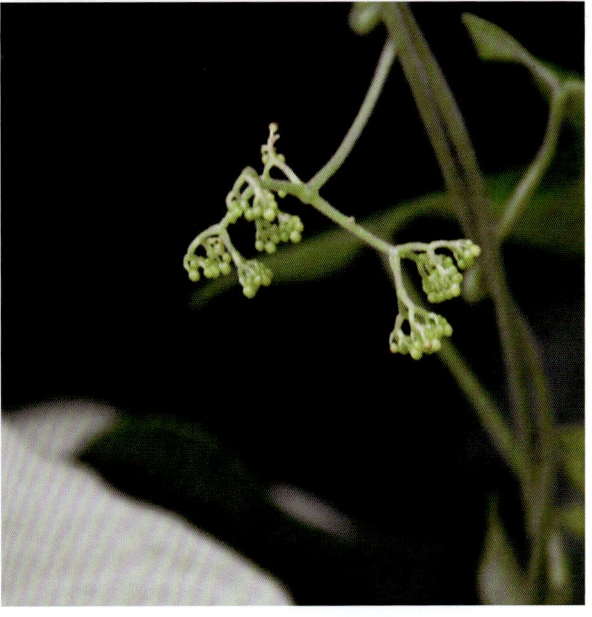

粪箕笃

Stephania longa

防己科 千金藤属

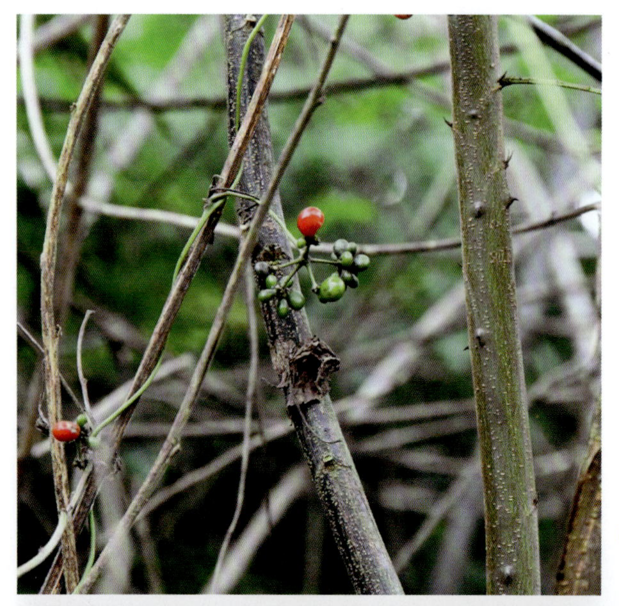

【特征】草质藤本。除花序外全株无毛;枝纤细,有条纹。叶纸质,三角状卵形,顶端钝,有小凸尖;基部近截平或微圆,很少微凹;上面深绿色,下面淡绿色,有时粉绿色;掌状脉 10~11 条,向下的常纤细;叶柄基部常扭曲。复伞形聚伞花序腋生,雄花序较纤细,被短硬毛;雄花:萼片 8,偶有 6,排成 2 轮,楔形或倒卵形,背面被乳头状短毛;花瓣 4 或有时 3,绿黄色,通常近圆形;雌花:萼片和花瓣均 4 片,很少 3 片;子房无毛,柱头裂片平叉。核果红色;果核背部有 2 行小横肋,每行约 9~10 条,小横肋中段稍低平,胎座迹穿孔。

【药用信息】全草入药,生肌止血。治痢疾、发狂。

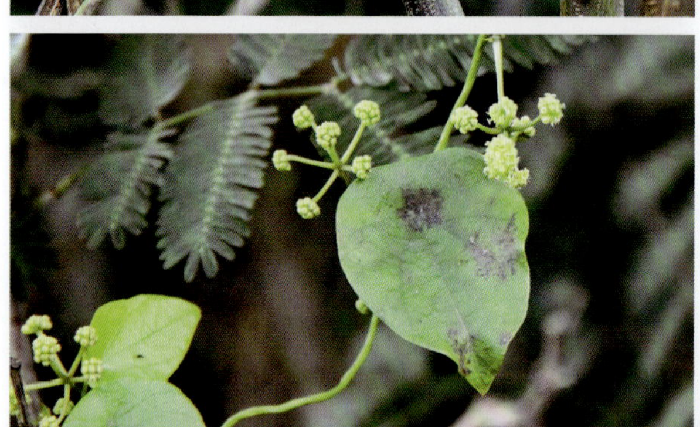

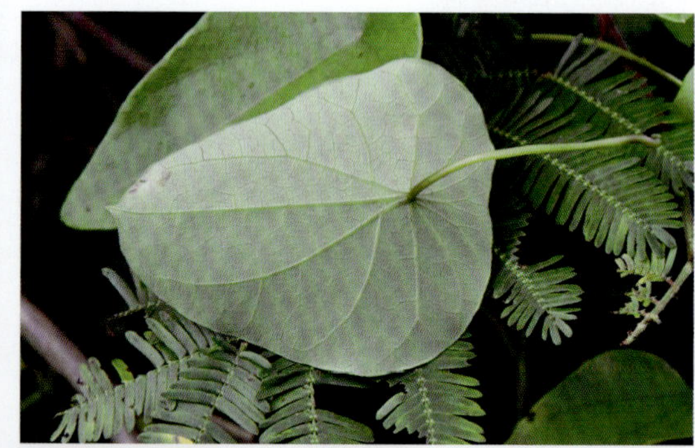

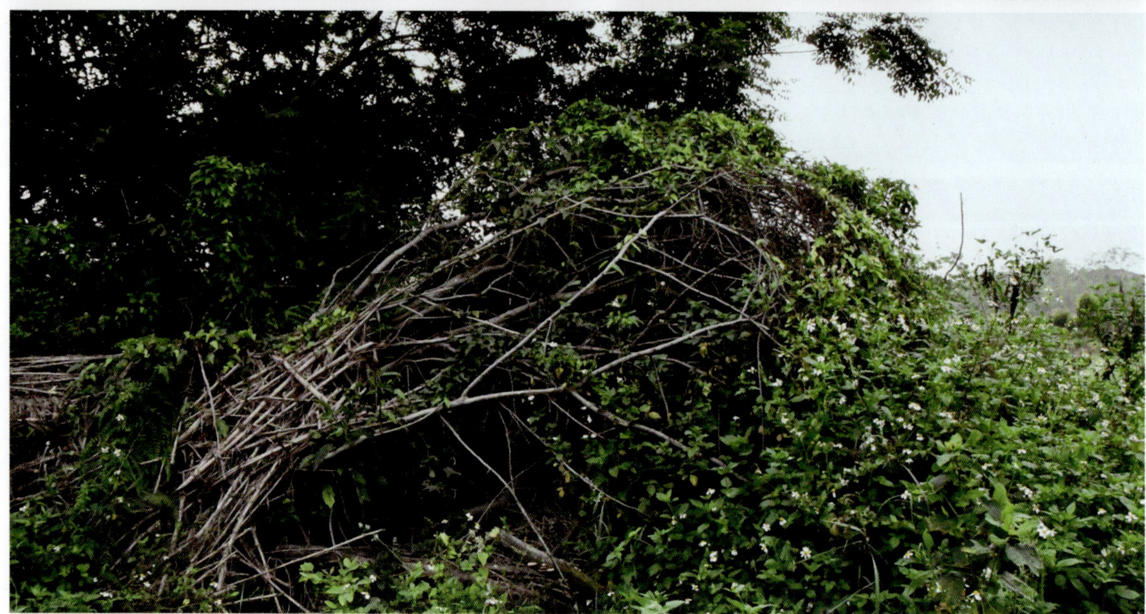

Stephania pierrei

防己科 千金藤属

圆叶山乌龟

【特征】藤本。具大的木质鳞茎，从中长出多个高大、细长、笔直的茎。这些茎的顶部是圆形绿叶，约为5cm，不爬藤。

【药用信息】根含多种生物碱，有祛风活络、利尿消肿等功效。

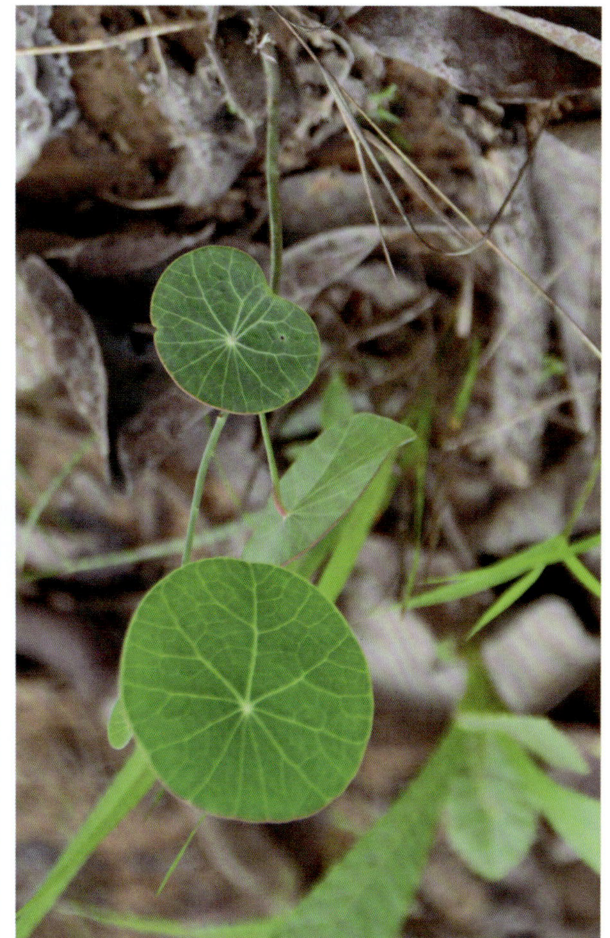

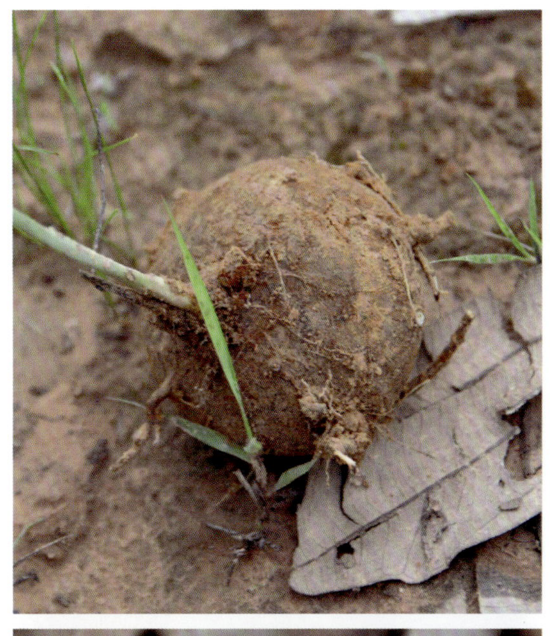

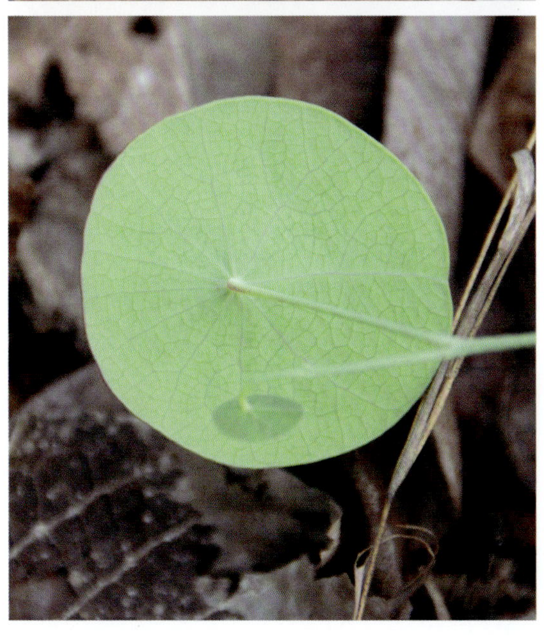

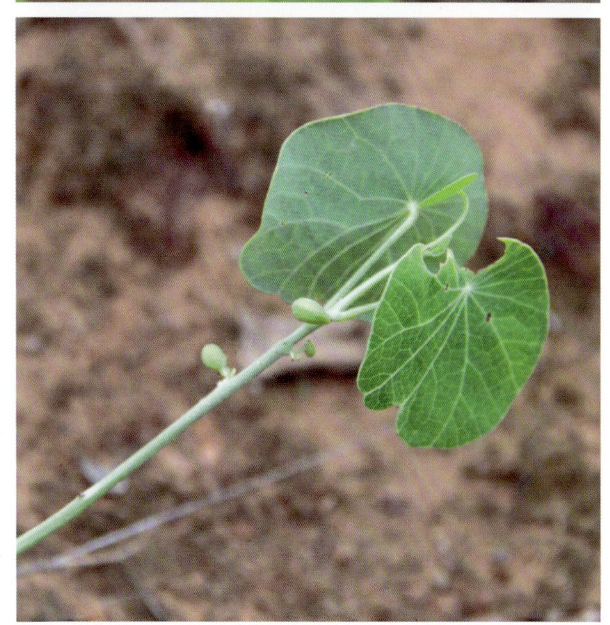

波叶青牛胆

Tinospora crispa

防己科 青牛胆属

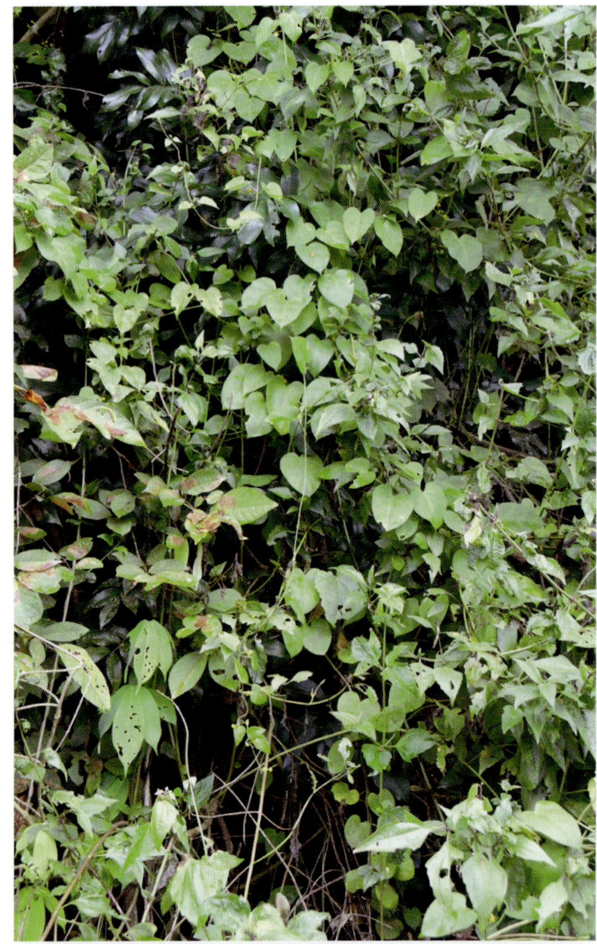

【特征】稍肉质的落叶藤本。常有细长的气根；枝具薄膜状褐色表皮，光滑无毛，皮孔小瘤状，大而隆起。叶稍肉质，阔卵状心形至心状近圆形，顶端短渐尖，两面无毛；掌状脉常5条；叶柄通常与叶片近等长或稍长。总状花序先叶抽出，常2~3个簇生，不分枝或偶有一短分枝，雄花序纤细，雄花萼片2轮，均绿色，无毛，每轮3片，外轮小，近卵形，内轮大，近倒卵形；花瓣3~6，黄色，倒卵状匙形；雄蕊6，与花瓣近等长；雌花和雌花序均未见。核果。

【药用信息】茎含有一种生物碱，用途未详。茎藤清热解毒。

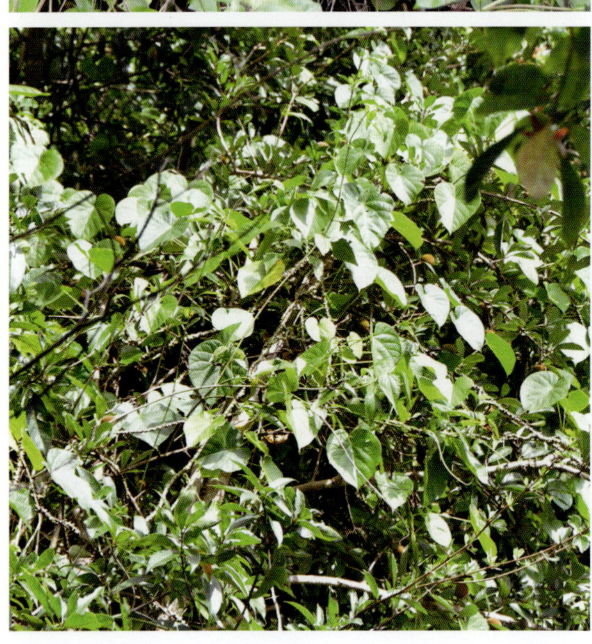

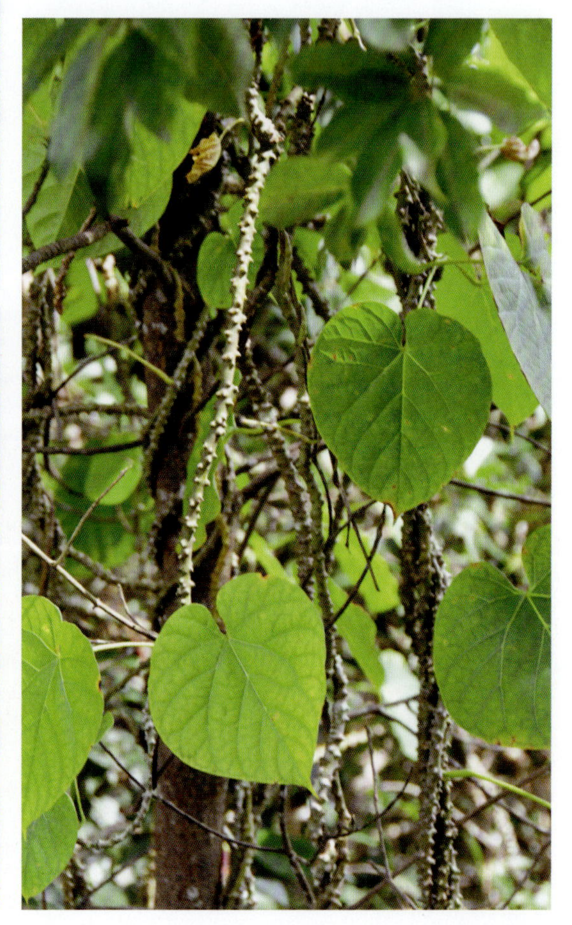

山榕

【特征】灌木或为匍匐状。枝被短柔毛。叶互生，纸质，叶型变异大，幼时通常羽裂，卵状披针形或卵状椭圆形，顶端微渐尖，基部钝，圆形或心形，边缘具粗齿，分裂或不分裂，两面粗糙，被短硬毛，侧脉 4~8 条；托叶成对，近卵形，膜质。榕果单生叶腋或落叶枝上，球形至梨形，被粗毛和小瘤体，成熟橙黄色，平滑，顶端脐状凸起，基部收狭成短柄，基生苞片细小，三角形，总梗被毛；雄花具柄，生榕果内壁近口部，花被 3~4 深裂，雄蕊 1 枚；瘿花具柄，花被片与雄花相同，子房卵圆形，花柱侧生，短，柱头粗大；雌花，生于另一植株榕果内壁，具柄，花被片 4，白色。瘦果短椭圆形，表面被透明薄膜，花柱侧生，长，柱头圆柱形。

【药用信息】叶入药，清热解毒，除湿止痒。主治漆过敏、湿疹、鹅口疮。

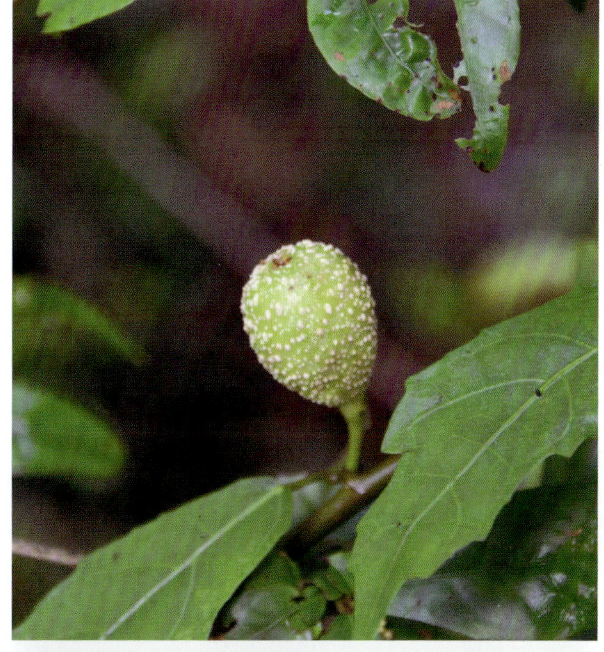

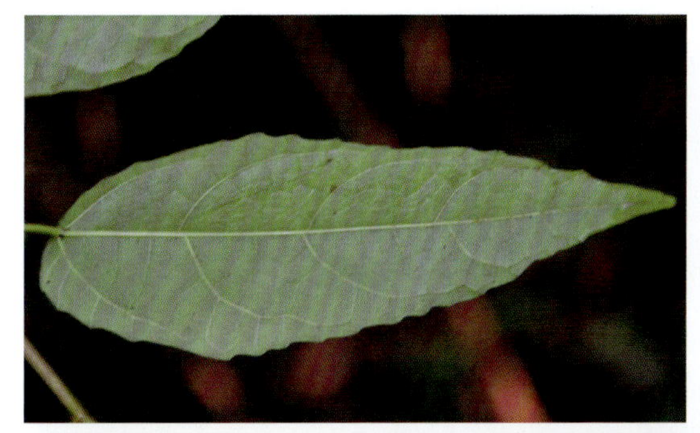

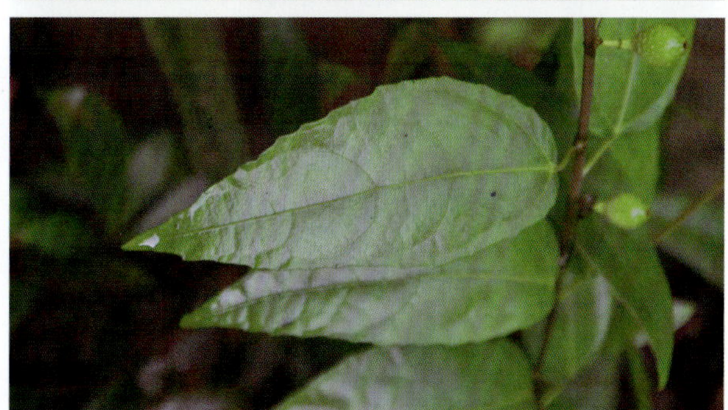

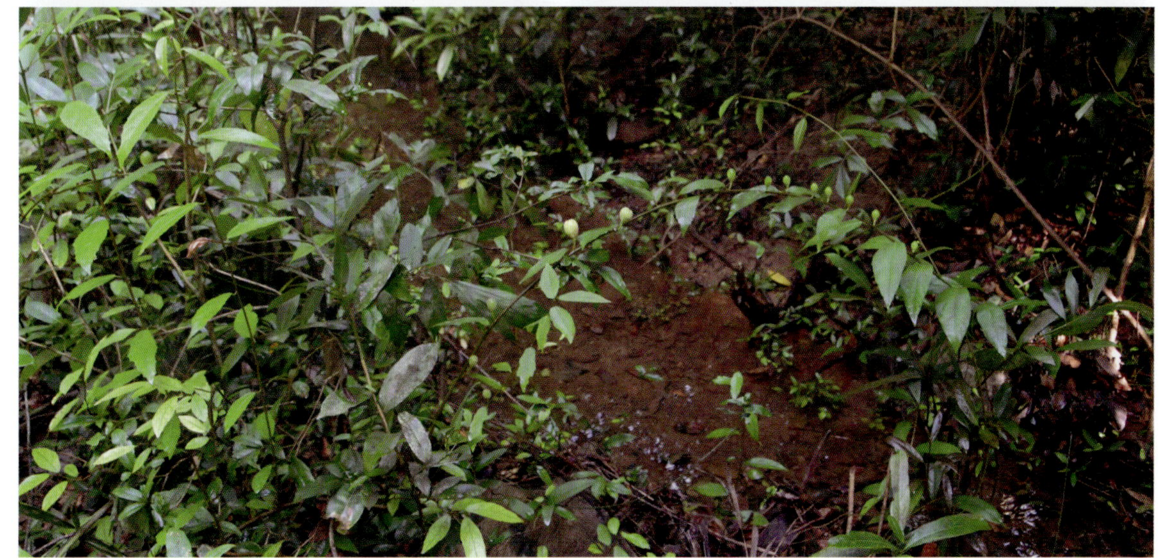

薜荔

Ficus pumila

桑科 榕属

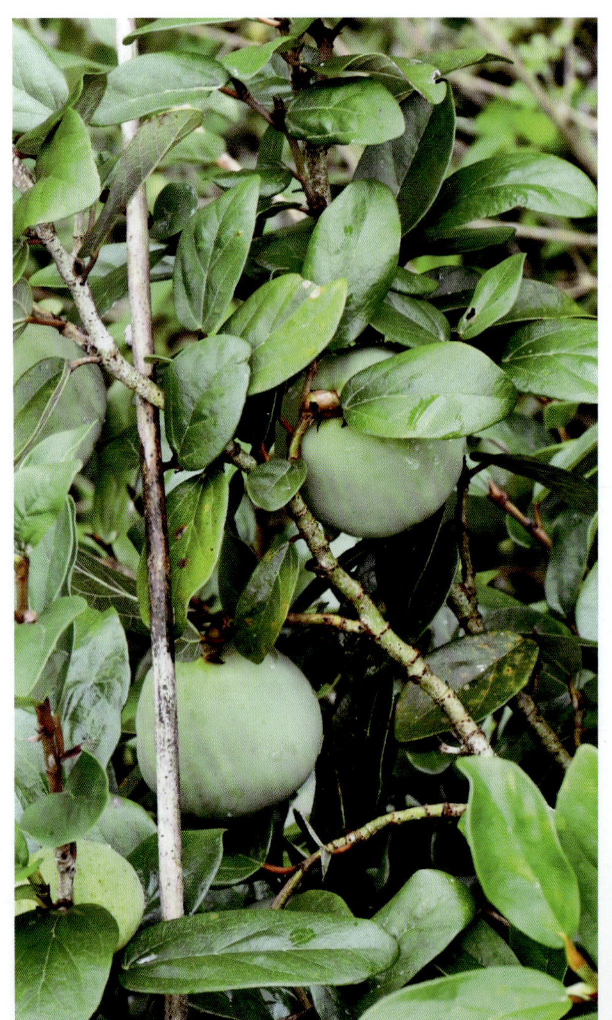

【特征】攀缘或匍匐灌木。叶两型，不结果枝节上生不定根，叶卵状心形，薄革质，基部稍不对称，尖端渐尖，叶柄很短；结果枝上无不定根，革质，卵状椭圆形，先端急尖至钝形，基部圆形至浅心形，全缘，上面无毛，背面被黄褐色柔毛，基生叶脉延长，网脉 3~4 对，在表面下陷，背面凸起，网脉甚明显，呈蜂窝状；托叶 2，披针形，被黄褐色丝状毛。榕果单生叶腋，瘿花果梨形，雌花果近球形，顶部截平，略具短钝头或为脐状凸起，基部收窄成一短柄，基生苞片宿存，三角状卵形，密被长柔毛，榕果幼时被黄色短柔毛，成熟黄绿色或微红；总梗粗短；雄花生榕果内壁口部，多数，排为几行，有柄，花被片 2~3，线形，雄蕊 2 枚，花丝短；瘿花具柄，花被片 3~4，线形，花柱侧生，短；雌花生另一植株榕果内壁，花柄长，花被片 4~5。瘦果近球形，有粘液。

【药用信息】叶入药，祛风除湿、活血通络，治腰腿痛、乳痛、疮节等。

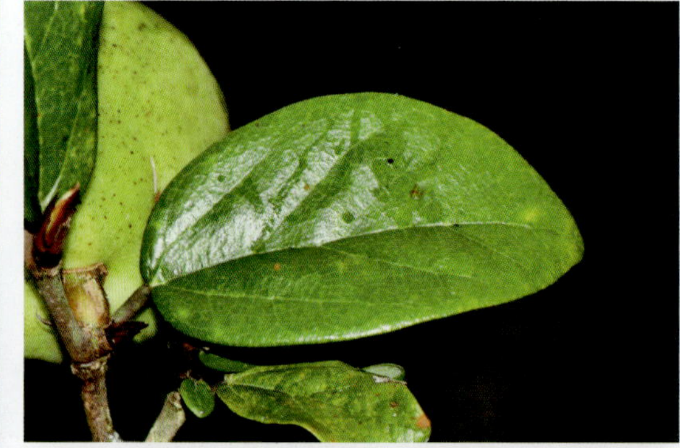

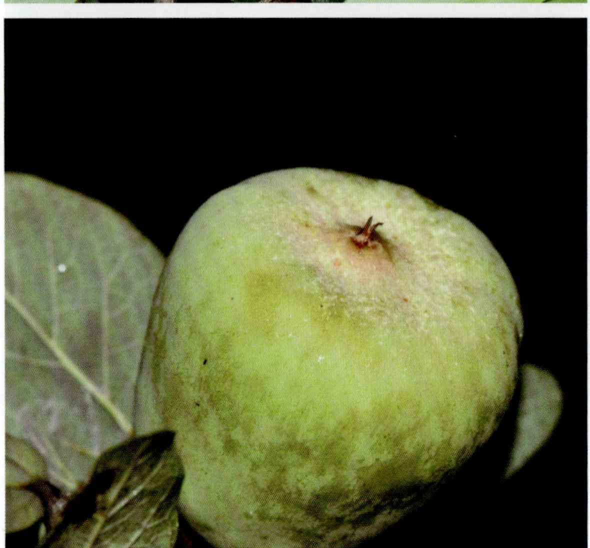

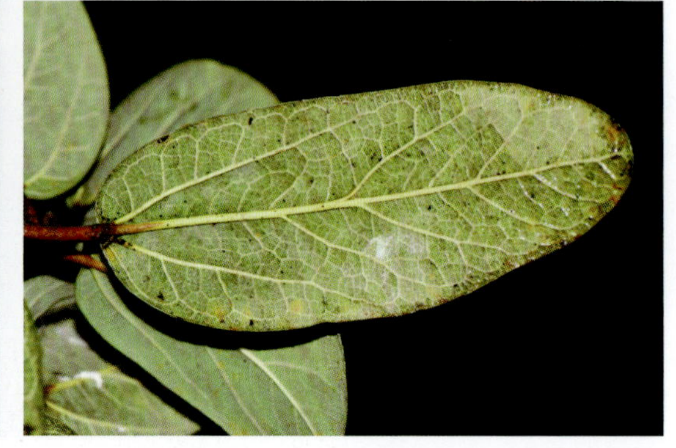

构棘

【特征】直立或攀缘状灌木。枝无毛，具粗壮弯曲无叶的腋生刺，刺长约 1cm。叶革质，椭圆状披针形或长圆形，全缘，先端钝或短渐尖，基部楔形，两面无毛，侧脉 7~10 对。花雌雄异株，雌雄花序均为具苞片的球形头状花序，每花具 2~4 个苞片，苞片锥形，内面具 2 个黄色腺体，苞片常附着于花被片上；花被片 4，不相等，雄蕊 4，花药短，在芽时直立，退化雌蕊锥形或盾；雌花序微被毛，花被片顶部厚，基部有 2 黄色腺体。聚合果肉质，表面微被毛，成熟时橙红色，核果卵圆形，成熟时褐色，光滑。

【药用信息】根入药，清热除湿、祛风通络、解毒消肿。主治风湿痹痛、跌打损伤、劳伤咯血等。

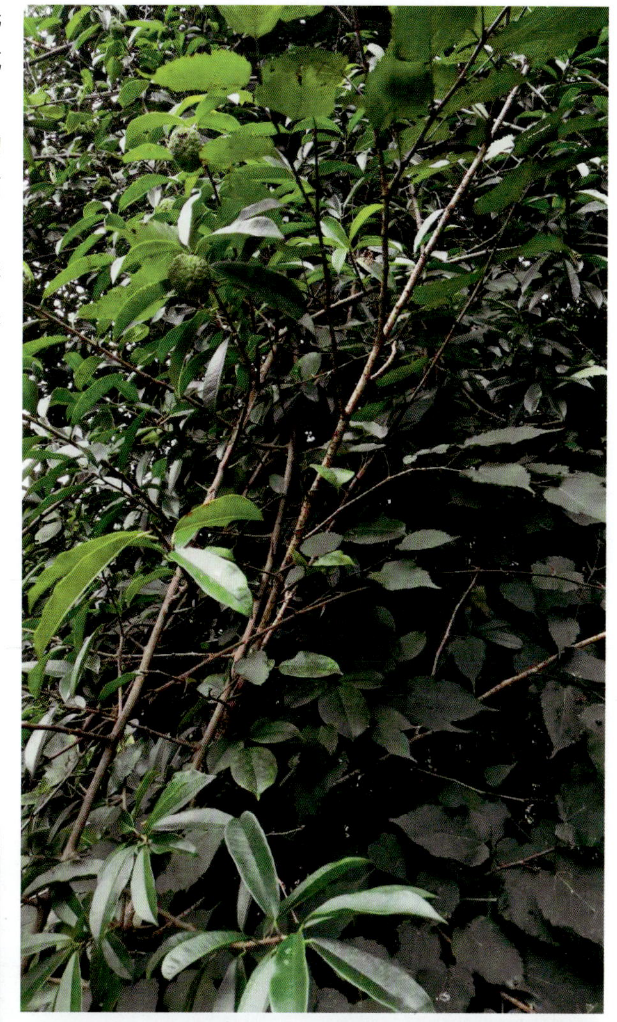

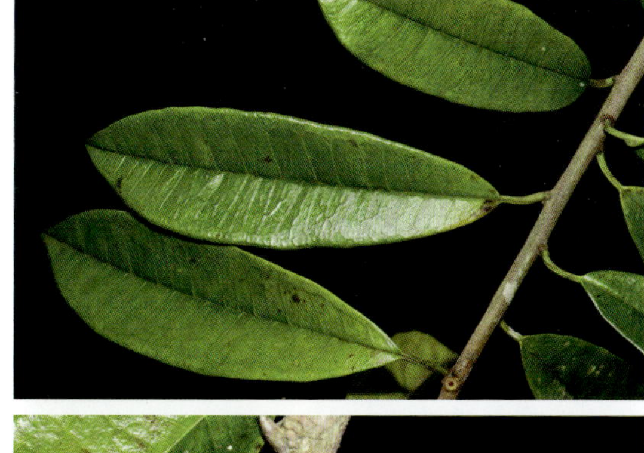

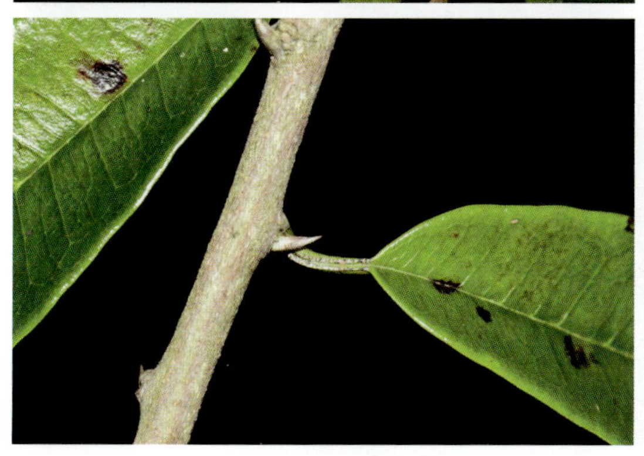

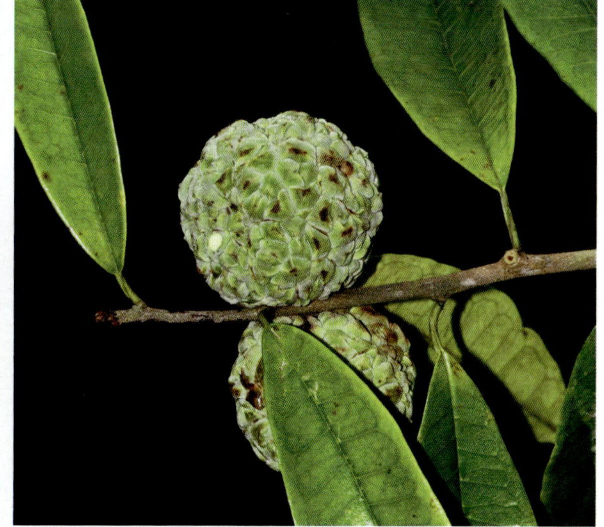

牛筋藤

Malaisia scandens

桑科 牛筋藤属

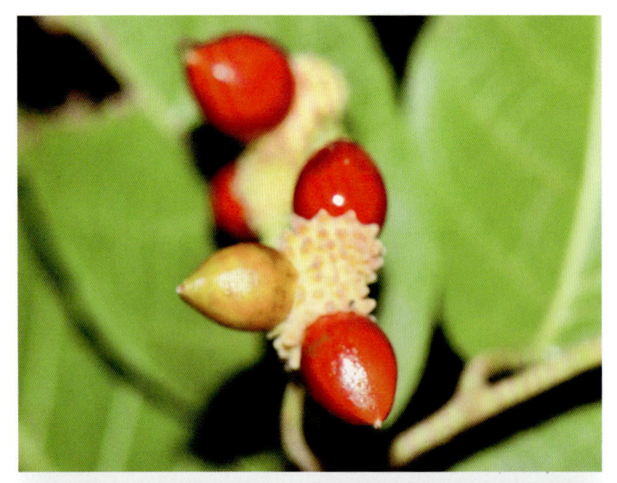

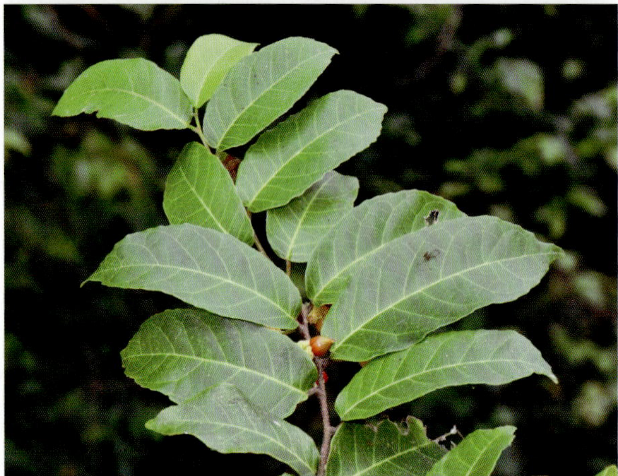

【特征】攀缘灌木。幼枝被灰色短毛，小枝圆柱形，褐色，皮孔圆形，白色。叶互生，纸质，长椭圆形或椭圆状倒卵形，先端急尖，具短尖，基部圆形至浅心形，两侧不对称，表面光滑，背面微粗糙，全缘或疏生浅锯齿，侧脉 7~12 对；叶柄极短；托叶早落。苞片短，被毛，基部连合，上部分离；雄花无梗；花被 3~4 裂，裂片三角形，被柔毛，雄蕊与裂片同数而对生，花药近球形，花丝长为裂片 2 倍，退化雌蕊小；雌花序近球形，密被柔毛，总花梗被毛；雌花花被壶形，子房内藏，花柱分枝为 2，丝状，浅红至深红色。核果卵圆形，红色，无柄。

【药用信息】根叶入药，祛风除湿、止痛止泻；主治风湿痹痛、泄泻等。

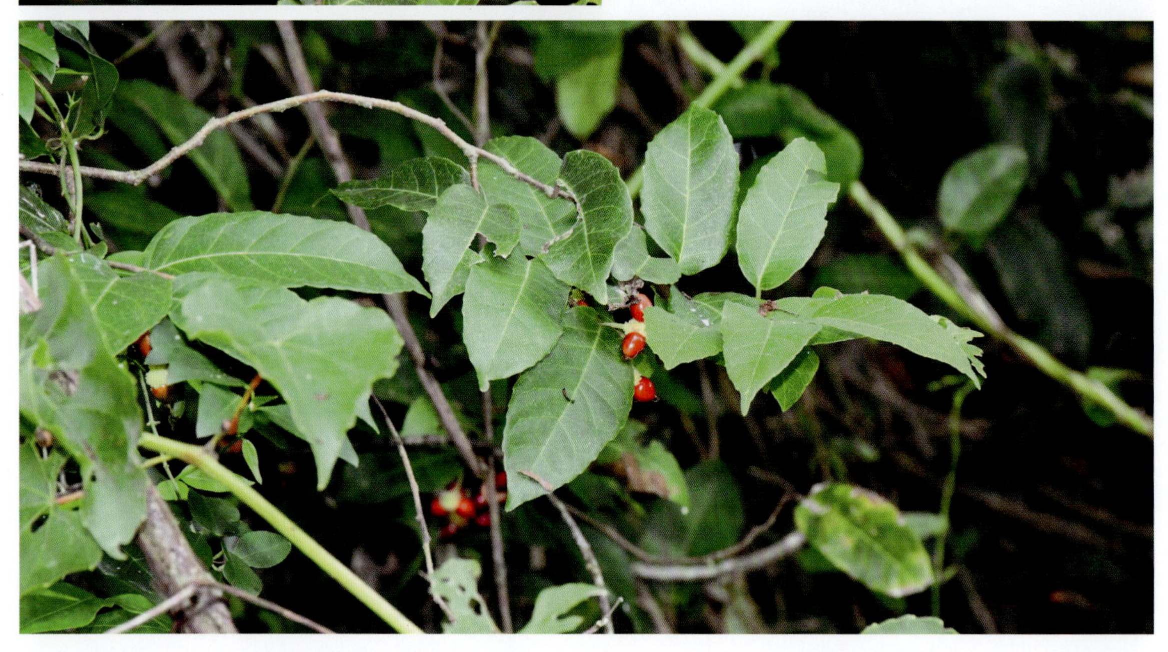

暹罗桑

【特征】小乔木或灌木。树皮灰褐色。小枝无毛，或最初具短柔毛；皮孔圆形到椭圆形。冬芽圆锥状到卵球形，大。托叶线形至披针形。叶披针形到宽卵形，单叶到深掌状浅裂；上表面结痂，有致密的短毛覆盖；下表面有稀疏的粗毛覆盖；基部楔形至心形；边缘锯齿状或全缘；先端锐尖到尾状；叶柄 1~1.5cm。雄花序被短柔毛；雄花具绿色卵形的花萼裂片，花药黄色。雌花序密被白色短柔毛；雌花具深绿色长圆形的萼裂片，花柱柱头 2 分枝，背面短柔毛。合心皮成熟时红色至深紫色，短圆筒状。

【药用信息】叶、根、枝条、果实均可入药。疏散风热、清肺明目，主治风热感冒、发热头痛、咳嗽胸痛、咽干口渴、目赤肿痛等。

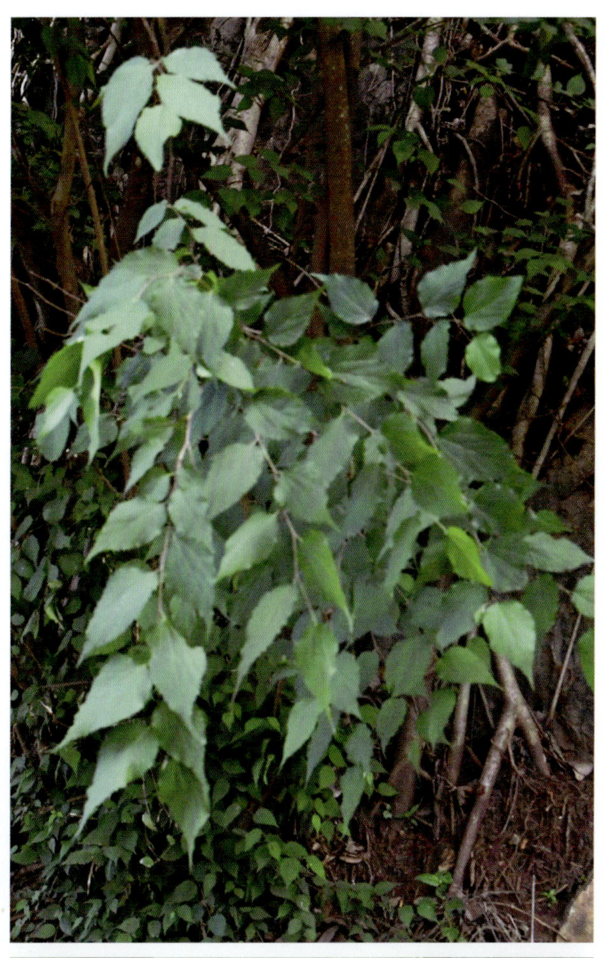

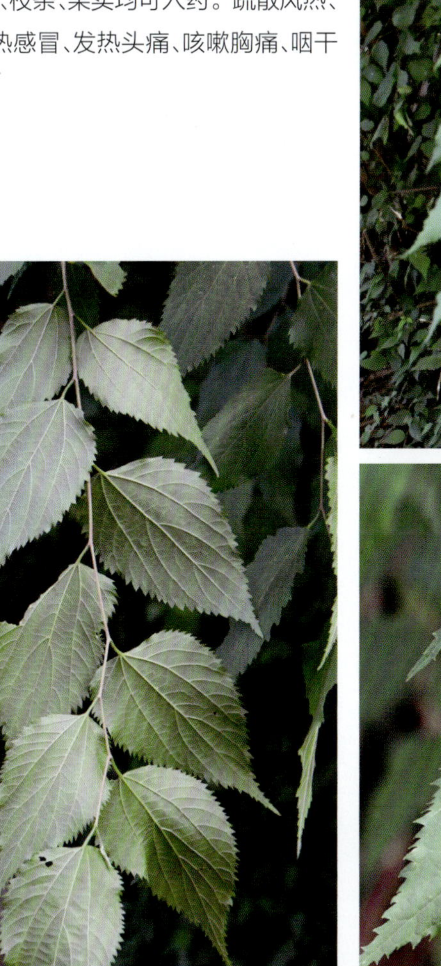

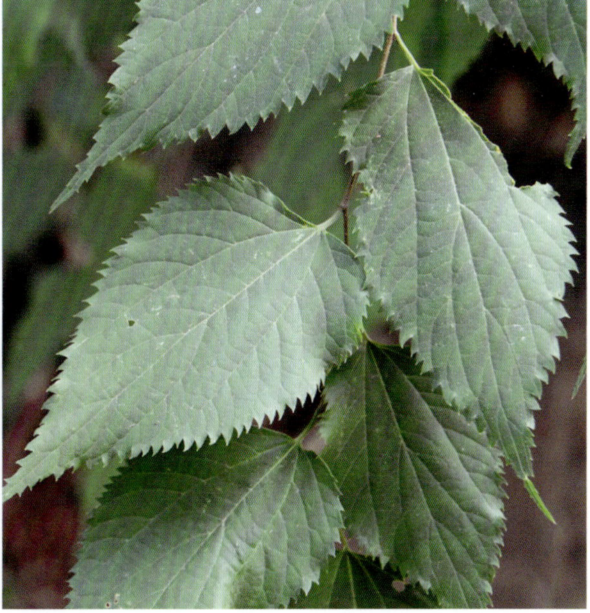

假鹊肾树

Pseudostreblus indicus

桑科 假鹊肾树属

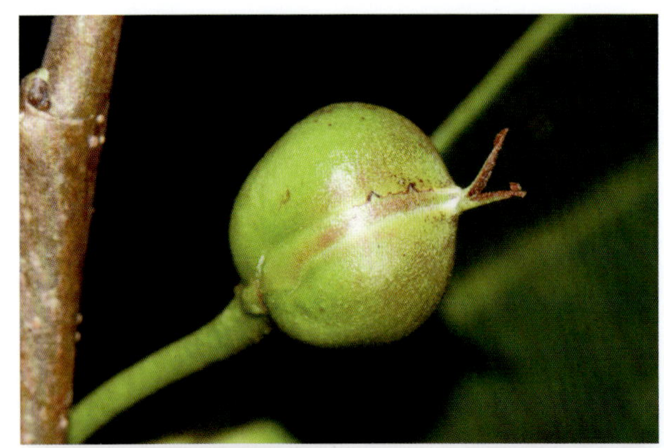

【特征】小乔木。幼枝微被柔毛。叶革质，椭圆状披针形或倒卵状椭圆形，幼树之叶窄椭圆状披针形，全缘，两面无毛，先端具短尾尖，基部楔形，侧脉多数；托叶线形，早落；花雌雄同株或同序；雄花为蝎尾状聚伞花序，单生或成对，花序梗被柔毛；花被片5，白或微红，雄蕊5。果球形，基部一边肉质，花被包果。

【药用信息】树皮入药，消炎止血，镇痛祛瘀。治消化道出血、胃痛、外伤出血、跌打、风湿痛等。

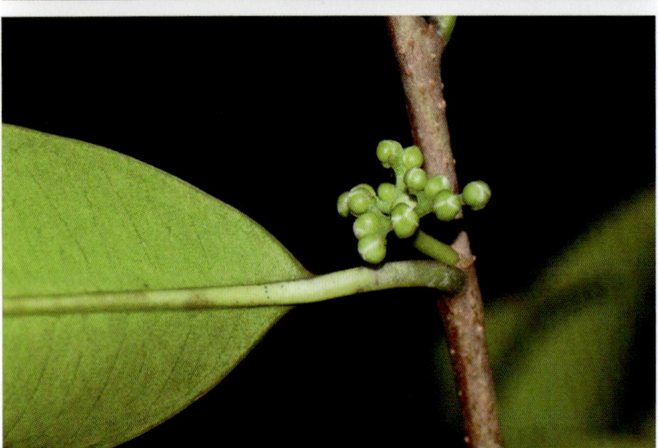

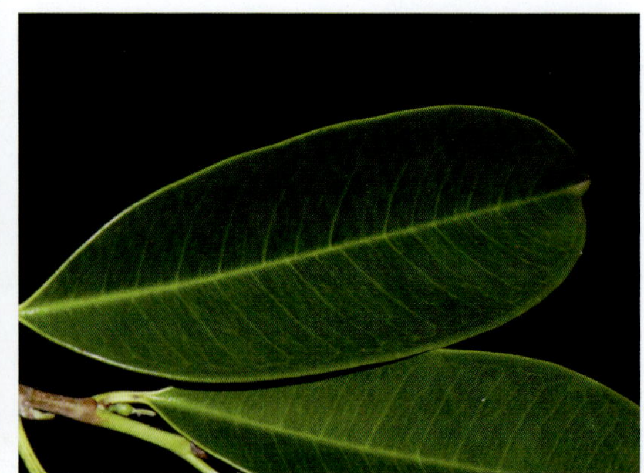

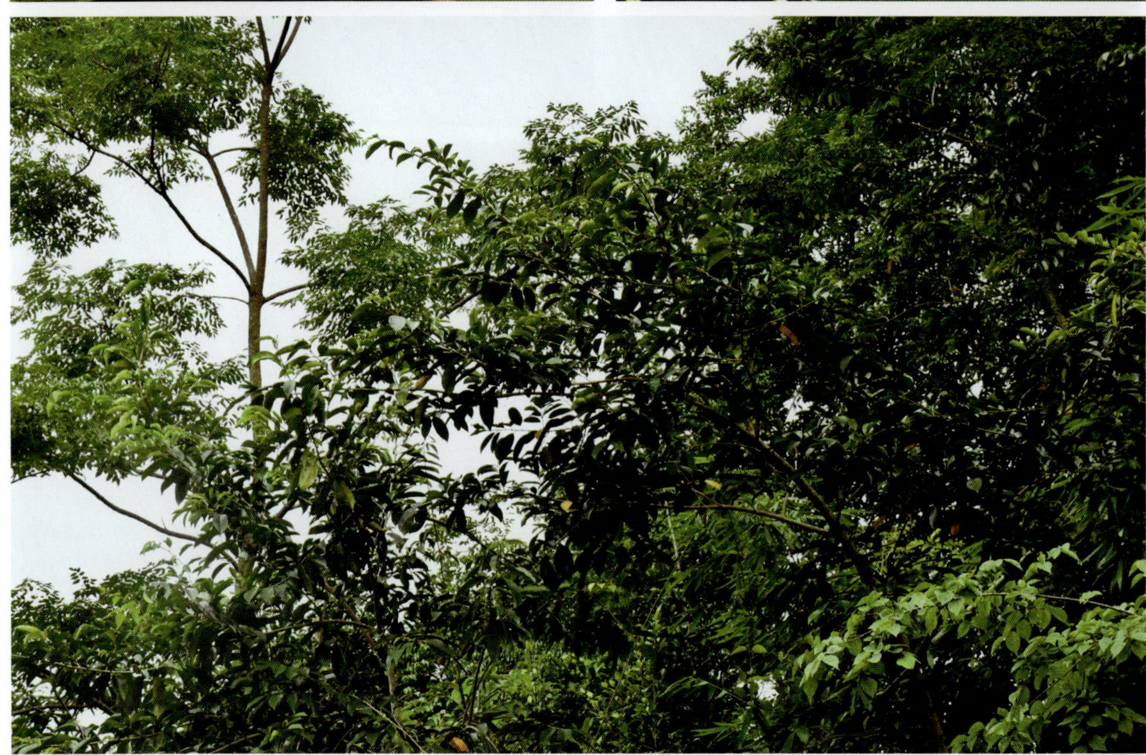

文定果

【特征】常绿小乔木。树皮灰色。大枝平展，小枝密生软毛和腺毛，幼枝稍有粘质。叶排成双对，2 列；叶片长圆状卵形，先端渐尖，基部斜心形，密被毛，具 3~5 主脉，叶缘具尖齿。花生叶腋；花瓣白色，宽倒卵形，具皱折。浆果肉质，卵圆形，光滑，熟时红色。

【药用信息】叶的提取物对乙酰氨基酚的肝损害有防护作用，花的提取物则有助于止痛，被用于减轻腹痛和感冒的头痛症状。

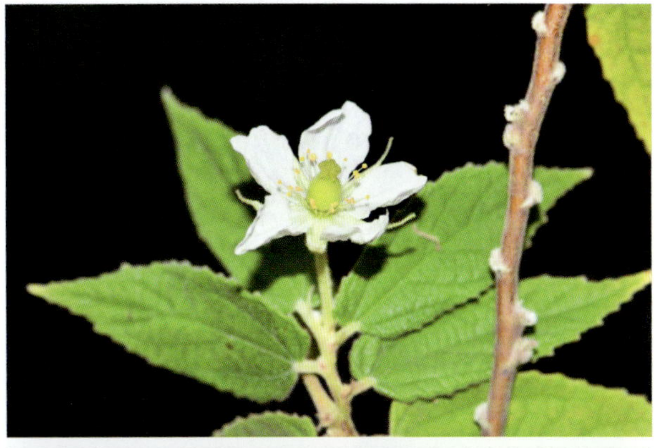

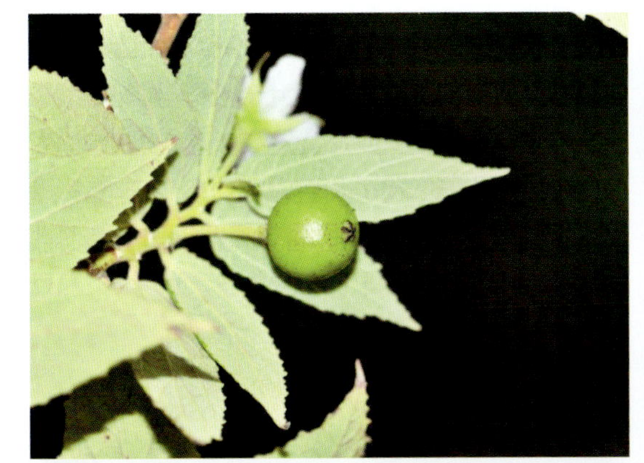

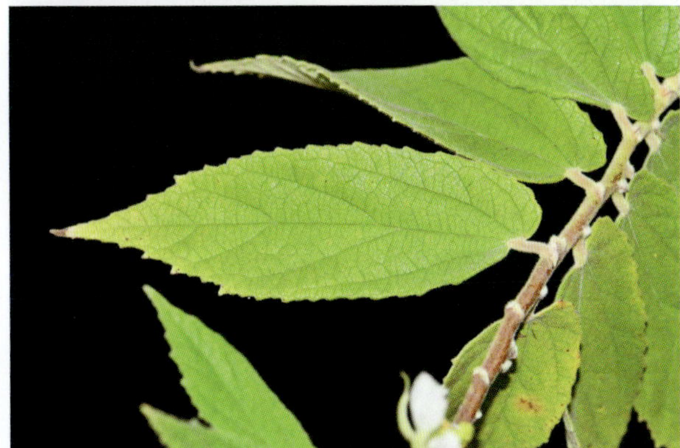

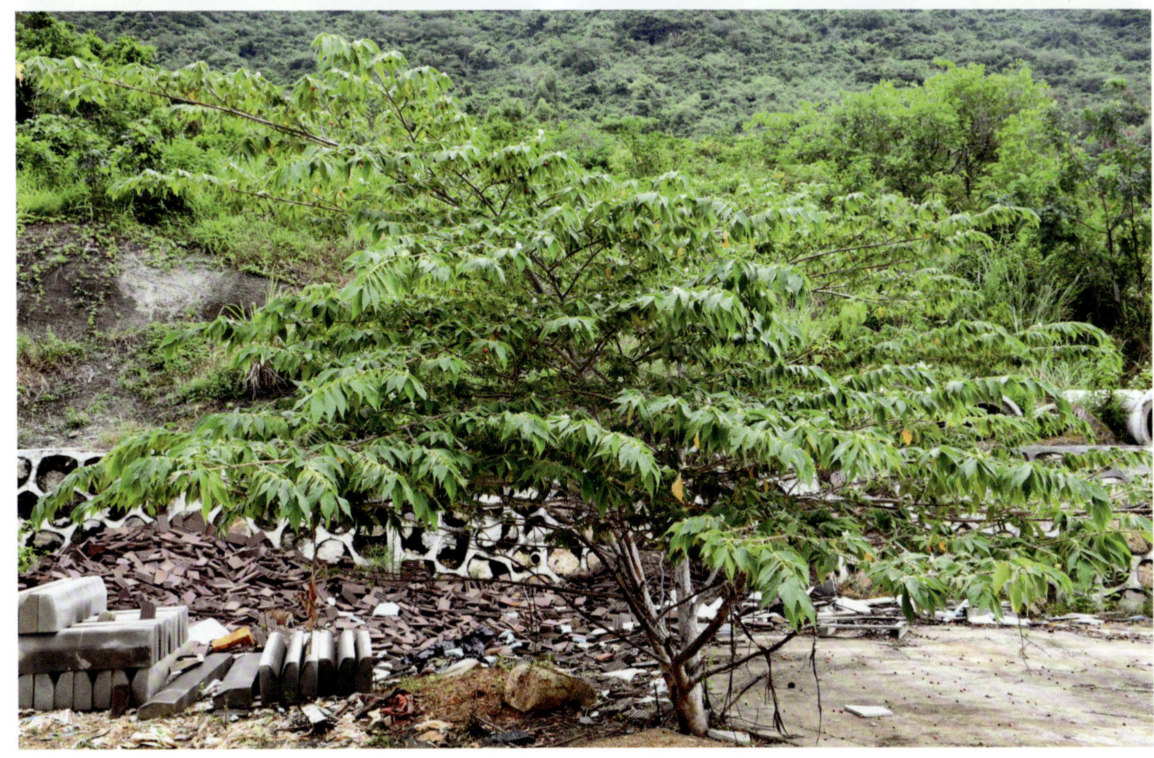

毛杨梅

Myrica esculenta

杨梅科 香杨梅属

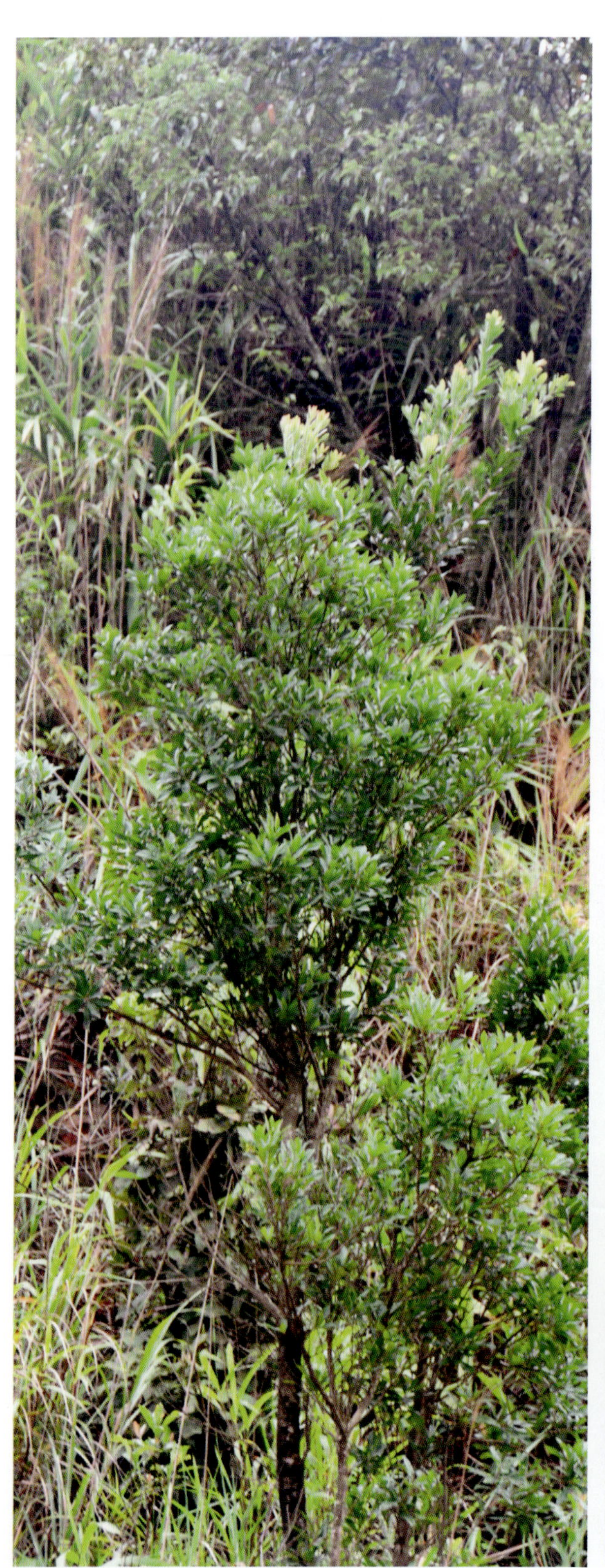

【特征】常绿乔木。小枝及芽密被毡毛；叶革质，长椭圆状倒卵形、披针状倒卵形或楔状倒卵形，先端钝圆或尖，全缘或中上部具不明显圆齿，基部楔形下延为叶柄，近叶基部中脉及叶柄密生链毛，余无毛，下面疏被金黄色腺鳞。雄花序由多数小葇荑花序组成锥状花序，花序轴密被短柔毛及稀疏金黄色腺鳞；雄花无小苞片，具 3~7 雄蕊，花药椭圆形，红色；雌花具 2 小苞片；子房具 2 细长鲜红色柱头。核果椭圆形，熟时红色，具乳头状凸起，果皮肉质，多汁液及树脂；核椭圆形，具厚硬木质内果皮。

【药用信息】树皮富单宁，可用作赤褐色染料及医药上的收敛剂。

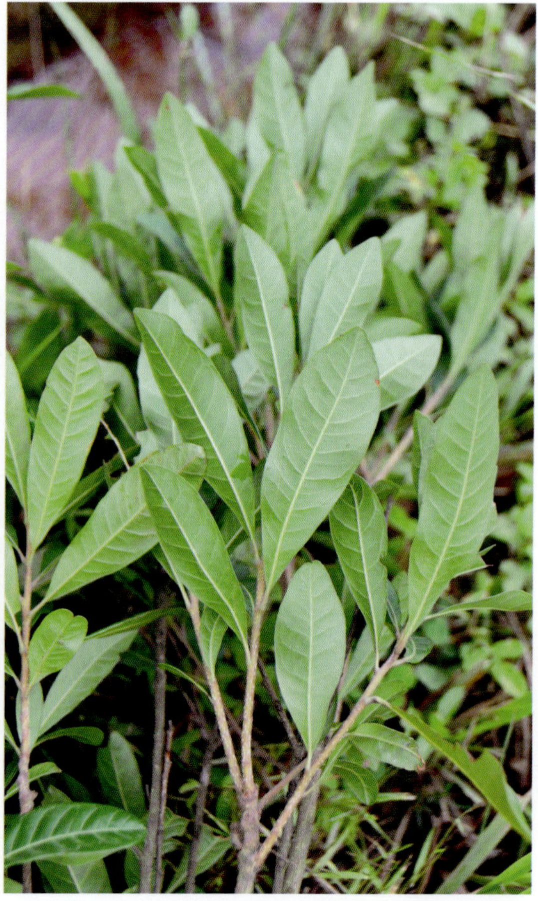

假赤楠

【特征】灌木或小乔木。嫩枝圆形，纤细，干后灰白色。叶片革质，细小，椭圆形，先端渐尖，基部阔楔形，上面干后橄榄色，不发亮，有多数细小而下陷的腺点，下面同色，有突起腺点，在上面不明显，在下面稍能见，以 45° 开角斜向上，网脉不明显。聚伞花序腋生，长 1cm，少花。果实球形，顶端宿存的萼檐长 1mm。种子 1 颗。

【药用信息】果实、树皮入药，清热解毒，利尿消肿，润肺止咳，健脾开胃，补血养颜。

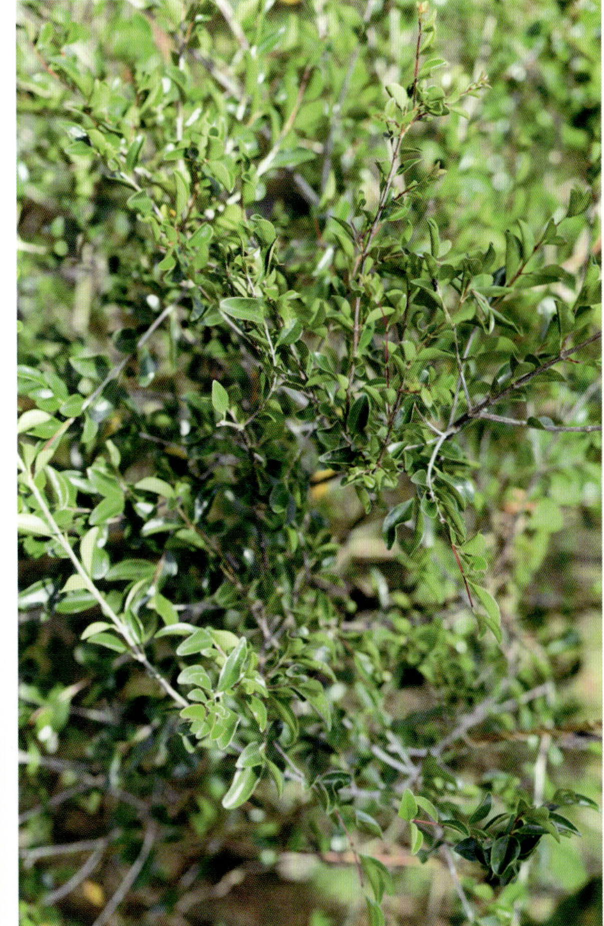

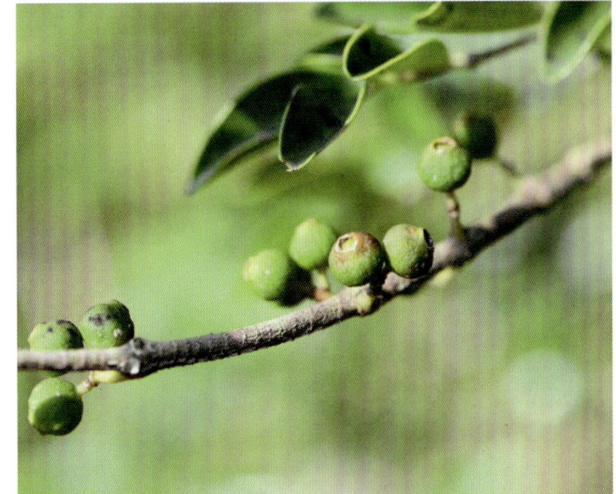

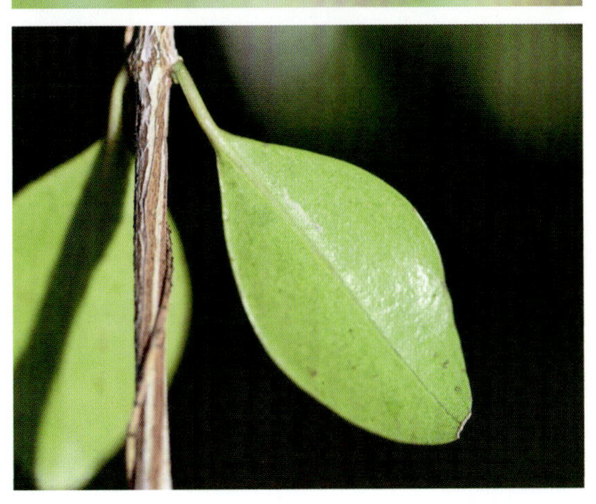

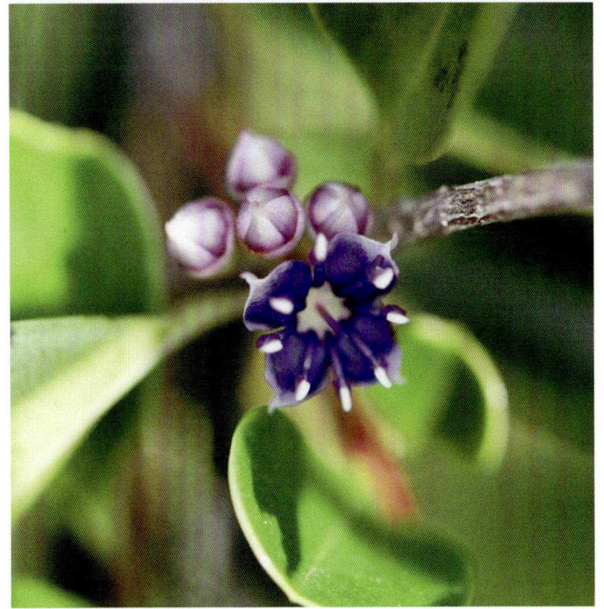

密集蒲桃

Syzygium coarctatum

桃金娘科 蒲桃属

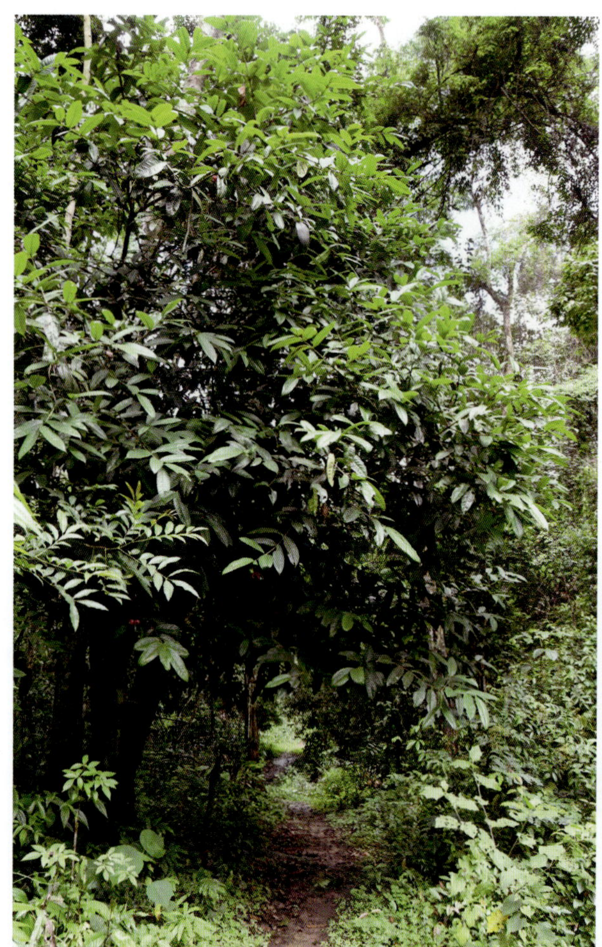

【特征】乔木，树高 15m。小枝呈角状，树皮淡褐色或红棕色。叶卵形，披针形或椭圆形，基部宽楔形或圆形，先端锐尖或渐尖；中脉压在叶正面，侧脉 10~14 对，缘内脉 1。花序顶生和腋生，聚伞状，几个在一起。花白色，无梗。杯托 5~6.5mm，圆柱形漏斗状；生脓疱。花瓣 5，伪萼形，圆形，膜质，每瓣 30~50 腺体点；花药长圆形。子房 2 室，每室 7~12 胚珠。果白色球形。

【药用信息】叶、根皮和果入药，清热解毒，主治口舌生疮、疮疡、痘疮等。

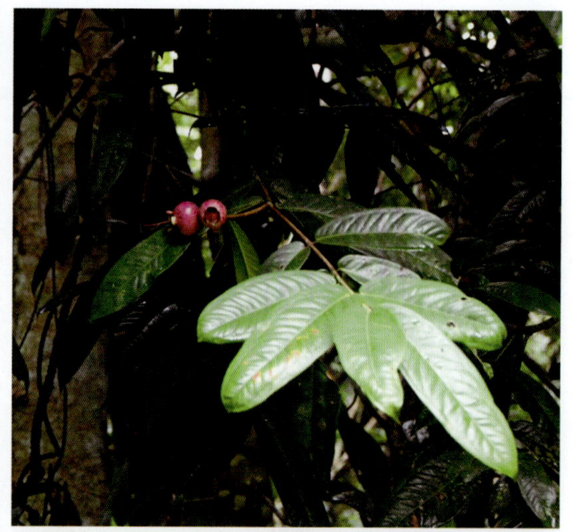

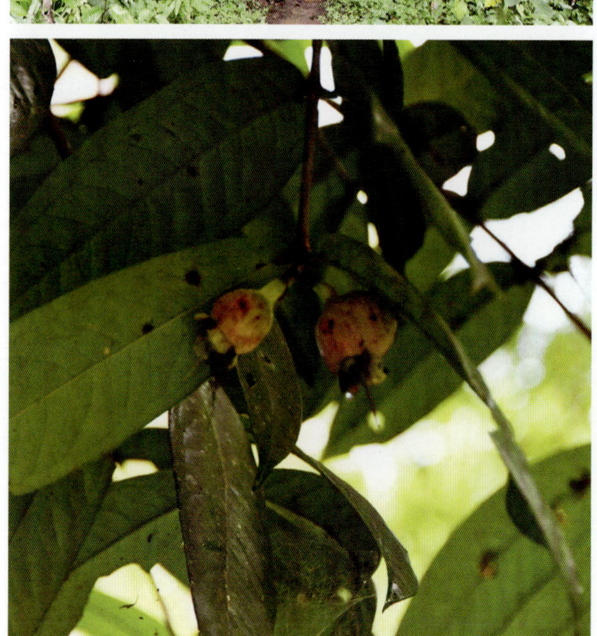

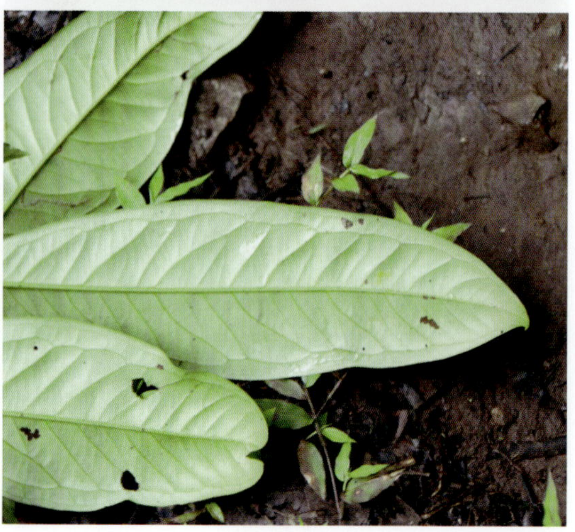

攀缘铁青树

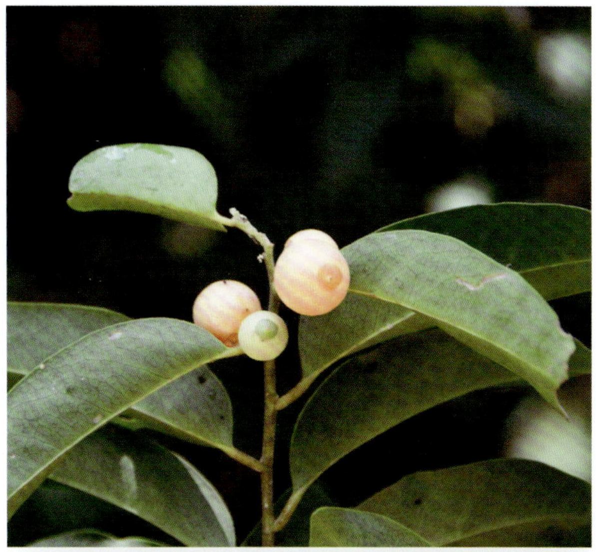

【特征】落叶灌木。分枝短柔毛。刺弯曲，呈现在老枝上。叶片二列；叶柄被茸毛；叶片卵圆形、椭圆形、披针形或长椭圆形，纸质，基部钝圆或圆形，边缘全缘，顶端锐尖或渐尖，上表面无毛，下表面柔毛。花序腋生，短总状花序，近无柄。花香，花柱异长；花萼杯状，4~5 齿，边缘具缘毛，被微柔毛或短柔毛；花冠白色或乳白色，花瓣 3 枚，2 枚或全部花瓣深裂成 2 裂，薄，顶端内曲，无毛；可育雄蕊 3，长圆形，无毛，花丝圆柱形；退化雄蕊 6，双歧；圆盘杯状，不明显；子房上位，花柱纤细，柱头微小 3 裂。果橙色，卵球形，近球形到球形；增加的花萼包围大约一半到几乎整个核果。

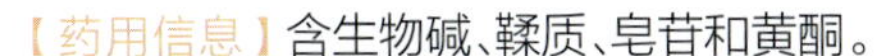

【药用信息】含生物碱、鞣质、皂苷和黄酮。

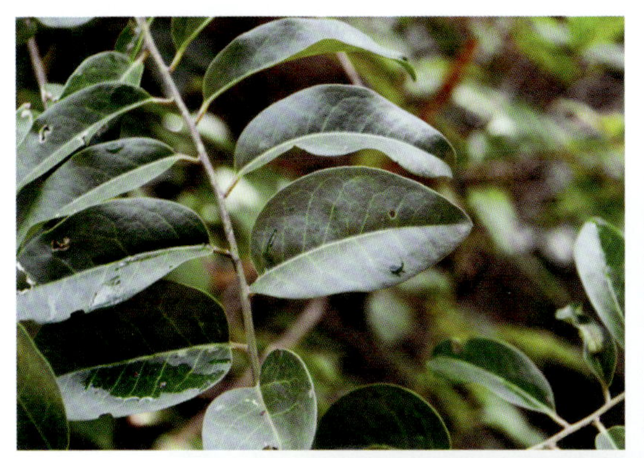

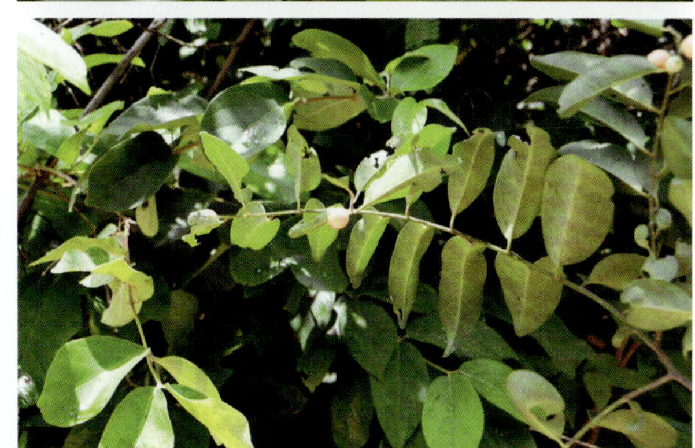

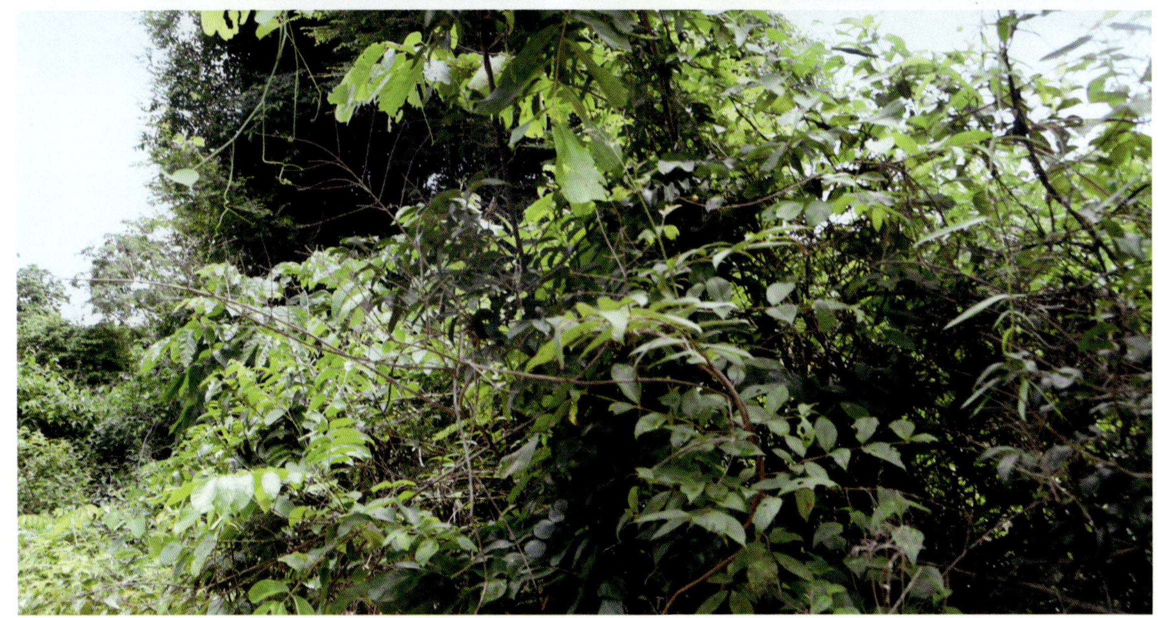

毛茉莉

Jasminum multiflorum

木樨科 素馨属

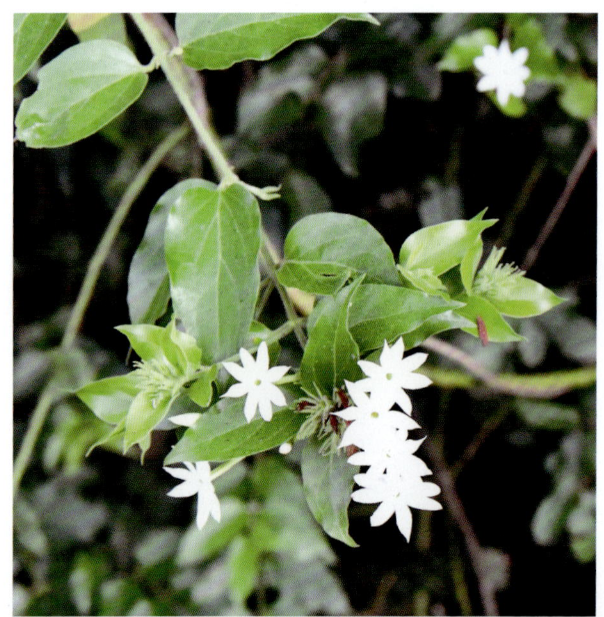

【特征】攀缘灌木。小枝细长，弯曲，圆柱形，密被黄褐色茸毛，后渐脱落。叶对生或近对生，单叶，叶片纸质，卵形或心形，先端渐尖、锐尖或钝，基部心形或截形，上面光滑或被短柔毛，下面疏被短柔毛至密被茸毛，叶脉有时在上面凹入，下面凸起，侧脉 3~6 对；叶柄近基部有关节，被茸毛。头状花序或密集呈圆锥状聚伞花序，顶生或腋生，密被黄褐色茸毛；花梗短或缺；花芳香；花萼被茸毛，裂片 6~9 枚，锥形；花冠白色，高脚碟状，花冠管裂片 8 枚，长圆形或狭椭圆形。果椭圆形，呈褐色。

【药用信息】枝条入药，治风湿关节痛、风寒头痛。

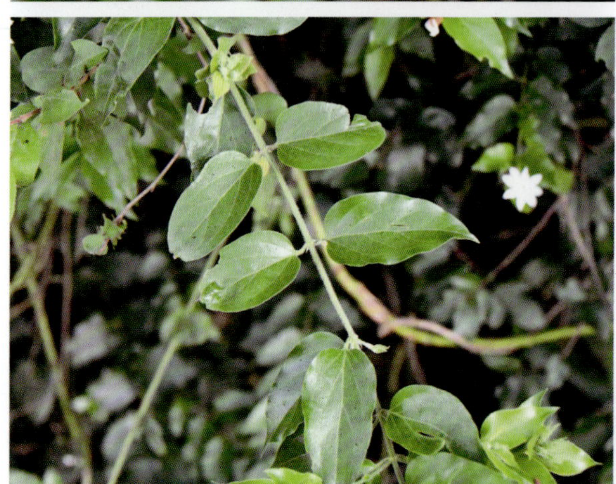

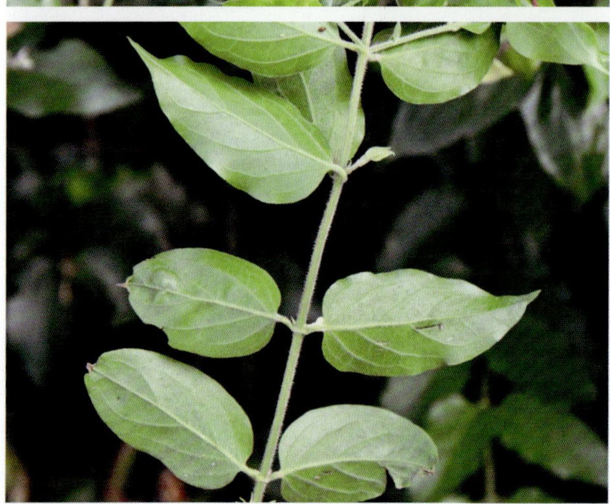

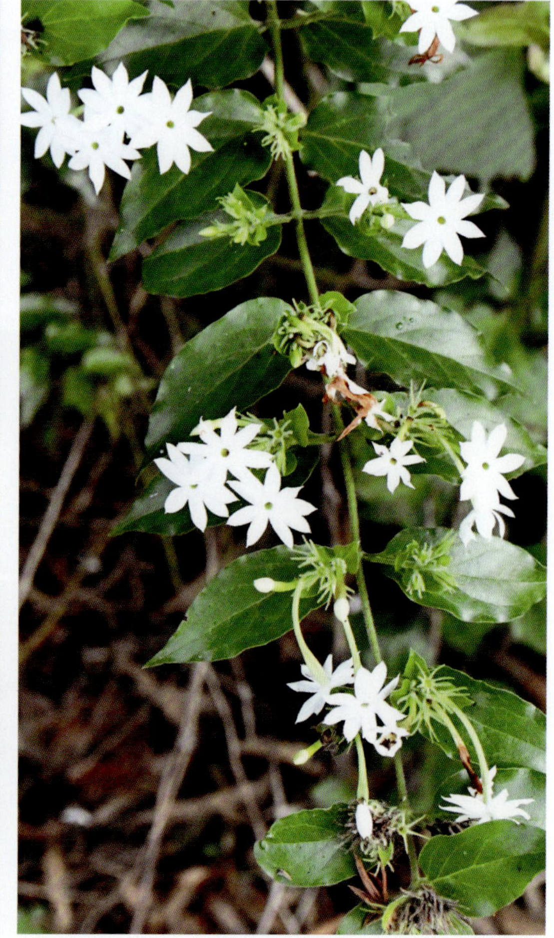

Jasminum nervosum

木樨科 素馨属

青藤仔

【特征】攀缘灌木。小枝圆柱形，光滑无毛或微被短柔毛。叶对生，单叶，叶片纸质，卵形、窄卵形、椭圆形或卵状披针形，先端急尖、钝、短渐尖至渐尖，基部宽楔形、圆形或截形，稀微心形，基出脉3或5条，两面无毛或在下面脉上疏被短柔毛；叶柄具关节。聚伞花序顶生或腋生，有花1~5朵，通常花单生于叶腋；苞片线形；花梗无毛或微被短柔毛；花芳香；花萼常呈白色，无毛或微被短柔毛，裂片7~8枚，线形，果时常增大；花冠白色，高脚碟状，裂片8~10枚，披针形，先端锐尖至渐尖。果球形或长圆形，成熟时由红变黑。

【药用信息】全草入药，清热利湿、消肿拔脓，治湿热黄疸、湿热痢疾、阴部痒肿疼痛、痈疮疔疡等。

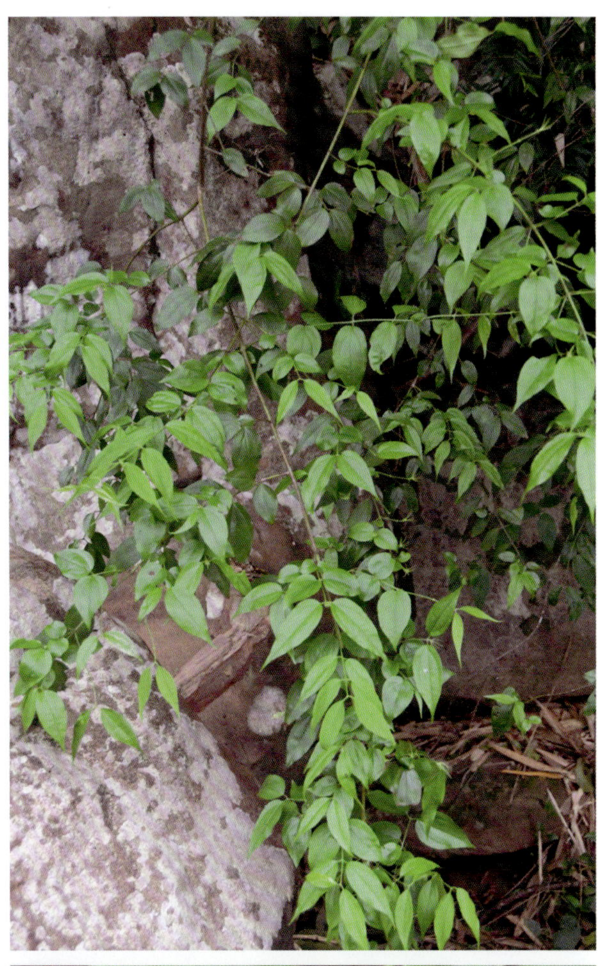

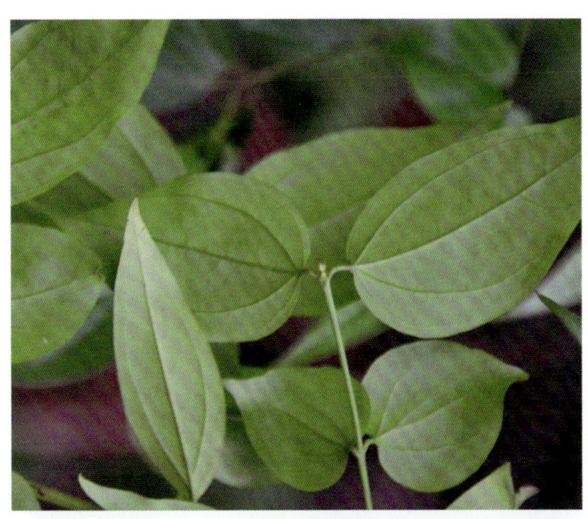

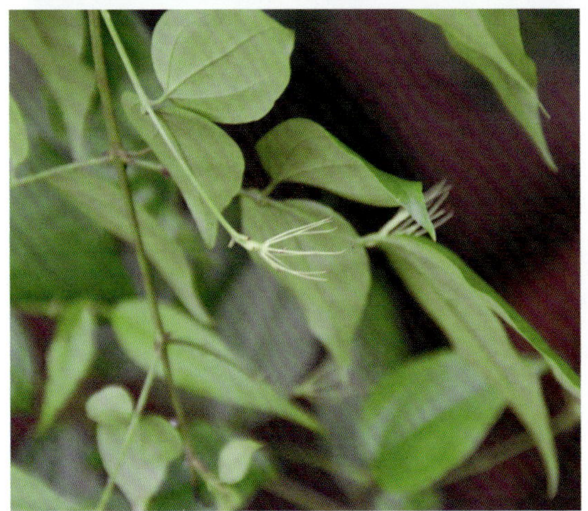

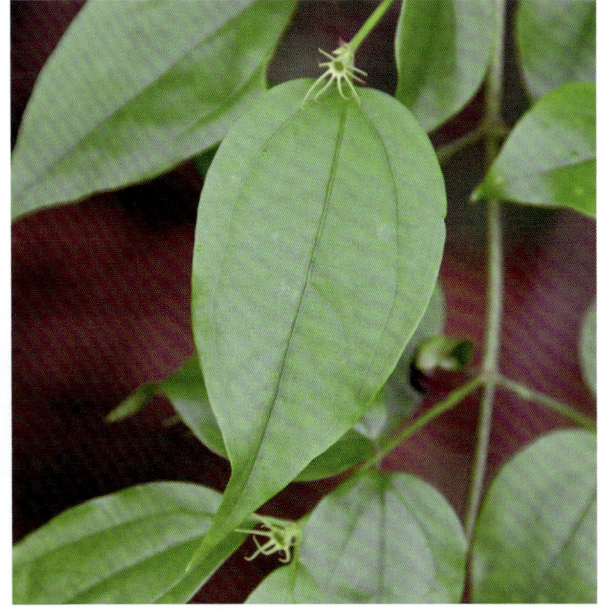

毛草龙

Ludwigia octovalvis

柳叶菜科 丁香蓼属

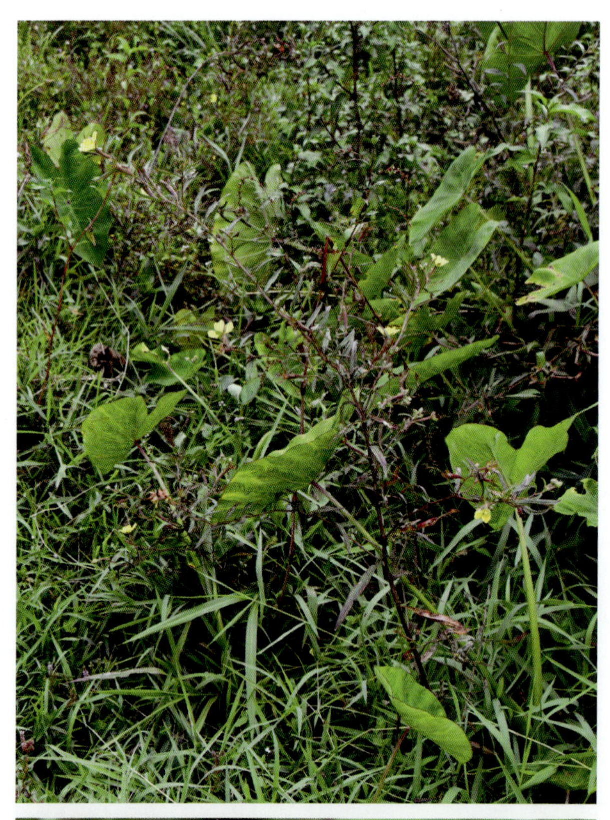

【特征】多年生粗壮直立草本。有时基部木质化，甚至亚灌木状，多分枝，稍具纵棱，常被伸展的黄褐色粗毛。叶披针形至线状披针形，先端渐尖或长渐尖，基部渐狭，侧脉每侧 9~17 条，在近边缘处环结，两面被黄褐色粗毛，边缘具毛；叶柄有或无柄；托叶小，三角状卵形，或近退化。萼片 4，卵形，先端渐尖，基出 3 脉，两面被粗毛；花瓣黄色，倒卵状楔形，先端钝圆形或微凹，基部楔形，具侧脉 4~5 对；雄蕊 8，花药宽长圆形；开花时以四合花粉授于柱头上；花柱与雄蕊，尤与内轮的雄蕊近等长，较外轮的稍短；柱头近头状，浅 4 裂；花盘隆起，基部围以白毛，子房圆柱状，密被粗毛。蒴果圆柱状，具 8 条棱，绿色至紫红色，被粗毛，熟时迅速并不规则地室背开裂。种子每室多列，离生，近球状或倒卵状，一侧稍内陷，种脊明显，与种子近等长，表面具横条纹。

【药用信息】全草入药，清热利湿，解毒消肿。主治感冒发热、小儿疳热、咽喉肿痛、口舌生疮等。

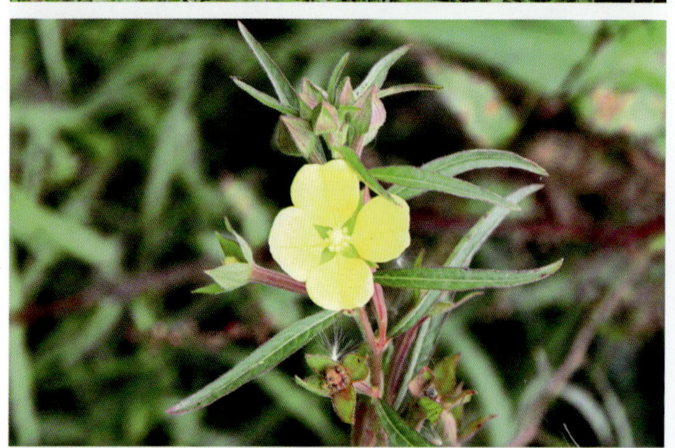

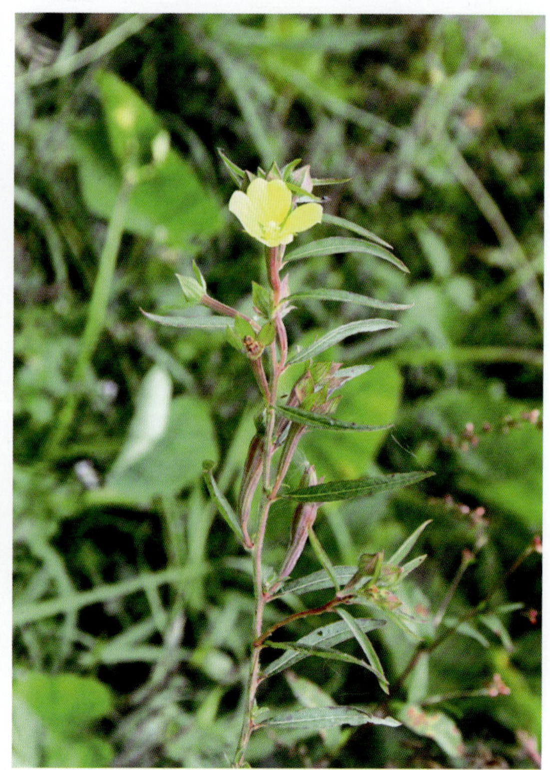

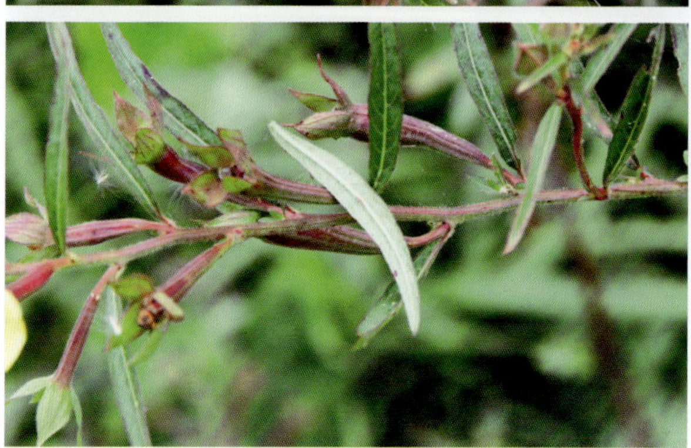

锥囊坛花兰

【特征】多年生草本。植株丛生;假鳞茎具 3~4 个节,被膜质鞘,顶生 1~2 叶。叶椭圆形,先端尖。花序稍弯垂,具 4~6 花;苞片比花梗和子房长;花白色带红色脉纹;中萼片椭圆形;侧萼片较大,比中萼片长,萼囊距状窄圆锥形,花瓣近长圆形,约与中萼片等长,较窄;唇瓣具爪,前端骤扩大,3 裂;侧裂片近直立,镰状三角形,上端宽钝并稍后弯;中裂片卵状三角形,下弯,先端尖,基部两侧具红色斑块,边缘稍波状;唇盘中央具 1 条黄色宽厚的龙骨状脊;基部具蕊柱足,蕊喙三角形,不裂。

【药用信息】暂无药用信息。

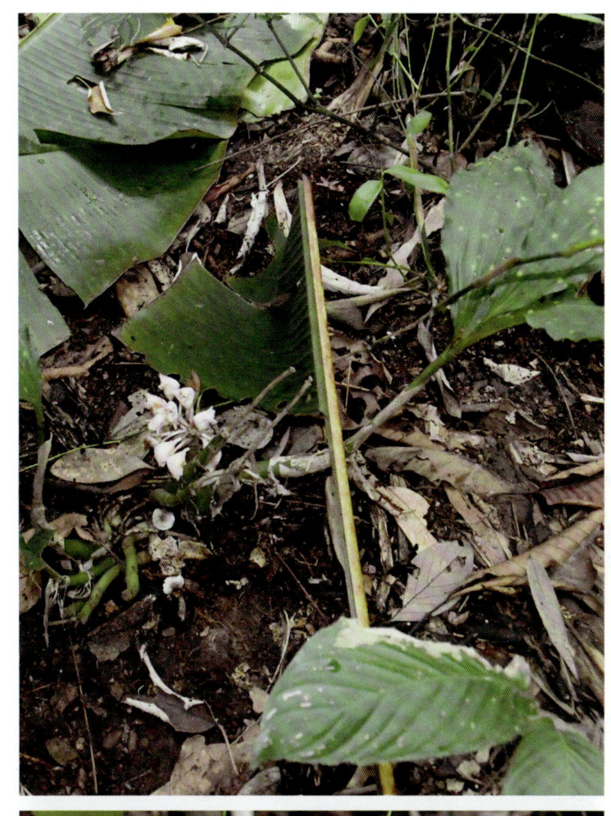

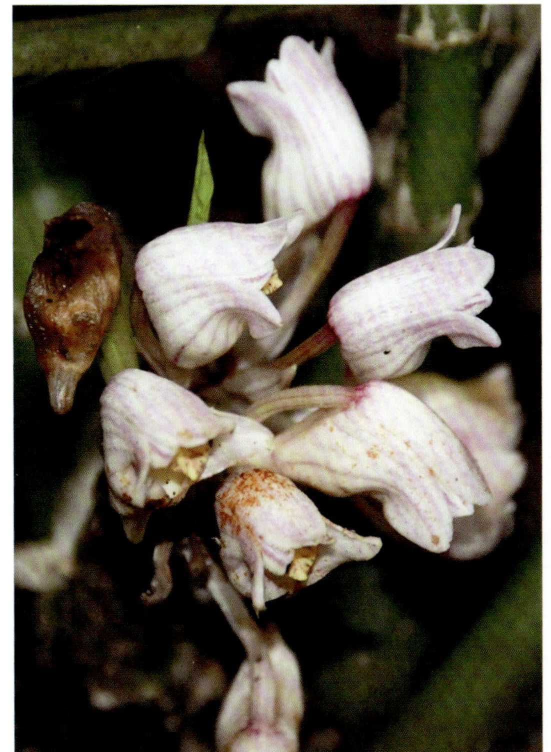

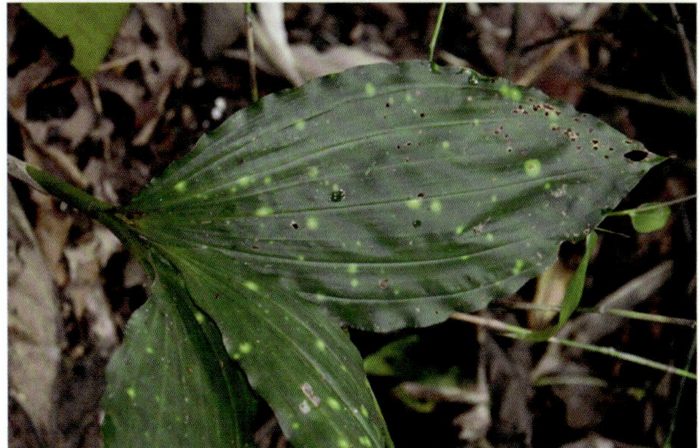

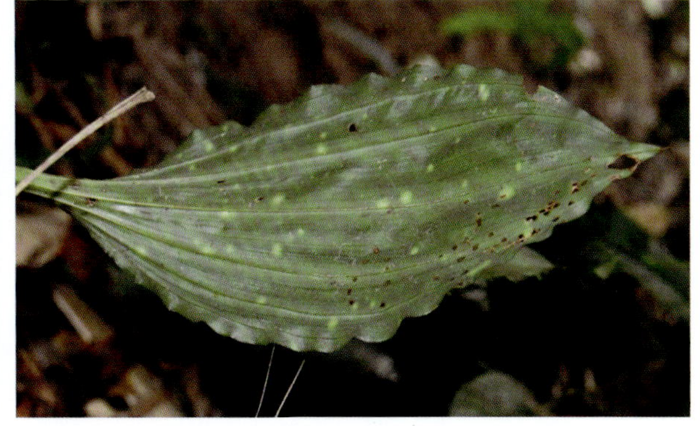

指甲兰

Aerides falcata

兰科 指甲兰属

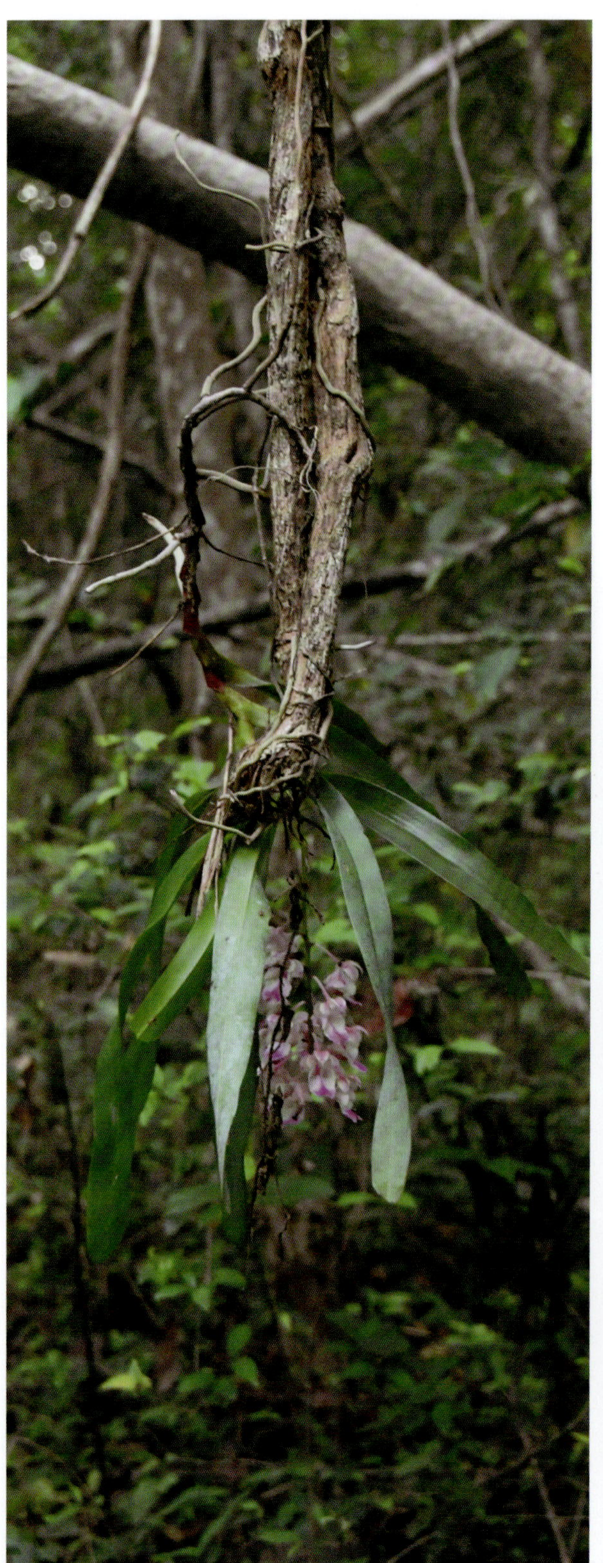

【特征】多年生草本。茎粗壮，多少伸长，具数枚二列的叶。叶带状。总状花序疏生数朵花；萼片和花瓣淡白色，上部具紫红色；侧萼片宽卵形，基部完全贴生在蕊柱足上；唇瓣 3 裂，侧裂片镰状长圆形；中裂片近宽卵形，前半部紫色，后半部白色带紫色斑点和条纹，先端凹缺，基部（距口处）具半圆形的胼胝体，边缘具细齿；距几乎与中裂片平行而弯曲向上；蕊柱足长达 1cm 或更长；药帽前端收狭成喙状。

【药用信息】暂无药用信息。

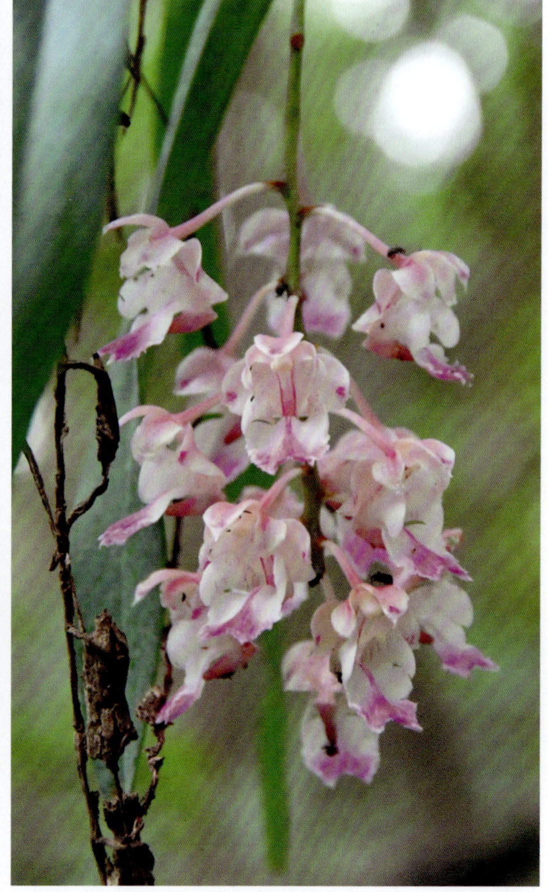

三褶虾脊兰

【特征】多年生草本。根状茎不明显，假鳞茎聚生，卵状圆柱形，具 2~3 枚鞘和 3~4 枚花期全放的叶，假茎不明显。叶椭圆形或椭圆状披针形，边缘常波状，两面无毛或下面疏被短毛。花葶出自叶丛，远高出叶外，密被毛，花序密生多花；苞片宿存，卵状披针形，边缘稍波状；花白或带淡紫红色，后橘黄色，萼片和花瓣常反折，中萼片近椭圆形，被短毛，侧萼片稍斜倒卵状披针形，被短毛；花瓣倒卵状披针形，近先端稍缢缩，先端具细尖，具爪，常被毛，唇瓣与蕊柱翅合生，基部具 3~4 列金黄色瘤状附属物，4 裂，平伸，裂片卵状椭圆形或倒卵状椭圆形；距白色，圆筒形；蕊柱白色，被毛，蕊喙 2 裂，裂片近长圆形，药帽前端稍窄。

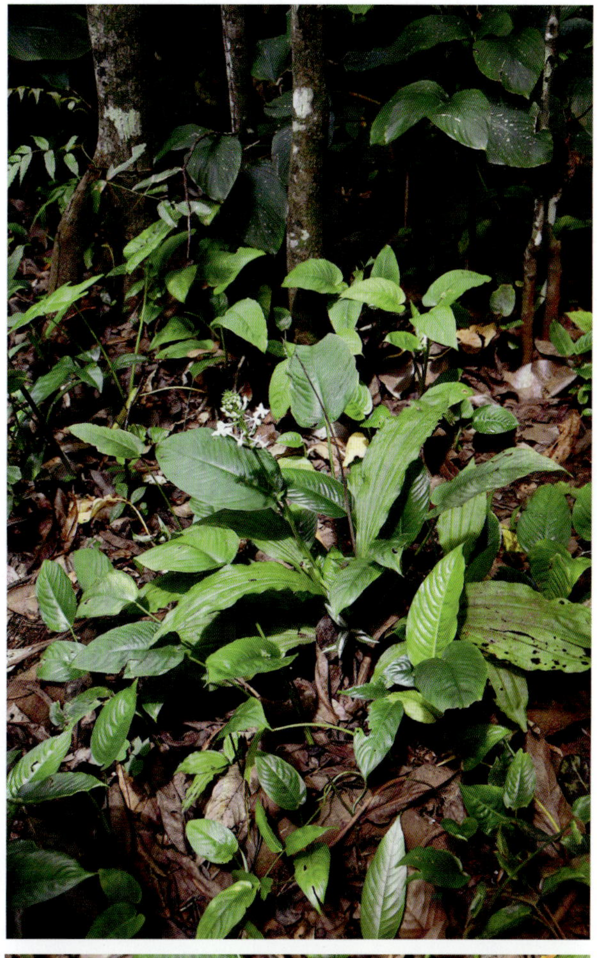

【药用信息】清热解毒，活血止痛。治瘰疬、痈肿、咽喉肿痛、痔疮、风湿痹痛、跌打损伤等。

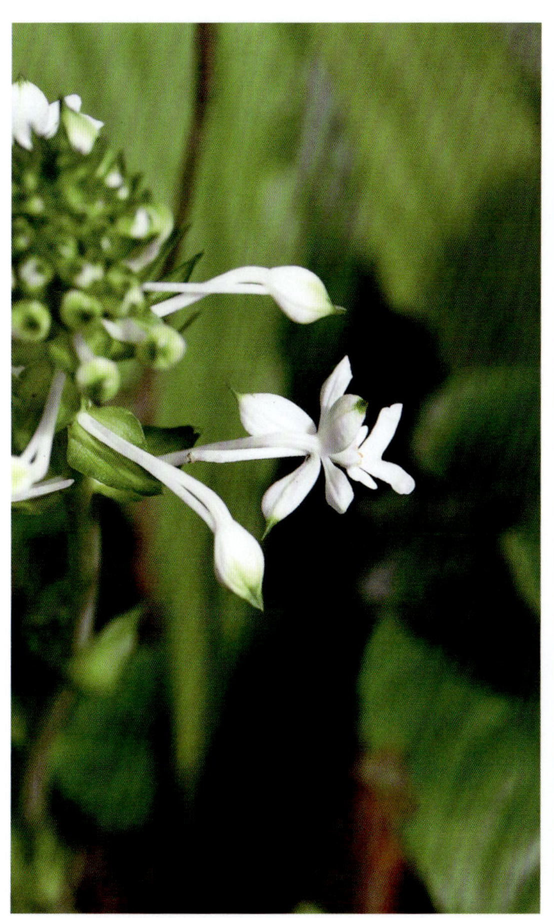

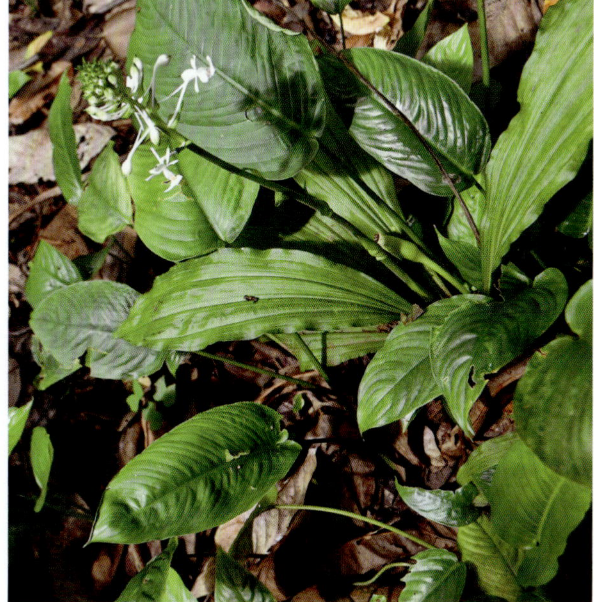

虎牙兰

Cleisomeria lanata

兰科 集花兰属

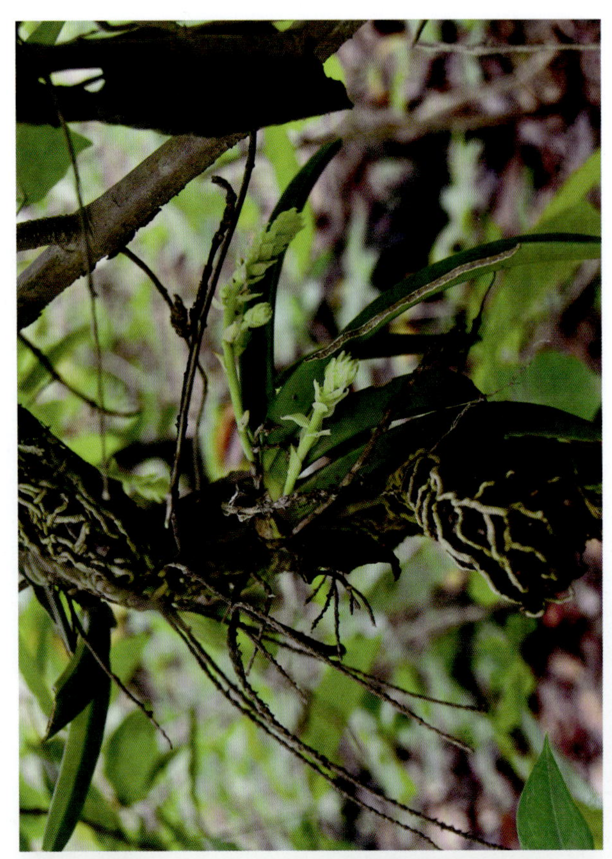

【特征】小型的附生草本。具有短粗壮实的茎，叶线形长圆形，宽 2 裂，厚革质，悬垂，分枝，密生许多花序。花黄绿色。

【药用信息】暂无药用信息。

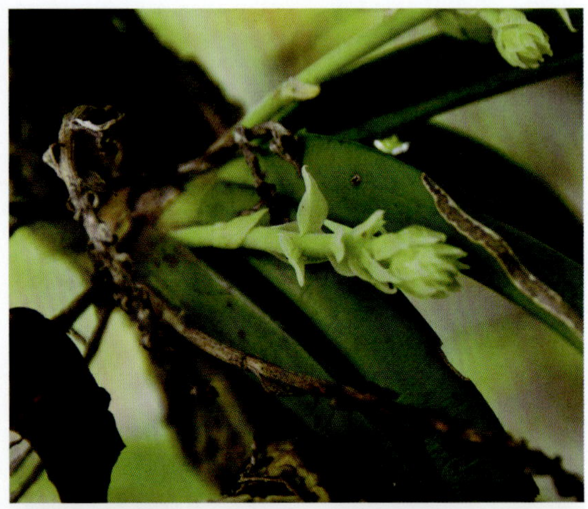

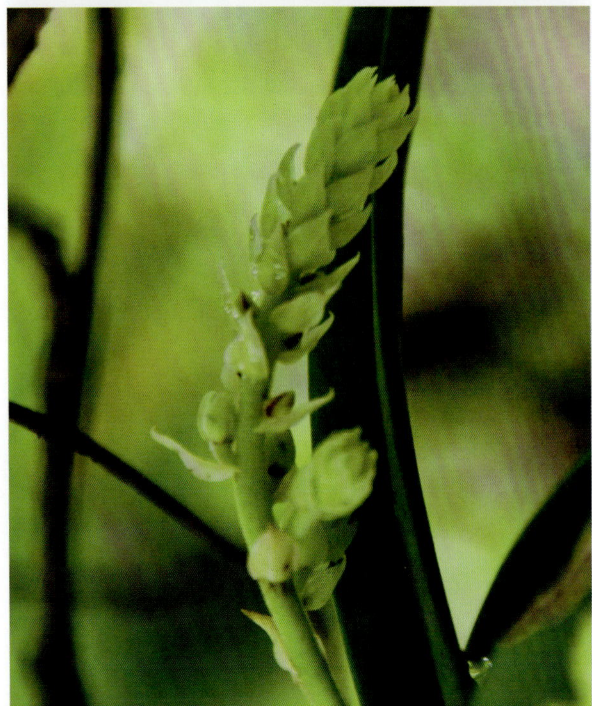

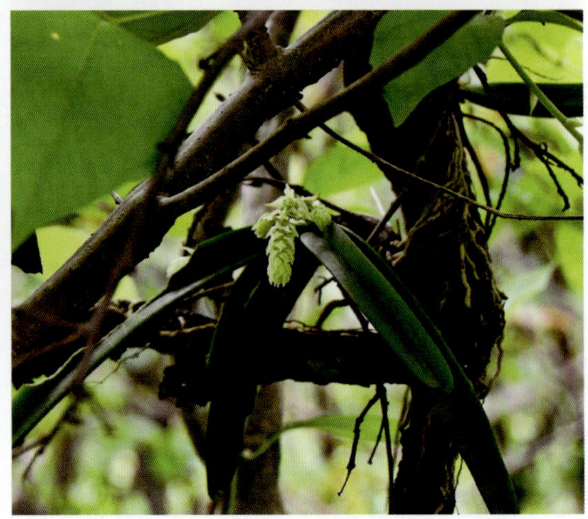

Coelogyne trinervis

【特征】多年生草本。假鳞茎卵球形，有角。叶 2，绿色；叶片线状披针形，锐尖；脉络 3，下面突出。花序花先于叶；花梗大部分到完全被鳞片叶覆盖；轴锯齿状，弯曲。花苞片在花期早落，披针形。花 5~8 朵，同时开放，芳香，无毛；萼片，花瓣和花柱白色到淡粉色或淡绿色；唇瓣白色，通常具黄色边缘在爪上，棕色的侧裂片和在中部裂片上棕色。背面萼片未闭，椭圆形披针形。侧萼片长圆形，锐尖。花瓣线形披针形，锐尖。唇瓣 3 浅裂；侧裂片半椭圆形，中裂片卵形到横椭圆形，边缘波状，爪具不规则边缘，顶部宽锐尖，先端圆形。

【药用信息】假鳞茎或全草入药，清热止咳，止血定痛。治支气管炎、感冒、骨折、软组织挫伤、外伤出血。

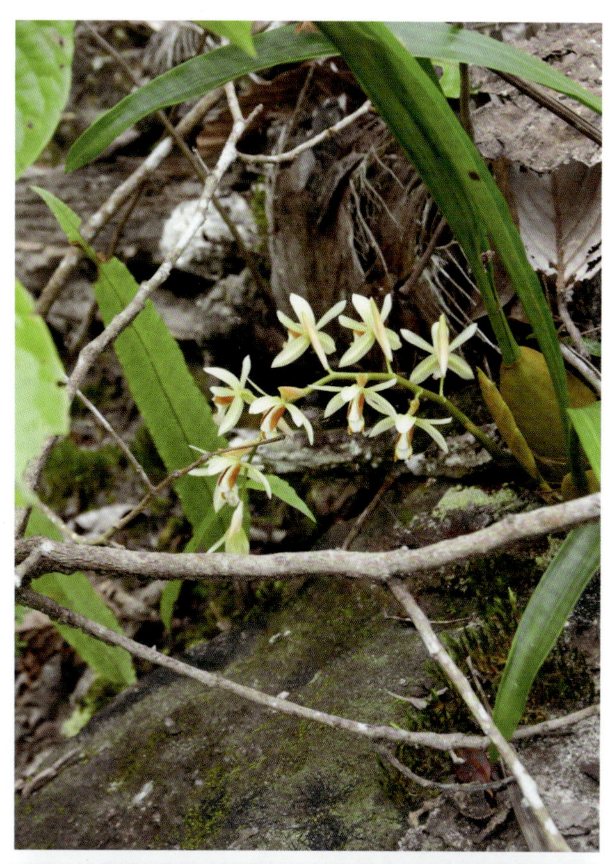

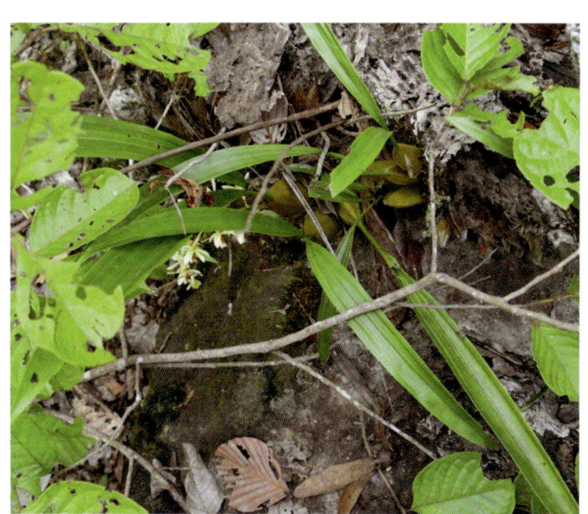

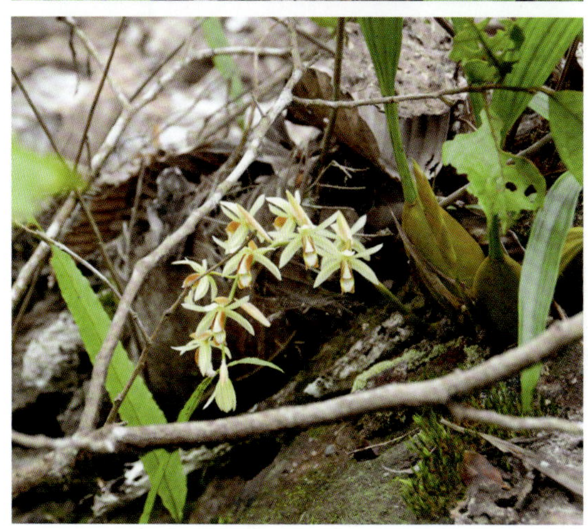

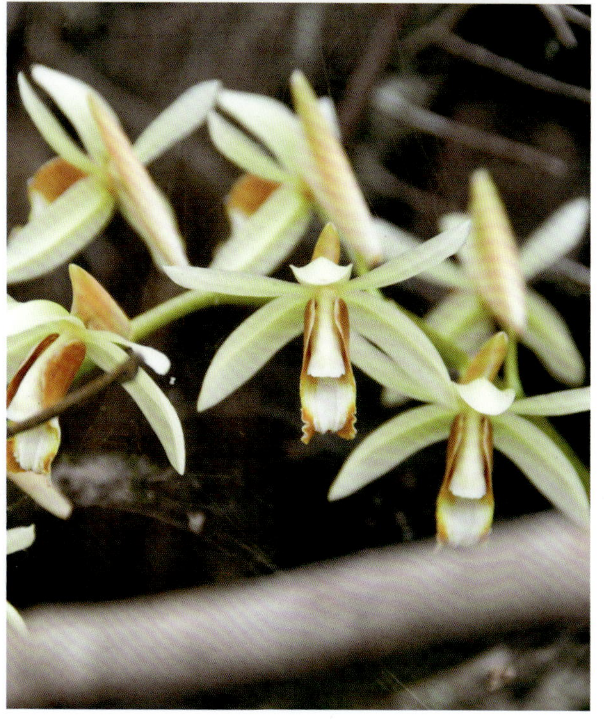

串珠石斛

Dendrobium falconeri

兰科 石斛属

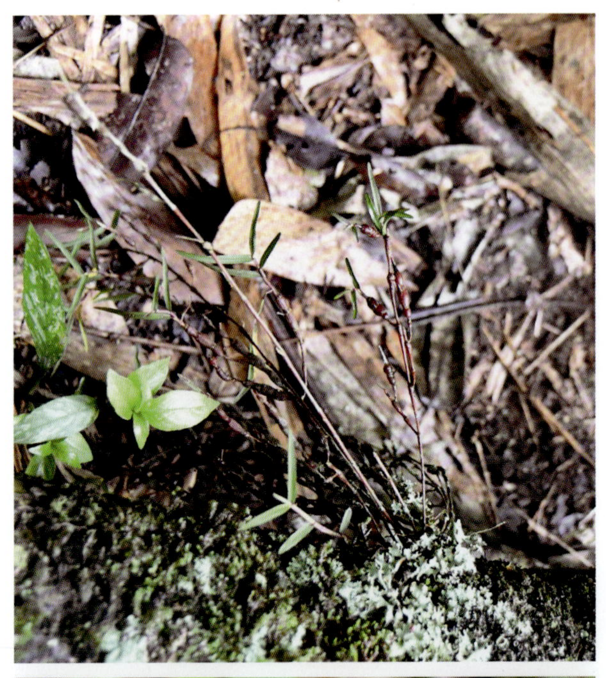

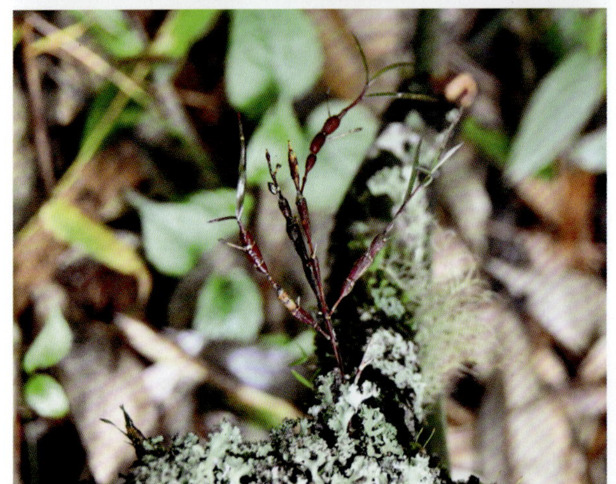

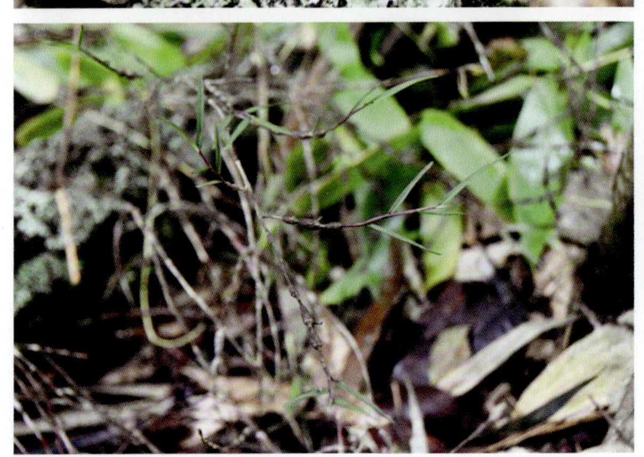

【特征】多年生草本。茎悬垂，肉质，细圆柱形，近中部或中部以上的节间常膨大，多分枝，在分枝的节上通常肿大而成念珠状，主茎节间较长，干后褐黄色，有时带污黑色。叶薄革质，常2~5枚，互生于分枝的上部，狭披针形，先端钝或锐尖而稍钩转，基部具鞘；叶鞘纸质，通常水红色，筒状。总状花序侧生，常减退成单朵；花序柄纤细，基部具1~2枚膜质筒状鞘；花苞片白色，膜质，卵形；花梗绿色与浅黄绿色带紫红色斑点的子房纤细；花大，开展，质地薄，很美丽；萼片淡紫色或水红色带深紫色；中萼片卵状披针形，先端渐尖，基部稍收狭，具8~9条脉；侧萼片卵状披针形，与中萼片等大，先端渐尖，基部歪斜，具8~9条脉；萼囊近球形；花瓣白色带紫色先端，卵状菱形，先端近锐尖，基部楔形，具5~6条主脉和许多支脉；唇瓣白色带紫色先端，卵状菱形，与花瓣等长而宽得多，先端钝或稍锐尖，边缘具细锯齿，基部两侧黄色；唇盘具1个深紫色斑块，上面密布短毛；蕊柱足淡红色；药帽乳白色，近圆锥形，顶端宽钝而凹的，密布棘刺状毛，前端边缘撕裂状。

【药用信息】茎入药，养阴益胃，生津止渴。治热病伤津、口干烦渴、病后虚热、食欲不振。

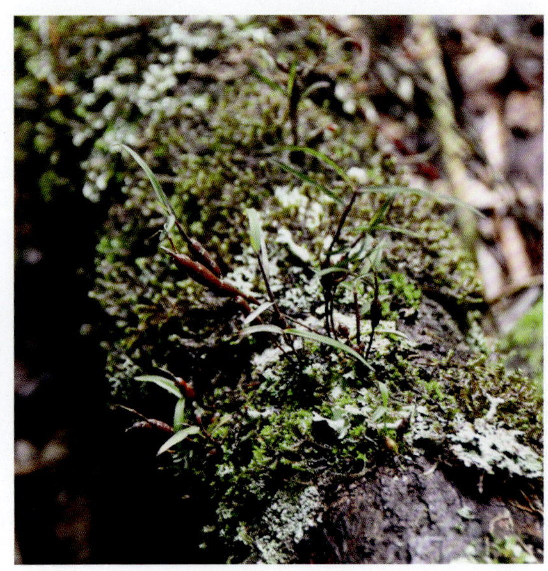

毛萼山珊瑚

【特征】高大半灌木状。根状茎粗厚，疏被卵形鳞片。茎直立，红褐色，基部多少木质化，多少被毛或老时变为秃净，节上具宽卵形鳞片。圆锥花序由顶生与侧生总状花序组成；侧生总状花序具数朵至 10 余朵花，通常具很短的总花梗；总状花序基部的不育苞片卵状披针形，近无毛；花苞片卵形，背面密被锈色短茸毛；花梗和子房，常多少弯曲，密被锈色短茸毛；花黄色；萼片椭圆形至卵状椭圆形，背面密被锈色短茸毛并具龙骨状突起；侧萼片常比中萼片略长；花瓣宽卵形至近圆形，略短于中萼片，无毛；唇瓣凹陷成杯状，近半球形，不裂，边缘具短流苏，内面被乳突状毛，近基部处有 1 个平滑的胼胝体；蕊柱棒状；药帽上有乳突状小刺。果实近长圆形，外形似厚的荚果，淡棕色。种子周围有宽翅。

【药用信息】块茎入药，熄风镇痉，治头痛、头昏、眼花、风寒湿痹、小儿惊风等症。

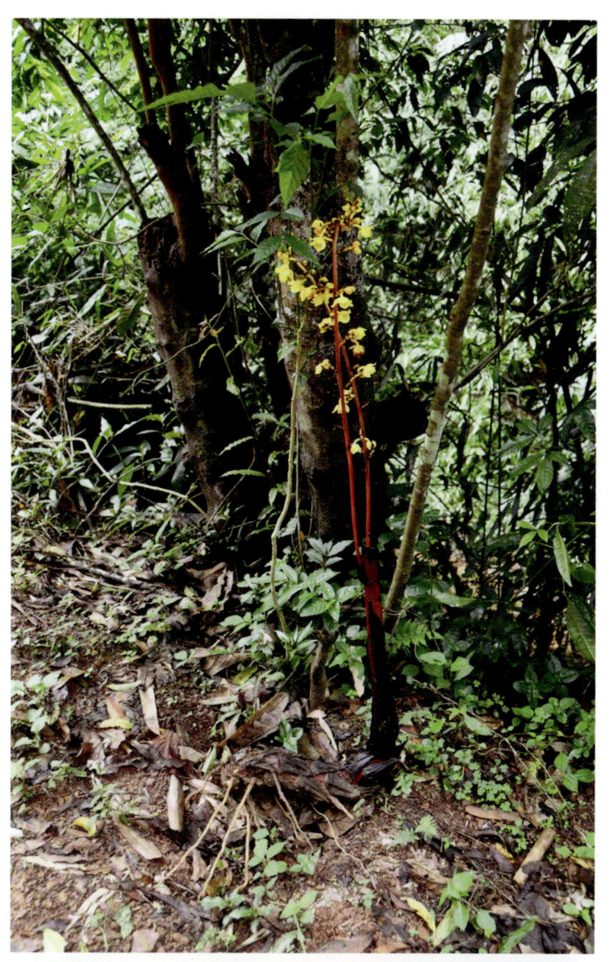

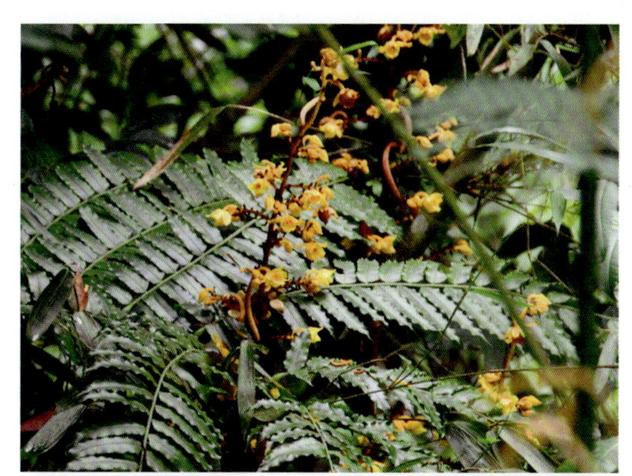

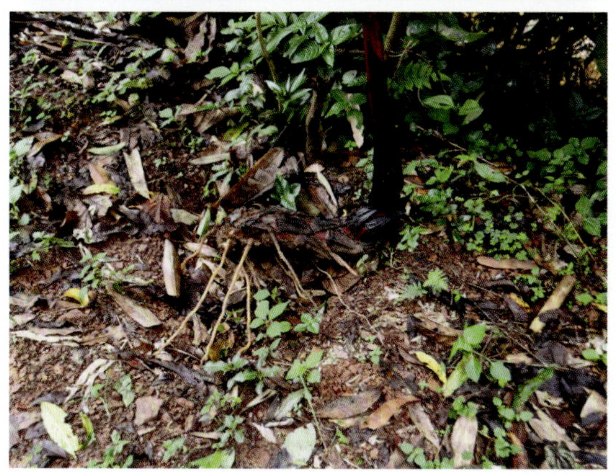

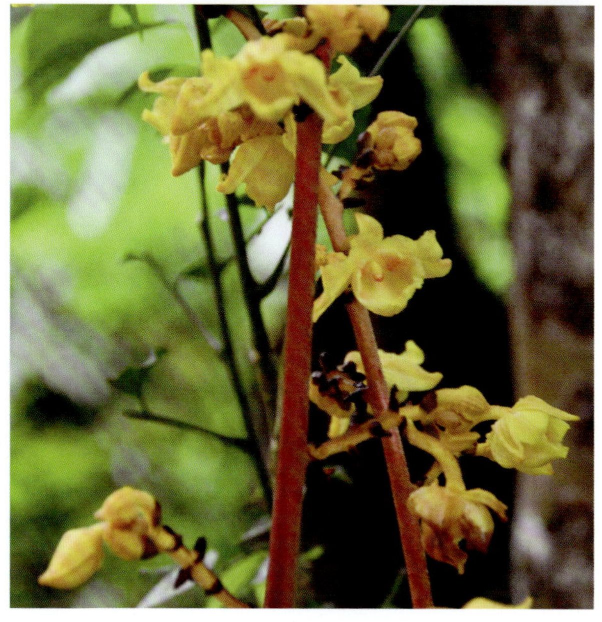

多花地宝兰

Geodorum recurvum

兰科 地宝兰属

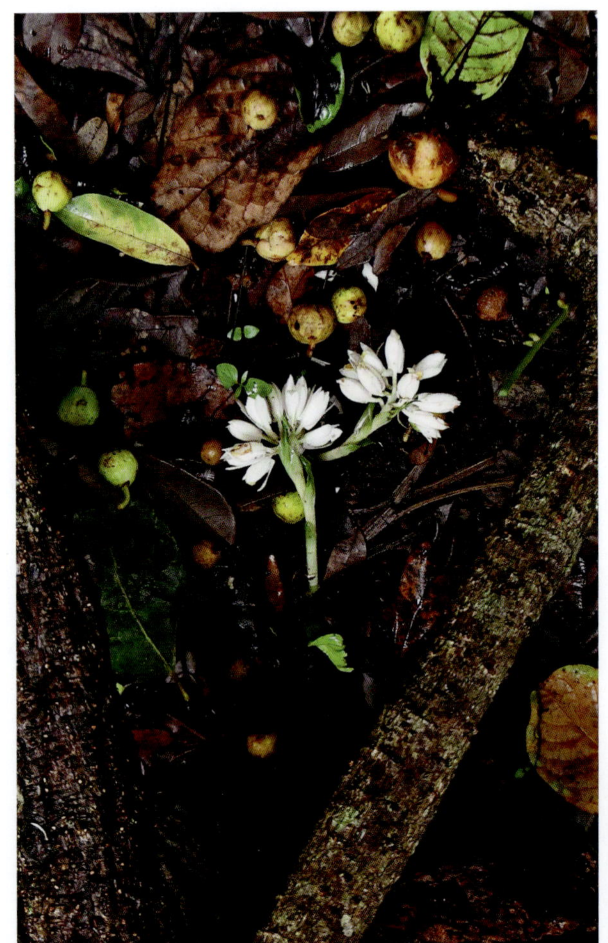

【特征】多年生草本。假鳞茎块茎状，多个相连，位于地下，有节，略被残存的叶鞘纤维。叶 2~3 枚，在花期已长成，椭圆状长圆形至椭圆形，先端渐尖或短渐尖，基部收狭成柄；叶柄套叠成长的假茎，有关节，外被数枚鞘。花葶从植株基部鞘中发出，明显短于叶，中下部具 2~3 枚圆筒状的膜质鞘；总状花序俯垂，通常具 10 余朵稍密集的花；花苞片线状披针形，膜质；花白色，仅唇瓣中央黄色和两侧有紫条纹；萼片狭长圆形，先端渐尖；侧萼片常比中萼片宽；花瓣倒卵状长圆形，略短于萼片，先端钝或急尖；唇瓣宽长圆状卵形，明显短于萼片，先端钝或略有裂缺，上部边缘多少皱波状；唇盘上有 2~3 条肉质的、近鸡冠状的纵脊，从中部延伸至上部；唇瓣基部凹陷，近无囊或有很短的囊；有短的蕊柱足。

【药用信息】暂无药用信息。

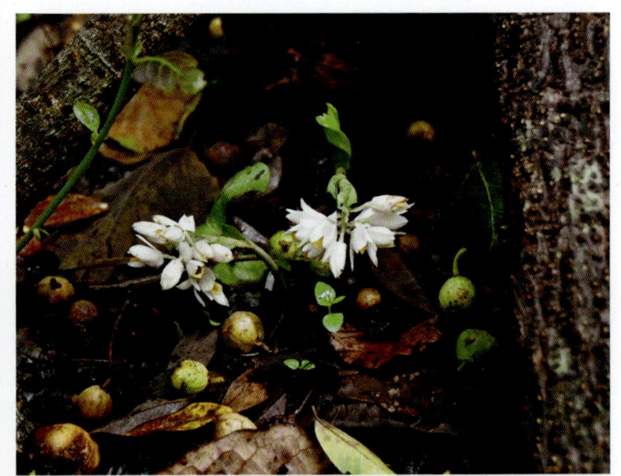

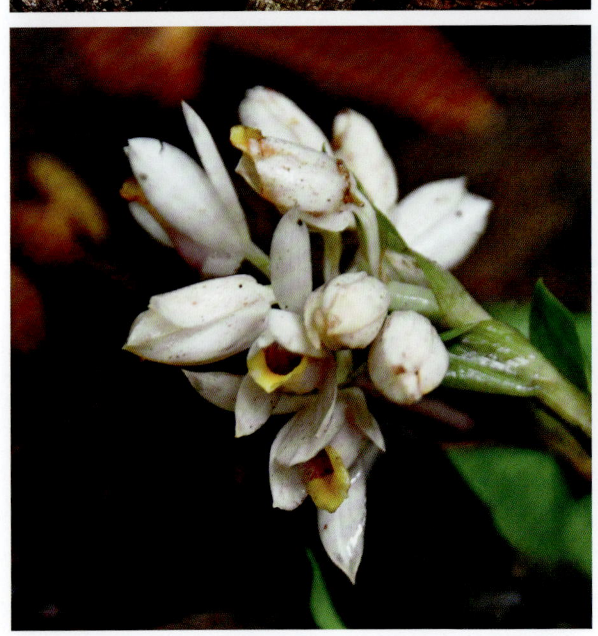

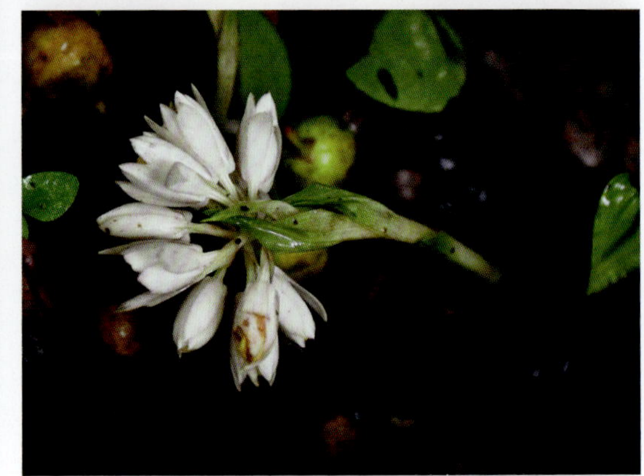

斧萼玉凤花

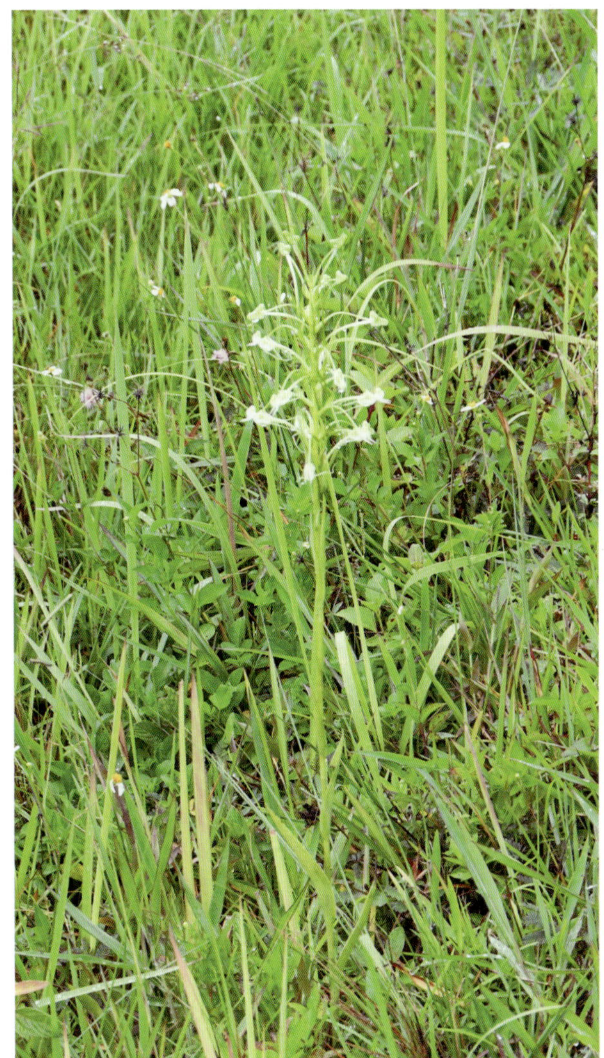

【特征】多年生草本。块茎肉质，椭圆形。茎粗壮，直立，具4~6枚疏生的叶，向上疏生数枚苞片状小叶。叶片狭长圆状披针形至线状披针形，先端渐尖，基部收狭并抱茎。总状花序具多朵花，花茎无毛；花苞片线状披针形，先端长渐尖，边缘具缘毛，等长或长于花；子房纤细而长，下部膨大，扭转，无毛，先端具喙；花大，白色；中萼片宽倒卵形，凹陷，盔状，先端急尖，具5脉；侧萼片反折，为强烈斜歪的斧形，前侧强烈膨大而鼓出，以致出现一个向下指、圆形的假先端，而真正的先端是在靠近中萼片的背侧，具3条强烈弯曲呈弧形的脉，脉在先端会合；花瓣斜长圆形，近镰状，先端急尖或钝，具2脉，与中萼片靠合；唇瓣基部全缘，线形，尔后3深裂，裂片丝状线形，中裂片较侧裂片稍宽而短，下垂，稍弯曲，先端急尖；侧裂片基部与中裂片近垂直，向先渐狭呈丝状，弯曲；距纤细，圆筒状棒形，下垂，近末端膨大，距口的前缘具1枚刺状小突起；花药顶部凹陷，药室叉开，基部伸长的沟与蕊喙臂伸长的沟两者靠合呈细的管，管稍向上弯；花粉团椭圆形，具长线形的柄和圆形、小的粘盘；柱头2个，大，棒状，弯曲，从蕊喙下伸出，位于距口的两侧；退化雄蕊2个，线状披针形。

【药用信息】块茎入药，润肺益肾、强壮筋骨，治肺热咳嗽、阳痿、跌打损伤等。

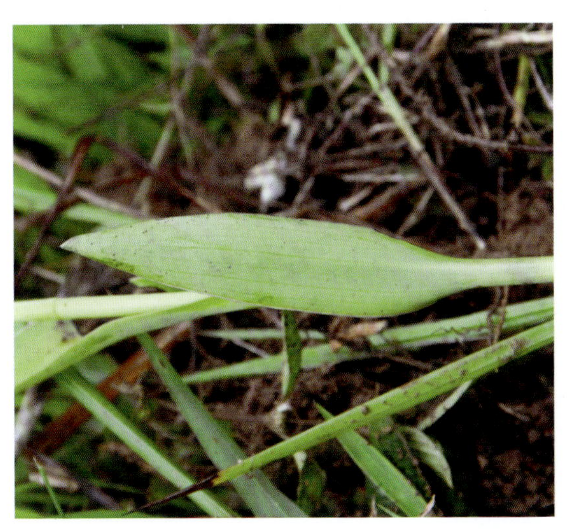

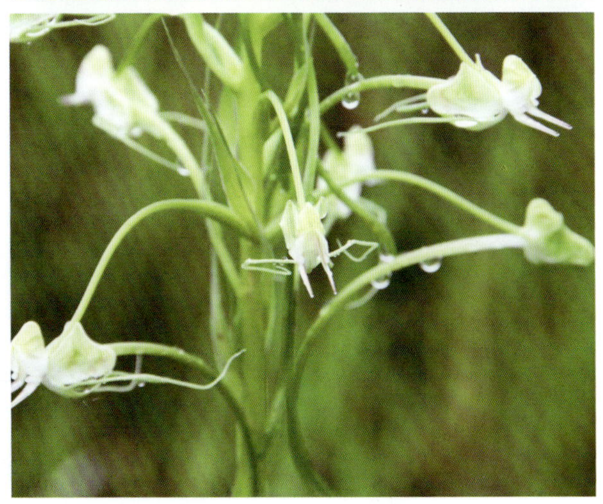

Habenaria rhodocheila

兰科 玉凤花属

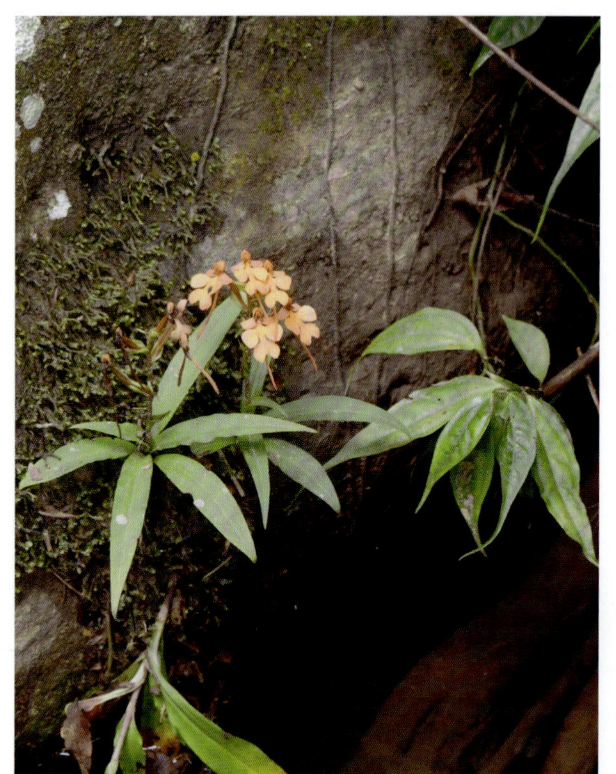

【特征】多年生草本。大多数陆生或附生，落叶，无毛。茎光滑或拉长具乳突。叶序2~3，管状，有鞘，包围茎。叶2~7，平展，披针形长圆形，锐尖，短尖；绿色或很少有灰绿色斑，有时具带红色的边缘，边缘有时具乳突。苞片状叶2~11，大部分近直立，披针形，渐尖，基部具鞘，通常膜质，边缘具乳突。花序松散，花1~20；大部分具乳突，绿色或浅粉红色；卵形披针形，渐尖，边缘有时微红或小齿。花红色，橙色，粉红色或黄色，子房光滑，有时带橙色或褐色。中间萼片直立，宽椭圆形；侧生萼片稍斜卵形，倒折，有时部分卷入，基部与唇合生。花瓣直立，与中间萼片形成一帽状，椭圆形，近锐尖，1脉，有时具明显的圆形顶端裂片。3裂具爪，有点乳突；中裂片匙形，顶端裂口有时具一小裂片；距圆筒状，有时顶部加厚。花药具一顶端连接突，中央蕊柱裂片突出，长于花药；耳廓小而不显著。果椭圆形纺锤状，具短柄和顶喙。

【药用信息】暂无药用信息。

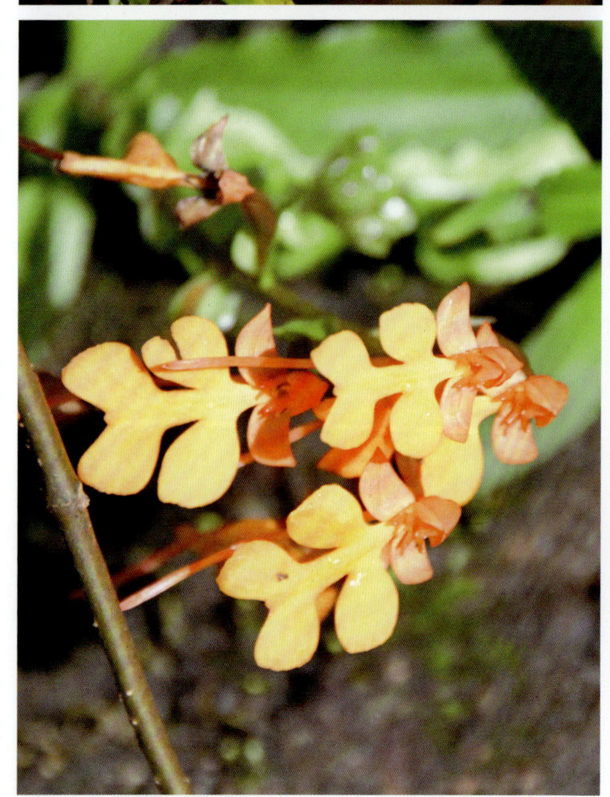

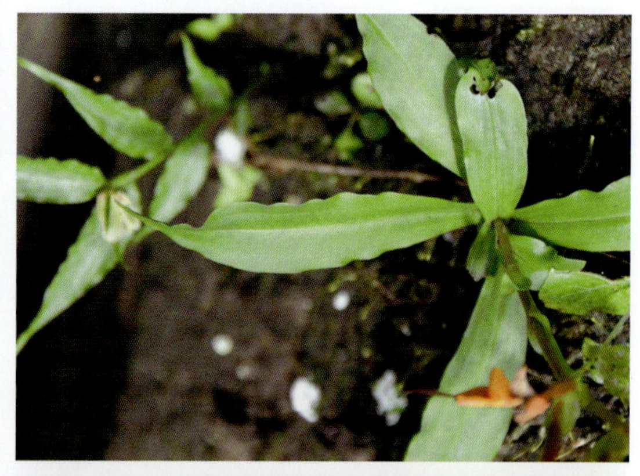

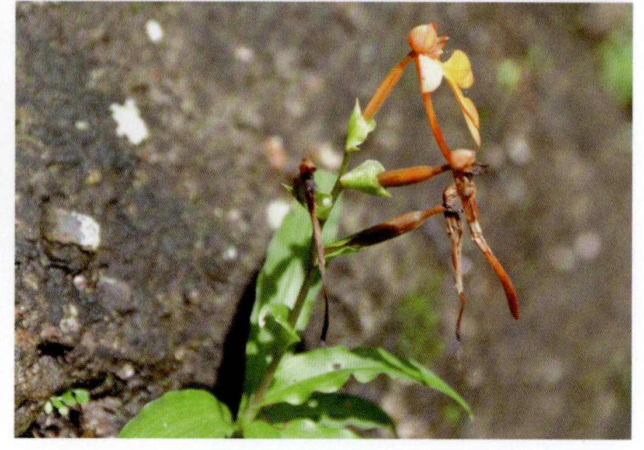

锈色羊耳蒜

【特征】地生草本。假鳞茎很小，狭卵形。叶 3~6 枚，线形至披针形，膜质或草质，先端急尖或短渐尖，近全缘，基部略收狭并下延成鞘状而互相围抱花葶基部，无关节。花葶粗壮，明显高出叶面；总状花序，具数朵至 10 余朵花；花苞片披针形；花黄色，疏离；中萼片线形，先端钝，边缘外卷，具 3 脉；侧萼片斜卵状长圆形，反折，具 5 脉；花瓣近线形或狭倒披针状线形，多少内弯，边缘外卷，具 1 脉；唇瓣倒卵状长圆形，浅黄棕色而略带淡紫色，多少外弯，先端宽阔而呈截形，常有凹缺，基部有一对向后方伸展的耳，有 2 个胼胝体生于近基部处；蕊柱上部两侧具狭翅。蒴果长圆形或倒卵状长圆形。

【药用信息】全草入药，活血止血，消肿止痛。治崩漏、产后腹痛、白带过多、扁桃体炎、跌打损伤、烧伤等。

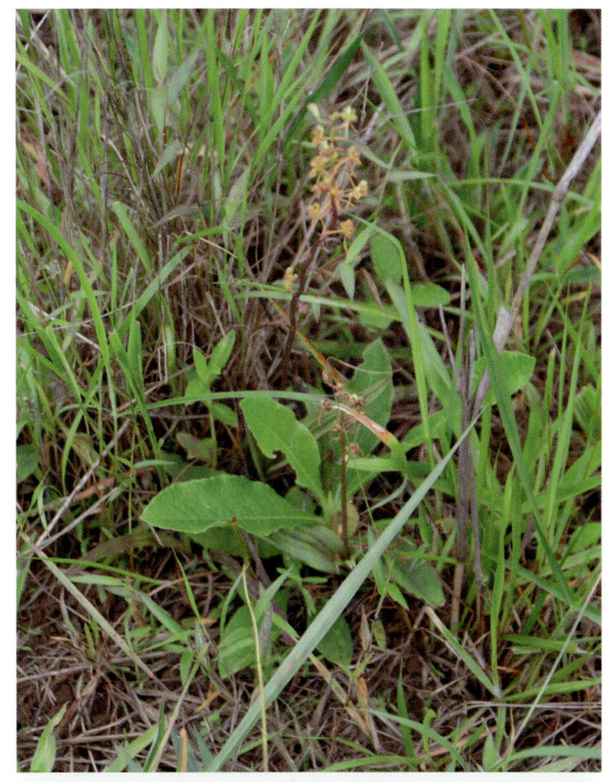

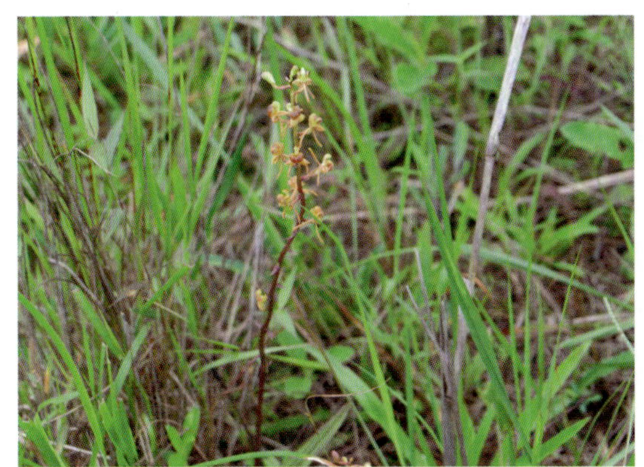

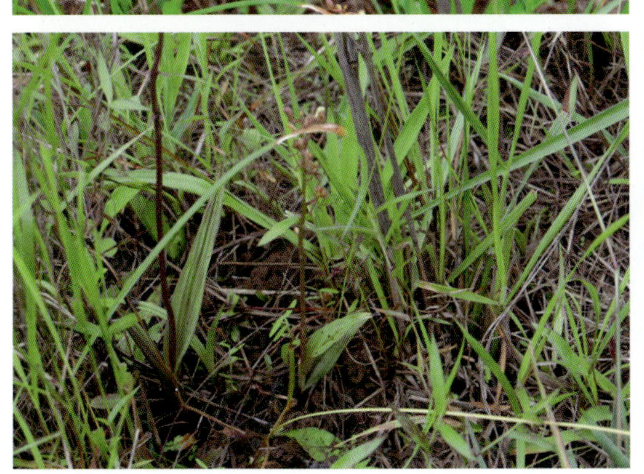

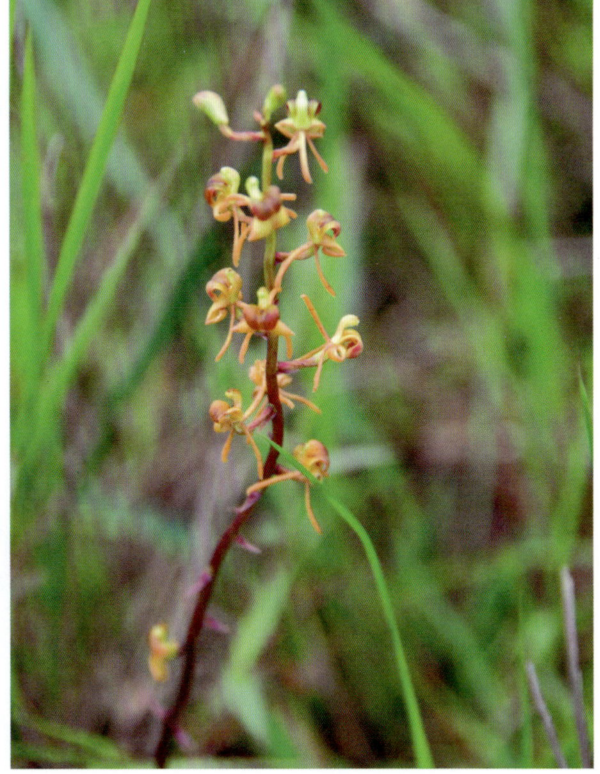

指叶拟毛兰

Mycaranthes pannea

兰科 拟毛兰属

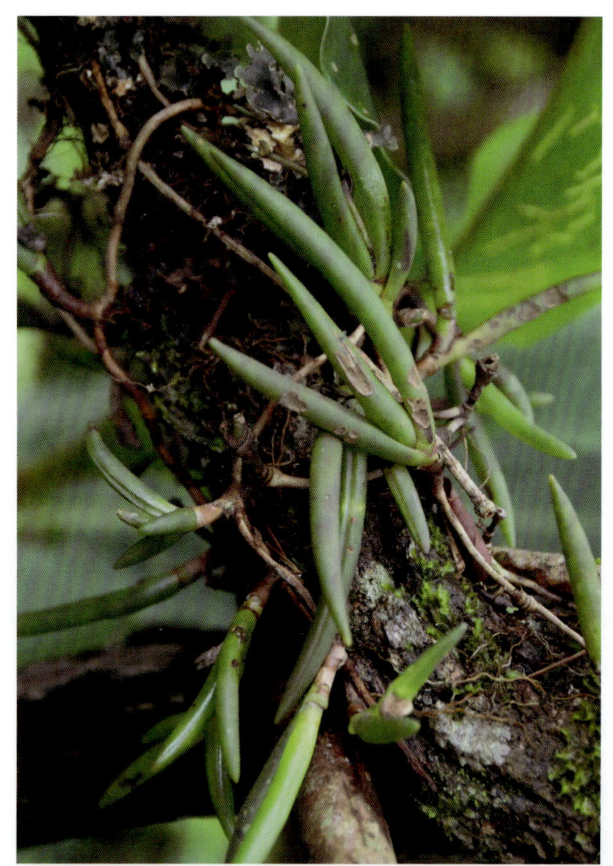

【特征】多年生草本。植物体较小，幼时全体被白色茸毛，但除花序及花外，毛易脱落；根状茎明显，具鞘，着生假鳞茎；假鳞茎不膨大，圆柱形，上部近顶端处着生3~4枚叶，基部被2~3枚筒状鞘。叶肉质，圆柱形，稍两侧压扁，近轴面具槽，槽边缘常残留有稀疏的白色茸毛，顶端钝，基部套迭，叶脉不明显。花序1个，着生于假鳞茎顶部，从叶内侧发出，具1~4朵花，基部具1~2枚膜质不育苞片；花苞片卵状三角形，先端钝；花黄色，萼片外面密被白色茸毛，内面黄褐色（干时），疏被茸毛；中萼片长圆状椭圆形，先端圆钝；侧萼片斜卵状三角形，先端圆钝，基部与蕊柱足合生成萼囊；花瓣长圆形，先端钝，两面疏被白色茸毛；唇瓣近倒卵状椭圆形，不裂，上部稍肉质，深褐色（干时），上面被白色短茸毛，背面基部被稍长的白色茸毛，其余部分被稍短的毛，先端圆钝，基部收窄并具1枚线形胼胝体，近端部具1枚显著的长椭圆形胼胝体；蕊柱极短，背面疏被白色茸毛；药帽卵形；花粉团梨形，扁平，黄色。

【药用信息】暂无药用信息。

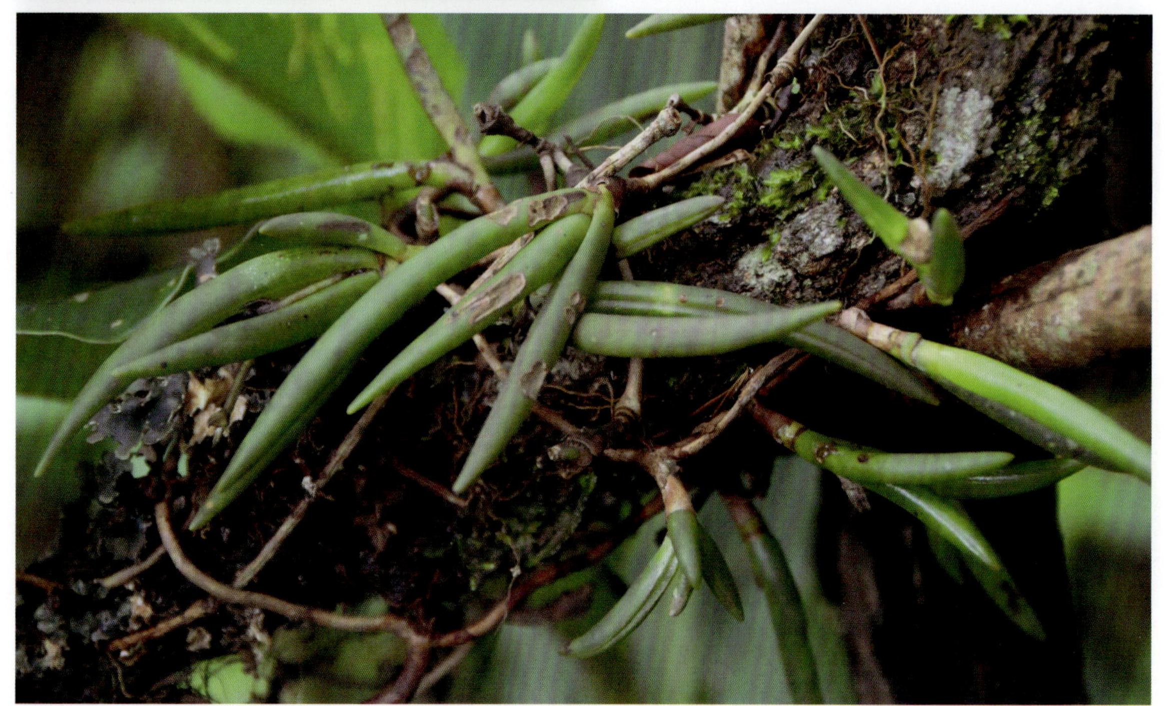

广西鸢尾兰

【特征】多年生草本。茎短，不甚明显。叶近基生，3~6 枚，二列套叠，肥厚，线形或线状披针形，先端渐尖，干后脉略可见，基部有关节。花葶从叶丛中央抽出，明显超出叶之上，下部生有多枚不育苞片；不育苞片狭披针形，先端长渐尖；总状花序较坚挺，具数十朵或更多的花；花苞片线形；花排列成轮生状；中萼片卵形，先端钝；侧萼卵状椭圆形，与中萼片大小相似；花瓣长圆形，边缘有时呈不明显的啮蚀状；唇瓣轮廓为近宽倒卵形，基部两侧各有一个耳状的侧裂片；侧裂片边缘多少啮蚀状；唇瓣先端扩大并 2 深裂；先端小裂片近圆形或方形，边缘多少啮蚀状；蕊柱粗短。

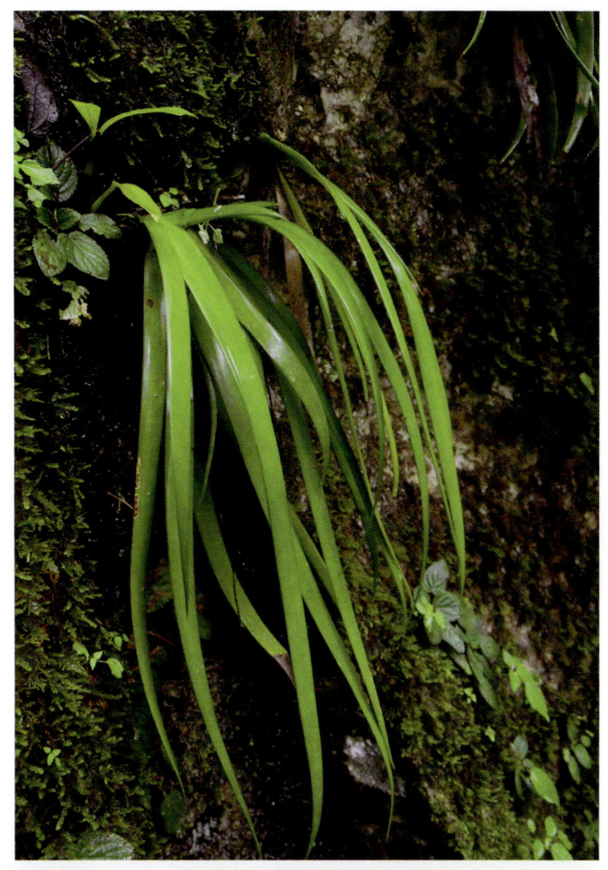

【药用信息】根茎和花入药，清热解毒、祛风除湿、活血止痛。

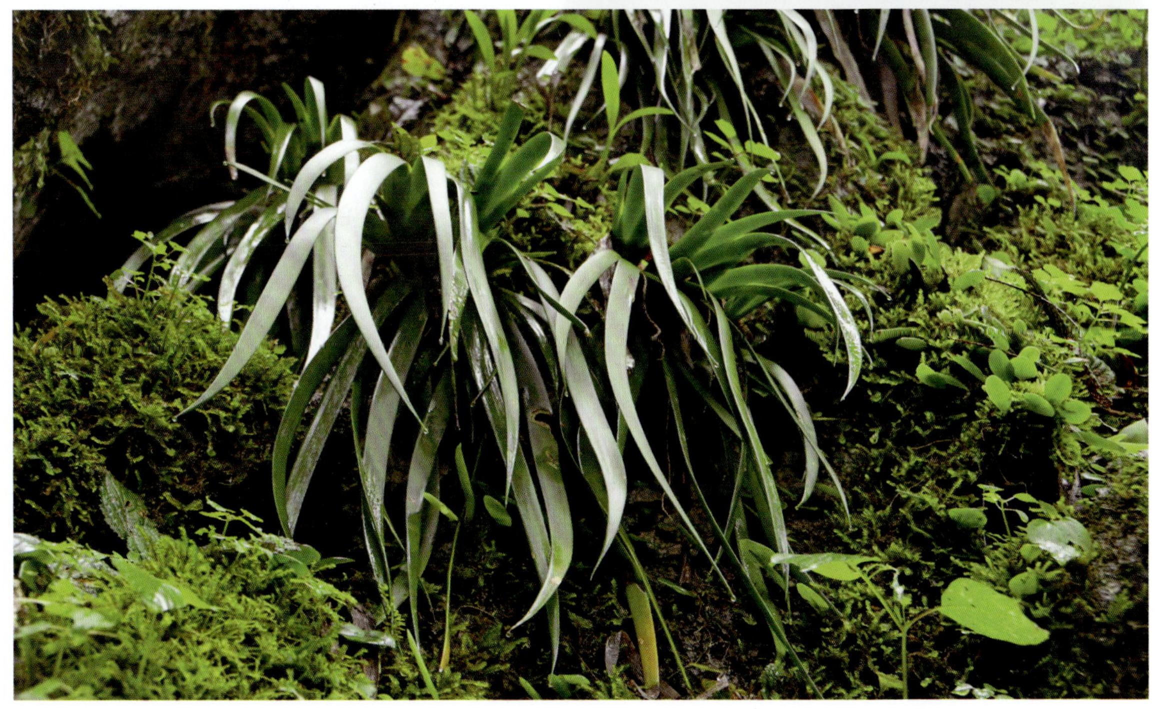

阔蕊兰

Peristylus goodyeroides

兰科 阔蕊兰属

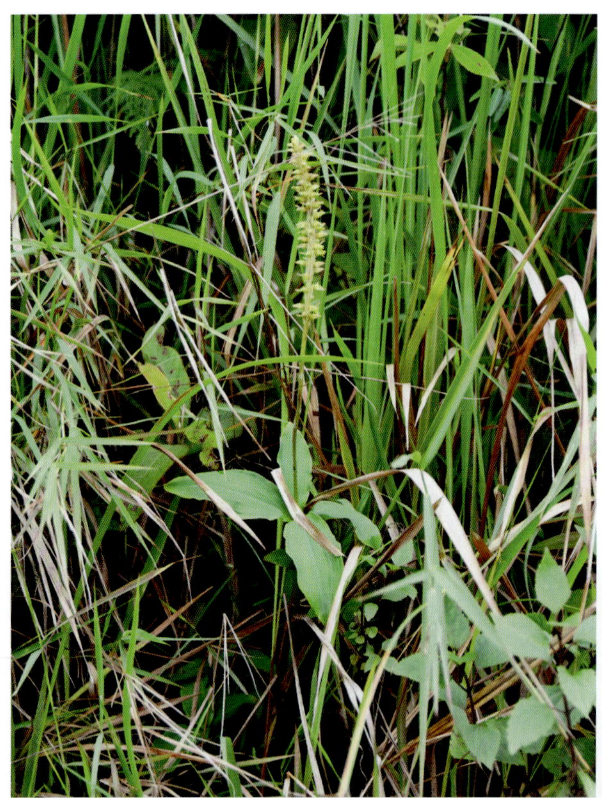

【特征】多年生草本。植株高达 90cm；块茎长圆形或长圆状倒卵形；茎无毛，中部具 4~6 稍疏生或集生的叶，其上常具 1 至数枚披针形小叶；叶椭圆形或卵状披针形，干后具黄白色窄边，基部鞘状抱茎；花序密生 20~40 余花；苞片披针形；子房无毛，花绿白、淡绿或白色；中萼片卵状披针形、卵形或宽卵形，稍弧曲，凹入，侧萼片斜长圆形，张开，长 4~5.5mm 花瓣斜宽卵形，稍肉质，3 浅裂，裂片三角形，近等长，中裂片较侧裂片稍宽，具球状距，距口前缘具深色窄三角形蜜腺，颈部窄。

【药用信息】暂无药用信息。

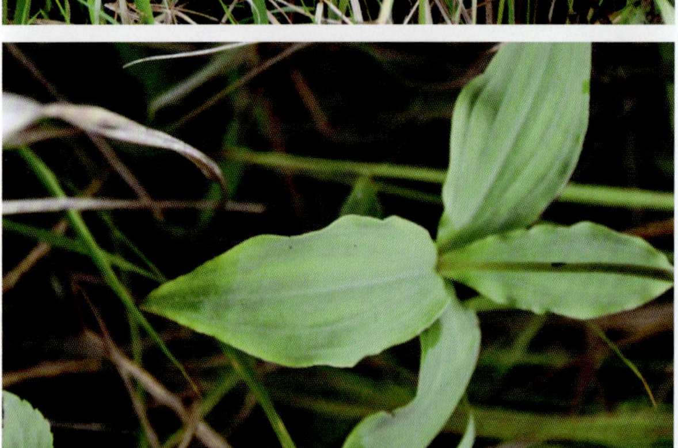

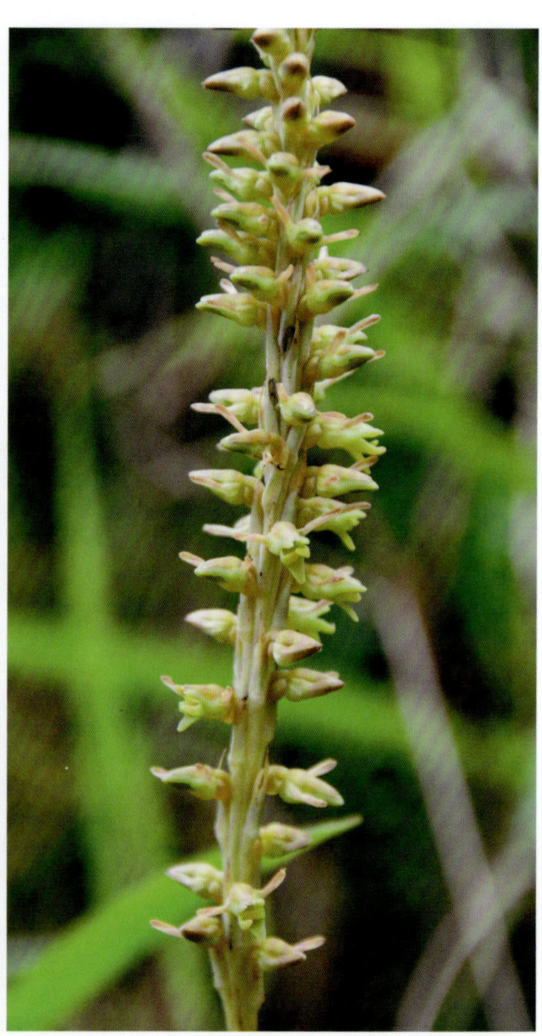

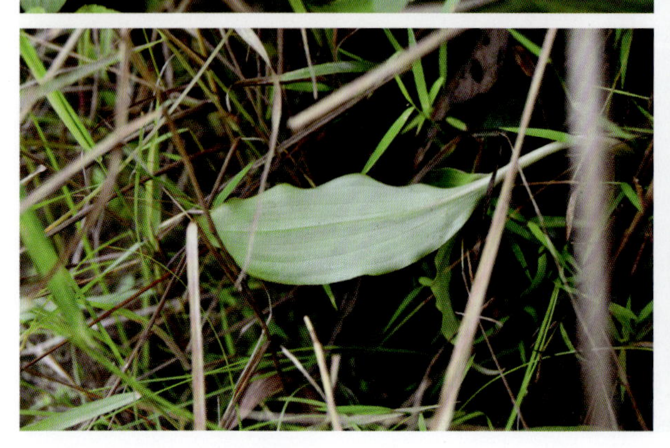

五唇兰

【特征】多年生草本。叶 3~6 近基生；长圆形，下面淡绿或淡紫色，基部具套叠的鞘；花序直立，圆柱形；花序梗疏生 3~4 枚鞘；苞片卵形，花有香气，萼片和花瓣淡紫色；中萼片长圆形，侧萼片斜卵状三角形；花瓣近倒卵形，较中萼片稍小；唇瓣具长 4mm 向上弯曲的爪；爪两侧具 2 枚直立、棕红色长方形小裂片，两小侧裂片之间具方形胼胝体，中裂片大，位于爪末端，基生裂片直立，棕红色，近半圆形，顶裂片淡紫色，较厚，舌状，稍向前外弯，上面具 3~4 条肉质褶片，蕊喙 2 裂。

【药用信息】滋阴润肺、清热解毒、镇静安神。

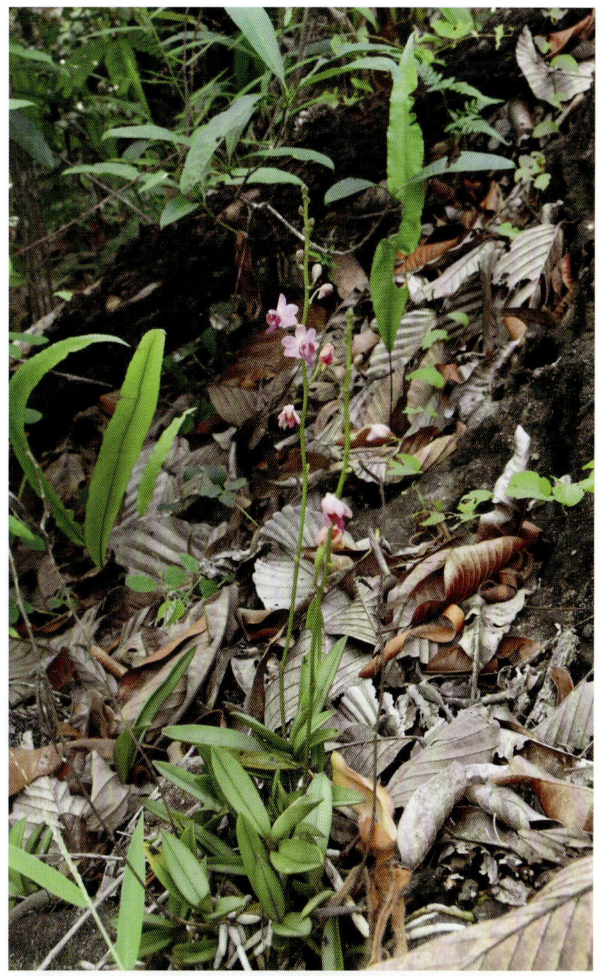

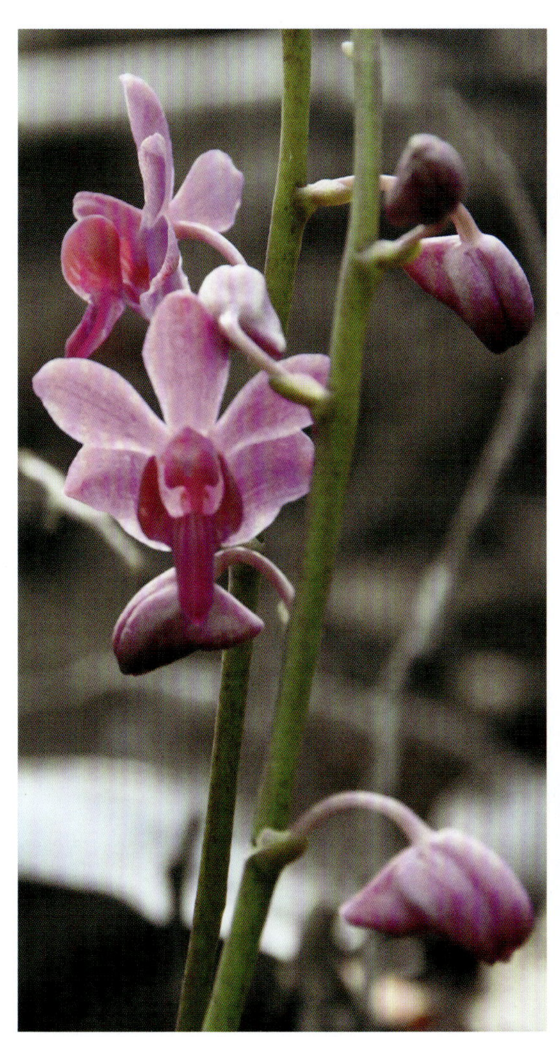

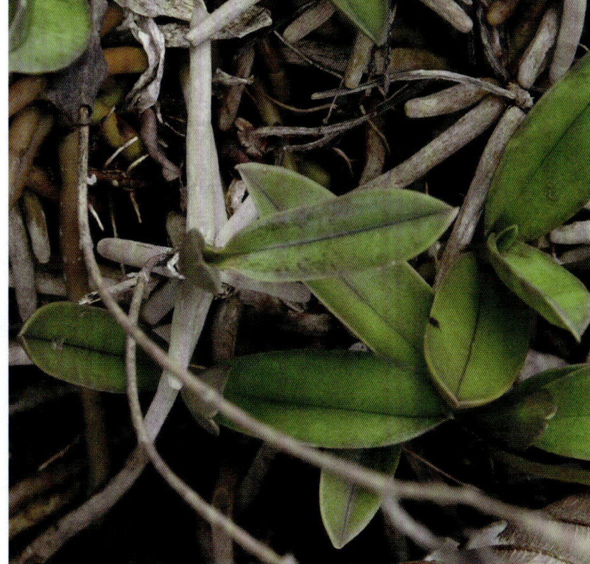

粗茎苹兰

Pinalia amica

兰科 苹兰属

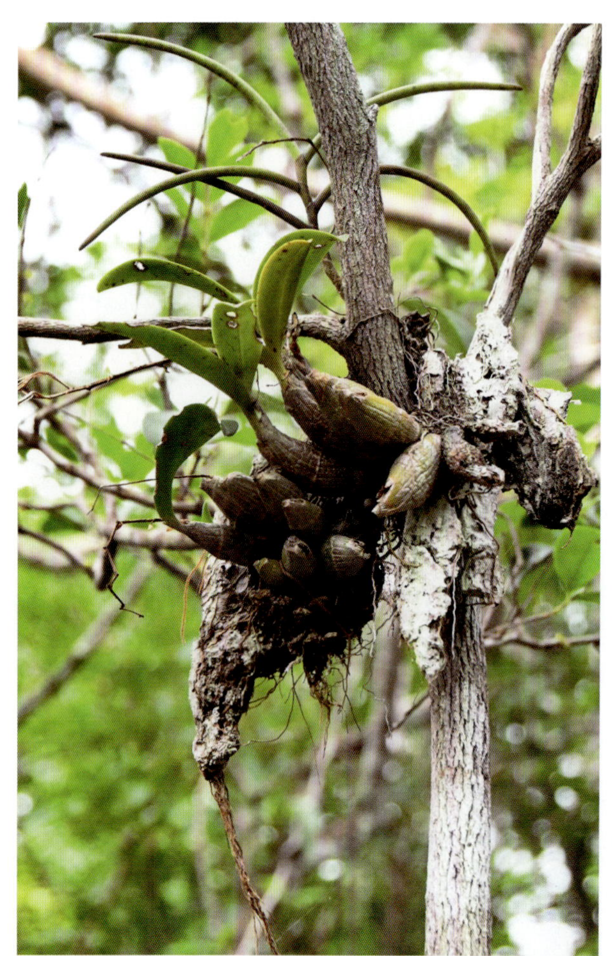

【特征】多年生附生草本。假鳞茎纺锤形或圆柱形，基部具鞘，顶端具 1~3 枚叶。叶长椭圆形或卵状椭圆形，先端急尖，基部渐狭成柄，具 8~12 条主脉。花序 1~4 个，从靠近假鳞茎中上部的鞘中发出，有时甚至从近基部发出，近直立，疏生 6~10 朵花；花序轴密生锈色卷曲柔毛；花苞片椭圆形或椭圆状披针形，具 6~7 脉，无毛；花梗和子房密被锈色曲柔毛；萼片和花瓣黄色带紫褐色脉纹，唇瓣黄色（据原始记载）；萼片均具锈色曲柔毛；中萼片长圆状披针形，先端钝；侧萼片斜卵状三角形，先端渐尖，基部与蕊柱足合生成萼囊；花瓣倒卵状披针形，先端渐尖；唇瓣轮廓近倒卵状椭圆形，3 裂；侧裂片卵状椭圆形，向内弯曲，先端钝，与中裂片相交成极小的锐角；中裂片肾形，先端具凹缺，肉质，仅中间部分非肉质；唇盘上具 3 条褶片，中央褶片在中裂片上增粗，两侧褶片则自唇盘基部上方开始增粗成脊状，一直延伸到中裂片基部；药帽近半球形；花粉团倒三角形，淡黄色。蒴果倒卵状圆柱形，下部渐变细，具锈色疏柔毛；果柄亦被锈色毛。

【药用信息】暂无药用信息。

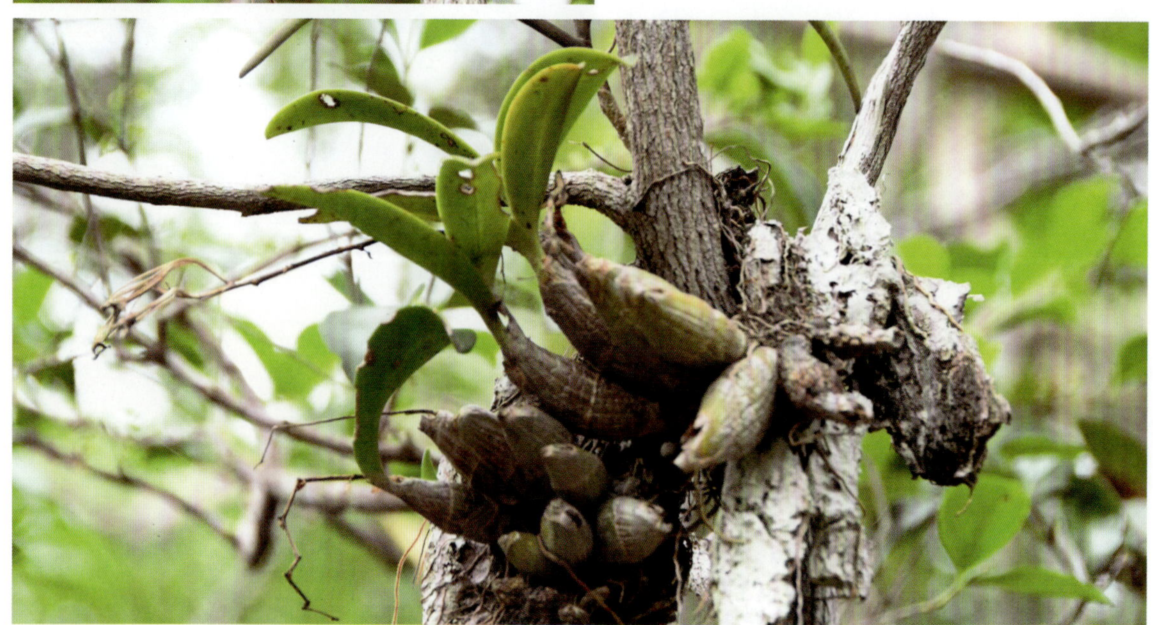

球花苹兰

【特征】多年生附生草本。假球茎椭球形梭形到圆柱形，叶3~4，近无柄，披针形到狭椭圆形，锐尖到渐尖。花序由几乎完全发育的叶状假球茎产生，致密；花梗基部有1鳞片状叶；苞片展开到近直立。花很多，中部裂片白色到奶油状具黄色唇瓣。萼片钝到近锐尖，在背面疏生短柔毛，具星状毛；背面萼片宽椭圆形到卵形；侧萼片斜向到假卵形。花瓣平展，斜椭圆形到披针形，亚锐尖到钝。子房短于背面萼片，被星状短柔毛。

【药用信息】暂无药用信息。

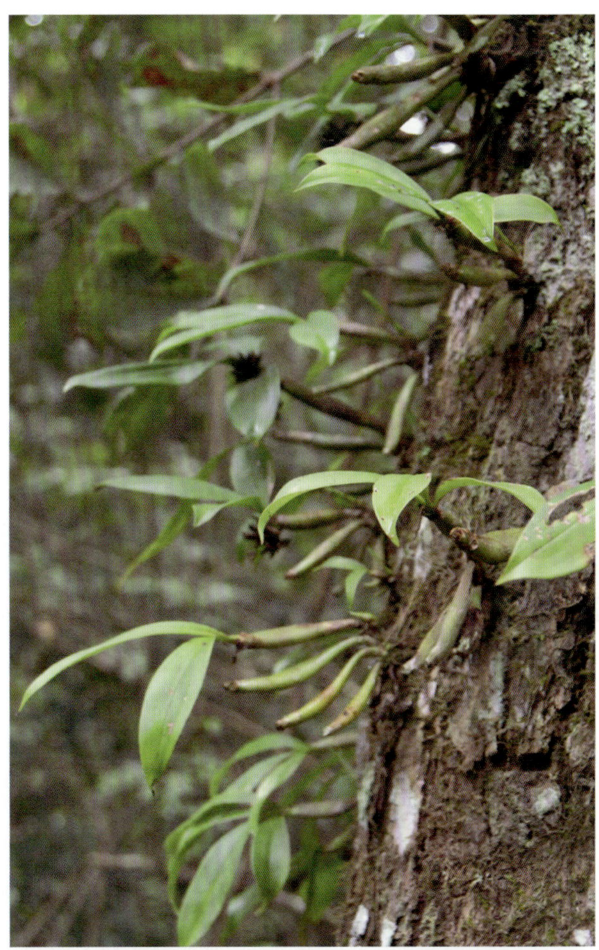

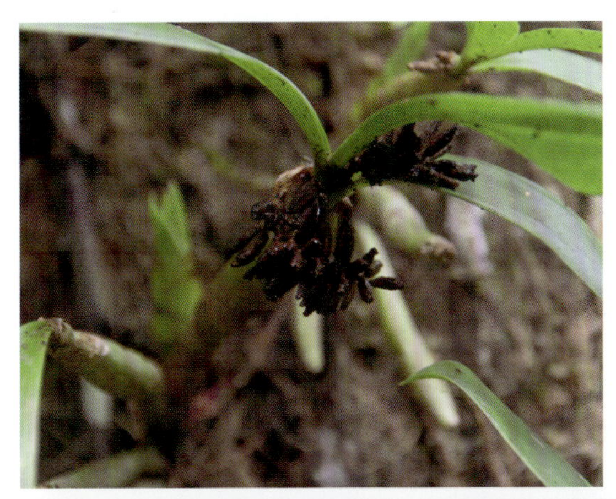

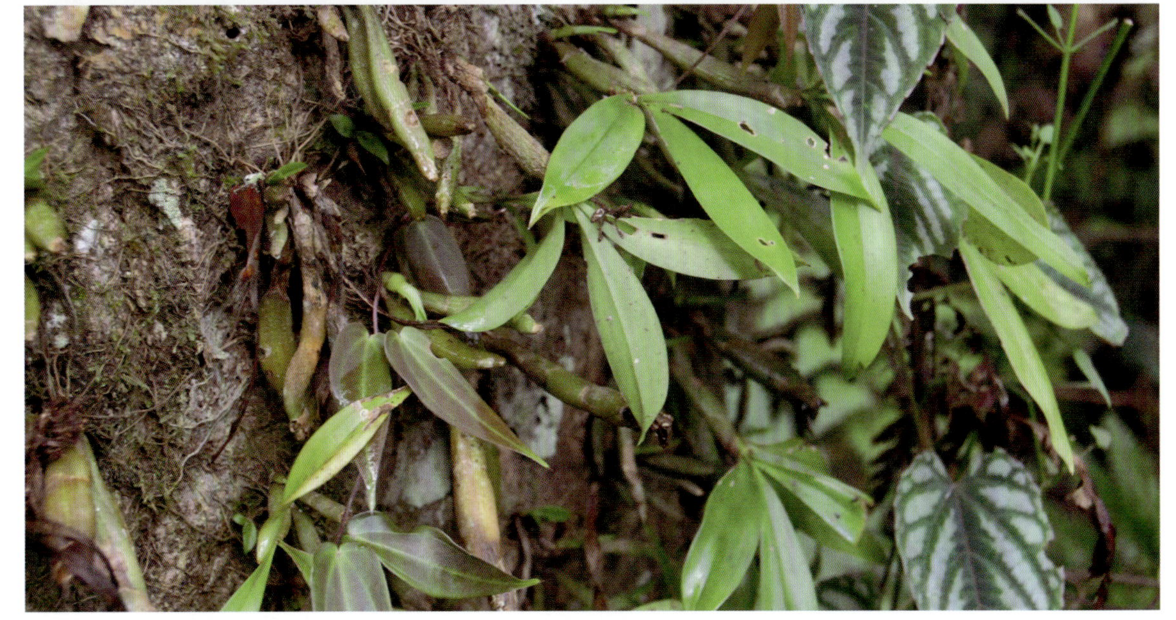

苞舌兰

Spathoglottis pubescens

兰科 苞舌兰属

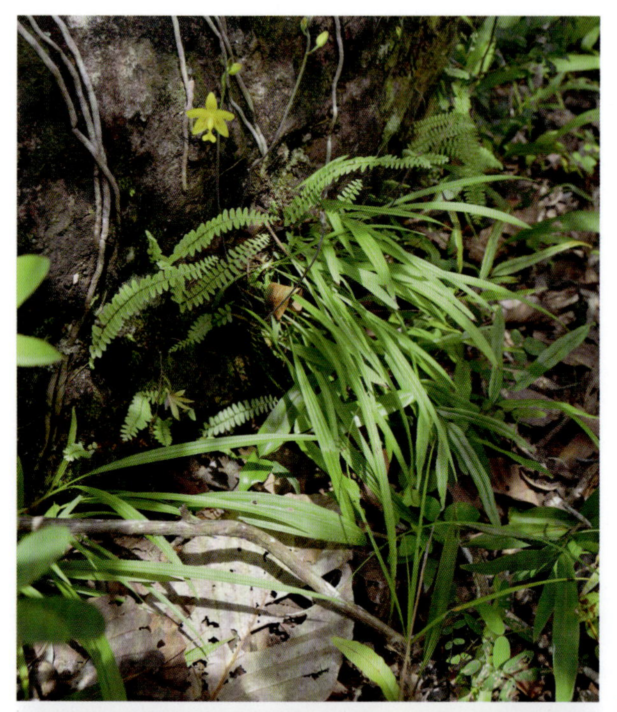

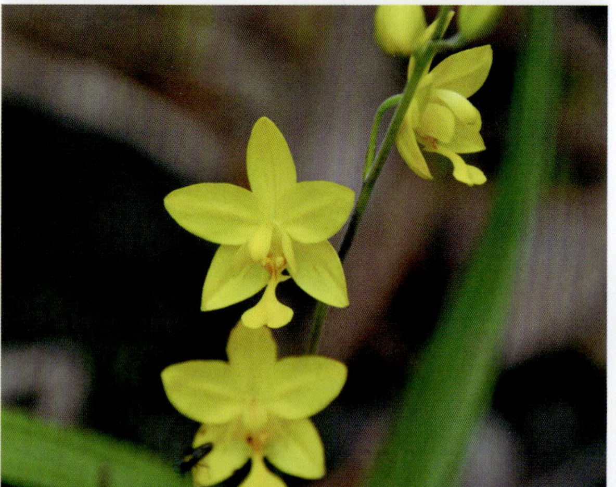

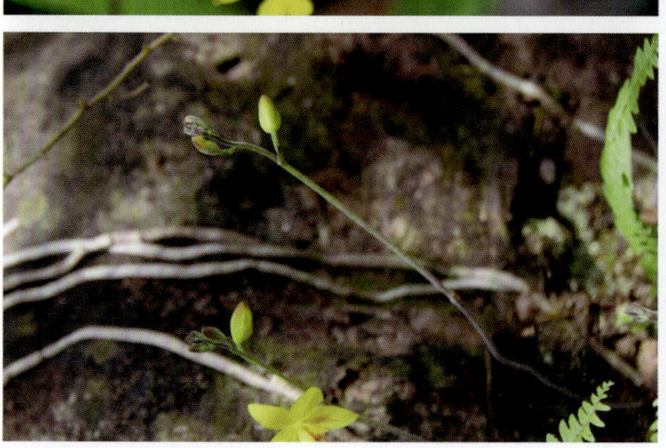

【特征】多年生草本。假鳞茎扁球形，被革质鳞片状鞘，顶生 1~3 枚叶。叶带状或狭披针形，先端渐尖，基部收窄为细柄，两面无毛。花葶纤细或粗壮，密布柔毛，下部被数枚紧抱于花序柄的筒状鞘。总状花序，疏生 2~8 朵花；花苞片披针形或卵状披针形，被柔毛；花梗和子房密布柔毛；花黄色；萼片椭圆形，先端稍钝或锐尖，具 7 条脉，背面被柔毛；花瓣宽长圆形，与萼片等长，先端钝，具 5~6 条主脉，外侧的主脉分枝，两面无毛；唇瓣约等长于花瓣，3 裂；侧裂片直立，镰刀状长圆形，先端圆形或截形，两侧裂片之间凹陷而呈囊状；中裂片倒卵状楔形，先端近截形并有凹缺，基部具爪；爪短而宽，上面具一对半圆形的、肥厚的附属物，基部两侧有时各具 1 枚稍凸起的钝齿；唇盘上具 3 条纵向的龙骨脊，其中央 1 条隆起而成肉质的褶片；蕊喙近圆形。

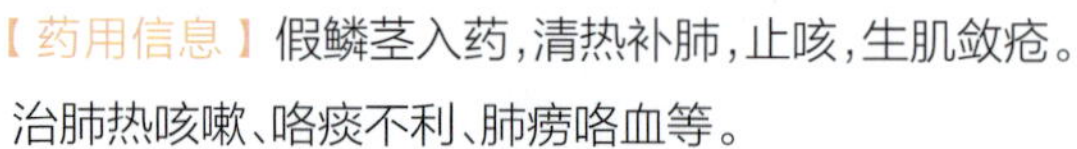

【药用信息】假鳞茎入药，清热补肺，止咳，生肌敛疮。治肺热咳嗽、咯痰不利、肺痨咯血等。

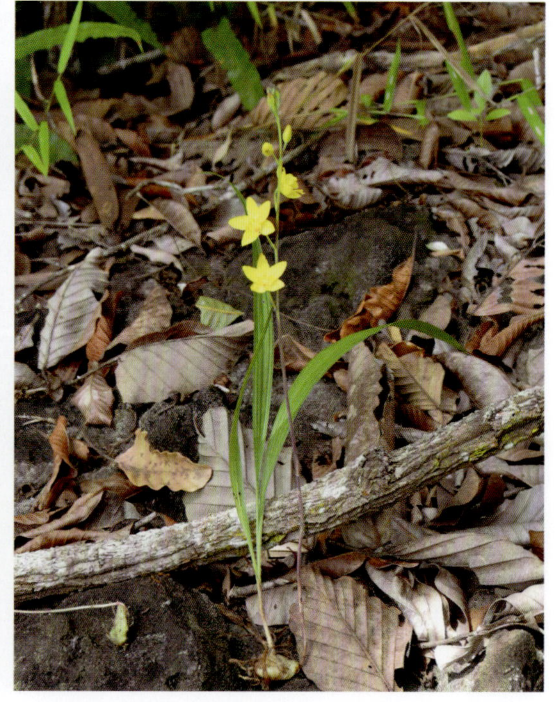

绿花带唇兰

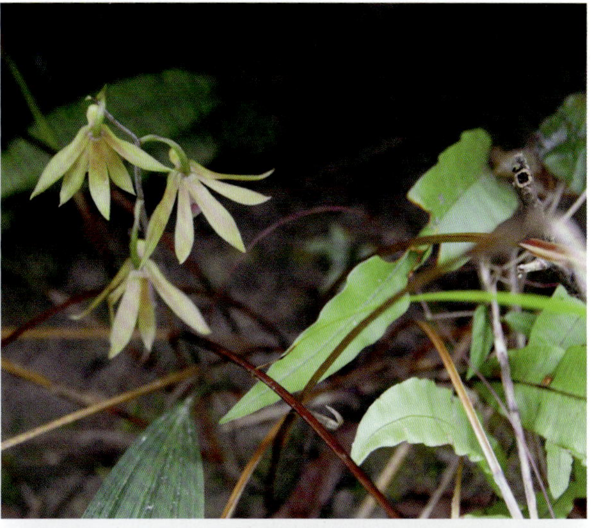

【特征】多年生草本。假鳞茎卵球形，紫红色或暗褐绿色，在根状茎上彼此紧靠，被鞘，顶生 1 枚叶。叶长椭圆形，先端渐尖，基部具柄，在背面具 5 条隆起的主脉。花葶基部具 2 枚套叠的鞘，向上疏生 2 枚较长的膜质鞘。总状花序，疏生少数至 10 余朵花；花苞片膜质，狭披针形；花黄绿色带橘红色条纹和斑点；萼片近相似，长圆状披针形，先端渐尖，具 7 条脉；花瓣长圆形，比萼片稍短，先端急尖，具 7 条脉；唇瓣白色带淡红色斑点和黄色先端，倒卵形，上面多少被细乳突状毛，前部 3 裂；侧裂片近直立，卵状长圆形，先端钝并稍内弯；中裂片近心形或卵状三角形，先端急尖；唇盘从基部至中裂片先端纵贯 3 条褶片；褶片在中裂片上隆起，有时呈鸡冠状；距从两侧萼片基部之间伸出，末端钝；蕊柱半圆柱形；蕊喙近舌状，向外伸，不裂；药帽顶端两侧无附属物。

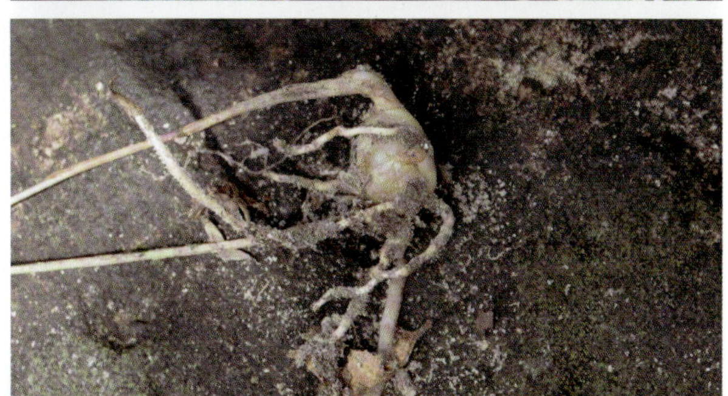

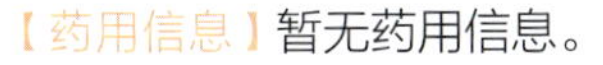

【药用信息】暂无药用信息。

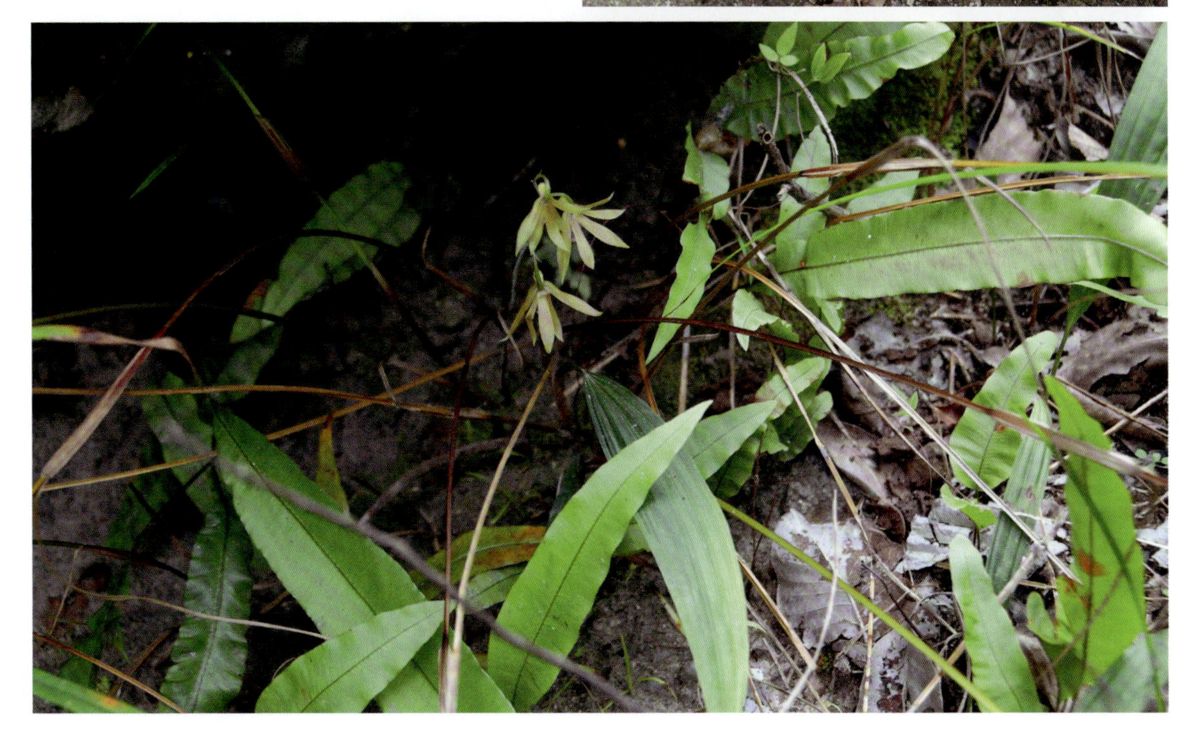

大花万代兰

Vanda coerulea

兰科 万代兰属

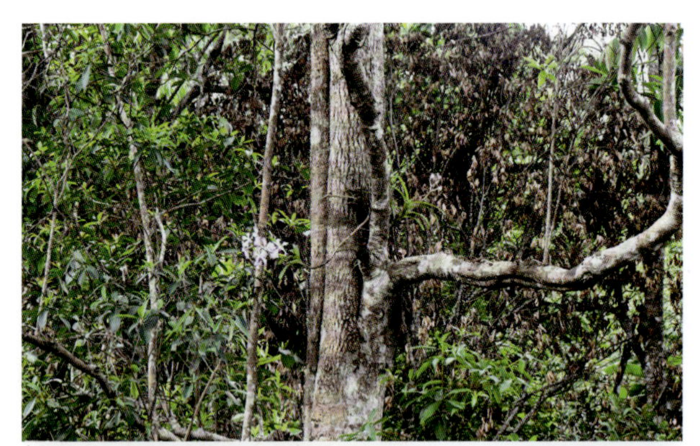

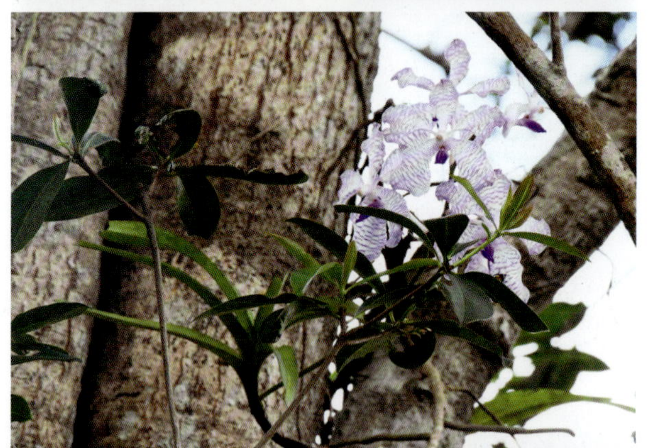

【特征】多年生附生草本。茎粗壮，具多数二列的叶。叶厚革质，带状，下部常“V”字形对折，先端近斜截形并具2~3个尖齿状的缺刻，基部具1个关节和宿存而抱茎的鞘。花序1~3个，近直立，不分枝；花序轴疏生数朵花；花序柄被3~4枚膜质筒状鞘；花苞片宽卵形，先端钝；花大，质地薄，天蓝色；萼片相似于花瓣，宽倒卵形，先端圆形，基部楔形或收窄为短爪，具7~8条主脉和许多横脉；花瓣先端圆形，基部收窄为短爪，具7~8条主脉和许多横脉；唇瓣3裂；侧裂片白色，内面具黄色斑点，狭镰刀状，直立，先端近渐尖；中裂片深蓝色，舌形，向前伸，先端近截形并且其中央凹缺，基部具1对胼胝体，上面具3条纵向的脊突；距圆筒状，向末端渐狭，末端稍钝，中部稍弯曲；药帽白色。

【药用信息】花入药，清热解毒，止咳化痰，花中的化学成分包括黄酮类、生物碱等，抗菌、抗炎和镇静。

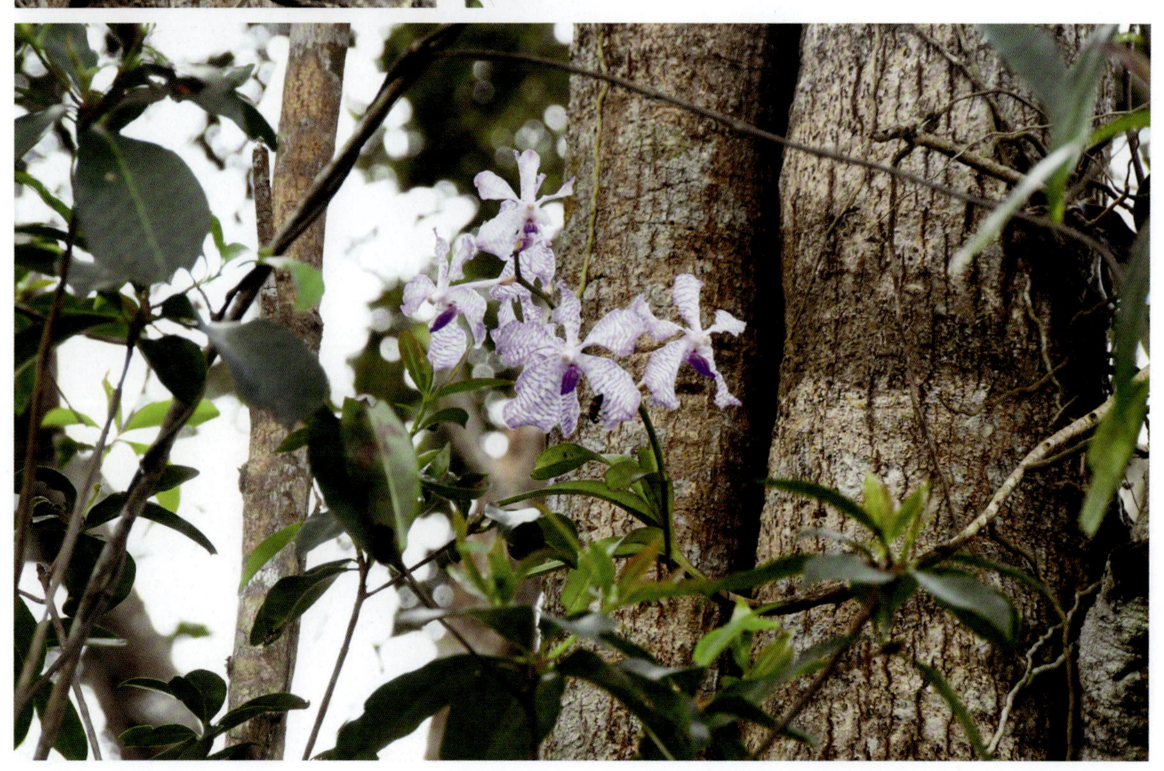

独脚金

【特征】一年生半寄生草本。直立,全体被刚毛。茎单生,少分枝。叶较狭窄,仅基部的为狭披针形,其余为条形,有时鳞片状。花单朵腋生或在茎顶端形成穗状花序;花萼有棱10条,5裂几达中部,裂片钻形;花冠通常黄色,少红色或白色,花冠筒顶端急剧弯曲,上唇短2裂。蒴果卵状,包于宿存的萼内。

【药用信息】全草入药,治小儿疳积。

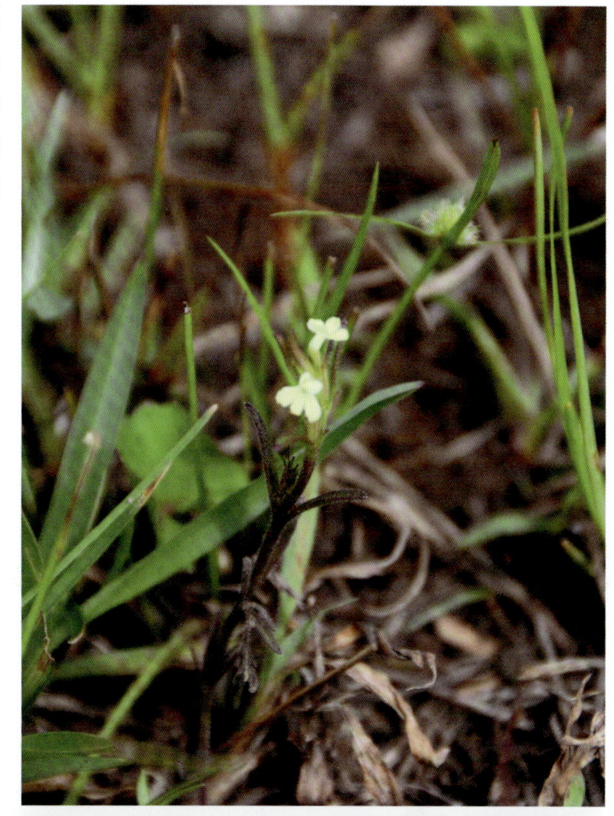

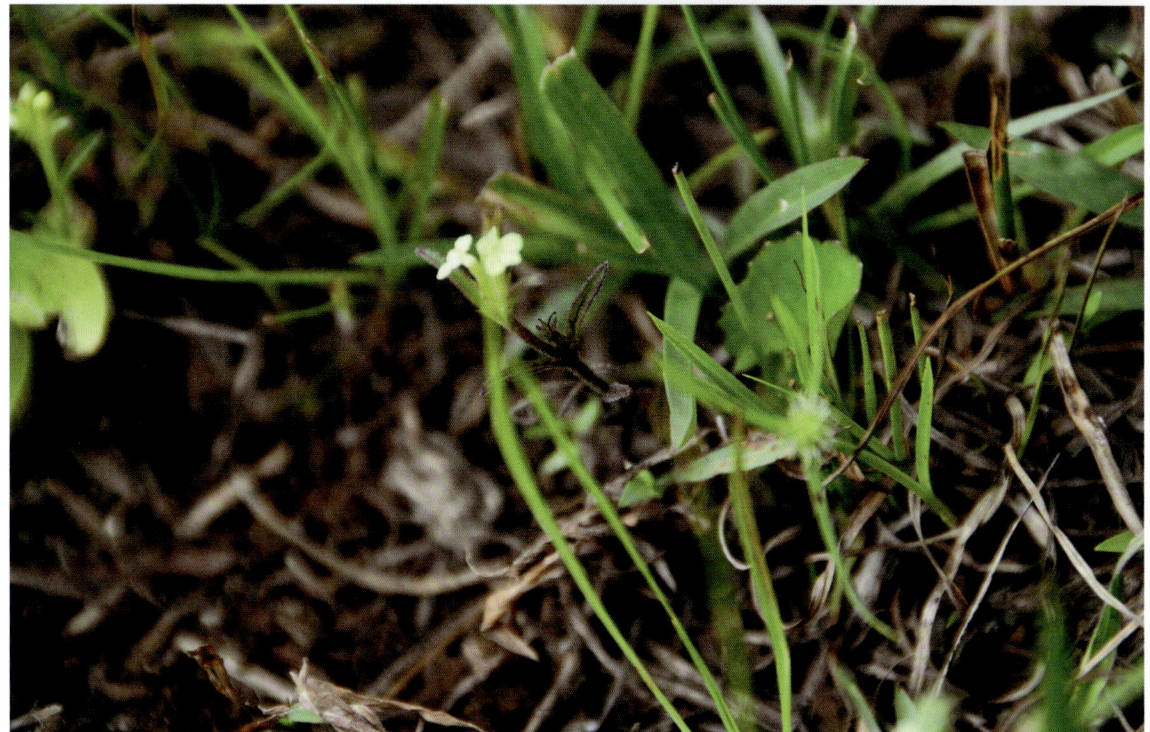

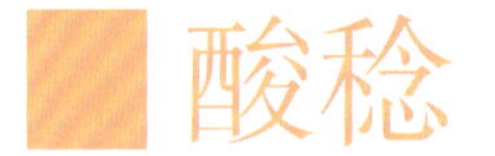

酸稔

Averrhoa carambola 'Dulcis'

酢浆草科 阳桃属

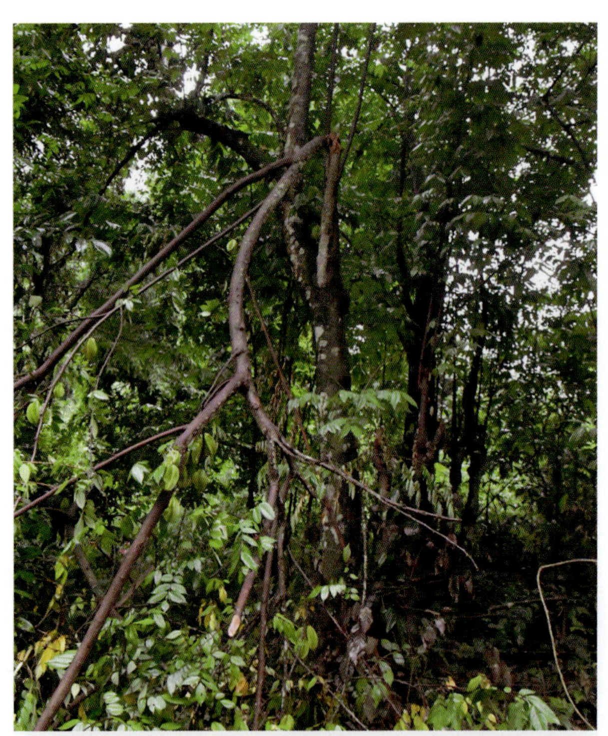

【特征】乔木。分枝甚多，树皮暗灰色，内皮淡黄色，干后茶褐色，味微甜而涩。奇数羽状复叶，互生；小叶5~13片，全缘，卵形或椭圆形，顶端渐尖，基部圆，一侧歪斜，表面深绿色，背面淡绿色，疏被柔毛或无毛，小叶柄甚短。花小，微香，数朵至多朵组成聚伞花序或圆锥花序，自叶腋出或着生于枝干上，花枝和花蕾深红色；萼片5，覆瓦状排列，基部合成细杯状，花瓣略向背面弯卷，背面淡紫红色，边缘色较淡，有时为粉红色或白色；雄蕊5~10枚；子房5室，每室有多数胚珠，花柱5枚。浆果肉质，下垂，有5棱，很少6或3棱，横切面呈星芒状，淡绿色或蜡黄色，有时带暗红色。种子黑褐色。

【药用信息】果入药，止痛止血。

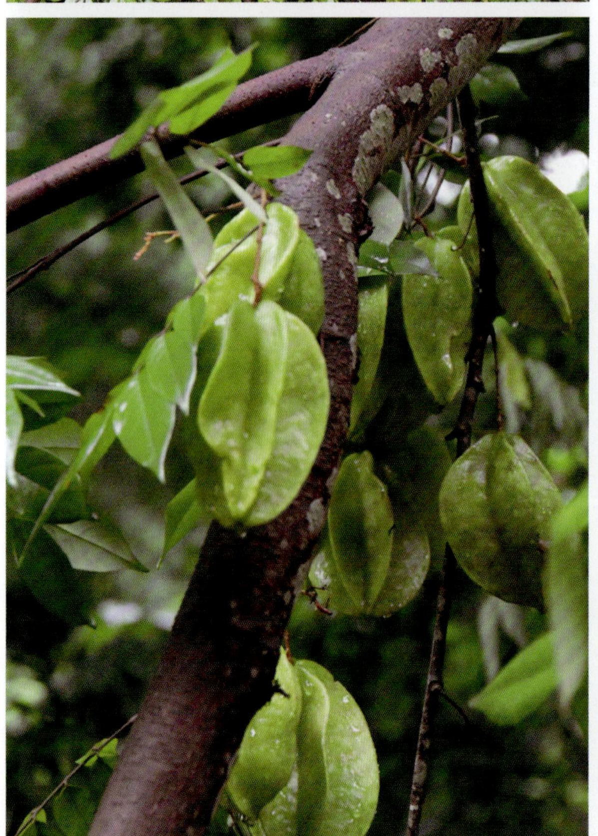

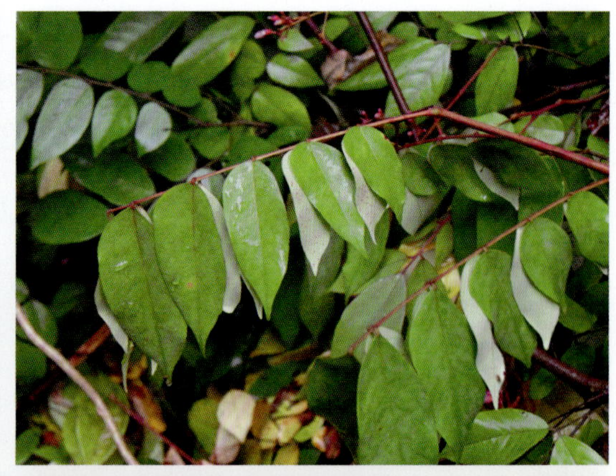

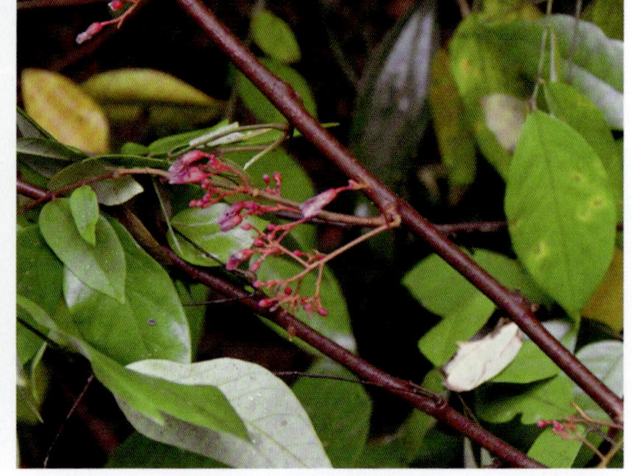

感应草

【特征】一年生草本。茎单生，纤细或粗壮，不分枝，基部木质化，被糙直毛。叶多数，聚生于茎顶端；叶轴纤细，被糙直毛；小叶6~14对，无柄，触之下垂；小叶片矩圆形或倒卵状矩圆形而稍弯斜，先端圆形，具短尖头，基部截平，被短伏毛，边缘具糙直毛；小叶由叶轴下部向上渐大，近顶部小叶最大且一侧呈耳状，先端小叶变成芒。花数朵聚于总花梗顶端呈伞形花序，与叶近等长；花梗极短，与小苞片近等长，被糙直毛，小苞片多数，披针形，边缘具糙直毛；萼片5，披针形，先端钻状，宿存，被疏直毛；花瓣5，黄色，长于萼片；雄蕊10，分离，长短互间；子房近球形，花柱5，宿存。蒴果椭圆状倒卵形，具5条纹棱，被毛。种子褐色，卵形，具带状排列的小瘤体。

【药用信息】全草入药，益气温脾，安胎固脱，解毒祛风，用于解酒，催眠。

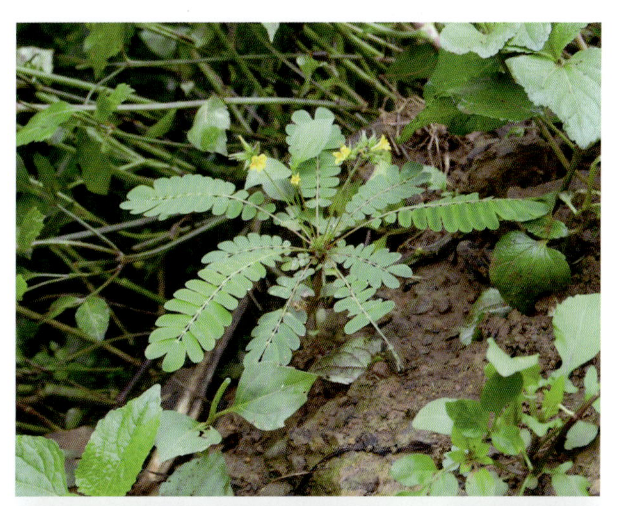

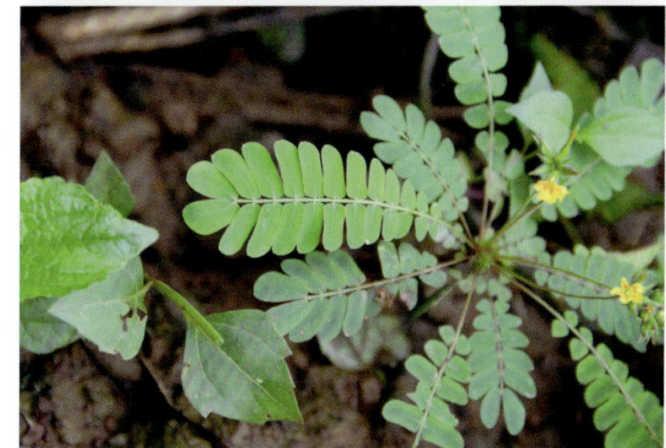

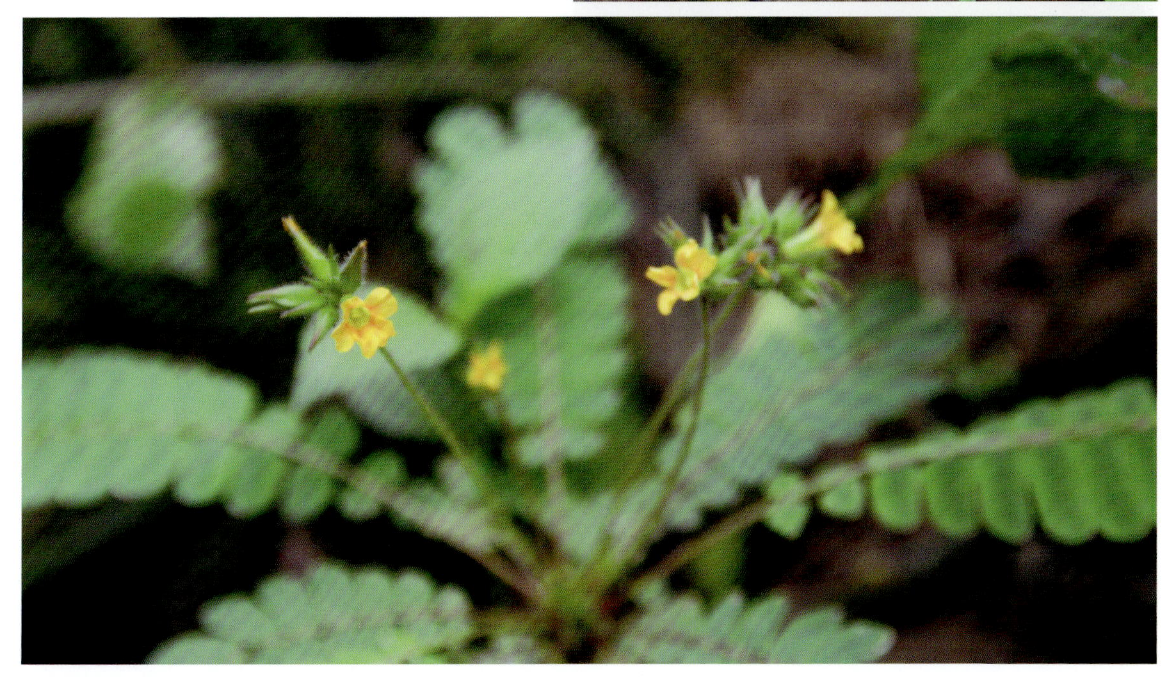

龙珠果

Passiflora foetida

西番莲科 西番莲属

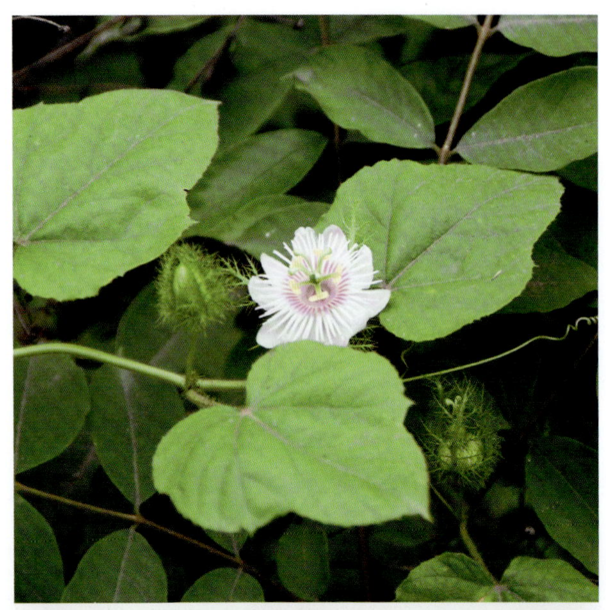

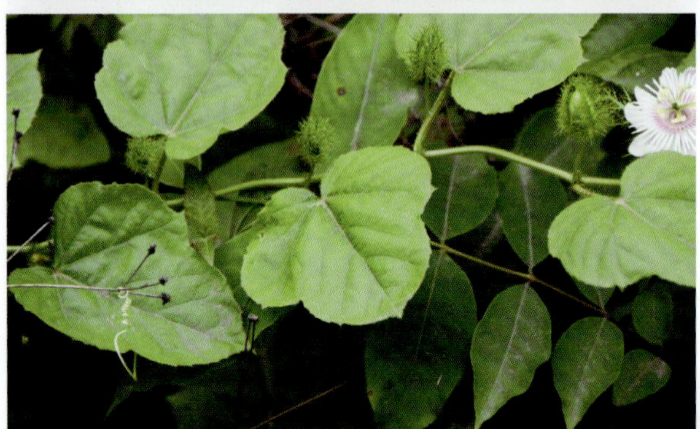

【特征】草质藤本。有臭味，茎具条纹并被平展柔毛。叶膜质，宽卵形至长圆状卵形，先端3浅裂，基部心形，边缘呈不规则波状，通常具头状缘毛，上面被丝状伏毛，并混生少许腺毛，下面被毛并其上部有较多小腺体，叶脉羽状，侧脉4~5对，网脉横出；叶柄密被平展柔毛和腺毛，不具腺体；托叶半抱茎，深裂，裂片顶端具腺毛。聚伞花序退化仅存1花，与卷须对生。花白色或淡紫色，具白斑；苞片3枚，一至三回羽状分裂，裂片丝状，顶端具腺毛；萼片5枚，外面近顶端具1角状附属器；花瓣5枚，与萼片等长；外副花冠裂片3~5轮，丝状；内副花冠非褶状，膜质；具花盘，杯状；雄蕊5枚，花丝基部合生，扁平；花药长圆形；子房椭圆球形，具短柄，被稀疏腺毛或无毛；花柱3~4枚，柱头头状。浆果卵圆球形，无毛。种子多数，椭圆形，草黄色。

【药用信息】叶外敷痈疮。

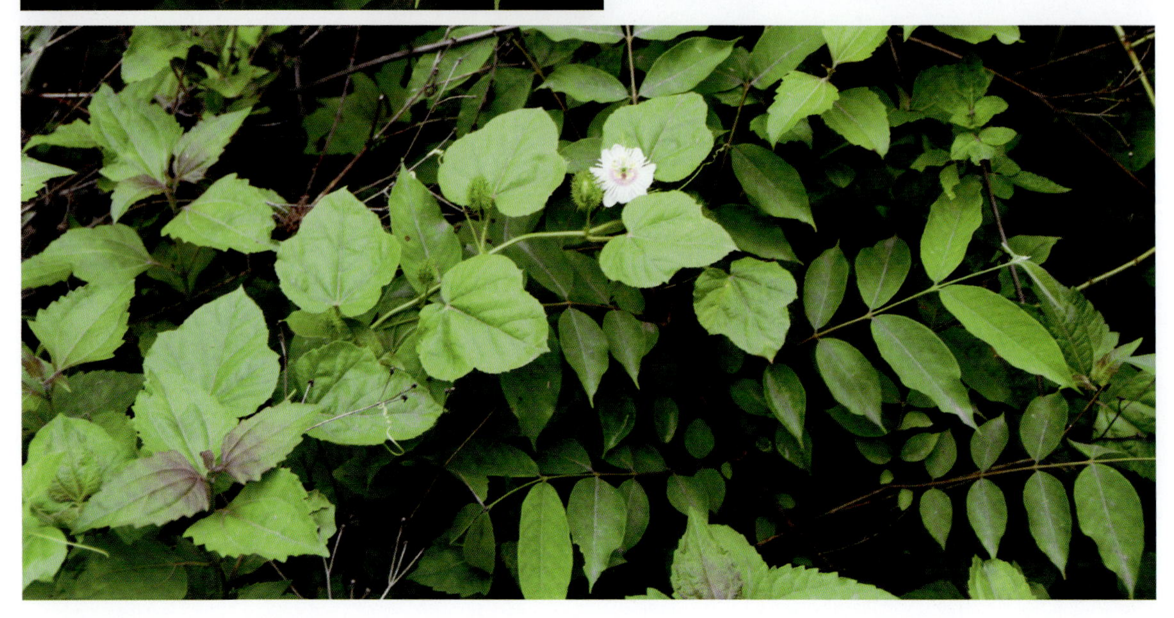

Passiflora siamica

西番莲科 西番莲属

长叶西番莲

【特征】木质藤本。茎四棱形，具条纹，密被锈色平展柔毛。叶近革质，卵状椭圆形至披针形，顶端急尖或渐尖，基部楔形或近心形，多被柔毛或糙伏毛，下面尤密，具2~8个腺体；叶柄下部具2个杯状腺体。花序近无梗，在卷须两侧对生，被锈色柔毛，有4~15朵花；花白色；花梗被锈色毛；萼片5枚，边缘膜质透明，外面顶端无角状附属器，被锈色柔毛；外副花冠裂片2轮，丝状，内副花冠褶状；雄蕊5~8枚，花丝基部合生；子房近无柄，椭圆球状，被毛；花柱3~5枚，直立，基部合生。浆果近球形，被疏毛。种子多数，斜三角状椭圆形，扁平，棕黑色，顶端具1尖头。

【药用信息】根、茎、叶入药，消炎止痛，活血强身，降脂，降压。

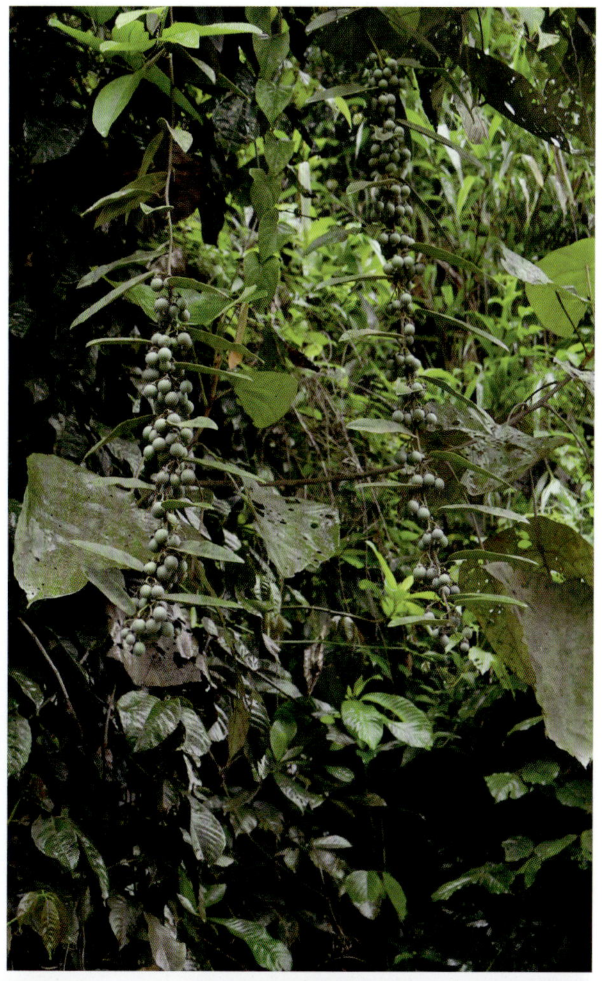

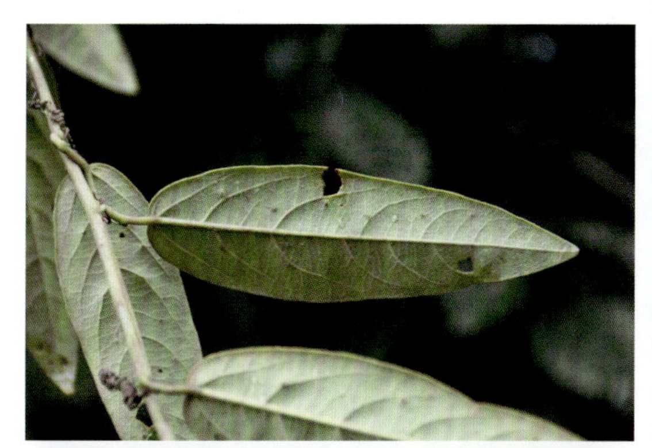

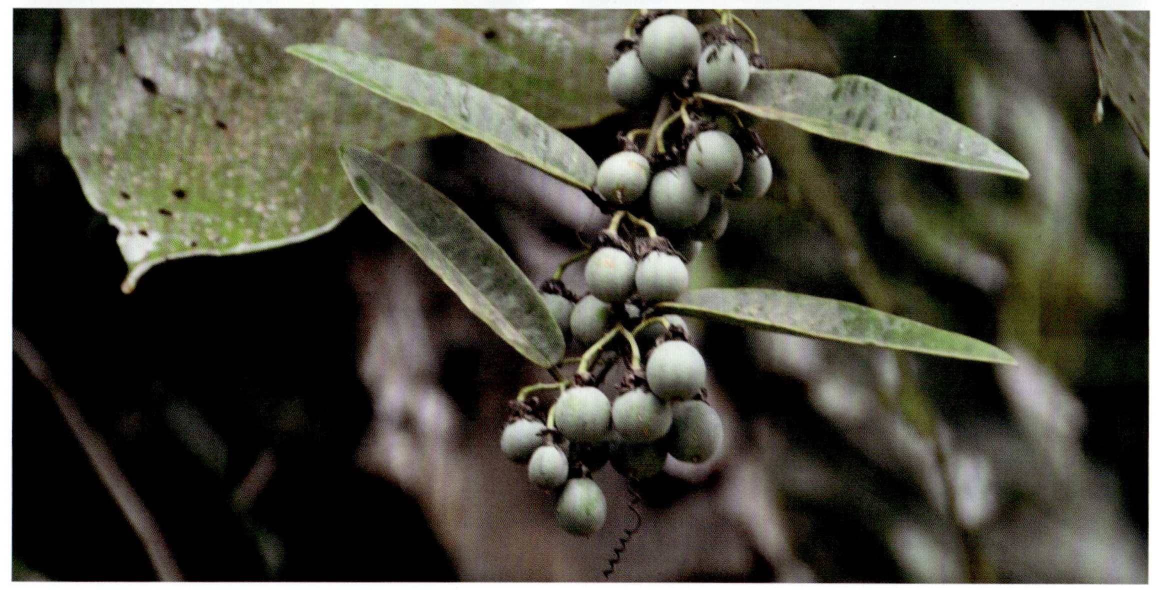

芝麻

Sesamum indicum

芝麻科 芝麻属

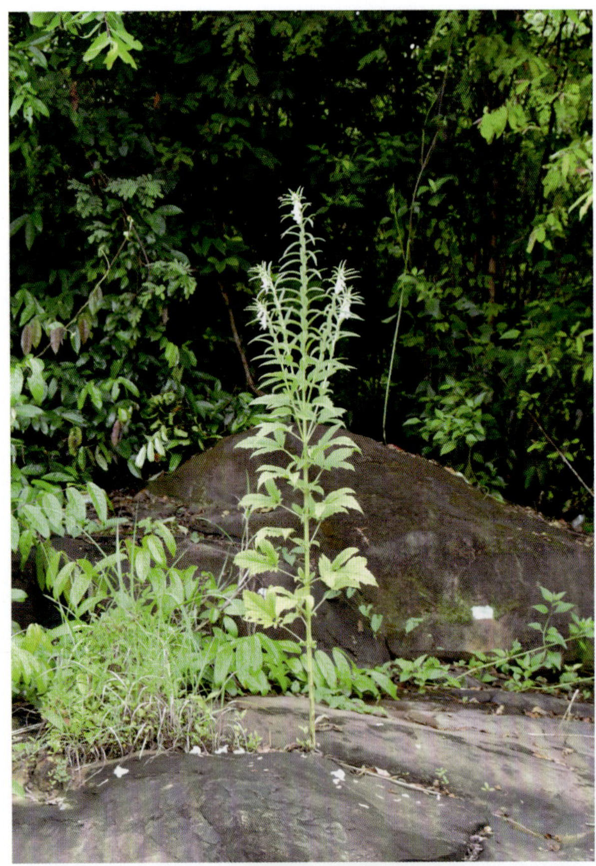

【特征】一年生直立草本。分枝或不分枝，中空或具有白色髓部，微有毛。叶矩圆形或卵形，下部叶常掌状3裂，中部叶有齿缺，上部叶近全缘。花单生或2~3朵同生于叶腋内。花萼裂片披针形，被柔毛。花冠筒状，白色而常有紫红色或黄色的彩晕。雄蕊4，内藏。子房上位，4室，被柔毛。蒴果矩圆形，有纵棱，直立，被毛，分裂至中部或至基部。种子有黑白之分。

【药用信息】种子黑者称黑脂麻，白者称为白脂麻；黑脂麻为含有脂肪油类之缓和性滋养强壮剂，有滋润营养之功，对于高血压也有治疗的功效。

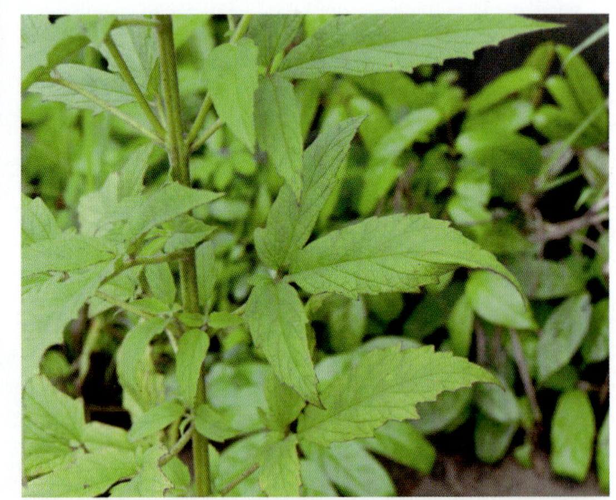

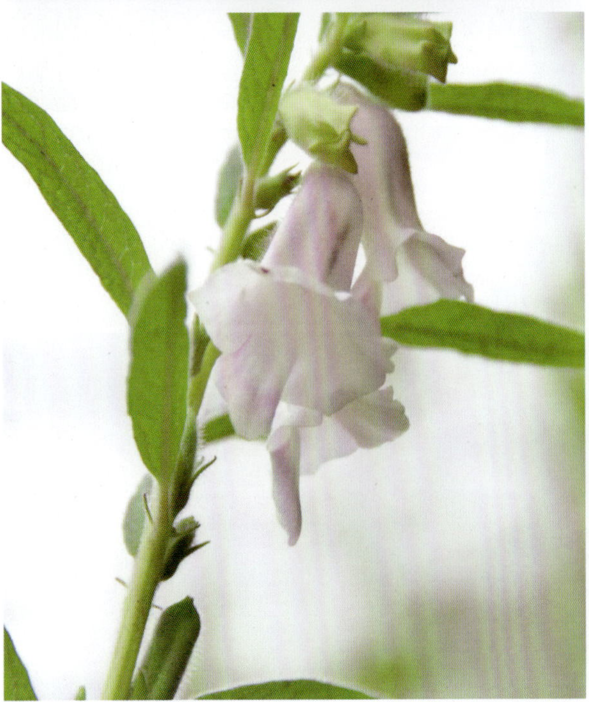

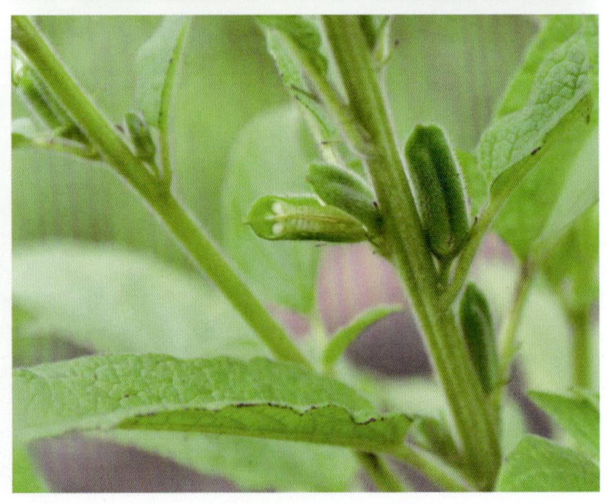

山地五月茶

【特征】乔木。幼枝、叶脉、叶柄、花序和花萼的外面及内面基部被短柔毛或疏柔毛外，其余无毛。叶片纸质，椭圆形、长圆形、倒卵状长圆形、披针形或长圆状披针形，顶端具长或短的尾状尖，或渐尖有小尖头，基部急尖或钝；侧脉每边 7~9 条，在叶面扁平，在叶背凸起；托叶线形。总状花序顶生或腋生，分枝或不分枝；雄花：花梗长 1mm 或近无梗；花萼浅杯状，3~5 裂，裂片宽卵形，顶端钝，边缘具有不规则的齿；雄蕊 3~5，着生于花盘裂片之间；花盘肉质，3~5 裂；退化雌蕊倒锥状至近圆球状，顶端钝，有时不明显的分裂；雌花：花萼杯状，3~5 裂，裂片长圆状三角形；花盘小，分离；子房卵圆形，花柱顶生。核果卵圆形。

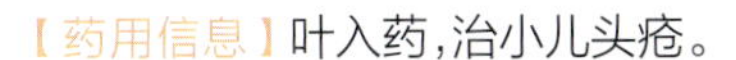
【药用信息】叶入药，治小儿头疮。

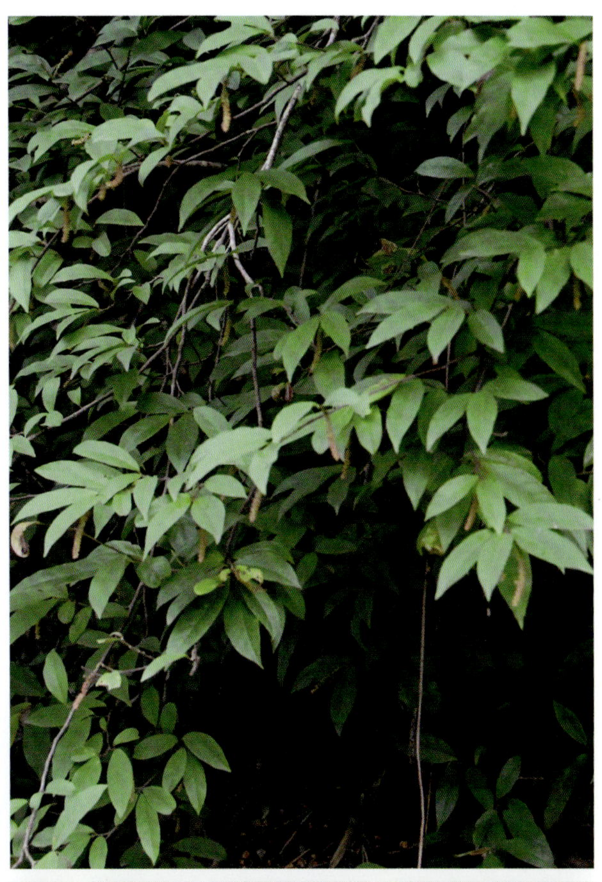

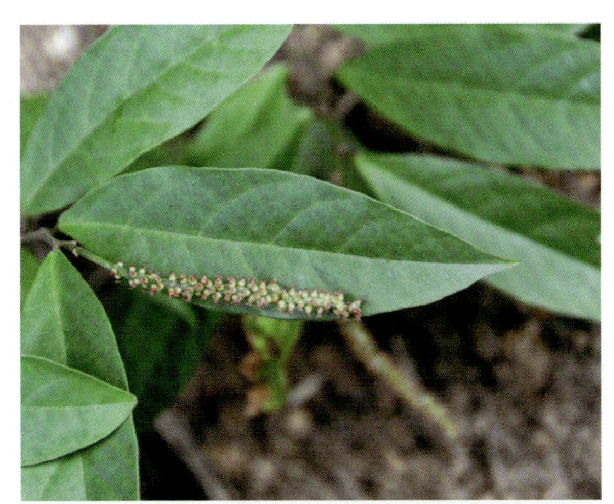

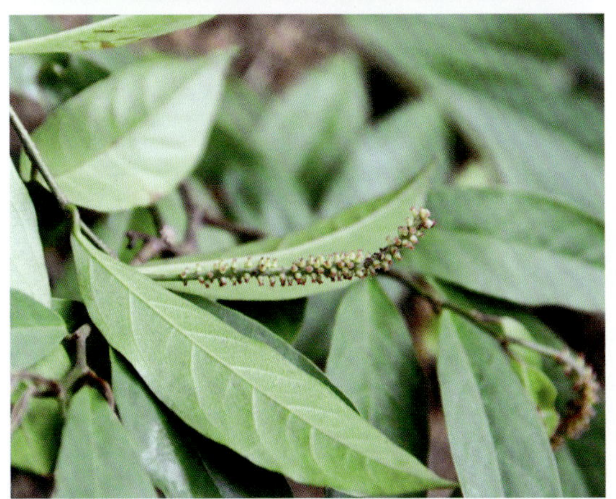

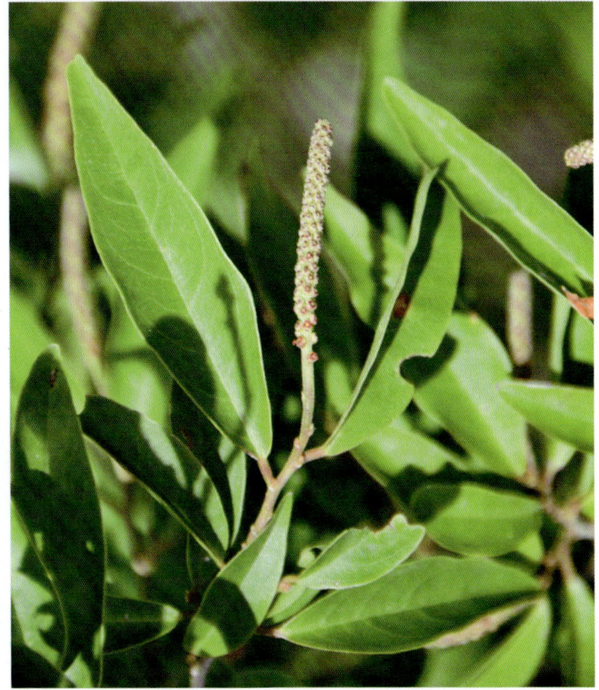

锯齿银柴

Aporosa serrata

叶下珠科 银柴属

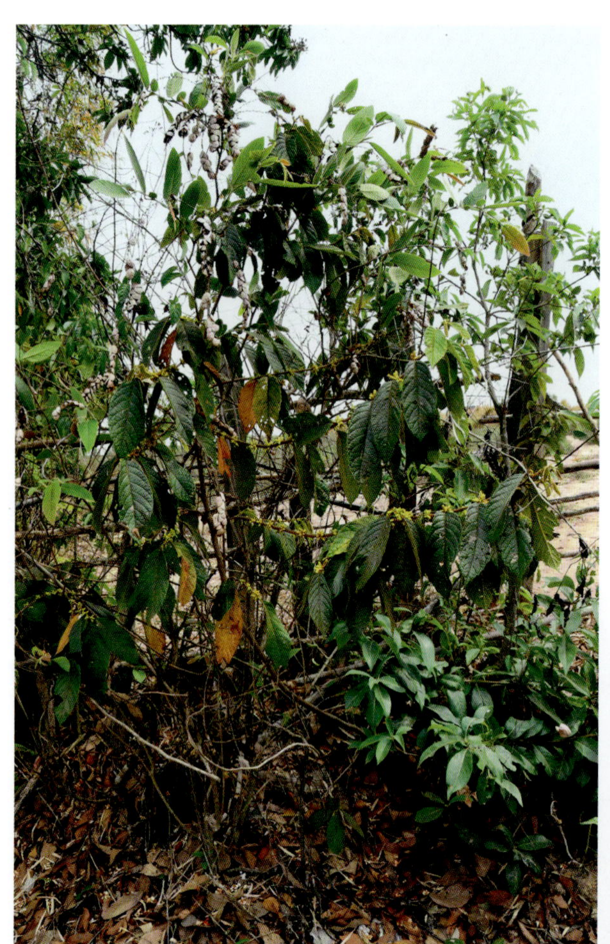

【特征】灌木到乔木。被多毛。托叶卵形，早落。叶片椭圆形，革质，干燥时主要带褐色，上面也有些带绿色，基部钝到楔形，基部腺体存在，有毛；边缘有锯齿到有齿，平，齿的边缘腺体有毛；先端渐尖，在上面的脉上有毛，密被多毛在下面的脉上，盘状腺体很少；侧脉 8~9 对。花序腋生。雄花序 2~5，被多毛；苞片三角形。雄蕊花黄色；萼片 4 或 5，倒卵形，几乎离生；雄蕊 2 或 4，稍外露。雌花序 1~3，被多毛；花可达 7，沿轴排列；苞片三角形。雌花无梗，黄色；萼片 4 或 5，卵形；子房 2 室，被多毛；柱头几乎完全分开。果椭圆形，不具柄，不具喙，干燥时深棕色。

【药用信息】治疗黄疸，胃溃疡和结肠热。

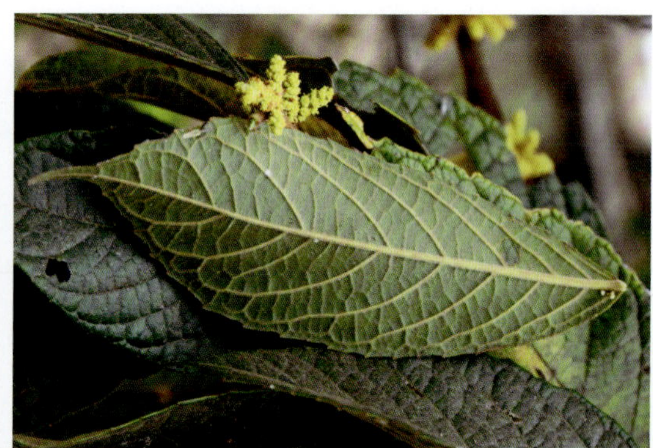

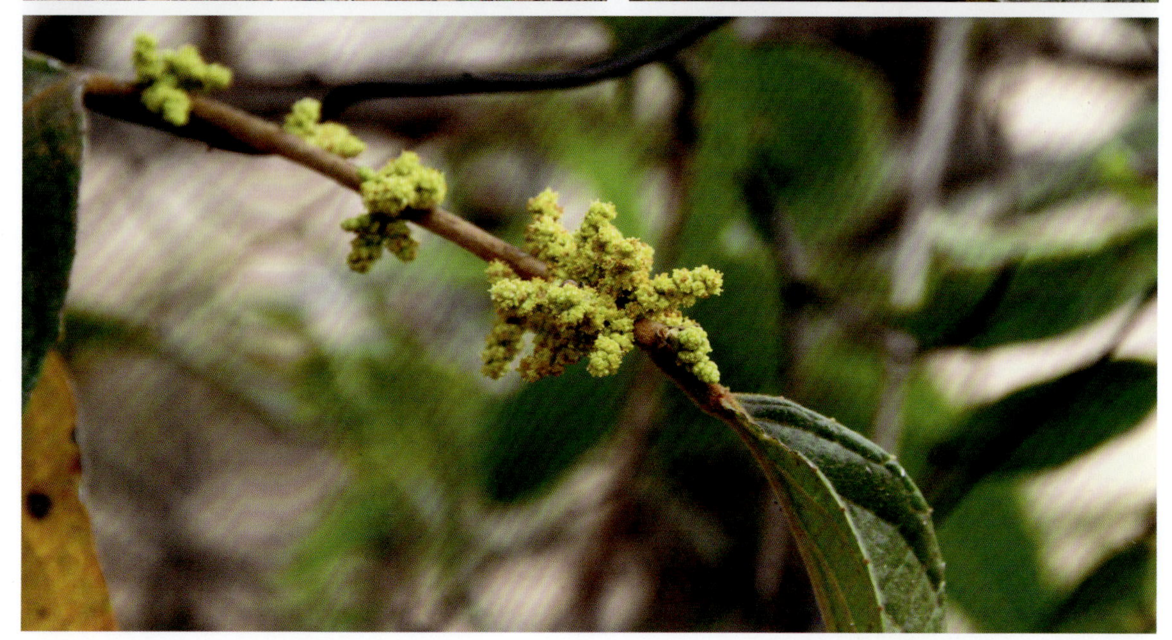

木奶果

【特征】常绿乔木。树皮灰褐色；小枝被糙硬毛，后变无毛。叶片纸质，倒卵状长圆形、倒披针形或长圆形，顶端短渐尖至急尖，基部楔形，全缘或浅波状，上面绿色，下面黄绿色，两面均无毛；侧脉每边 5~7 条，上面扁平，下面凸起。花小，雌雄异株，无花瓣；总状圆锥花序腋生或茎生，被疏短柔毛；苞片卵形或卵状披针形，棕黄色；雄花：萼片 4~5，长圆形，外面被疏短柔毛；雄蕊 4~8；退化雌蕊圆柱状，2 深裂；雌花：萼片 4~6，长圆状披针形，外面被短柔毛。子房卵形或圆球形，密被锈色糙伏毛，花柱极短或无，柱头扁平，2 裂。浆果状蒴果卵状或近圆球状，黄色后变紫红色，不开裂。种子 1~3 颗，扁椭圆形或近圆形。

【药用信息】叶、根、果皮入药，止咳平喘、解毒止痒，果实提取物倍半萜内酯具有抗肿瘤的作用。

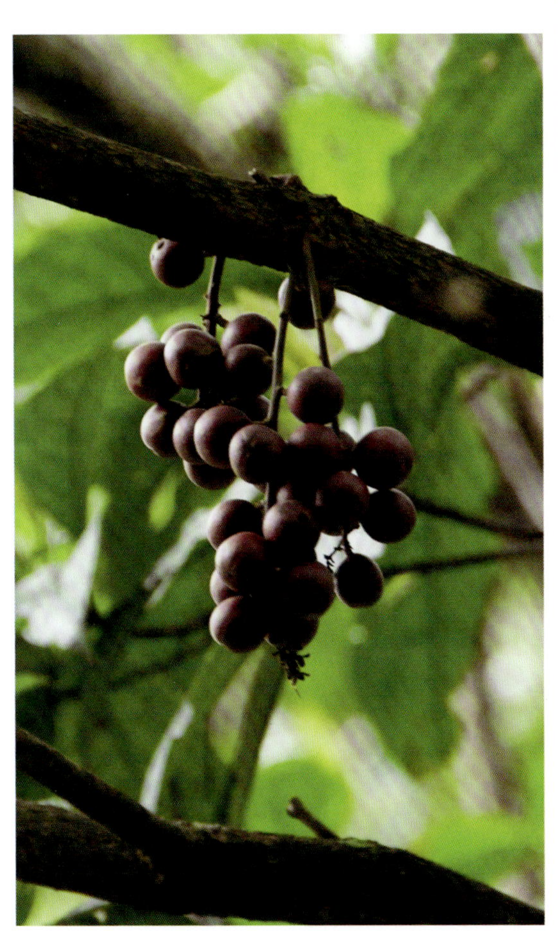

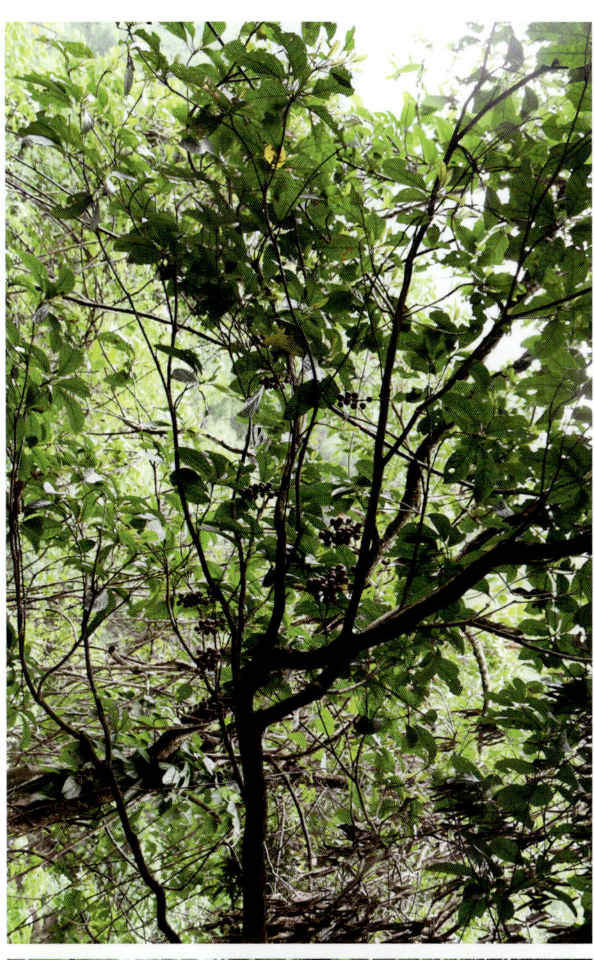

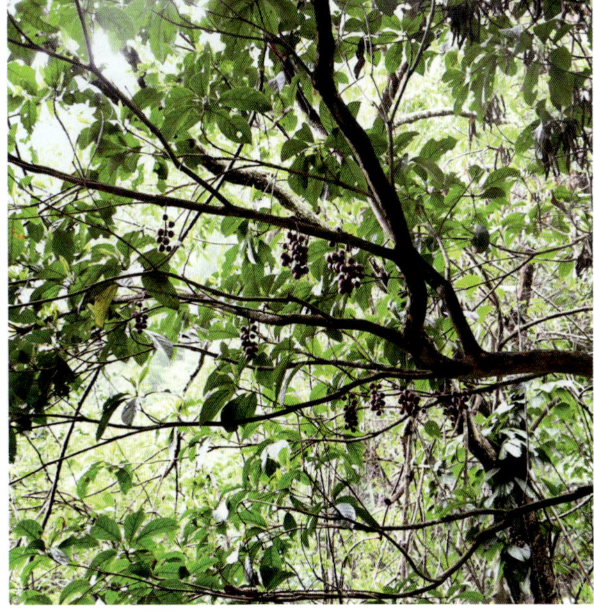

粗毛黑面神

Breynia hirsuta

叶下珠科 黑面神属

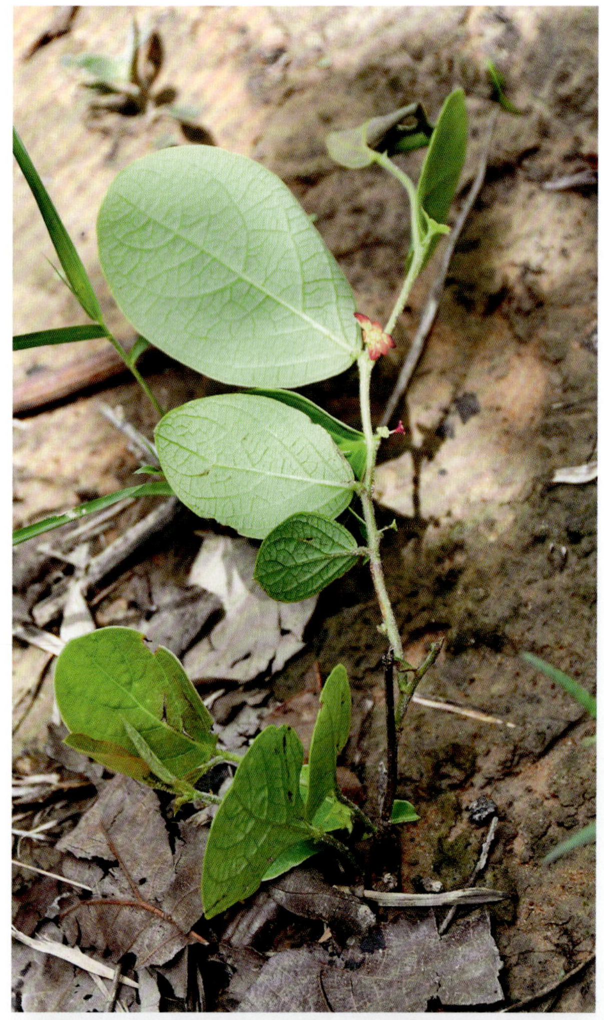

【特征】匍匐木质草本到小灌木。分枝多毛，圆，没有脊。有托叶。叶柄有毛；叶片卵形到椭圆形倒卵形，纸质到羊皮纸质，基部圆形到楔形，边缘凸，先端钝锐尖，通常具短尖，除边缘外无毛，深绿色，下表面略到完全有毛，淡绿色；侧脉 5~8，常明显。花腋生，通常很少到很多在束状花序中，绿色到暗红色。花梗近无毛；花萼平，外面稍有毛，鳞片存在；雄蕊：雄蕊顶部裂，花药水平。花梗被多毛；萼裂片 3，小，外面有毛；柱头水平。果卵球形，在柱头周围没有一顶脊；柱向先端渐细。种子三角形。

【药用信息】治感冒、咳嗽、咽喉肿痛等。

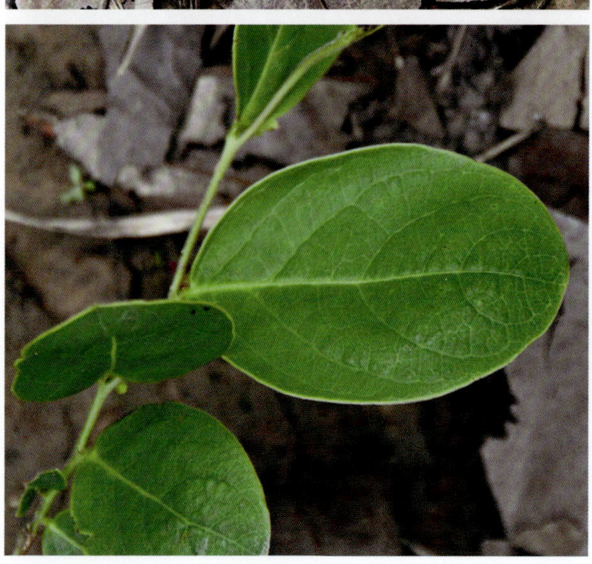

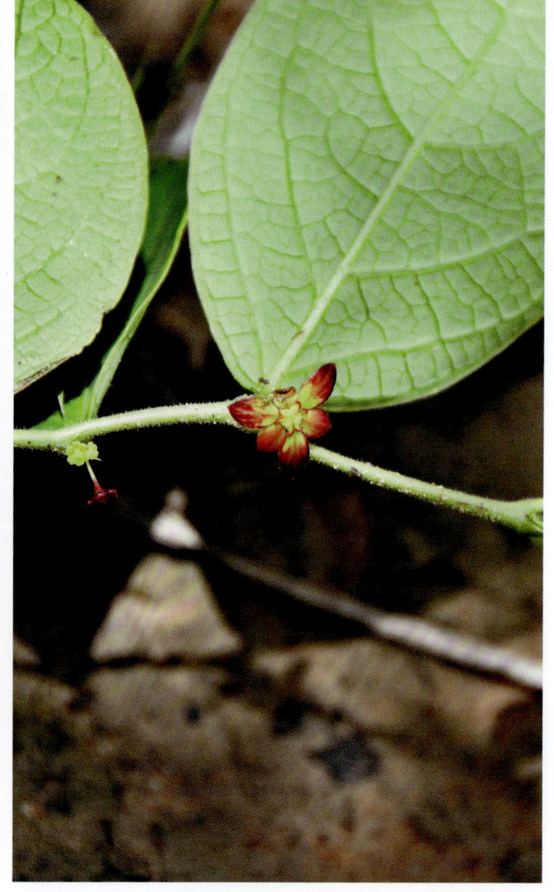

禾串树

【特征】乔木。树干通直，树皮黄褐色，近平滑，内皮褐红色；小枝具有凸起的皮孔，无毛。叶片近革质，椭圆形或长椭圆形，顶端渐尖或尾状渐尖，基部钝，无毛或仅在背面被疏微柔毛，边缘反卷；侧脉每边 5~11 条；托叶线状披针形，被黄色柔毛。花雌雄同序，密集成腋生的团伞花序；除萼片及花瓣被黄色柔毛外，其余无毛；雄花：花梗极短；萼片三角形；花瓣匙形，长约为萼片的 1/3；花丝基部合生，上部平展；花盘浅杯状；退化雌蕊卵状锥形；花瓣菱状圆形，长约为萼片之半；花盘坛状，全包子房，后期由于子房膨大而撕裂；子房卵圆形，花柱 2，分离，顶端 2 裂，裂片线形。核果长卵形，成熟时紫黑色，1 室。

【药用信息】叶治外伤出血、跌打损伤；根治感冒、神经衰弱、月经不调等。

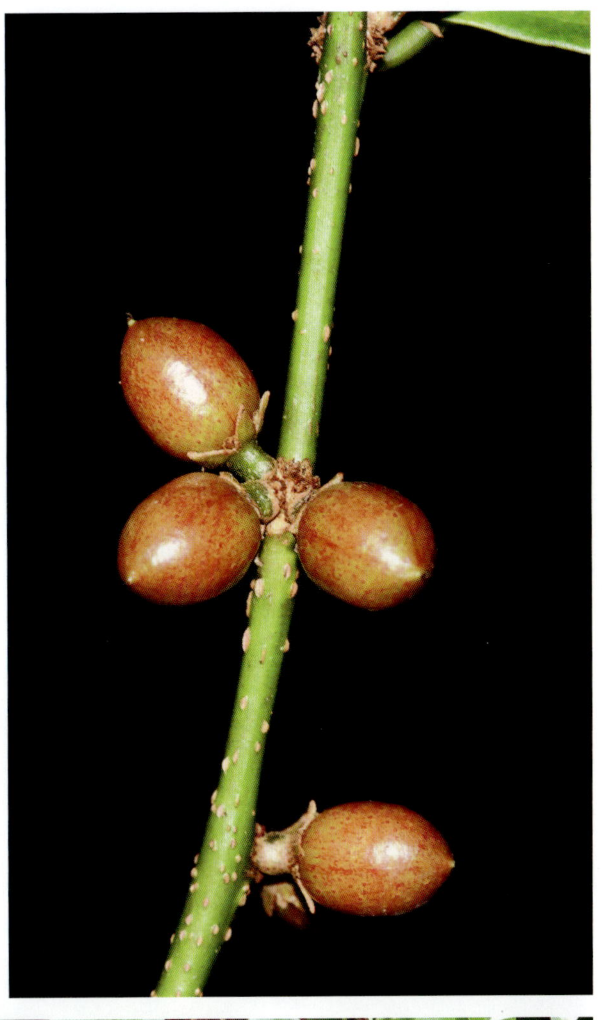

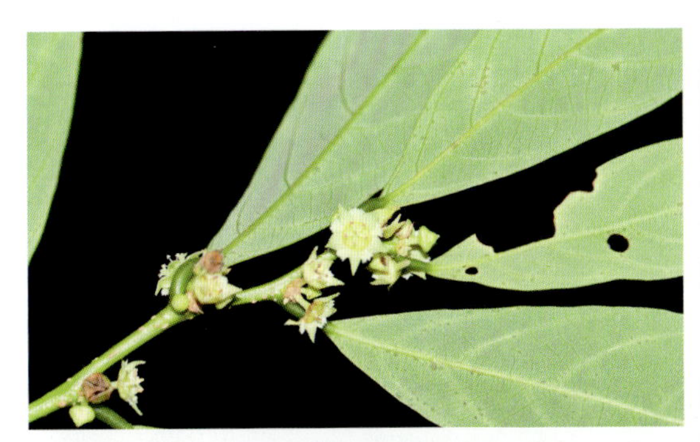

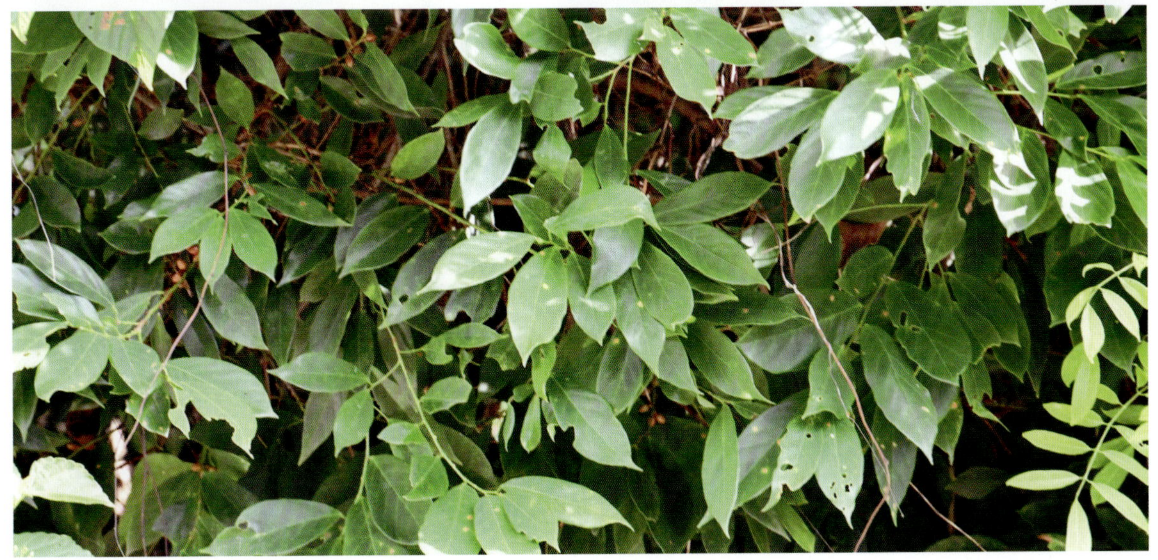

白饭树

Flueggea virosa

叶下珠科 白饭树属

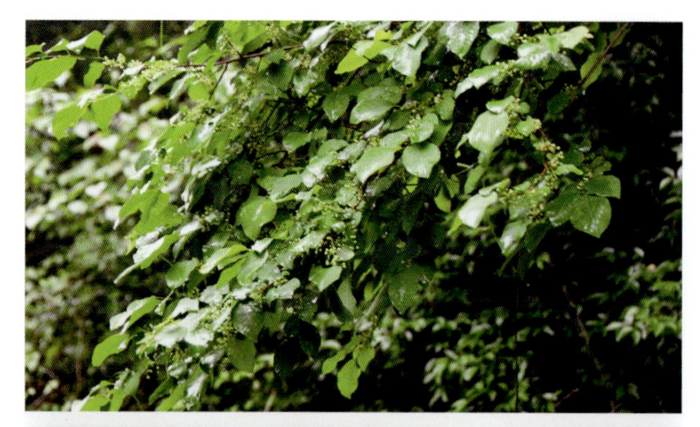

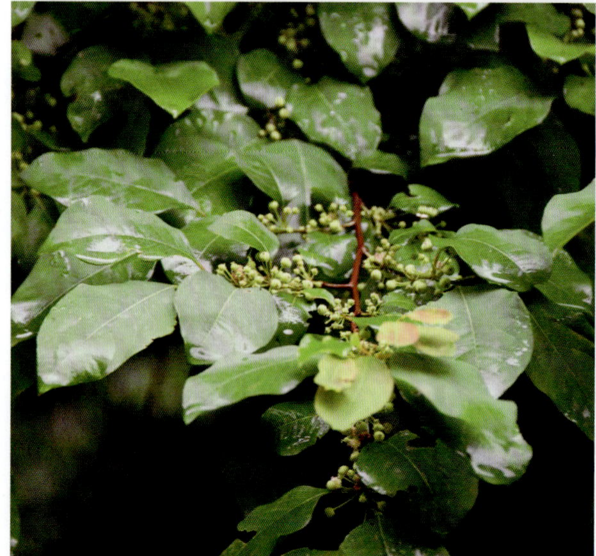

【特征】灌木。小枝具纵棱槽，有皮孔；全株无毛。叶片纸质，椭圆形、长圆形、倒卵形或近圆形，顶端圆至急尖，有小尖头，基部钝至楔形，全缘，下面白绿色；侧脉每边 5~8 条；托叶披针形，边缘全缘或微撕裂。花小，淡黄色，雌雄异株，多朵簇生于叶腋；苞片鳞片状；雄花：花梗纤细；萼片 5，卵形，全缘或有不明显的细齿；雄蕊 5，花丝花药椭圆形，伸出萼片之外；花盘腺体 5，与雄蕊互生；退化雌蕊通常 3 深裂，顶端弯曲；雌花：3~10 朵簇生，有时单生；萼片与雄花的相同；花盘环状，顶端全缘，围绕子房基部；子房卵圆形，3 室，花柱 3，基部合生，顶部 2 裂，裂片外弯。蒴果浆果状，近圆球形，成熟时果皮淡白色，不开裂。种子栗褐色，具光泽，有小疣状凸起及网纹，种皮厚，种脐略圆形，腹部内陷。

【药用信息】全株入药，治风湿关节炎、湿疹、脓泡疮等。

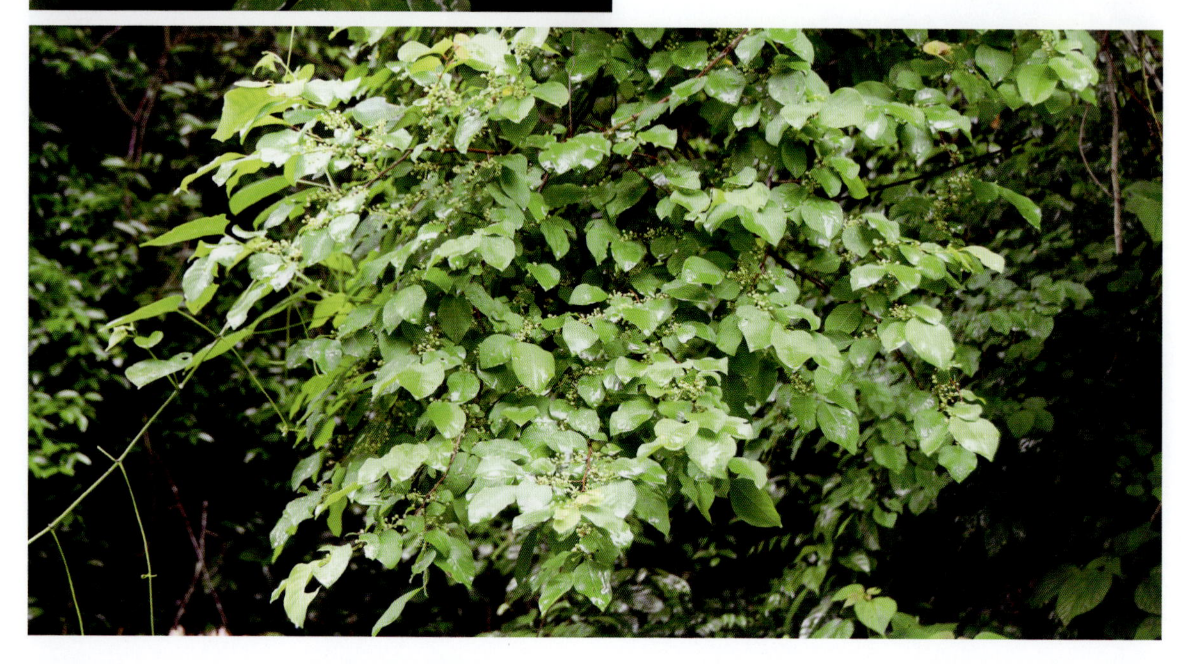

斑点心翼茶

【特征】灌木到乔木。树皮灰褐色的。毛被大部分植株，花里面无毛。具托叶。叶片椭圆形，基部微缺到圆形（楔形），先端锐尖到渐尖，上面无毛，有光泽，下表面密被鳞片，多有毛，通常具不明显的毛簇；侧脉每边6~8，上凹，脉凸起。雄花序絮状花序；苞片三角形，近花梗。雄花红色到紫色；雄蕊 4 或 5，与雌蕊合生。雌花序总状花序；苞片早落。雌花棕色；萼片 5，三角形；子房绿色；柱头栗色。果不具翅，心形，棕绿色到淡黄色。

【药用信息】含酚类物质，具抗氧化和抑菌活性。

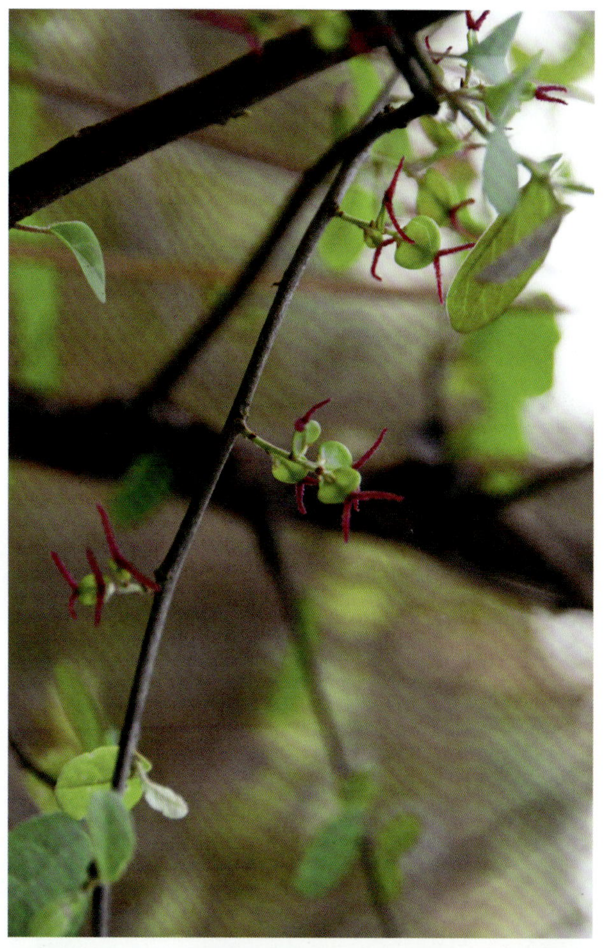

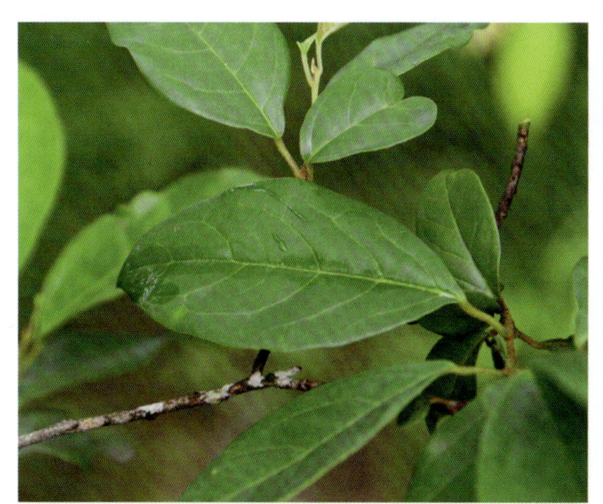

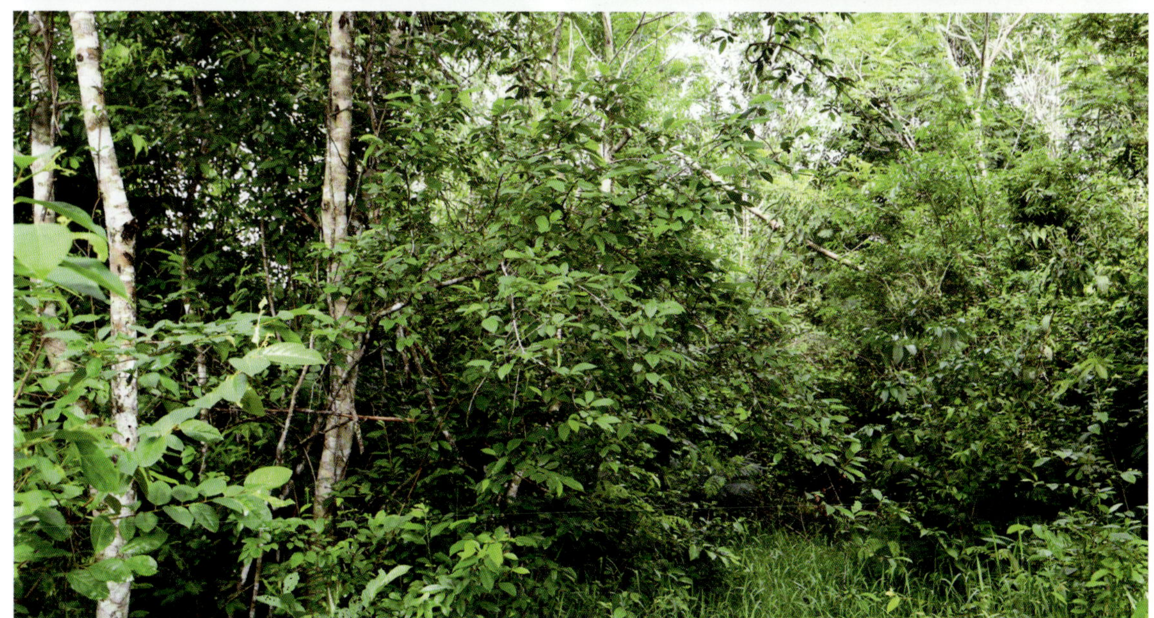

落羽杉叶下珠

Nymphanthus taxodiifolius

叶下珠科 红叶下珠属

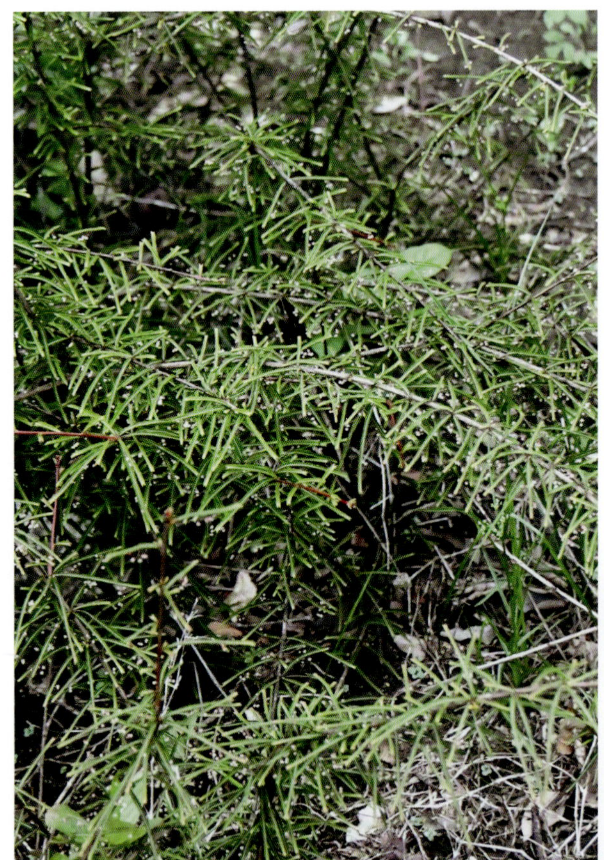

【特征】灌木。枝条四棱形;全株无毛。叶紧密排成二列,叶片纸质,线状长圆形,两端钝;侧脉不明显;叶柄极短;托叶披针形。花雌雄同株,组成团伞花序,生于小枝下部叶腋内;雄花:花梗丝状,长约 2mm;萼片 4,倒卵形,长约 1mm,镊合状排列;花盘腺体 4,膜质,倒卵形,与萼片互生;雄蕊 2,花丝合生;雌花:萼片 6,卵形,全缘;花盘杯状,围绕子房基部,顶端不规则缺裂;子房卵珠状,花柱 3,顶端 2 裂。蒴果圆球状,果皮薄,淡褐色,3 瓣裂。种子三角形,长约 2mm,有小乳头状凸起。

【药用信息】暂无药用信息。

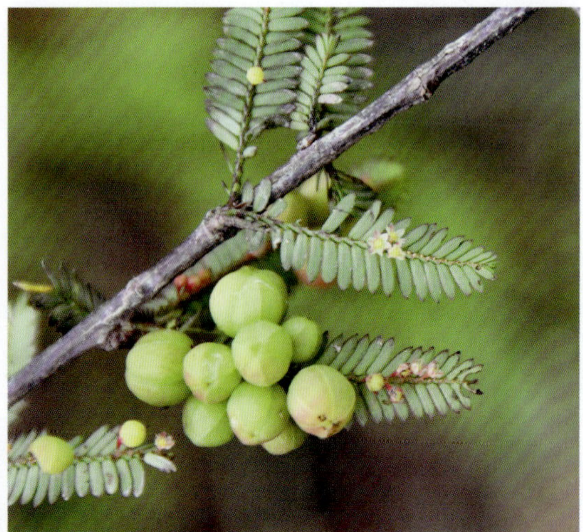

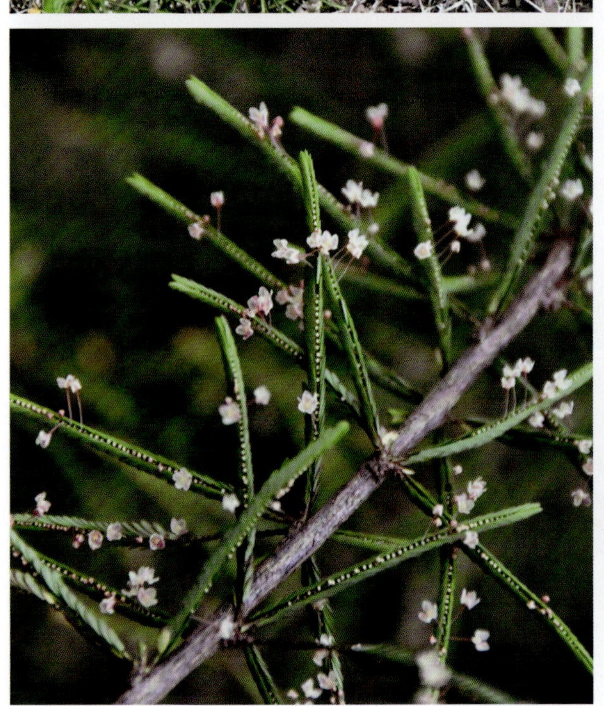

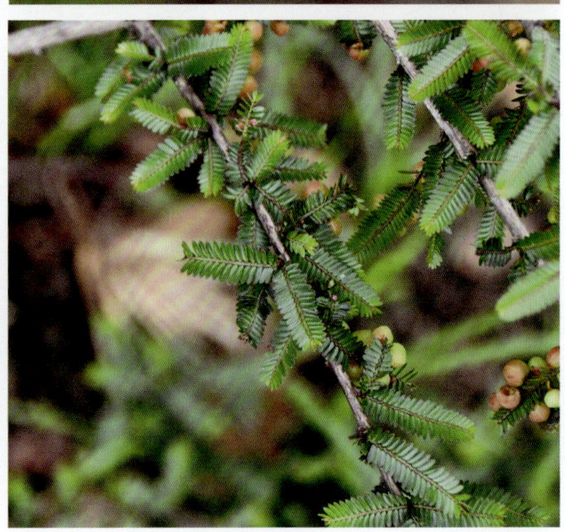

异形守宫木

【特征】灌木。常生于河边，无毛；茎部微红色，多短枝，叶 1~3，茎部有 2 条凸起的线。托叶三角形。叶带红色；叶片倒卵形，有点纸质，基部楔形，边缘平，先端圆形到微缺，微细齿，侧脉 5 或 6，不清楚。花腋生，小束状花序或单花，微红色到栗色。花萼平，裂片卵形，顶端稍浅裂，先端圆形，鳞片存在。雌花萼裂片近离生，先端铲子状；柱头猪尾状。

【药用信息】叶可药用，可治咳嗽、喉痛、急性支气管炎等。

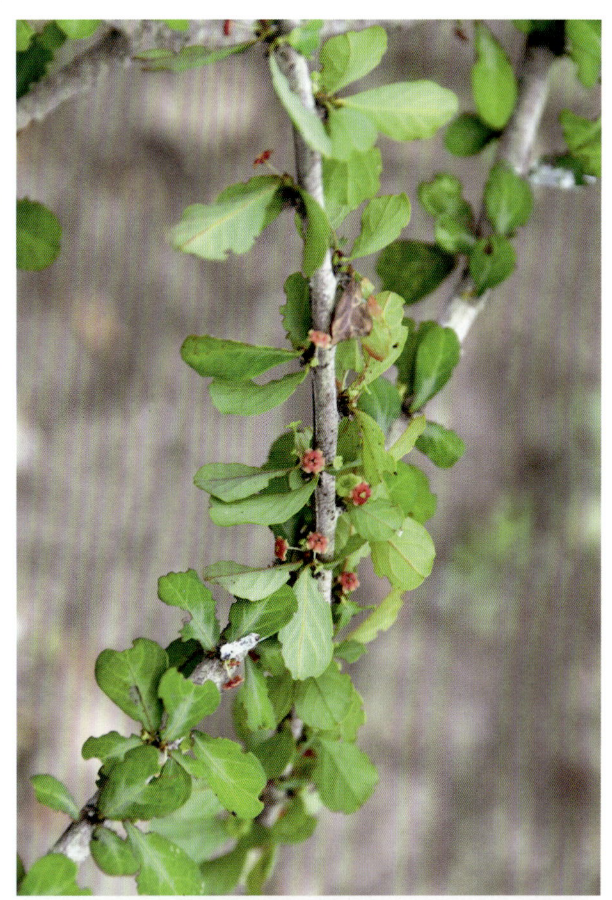

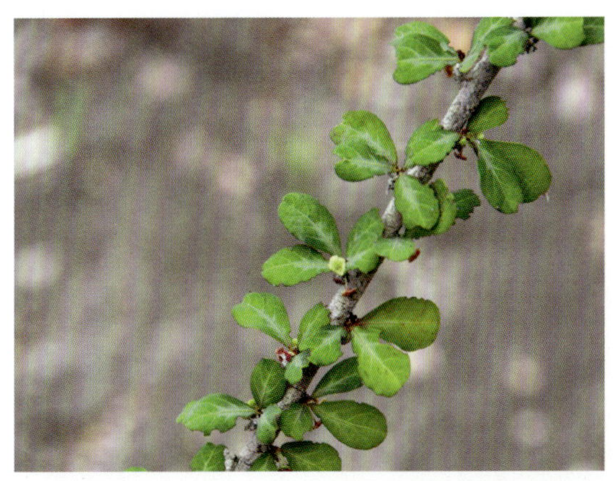

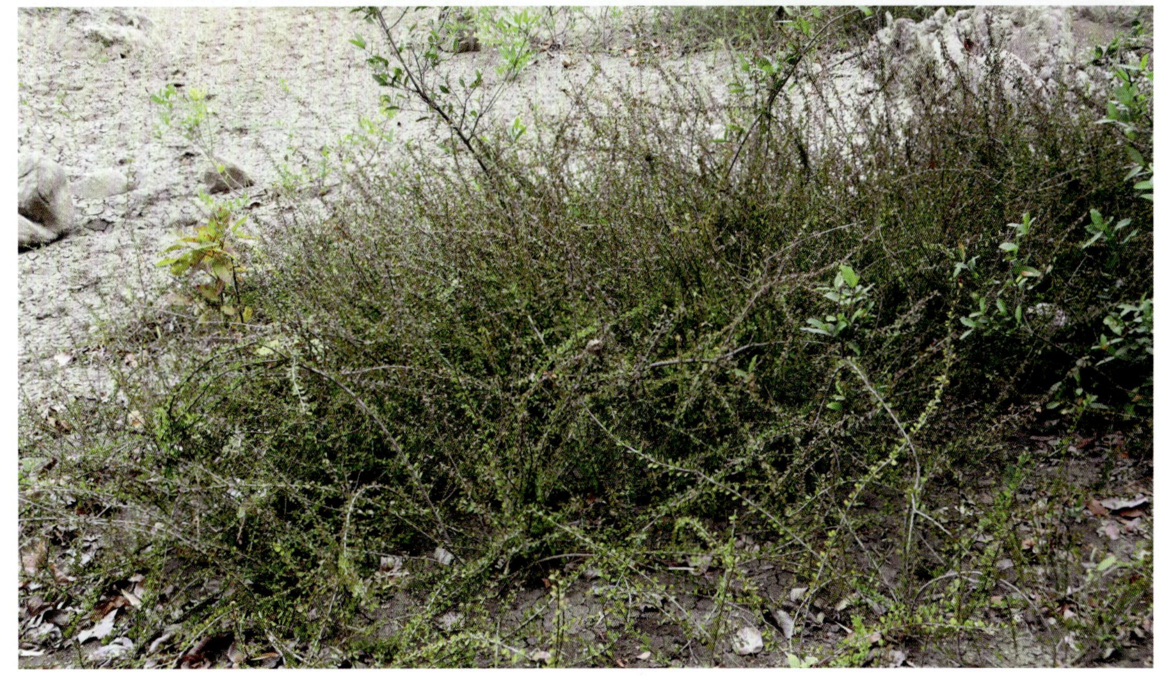

兰屿椒草

Peperomia rubrivenosa

胡椒科 草胡椒属

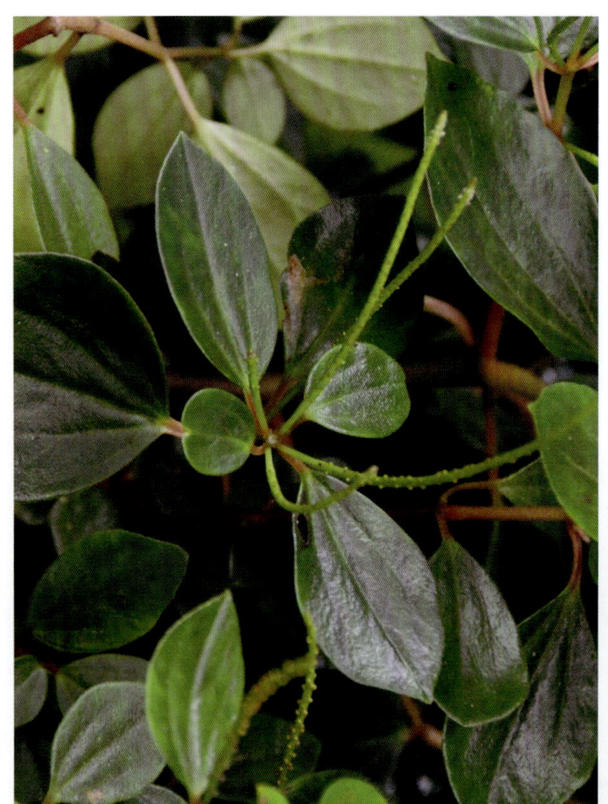

【特征】 多年生草本。多数部位疏生柔毛，茎被少量毛。幼叶倒卵形，圆形，卵菱形或卵圆形、纸质、基部楔形至圆形，顶端圆形，边缘稀疏茸毛；脉 3。顶生叶的顶端和叶腋处都有小穗，有时可达 3 个，每花序有数个小穗。花稀疏；苞片圆形。花丝极短；花药圆形。浆果小。

【药用信息】全草入药，散瘀止痛，治烧烫伤、跌打损伤。

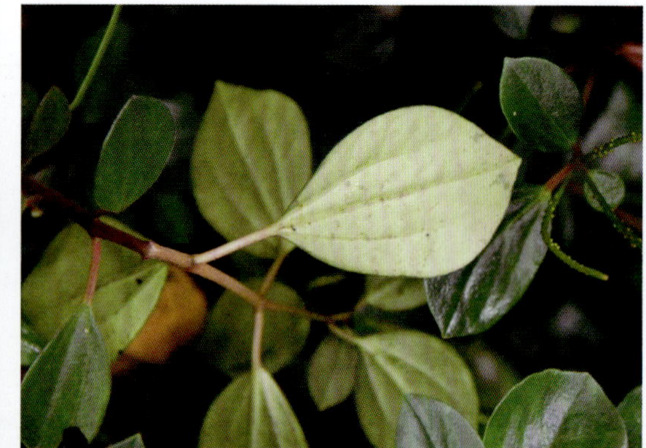

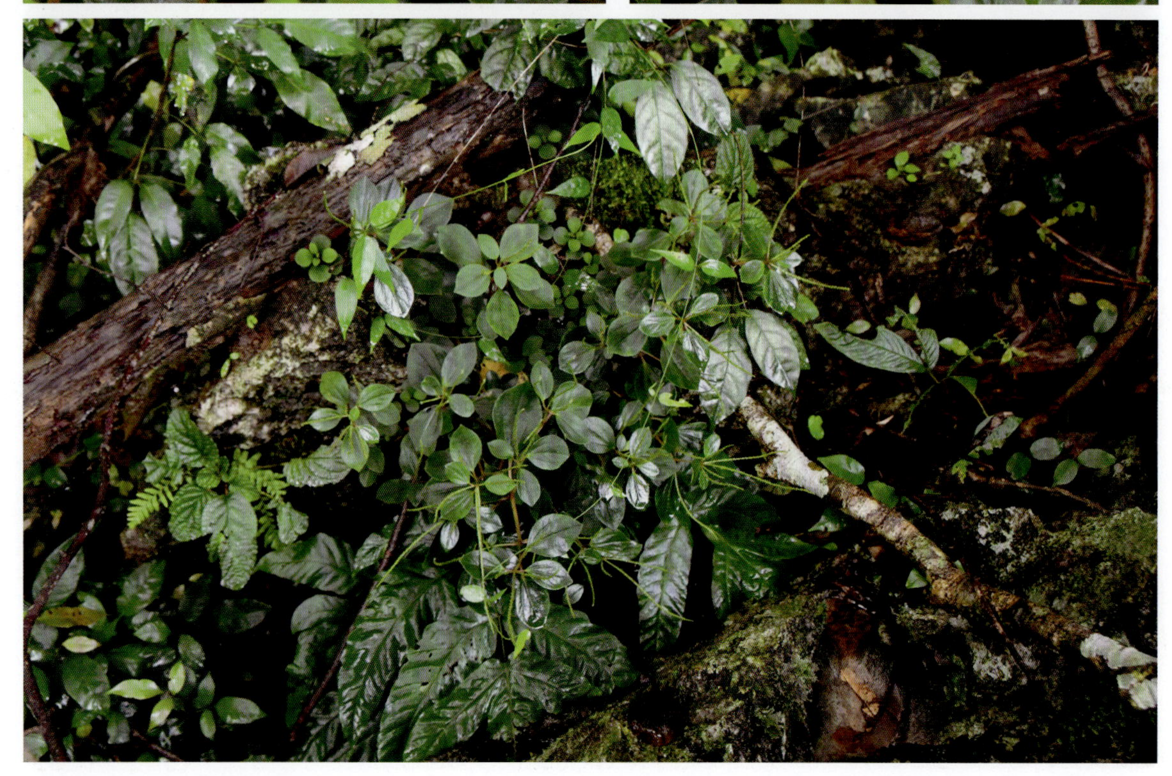

Peperomia tetraphylla

胡椒科 草胡椒属

豆瓣绿

【特征】肉质、丛生草本。茎匍匐，多分枝，下部节上生根，节间有粗纵棱。叶密集，大小近相等，4 或 3 片轮生，带肉质，有透明腺点，干时变淡黄色，常有皱纹，略背卷，阔椭圆形或近圆形，两端钝或圆，无毛或稀被疏毛；叶脉 3 条，细弱，通常不明显；叶柄短，无毛或被短柔毛。穗状花序单生，顶生和腋生；总花梗被疏毛或近无毛，花序轴密被毛；苞片近圆形，有短柄，盾状；花药近椭圆形，花丝短；子房卵形，着生于花序轴的凹陷处，柱头顶生，近头状，被短柔毛。浆果近卵形，顶端尖。

【药用信息】全草入药，内服治风湿性关节炎、支气管炎；外敷治扭伤、骨折、痈疮疖肿等。

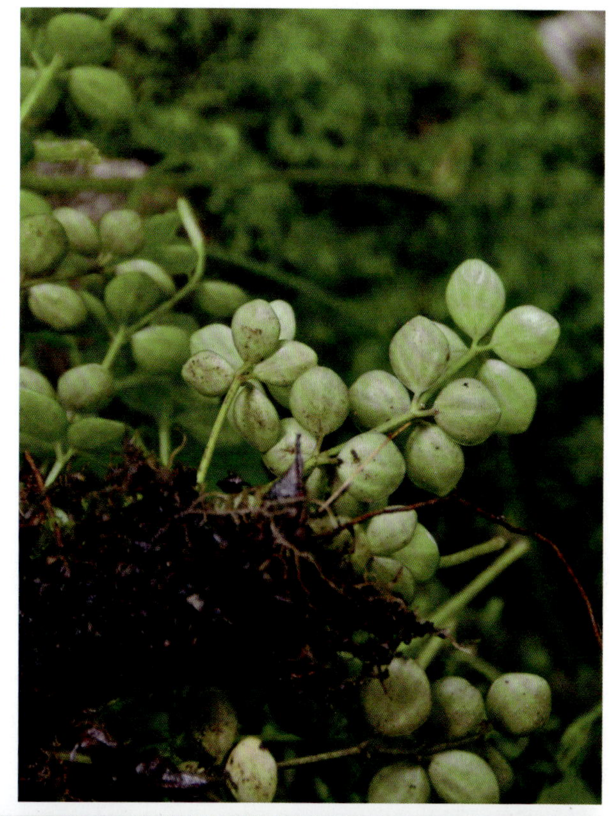

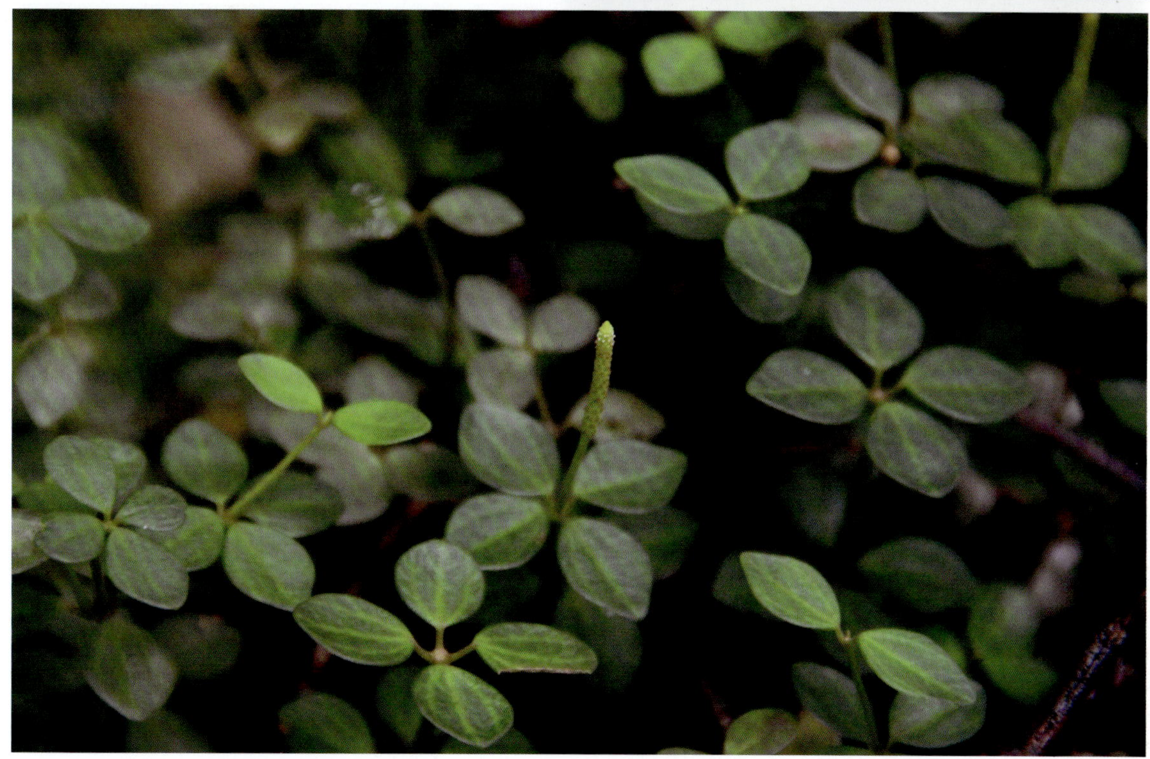

柳叶香彩雀

Angelonia salicariifolia

车前科 香彩雀属

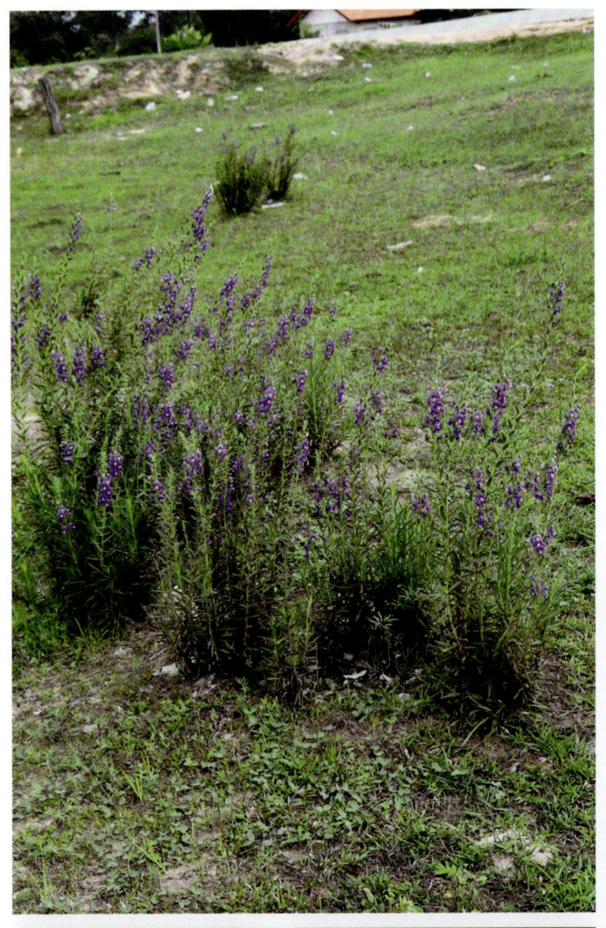

【特征】多年生草本。茎分枝松散，直立，密被腺毛。叶对生，向上互生，无柄，狭披针形，顶端渐尖，向基部渐尖，浅锐齿，两面密生短腺毛。花单生或腋生；花梗细长，密被腺毛。花萼密被腺毛；披针形，锐尖。花冠紫色，杯状。蒴果圆形。

【药用信息】叶、茎、花均可入药，其内含多种生物碱，有止咳、止痛、停泄、催眠的作用，对咳嗽多痰、腹泻有很好的治疗效果。

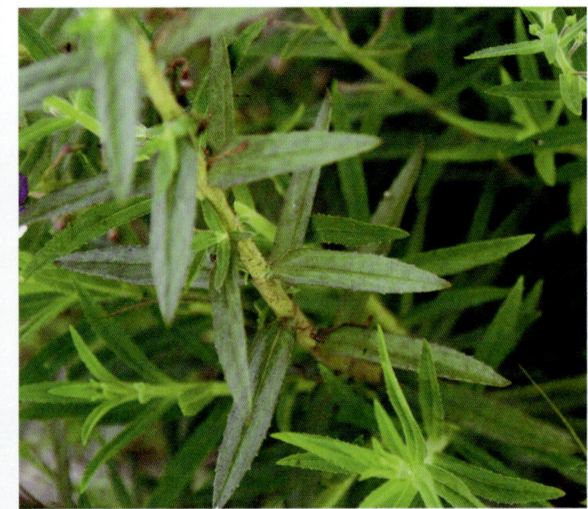

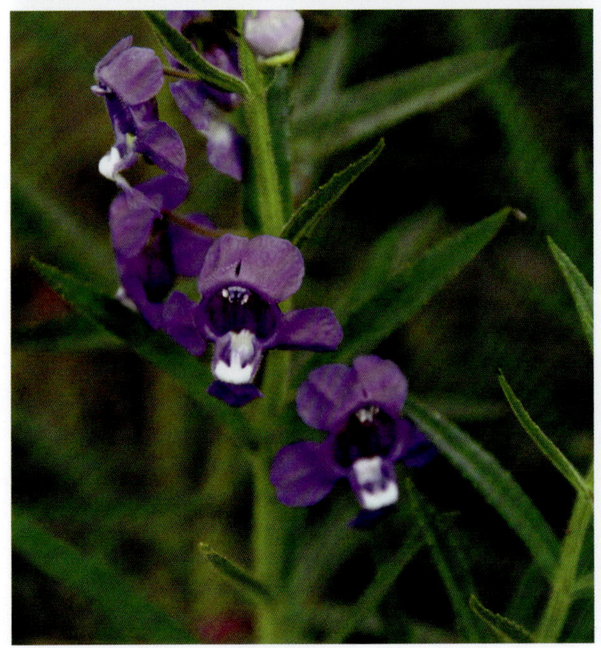

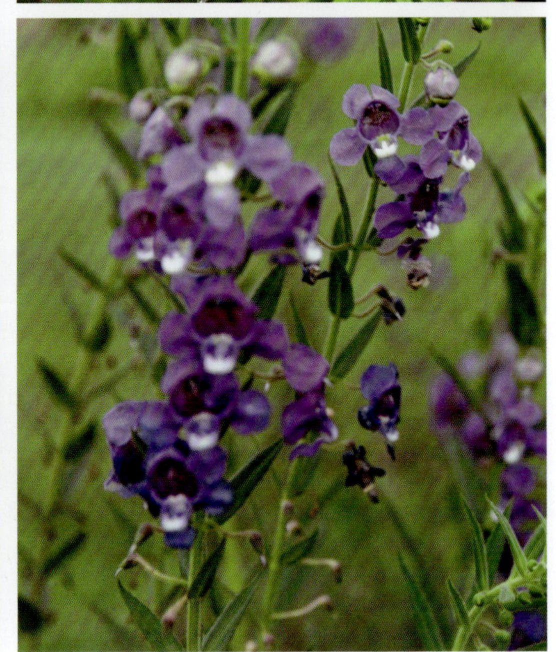

竹节草

【特征】多年生草本。具根茎和匍匐茎。秆的基部常膝曲。叶鞘无毛或仅鞘口疏生柔毛，多聚集跨覆状生于匍匐茎和秆的基部，秆生者稀疏且短于节间；叶舌短小；叶片披针形，基部圆形，先端钝，两面无毛或基部疏生柔毛，边缘具小刺毛而粗糙，秆生叶短小。圆锥花序直立，长圆形，紫褐色；分枝细弱，直立或斜升，通常数枝呈轮生状着生于主轴的各节上；无柄小穗圆筒状披针形，中部以上渐狭，先端钝，具一尖锐而下延的基盘，初时与穗轴顶端愈合，基盘顶端被锈色柔毛；颖革质，约与小穗等长；第一颖披针形，具 7 脉，上部具 2 脊，其上具小刺毛，下部背面圆形，无毛；第二颖舟形，背面及脊的上部具小刺毛，先端渐尖至具一劲直的小刺芒，边缘膜质，具纤毛；第一外稃稍短于颖；第二外稃等长而较窄于第一外稃，先端全缘，具直芒；内稃缺或微小；鳞被膜质，顶端截形。

【药用信息】全草入药，治白浊，消热散毒，利小便。

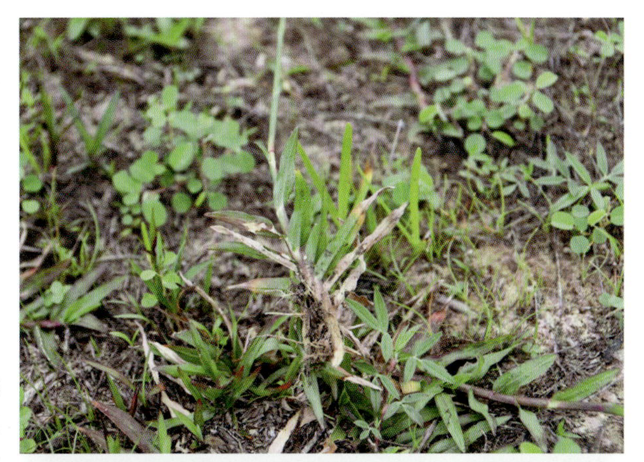

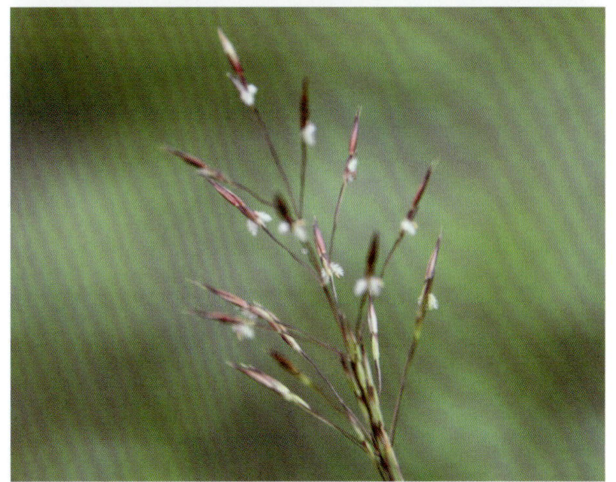

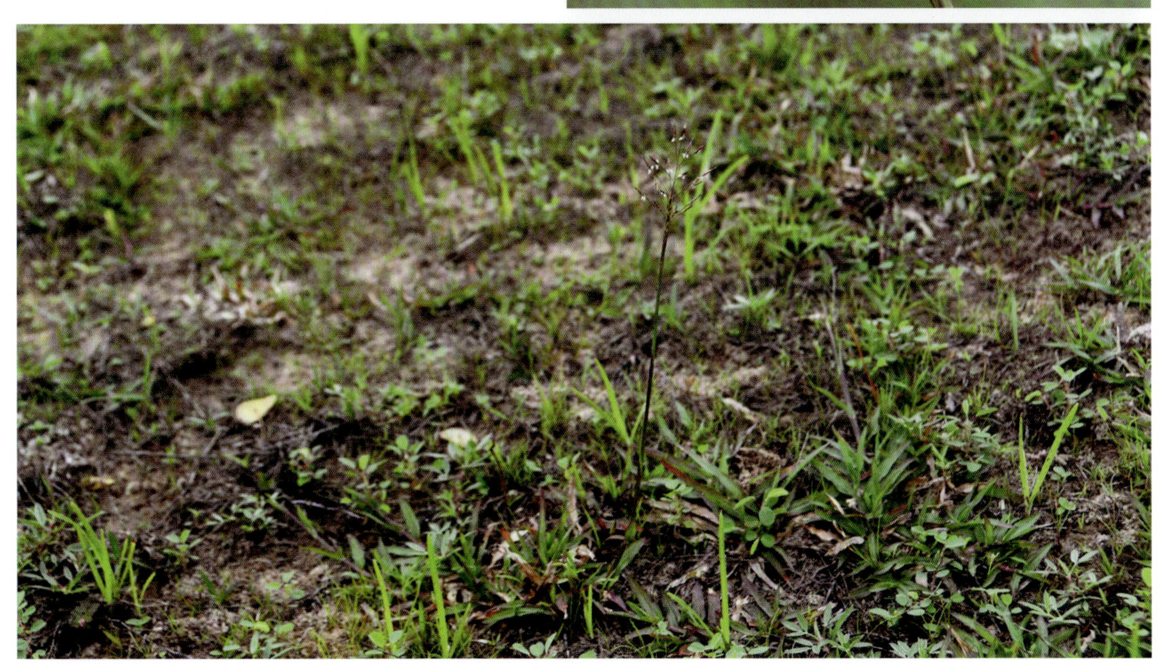

荷包山桂花

Polygala arillata

远志科 远志属

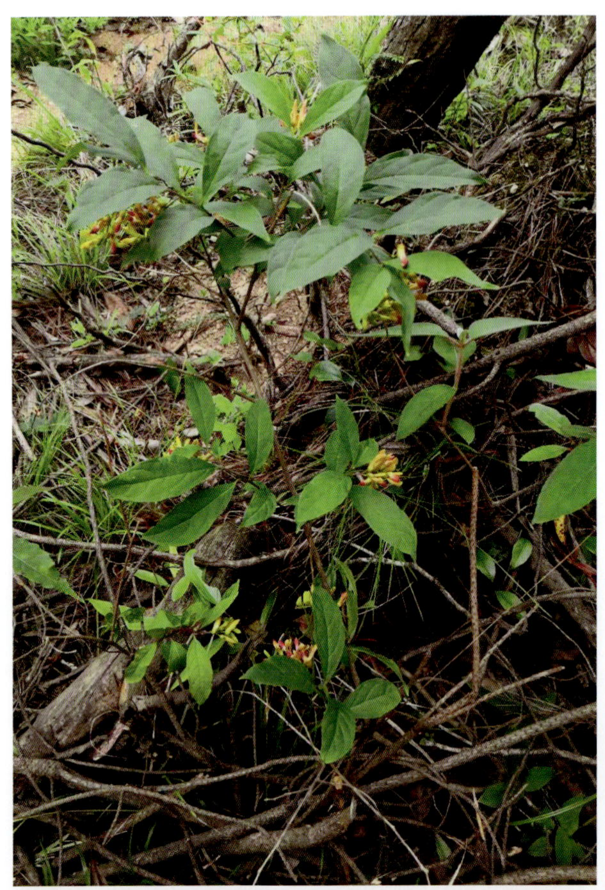

【特征】小乔木或灌木状。小枝密被柔毛;叶椭圆形、长圆状椭圆形或长圆状披针形,先端渐尖,基部楔形,两面疏被柔毛,后近无毛,侧脉 5~6 对;叶柄长 1cm,被柔毛;总状花序与叶对生,密被柔毛;花梗基部具 1 苞片;萼片花后脱落,外层中央 1 枚兜状,内 2 枚花瓣状,红紫色,长圆状倒卵形,与花瓣几成直角;花瓣黄色,侧瓣短于龙骨瓣,龙骨瓣盔状,具无柄条裂鸡冠状附属物;花丝 2/3 以下合生。蒴果宽肾形或稍心形,具窄翅及缘毛。种子球形。

【药用信息】根皮入药,清热解毒、祛风除湿、补虚消肿。

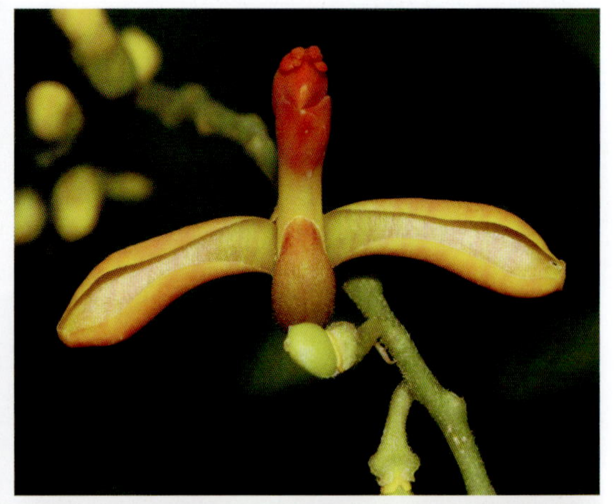

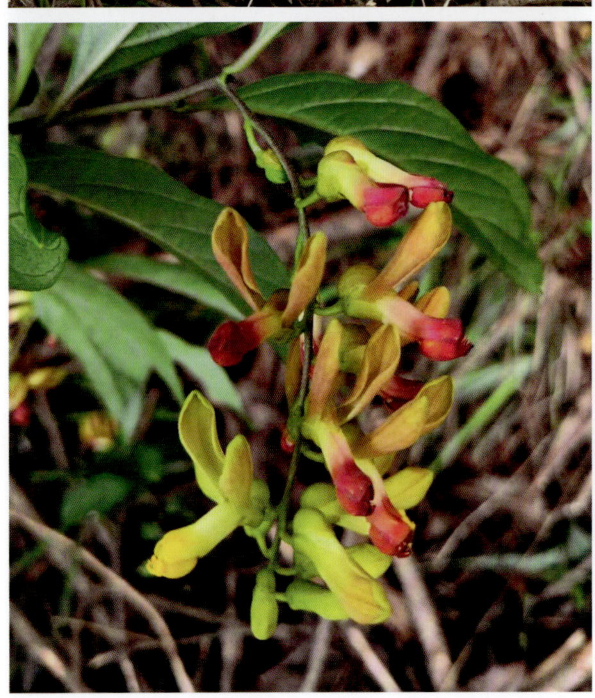

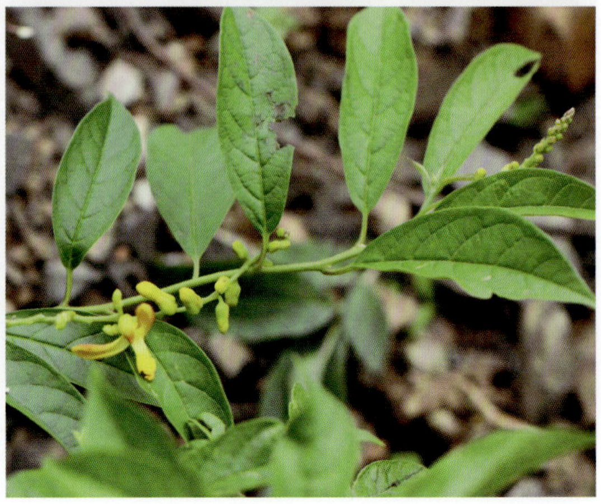

华南远志

【特征】一年生直立草本。主根粗壮，橘黄色，茎基部木质化，分枝圆柱形，被卷曲短柔毛。叶互生，叶片纸质，倒卵形、椭圆形或披针形，先端钝，具短尖头，或渐尖，基部楔形，全缘，微反卷，绿色，疏被短柔毛，主脉上面凹入，背面隆起，侧脉少数，背面不明显；叶柄被柔毛。总状花序腋上生，稀腋生，较叶短，花少而密集；花梗基部具披针形苞片 2 枚，早落，花大；萼片 5，绿色，具缘毛，宿存，外面 3 枚卵状披针形，先端渐尖，里面 2 枚花瓣状，镰刀形，先端渐尖，基部具爪，具明显的 4~5 脉；花瓣 3，淡黄色或白带淡红色，基部合生，侧瓣较龙骨瓣短，基部内侧具 1 簇白色柔毛，龙骨瓣顶端具 2 束条裂鸡冠状附属物；雄蕊 8，花丝中部以下合生成鞘，花药棒状卵形，顶孔开裂；子房圆形，侧扁，具缘毛，花柱顶端呈蹄铁状弯曲，柱头生其内。蒴果圆形，具狭翅及缘毛，顶端微凹。种子卵形，黑色，密被白色柔毛，种阜盔状，白色，沿种脐侧 2 裂。

【药用信息】全草入药，清热解毒、消积、祛痰止咳、活血散瘀。

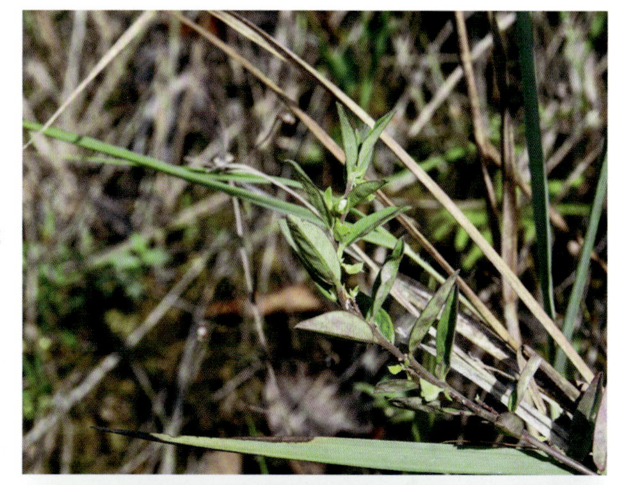

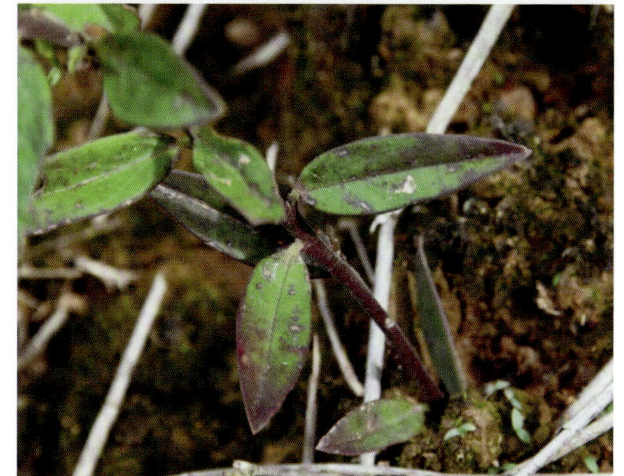

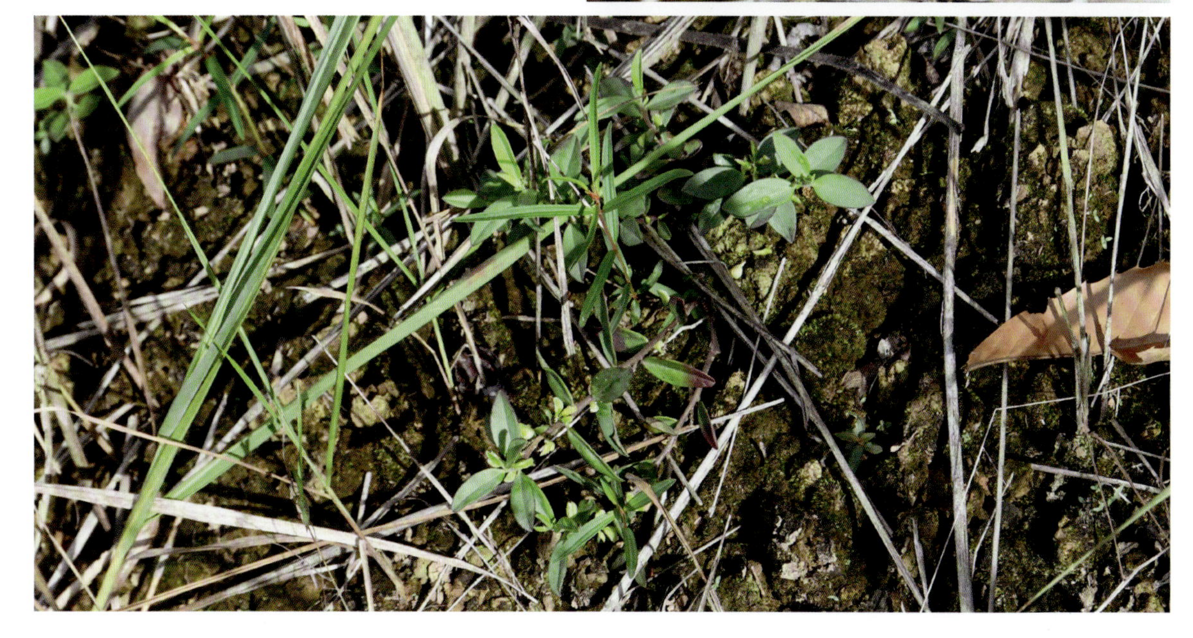

肾果小扁豆

Polygala furcata

远志科 远志属

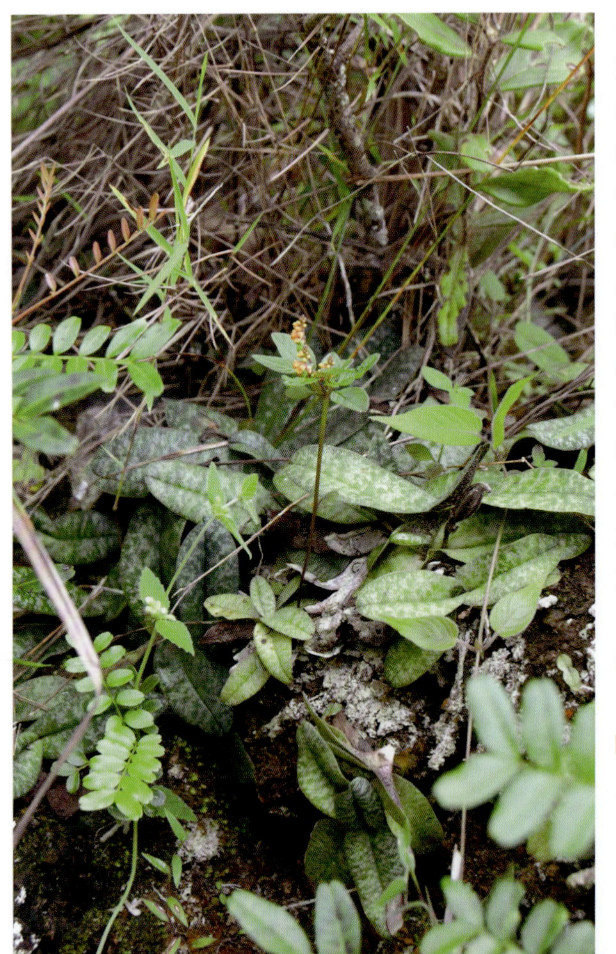

【特征】一年生草本。茎具纵棱及狭翅，小枝自茎顶部生出。单叶互生，叶片纸质，卵形、椭圆形或卵状披针形，先端渐尖，基部阔楔形至圆形，全缘，具缘毛，叶面绿色，沿叶缘附近被白色小刚毛，背面苍白色，无毛，主脉上面微凹，背面隆起，侧脉 4~6 对，于边缘网结。总状花序腋生，不超出叶丛，具多而密的花；花小，具卵形苞片 3 枚，早落；萼片 5，外面 3 枚椭圆状卵形，先端钝，里面 2 枚花瓣状，倒卵形，先端圆形，基部具爪，3 脉；花瓣 3，黄色，侧瓣长方形，1/2 以下与龙骨瓣合生，先端微凹，龙骨瓣较侧瓣长，具 2 扇形鸡冠状附属物；雄蕊 8，花丝 2/3 以下合生成鞘，花药卵形；子房圆形，花柱由下向上逐渐加宽，顶端稍变曲，并裂为钳状，柱头生于下裂片内。蒴果近圆形，宽过于长，顶端微凹，无尖头，具由下向上逐渐加宽的翅，基部具 1 枚宿存外萼片。种子卵球形，黑色，被白色短柔毛，种阜下延微裂。

【药用信息】根皮入药，清热解毒、祛风除湿、补虚消肿。

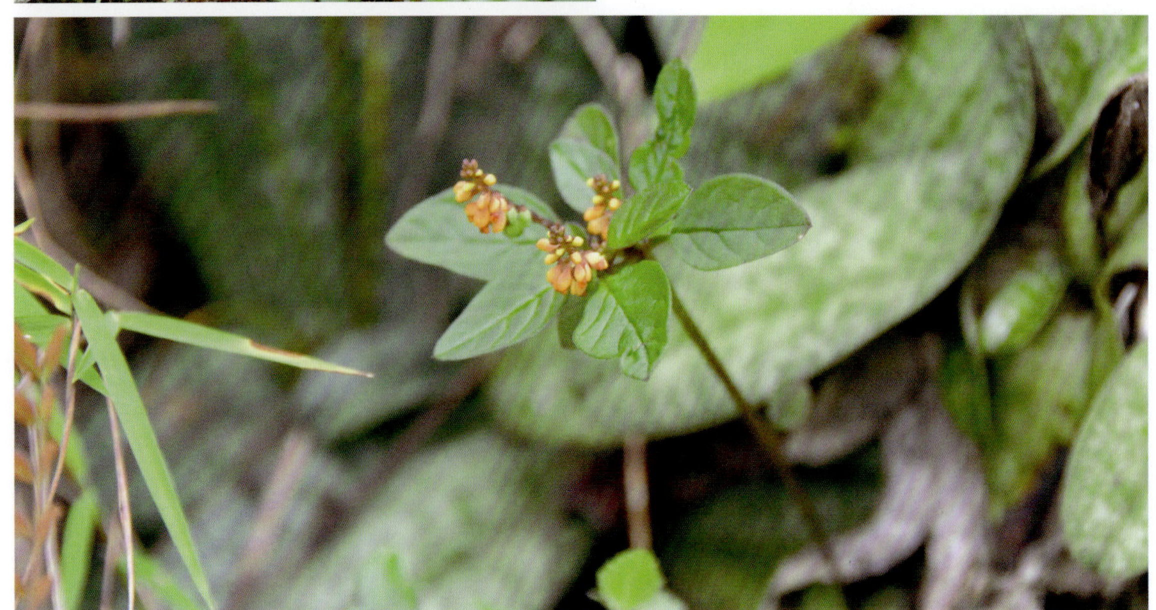

纽子果

【特征】灌木。茎粗，除侧生花枝外，无分枝，无毛。叶坚纸质或厚，长圆状披针形，或窄倒卵形，先端渐尖，基部楔形，边缘皱波状或具细圆齿，齿间具边缘腺点，两面无毛，下面具密腺点，叶缘为多，侧脉 15~30 对，近叶缘连成边脉。复伞房花序或伞形花序，着生于侧生花枝顶端，花枝无毛；萼长圆状卵形或几圆形，具密腺点；花药披针形或近卵形，背部具腺点；子房具密腺点。

【药用信息】根入药，清热解毒，散瘀止痛。主治感冒发热、咽喉肿痛、牙痛口糜，风湿热痹等。

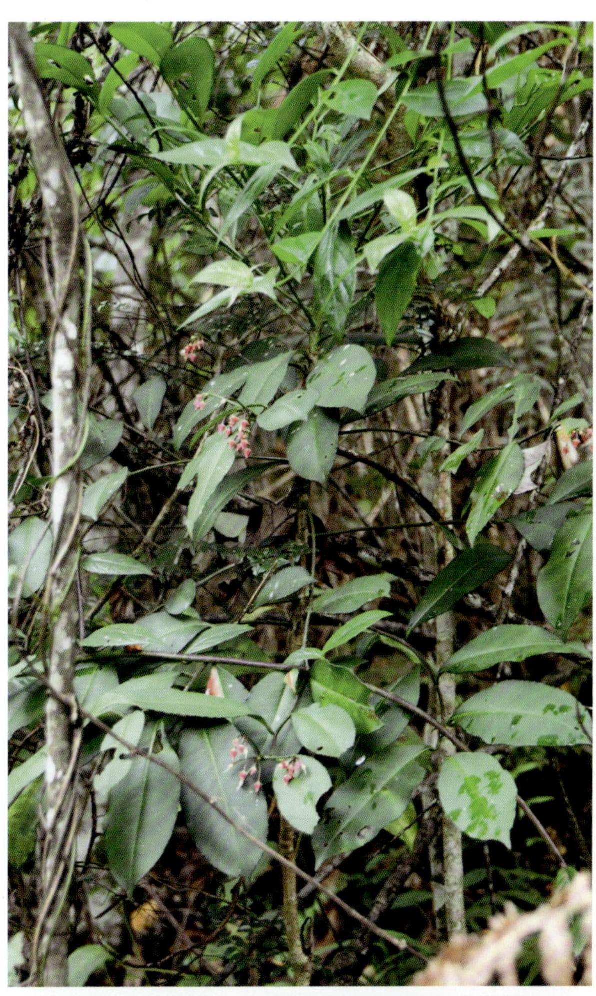

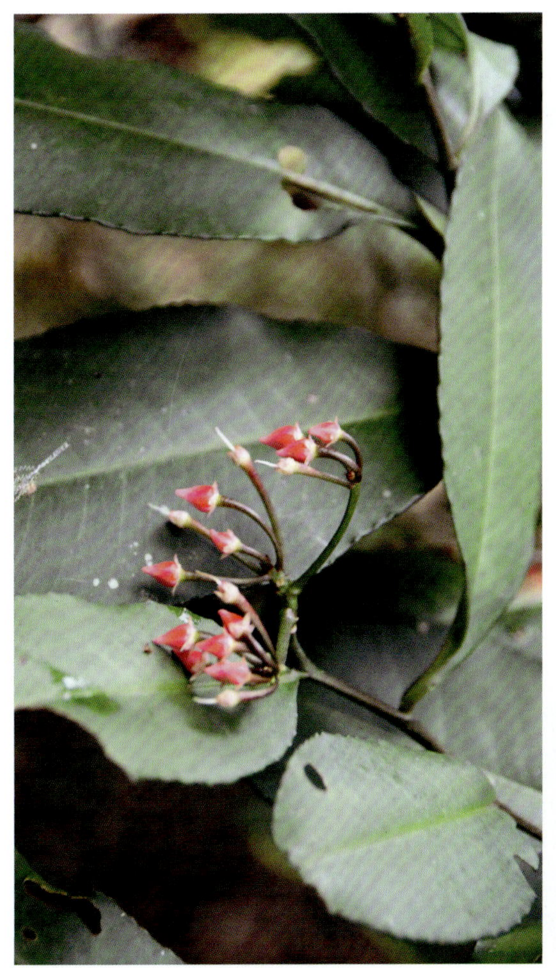

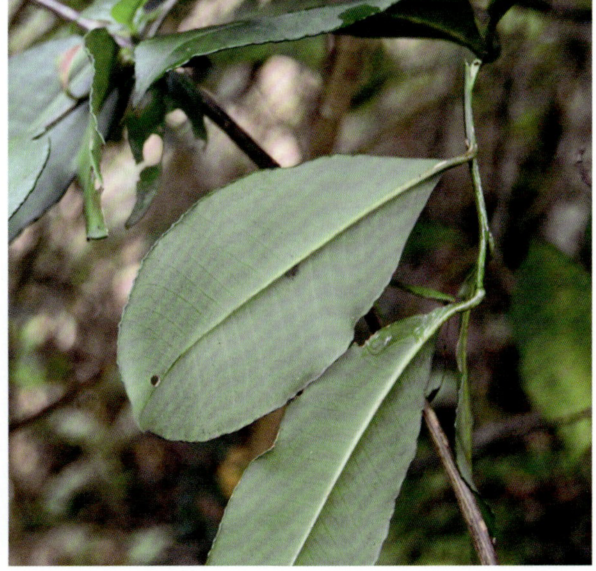

条叶紫金牛

Ardisia sanguinolenta

报春花科 紫金牛属

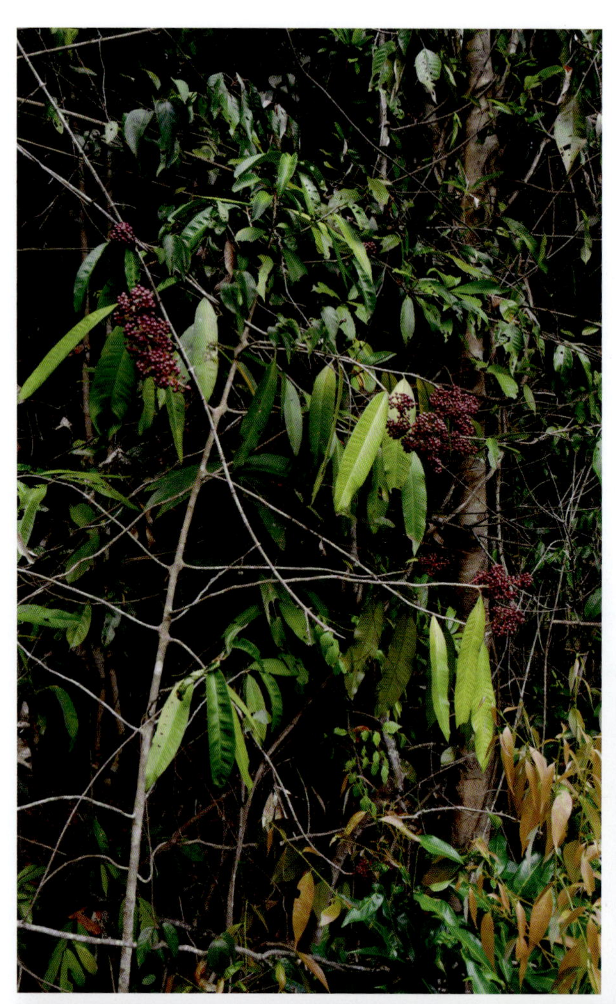

【特征】小灌木。小枝粗，幼时稍具角，被短柔毛。叶纸质；叶柄被微柔毛；叶片椭圆倒卵形，先端短渐尖，基部楔形，上部具圆齿，两面无毛；腺点多数，干燥时在两面分散稍凸；侧脉 8~10 对，在下面突出，弯曲上升和在离边缘一定距离上吻合，最初最低的几乎平行于中脉；脉细但可见。花序近伞形，在叶腋近枝先端，被微柔毛，3~6 花；花粉红色或白色；花萼裂近到基部；裂片卵形，锐尖，外面被微柔毛，具黑色腺体，微小具纤毛。花冠深裂；裂片卵形，锐尖。花药背面具点。子房无毛，核果球形。

【药用信息】全株及根入药，治肺结核、咯血、咳嗽、慢性气管炎，还可治跌打风湿、黄胆肝炎、睾丸炎、白带、闭经、尿路感染等症。

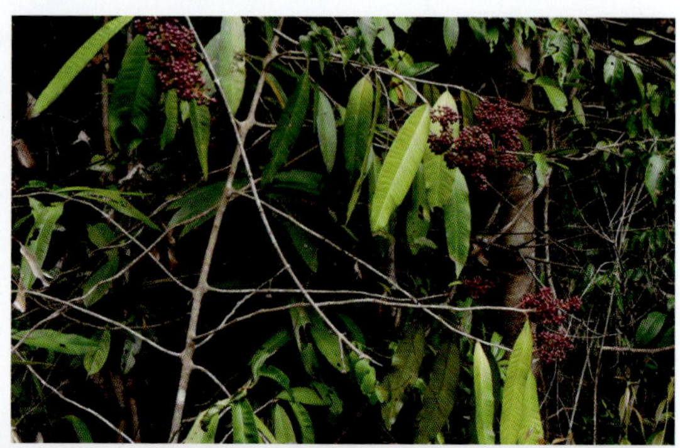

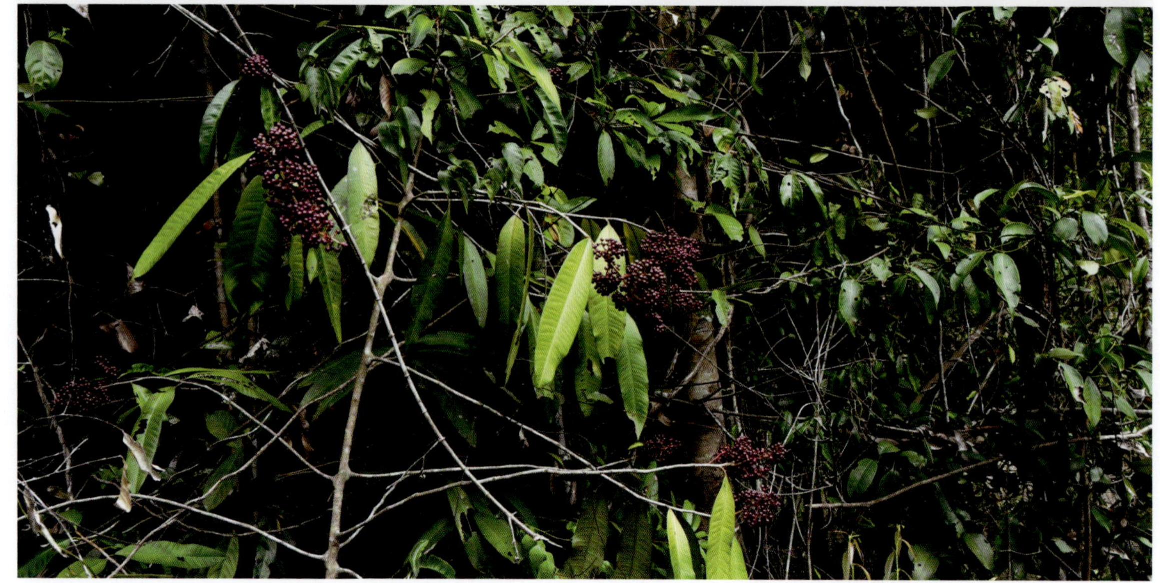

雪下红

【特征】灌木。具匍匐根茎;幼时几全株被灰褐色或锈色长柔毛或长硬毛,毛常卷曲,后渐无毛;叶坚纸质,椭圆状披针形或卵形,先端尖或渐尖,基部楔形,近全缘或具波状腺齿或圆齿,常不明显,上面除中脉外,几无毛,下面密被长硬毛或长柔毛,具腺点,侧脉15对,多少连成边脉;花萼片长圆状披针形或舌形,两面被毛,具密腺点,单或复聚伞花序或伞形花序,被锈色长柔毛,花瓣淡紫或粉红色,稀白色,卵形或宽披针形,具腺点,无毛;花药披针形,背部具腺点。果深红或带黑色,具腺点,被毛。

【药用信息】全株入药,消肿、活血散瘀,用于风湿骨痛、跌打损伤、吐血、红白痢、疮疥等。

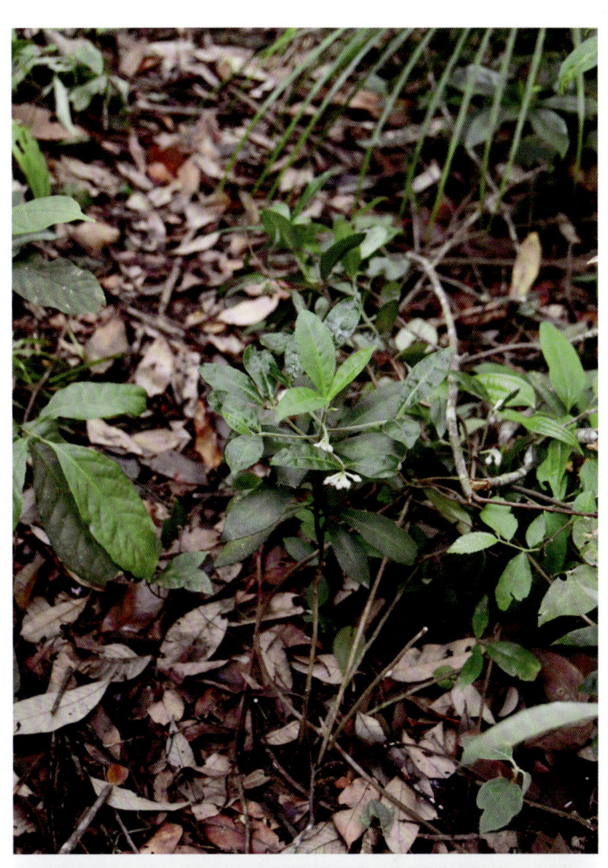

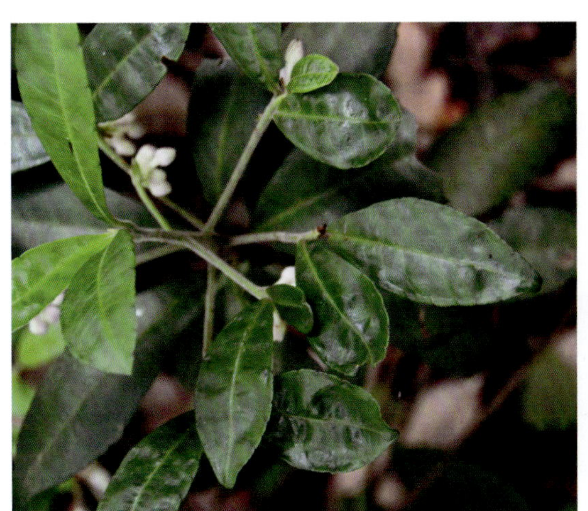

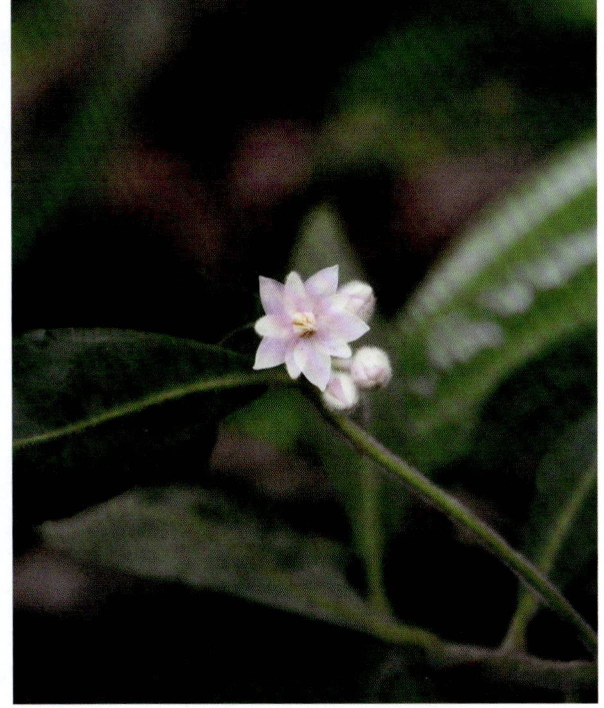

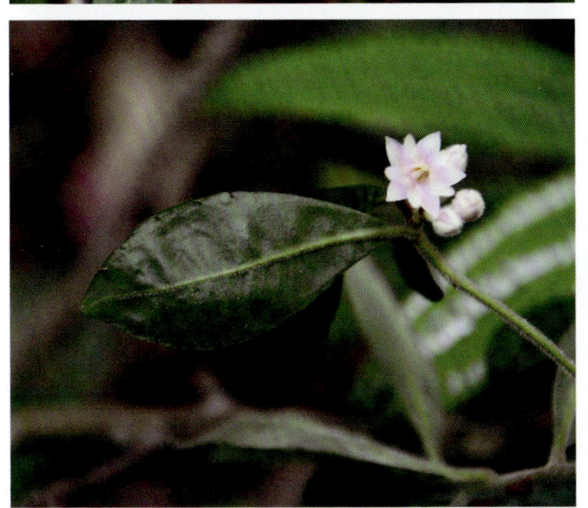

秤杆树

Maesa ramentacea

报春花科 杜茎山属

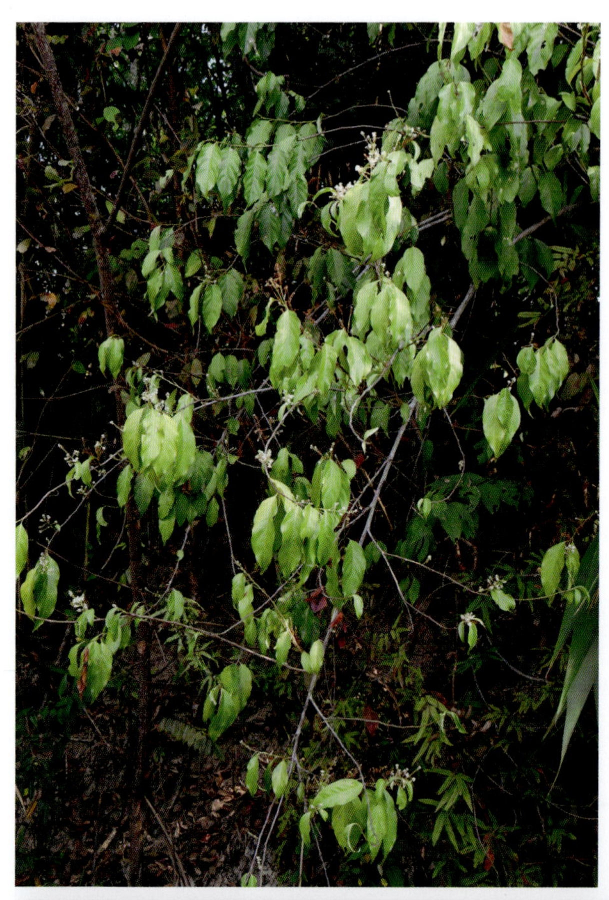

【特征】大灌木，稀小乔木。分枝多且长，外倾或攀缘，小枝具条纹，皮孔小而显著，无毛。叶片坚纸质或近革质，卵形、卵状披针形或椭圆状披针形，顶端长渐尖、近尾状渐尖或急尖，基部广钝、圆形或广楔形，全缘或具极不明显的疏离浅波状齿，两面无毛，叶面中脉及侧脉微隆起，背面中、侧脉隆起，侧脉 5~8 对，弯曲上升，不连成边缘脉，细脉不明显。圆锥花序腋生或近顶生，分枝多，无毛；苞片卵形，小；花梗无毛；小苞片广卵形或三角状卵形，具疏缘毛，紧贴萼基部；花萼钟形，基部连合达全长的 1/2，萼片卵形或广卵形，顶端钝或圆形，具缘毛，无毛，无腺点；花冠白色，短钟状，裂片与花冠管等长或略长，肾形或半圆形，无毛，无腺点，顶端圆形，具微波状齿；雄蕊在雌花中退化或几消失，在雄花中着生于花冠管上部，内藏；花丝细；花药近半圆形或肾形，无腺点；雌蕊不超出花冠，具短而粗的花柱，柱头微 4 裂。果球形，黄白色，具纵行肋纹，宿存萼片几全包顶端。

【药用信息】全株入药，祛风寒、消肿，治腰痛、头痛、心燥烦渴、眼目晕眩等症。

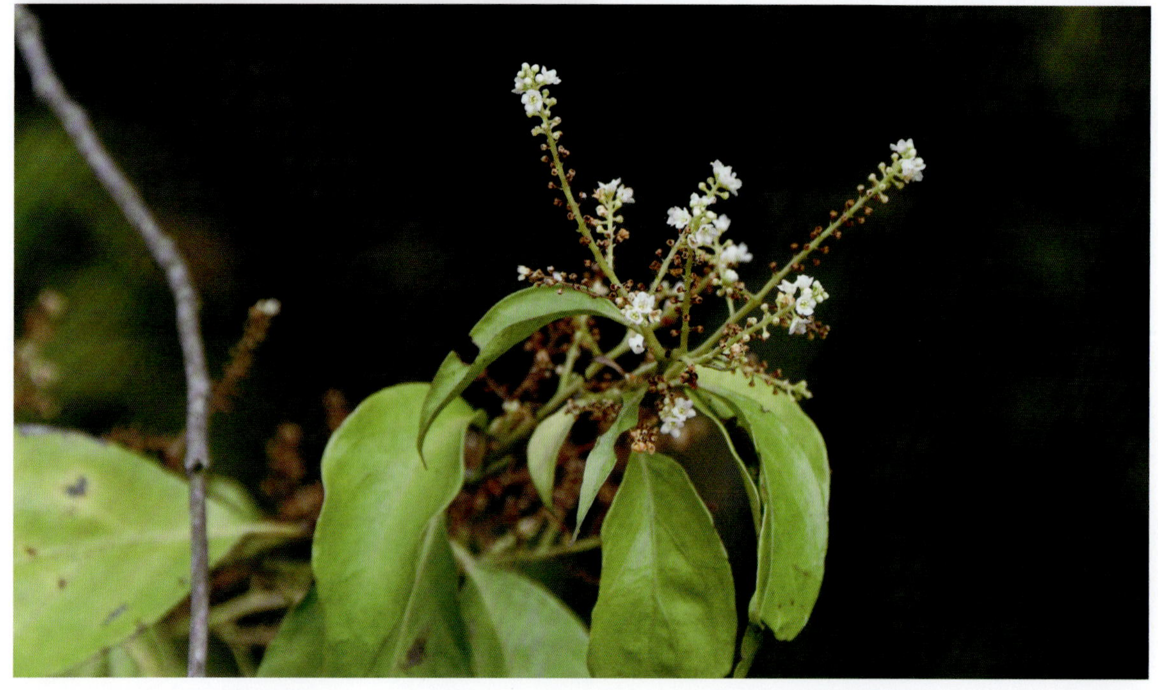

具茎报春

【特征】二年生草本。茎上升，带红色，具展开的多毛。叶互生，向茎先端拥挤；叶柄约等长于叶片，具白色柔毛；叶片卵形长圆形或长圆形，先端钝，基部浅心形，边缘波状；裂片不规则具齿，叶正面和背面被白色柔毛。花葶具柔毛。伞形花序3~4，重叠，每序5~10花。苞片线形，无毛。花梗无毛。花萼钟状，裂到中间；裂片狭三角形，先端锐尖。花冠粉红色；筒部无毛；裂片倒齿，先端微缺。雄蕊着生在花冠筒基部以上约1.5mm。

【药用信息】全草入药，利水消肿，止血。

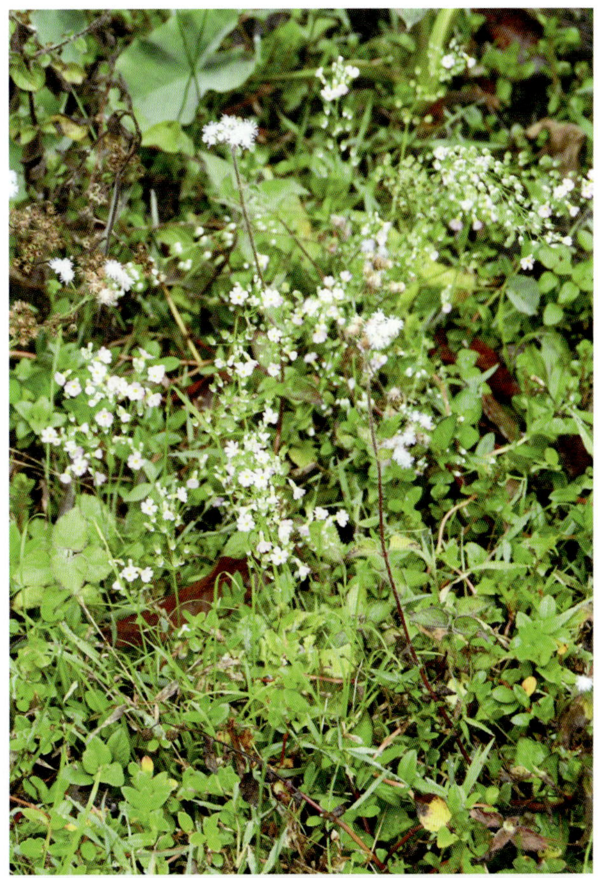

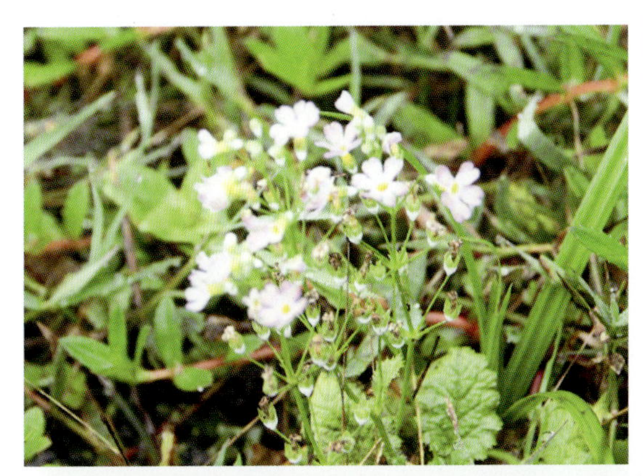

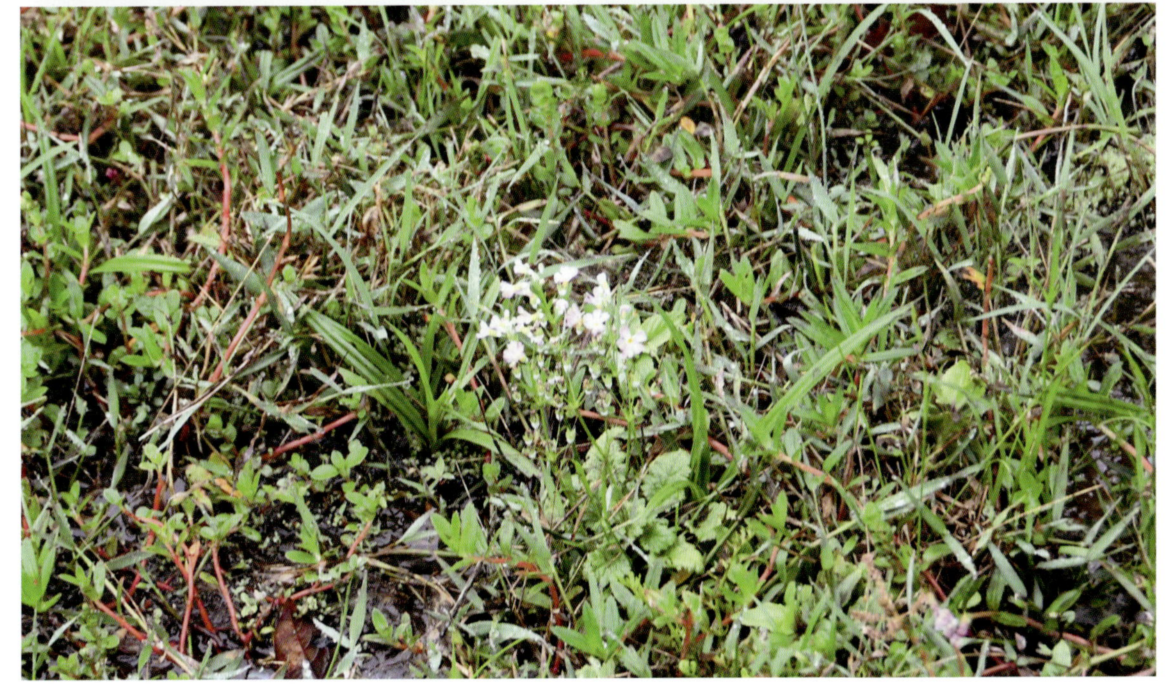

毛茛

Ranunculus japonicus

毛茛科 毛茛属

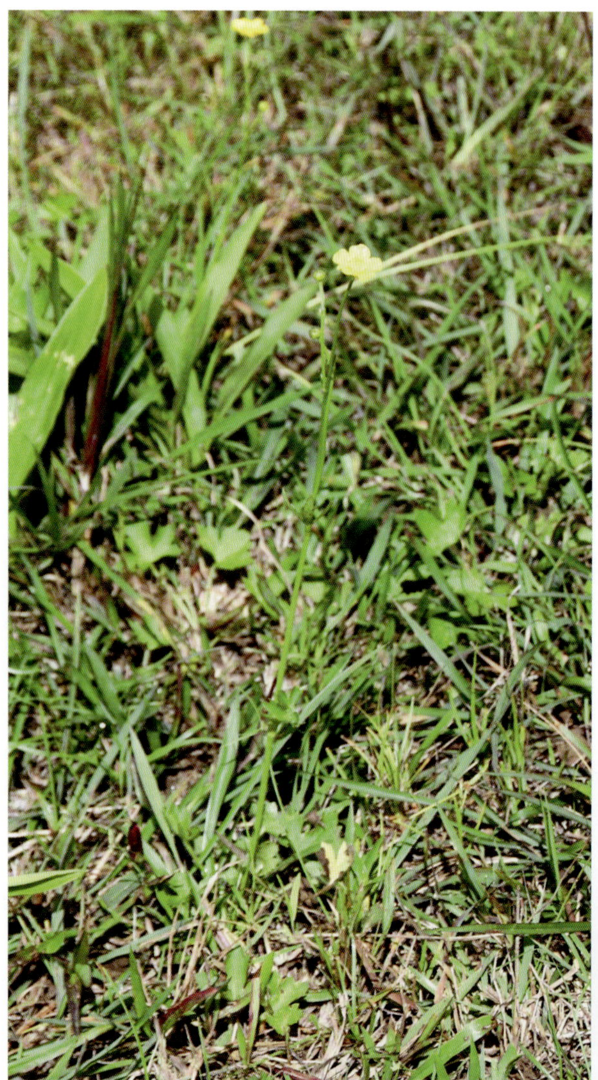

【特征】多年生草本。须根多数簇生。茎直立，中空，有槽，具分枝，生开展或贴伏的柔毛。基生叶多数；叶片圆心形或五角形，基部心形或截形，通常3深裂不达基部，中裂片倒卵状楔形或宽卵圆形或菱形，3浅裂，边缘有粗齿或缺刻，侧裂片不等2裂，两面贴生柔毛，下面或幼时的毛较密；叶柄开展柔毛。下部叶与基生叶相似，渐向上叶柄变短，叶片较小，3深裂，裂片披针形，有尖齿牙或再分裂；最上部叶线形，全缘，无柄。聚伞花序有多数花，疏散；花梗贴生柔毛；萼片椭圆形，生白柔毛；花瓣5，倒卵状圆形，基部有爪，蜜槽鳞片；花托短小，无毛。聚合果近球形；瘦果扁平，上部最宽处与长近相等，边缘有棱，无毛，喙短直或外弯。

【药用信息】全草含原白头翁素，捣碎外敷，可截疟、消肿及治疮癣。

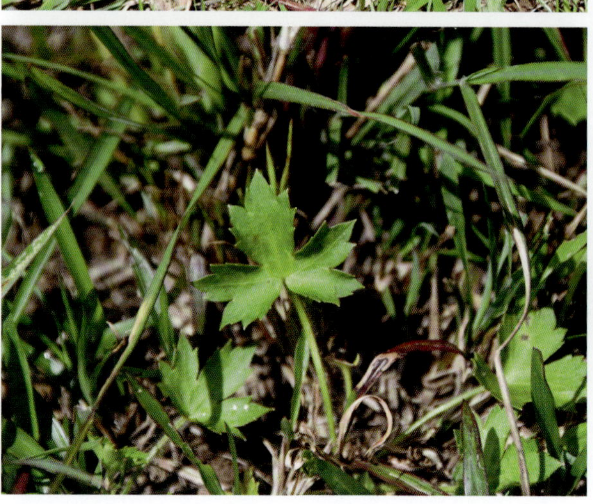

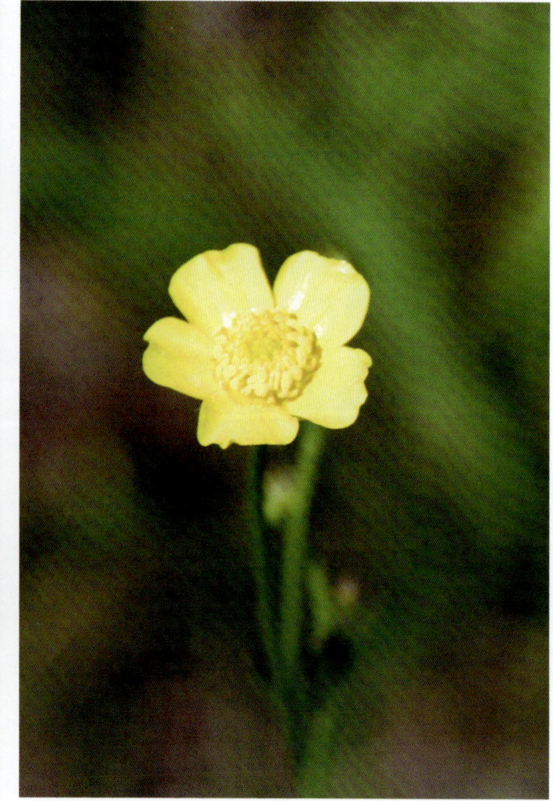

Stixis scandens

木樨草科 斑果藤属

闭脉斑果藤

【特征】木质藤本。干时小枝淡红色或淡茶色，粗壮，圆柱状，被星状褐色短柔毛，后脱落；节间长度不等。叶柄粗壮，具泡状凸起的结构，顶部具一稍膨大的脉；叶片长圆形到长圆状披针形，在中部或顶部最宽，草本到近革质，两面无毛或背面有时在脉附近有毛，中脉两侧各有 5~8 侧脉，网状脉明显。花序腋生，总状花序，直立；轴密被短柔毛到黄褐色茸毛；苞片钻形；花梗粗壮；萼片 5 或 6，淡黄色，倒卵形，反折，两面密被茸毛，先端钝。雌雄同体，无毛；雄蕊 16~24；花丝被短柔毛。雌蕊密被褐色短柔毛；子房椭圆形，被短柔毛；花柱先端下弯。果实成熟时呈橙色，椭圆形，表面有黄色疣状细斑；内果皮薄，木质；种子椭圆形。

【药用信息】民间将叶、茎和根主要用作治疗风湿病、关节痛和眼部疾病。

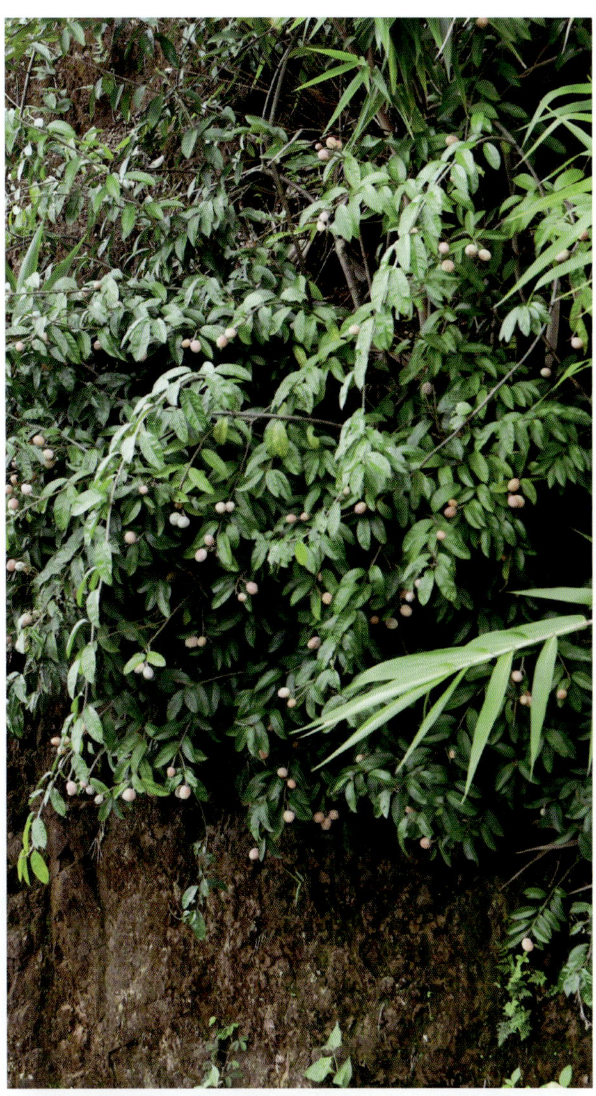

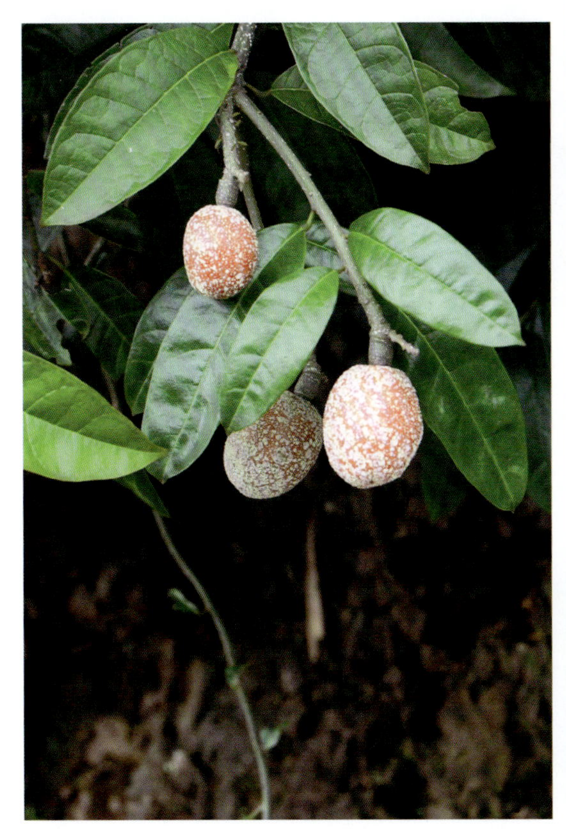

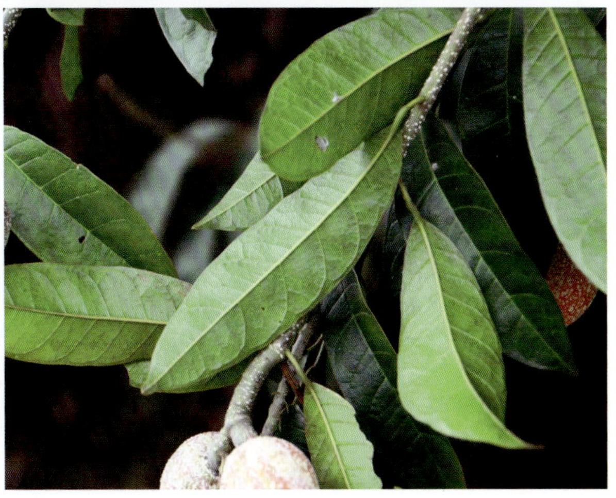

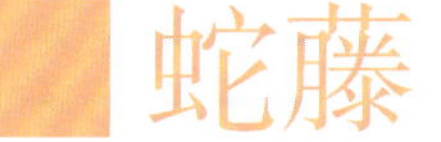

蛇藤

Colubrina asiatica

鼠李科 蛇藤属

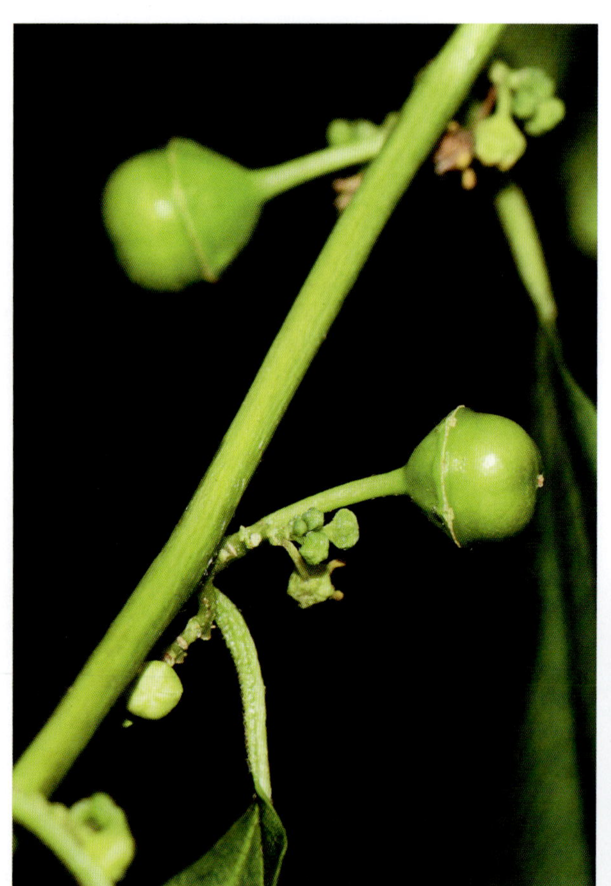

【特征】藤状灌木。幼枝无毛。叶互生，近膜质或薄纸质，卵形或宽卵形，顶端渐尖，微凹，基部圆形或近心形，边缘具粗圆齿，两面无毛或近无毛，侧脉 2~3 对，两面凸起，网脉不明显，叶柄被疏柔毛。花黄色，五基数，腋生聚伞花序，无毛或被疏柔毛；花萼 5 裂，萼片卵状三角形，内面中肋中部以上凸起；花瓣倒卵圆形，具爪，与雄蕊等长；子房藏于花盘内，3 室，每室具 1 胚珠，花柱 3 浅裂；花盘厚，近圆形。蒴果状核果，圆球形，基部为愈合的萼筒所包围，成熟时室背开裂，内有 3 个分核，每核具 1 种子。种子灰褐色。

【药用信息】树皮常做成汤剂用于治疗皮肤病，根用于治疗发烧和口渴。

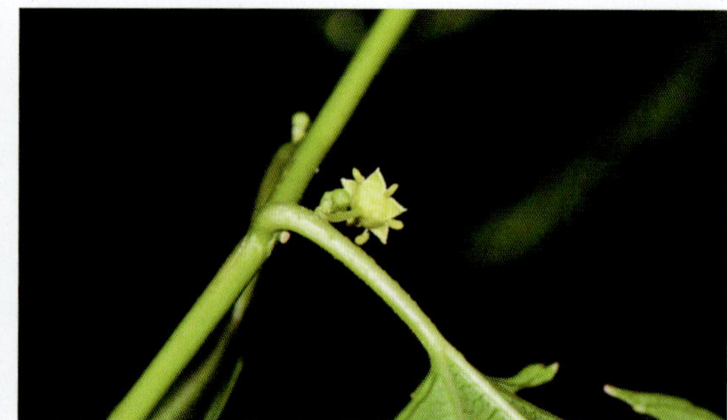

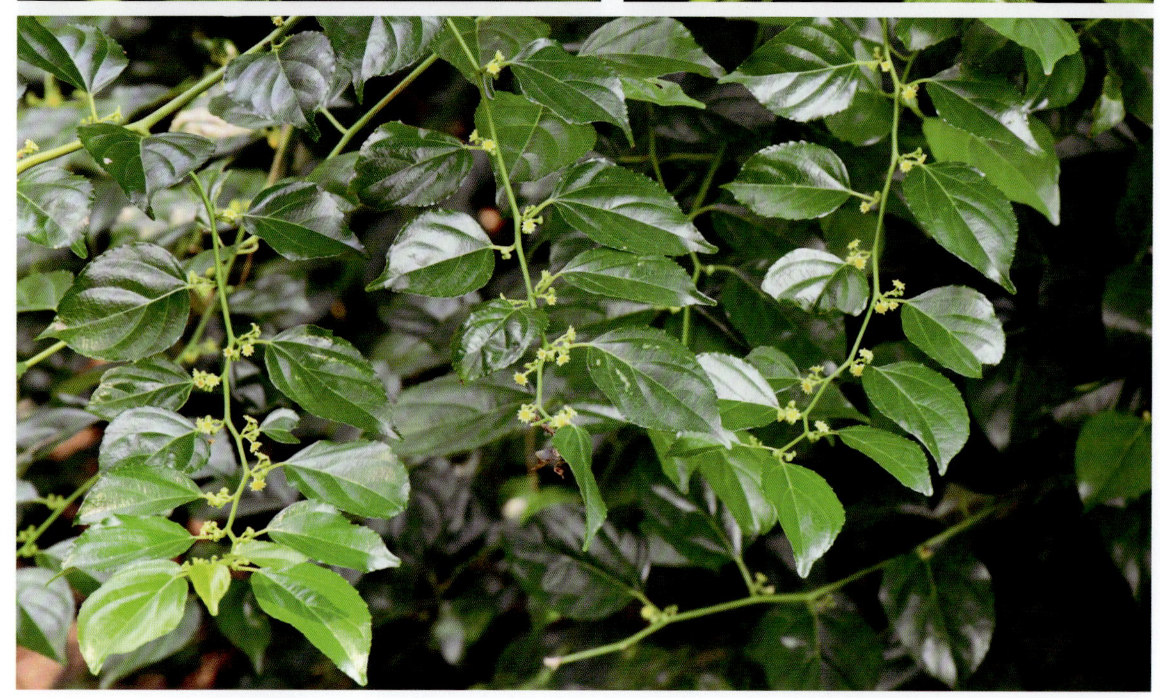

尼泊尔鼠李

【特征】直立或藤状灌木。稀乔木，枝无刺；幼枝被短柔毛，后脱落，小枝具多数明显的皮孔。叶厚纸质或近革质，大小异形，交替互生，小叶近圆形或卵圆形；大叶宽椭圆形或椭圆状矩圆形，顶端圆形，短渐尖或渐尖，基部圆形，边缘具圆齿或钝锯齿，上面深绿色，无毛，下面仅脉腋被簇毛，侧脉每边 5~9 条，中脉上面下陷，其余两面均凸起；叶柄无毛。腋生聚伞总状花序或下部有短分枝的聚伞圆锥花序，花序轴被短柔毛；花单性，雌雄异株，5 基数；萼片长三角形，顶端尖，外面被微毛；花瓣匙形，顶端钝或微凹，基部具爪，与雄蕊等长或稍短；雌花的花瓣早落，有 5 个退化雄蕊；子房球形，3 室，每室有 1 胚珠，花柱 3 浅裂至半裂。核果倒卵状球形，基部有宿存的萼筒，具 3 分核。种子 3 颗，背面具与种子等长、上窄下宽的纵沟。

【药用信息】民间将叶、茎和根主要用作治疗风湿病、关节痛和眼部疾病。

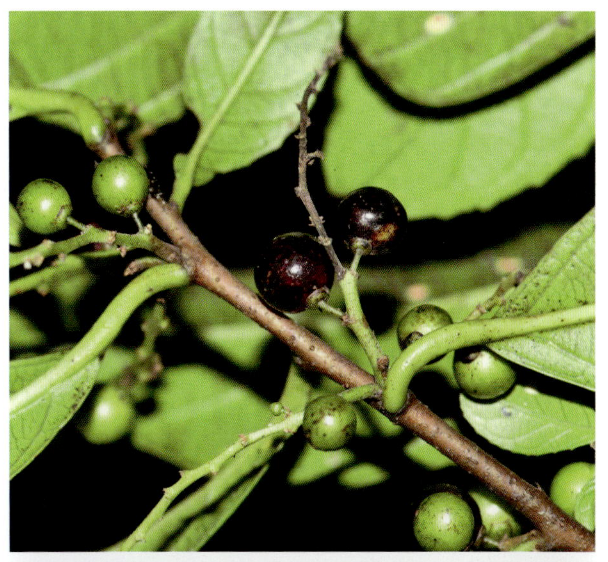

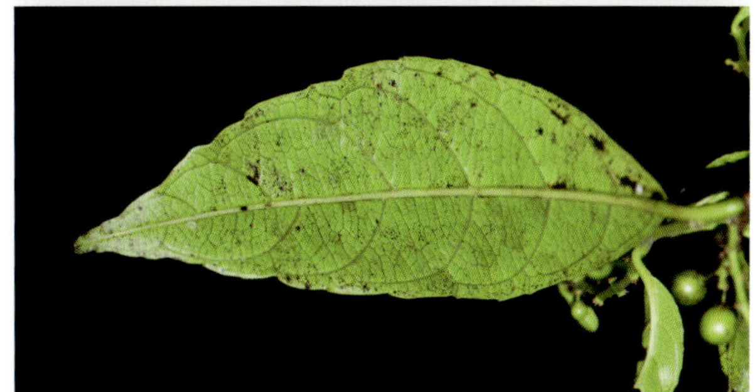

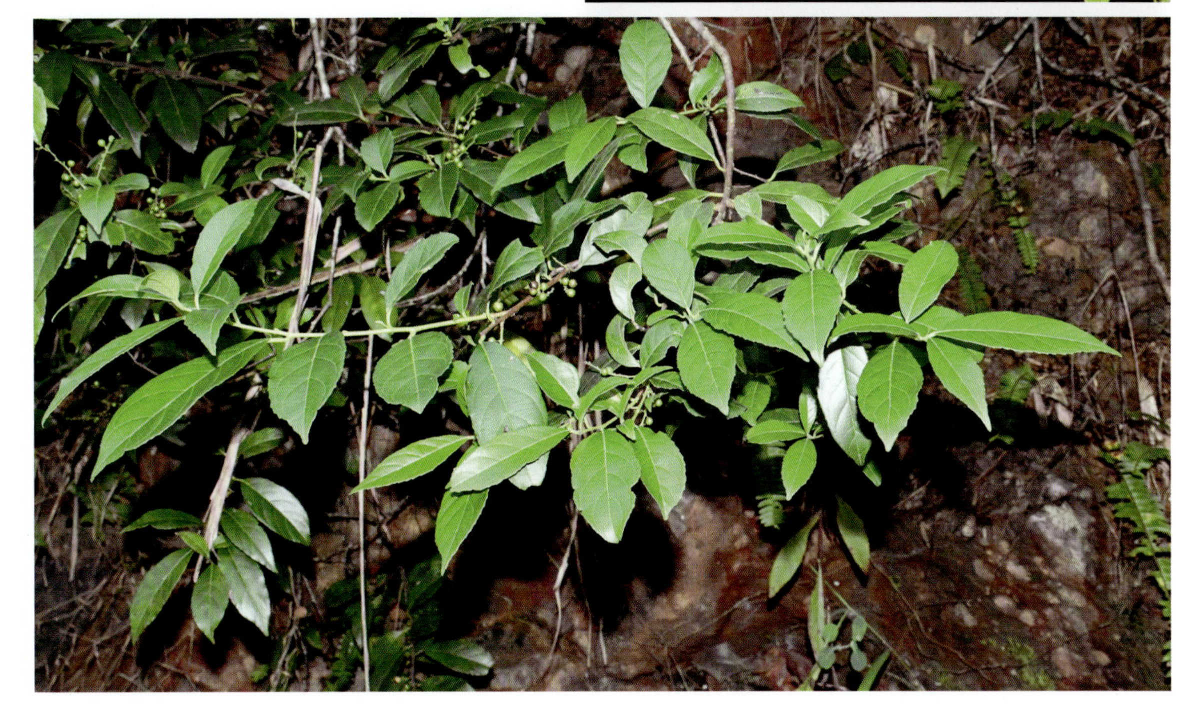

梗花雀梅藤

Sageretia henryi

鼠李科 雀梅藤属

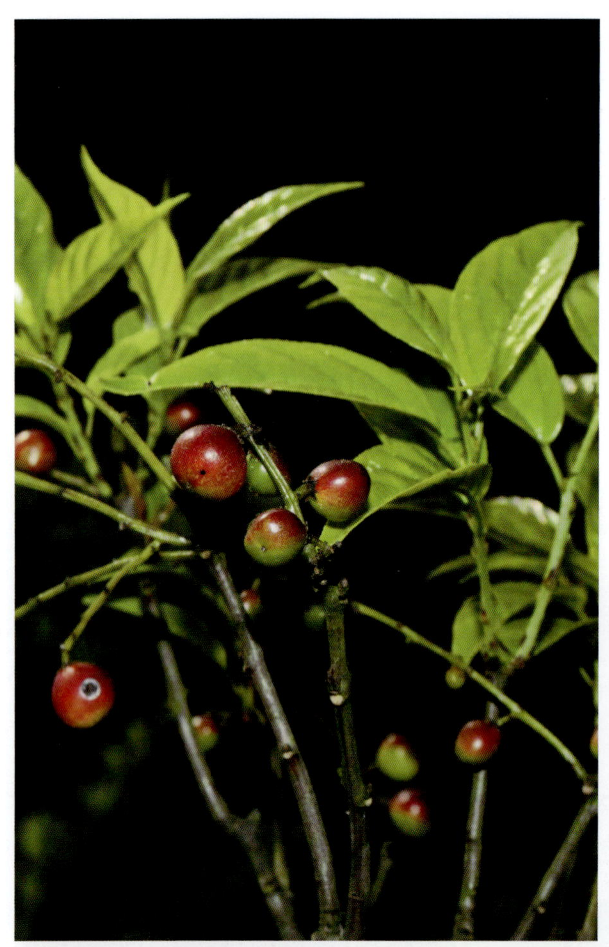

【特征】藤状灌木。稀小乔木，无刺或具刺；小枝红褐色，无毛，老枝灰黑色。叶互生或近对生，纸质，矩圆形，长椭圆形或卵状椭圆形，顶端尾状渐尖，稀锐尖或钝圆，基部圆形或宽楔形，边缘具细锯齿，两面无毛，上面干时栗色，稍下陷，下面凸起，侧脉每边 5~7 条；叶柄无毛或被微柔毛；托叶钻形。花白色或黄白色，无毛，单生或数个簇生排成疏散的总状或稀圆锥花序，腋生或顶生；花序轴无毛；萼片卵状三角形，顶端尖；花瓣白色，匙形，顶端微凹，稍短于雄蕊；子房 3 室，每室具 1 胚珠。核果椭圆形或倒卵状球形，成熟时紫红色，具 2~3 分核。种子 2，扁平，两端凹入。

【药用信息】果实入药，清火热和清胃热。

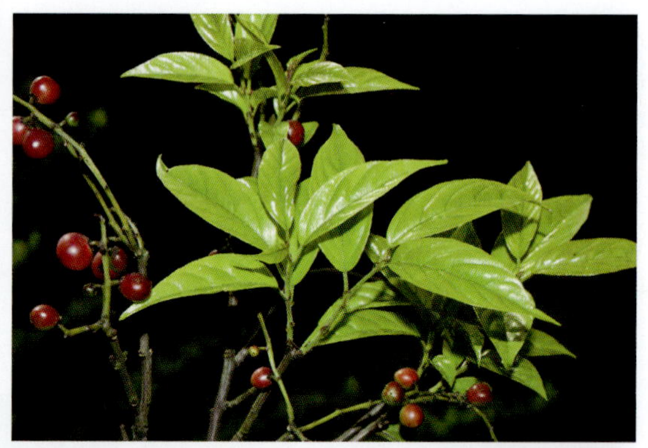

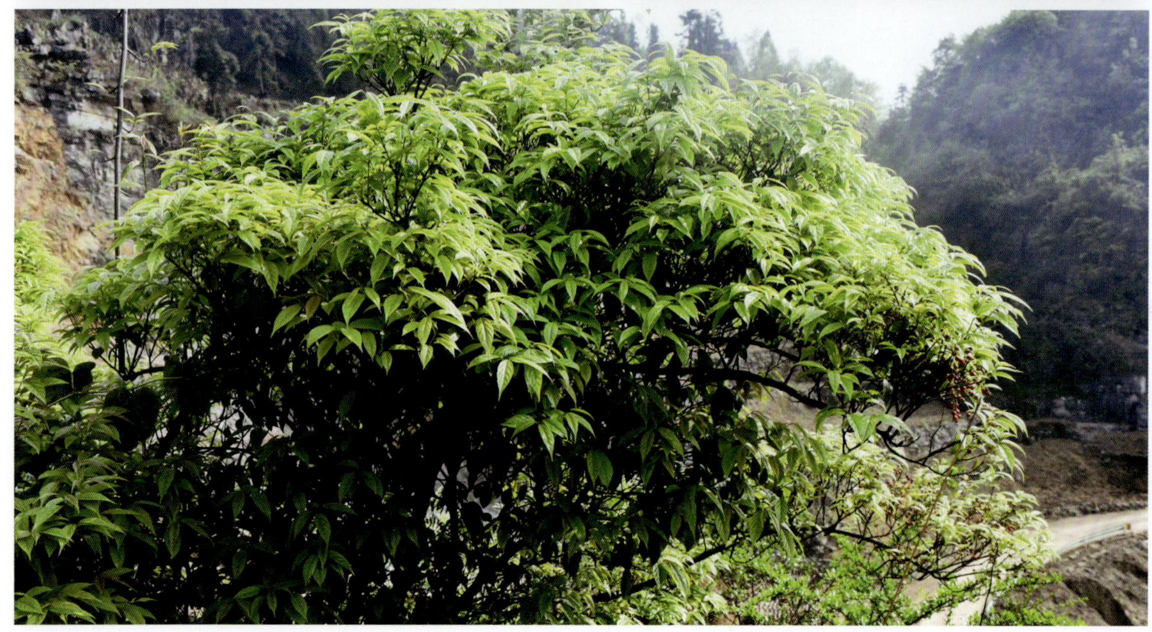

翼核果

【特征】藤状灌木。幼枝被柔毛，后脱落；小枝无毛。叶薄革质，卵状长圆形或卵状椭圆形，稀卵形，先端渐尖或短渐尖，稀尖，基部近圆，近全缘，疏生不明显细齿，两面无毛，侧脉 4~7 对，上面凹下；叶柄上面被疏短柔毛。花单生或 2 至数朵簇生叶腋，稀成顶生聚伞总状或聚伞圆锥花序；萼片三角形；花瓣倒卵形，先端微凹；雄蕊稍短于花瓣；子房球形，藏于花盘内，2 室，花柱 2 裂。核果无毛，基部 1/4~1/3 为宿存萼筒包被，1 室。种子 1。

【药用信息】根状茎入药，舒筋活血，凉血止痛，治气血虚弱、月经不调、血虚经闭等。

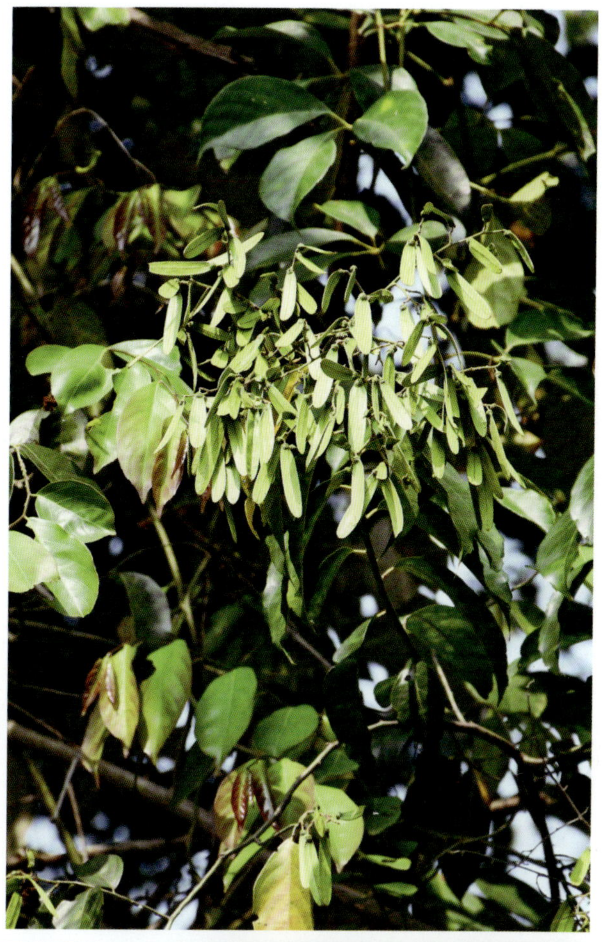

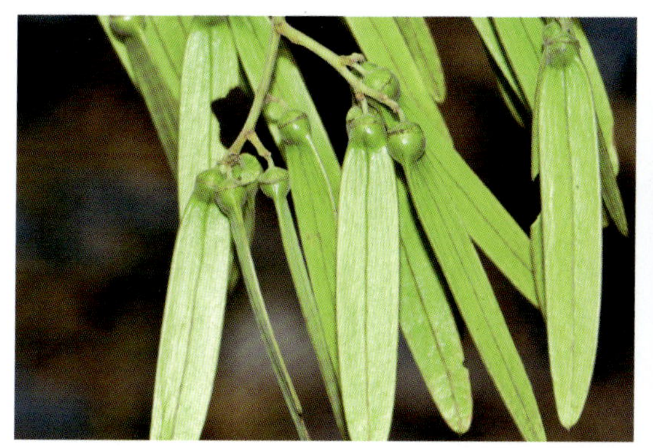

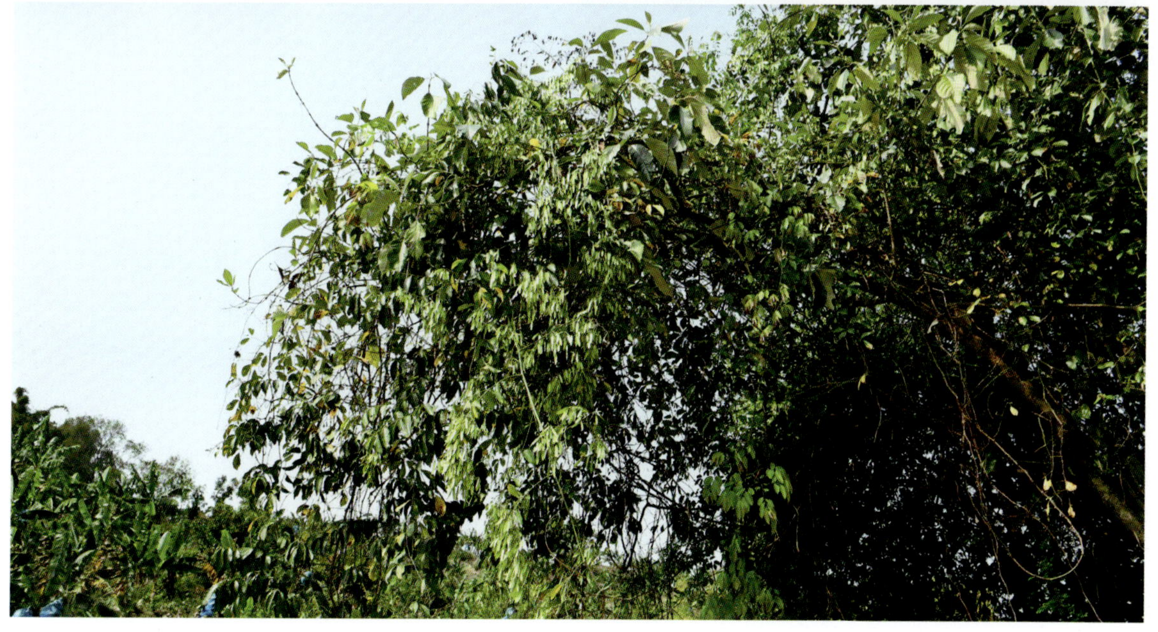

印度枣

Ziziphus incurva

鼠李科 枣属

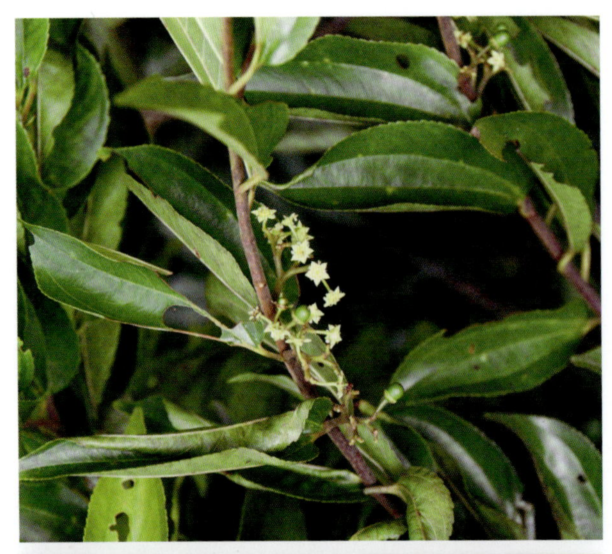

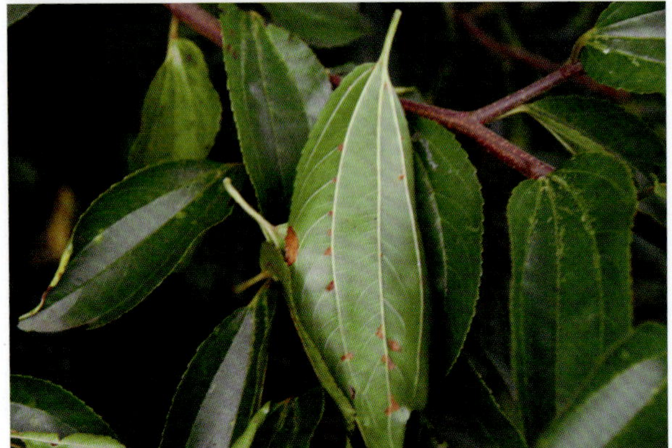

【特征】乔木。幼枝被棕色短柔毛，小枝黑褐色或紫黑色，具皮刺。叶纸质，卵状矩圆形或卵形，稀矩圆形，顶端渐尖或短渐尖，具钝尖头，稀近圆形，基部近圆形或微心形，稍不对称，边缘具圆齿状锯齿，上面深绿色，无毛或仅中脉有疏柔毛，下面浅绿色，初时沿脉被柔毛或疏毛，后脱落，或沿脉基部有疏柔毛，基生三或稀五出脉，网脉在下面明显；叶柄被棕色短柔毛；托叶刺1~2个，直立，早落。花绿色，两性，5基数，数个至10余个密集成腋生二歧式聚伞花序，总花梗被棕色细柔毛；萼片卵状三角形，顶端尖，外面被短柔毛；花瓣匙形，兜状，与雄蕊近等长；花盘厚，肉质，10裂；子房球形，2室，顶端被微毛，每室具1胚珠；花柱2半裂。核果近球形或球状椭圆形，无毛，基部有宿存的萼筒，成熟时红褐色；果梗有短柔毛；中果皮薄，内果皮厚骨质，2，稀1室。种子1~2，黑褐色，平滑，有光泽。

【药用信息】补血降压，增强人体免疫力。含有大量的维生素、多种微量元素和糖分，保肝护肝，镇静安神。

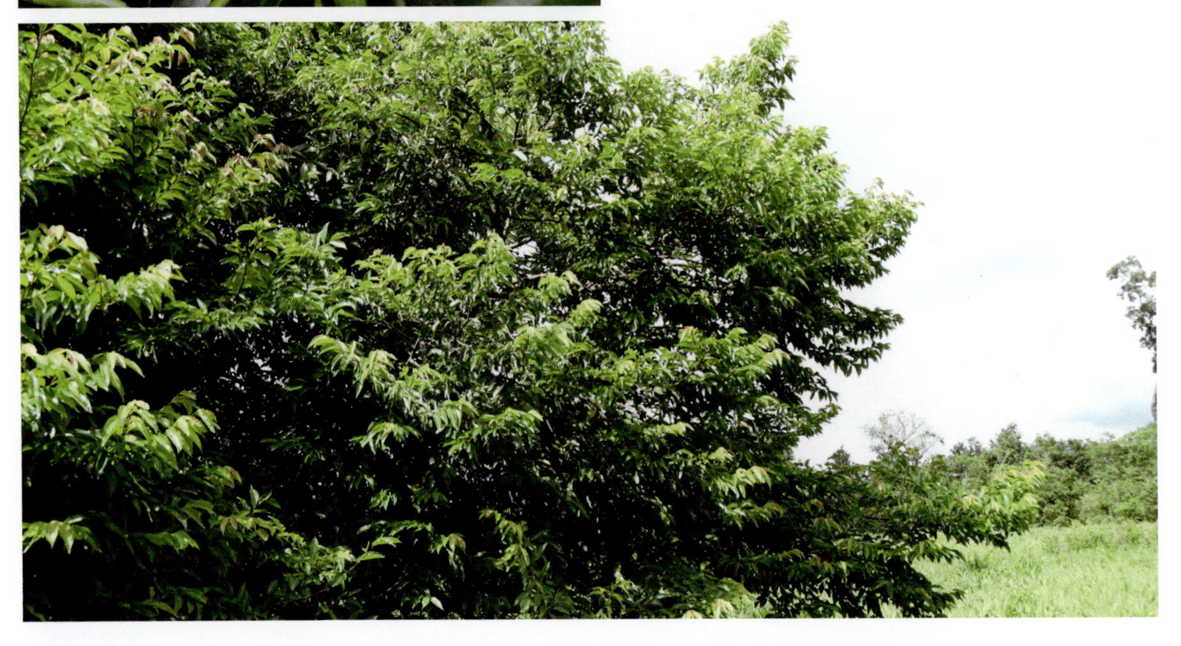

Canthium berberidifolium

茜草科 猪肚木属

小檗叶猪肚木

【特征】灌木或乔木。叶对生，具短柄；托叶生在叶柄间，三角形，基部合生。花小，腋生，簇生或排成伞房花序式的聚伞花序。核果近球形；种子长圆形。

【药用信息】根入药，利尿。

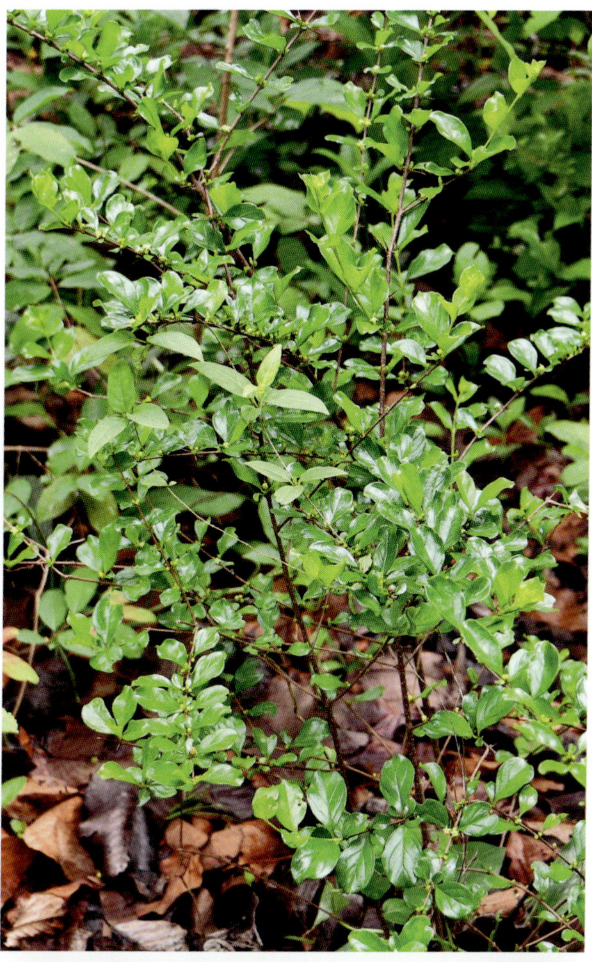

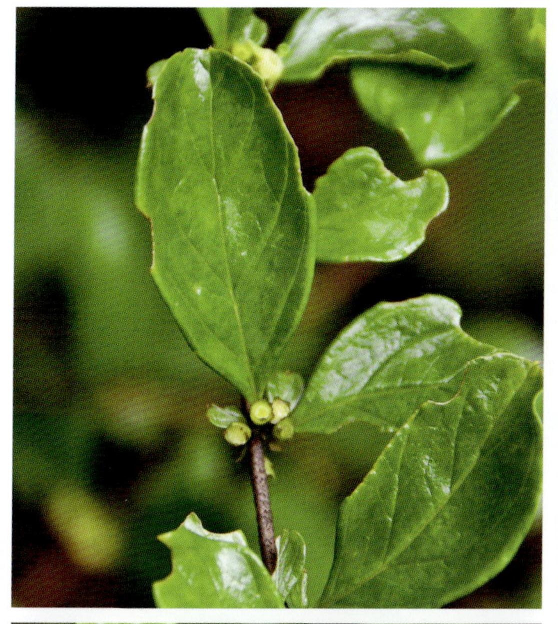

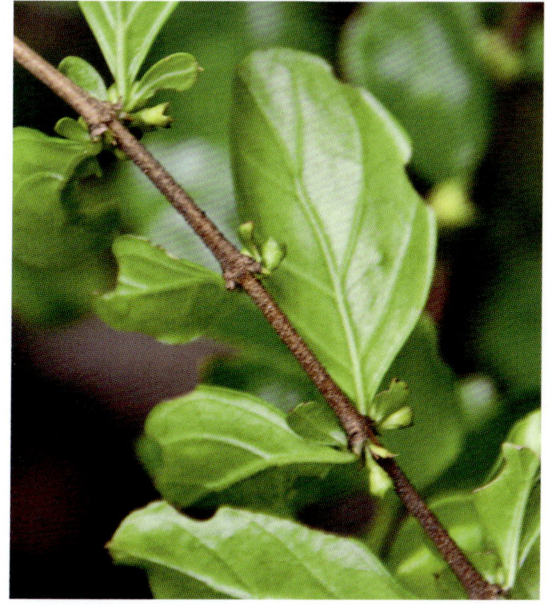

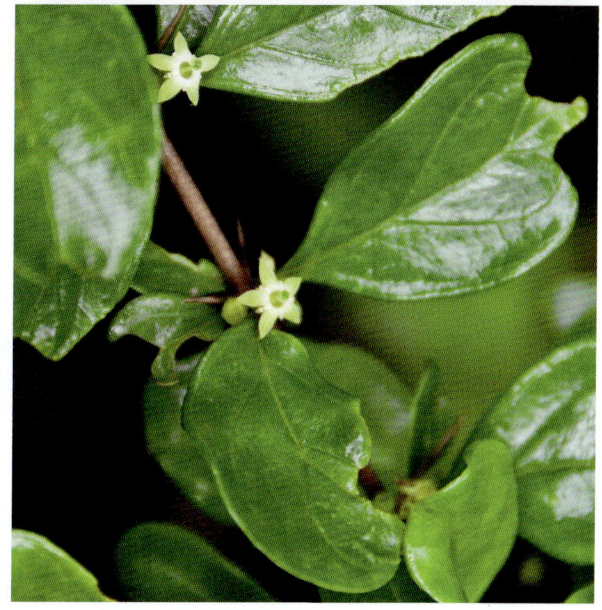

茸毛山石榴

Catunaregam tomentosa

茜草科 山石榴属

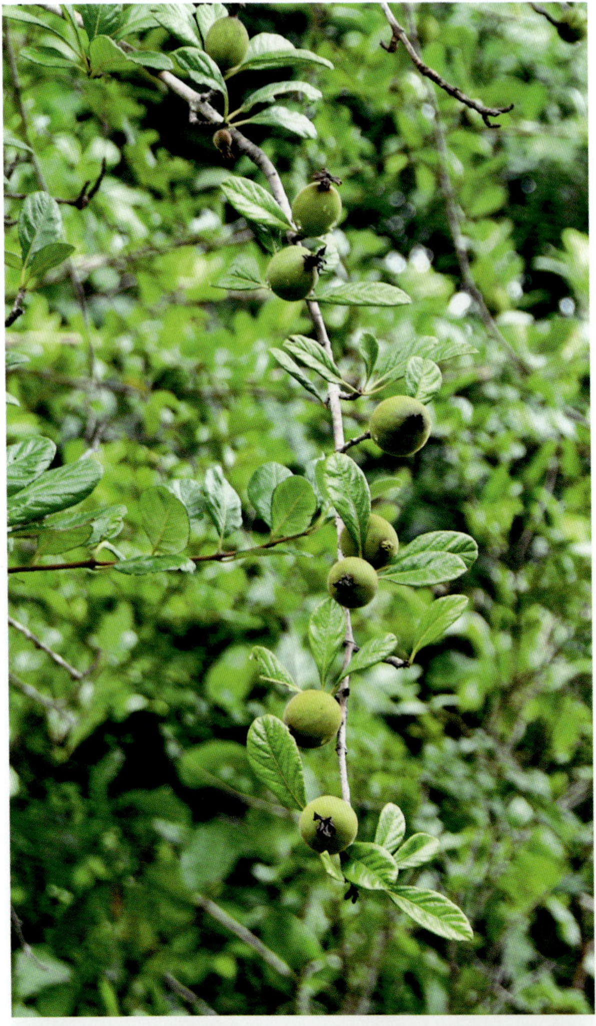

【特征】灌木或小乔木。通常具刺。叶簇生于抑发的侧生短枝上；托叶在叶柄间，常脱落。花小或中等大，近无柄，单生或 2~3 朵簇生于具叶、抑发的侧生短枝顶部；萼管钟形或卵球形，无毛或有毛，檐部稍扩大，顶端通常 5 裂，裂片宽；花冠钟状，外面通常被绢毛，冠管短，稀延长，裂片通常 5，宽，广展或外反，旋转排列。种子多数，椭圆形或肾形。

【药用信息】根利尿、驳骨、祛风湿，治跌打腹痛；叶可止血。

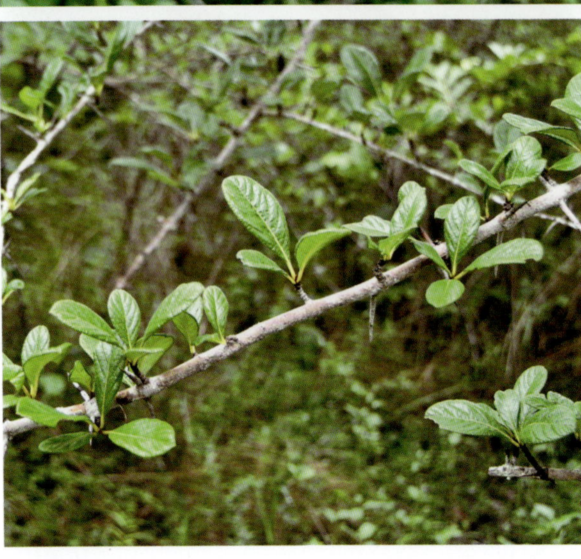

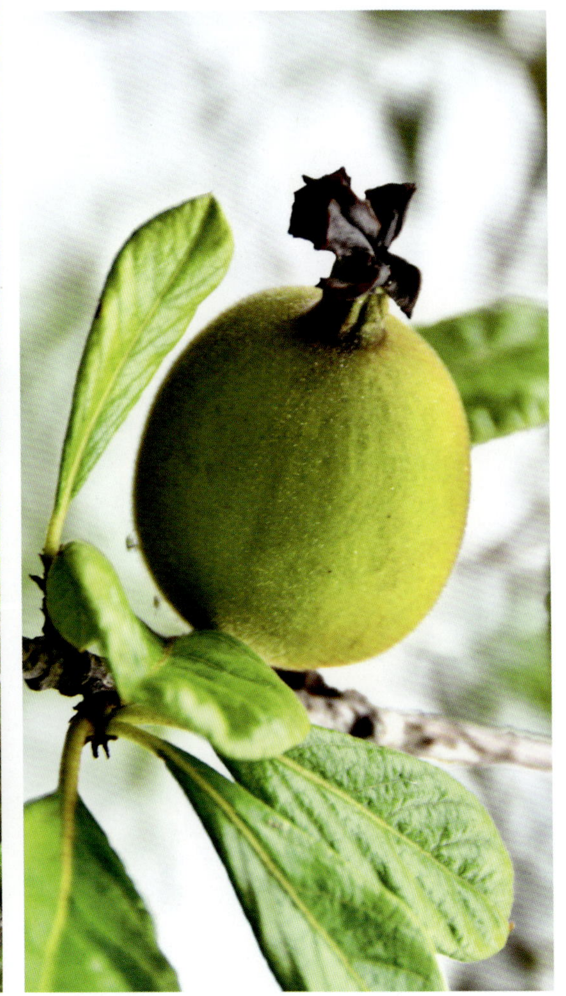

弯管花

【特征】直立小灌木。通常全株被毛。叶膜质，长圆状椭圆形或倒披针形，顶端渐尖或长渐尖，基部楔形，边全缘，干时黄绿色；侧脉每边 8~10 条，纤细，上面清楚可见；叶柄无毛；托叶宿存，阔卵形或三角形，短尖或钝，全缘或浅 2 裂，基部短合生。聚伞花序多花，顶生，总轴和分枝稍压扁，带紫红色；苞片小，披针形；花近无梗，3 型：花药伸出而柱头内藏，柱头伸出而花药内藏，或柱头和花药均伸出；萼倒卵形，檐部 5 浅裂，裂片短尖；花冠管弯曲，内外均有毛，裂片 4~5，卵状三角形，顶部肿胀，具浅沟。核果扁球形，平滑或分核间有浅槽。

【药用信息】根入药，祛风湿，清热解毒。

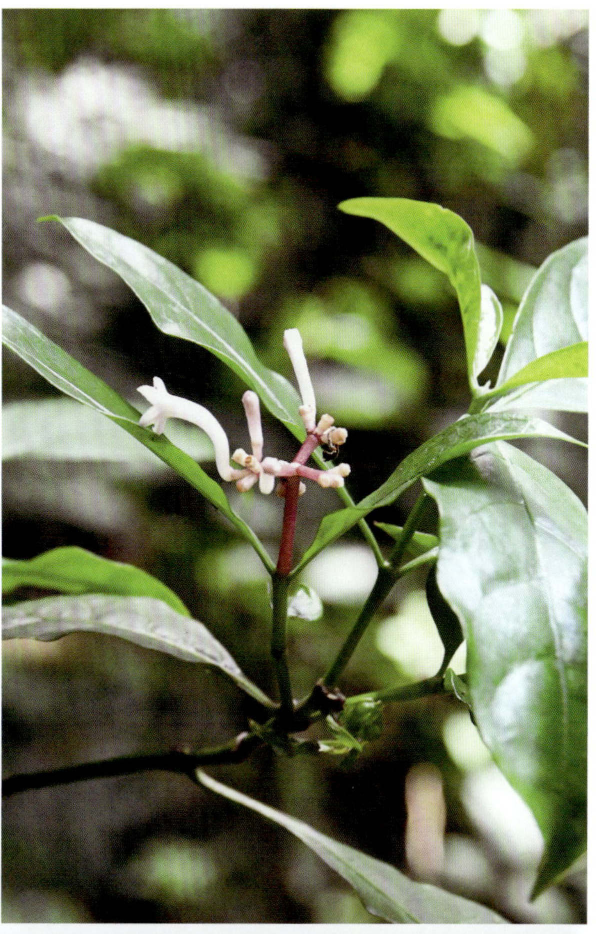

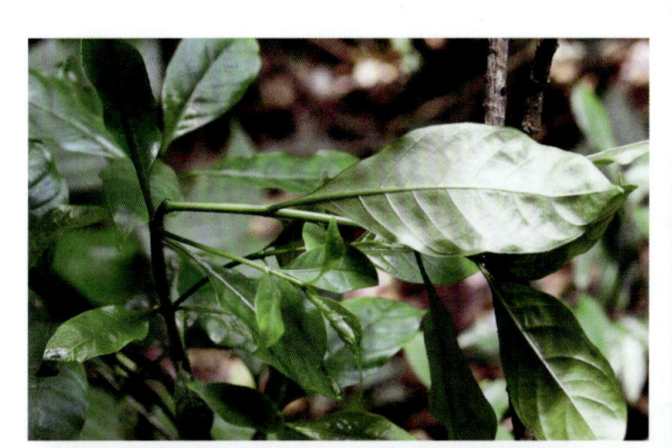

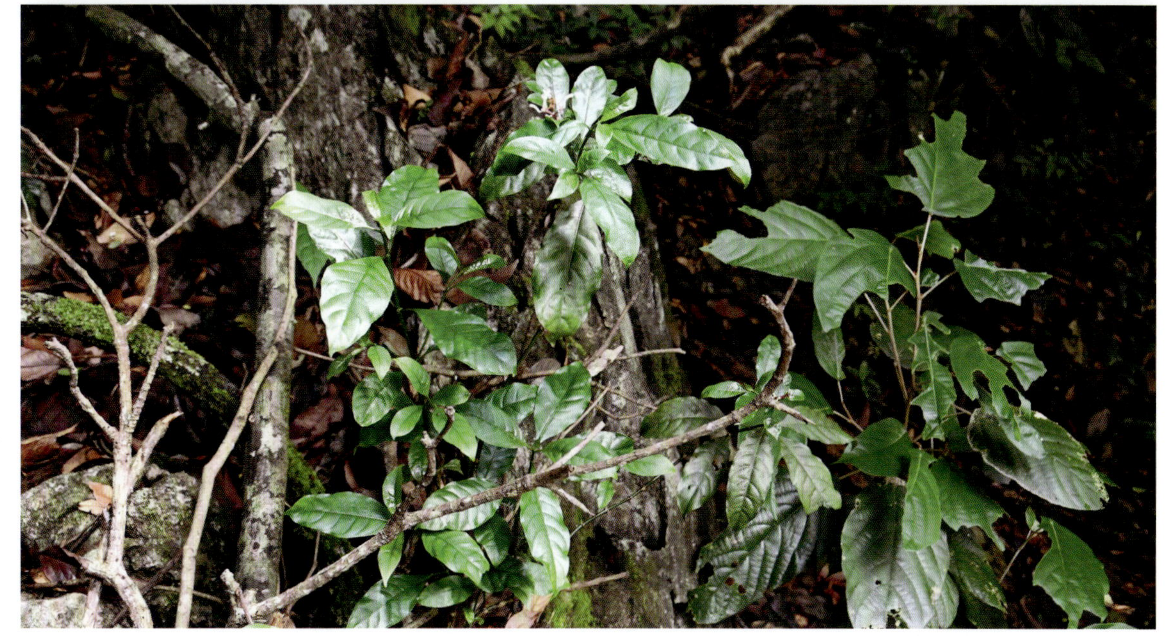

长柱山丹

Duperrea pavettifolia

茜草科 长柱山丹属

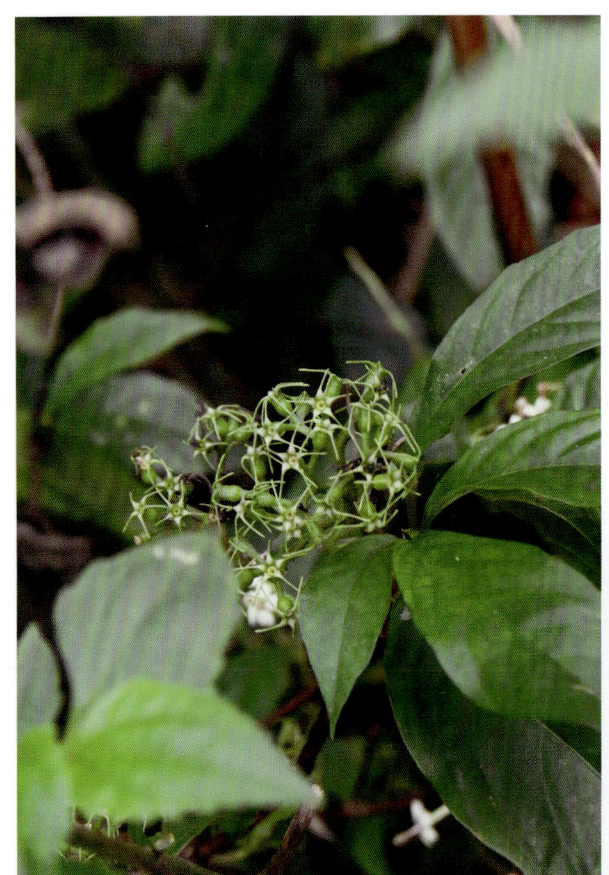

【特征】灌木或小乔木。小枝被浅黄色紧贴粗毛。叶长圆状椭圆形、长圆状披针形或倒披针形，先端渐尖，基部楔形，上面无毛或近无毛，下面有乳头状微柔毛，脉上被紧贴柔毛，侧脉 7~12 对；叶柄被紧贴硬毛，托叶膜质，卵状长圆形，先端芒尖，背面被紧贴硬毛。花序密被锈色硬毛；具线形被毛的苞片；花梗被毛；萼筒稍被锈色紧贴硬毛，萼裂片线形，被毛；花冠白色，密被锈色紧贴硬毛。浆果扁球形，有宿萼。种子扁球形，背面隆起，腹面略扁。

【药用信息】茎叶入药，清凉消暑，清热疏风。

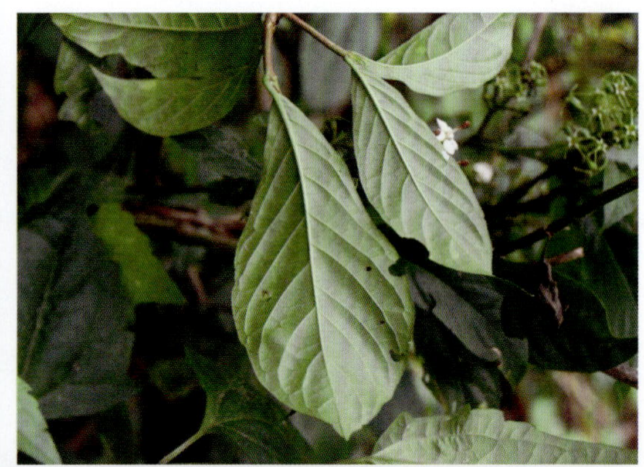

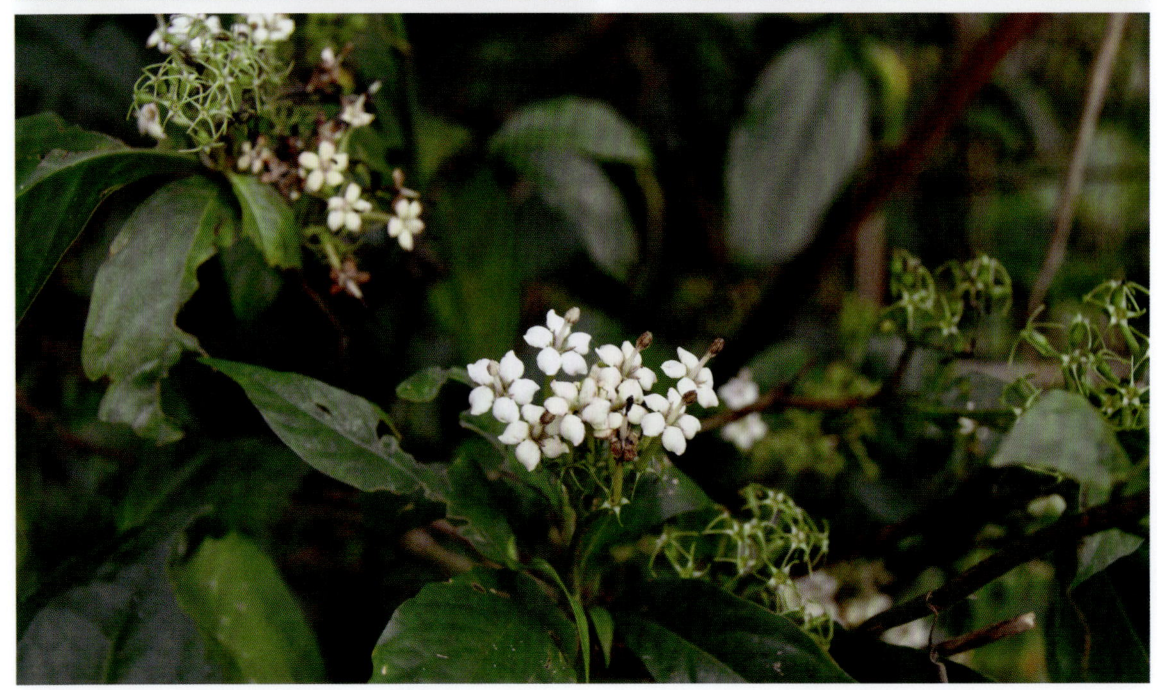

钝叶栀子

【特征】灌木或很少为乔木。叶对生，钝，少有 3 片轮生或与总花梗对生的 1 片不发育；托叶生于叶柄内，三角形，基部常合生。花大，腋生或顶生。浆果大。种子多数。

【药用信息】果入药，清热利尿，泻火除烦，凉血解毒，散瘀。

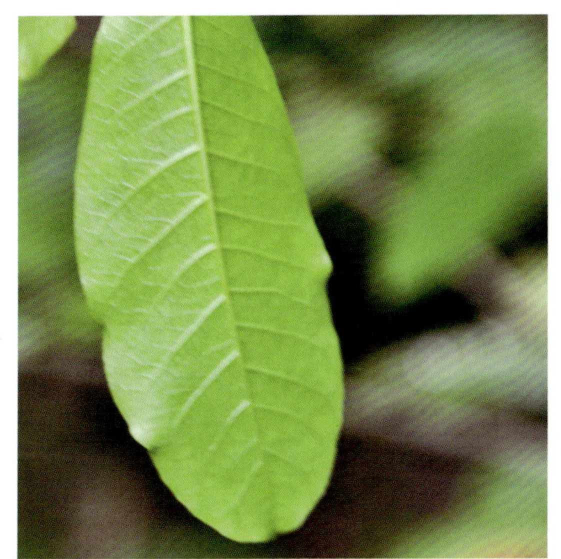

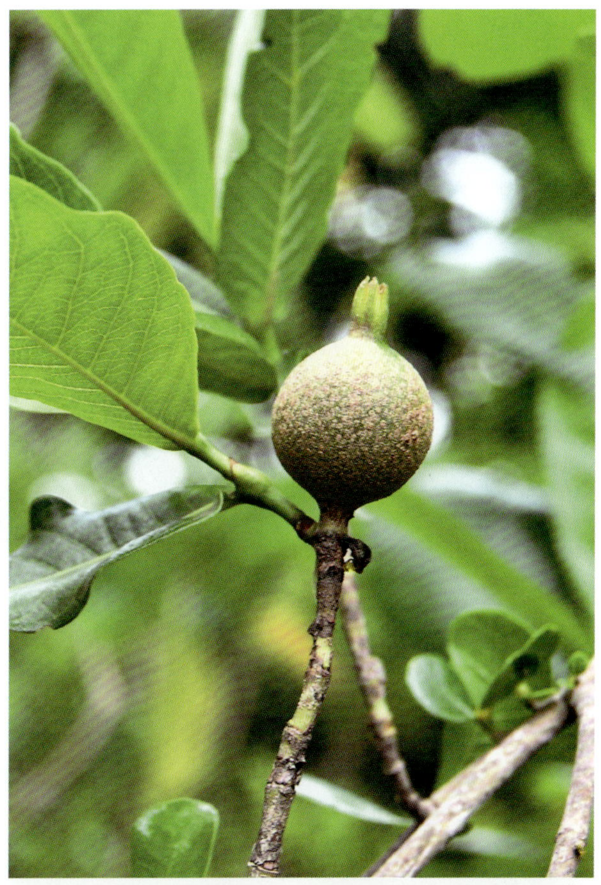

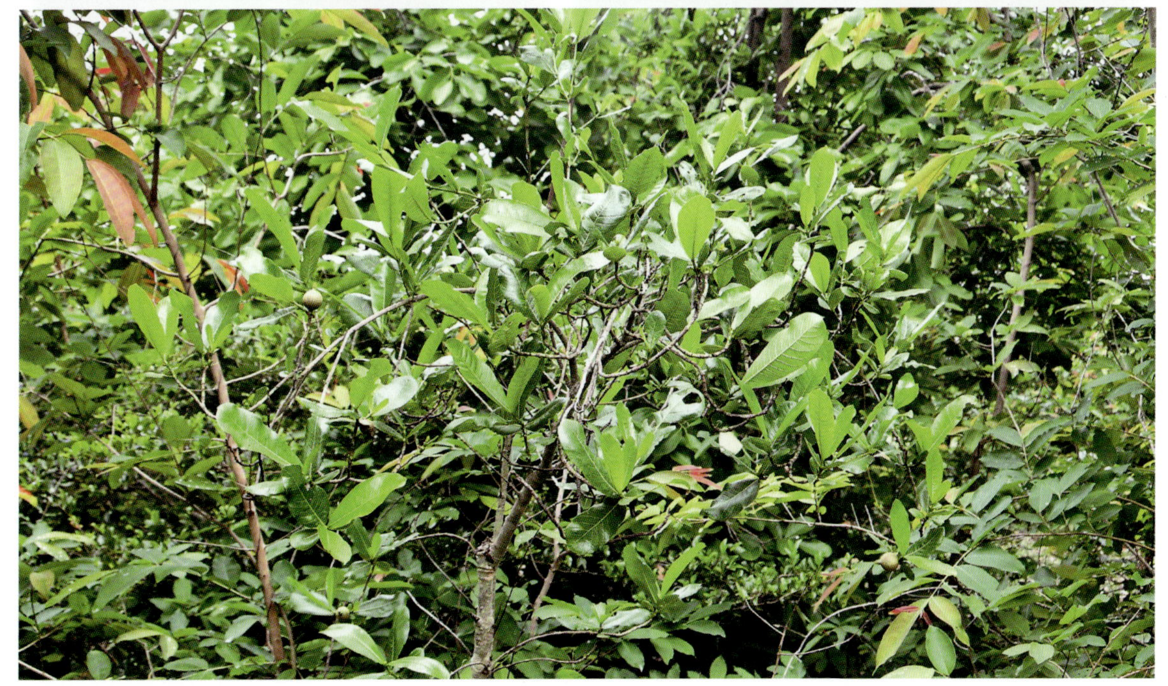

岩生栀子

Gardenia saxatilis

茜草科 栀子属

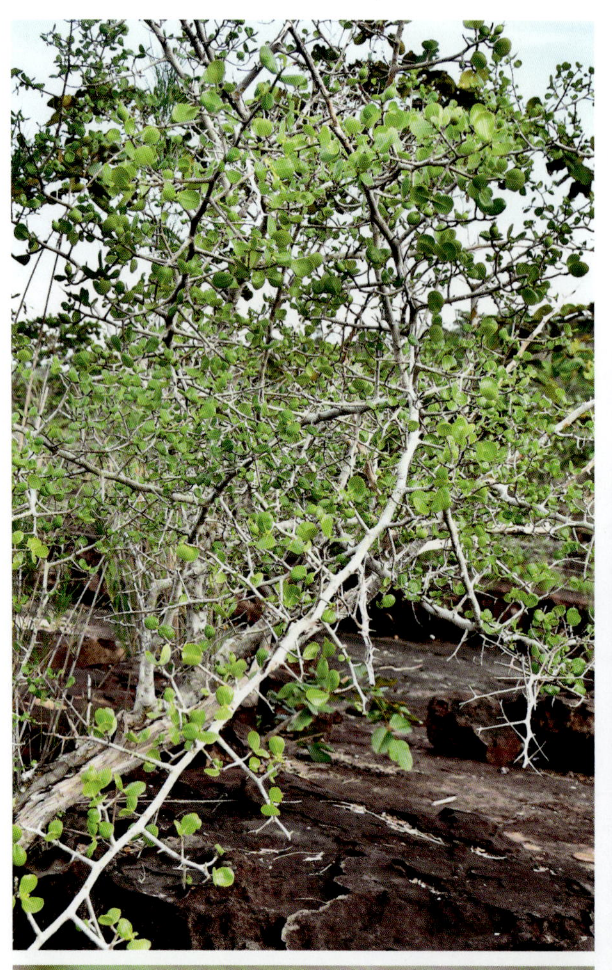

【特征】灌木或很少为乔木。具刺。叶对生，卵形；托叶生于叶柄内。花大，顶生。浆果大；种子多数。

【药用信息】果入药，清热利尿，泻火除烦，凉血解毒，散瘀。

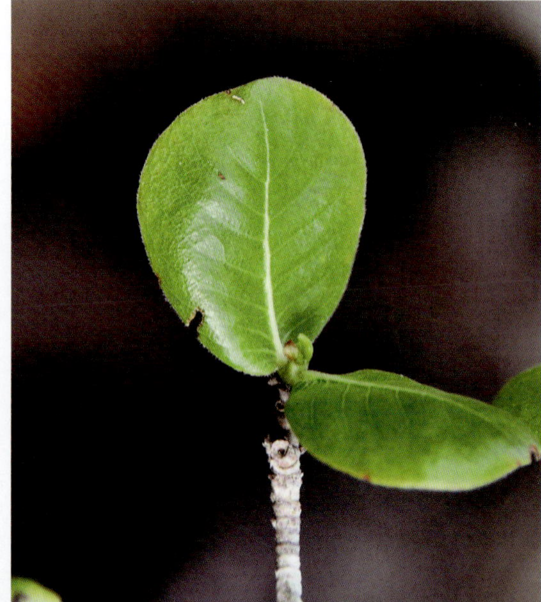

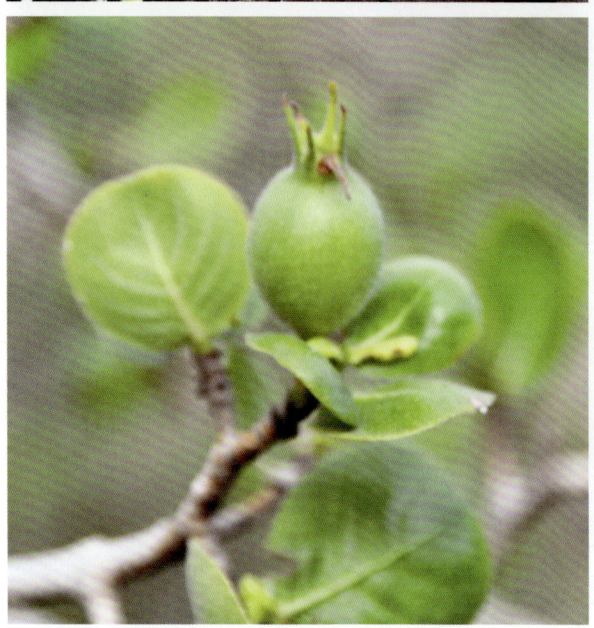

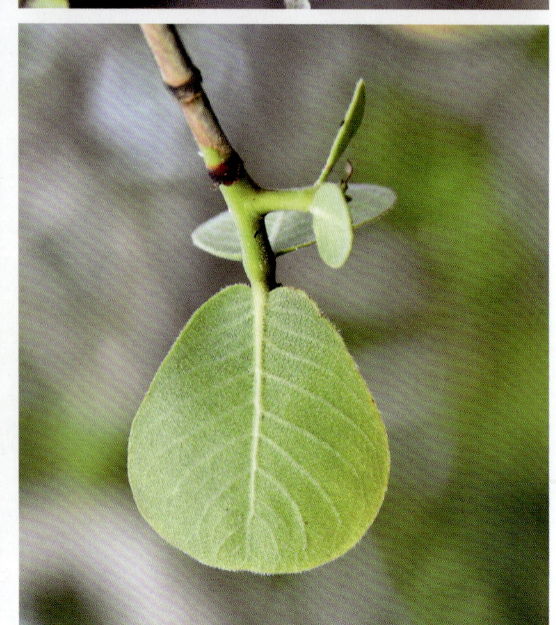

疏毛头状花耳草

【特征】高大藤状草本。小枝、花序、花萼和叶下面或两面均被疏短柔毛;茎和枝圆柱形或方柱形。叶对生,膜质,卵形或椭圆状披针形,顶端长渐尖,基部楔形,两面平滑;侧脉每边 4 条,极纤细而明显;托叶极短而阔,锐尖或具小齿。花序通常顶生,为三歧分枝金字塔形,分枝彼此远离,平伸;花 4 数,无梗,聚合成一小头状体;花萼小,钟形,萼檐裂片长圆形,短尖;花冠白色,管形,裂片长圆形,里面有髯毛。蒴果球形,顶部隆起,成熟时室间开裂为 2 果爿,果爿腹部直裂。种子多粒,微小,有棱。

【药用信息】全草含生物碱、黄酮甙和氨基酸。清热、解毒、散淤消肿,治感冒发热、咽喉痛等。

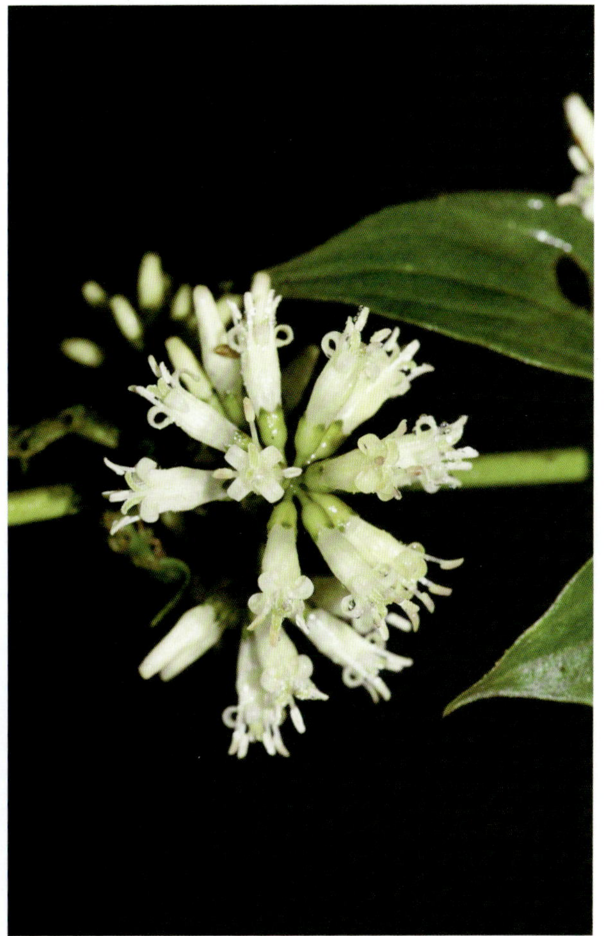

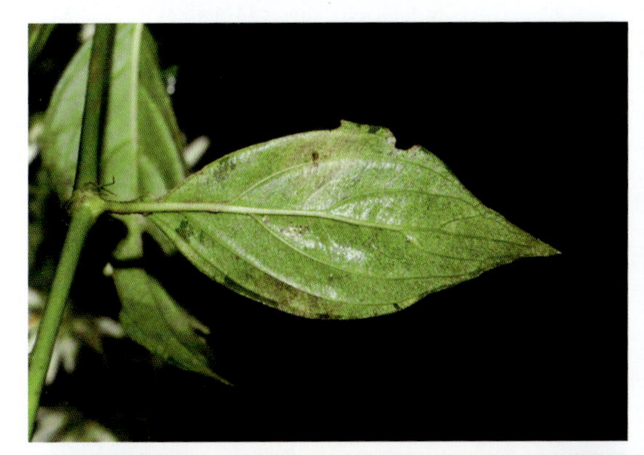

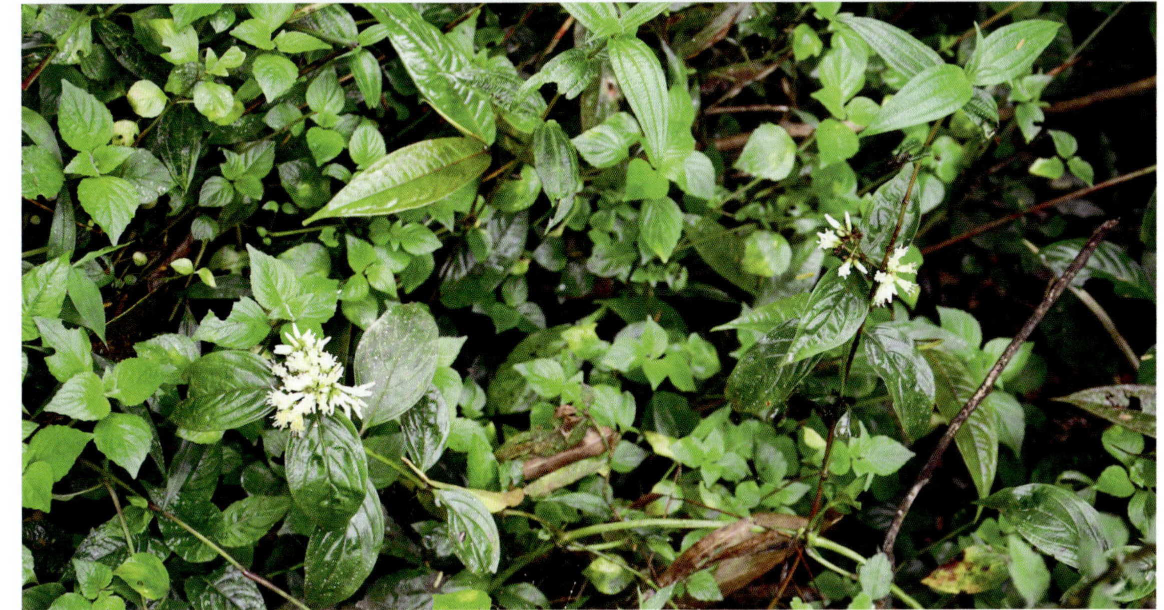

爪哇龙船花

Ixora javanica

茜草科 龙船花属

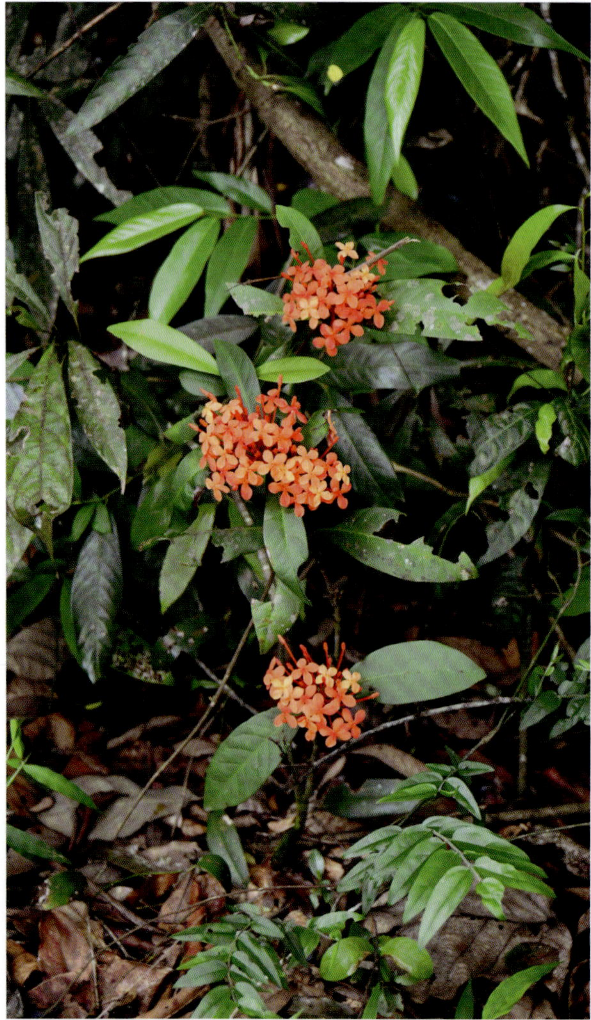

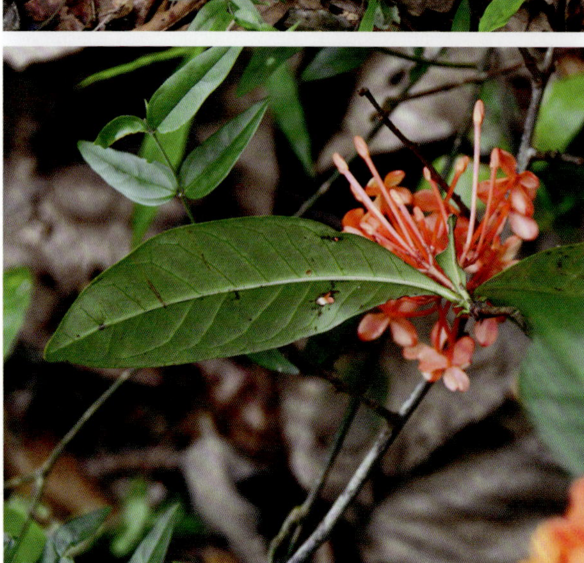

【特征】灌木或小乔木。叶对生，单叶，椭圆形，长圆形或长圆形卵形，草质，基部锐尖，先端渐尖，无毛，侧脉 9~10 对，叶柄短，托叶强尖。花序梗被短毛，4 瓣的松散圆锥花序，两性，无香，花直径 12mm。花具短的花萼筒，卵形裂片，花冠筒裂片卵形，钝或圆形，橙红色，有时粉红色或黄色，花药淡橙色，花柱稍外露。果带红紫色。

【药用信息】全株入药，清热凉血，散瘀止痛。

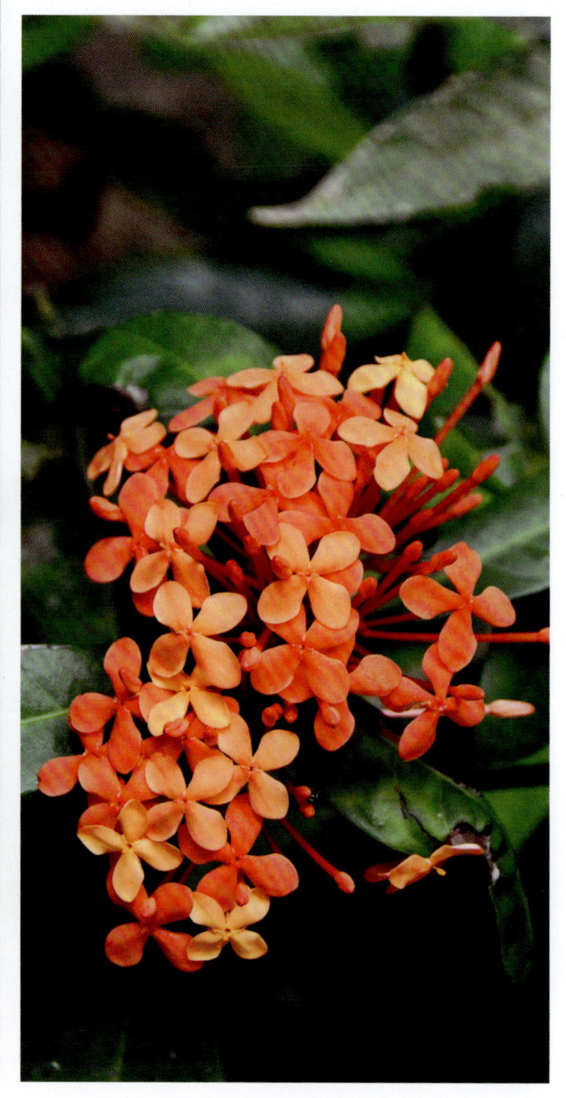

Lasianthus hirsutus

茜草科 粗叶木属

鸡屎树

【特征】灌木。枝和小枝均粗壮，被红棕色或暗褐色长硬毛，很少近无毛。叶纸质，长圆状椭圆形、长圆状倒卵形、长圆形或有时倒披针形，顶端渐尖或近尾尖，基部楔形、阔楔形或钝，上面被长糙毛或近无毛，下面密被暗褐色长硬毛，在中脉和侧脉上的毛很密；侧脉每边 8~12 条，呈锐角斜升，通常和横行小脉均在下面凸起；叶柄粗壮，密被贴伏的硬毛；托叶卵状三角形，密被长硬毛。花无梗，常数朵簇生叶腋；苞片很多，外面的大，卵形或披针形，顶端尾状长尖，里面的较小，线状披针形，均密被暗褐色长硬毛；萼管小，近钟形，下部无毛，中部以上密被贴伏的刚毛，裂片 4 或 5，钻形，被刚毛；花冠白色，漏斗状，管下部狭窄，上部明显扩大，外面疏被腺毛状柔毛，里面中部以上密被多细胞长柔毛，裂片 4 或 5，长圆形或披针形，常短尖，边缘被腺毛，毛的顶端明显乳头状，里面被皱曲长柔毛；雄蕊 4~5，生冠管近中部，花丝很短；子房 4~5 室，被花药环绕。核果近球形，成熟时蓝色或紫蓝色，被疏毛或近无毛，通常含 4 个分核。

【药用信息】叶入药，清热除湿，治发热、目黄、皮肤黄、小便黄等黄疸病。

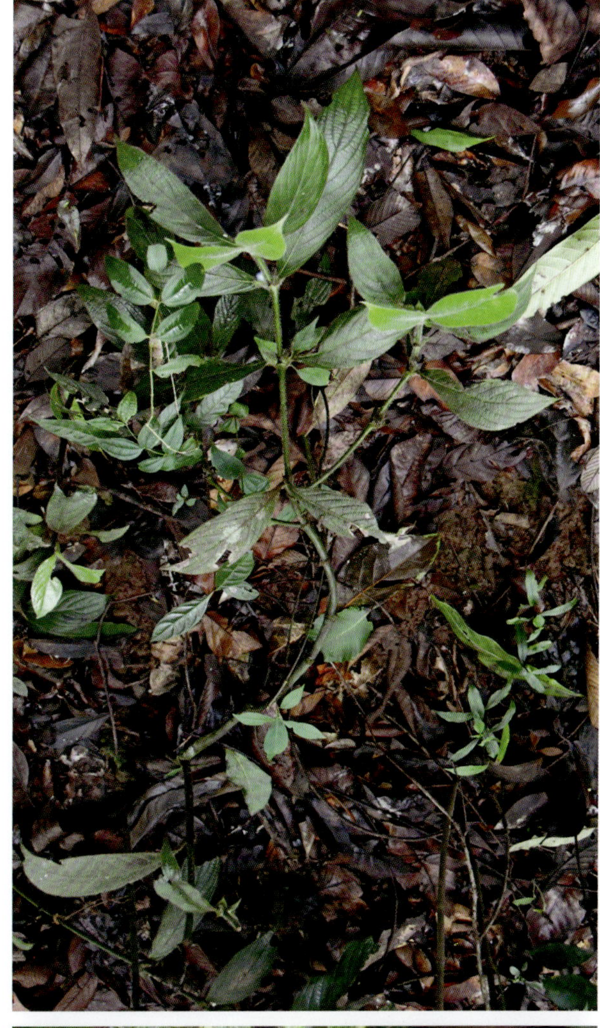

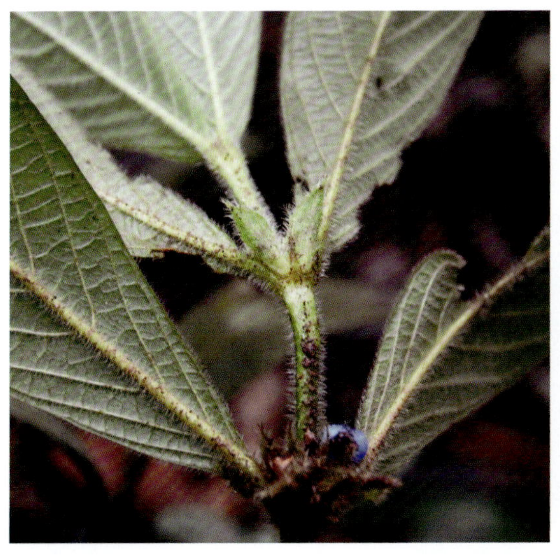

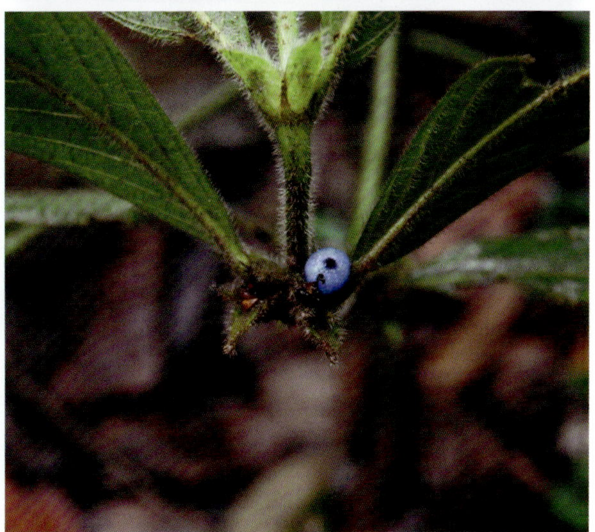

异叶帽蕊木

Mitragyna diversifolia

茜草科 帽蕊木属

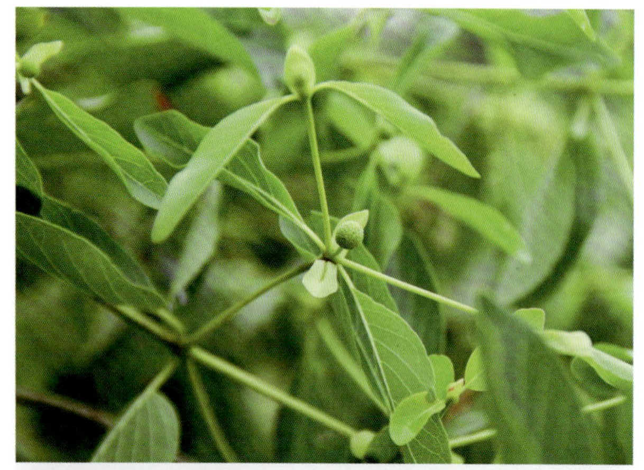

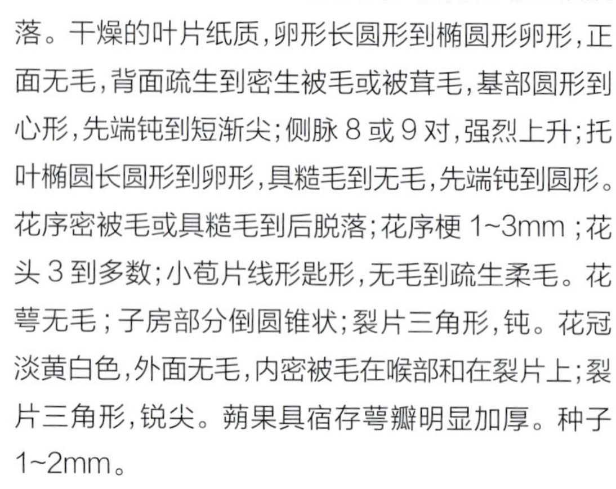

【特征】乔木，可能落叶。分枝圆柱状，枝条被毛后脱落。干燥的叶片纸质，卵形长圆形到椭圆形卵形，正面无毛，背面疏生到密生被毛或被茸毛，基部圆形到心形，先端钝到短渐尖；侧脉 8 或 9 对，强烈上升；托叶椭圆长圆形到卵形，具糙毛到无毛，先端钝到圆形。花序密被毛或具糙毛到后脱落；花序梗 1~3mm ；花头 3 到多数；小苞片线形匙形，无毛到疏生柔毛。花萼无毛；子房部分倒圆锥状；裂片三角形，钝。花冠淡黄白色，外面无毛，内密被毛在喉部和在裂片上；裂片三角形，锐尖。蒴果具宿存萼瓣明显加厚。种子 1~2mm。

【药用信息】叶和树皮入药，治高血压、肌肉骨骼疼痛、瘙痒。

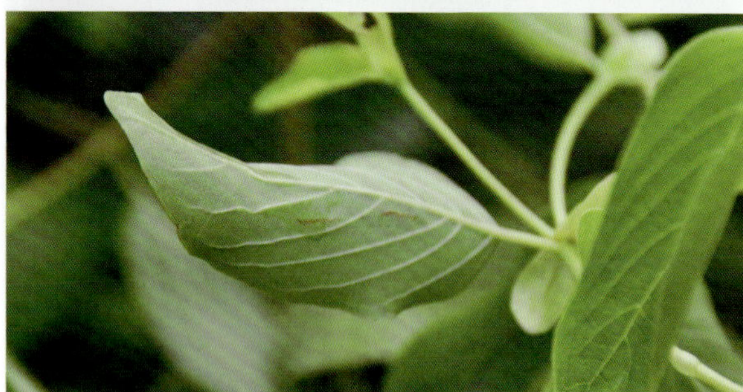

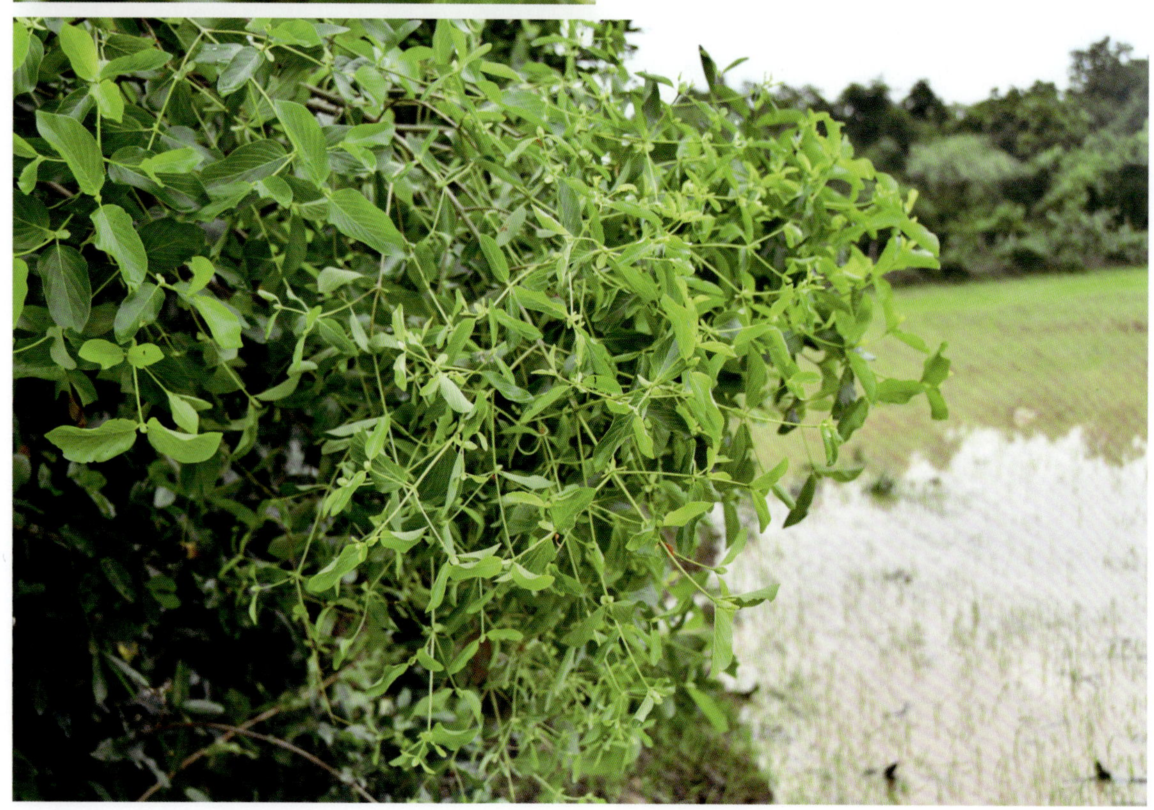

毛帽蕊木

Mitragyna hirsuta

茜草科 帽蕊木属

【特征】落叶小乔木。树皮灰色，有鳞；顶生营养芽卵形到椭圆形；托叶卵形到椭圆形，稍龙骨状，外面被短柔毛。叶宽卵形或圆形到椭圆形，基部圆形到心形，先端圆形到锐尖，纸质，上面无毛，下面疏生到密生短柔毛，侧脉 6~12 对。花序顶生在通常重复分枝的主侧枝的侧枝上，由 5~30 花组成，聚伞花序到假伞形排列。花间小苞片线形到线匙形，无毛到稍短柔毛。花萼筒几乎完全退化；裂片线形到线形匙形，无毛到疏生有毛。花冠淡黄色，通常随着生长变成橙黄色；筒部假面状到狭漏斗状，5~6mm 长，外面无毛，里面密被毛，毛从喉部突出；裂片椭圆形，在基部内部有毛，外面无毛。子房无毛；花柱加柱头外露。果顶有宿存的花萼裂片。

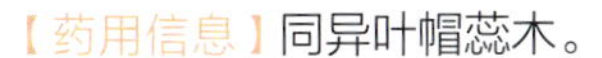

【药用信息】同异叶帽蕊木。

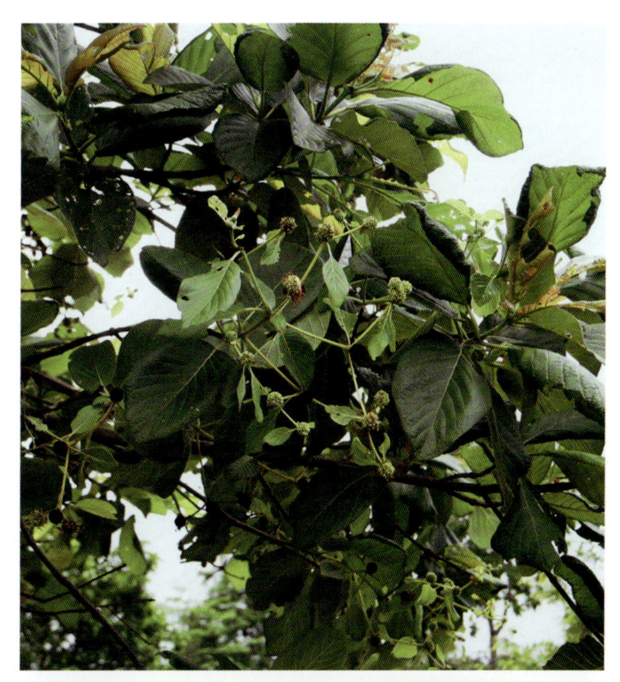

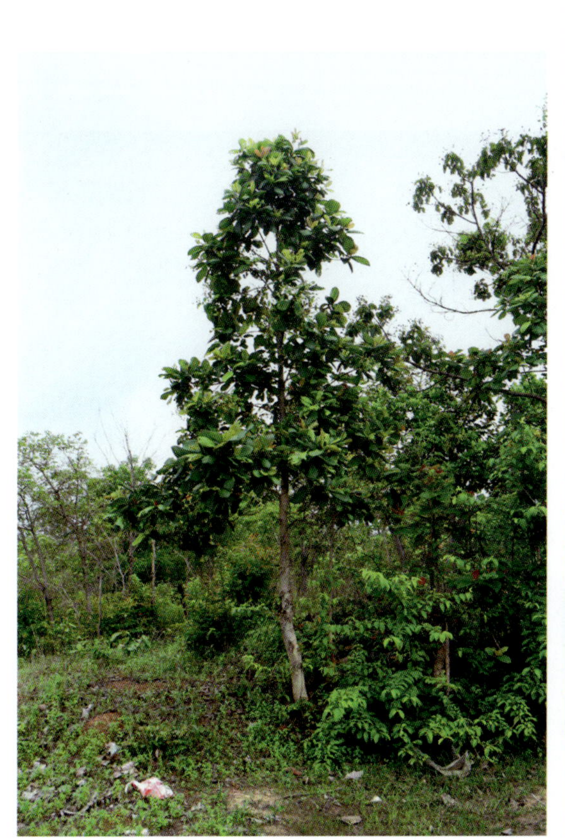

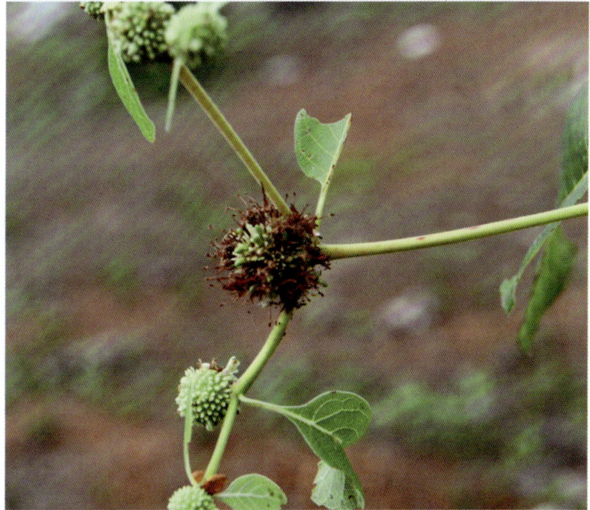

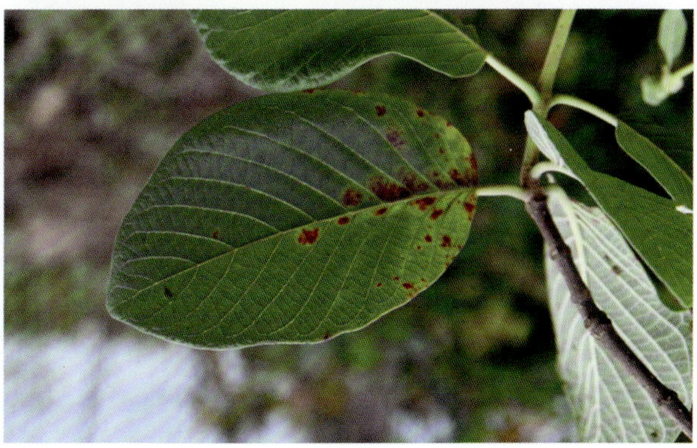

黄木巴戟

Morinda angustifolia

茜草科 巴戟天属

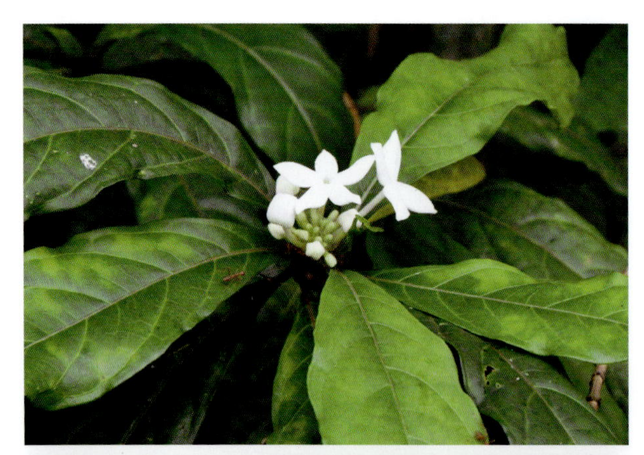

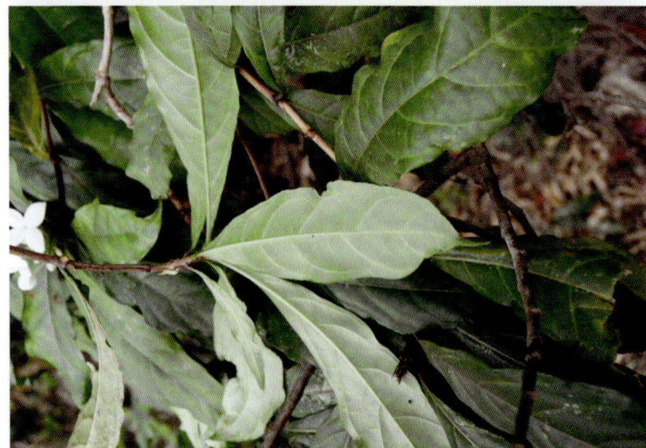

【特征】直立灌木或小乔木。枝四棱形，无毛。叶对生或单叶与花序对生，干后棕绿色，长圆形、椭圆形、长圆状披针形或倒披针形，顶端渐尖，基部渐狭成短柄，全缘，上面无毛，下面粗糙无毛或脉处有疏短粗柔毛；侧脉每边 9~13 条，网脉明显；托叶生叶柄间，每侧 2 片，分离，钻形，或合生，渐尖或急尖。头状花序与顶叶对生；花多数，无梗，具钻形小苞片；花萼管部花时各花彼此紧贴，后变为下部多少合生，檐部环状，截平；花冠纯白，高脚碟形，向内弯，管部内面和喉部无毛，檐部 5 裂，裂片卵状披针形；雄蕊 5，着生冠管下部，花丝短，花药线形，内藏；花柱外伸或内藏，顶端 2 裂，子房 4 室，每室具胚珠 1 颗；胚珠着生子房隔下部，横生。聚花核果浆果状，熟时白色或黑色，桑椹果形；核果基部多少彼此合生或近分离，倒卵形。种子 4。

【药用信息】根入药，主治阳痿遗精、宫冷不孕、月经不调等。

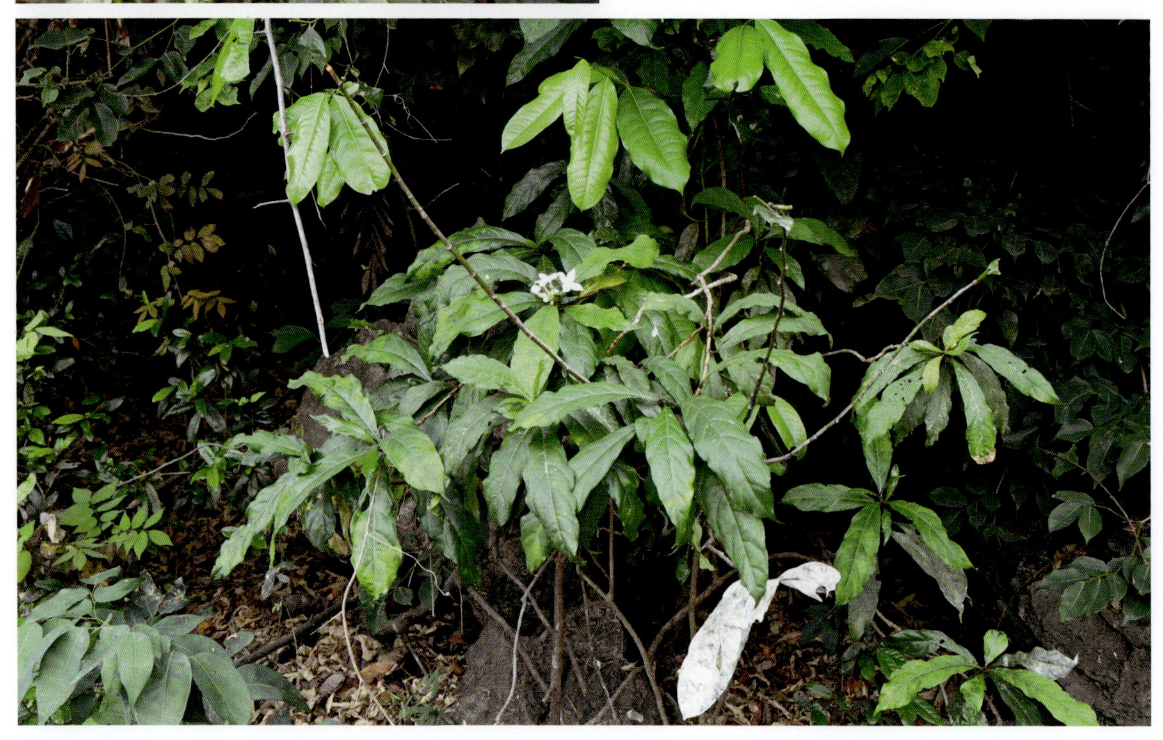

Morinda coreia

【特征】乔木。幼枝圆柱状到近圆柱状，树皮光滑，带绿色，无毛；老枝近圆柱状，树皮浅裂，带褐色到灰色。托叶三角形，基部合生，锐尖到渐尖，通常早落。叶椭圆形，基部楔形，边缘全缘，先端锐尖或渐尖，革质，上面淡绿色，下面带绿色，两面无毛，侧脉 7 ~ 10 对，脉明显；叶柄无毛。花序单生或成对头状花序；花 5 ~ 6，芳香，两性，花柱异长；花萼筒基部合生，无毛；裂片截形或具小齿；花冠盘状，白色或带绿色；筒部两侧无毛，裂片长圆形。花丝线形，直；花药黄色，长圆形；子房 2 室；花柱白色，无毛。果序球形或近球形，小果 10~35，无毛，成熟时黑色。种子椭圆形或卵球形。

【药用信息】补肝肾，强筋骨，祛风湿。治阳痿遗精、宫冷不孕、月经不调等。

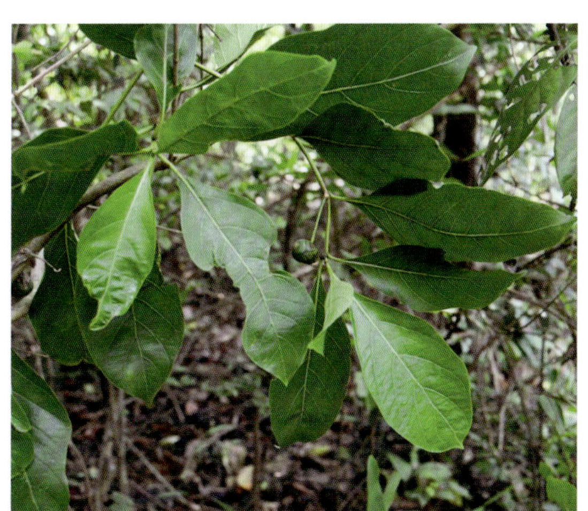

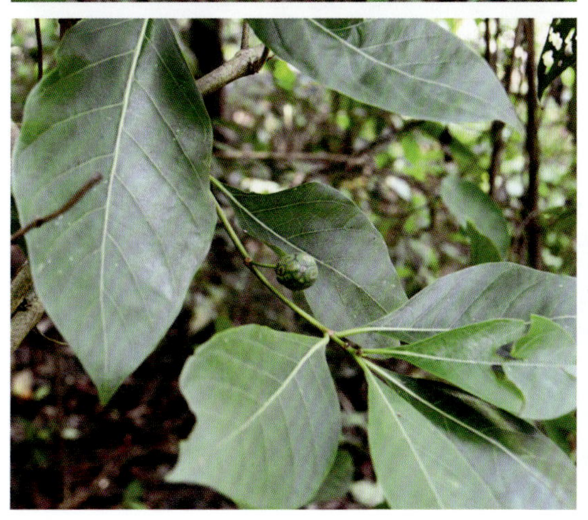

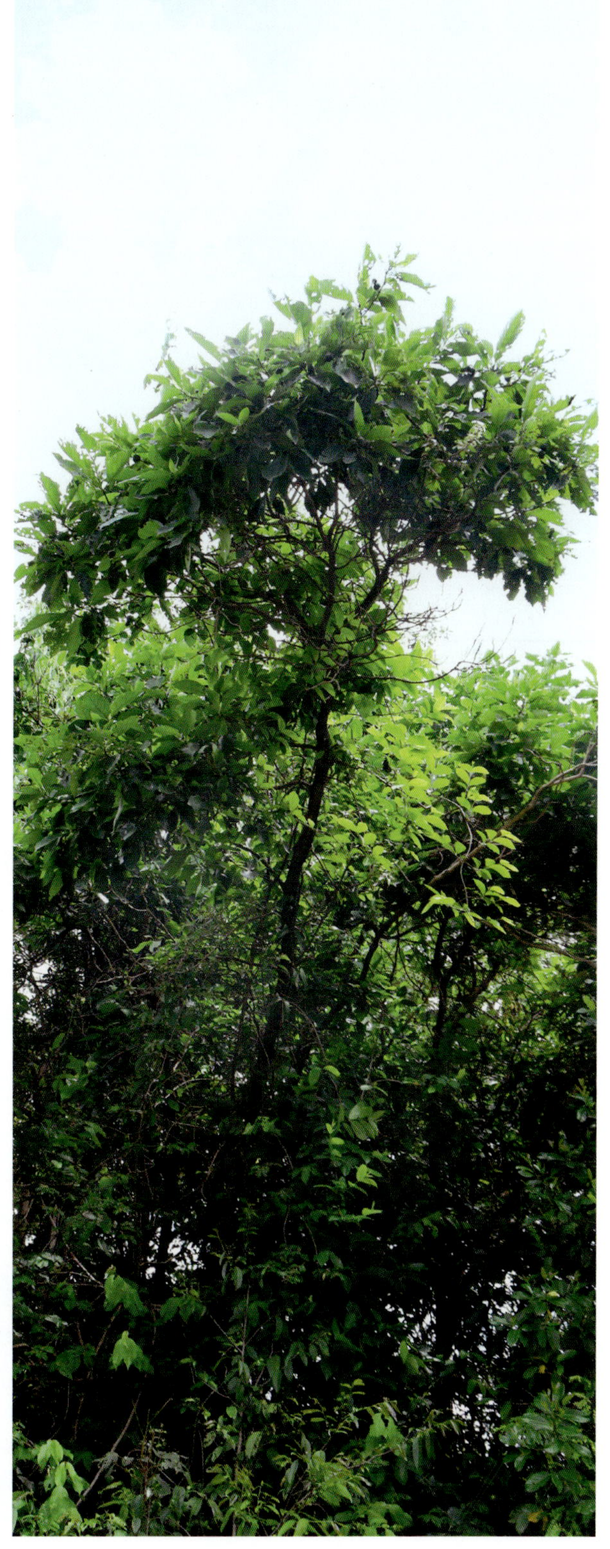

羊角藤

Morinda umbellata subsp. *obovata*

茜草科 巴戟天属

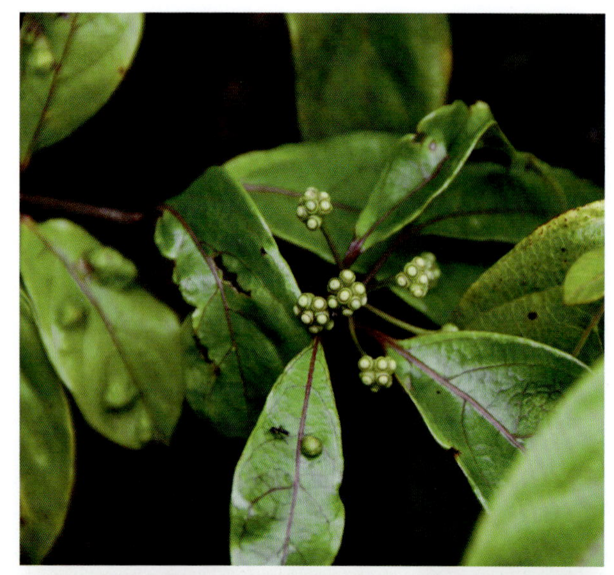

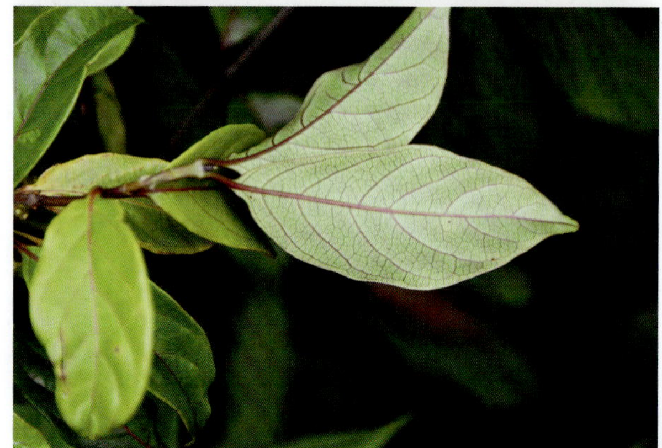

【特征】藤本、攀缘或缠绕，有时呈披散灌木状。嫩枝无毛，绿色，老枝具细棱，蓝黑色，多少木质化。叶纸质或革质，倒卵形、倒卵状披针形或倒卵状长圆形，顶端渐尖或具小短尖，基部渐狭或楔形，全缘，上面常具蜡质，光亮，干时淡棕色至棕黑色，无毛，下面淡棕黄色或禾秆色；中脉通常两面无毛，罕被粒状细毛，侧脉每边 4~5 条，斜升，无毛或有时下面具粒状疏细毛；叶柄常被不明显粒状疏毛；托叶筒状，干膜质，顶截平。花序 3~11 伞状排列于枝顶；花序梗被微毛；头状花序，具花 6~12 朵；花 4~5 基数，无花梗；各花萼下部彼此合生，上部环状，顶端平，无齿；花冠白色，稍呈钟状，檐部 4~5 裂，裂片长圆形，顶部向内钩状弯折，外面无毛，内面中部以下至喉部密被髯毛，管部宽，无毛；雄蕊与花冠裂片同数，着生于裂片侧基部；花柱通常不存在，柱头圆锥状，常二裂，着生于子房顶或子房顶凹洞内，子房下部与花萼合生，2~4 室，每室胚珠 1 颗，着生于隔膜下部。聚花核果由 3~7 花发育而成，成熟时红色，近球形或扁球形。核果具分核 2~4；分核近三棱形，外侧弯拱。种子 1 颗，角质，棕色，与分核同形。

【药用信息】根或根皮入药，祛风除湿，补肾止血，治风湿关节痛、肾虚腰痛、阳痿、胃痛等。

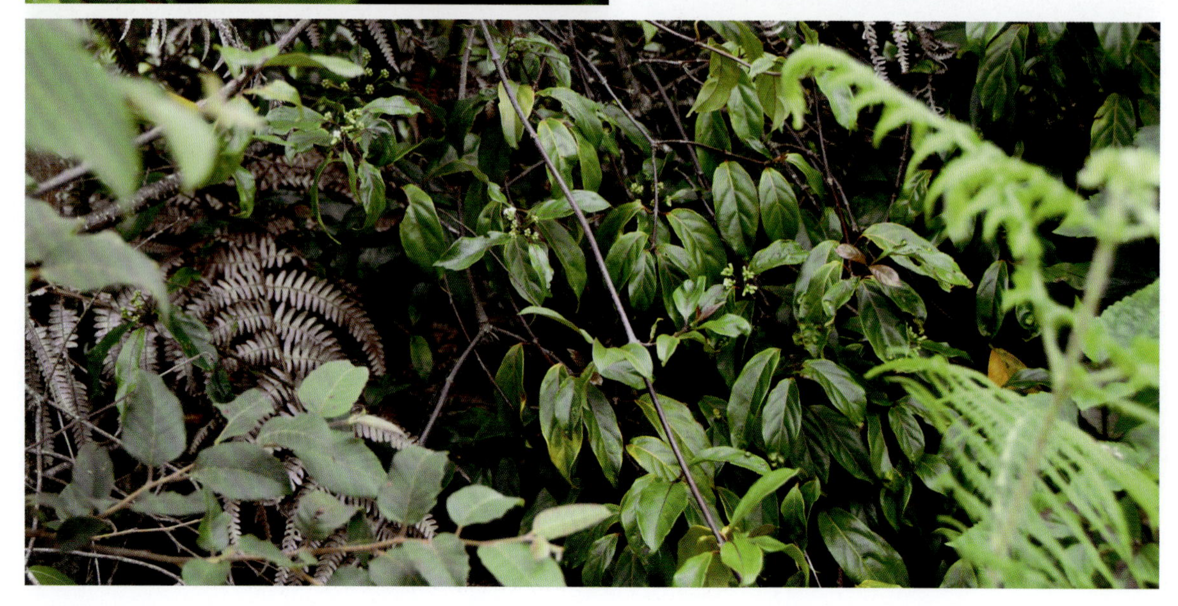

假野丁香

【特征】灌木。叶对生或偶有 3 枚轮生；托叶生叶柄间，全缘或 2 裂。花白色。种子小。

【药用信息】茎叶入药，清凉消暑，清热疏风。

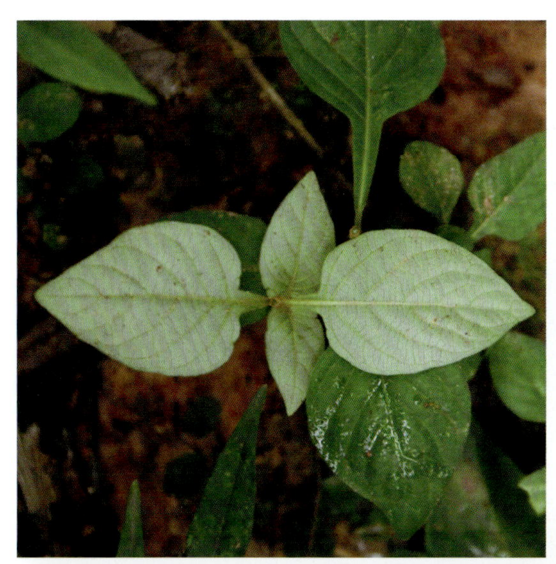

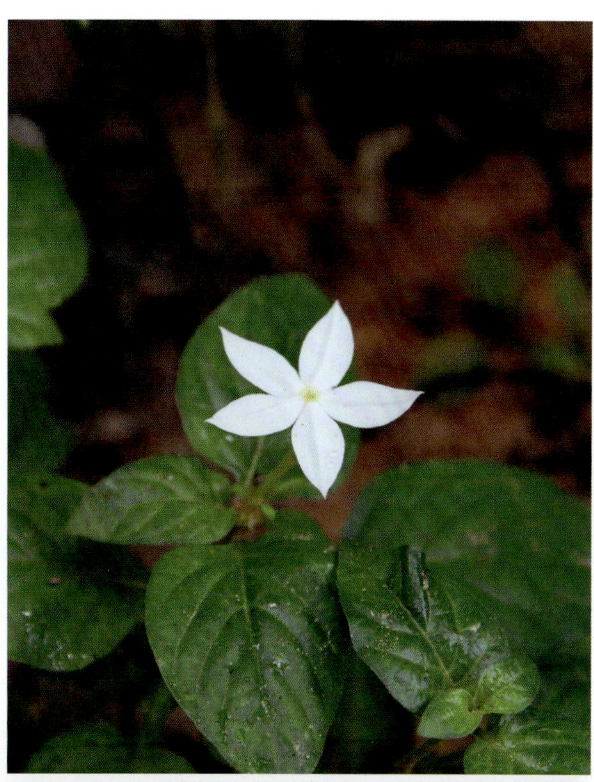

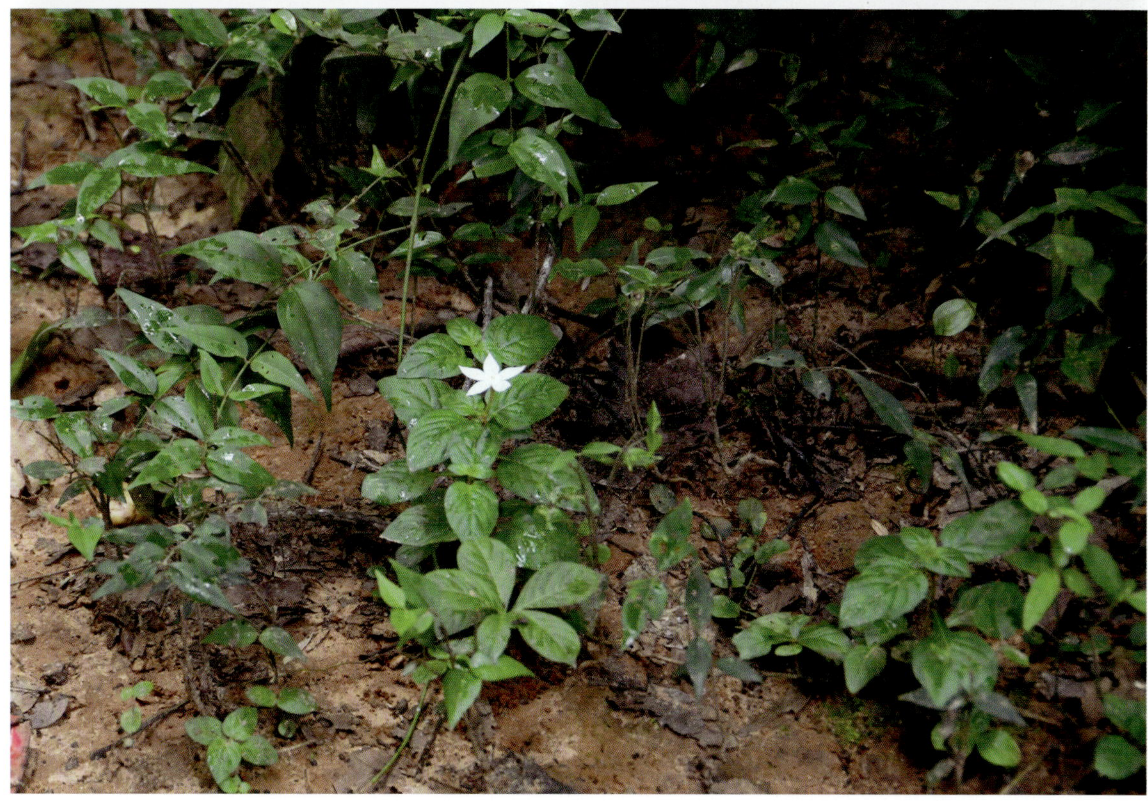

腺萼木

Mycetia glandulosa

茜草科 腺萼木属

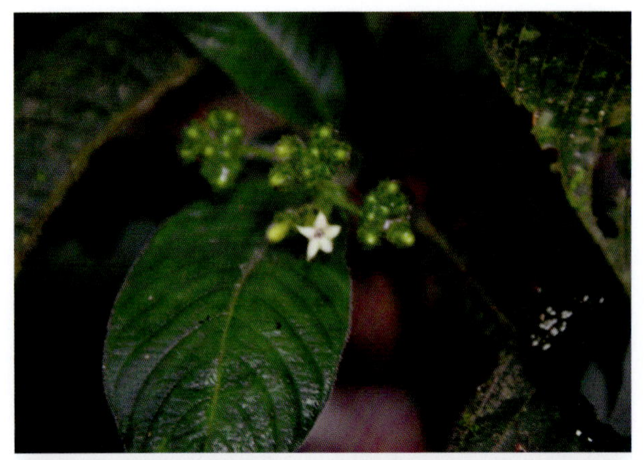

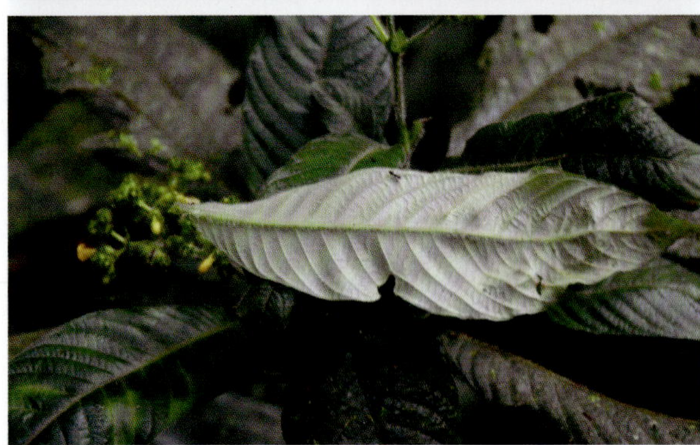

【特征】灌木。小枝初被短柔毛，后变无毛，外皮草黄色，光亮。叶纸质，倒披针形、长圆状倒披针形，有时狭披针形，常多少镰状弯曲，两侧常稍不等，顶端渐尖，基部楔状渐狭；侧脉两面明显，下面凸起；叶柄上面有沟，被短柔毛；托叶披针形，渐尖，被柔毛。聚伞花序顶生，多花；萼裂片卵状披针形，边缘有流苏状腺体；花冠黄色，狭管状，外面被疏柔毛，内面被长柔毛，顶端具钩状的喙，伸展或稍外折。果近球形，顶部冠有 5 个细小的宿萼裂片，近无毛。种子极多数，小而有棱角。

【药用信息】枝叶入药，生津止渴，健身养颜。

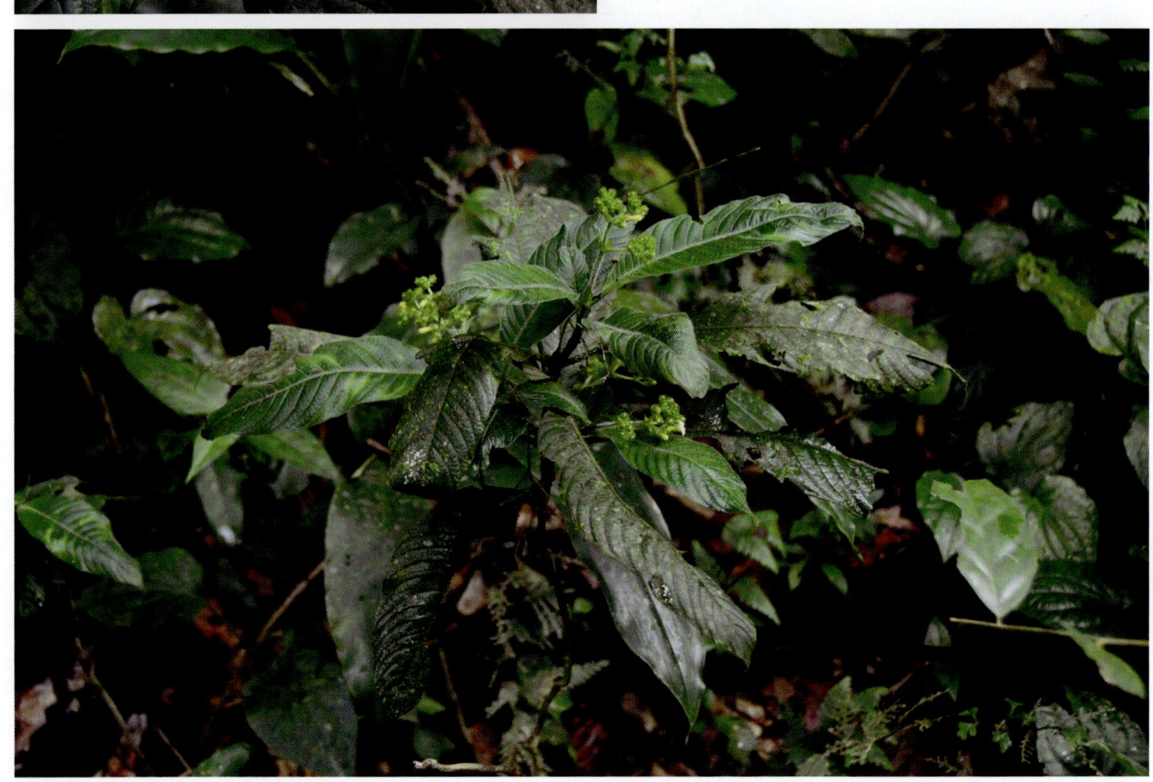

长花腺萼木

【特征】灌木。嫩枝被短柔毛，老枝粗壮，白色，无毛或近无毛。叶薄纸质，长圆形或椭圆形，顶端渐尖，基部楔尖，或渐狭而下延，上面无毛或中脉上疏被短柔毛，下面中脉和侧脉上被短茸毛；中脉上面凹下，下面平扁，有 2 或 3 条纵线槽，侧脉每边 11~15，弧状斜升，几平行，下面平扁；叶柄被短茸毛；托叶三角状卵形，顶端圆钝，有脉纹，被微柔毛。聚伞花序顶生，被短茸毛，二或三回分枝，有花 10 余朵，总花梗较粗壮；小苞片近披针形，渐尖；萼管半球状，被短茸毛，裂片 5，狭披针形，常稍不等长，被短茸毛；花冠黄色，阔管状，外面密被短柔毛，管里面中部以上或喉部被白色长柔毛，裂片 5，阔卵状三角形，反折；雄蕊 5，生喉部，花丝极短，花药线形；花柱内藏。果近球形。种子极多数，小而有棱角。

【药用信息】同腺萼木。

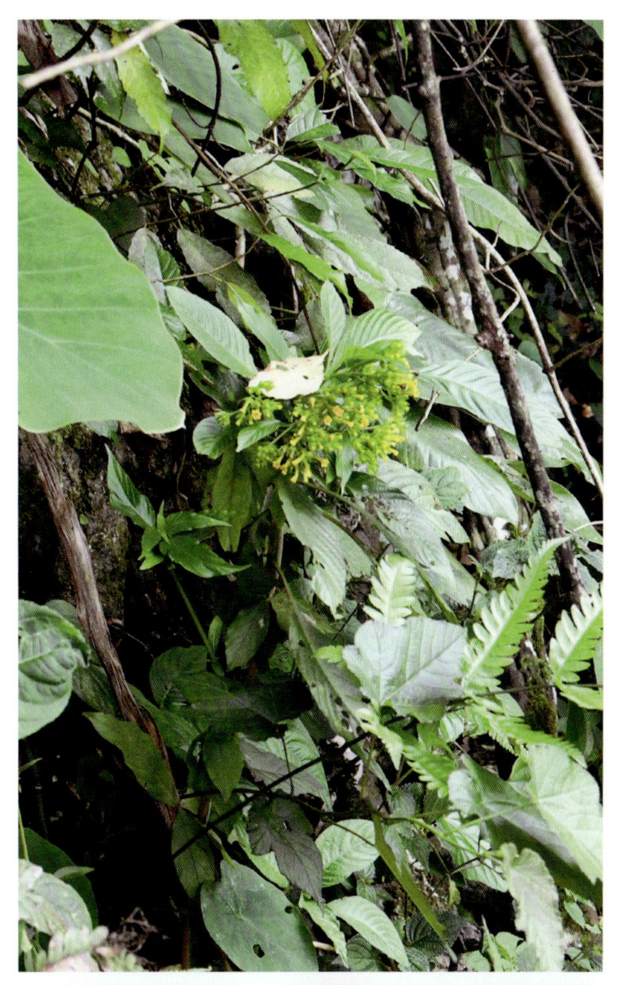

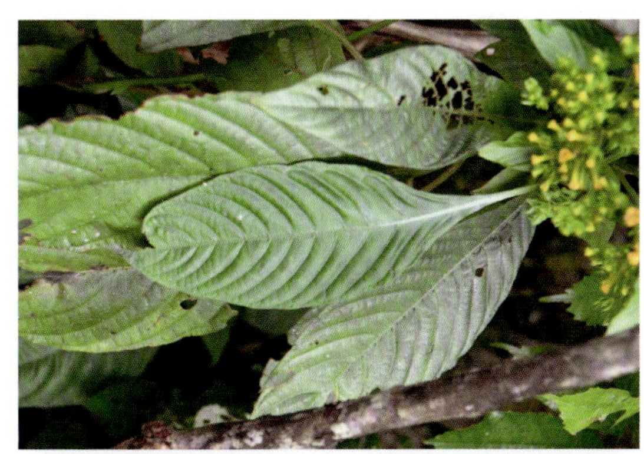

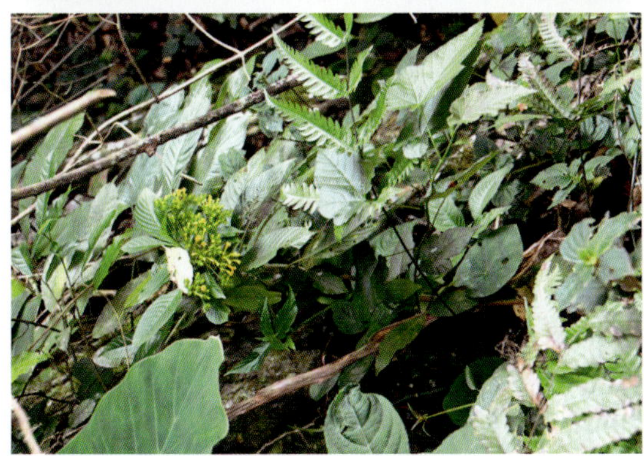

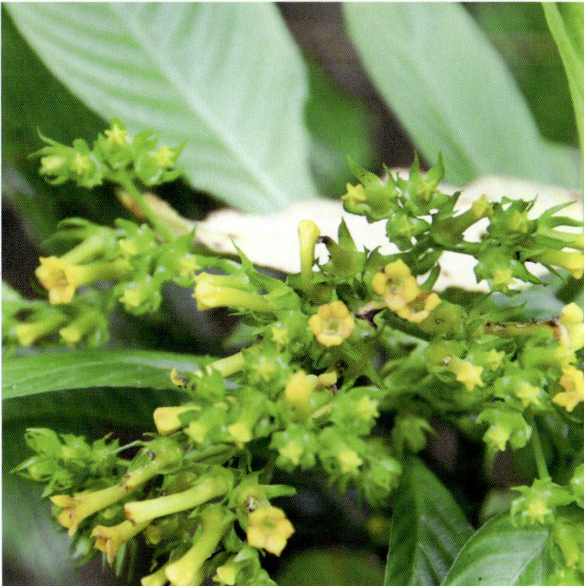

茸毛大沙叶

Pavetta tomentosa

茜草科 大沙叶属

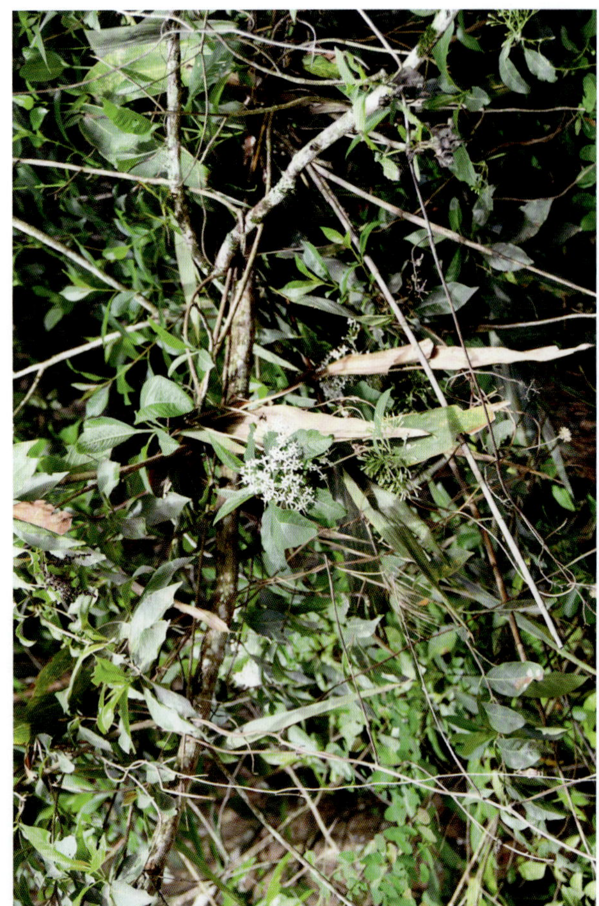

【特征】灌木或小乔木。枝幼时被柔毛。叶厚纸质，干时黑色，椭圆形或椭圆状披针形，顶端短尖或长尖，基部短尖，上面粗糙，下面被茸毛；侧脉每边 10~12 条，广歧，在叶上面扁平，在下面略为凸起，弯曲接合；小脉在上面不明显，在下面稍明显；叶柄上面扁平或具槽，被毛；托叶卵状三角形，针刺状，基部短连合，外面有茸毛，腋间具平扁柔毛。花枝具 1 节或两节；花序具总花梗，为松散的伞房花序，密被茸毛；萼管倒卵形，密被茸毛，萼檐裂片长圆形；花冠白色，外面无毛，里面被疏散柔毛，干时变黑色，裂片长圆形，顶部短尖。果球形。

【药用信息】全株入药，清热解暑，活血祛瘀。用于中暑、感冒发热、肝炎、跌打损伤。

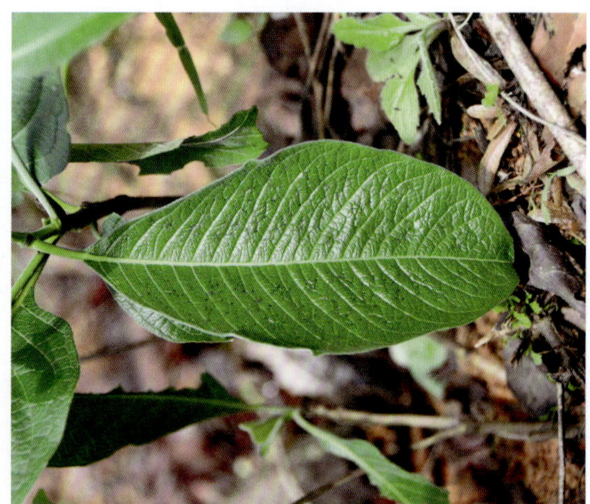

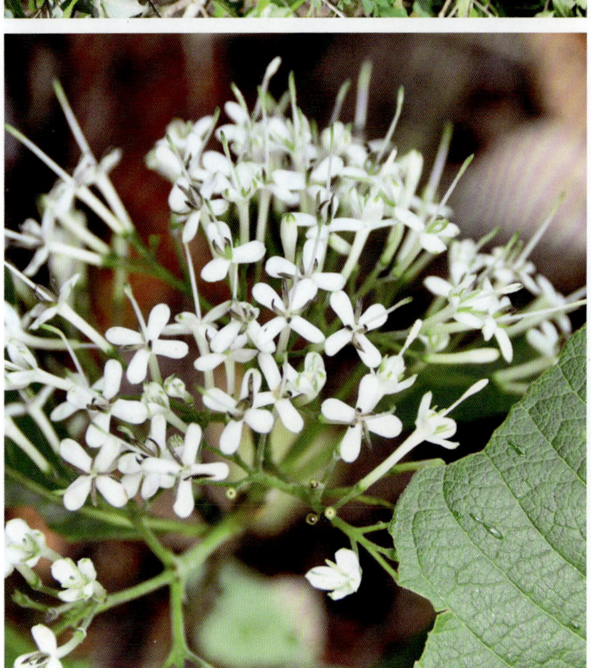

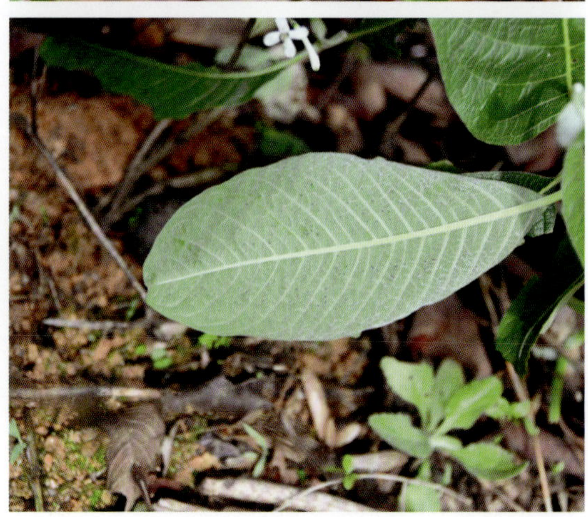

Prismatomeris sessiliflora

茜草科 南山花属

无梗南山花

【特征】灌木至小乔木。小枝具棱或略呈四棱柱形，皮淡黄色。叶对生，叶片革质，具羽状脉；叶柄短。伞形花序顶生或兼腋生，具花数朵至十几朵，无总花梗。核果近球形，如豌豆大小，腹面具 1 纵沟纹，顶部常具环状宿萼。种子 1~2 颗，近球形或半球形。

【药用信息】治白血病、再生障碍性贫血、牙龈出血、肝炎、尿路感染、风湿性关节炎。

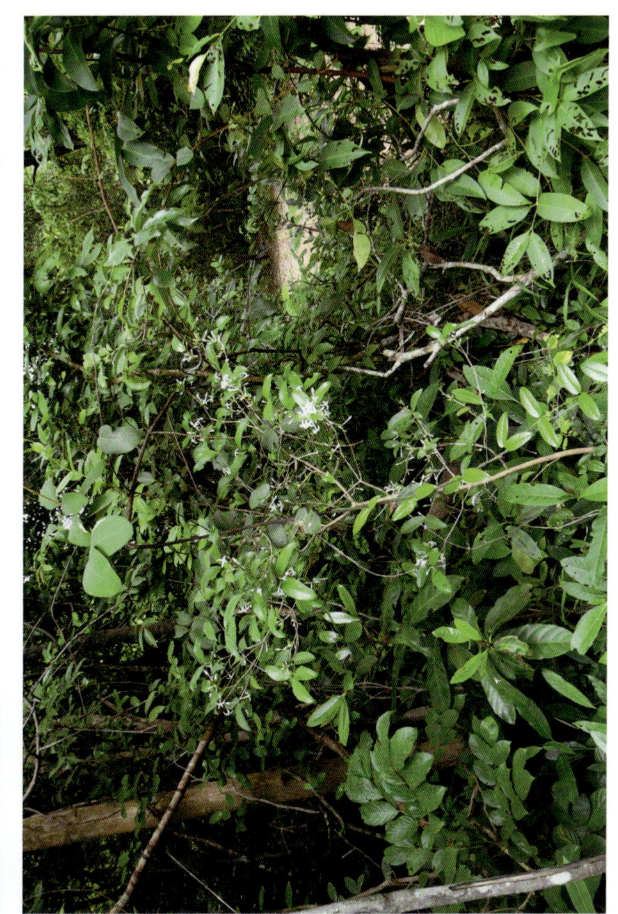

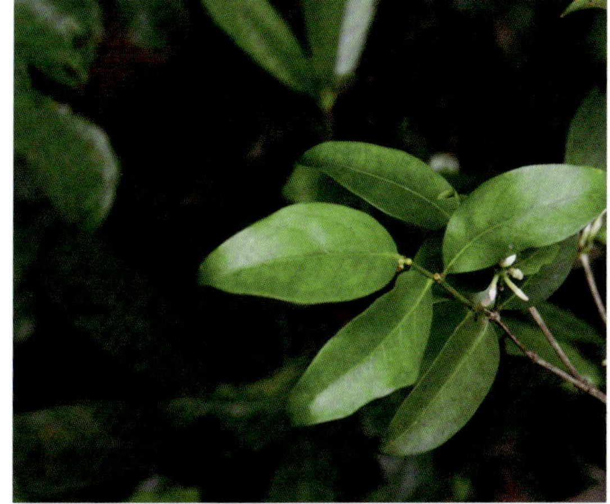

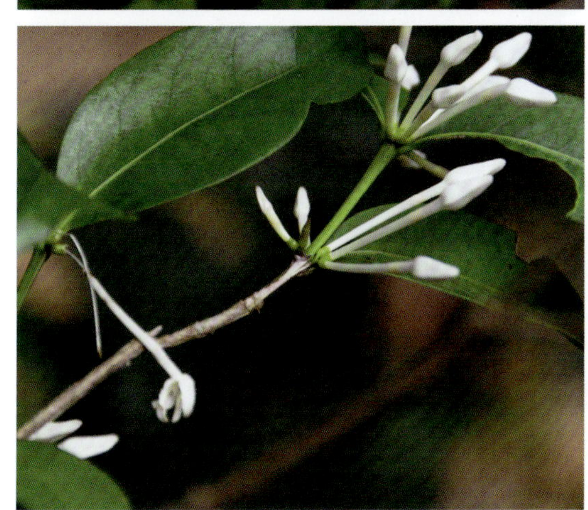

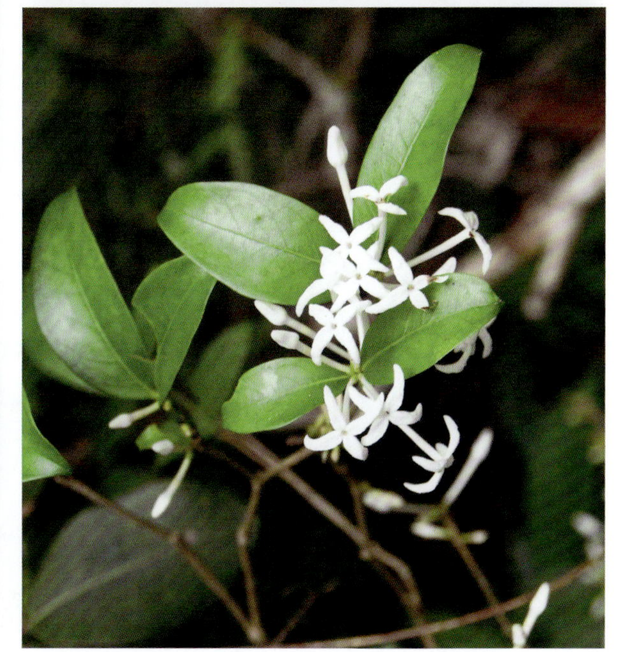

腺叶九节

Psychotria adenophylla

茜草科 九节属

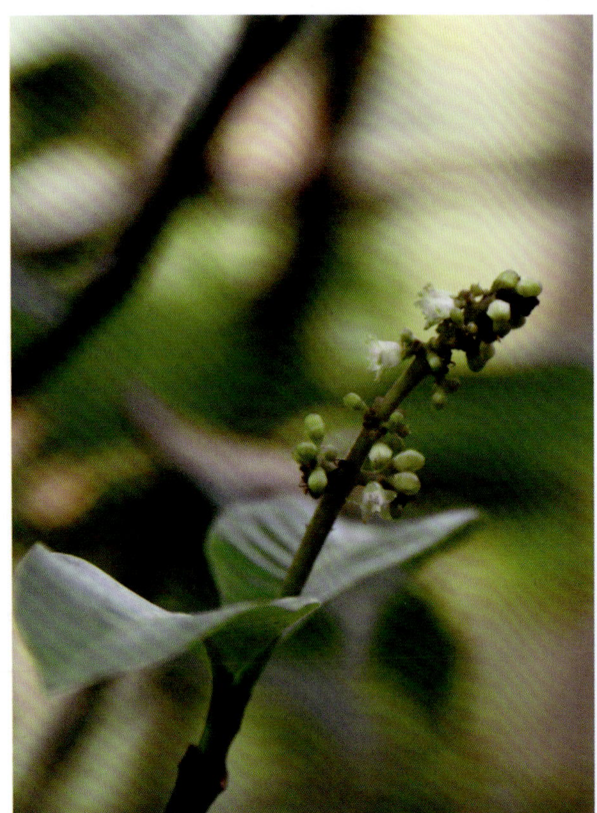

【特征】矮小灌木。茎具条纹；小枝纤细。叶对生；叶柄纤细，扭曲；叶片椭圆形至长披针形，基部锐尖，顶端钝尖，全缘，下部淡绿色；侧脉 8~12 对，呈弓状。花白色，腋生或顶生。花序梗纤细；苞片长达 1cm；花梗纤细。果实黑色，球状椭球形。

【药用信息】全株入药，舒筋活络，壮筋骨，祛风止痛，凉血消肿；治风湿痹痛、坐骨神经痛、痈疮肿毒、咽喉肿痛等。

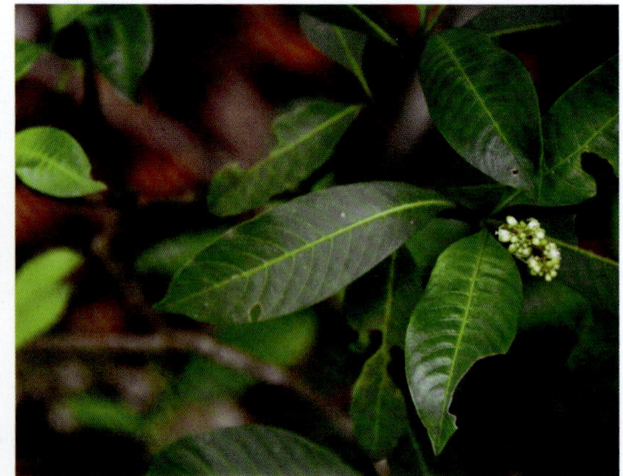

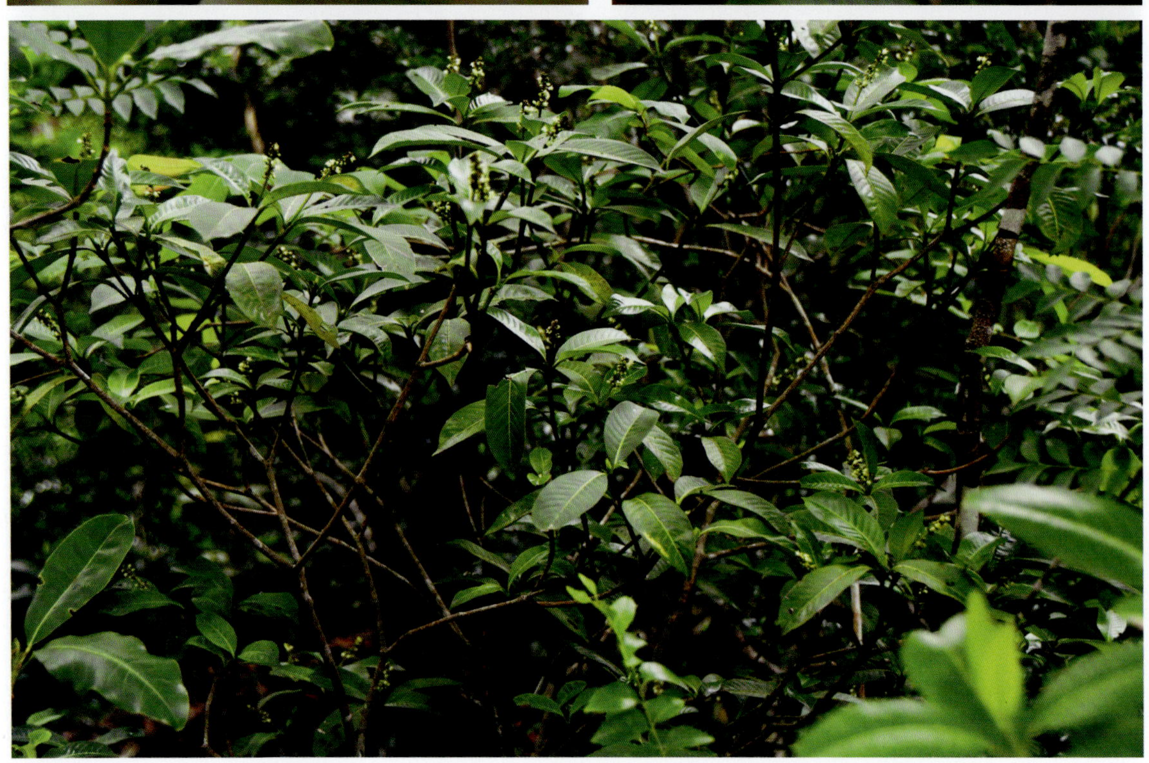

九节

【特征】灌木或小乔木。叶对生，纸质或革质，长圆形、椭圆状长圆形或倒披针状长圆形，稀长圆状倒卵形，有时稍歪斜，顶端渐尖、急渐尖或短尖而尖头常钝，基部楔形，全缘，鲜时稍光亮，干时常暗红色或在下面褐红色而上面淡绿色，中脉和侧脉在上面凹下，在下面凸起，脉腋内常有束毛，侧脉 5~15 对，弯拱向上，近叶缘处不明显联结；叶柄无毛或极稀有极短的柔毛；托叶膜质，短鞘状，顶部不裂，脱落。聚伞花序通常顶生，无毛或极稀有极短的柔毛，多花，总花梗常极短，近基部三分歧，常成伞房状或圆锥状；萼管杯状，檐部扩大，近截平或不明显的 5 齿裂；花冠白色，喉部被白色长柔毛，花冠裂片近三角形，开放时反折；雄蕊与花冠裂片互生，花药长圆形，伸出；柱头 2 裂，伸出或内藏。核果球形或宽椭圆形，有纵棱，红色；小核背面凸起，具纵棱，腹面平而光滑。

【药用信息】嫩枝、叶、根入药，清热解毒、消肿拔毒、祛风除湿；治扁桃体炎、白喉、疮疡肿毒等。

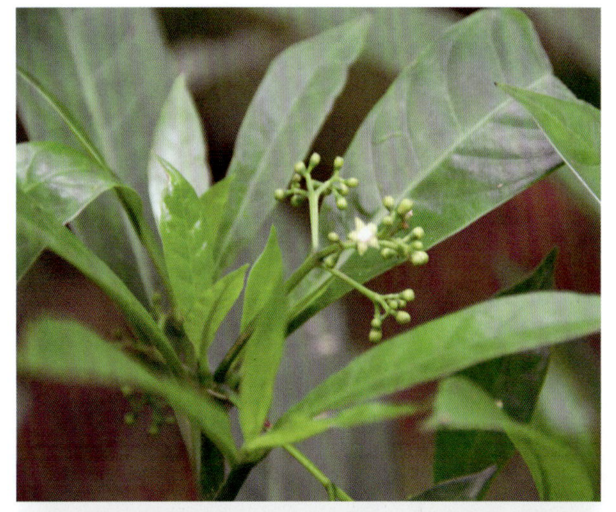

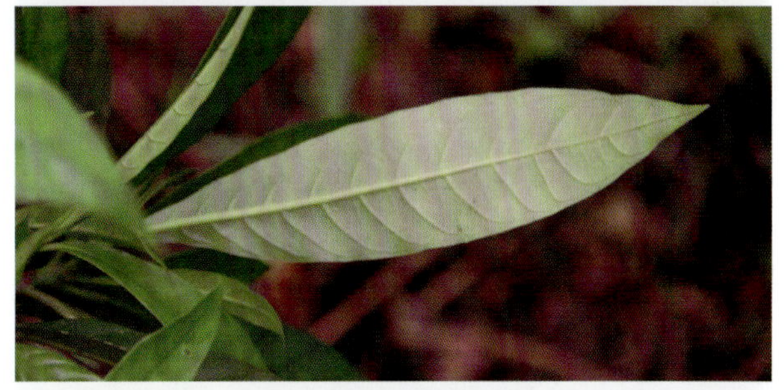

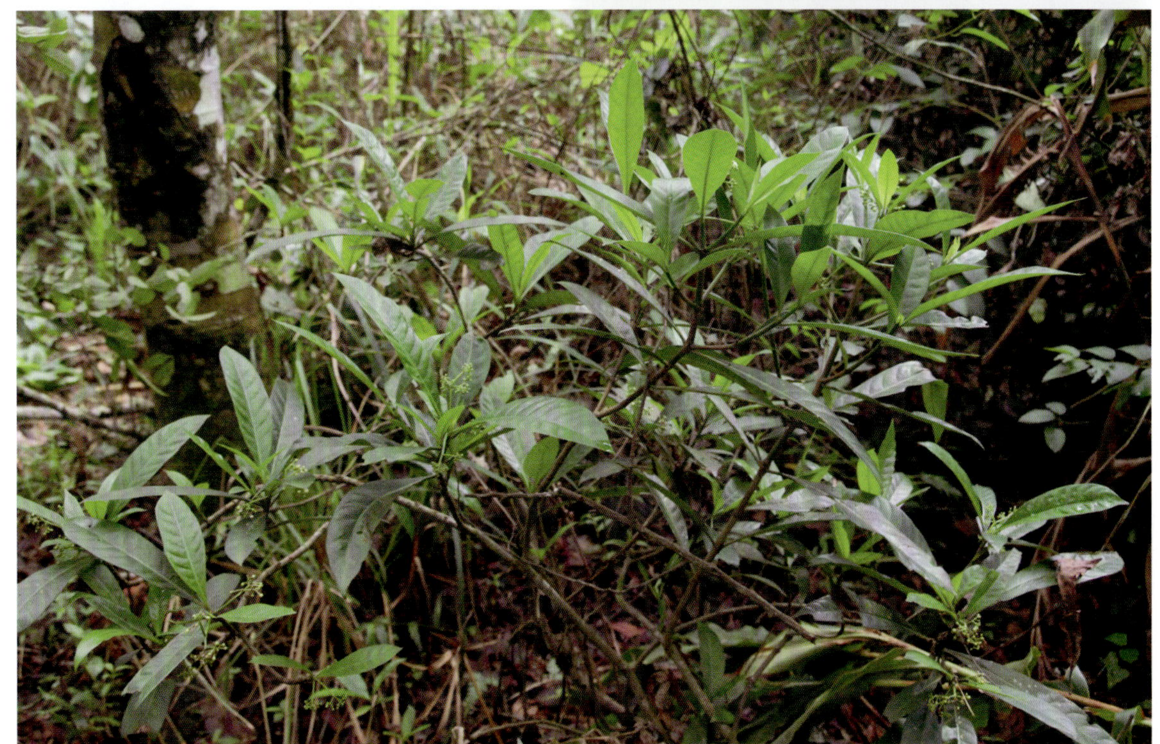

聚果九节

Psychotria morindoides

茜草科 九节属

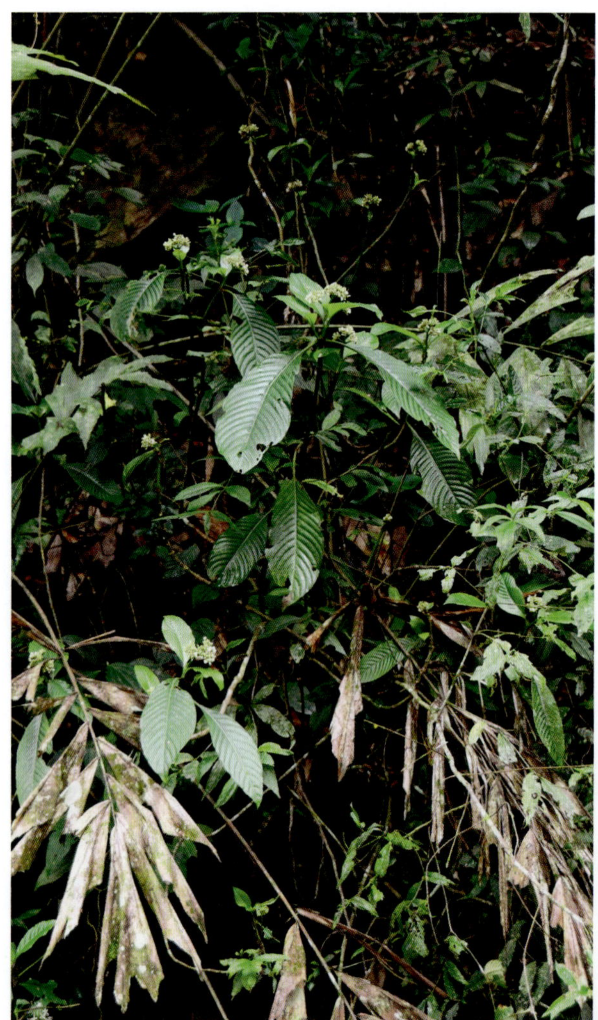

【特征】灌木。小枝无毛或被卷曲的短柔毛。叶对生，纸质，倒卵状倒披针形或长圆状倒披针形，有时稍弯，顶端锐渐尖或短尖，基部渐狭，有时不等侧，边全缘，干时暗红色，两面无毛或仅在下面脉上被微柔毛，侧脉 8~15 对，纤细。托叶膜质，脱落，长圆状卵形，顶端 2 裂，无毛或被微柔毛，顶端边缘常有缘毛。聚伞花序顶生，三歧分枝或不分枝，多花于枝顶密集成头状，总花梗及分枝被棕红色短茸毛；苞片线形，急尖，被疏缘毛；花近无花梗；萼管无毛，萼裂片 5，线状披针形，急尖，被疏缘毛；花冠白色，冠管圆筒形，顶部稍扩大，外面无毛，喉部有长柔毛，花冠裂片 5，披针形，内面被紧贴的长毛；雄蕊生于喉部，花药稍伸出；花盘大，无毛；花柱顶端 2 裂。果椭圆形，红色，具棱，无毛，顶端具宿存萼。种子背面凸，腹面平。

【药用信息】全株入药，清热解毒，祛风除湿。

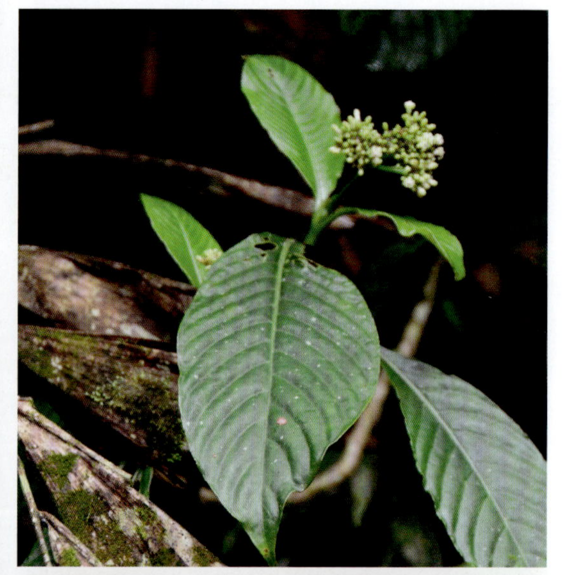

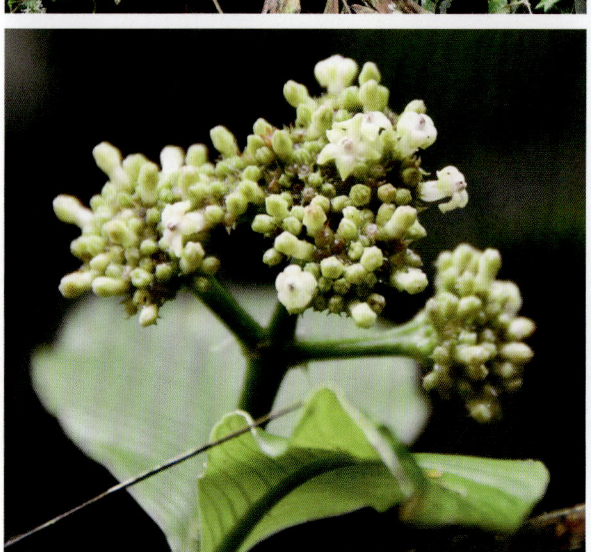

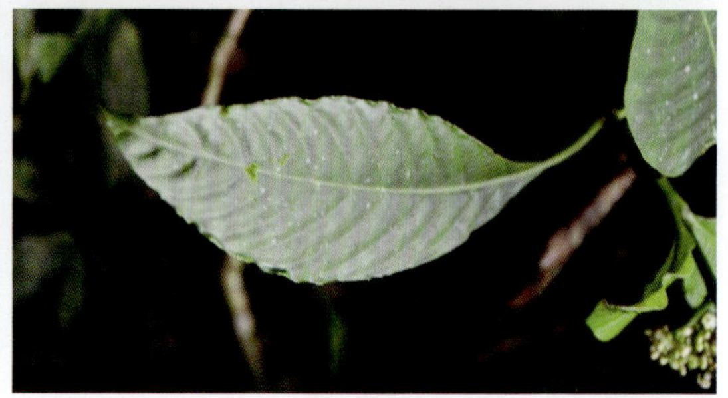

假九节

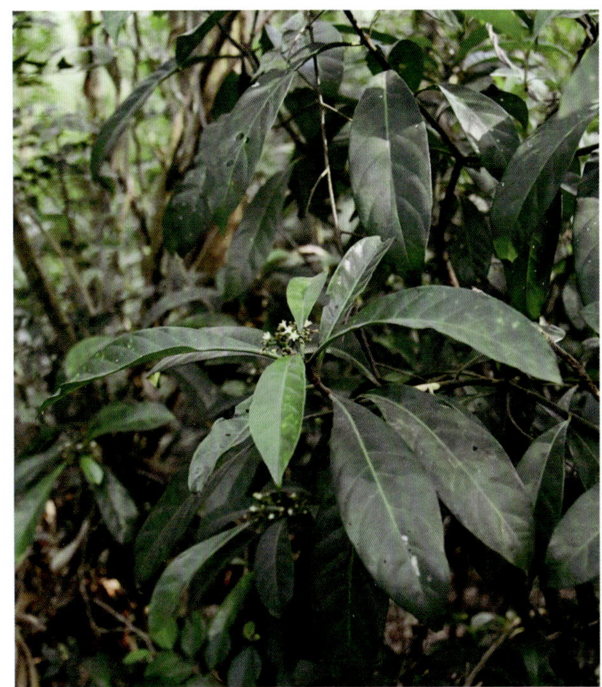

【特征】直立灌木。叶对生，纸质或薄革质，长圆状披针形、卵状披针形、披针形或长圆形，顶部渐尖至尾状渐尖，基部楔形，全缘，干时淡红色或红褐色，侧脉纤细，4~13 对，弯拱向上，近边缘处不明显联结，在上面平，下面凸起；托叶卵状三角形或披针形，顶端渐尖，刚毛状，2 裂，脱落。伞房式的聚伞花序顶生或腋生；总花梗、花梗、花萼外面常被粉状微柔毛；苞片和小苞片披针形；花萼倒圆锥形，檐部扩大，萼裂片 4，阔三角形；花冠白色或绿白色，管状，喉部被白色长柔毛，花冠裂片 5，长圆状披针形，开放时反折；花丝短，花药长圆形，稍伸出；花柱 2 裂。核果球形，成熟时红色，有纵棱，有宿萼；小核背面凸起，有纵棱，腹面平而光滑。

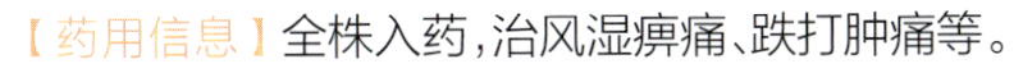

【药用信息】全株入药，治风湿痹痛、跌打肿痛等。

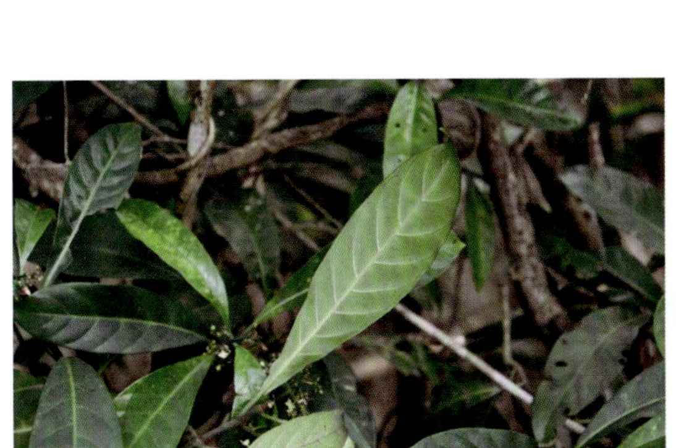

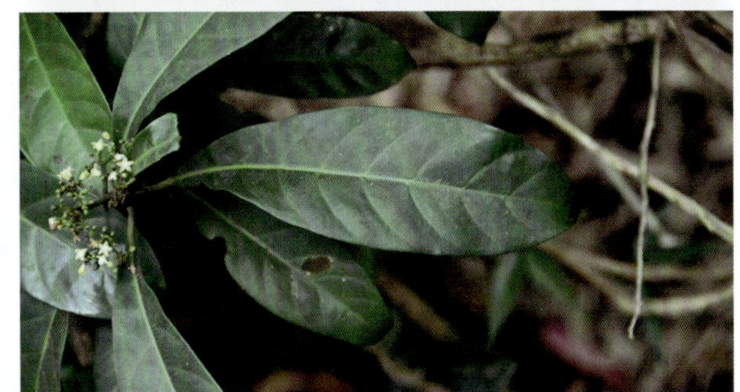

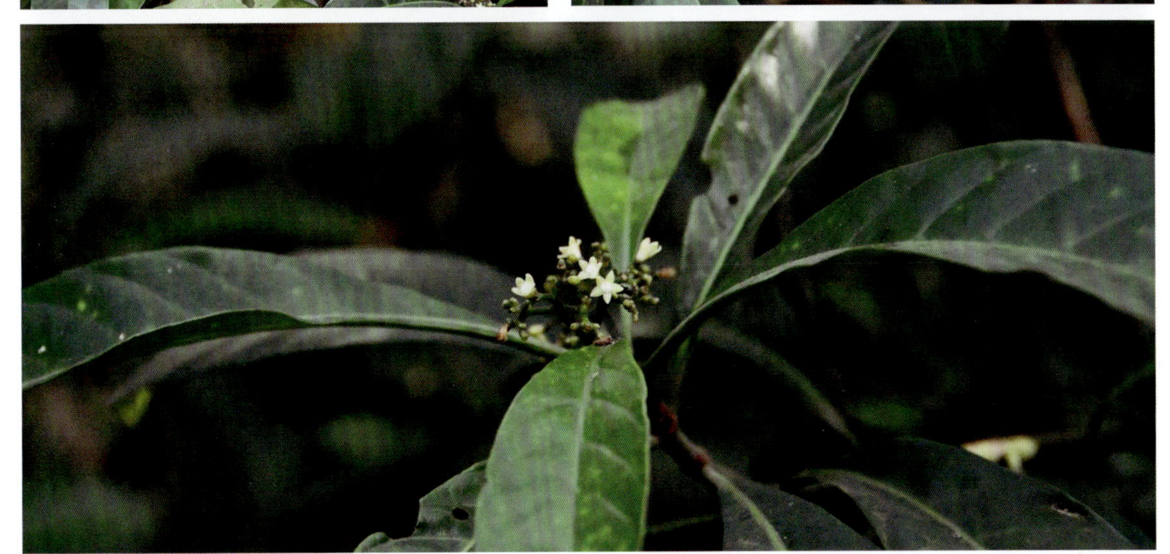

鱼骨木

Psydrax dicocca

茜草科 鱼骨木属

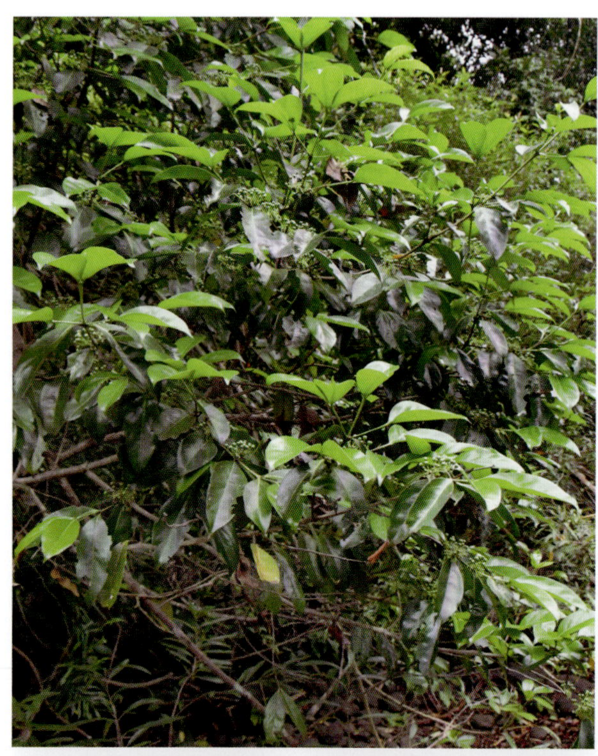

【特征】无刺灌木至中等乔木。全株近无毛；小枝初时呈压扁形或四棱柱形，后变圆柱形，黑褐色。叶革质，卵形，椭圆形至卵状披针形，顶端长渐尖或钝或钝急尖，基部楔形，干时两面极光亮，上面深绿，下面浅褐色，边微波状或全缘，微背卷；侧脉每边 3~5 条，两面略明显，小脉稀疏，不明显；叶柄扁平；托叶基部阔，上部收狭成急尖或渐尖。聚伞花序具短总花梗，比叶短，偶被微柔毛；苞片极小或无；萼管倒圆锥形，萼檐顶部截平或为不明显 5 浅裂；花冠绿白色或淡黄色，冠管短，圆筒形，长约 3mm，喉部具茸毛，顶部 5 裂，偶有 4 裂，裂片近长圆形，略比冠管短，顶端急尖，开放后外反；花丝短，花药长圆形；花柱伸出，无毛，柱头全缘，粗厚。核果倒卵形，或倒卵状椭圆形，略扁，多少近孪生；小核具皱纹。

【药用信息】暂无药用信息。

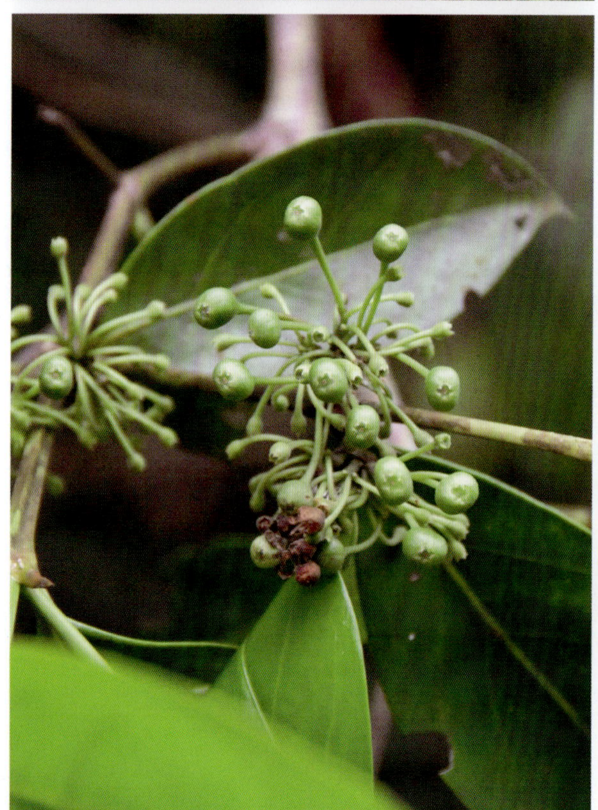

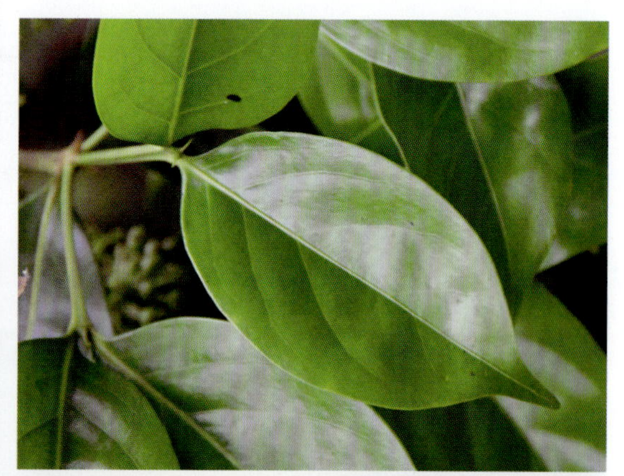

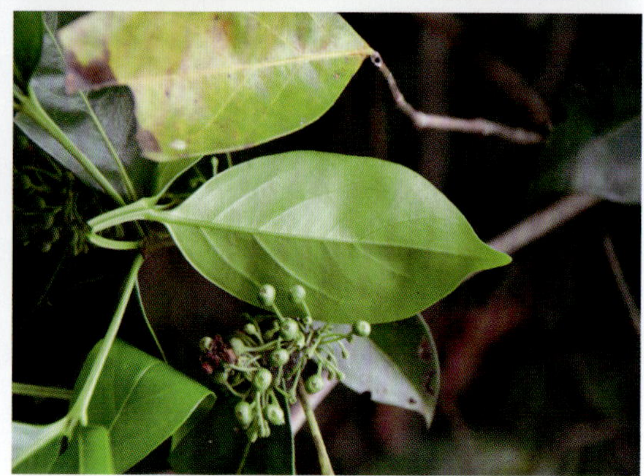

阔叶丰花草

【特征】披散、粗壮草本。被毛；茎和枝均为明显的四棱柱形，棱上具狭翅。叶椭圆形或卵状长圆形，长度变化大，顶端锐尖或钝，基部阔楔形而下延，边缘波浪形，鲜时黄绿色，叶面平滑；侧脉每边 5~6 条，略明显；叶柄扁平；托叶膜质，被粗毛，顶部有数条长于鞘的刺毛。花数朵丛生于托叶鞘内，无梗；小苞片略长于花萼；萼管圆筒形，被粗毛，萼檐 4 裂；花冠漏斗形，浅紫色，罕有白色，里面被疏散柔毛，基部具 1 毛环，顶部 4 裂，裂片外面被毛或无毛，柱头 2，裂片线形。蒴果椭圆形，被毛，成熟时从顶部纵裂至基部，隔膜不脱落或 1 个分果爿的隔膜脱落。种子近椭圆形，两端钝，干后浅褐色或黑褐色，无光泽，有小颗粒。

【药用信息】全株入药，清热解毒，截疟。

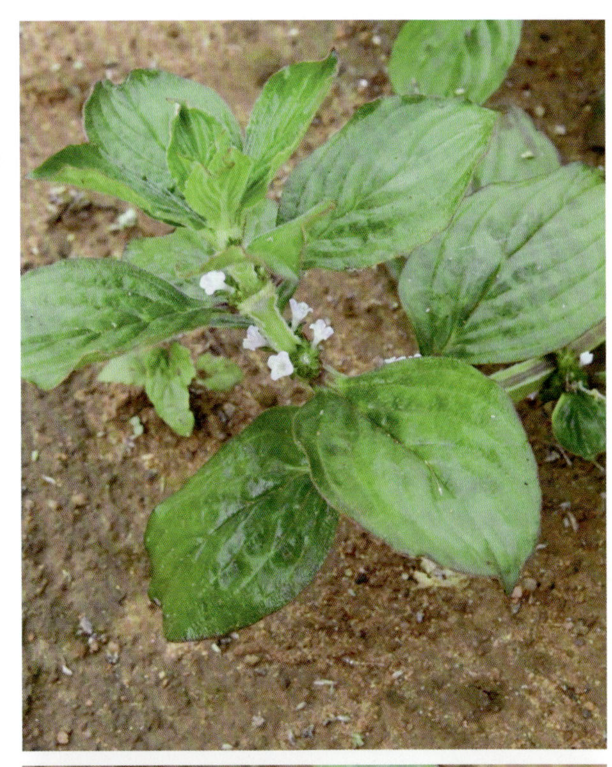

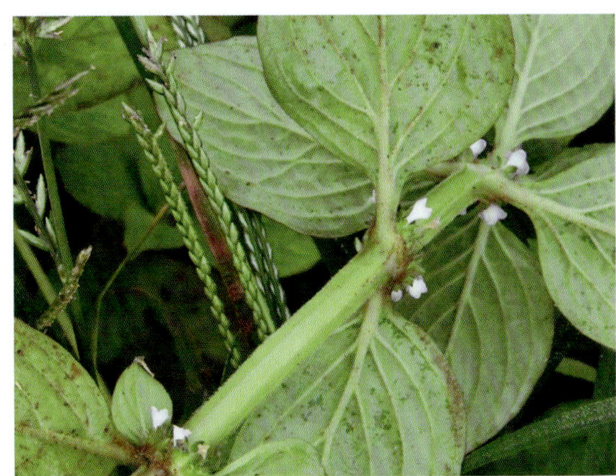

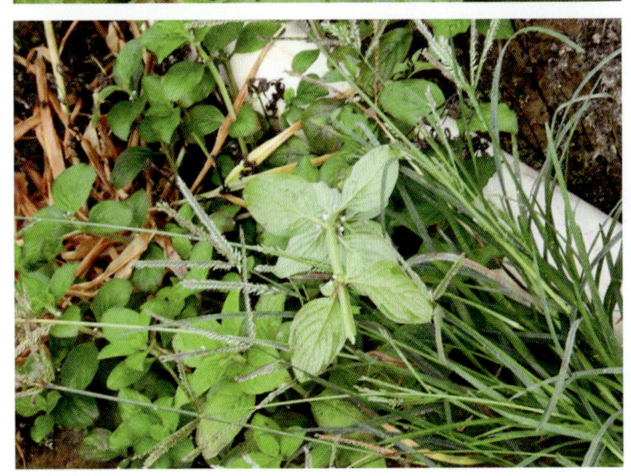

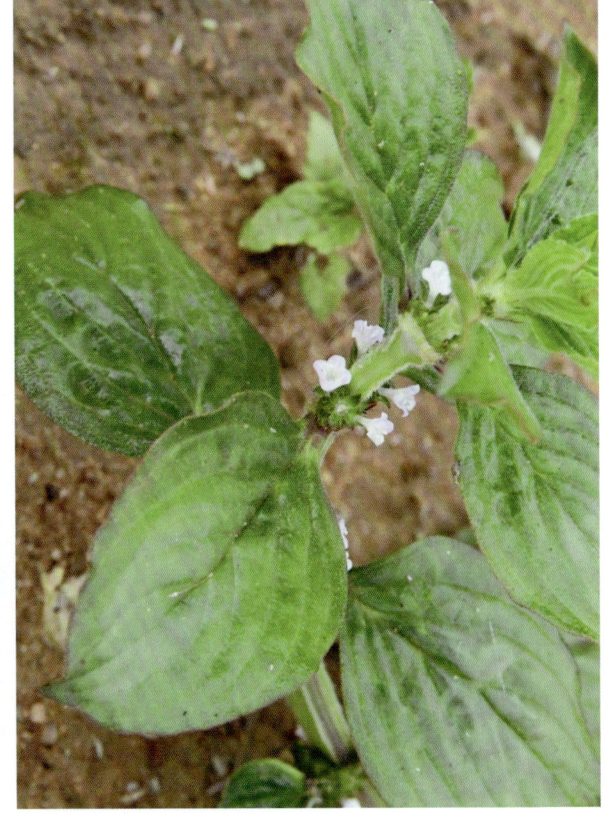

尖叶木

Urophyllum chinense

茜草科 尖叶木属

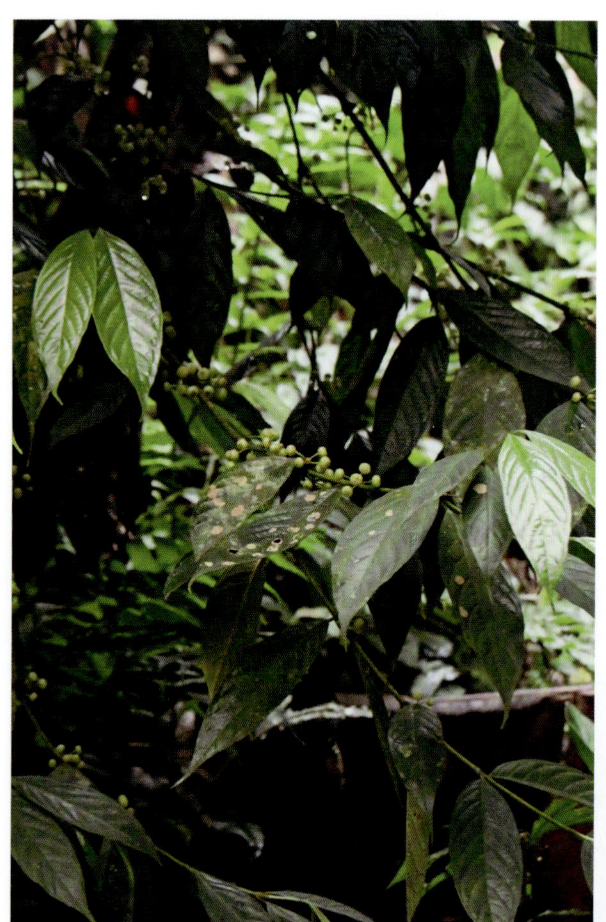

【特征】灌木或小乔木。小枝稍压扁，有直槽，嫩部被柔毛。叶对生，近革质，长圆形或长圆状披针形，很少近卵形，顶端常尾状渐尖，基部圆钝至短尖，干时橄绿色，下面脉上被贴状柔毛；侧脉每边约 8 条，下面明显凸起，网状小脉构成略呈方格状的网眼；托叶大，狭披针状狭长圆形，顶端钝或短尖，被柔毛。花序腋生，对生，伞房状，花数朵至多朵；花梗常有棱角，均被柔毛；小苞片披针形；萼管杯状，有 5 小齿，被微柔毛；花冠白色，小，革质，里面喉部被密毛，5 裂达中部，裂片近三角形；花丝短，花药近卵形；子房 5 室，花柱粗壮，5 裂。浆果近球状，成熟时红色或橙黄色。种子多数，很小，表面有洼点。

【药用信息】暂无药用信息。

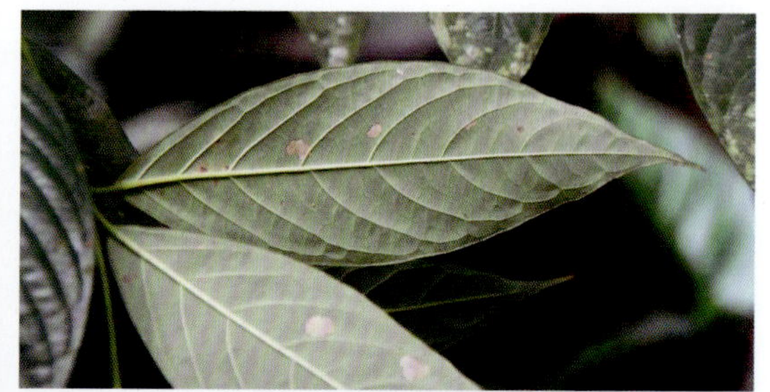

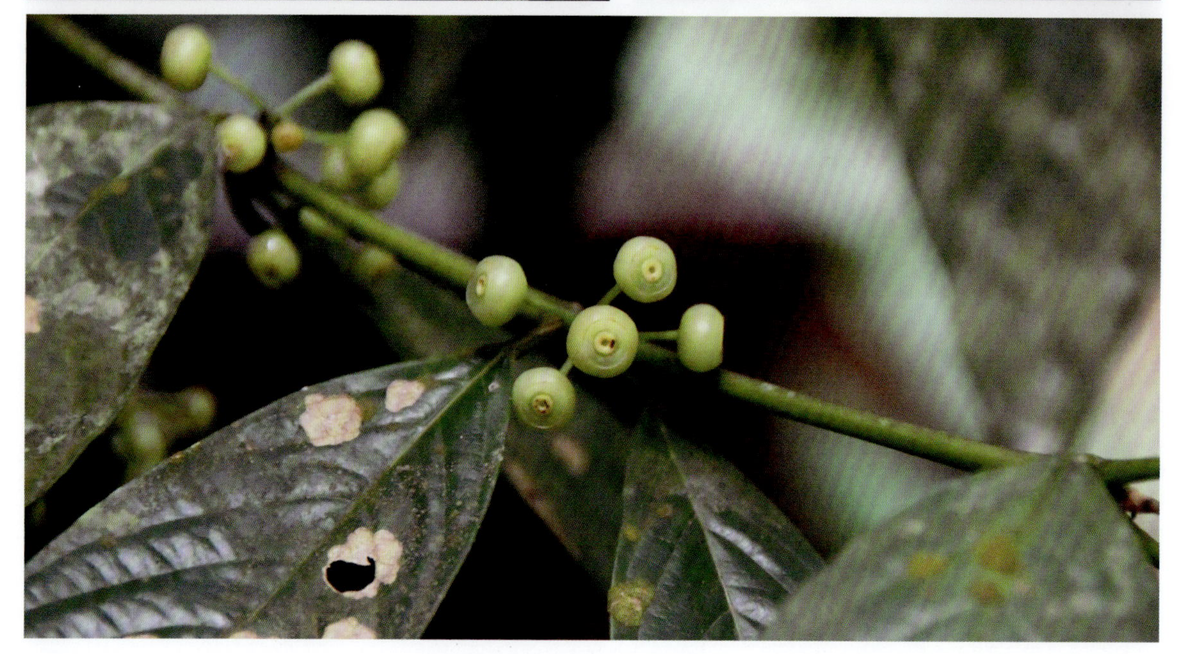

Clausena excavata

芸香科 黄皮属

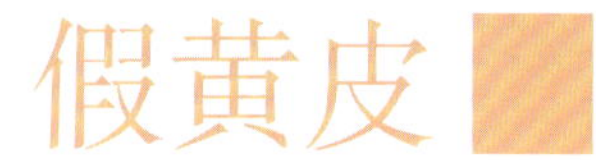

【特征】灌木。小枝及叶轴均密被向上弯的短柔毛且散生微凸起的油点。叶有小叶 21~27 片，幼龄植株的多达 41 片，花序邻近的有时仅 15 片，小叶甚不对称，斜卵形，斜披针形或斜四边形，很少较大或较小，边缘波浪状，两面被毛或仅叶脉有毛，老叶几无毛。花序顶生；花蕾圆球形；苞片对生，细小；花瓣白或淡黄白色，卵形或倒卵形；雄蕊 8 枚，长短相间，花蕾时贴附于花瓣内侧，盛花时伸出于花瓣外，花丝中部以上线形，中部曲膝状，下部宽，花药在药隔上方有 1 油点；子房上角四周各有 1 油点，密被灰白色长柔毛，花柱短而粗。果椭圆形，初时被毛，成熟时由暗黄色转为淡红至朱红色，毛尽脱落。种子 1~2。

【药用信息】叶入药，行气止痛，驱风去湿。根含生物碱。

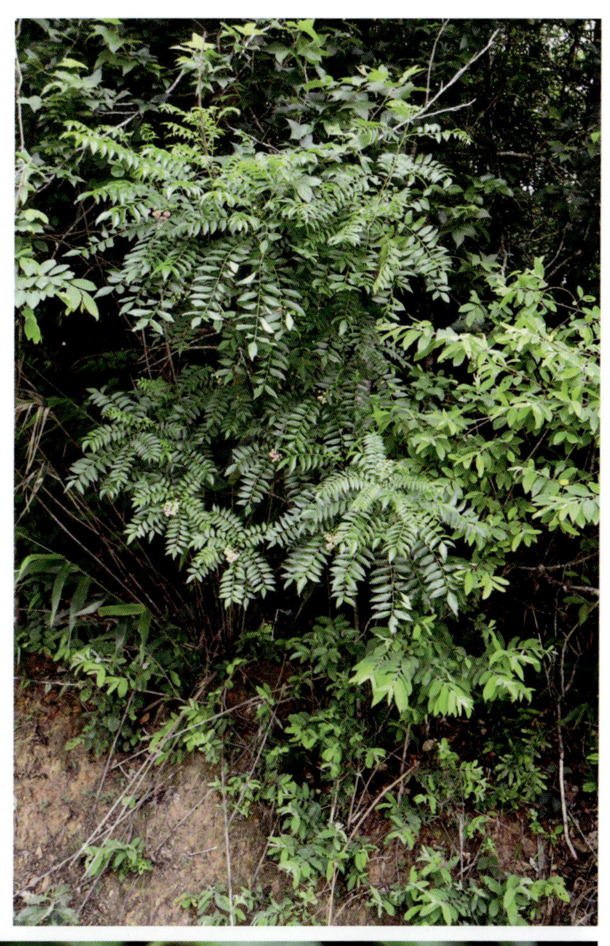

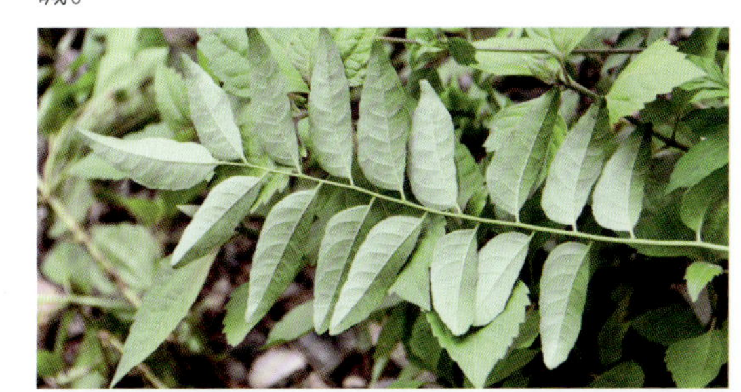

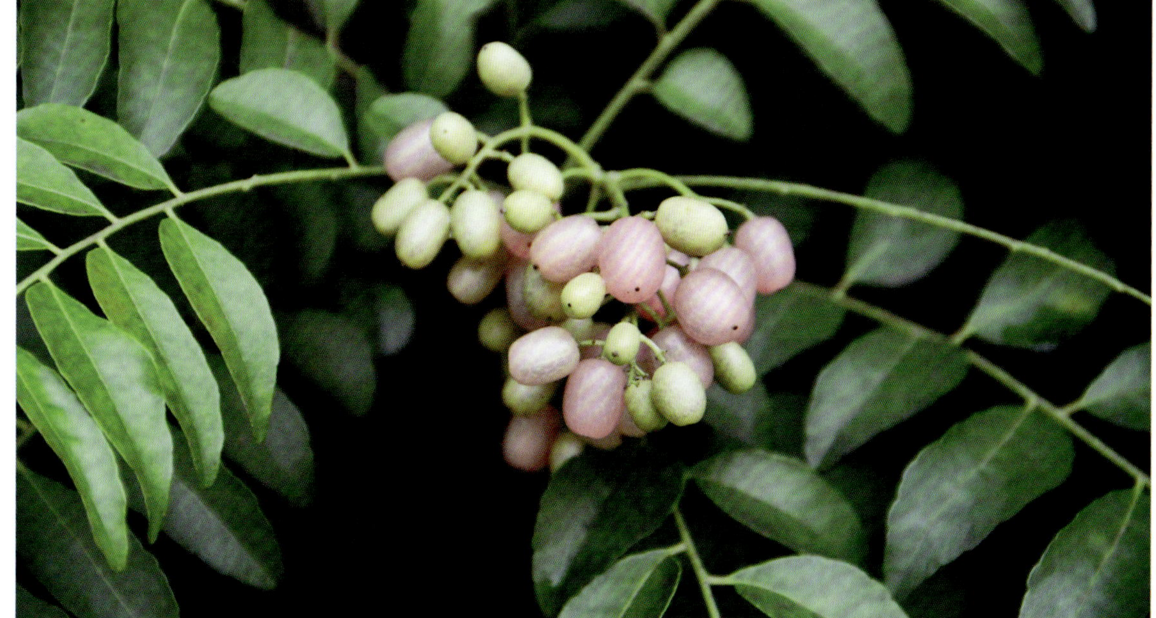

大花山小橘

Glycosmis macrantha

芸香科 山小橘属

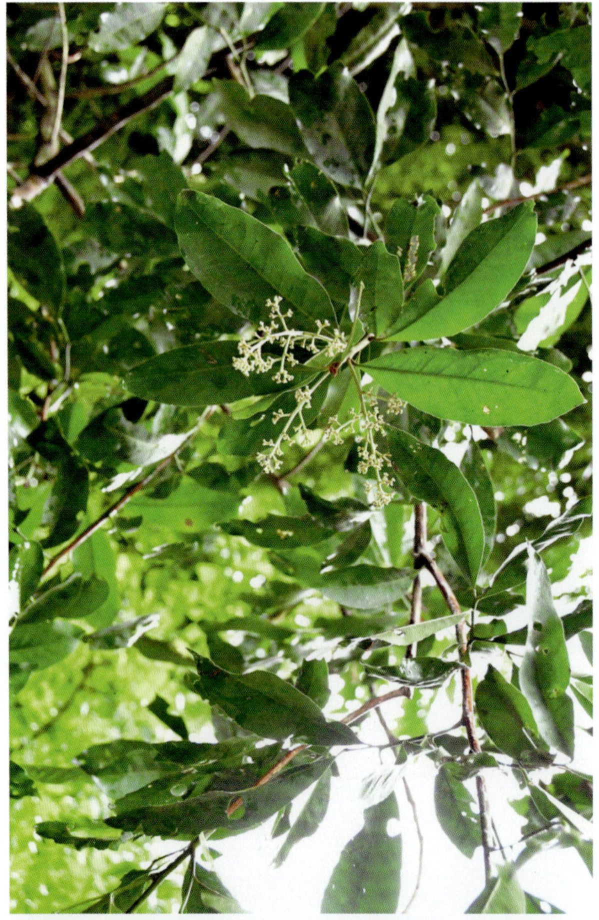

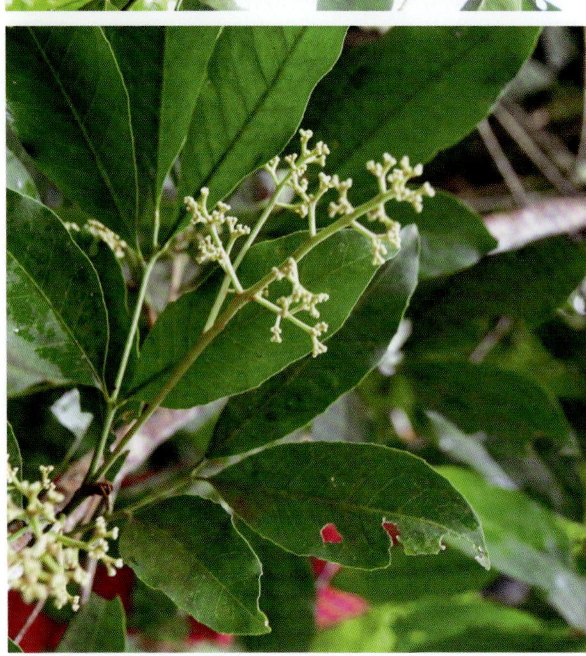

【特征】灌木或小乔木。幼嫩部分常被红或褐锈色微柔毛。叶互生。聚伞花序，腋生或兼有顶生，通常花少数；花两性，细小，花梗短，常被毛；萼片及花瓣均5片，稀4片，萼片基部合生。浆果。有种子1~2，种皮薄膜质。

【药用信息】根皮含呋喃喹啉类、吖啶酮类及喹唑啉类生物碱。

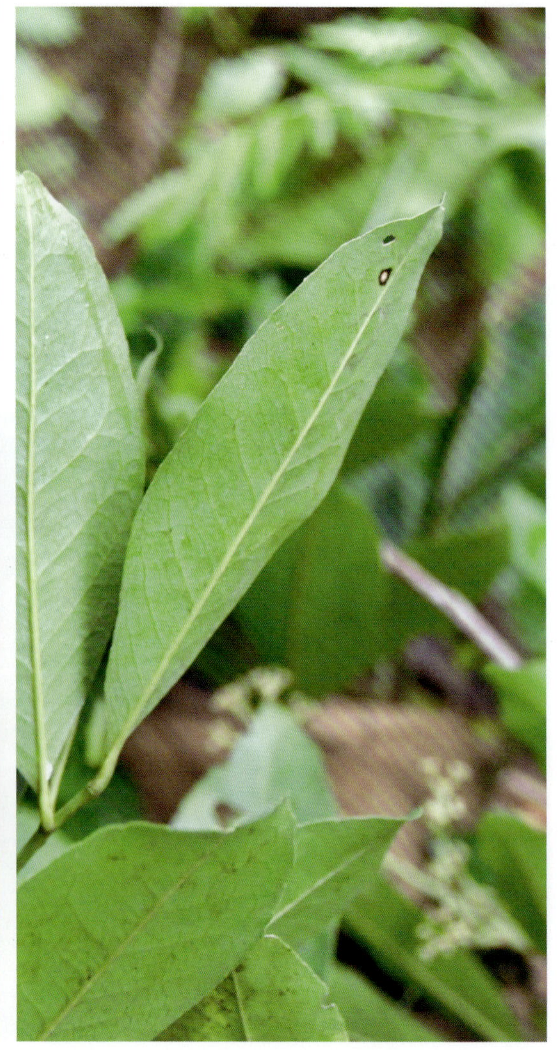

Melicope glomerata

芸香科 蜜茱萸属

密果蜜茱萸

【特征】灌木或小乔木。嫩枝、叶柄及叶背至少中脉上密被毛，油点大且较密，叶背中脉上的油点亦明显。

【药用信息】根、茎、枝、叶皆可入药，治疗风湿感冒。

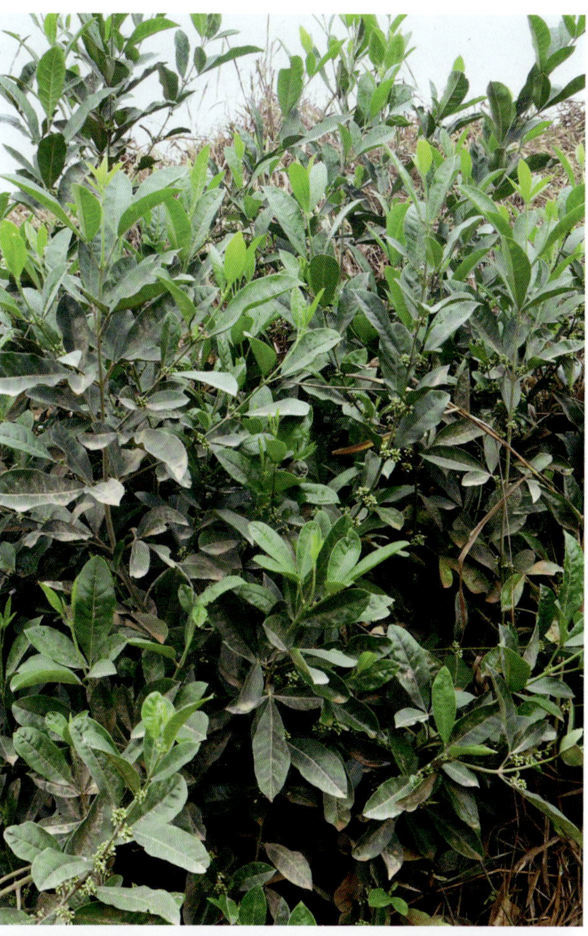

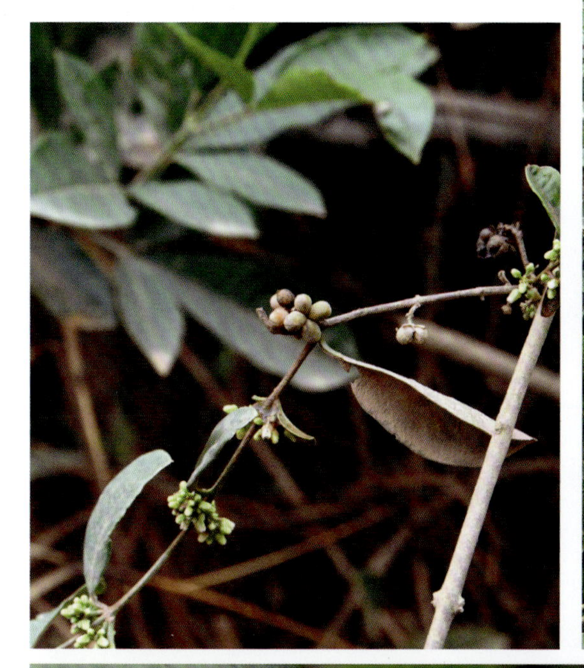

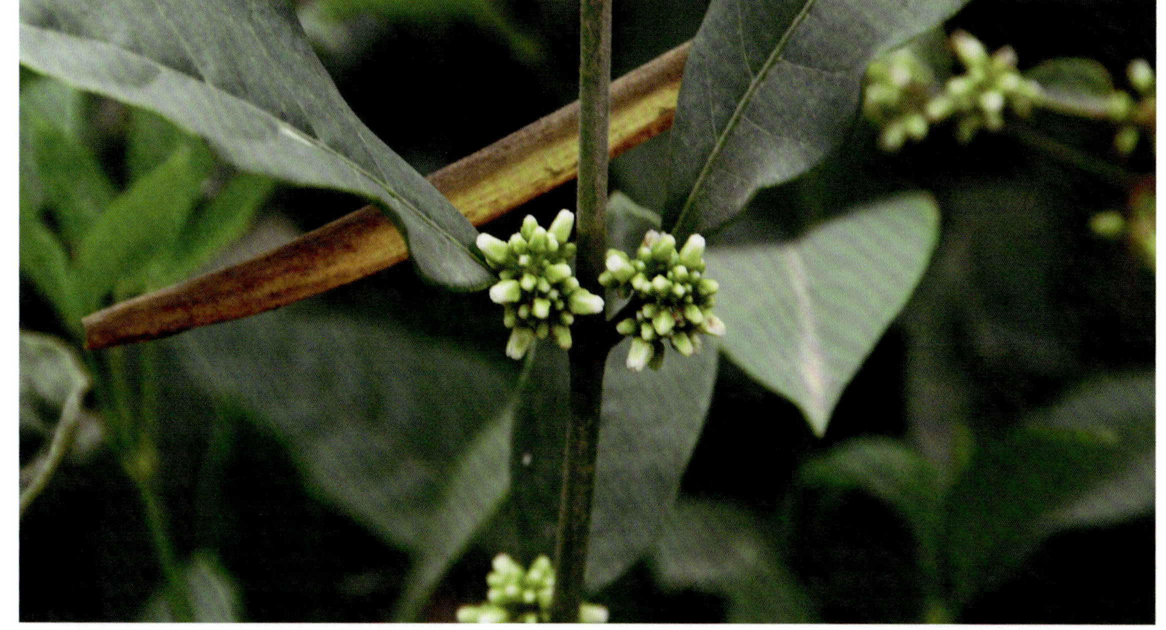

花椒簕

Zanthoxylum scandens

芸香科 花椒属

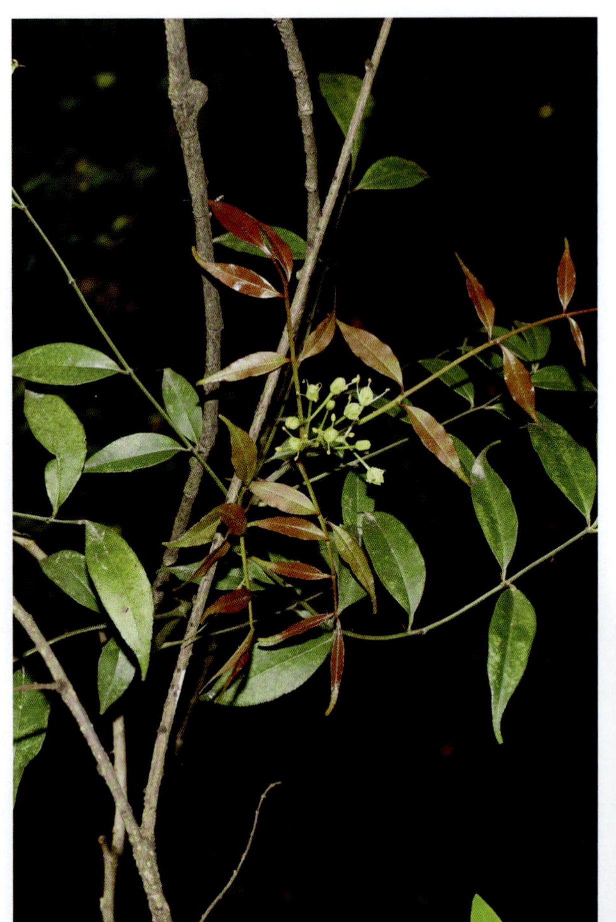

【特征】藤状灌木。小枝细长披垂，枝干具短钩刺；奇数羽状复叶，小叶 5~31，草质，互生或叶轴上部叶对生，卵形、卵状椭圆形或斜长圆形，长 4~10cm，先端钝，微凹，基部宽楔形，或稍圆，全缘或上部具细齿，上面中脉微凹下，无毛，或被粉状微毛，叶轴具短钩刺。聚伞状圆锥花序腋生或顶生；花单性；萼片 4，淡紫绿色，宽卵形；花瓣 4，淡黄绿色；雄花具 4 雄蕊；雌花具 4 心皮；果序及果柄均无毛或疏被微柔毛；果瓣紫红色，顶端具短芒尖，油腺点不显。

【药用信息】具有抗肿瘤、抗菌、抗病毒、抗炎、杀虫、降血脂等功效，可用于治疗慢性咽炎、胃肠炎、胆囊炎等。

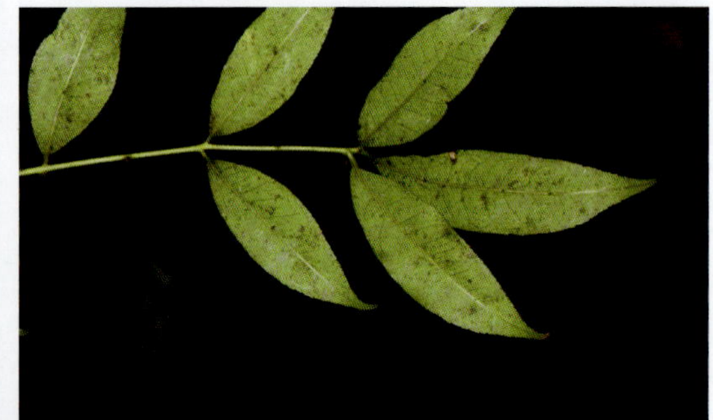

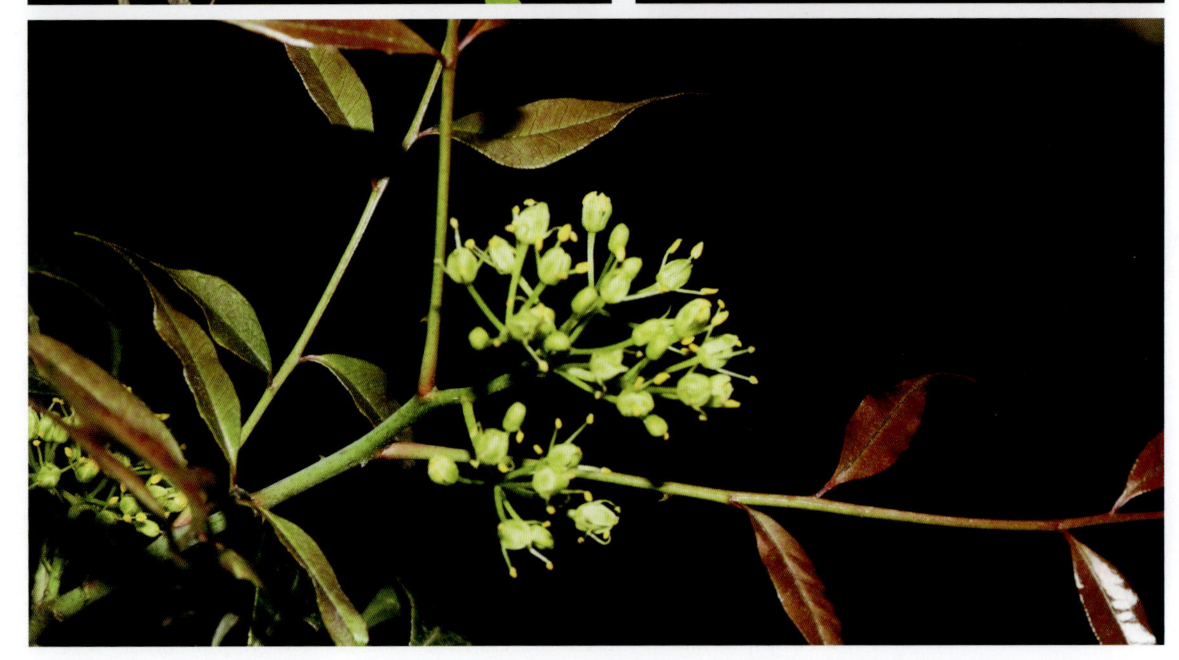

毛泡花树

【特征】乔木，高达 10m。当年生枝、芽、叶柄至叶背中脉、花序被褐色茸毛。单叶纸质，倒披针形或倒卵形，先端渐尖，2/3 以下渐狭成楔形，全缘或近顶端有数锯齿，叶面中脉及侧脉残留有长柔毛，叶背被长柔毛；侧脉每边 15~25 条，向上弯拱至近叶缘处与上侧脉会合；叶柄粗壮。圆锥花序顶生，具 2 (3) 分枝。花白色，近于无花梗；萼片 5，卵形，外面的较小，被柔毛及有缘毛；外面 3 片花瓣近圆形，内面 2 片花瓣长约 0.8mm，2 浅裂，裂片三角形，近顶端有缘毛；花盘浅杯状，具浅齿；子房卵形，无毛。

【药用信息】根皮入药，治无名肿毒、毒蛇咬伤、腹胀水肿。

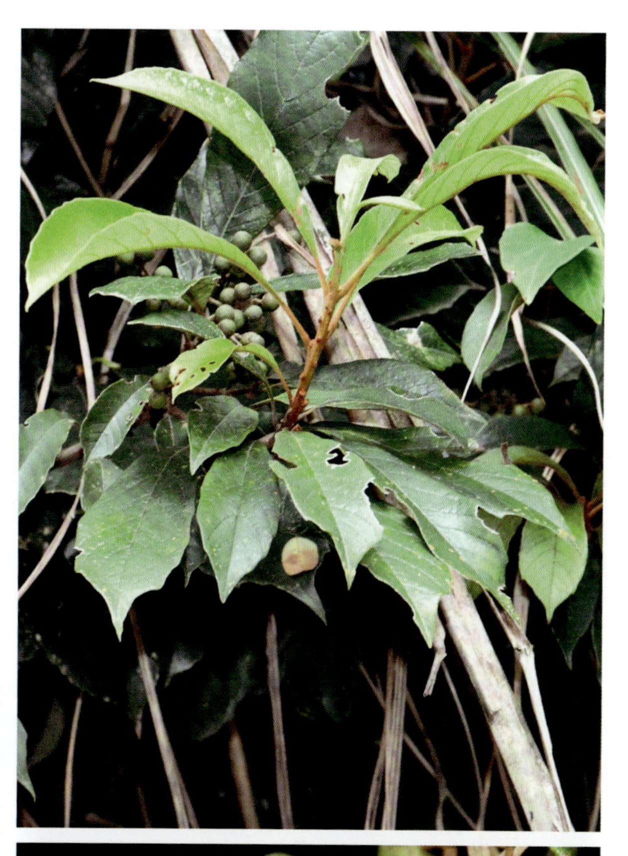

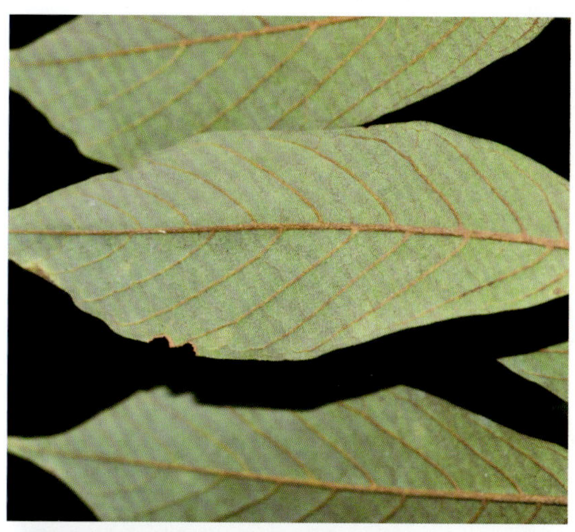

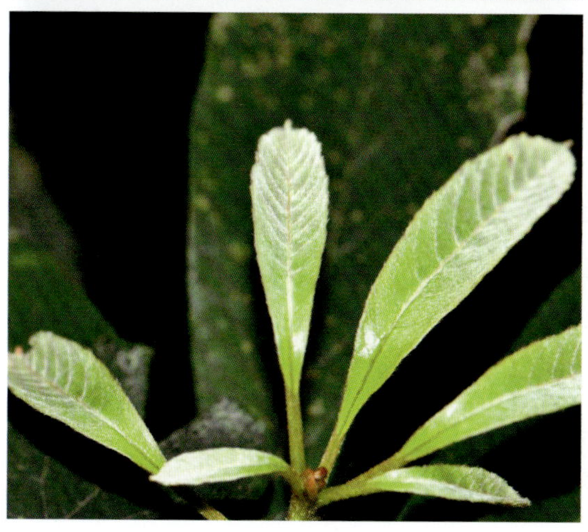

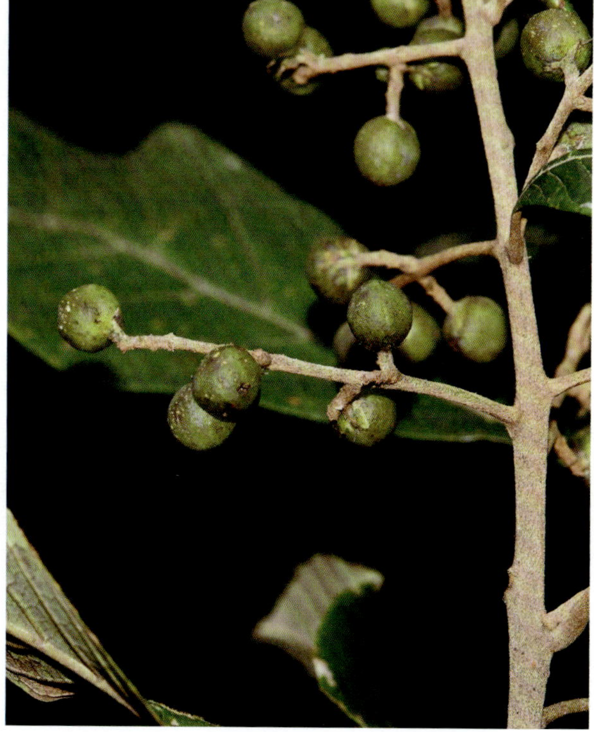

扁担杆叶脚骨脆

Glycosmis macrantha

杨柳科 脚骨脆属

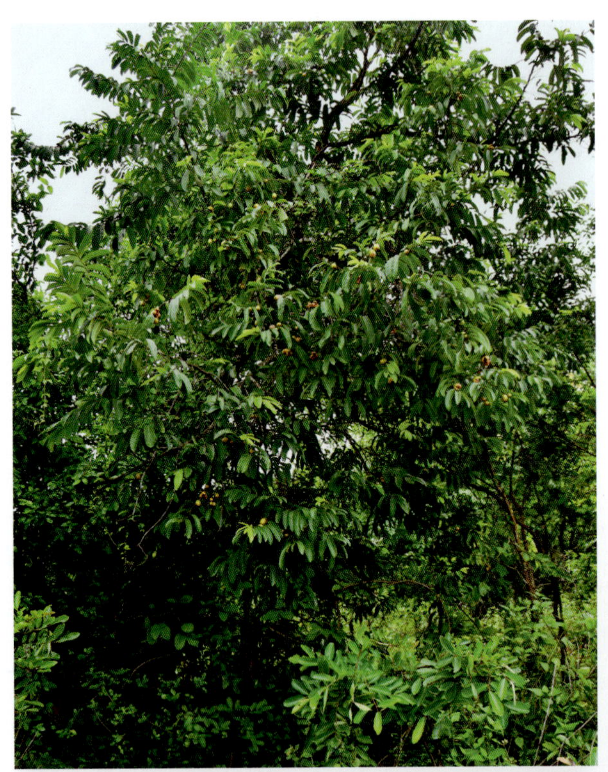

【特征】小乔木或灌木。单叶互生，具齿，平行脉，通常有透明的腺点和腺条；托叶小，早落，稀宿存。花小。蒴果，瓣裂；种子少数，种皮光滑，坚脆。

【药用信息】全株入药，治疗发热、瘙痒和腹泻。

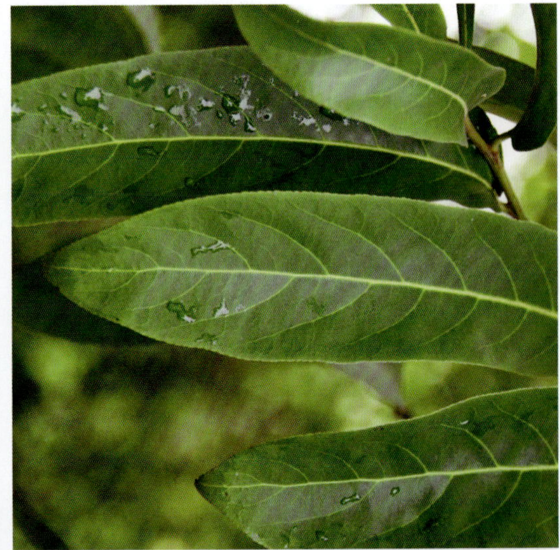

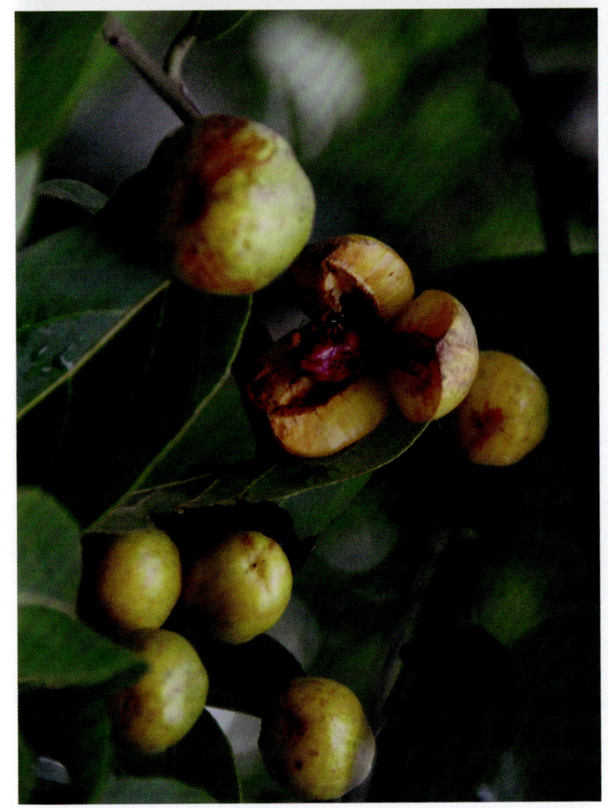

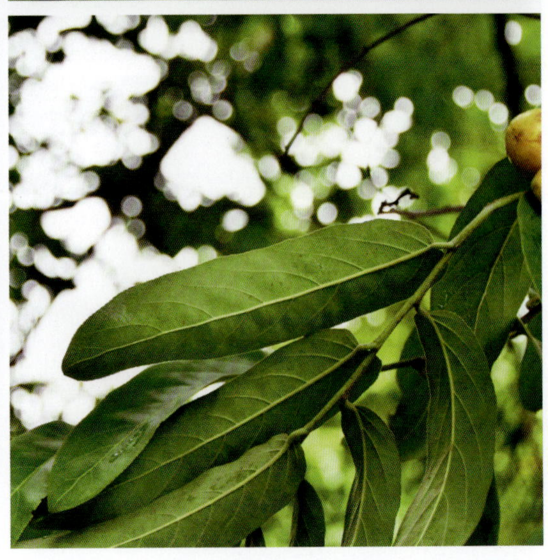

Allophylus cobbe

无患子科 异木患属

滇南异木患

【特征】灌木。小枝圆柱状，灰褐色，具圆形小皮孔，嫩枝多少被毛。三出复叶；叶柄被微柔毛；小叶薄纸质，顶生小叶椭圆形或椭圆状披针形，侧生小叶较小，斜卵形或斜卵状披针形，顶端渐尖或尾状渐尖，边缘具疏离小锯齿，两面脉上被短柔毛，背面脉腋有须毛。花序腋生，不分枝，通常与叶近等长，被短茸毛；花小，白色，萼片近圆形；花瓣匙形，鳞片2裂，被长柔毛；花盘被柔毛；花丝基部被毛。果近圆球形，红色。

【药用信息】根入药，治痢疾。

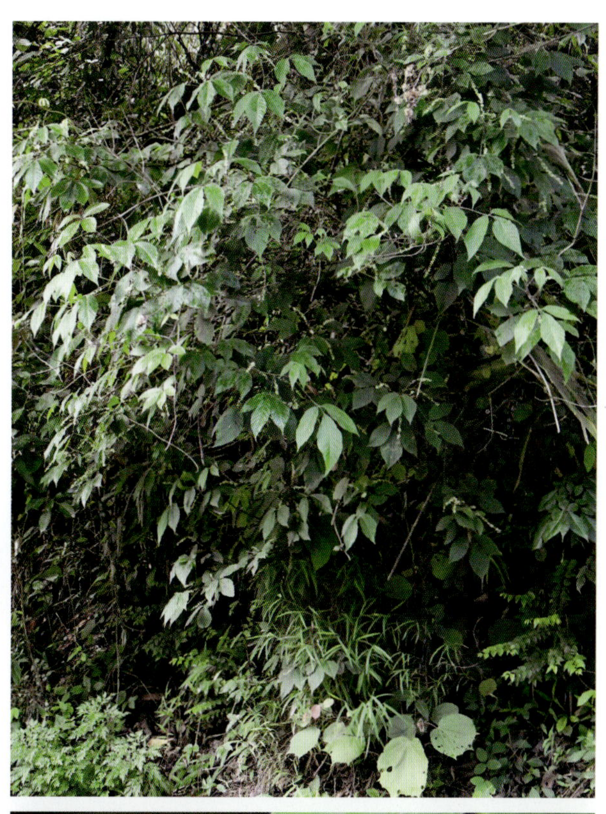

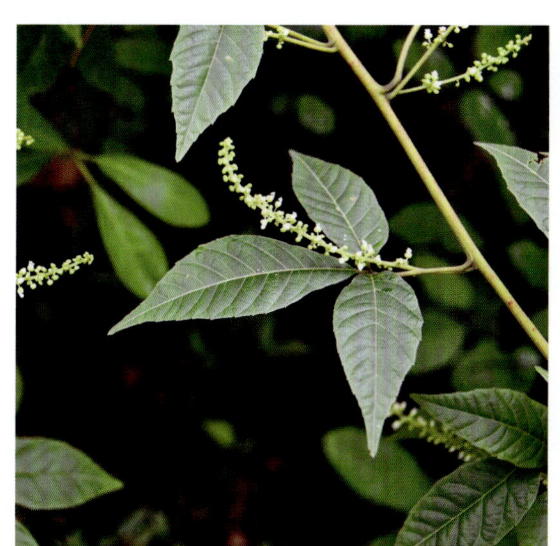

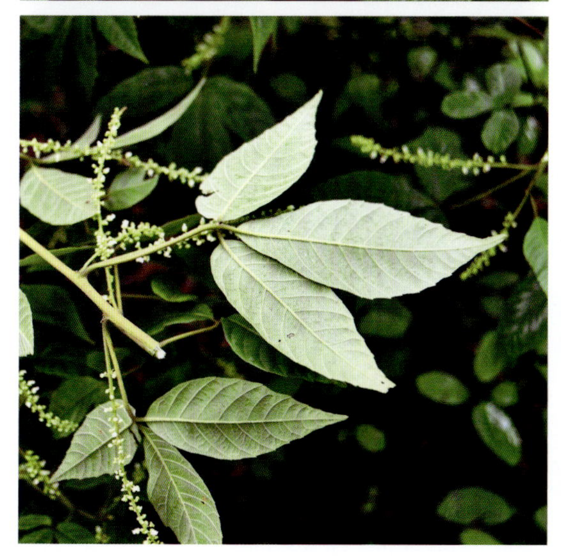

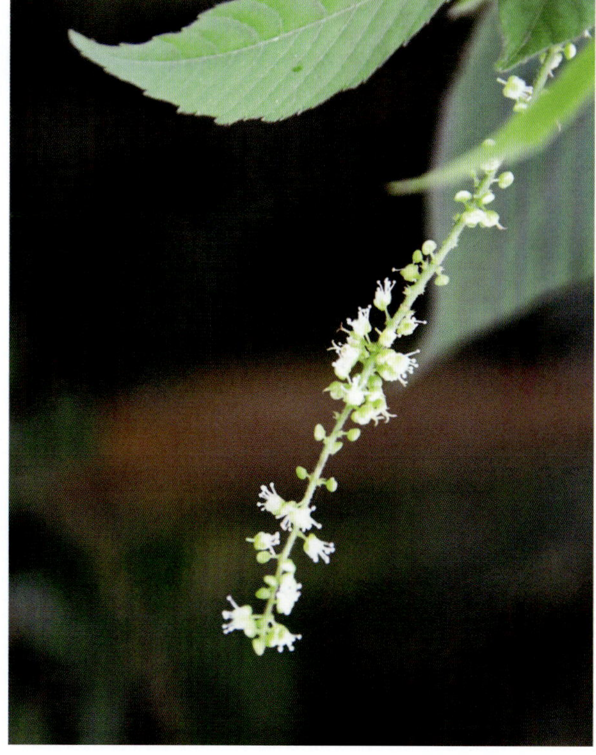

假山樱

Harpullia cupanioides

无患子科 假山罗属

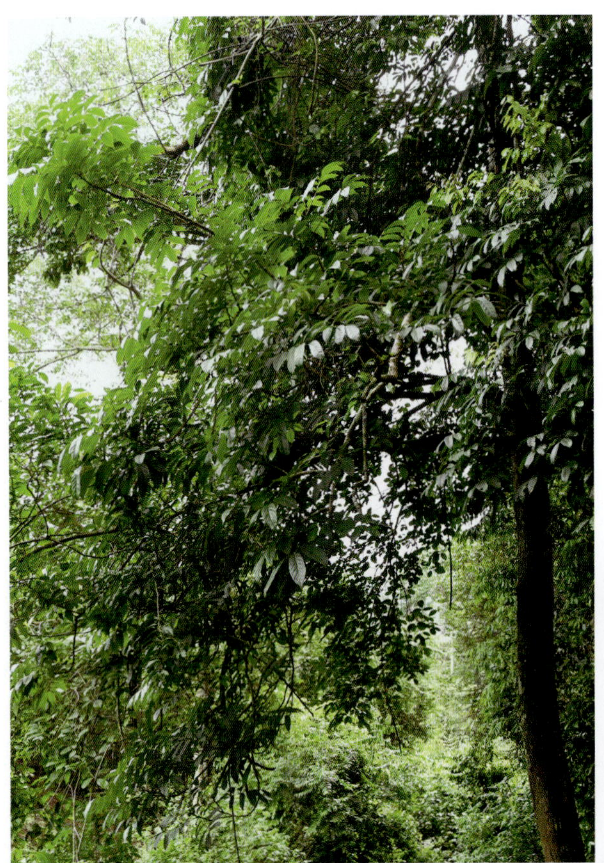

【特征】灌木或乔木。树皮灰色；仅幼部的顶芽密被柔毛。叶 1~7，并排。小叶卵形到椭圆形、倒卵形，草质或纸质；基部锐尖到圆形到渐弱；先端圆形到钝锐尖或渐尖；在两边无毛。花序长可达 85cm；花白色，芳香；萼片椭圆形到近圆形，果期宿存，淡绿色；花瓣倒卵形，肉质，白色到淡黄色，无爪和耳廓；雄蕊 5 或 6；花丝淡绿色；花药淡橙色。果红色，壁薄，革质。种子有光泽的棕色到黑色；假种皮橙色。

【药用信息】暂无药用信息。

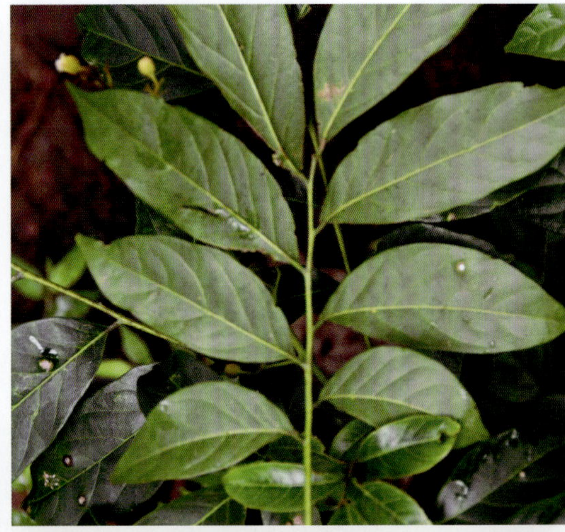

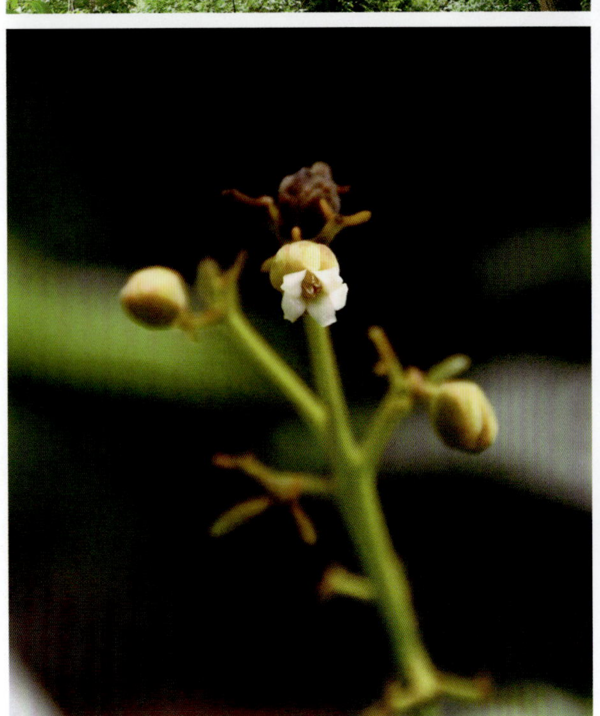

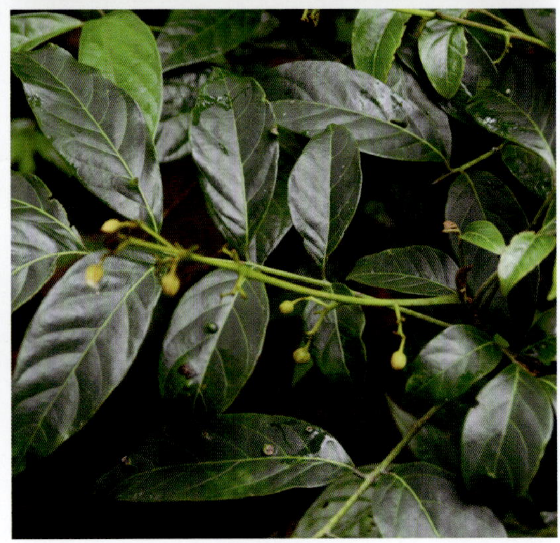

滇赤才

【特征】常绿乔木或大灌木。小枝圆柱状，无毛。叶轴粗壮，有直纹；小叶 3~6 对，近革质，卵形或卵状披针形，顶端渐尖或短渐尖，基部圆或有时近楔形，全缘，干时榄绿色，两面无毛；小叶柄粗厚。花序腋生或近枝顶腋生，通常比叶短；萼片小的阔卵形，大的近圆形；花瓣 5（偶有 4 片），紫红色，阔卵形，顶端圆或近截平；雄蕊 8 或有时 7，花丝中部稍肿胀，被长柔毛，花药长圆形，药隔稍突出；子房倒心形，通常 2 裂，2 室，花柱粗短，柱头浅 2 裂。果椭圆形，紫红色。

【药用信息】暂无药用信息。

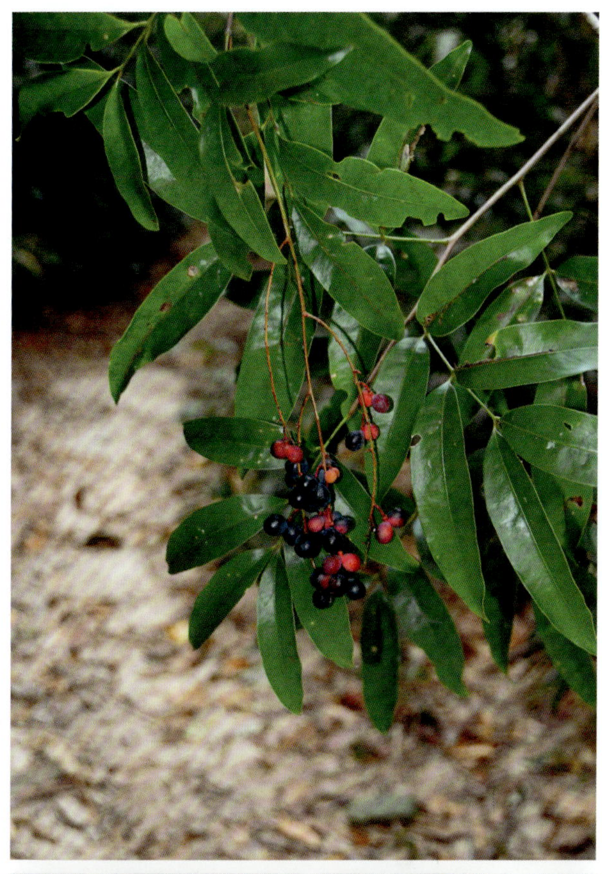

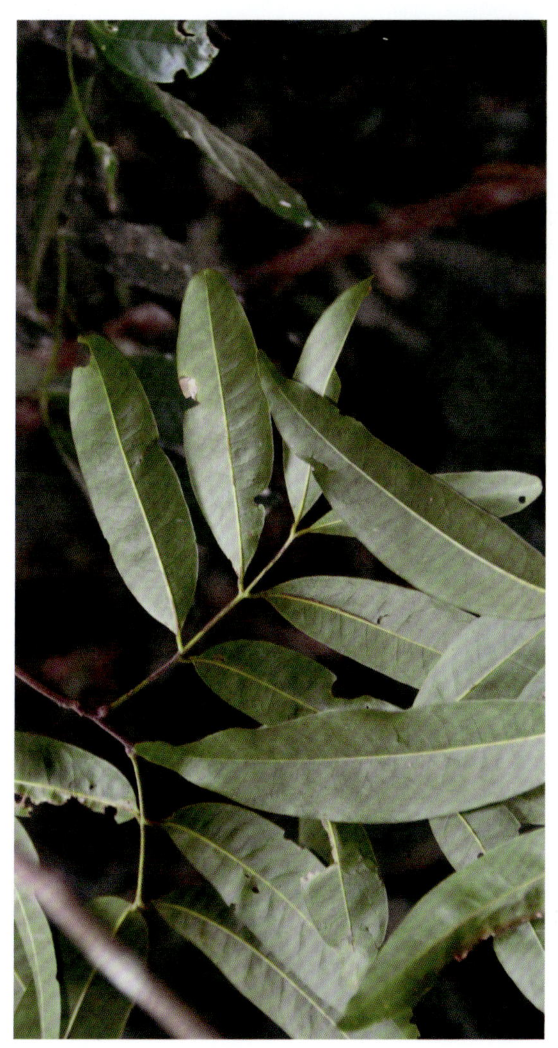

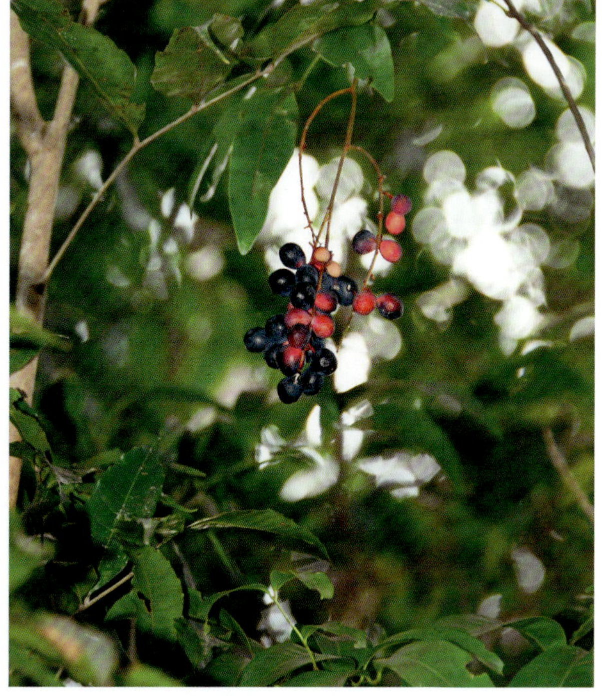

茸鳞木

Phyllotrichum mekongense

无患子科 *Phyllotrichum* 属

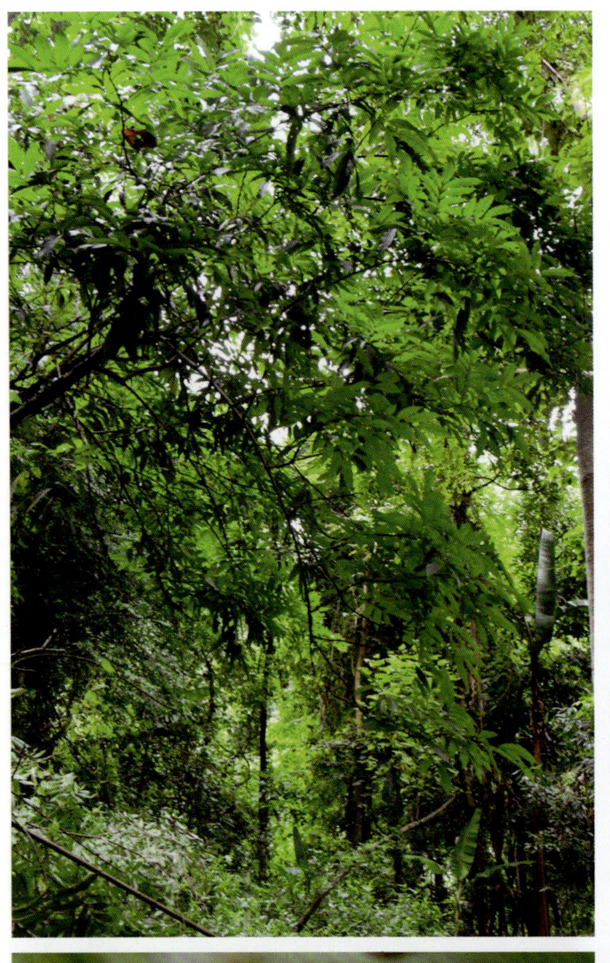

【特征】乔木，一回羽状复叶，小叶对生，6~10，叶脉两面突起，叶脉 12~14，叶边缘有粗锯齿。花序腋生或顶生。蒴果木质，通常椭圆形，宽达 3cm，密覆粗壮圆锥状刺状凸起。

【药用信息】果实可食，味道似板栗，略微苦，当地做食用油替代品。

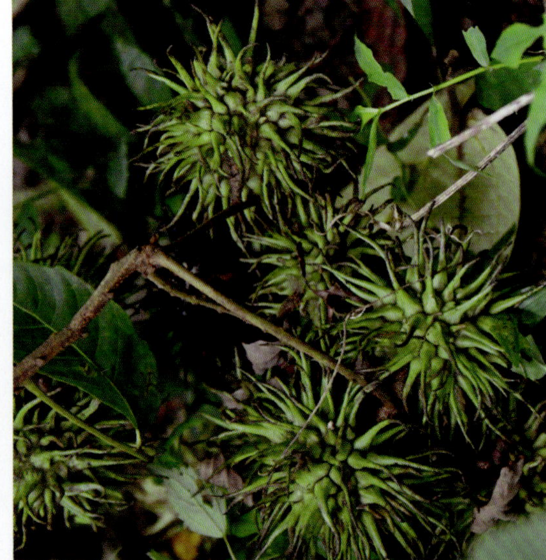

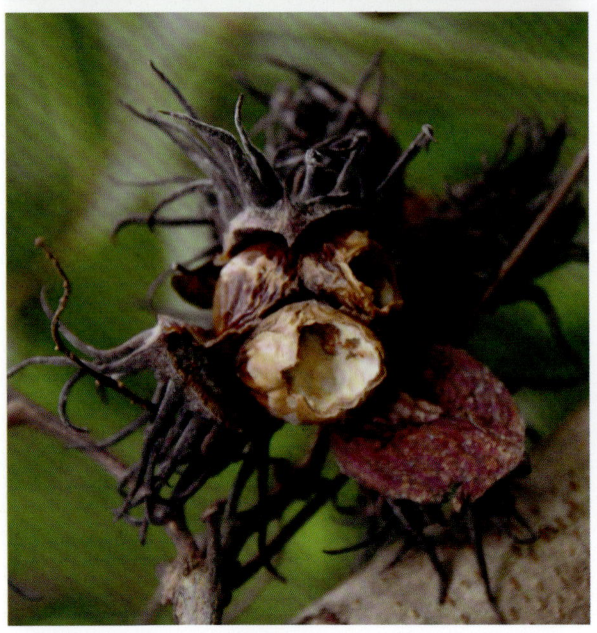

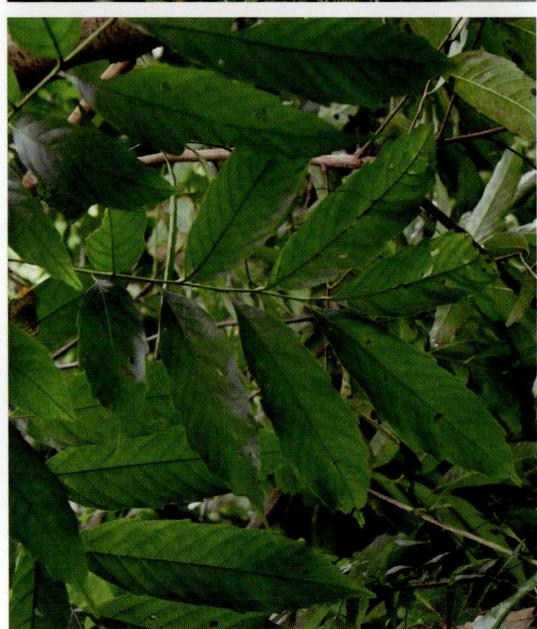

Brucea javanica

苦木科 鸦胆子属

鸦胆子

【特征】灌木或小乔木。嫩枝、叶柄和花序均被黄色柔毛。有小叶 3~15；小叶卵形或卵状披针形，先端渐尖，基部宽楔形至近圆形，通常略偏斜，边缘有粗齿，两面均被柔毛，背面较密；小叶柄短。圆锥花序；花细小，暗紫色；雄花的花梗细弱，萼片被微柔毛；花瓣有稀疏的微柔毛或近于无毛；雌花萼片与花瓣与雄花同，雄蕊退化或仅有痕迹。核果 1~4，分离，长卵形，成熟时灰黑色，干后有不规则多角形网纹，外壳硬骨质而脆。种仁黄白色，卵形，有薄膜。

【药用信息】种子入药，清热解毒，止痢疾。

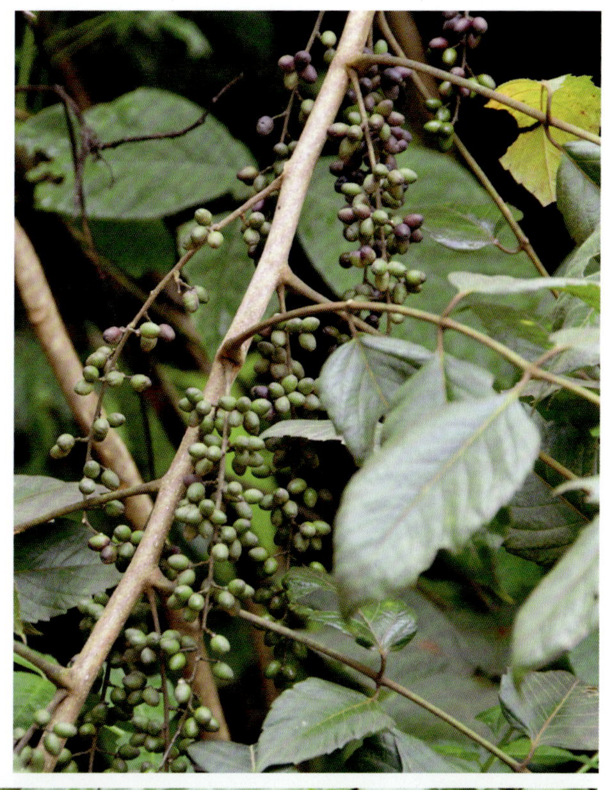

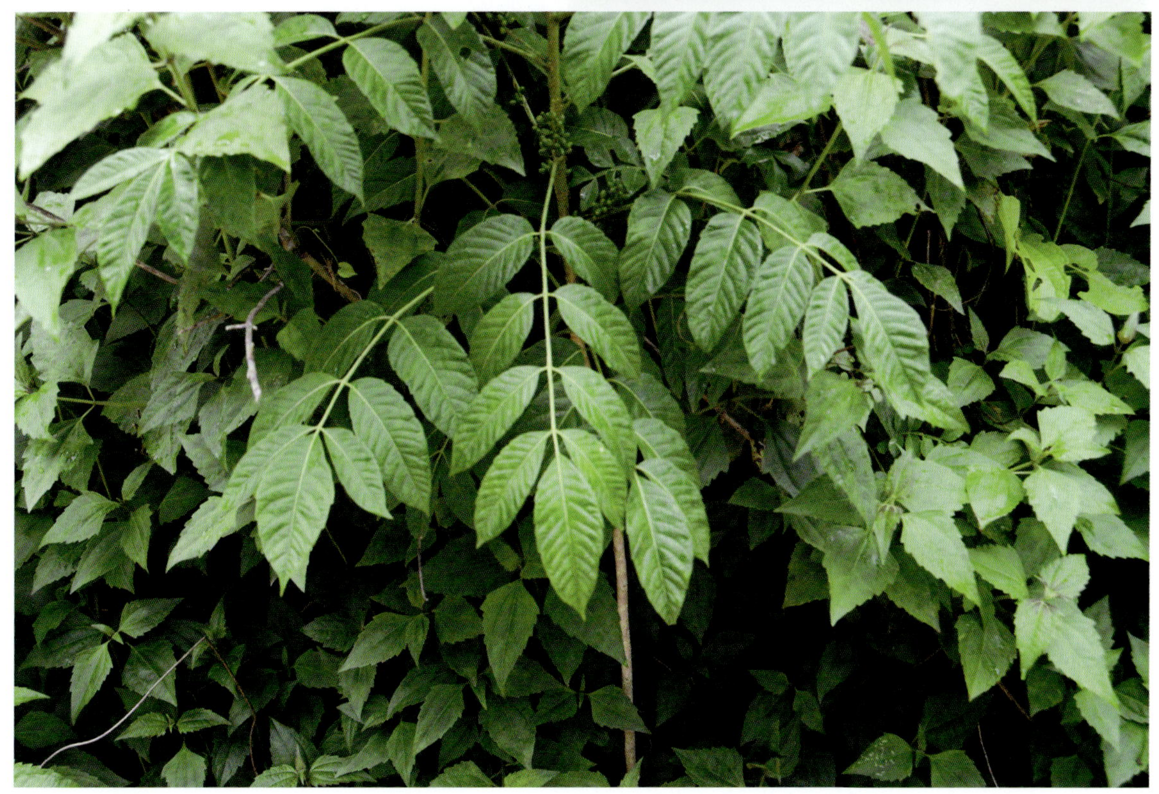

白花木曼陀罗 *Brugmansia × candida*

茄科 木曼陀罗属

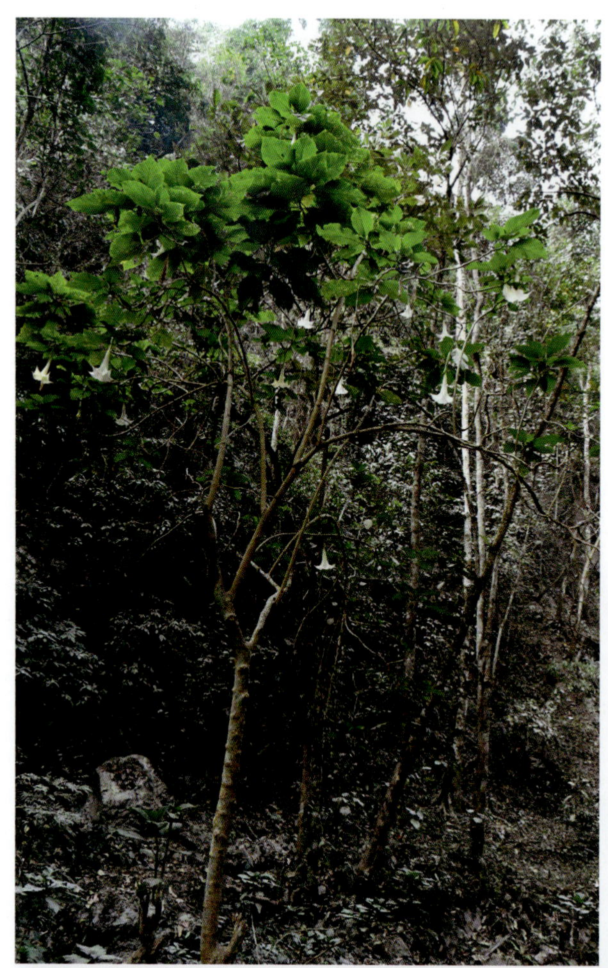

【特征】茎粗壮，上部分枝。叶卵状披针形、矩圆形或卵形，顶端渐尖或急尖，基部不对称楔形或宽楔形，全缘、微波状或有不规则缺刻状齿，花单生，俯垂，花梗长 3~5cm。花萼筒状，中部稍膨胀，花冠白色，脉纹绿色，长漏斗状，筒中部以下较细而向上渐扩大成喇叭状。浆果状蒴果，表面平滑，广卵状。

【药用信息】花和叶均含有莨菪碱和东莨菪碱，东莨菪碱亦具有一定程度的镇痛作用，可在一定程度上对乙酰胆碱受体及毒蕈胆碱受体进行阻断，松弛胃肠平滑肌。

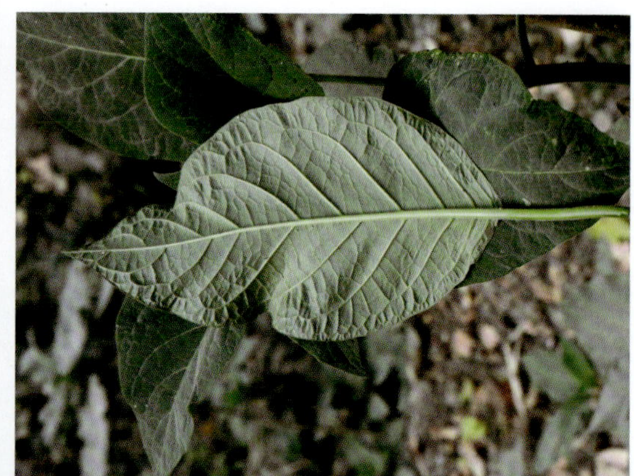

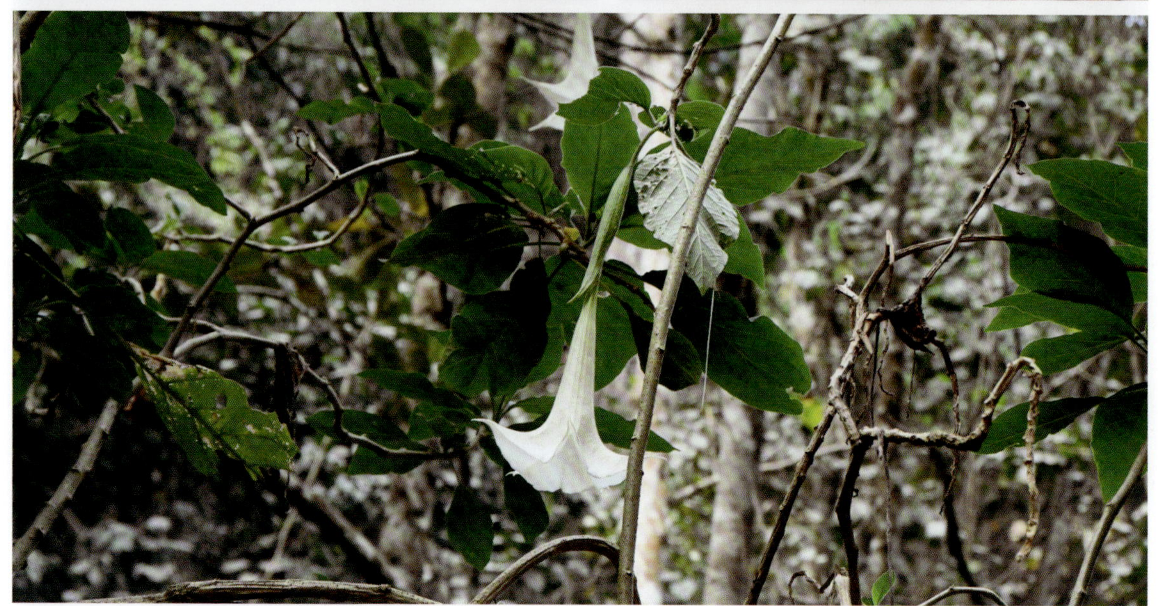

红丝线

【特征】灌木或亚灌木。小枝、叶、叶柄、花梗及花萼均密被淡黄色柔毛及2至多分枝茸毛。茎上部叶常双生，大小不等，全缘，上面疏被短柔毛；大叶椭圆状卵形，先端渐尖，基部楔形下延至叶柄成窄翅；小叶宽卵形，先端短渐尖，基部宽圆骤窄下延至柄成窄翅。花2~5簇生叶腋；花萼杯状，萼齿10，钻状线形；花冠淡紫或白色，被分枝茸毛，裂片卵状披针形；被微柔毛。浆果红色，球形；宿萼盘状。种子淡黄色，卵圆形或近三角形。

【药用信息】地上部分清热解毒、止咳补虚，治疗痈肿热痛、支气管哮喘和犬咬伤等症。

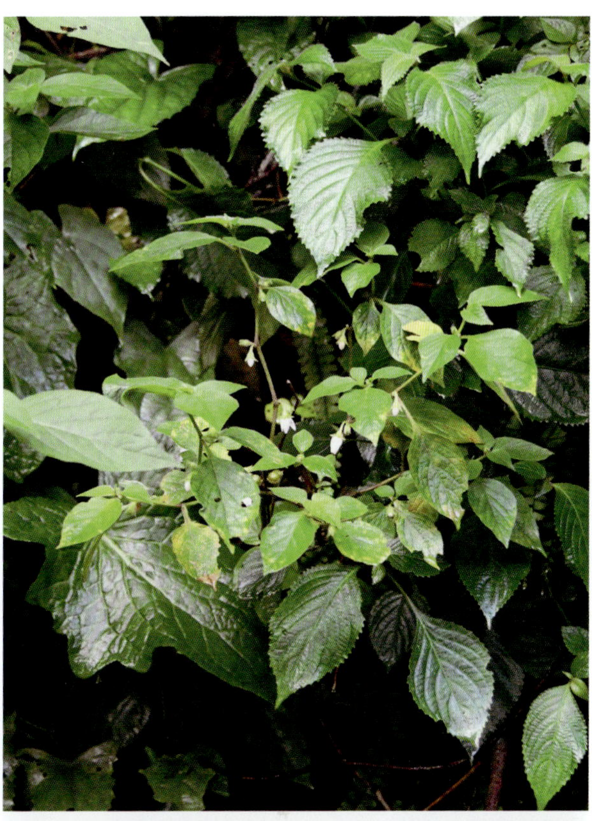

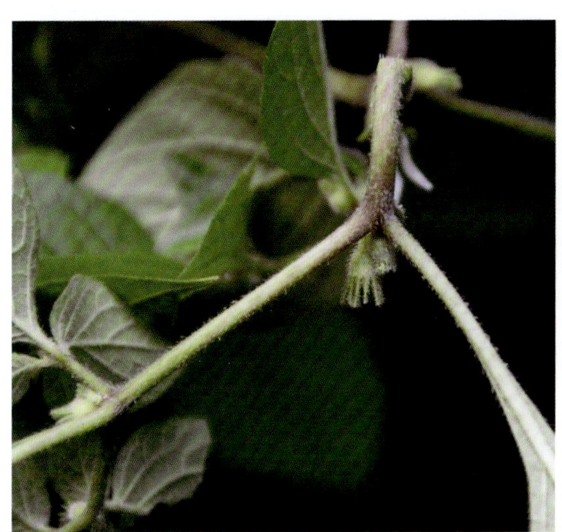

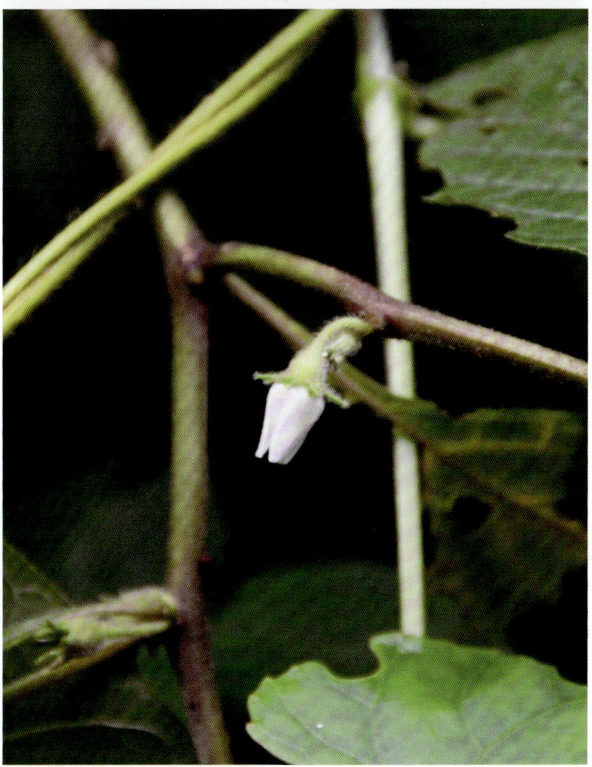

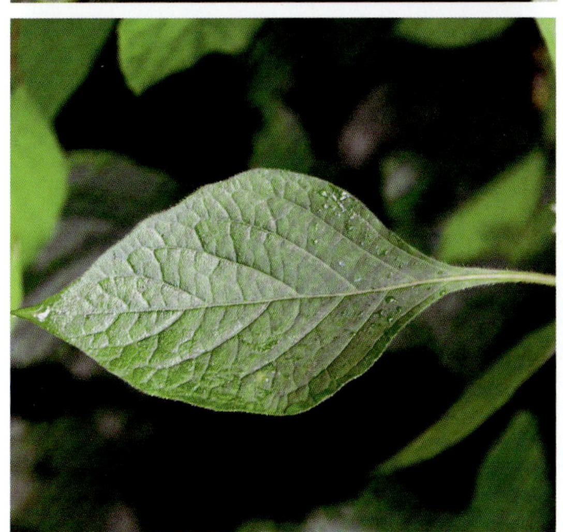

大齿红丝线

Lycianthes macrodon

茄科 红丝线属

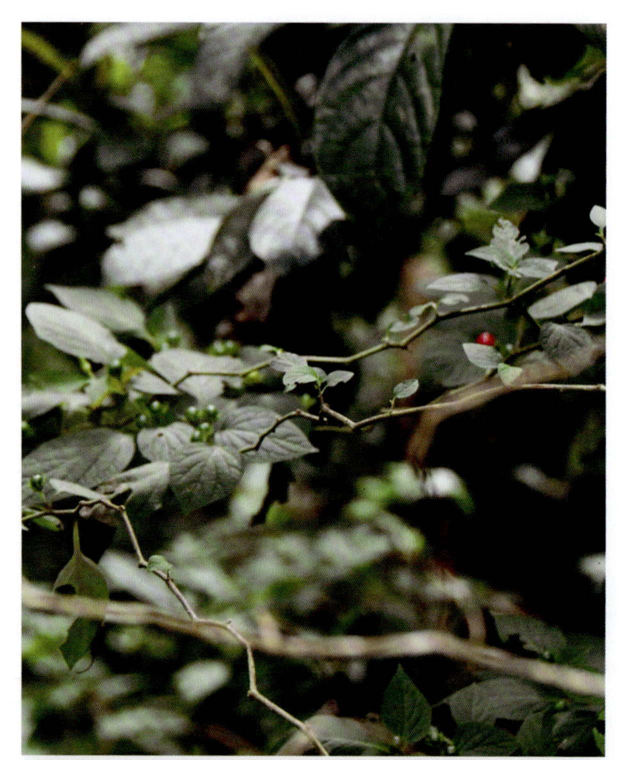

【特征】灌木至亚灌木。小枝幼时被直立披散弯卷具节的单毛，到成熟后渐近于光滑。上部叶假双生，大小不相等，大叶片披针形至长椭圆状披针形，偏斜，先端渐尖至短尖，基部楔形下延至叶柄；小叶片近卵形，先端急尖或渐尖，基部楔形；两种叶均膜质全缘，上面绿色，被分散多节的单毛，下面淡绿色，沿叶脉被尖短的单毛，在叶肉上渐趋光滑。花序无柄，着生于叶腋内，通常 1~3 花，花柄被有与小枝相似的毛；萼杯状钟形，萼齿 10，钻状线形，稍不等长；花冠白色，星形，5 深裂，裂片披针形，外面边缘具缘毛，内面基部具绿色斑点，花冠筒内面光滑；花丝短，花药椭圆形，先端渐尖，基部心形，顶孔向内，偏斜；子房卵锥形，花柱纤细，柱头头状。浆果近球形。种子多数，近三角状肾形，水平压扁。

【药用信息】同红丝线。

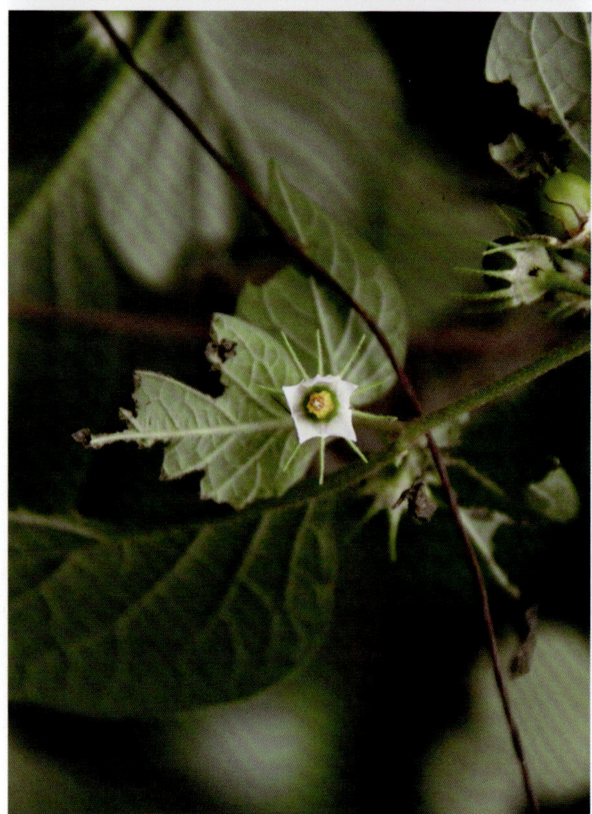

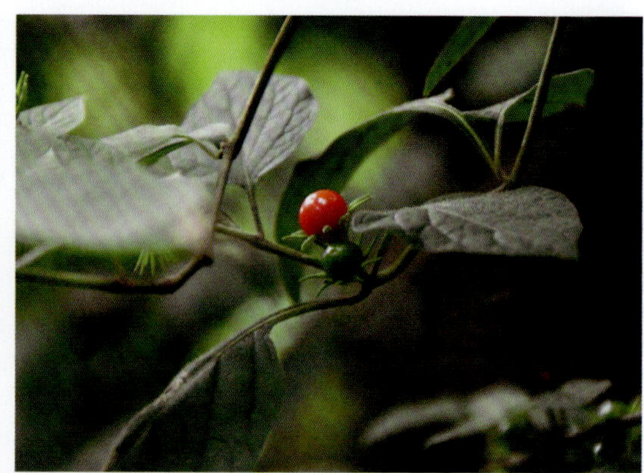

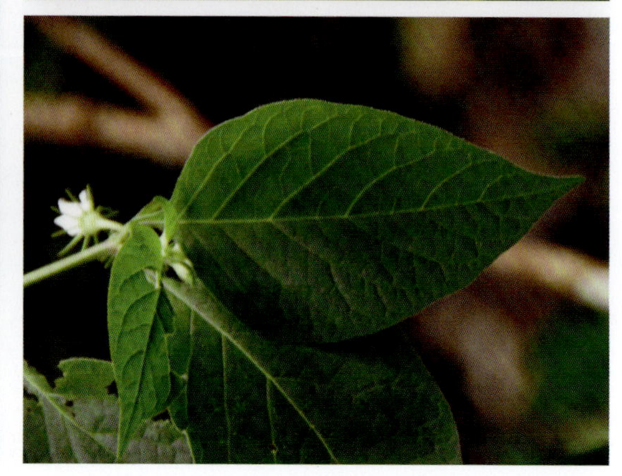

龙葵

Solanum nigrum

茄科 茄属

【特征】一年生直立草本。茎无棱或棱不明显，绿色或紫色，近无毛或被微柔毛。叶卵形，先端短尖，基部楔形至阔楔形而下延至叶柄，全缘或每边具不规则的波状粗齿，光滑或两面均被稀疏短柔毛，叶脉每边5~6条。蝎尾状花序腋外生，由3~10花组成，花梗近无毛或具短柔毛；萼小，浅杯状，齿卵圆形，先端圆，基部两齿间连接处成角度；花冠白色，筒部隐于萼内，5深裂，裂片卵圆形；花丝短，花药黄色，顶孔向内；子房卵形，中部以下被白色茸毛，柱头小，头状。浆果球形，熟时黑色。种子多数，近卵形，两侧压扁。

【药用信息】全株入药，可散瘀消肿，清热解毒。

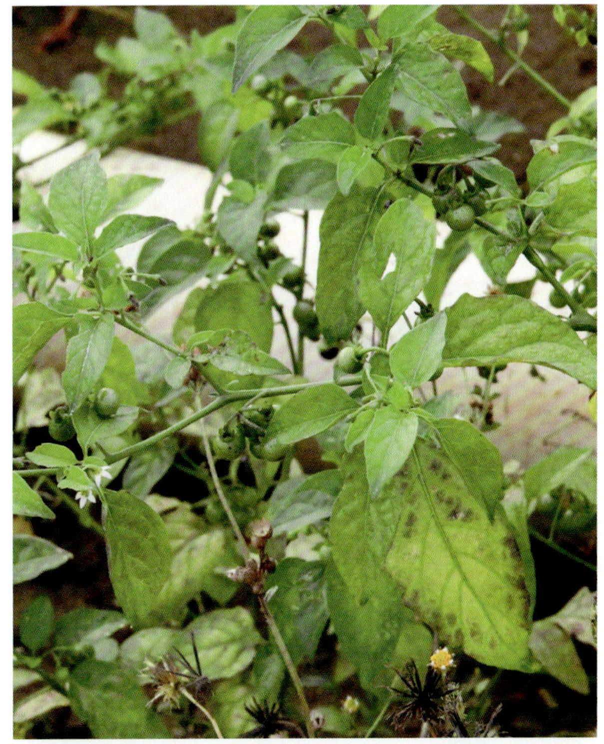

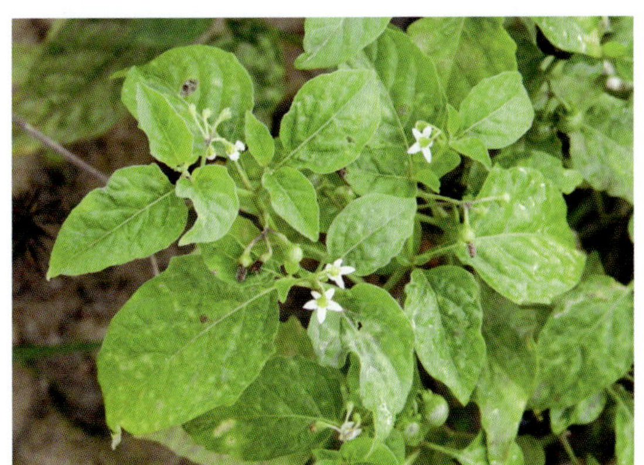

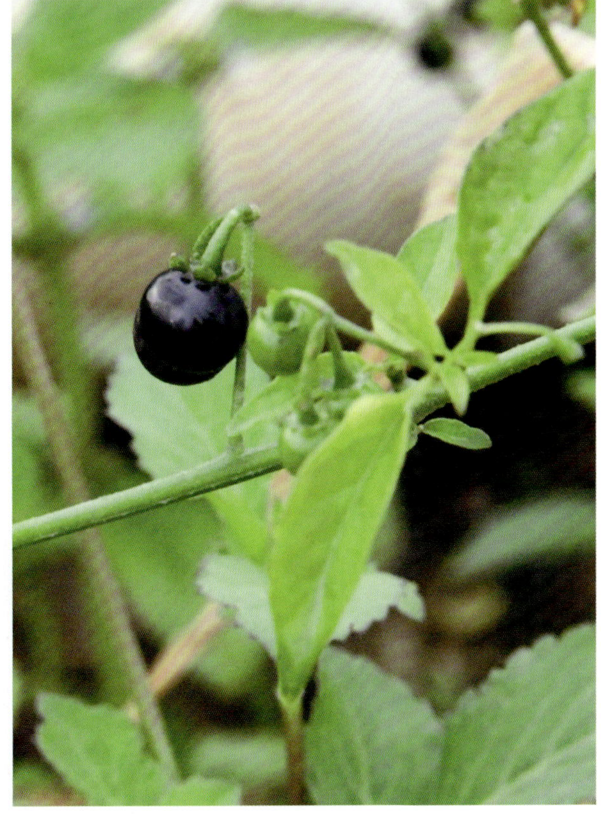

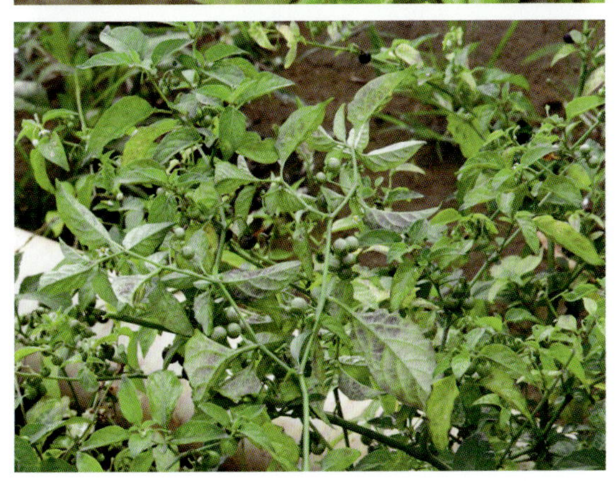

中南百部

Stemona cochinchinensis

百部科 百部属

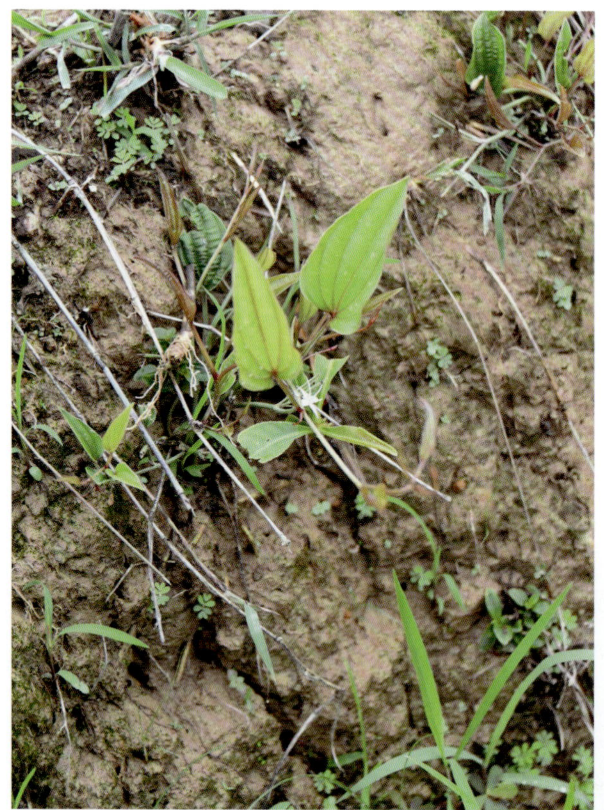

【特征】直立或弱攀缘或匍匐草本。无毛，有时分枝。叶互生；叶片宽卵圆形，基部楔形，截形或浅心形；脉7~9。每花序1~3花，无柄或有柄；花被片狭三角形；雄蕊6~9，分隔花被片的棱光滑，花瓣状突起连生，无附属物。种子1~3，深褐色。

【药用信息】根入药，外用于杀虫、止痒、灭虱；内服润肺、止咳、祛痰。

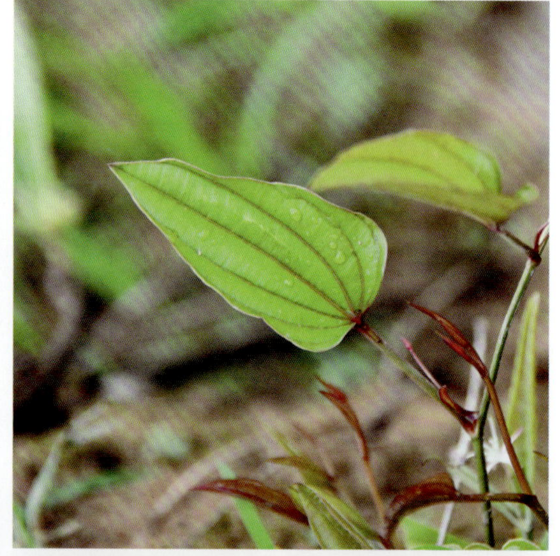

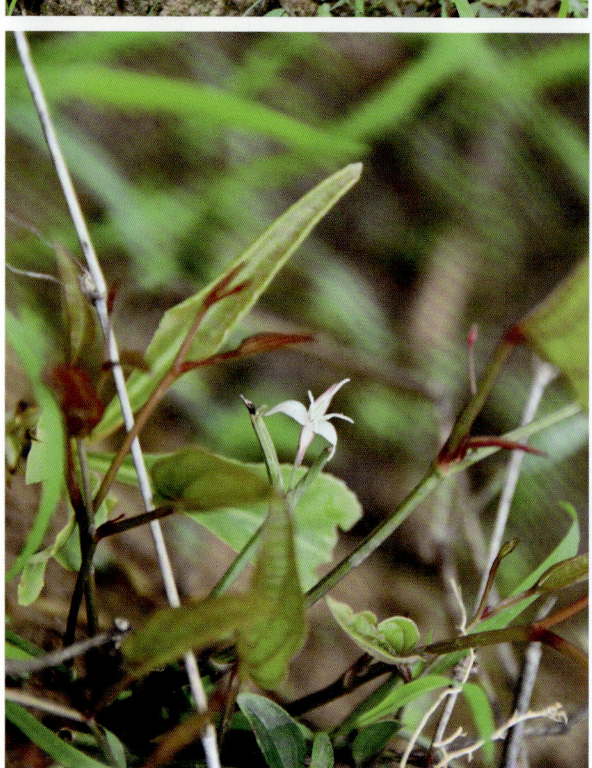

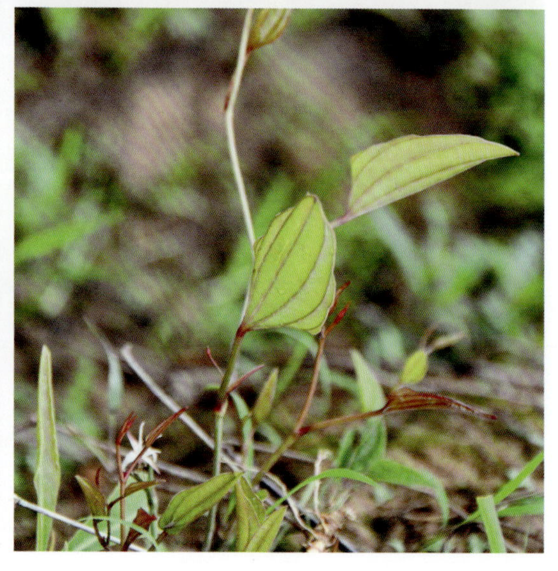

佩氏百部

【特征】草本。缠绕茎，无毛。叶交替出现；叶片卵圆形，基部近截形，脉 5~9 列。花序 1~6，无柄；花被片狭卵形，6~8 枚；花瓣状突起，有附属物。果卵圆形。种子 1~2，褐色；假种皮呈不规则泡状至裂片状。

【药用信息】同佩氏百部。

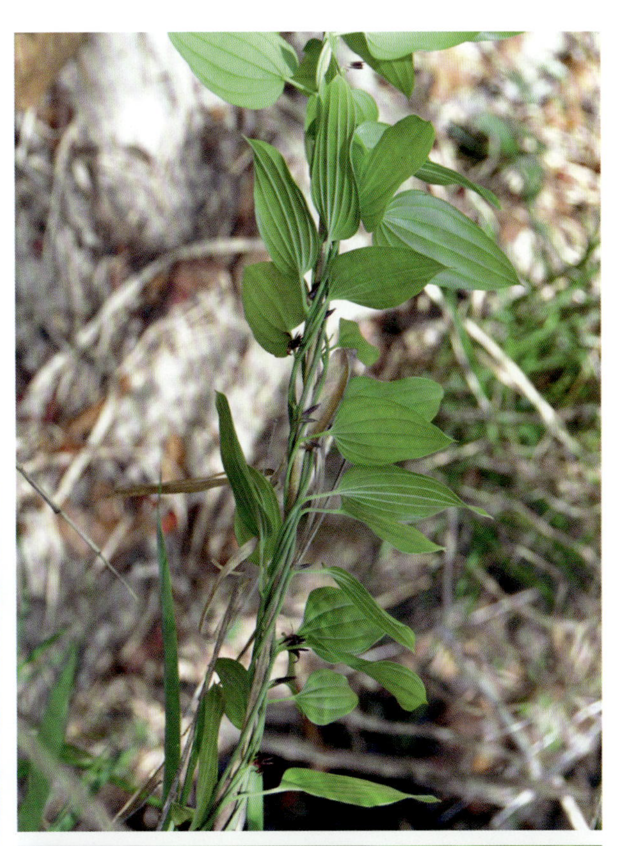

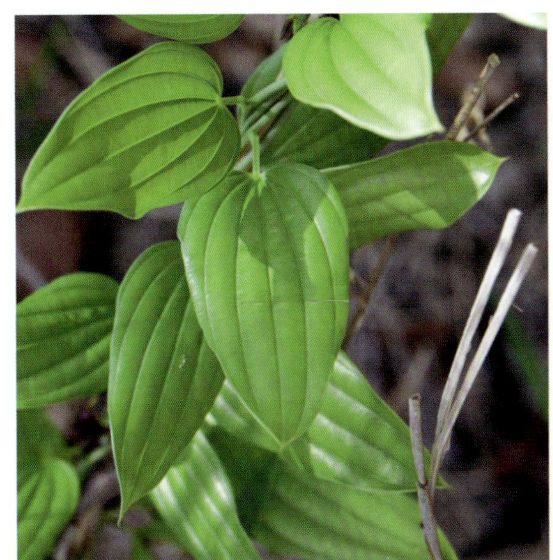

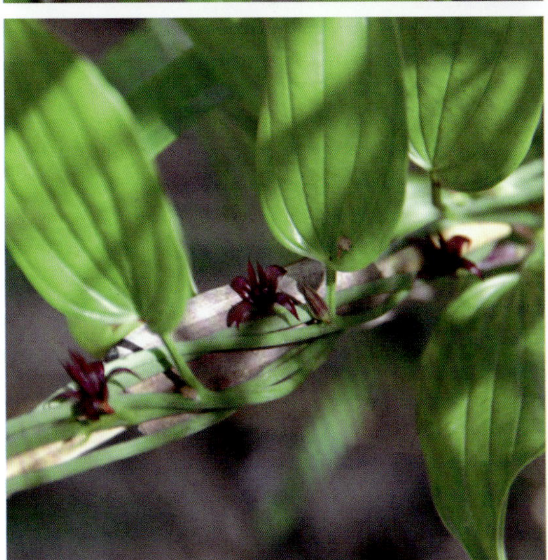

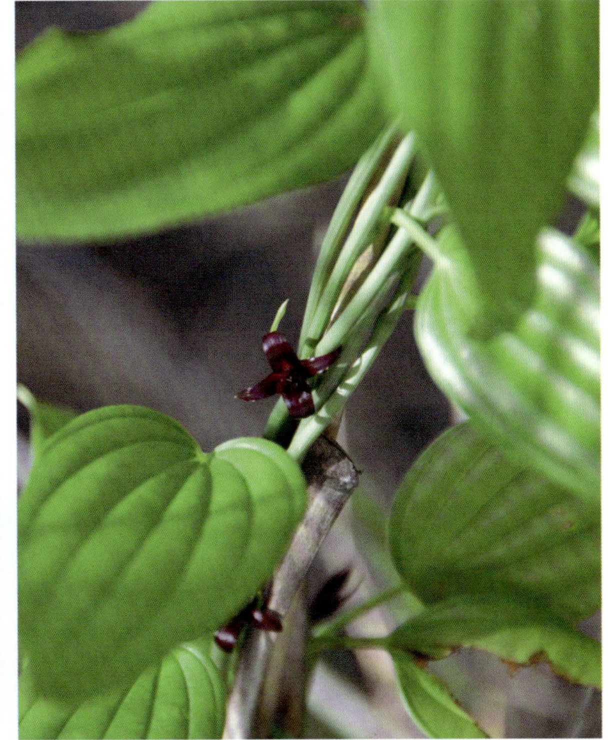

粗丝木

Gomphandra tetrandra

粗丝木科 粗丝木属

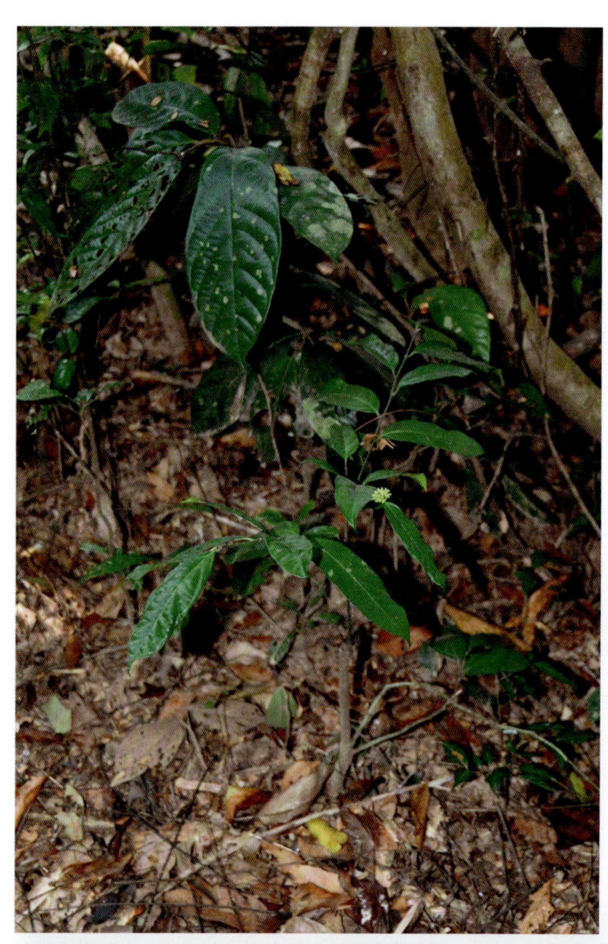

【特征】灌木或小乔木。树皮灰色，嫩枝绿色，密被或疏被淡黄色短柔毛。叶纸质，幼时膜质，狭披针形、长椭圆形或阔椭圆形，先端渐尖或成尾状，基部楔形，两面无毛或幼时背面被淡黄色短柔毛，表面深绿色，背面稍淡，均具光泽，中脉在背面显著隆起，侧脉约 6~8 对，表面明显，背面稍隆起，斜上升，至边缘互相网结，网脉不明显；叶柄略被短柔毛。聚伞花序与叶对生，有时腋生，密被黄白色短柔毛，具花序柄。雄花黄白色或白绿色，5 数；萼短，浅 5 裂；花冠钟形，花瓣裂片近三角形，先端急渐尖，内向弯曲；雄蕊稍长于花冠，花丝肉质而宽扁，上部具白色微透明的棒状髯毛，花药卵形，黄白色，子房不发育，小。雌花黄白色；花萼微 5 裂，花冠钟形，花瓣裂片长三角形，边缘内卷，先端内弯，雄蕊不发育，较花冠略短，花丝扁，两端较窄，上部具白色微透明的短棒状髯毛，子房圆柱状，无毛或有时被毛，柱头小，5 裂稍下延于子房上。核果椭圆形，由青转黄，成熟时白色，浆果状，干后有明显的纵棱，果柄略被短柔毛。

【药用信息】清热解毒，含黄酮类化合物和甾醇类化合物，能够抑制减轻炎症症状。

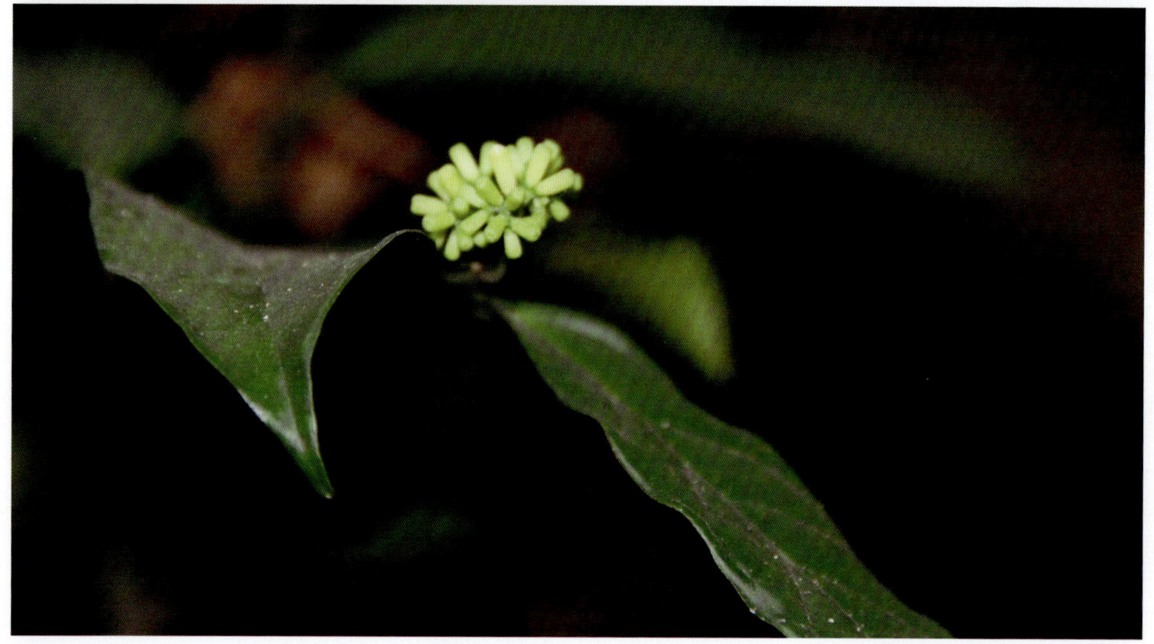

Alniphyllum fortunei

安息香科 赤杨叶属

赤杨叶

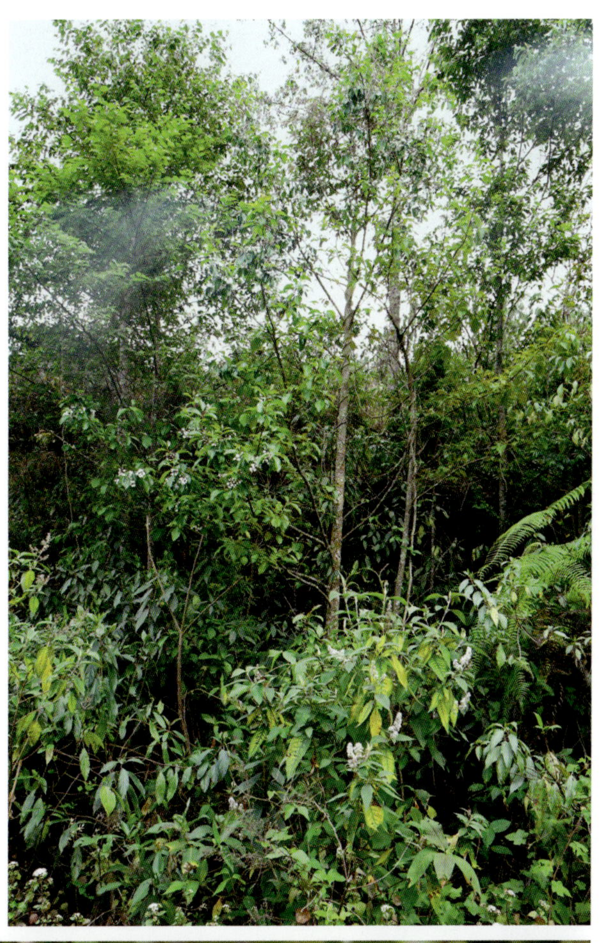

【特征】乔木。树干通直，树皮灰褐色，有不规则细纵皱纹，不开裂；小枝初时被褐色短柔毛，成长后无毛，暗褐色。叶嫩时膜质，干后纸质，椭圆形、宽椭圆形或倒卵状椭圆形，顶端急尖至渐尖，少尾尖，基部宽楔形或楔形，边缘具疏离硬质锯齿，两面疏生至密被褐色星状短柔毛或星状茸毛，有时脱落变为无毛，下面褐色或灰白色，有时具白粉，侧脉每边 7~12 条；叶柄被褐色星状短柔毛至无毛。总状花序或圆锥花序，顶生或腋生，有花 10~20 多朵；花序梗和花梗均密被褐色或灰色星状短柔毛；花白色或粉红色；小苞片钻形，早落；花萼杯状，外面密被灰黄色星状短柔毛，萼齿卵状披针形，较萼筒长；花冠裂片长椭圆形，顶端钝圆，两面均密被灰黄色星状细茸毛；雄蕊 10 枚，其中 5 枚较花冠稍长，花丝膜质，扁平，上部分离，下部联合成管，花药长卵形；子房密被黄色长茸毛；花柱较雄蕊长，初被稀疏星状长柔毛，以后被毛脱落。果实长圆形或长椭圆形，疏被白色星状柔毛或无毛，外果皮肉质，干时黑色，常脱落，内果皮浅褐色，成熟时 5 瓣开裂。种子多数，两端有不等大的膜质翅。

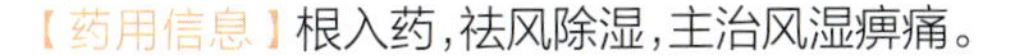

【药用信息】根入药，祛风除湿，主治风湿痹痛。

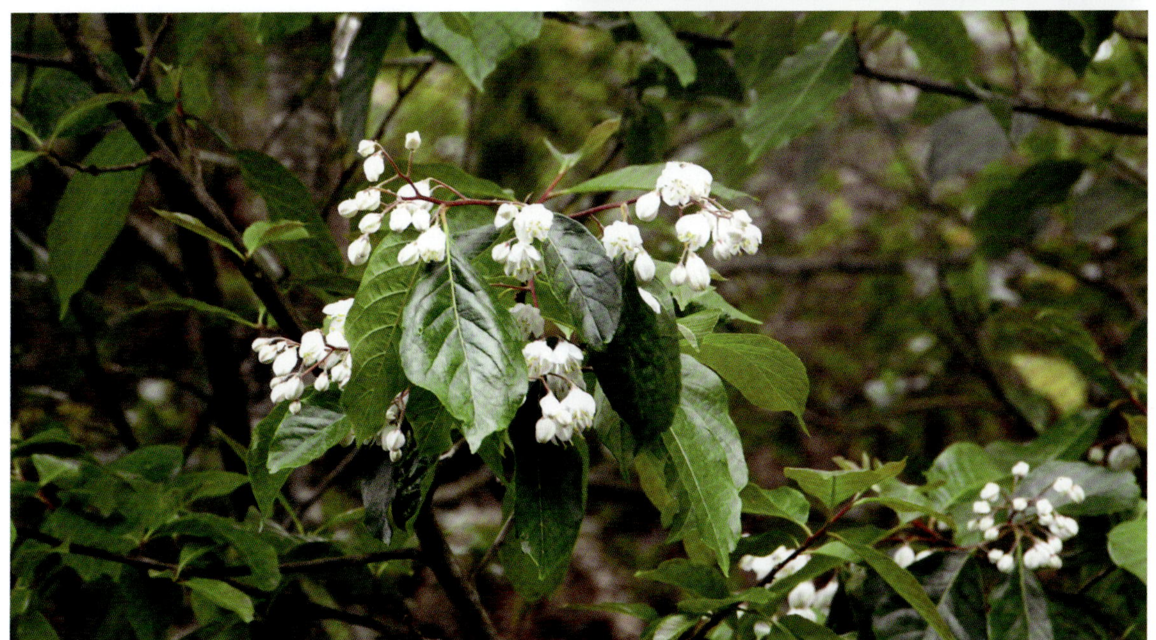

赛山梅

Styrax confusus

安息香科 安息香属

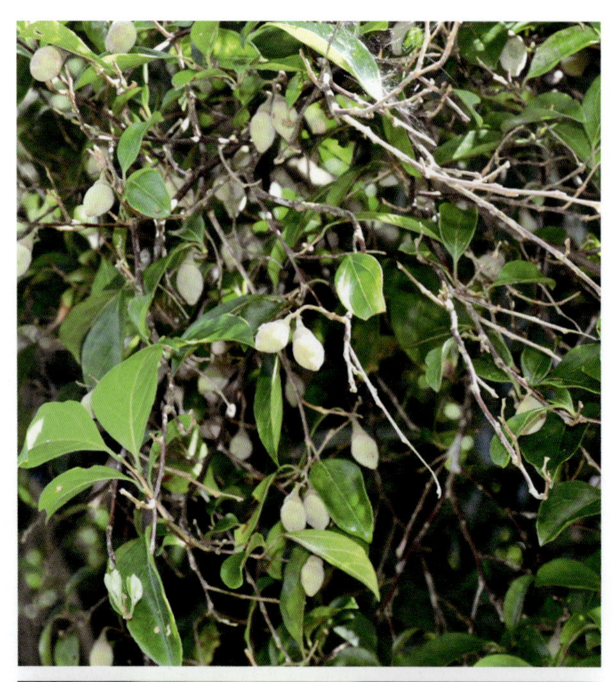

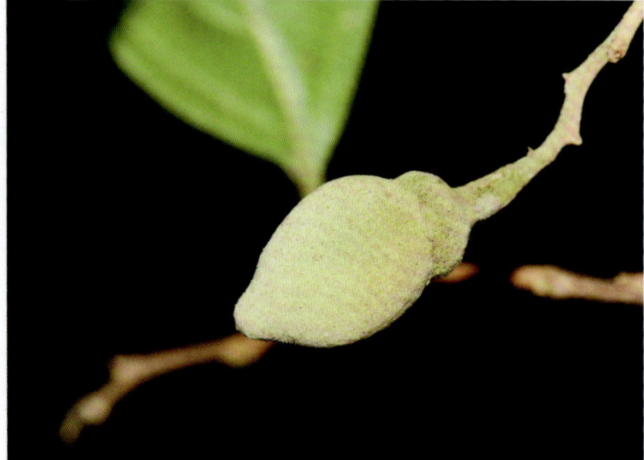

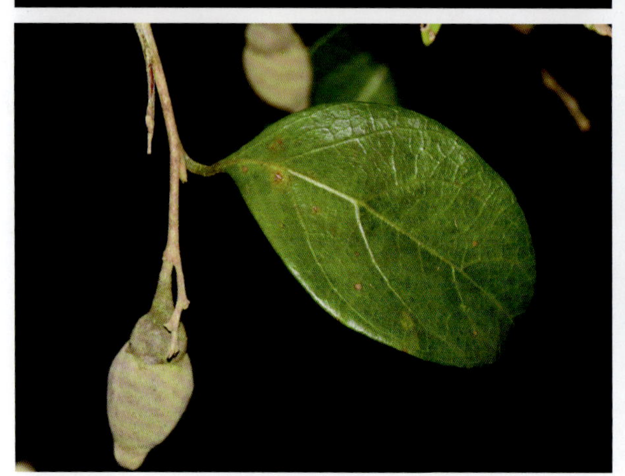

【特征】小乔木。树皮灰褐色，平滑，嫩枝扁圆柱形，密被黄褐色星状短柔毛，成长后脱落，圆柱形，紫红色。叶革质或近革质，椭圆形、长圆状椭圆形或倒卵状椭圆形，顶端急尖或钝渐尖，基部圆形或宽楔形，边缘有细锯齿；初时两面均疏被星状短柔毛，以后脱落，仅叶脉上有毛，侧脉每边 5~7 条，第三级小脉网状，两面均明显隆起；叶柄上面有深槽，密被黄褐色星状柔毛。总状花序顶生，有花 3~8 朵，下部常有 2~3 花聚生叶腋；花序梗、花梗和小苞片均密被灰黄色星状柔毛；花白色；小苞片线形，生于花梗近基部，早落；花萼杯状，密被黄色或灰黄色星状茸毛和星状长柔毛，顶端有 5 齿；萼齿三角形；花冠裂片披针形或长圆状披针形，外面密被白色星状短茸毛，内面除近顶端被短柔毛外无毛，边缘稍内褶或有时重叠覆盖，花蕾时作镊合状排列或稍呈内向覆瓦状排列；花冠管无毛；花药长圆形，药隔被星状柔毛。果实近球形或倒卵形，外面密被灰黄色星状茸毛和星状长柔毛，常具皱纹。种子倒卵形，褐色，平滑或具深皱纹。

【药用信息】叶子和花朵入药，清热解毒，消肿止痛。

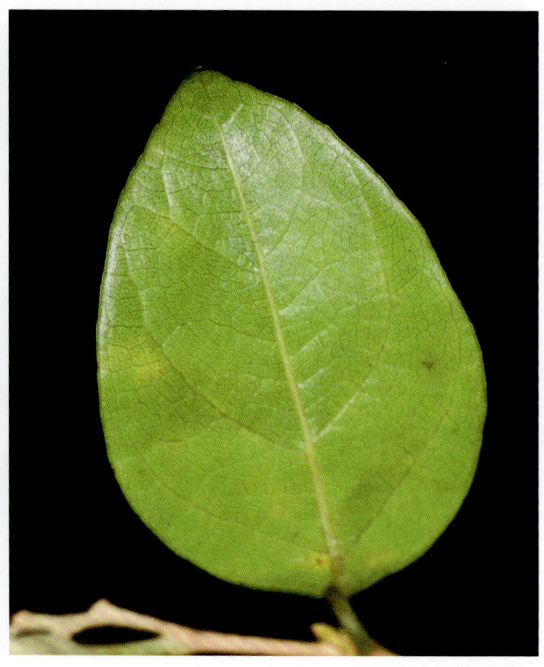

西南木荷

【特征】乔木。嫩枝有柔毛，老枝多白色皮孔。叶薄革质或纸质，椭圆形，先端尖锐，基部阔楔形，上面干后暗绿色，不发亮，下面灰白色，有柔毛，侧脉 9~12 对，靠近叶边常有分叉，网脉不明显；全缘，叶柄有柔毛。花数朵生于枝顶叶腋，花柄有柔毛，苞片 2 片，位于萼片下，早落；萼片半圆形，背面有柔毛，内面有长绢毛；花瓣外面基部有毛；子房有毛。蒴果，果柄有皮孔。

【药用信息】收敛止血，解毒消肿。主治外伤出血，虫蛇咬伤。

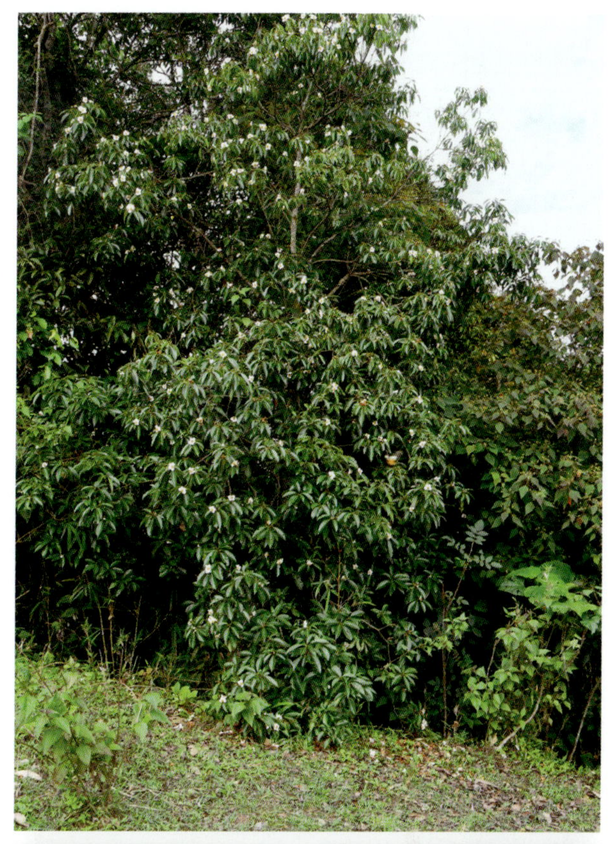

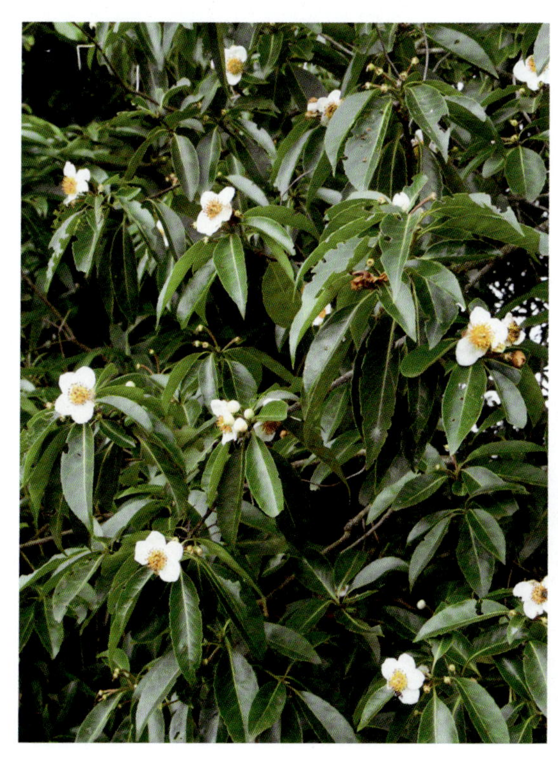

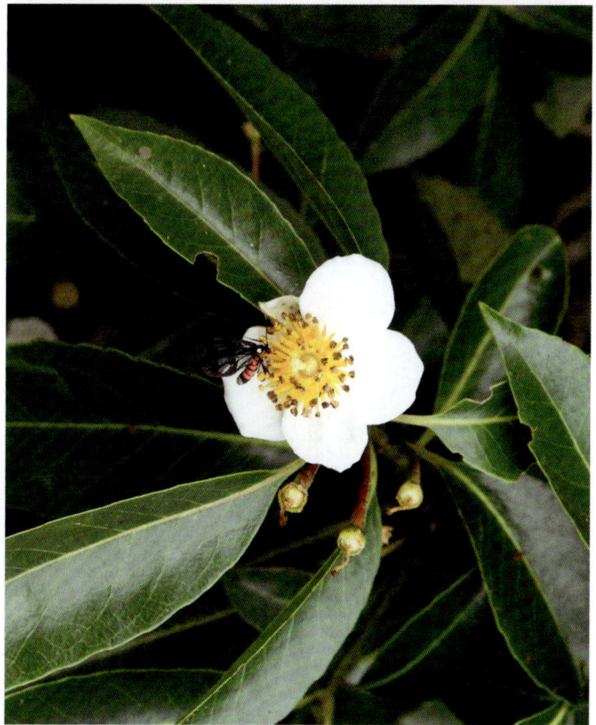

马六甲翼薇香

Enkleia malaccensis

瑞香科 翼薇香属

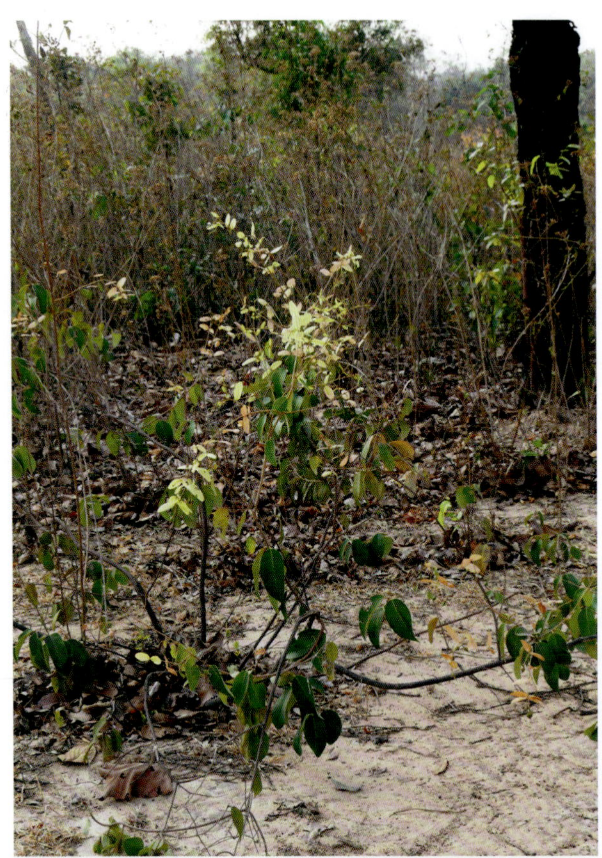

【特征】直立或散生灌木或木质攀缘。幼枝树皮棕红色，后脱落。叶对生或有时互生，卵状椭圆形，很少圆形，先端锐尖至钝，通常小短尖，基部楔形至钝，革质，除中脉有毛外，上面无毛，下面密被短柔毛，特别是沿中脉和侧脉，侧脉 15~25。花序伞形，顶生，每序 3~15 朵花，苞片椭圆形，先端和基部钝，膜质，两面均有短柔毛；小苞片小丝状。花带绿色或黄色；花萼裂片两面被短柔毛；花冠筒纤细，花冠裂片 5，长圆形；雄蕊 10，花丝无毛；子房上位，椭圆形，密被绢毛，1 室，1 胚珠，花柱短，柱头头状。果绿色，被短柔毛，褐色。种子卵形。

【药用信息】根的水煎液传统上用作泻药，茎用于治疗皮肤病、咳痰和喘息性支气管炎引起的咳嗽。

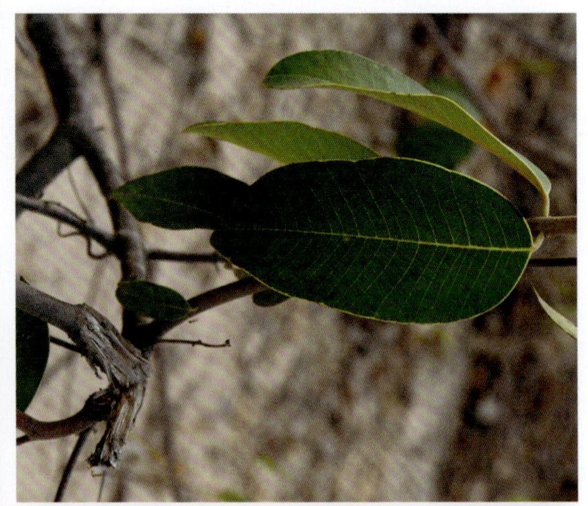

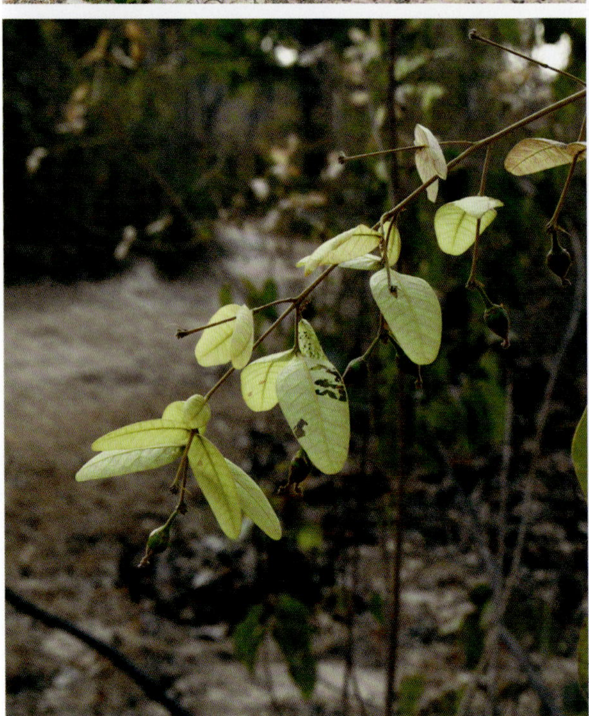

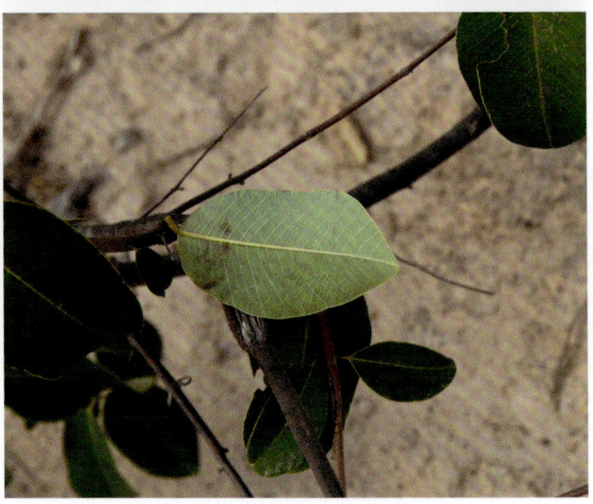

过江藤

【特征】多年生草本。有木质宿根，多分枝，全体有紧贴“丁”字状短毛。叶近无柄，匙形、倒卵形至倒披针形，顶端钝或近圆形，基部狭楔形，中部以上的边缘有锐锯齿。穗状花序腋生，卵形或圆柱形，具花序梗；苞片宽倒卵形；花萼膜质；花冠白色、粉红色至紫红色，内外无毛；雄蕊短小，不伸出花冠外；子房无毛。果淡黄色，内藏于膜质的花萼内。

【药用信息】全草入药，能破瘀生新，通利小便；治咳嗽、吐血、通淋、痢疾、牙痛、疖毒、枕痛、带状疱疹及跌打损伤等症。

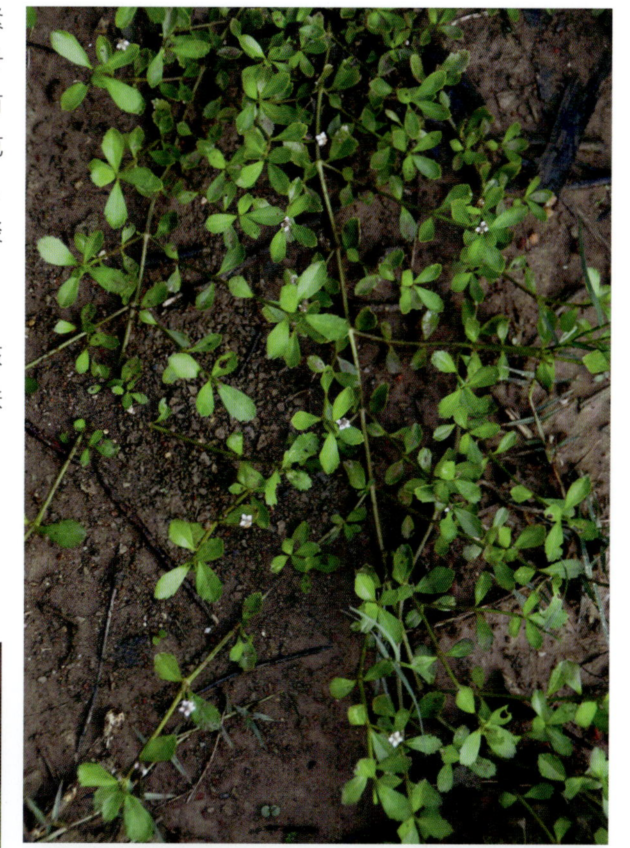

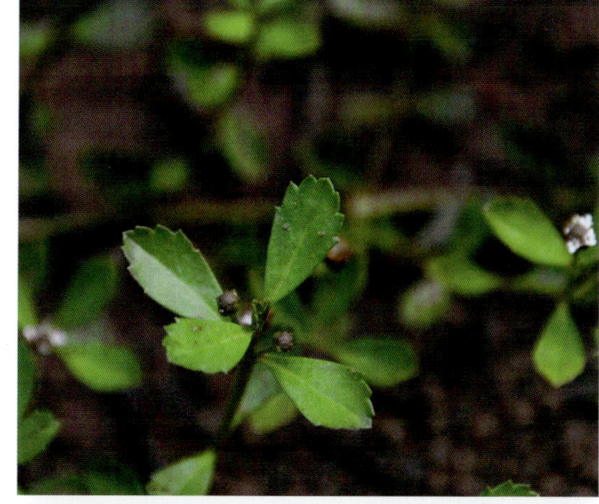

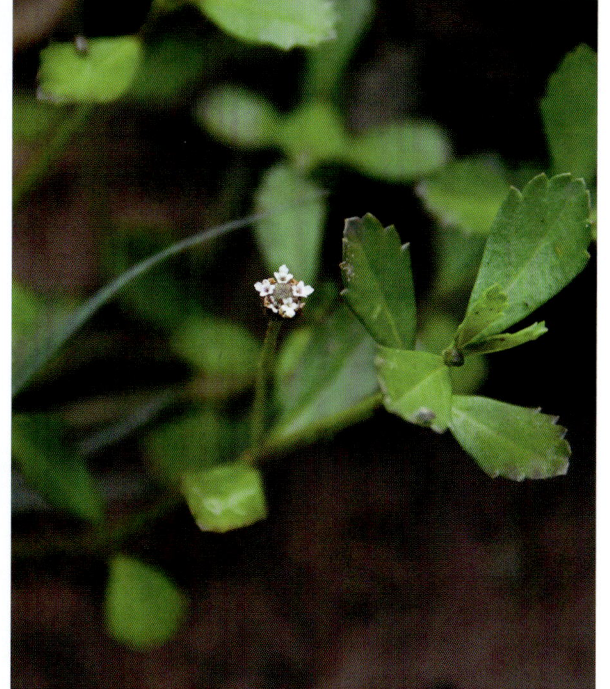

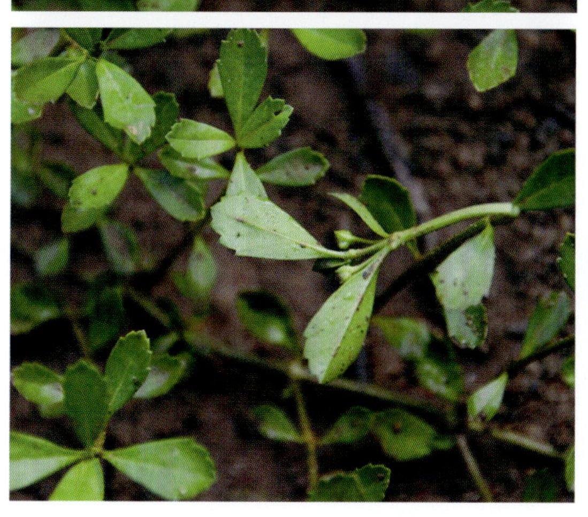

水红木

Viburnum cylindricum

荚蒾科 荚蒾属

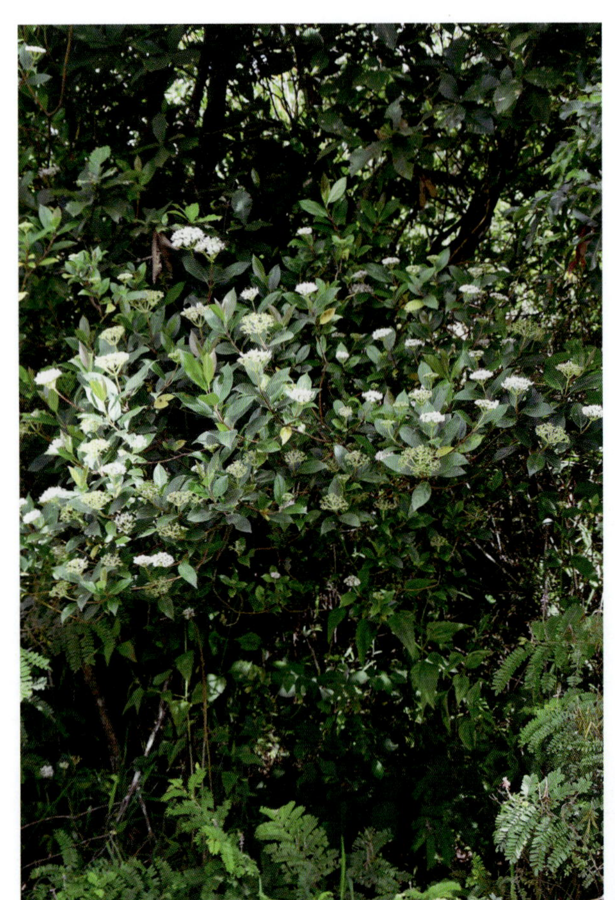

【特征】常绿灌木或小乔木。枝带红色或灰褐色，散生小皮孔，小枝无毛或初时被簇状短毛。冬芽有 1 对鳞片。叶革质，椭圆形至矩圆形或卵状矩圆形，顶端渐尖或急渐尖，基部渐狭至圆形，全缘或中上部疏生少数钝或尖的不整齐浅齿，通常无毛，下面散生带红色或黄色微小腺点，有时扁化而类似鳞片，近基部两侧各有 1 至数个腺体，侧脉 3~18 对，弧形；叶柄无毛或被簇状短毛。聚伞花序伞形式，顶圆形，无毛或散生簇状微毛，连同萼和花冠有时被微细鳞腺，苞片和小苞片早落，花通常生于第三级辐射枝上；萼筒卵圆形或倒圆锥形，有微小腺点，萼齿极小而不显著；花冠白色或有红晕，钟状，有微细鳞腺，裂片圆卵形，直立；花药紫色，矩圆形。果实先红色后变蓝黑色，卵圆形。

【药用信息】根入药，祛风活络，用于跌打损伤、风湿筋骨痛。

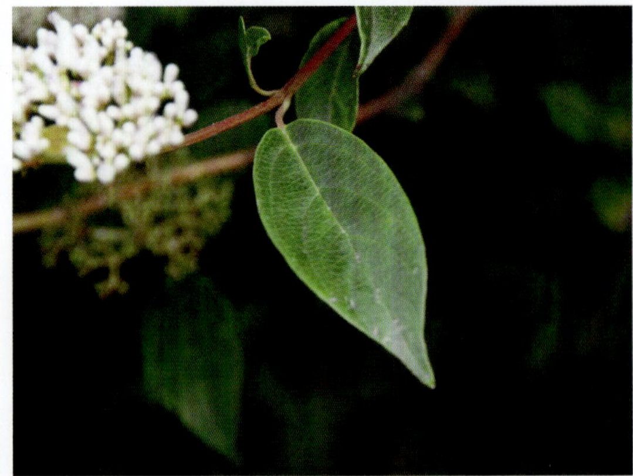

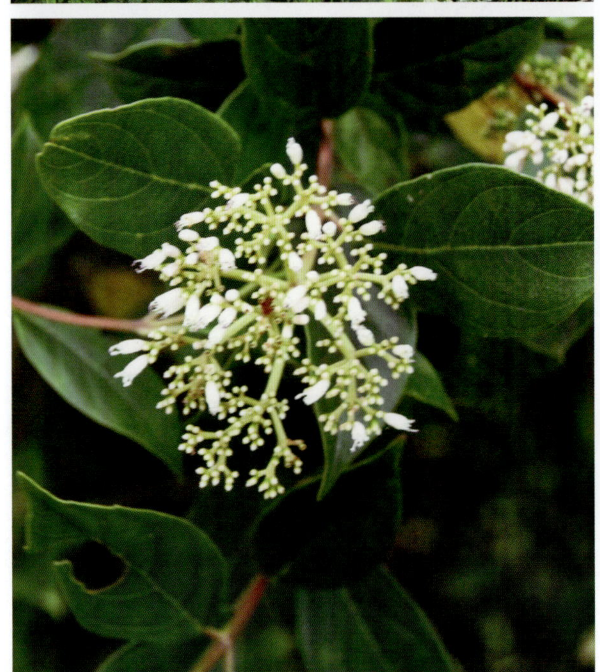

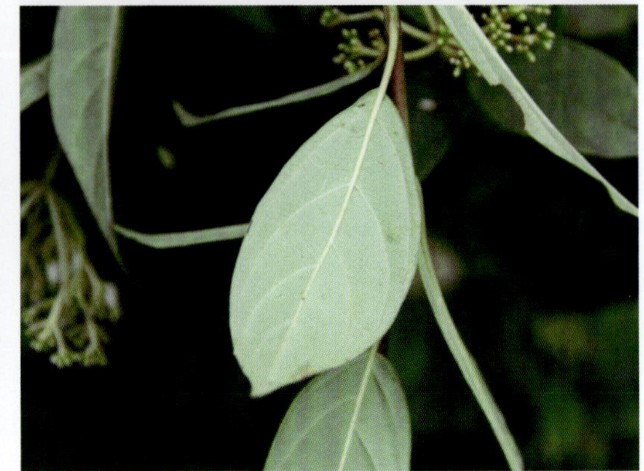

白粉藤

【特征】草质藤本。小枝圆柱形，有纵棱纹，常被白粉，无毛。卷须2叉分枝，相隔2节间断与叶对生。叶心状卵圆形，顶端急尖或渐尖，基部心形，边缘每侧有9~12个细锐锯齿，上面绿色，下面浅绿色，两面均无毛；基出脉3~5，中脉有侧脉3~4对，网脉不明显；叶柄无毛；托叶褐色，膜质，肾形，无毛。花序顶生或与叶对生，二级分枝4~5集生成伞形；花序梗无毛；花梗几无毛；花蕾卵圆形，顶端圆钝；萼杯形，边缘全缘或呈波状，无毛；花瓣4，卵状三角形，高约3mm，无毛；雄蕊4，花药卵椭圆形，长略甚于宽或长宽近相等；花盘明显，微4裂；子房下部与花盘合生，花柱近钻形，柱头不明显扩大。果实倒卵圆形。种子1，种子倒卵圆形，顶端圆形，基部有短喙。

【药用信息】含黄酮类、萜类、生物碱、香豆素等，具有抗炎、镇痛、抗氧化、抗过敏、抗肿瘤的作用。

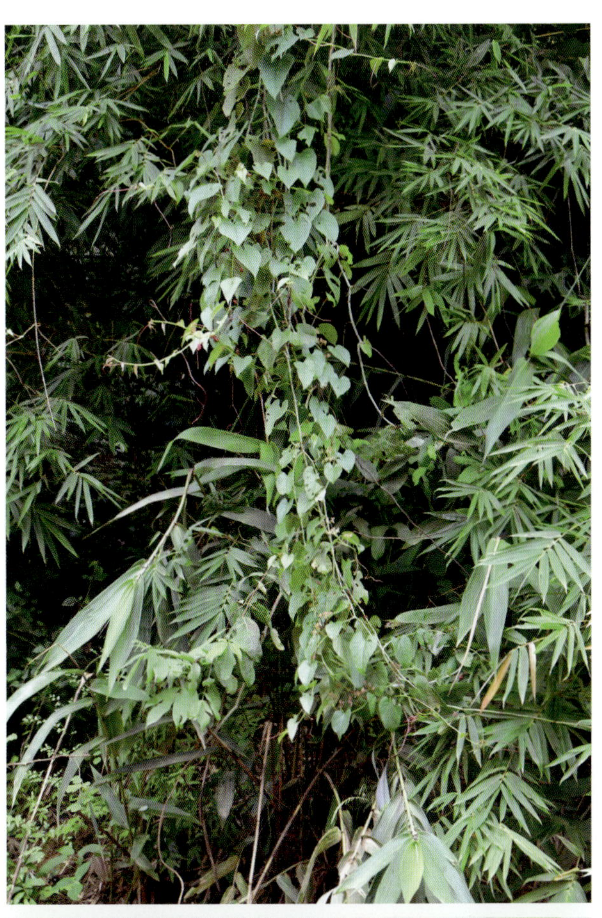

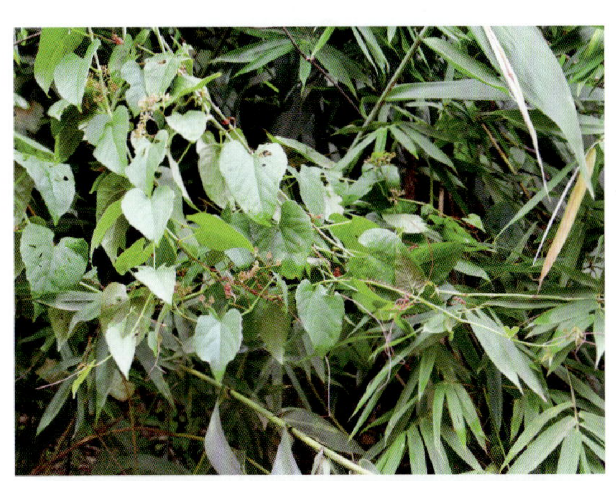

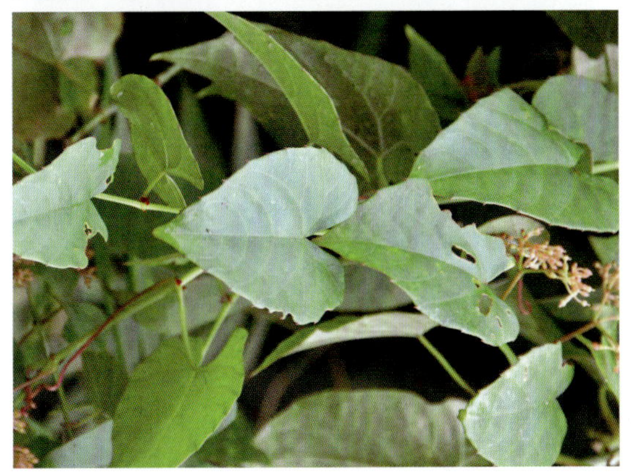

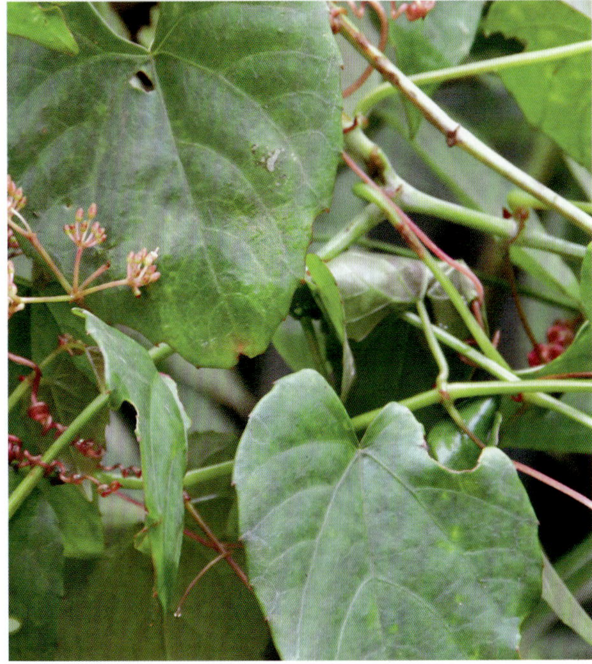

小花姜黄

Curcuma parviflora

姜科 姜黄属

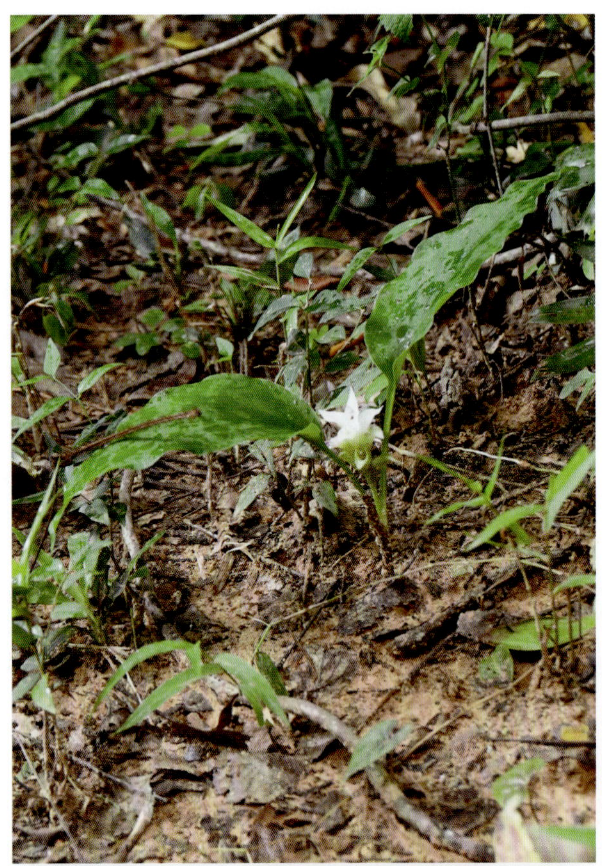

【特征】多年生草本。根状茎卵形到近球形，内部奶油色，淡橙色至粉红色；块根卵形，椭圆形到纺锤状，内部奶油色到白色。叶 2~6；叶鞘绿色，无毛；舌瓣双裂，半透明白色；叶片卵形到椭圆形，弱折叠，上面中到深绿色，下面淡绿色，两面无毛，基部楔形到圆形，先端渐尖；叶柄绿色，无毛。花序中央；蝎尾花 2~4 花；唇瓣倒卵形，具二裂和卷曲到有缘先端，基部白色，有时具淡黄色斑块，上部紫色到紫色，无毛；花丝长 1.5~2.5mm，白色或紫色，具腺毛；花药无刺，结缔组织白色，具腺毛，花冠白色，花囊泪状。

【药用信息】行气破瘀，通经止痛，主治胸腹胀痛，肩臂痹痛，月经不调等。

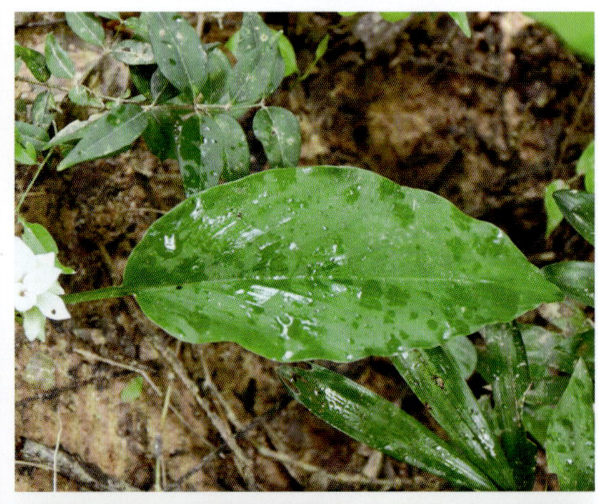

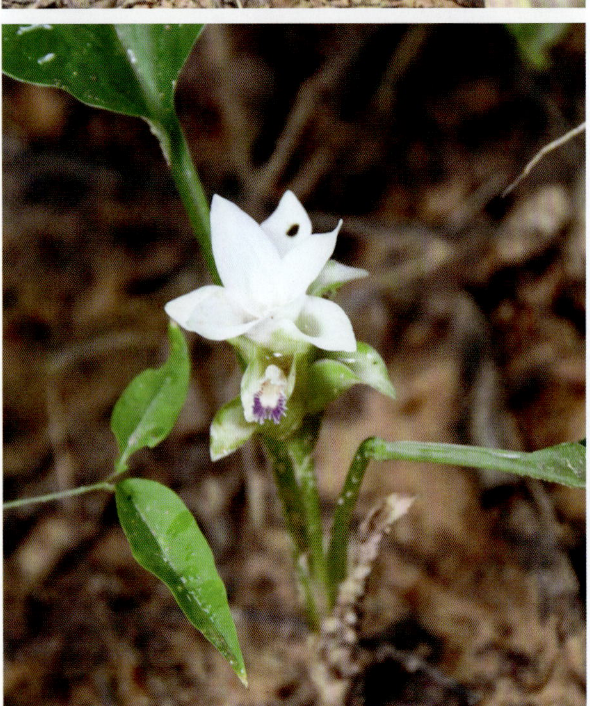

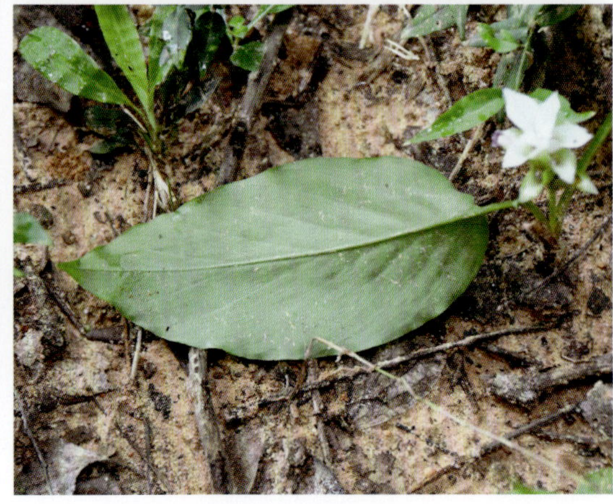

莪术

【特征】多年生草本。根茎圆柱形，肉质，具樟脑般香味，淡黄色或白色；根细长或末端膨大成块根。叶直立，椭圆状长圆形至长圆状披针形，中部常有紫斑，无毛；叶柄较叶片为长。花葶由根茎单独发出，常先叶而生，被疏松、细长的鳞片状鞘数枚。穗状花序阔椭圆形；苞片卵形至倒卵形，稍开展，顶端钝，下部的绿色，顶端红色，上部的较长而紫色；花萼白色，顶端3裂；花冠管裂片长圆形，黄色，不相等，后方的1片较大，顶端具小尖头；侧生退化雄蕊比唇瓣小；唇瓣黄色，近倒卵形，顶端微缺；花药药隔基部具叉开的距；子房无毛。

【药用信息】根茎入药，行气解郁，破瘀，止痛，主治气血凝滞、心腹胀痛、症瘕、宿食不消、妇女血瘀经闭、跌打损伤作痛等。

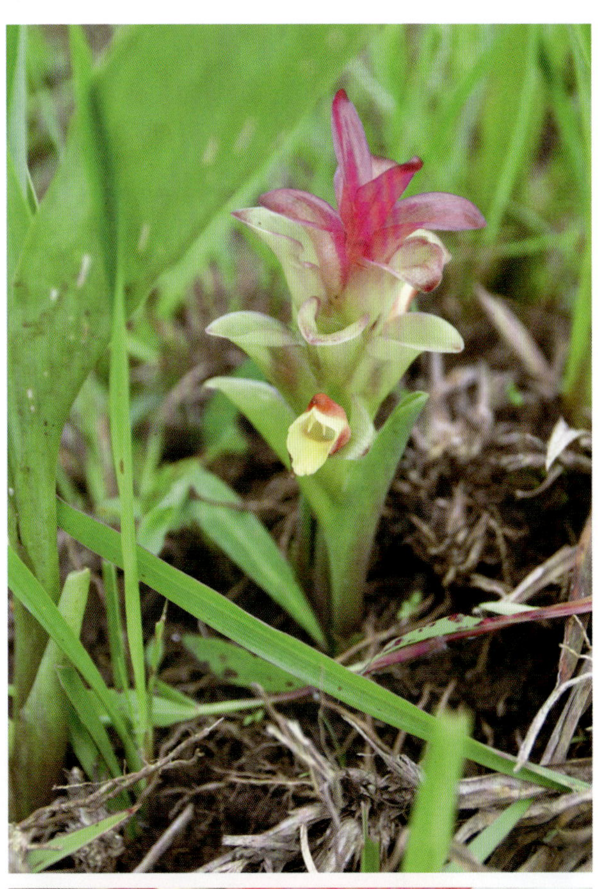

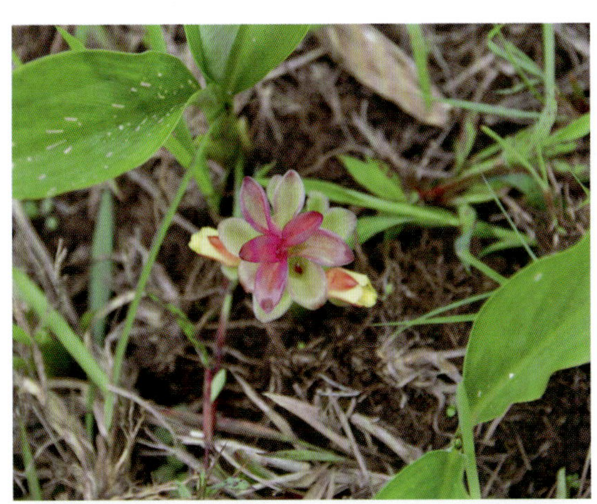

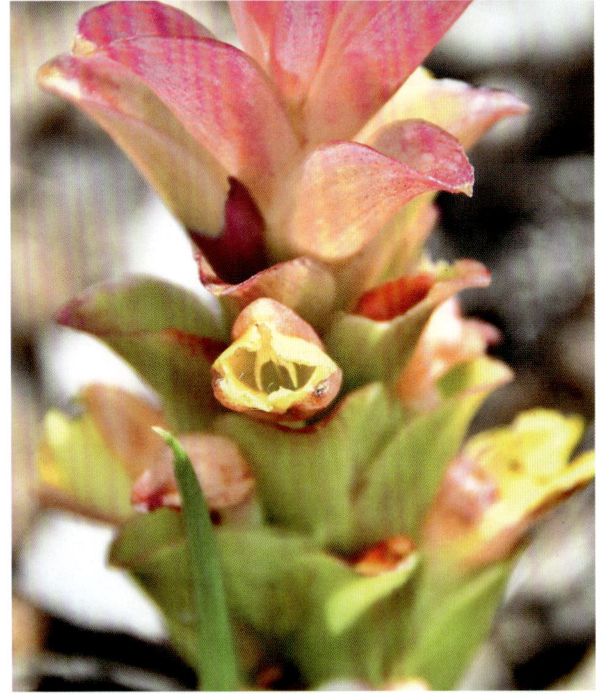

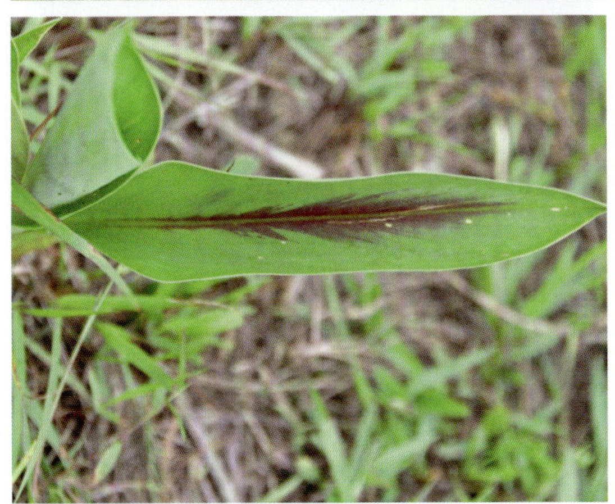

奇异姜黄

Curcuma singularis

姜科 姜黄属

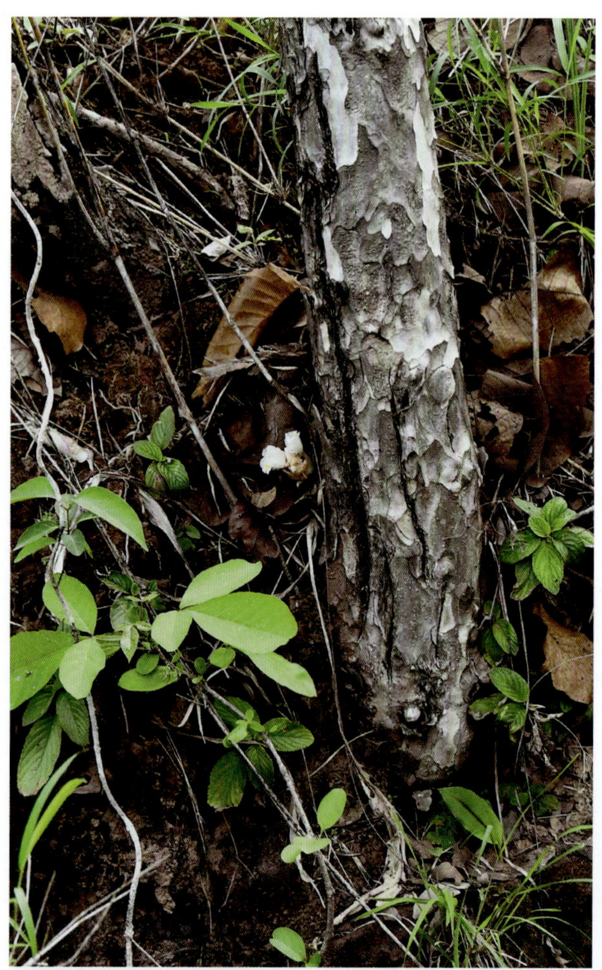

【特征】草本。根茎水平，圆筒状，芳香；根纤维状；叶 3~6，卵形或卵圆形，先端渐尖，基部圆形或楔形，正面绿色，无毛，背面淡绿色，短柔毛；叶柄管状；舌瓣幼时浅棕色，后变为淡黄色，细，尖端凹裂成两个裂片，顶端具纤毛；幼时叶鞘浅褐紫色。花序侧生，苞片 5~8，绿色，三角形卵形。小苞片非常小；花 7~8，从苞片伸出；管状花萼，薄，白色，外部被短柔毛。蒴果球形，象牙白色；种子卵形，稍成角，白色；假种皮透明白色，分裂成裂片。

【药用信息】同小花姜黄。

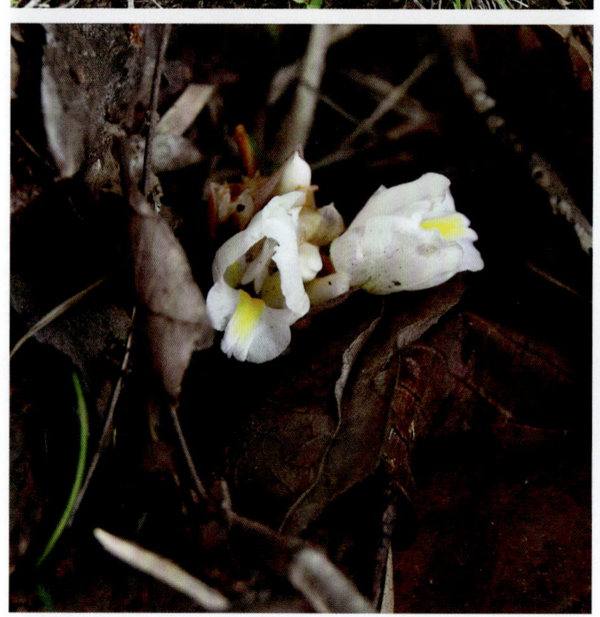

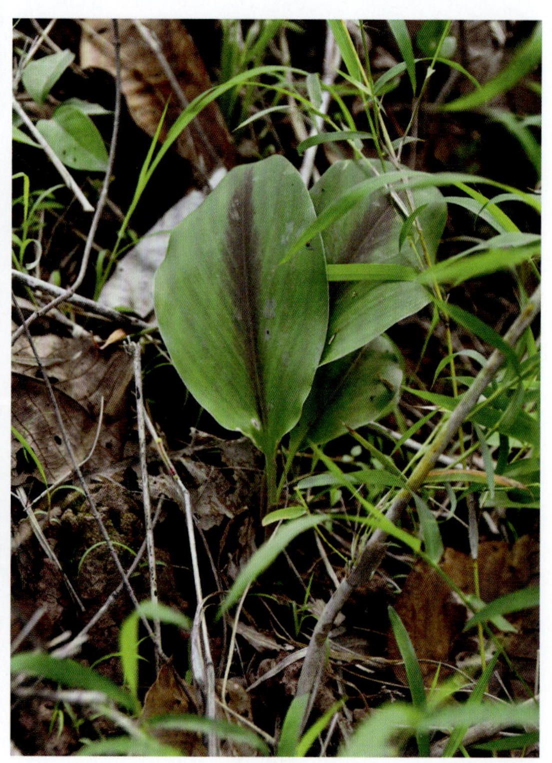

Curcuma stahlianthoides

姜科 姜黄属

多苞土田七

【特征】多年生草本。块根卵形到纺锤状，外部浅棕色，内部奶油色。开花时多叶的芽具 2~5 片叶子；假茎由叶鞘组成，幼时叶鞘随着年龄的增长而脱落，较明显；无叶的鞘 3~4，平绿色，无毛，很快腐烂，具短尖先端，边缘透明，被微柔毛；叶鞘平绿色，无毛，边缘透明；舌叶不明显二裂，半透明白色，无毛，膜质，叶柄具管状，平绿色，正面无毛，背面被微柔毛；叶片 8~25，狭椭圆形，正面绿色，被微柔毛，背面稍苍白，密被微柔毛，中脉绿色，正面无毛，背面被微柔毛，基部稍斜，楔形到锐尖，先端渐尖，边缘透明，半透明白色，无毛。花序侧生，聚伞花序，蝎尾花，子房卵球形，3 室，淡黄色，无毛。蒴果倒卵球形到近球形，淡绿白色，无毛，不规则开裂，种子 18~30；不规则的种子倒卵球形到卵球形，棕色（几乎成熟）有光泽，基部附着半透明的白色，裂生假种皮。

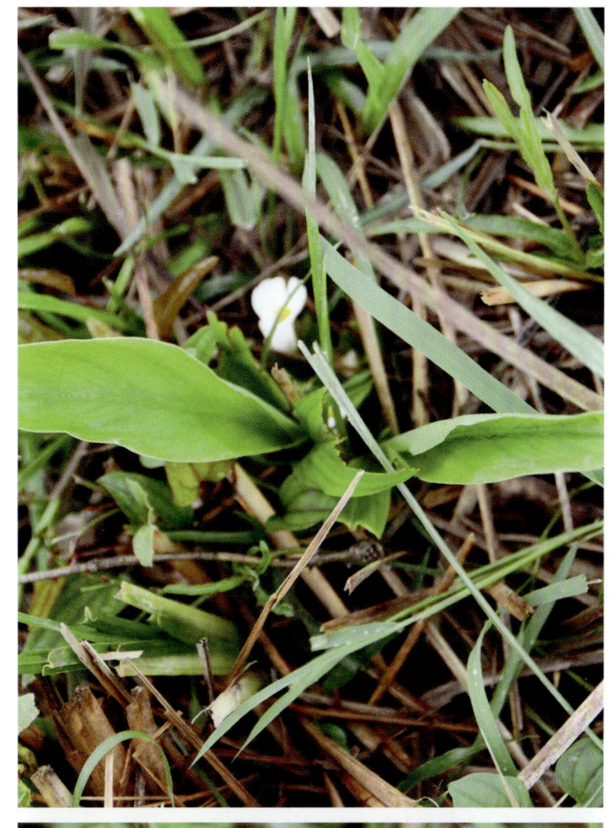

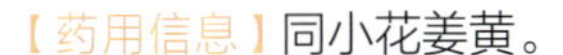

【药用信息】同小花姜黄。

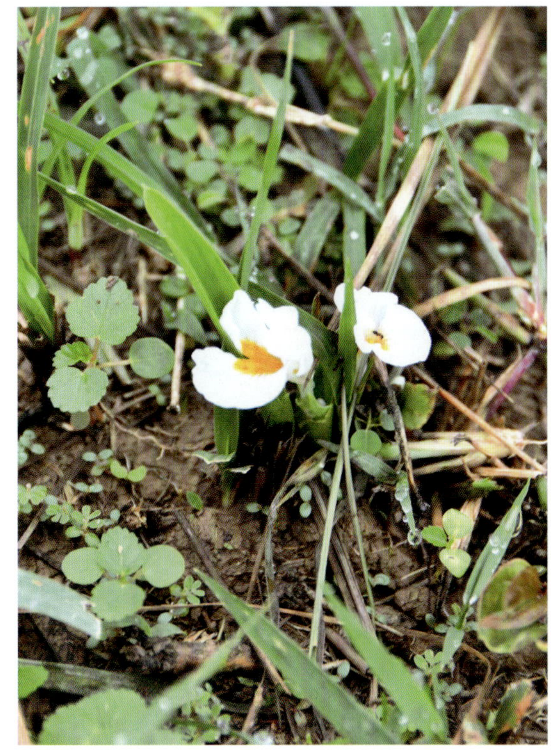

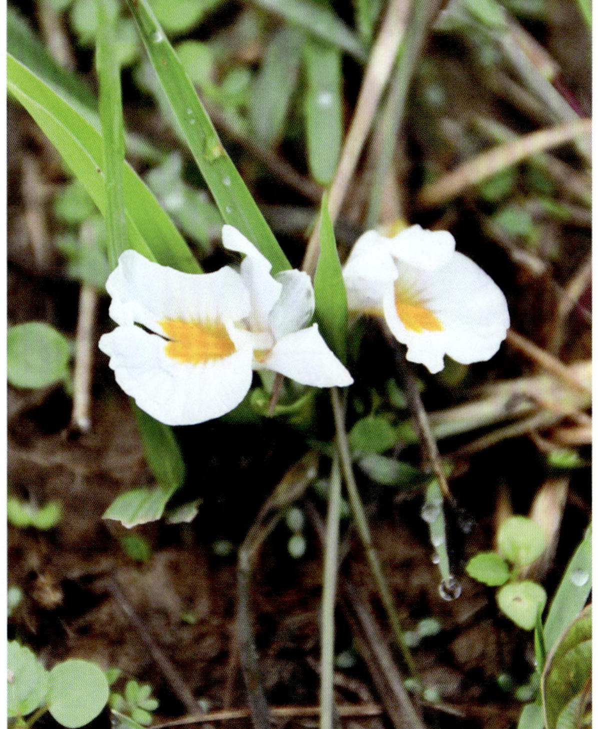

大唇茴香砂仁

Etlingera megalocheilos

姜科 茴香砂仁属

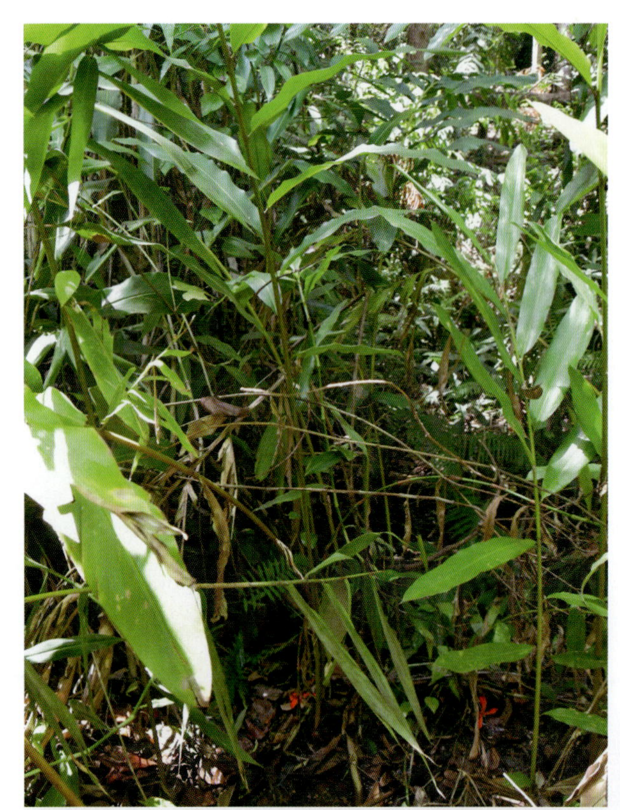

【特征】多年生草本。根状茎长匍匐，被绢毛，鳞片棕色，锐尖，具条纹，有光泽，无毛；无高跷根。叶状芽，相邻叶状芽之间间隔，每枝可达 30 片叶；棕绿色，幼时粉红色，网状，被短柔毛，幼芽上更多；鞘带褐色或黄绿色，幼时在下半部分粉红色，网状，短柔毛在横条和近边缘的下鞘，在上半部分无毛和微针形；叶柄管状，上面被绢毛或密被茸毛；叶片狭卵形到长圆形，上面光滑，下面是淡绿色，幼叶微紫棕色，无毛，有时短柔毛，基部楔形，斜，先端渐尖，不对称，边缘具纤毛，早落。花芽由根茎生起；花托凸，具 16~26 朵花，一次开放 1~8 朵；花梗在地下，上升，被绢毛，子房倒卵球形，密被绢毛；花柱微染红色；附生腺双裂，尖，先端无毛；花萼到达花药基部。

【药用信息】根状茎入药，消瘀，开胃。

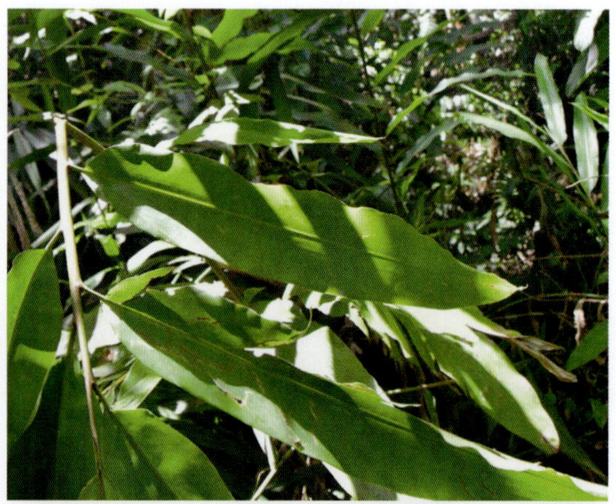

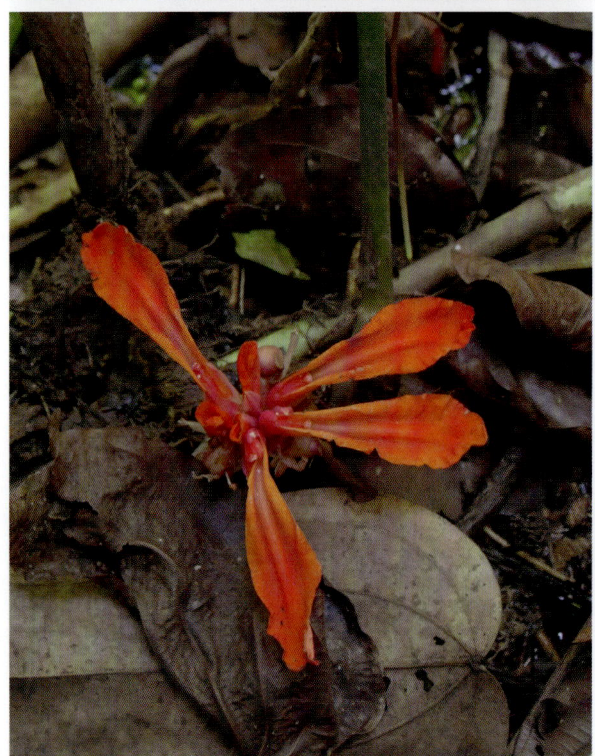

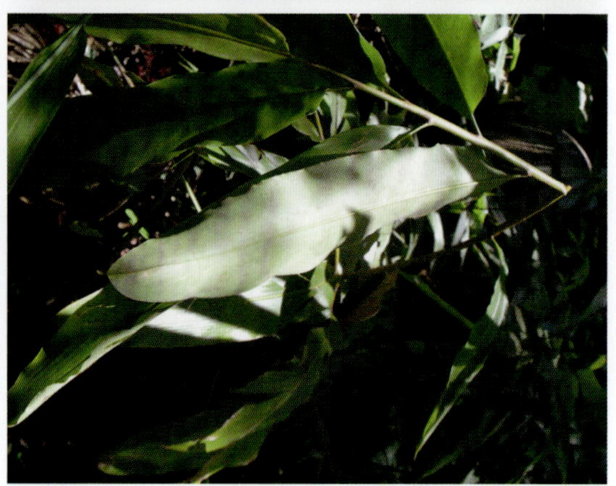

玉凤姜

Gagnepainia godefroyi

姜科 玉凤姜属

【特征】多年生草本。植株可至 70cm 高；基生叶鞘 2~4，互生，边缘不重叠。叶柄上部较长，具或多或少起伏的翅。舌瓣被微柔毛，半透明到带淡褐色。叶 5~11，强烈折叠，正面淡绿色、绿色至白色多毛，沿侧脉排列 2 排，叶片上或多或少疏生微柔毛，沿平行于边缘的脉更密，背面浅灰色到银绿色，或多或少被微柔毛。基生花序鞘 2~6，互生，重叠但不融合，先端短渐狭，淡绿色，基部苍白，被微柔毛。花序淡绿色，被微柔毛。花基部成螺旋状排列，随后成轮状排列，每个轮由多达 5 朵花的紧密螺旋组成。果实卵球形到长圆形，稍扁平，淡绿色，被微柔毛。

【药用信息】用于治疗伤口。

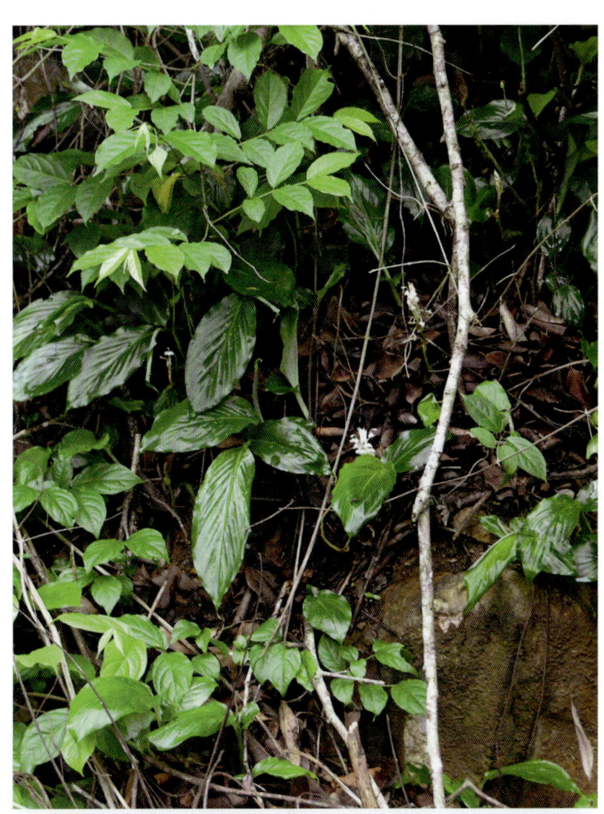

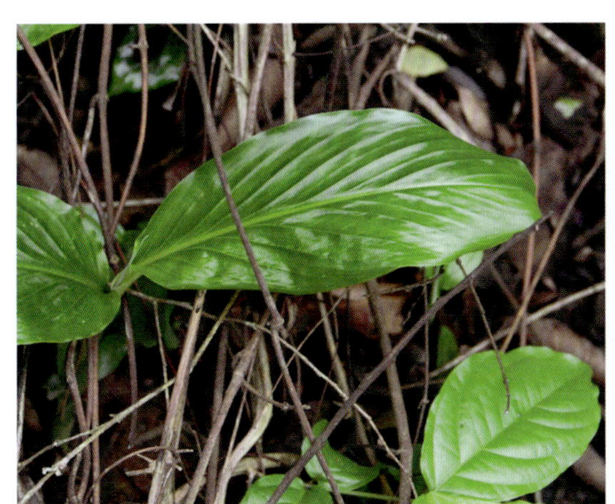

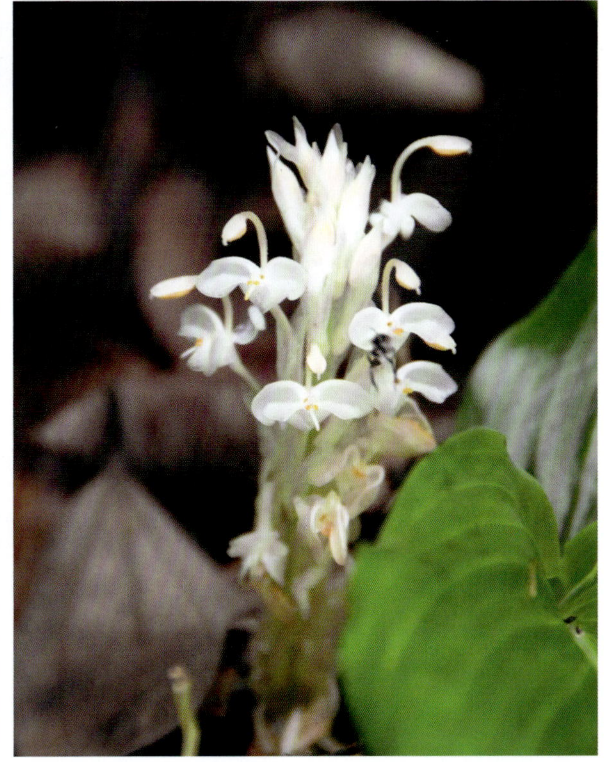

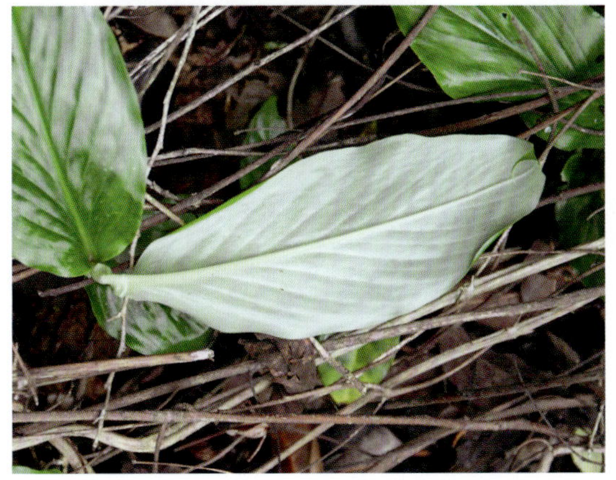

雪白舞花姜

Globba candida

姜科 舞花姜属

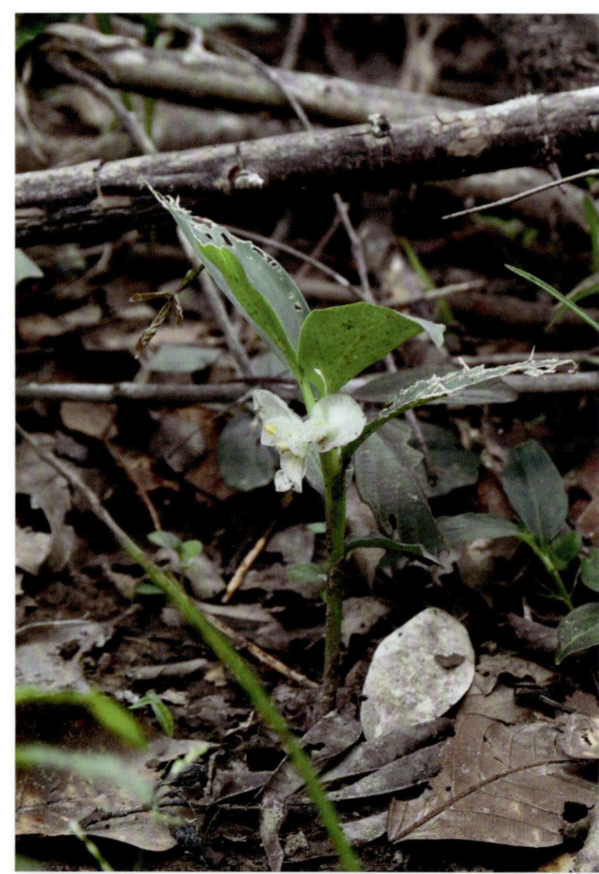

【特征】草本。株高 25~40cm 高。叶鞘无毛，干燥时具条纹，在远端边缘具缘毛；舌瓣双裂，具缘毛；叶片约 4~5，椭圆形，基部楔形，先端渐尖，下面有白霜，上面深绿色，短柔毛；叶柄无毛。花序密集，球形，下垂；蝎尾状花序短，不从苞片外露，约有 4~6 黄花；小苞片宿存，拥挤在蝎尾状花序的末端，有色的苞片疏生缘毛在边缘。花药椭圆形，结缔组织白色，半透明，附属物 4，三角形，白色。果球形，白色，疣状。

【药用信息】果实、根状茎入药，健胃消食，治胃脘胀痛、食欲不振、消化不良。

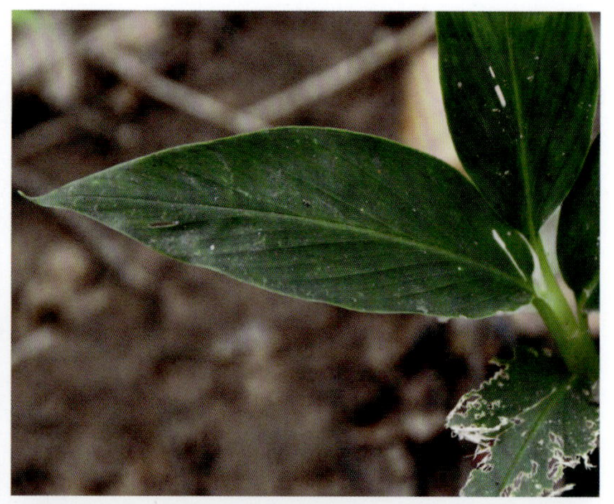

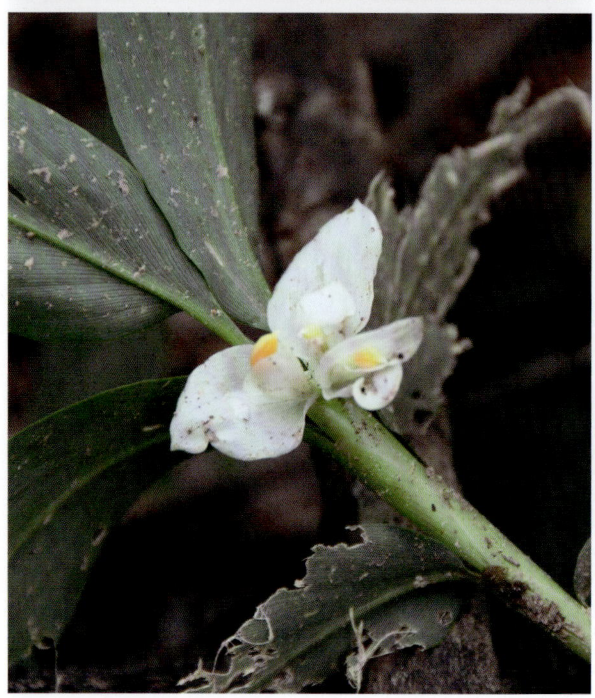

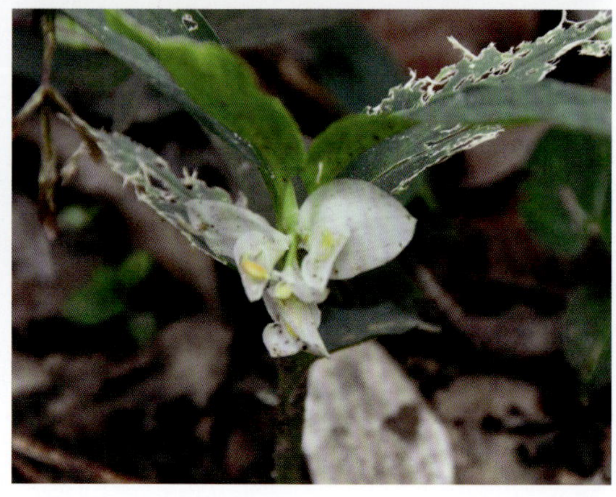

Globba marantina

【特征】草本。株高 20~45cm。叶鞘带紫绿色，短柔毛；舌瓣截形，具缘毛；叶片 2~7，椭圆形至稍卵形，很少无毛，基部楔形，先端渐尖；叶柄在上部叶上 1cm 处。花序水平，紧密，圆柱状；花梗几乎外露在叶鞘之外，大多数苞片不育；苞片宿存，椭圆形，绿色，密被短柔毛；蝎尾状花序短，每花序有花 1~3，无梗；小苞片宿存，椭圆形，浅帽状，短柔毛，黄色；子房椭圆形；萼漏斗状，三叶，裂片锐尖到渐尖，黄色；花筒黄色，背面花冠裂片椭圆形，帽状，黄色，侧面花冠裂片椭圆形，浅帽状，黄色；侧雄蕊长圆形，两倍长于花冠裂片，黄色；唇瓣倒三角形，深裂，裂片锐尖，黄色具红点；雄蕊花丝黄色；花药椭圆形，结缔组织黄色，附属物 4，三角形，黄色。果球形，疣状，橙色。

【药用信息】同雪白舞花姜。

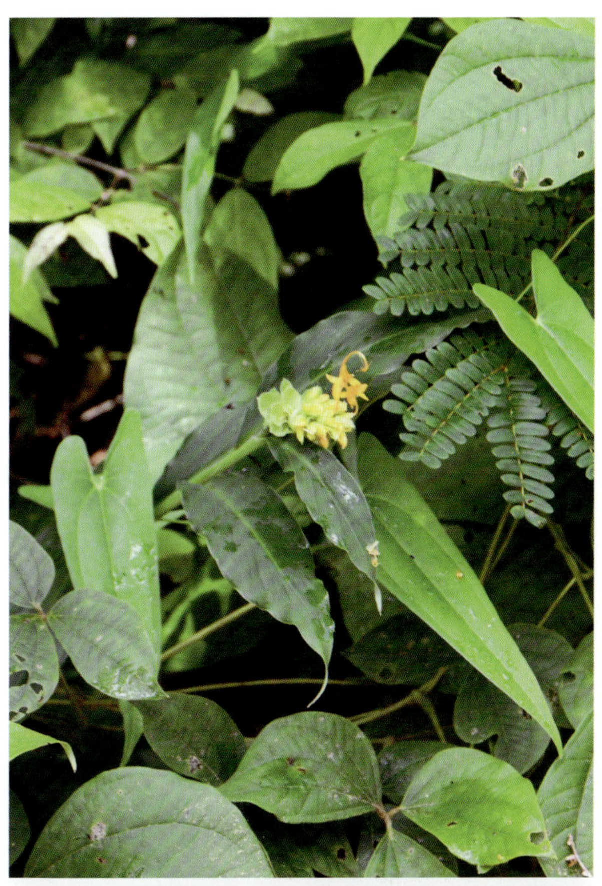

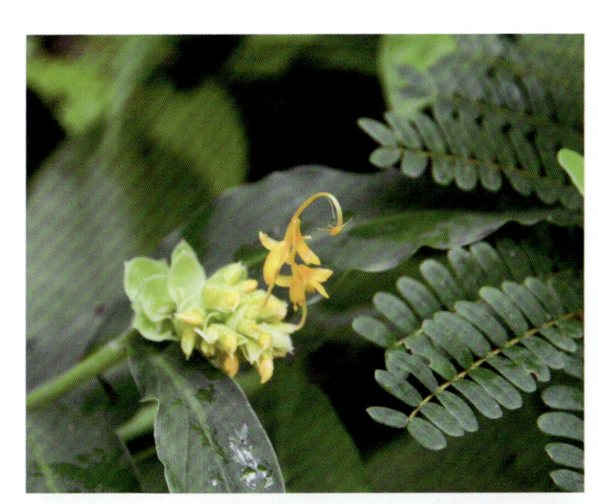

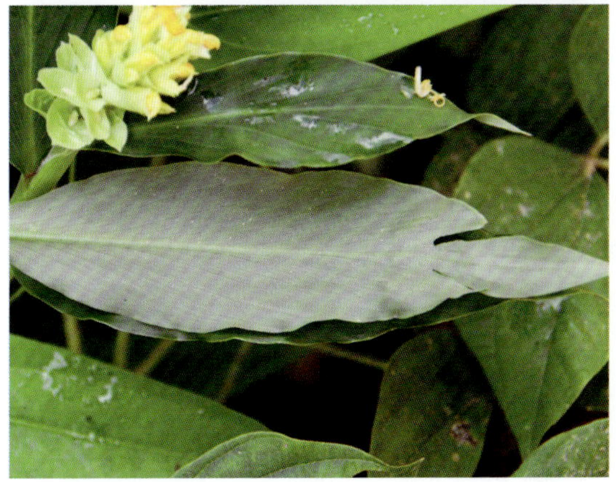

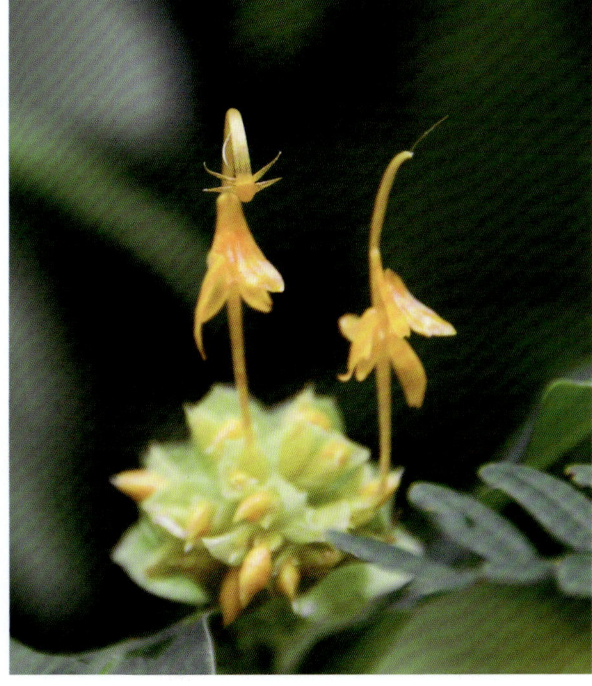

散序舞花姜

Globba patens

姜科 舞花姜属

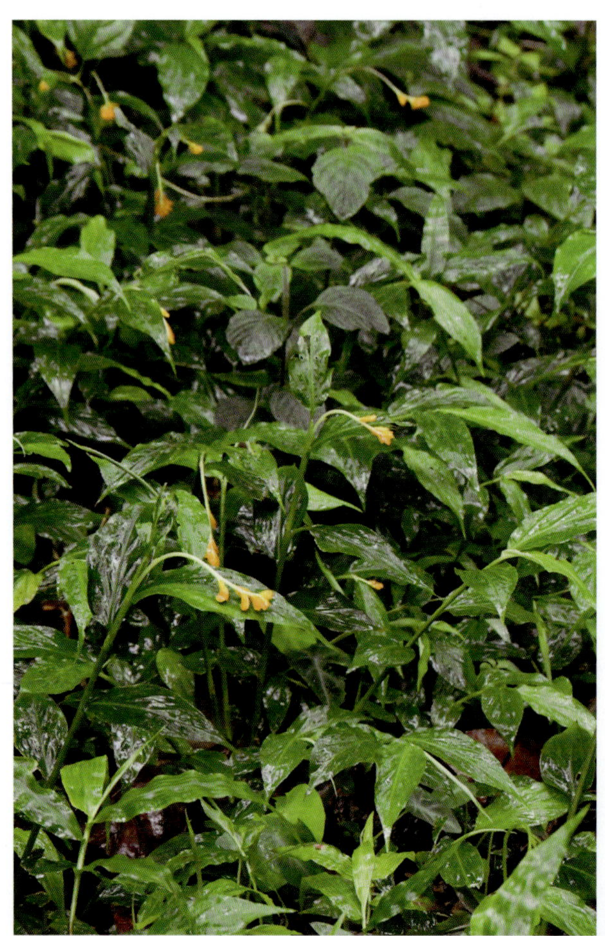

【特征】常绿草本。茎倾斜，包括花序在内高可达1m。叶鞘6~10，通常深紫色，短柔毛到具多毛，尤以舌叶下面和边缘为多；舌瓣双裂，短，具多毛；叶片3~4在茎的上1/3，椭圆形，上面深绿色，下面深紫色，上面无毛到微小短柔毛，下面密被短柔毛，基部楔形，先端短渐尖；叶柄短，具多毛。花序弯曲到水平位置，不育苞片狭椭圆形，顶端逐渐缩小并合并成可育苞片，带淡绿的橙色，密被多毛；轴橙色，很少更长，多毛；宿存的苞片长圆形；花梗淡黄或橙色；小苞片宿存，长圆形，橙色，短柔毛。花：子房球形到椭圆形，直径2mm，黄色；萼漏斗状，三叶状，裂片锐尖到短尖，橙色；花筒橙色，被微柔毛，背侧花冠裂片帽状，椭圆形，黄色，侧面花冠裂片椭圆形，黄色；侧雄蕊长圆形，先端锐尖，黄色；唇瓣倒三角形，基部截形，先端二裂，裂片锐尖，黄色具明亮的红色斑点在中心；花丝黄色；花药椭圆形，约长1mm，黄色的结缔组织，附属物4，狭三角形，约长1mm，先端渐尖，黄色。果球形，疣状。

【药用信息】果实、根状茎入药，健胃消食，治胃脘胀痛、食欲不振、消化不良。

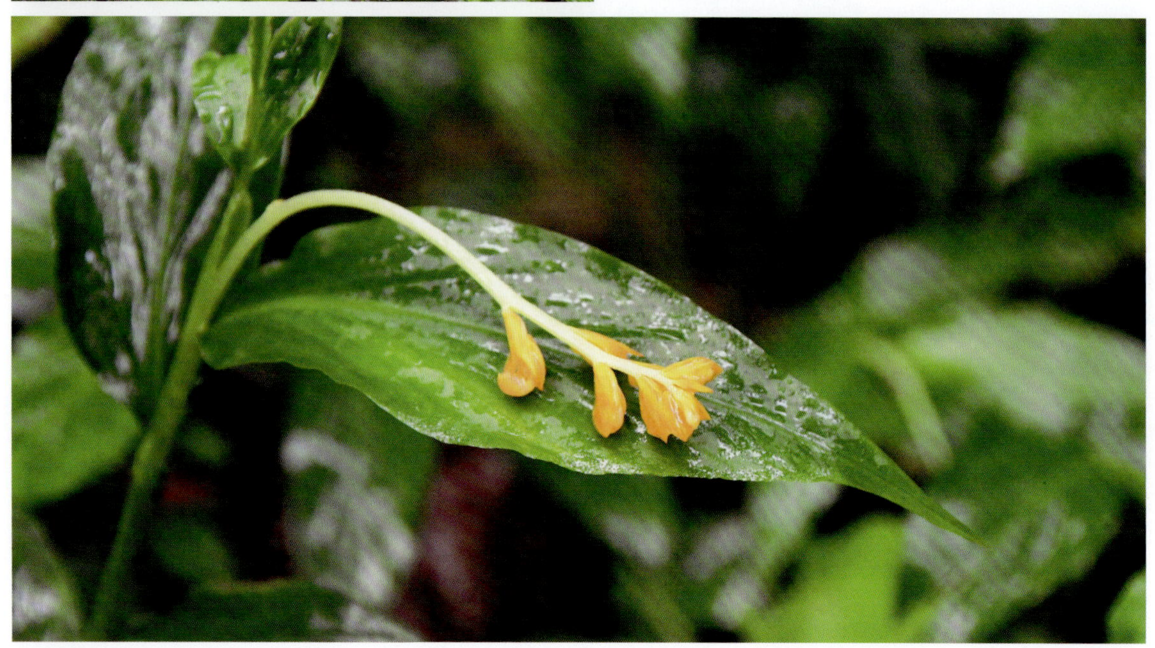

双翅舞花姜

【特征】叶片 5~6 枚，椭圆状披针形，无毛，顶端尾状渐尖，基部钝；叶舌短。圆锥花序下垂，上部有分枝，疏离，有 2 至多朵花，下部无分枝，而在苞片内仅有珠芽；苞片披针形；珠芽卵形，表面疣状。花黄色，小花梗极短；萼钟状，具 3 齿；花冠管被短柔毛，裂片卵形；侧生退化雄蕊披针形，镰状弯曲；唇瓣狭楔形，黄色，顶端 2 裂，基部具橙红色的斑点；花丝弯曲，花药每边有 2 个三角形、翅状附属体；子房具疣点。

【药用信息】同雪白舞花姜。

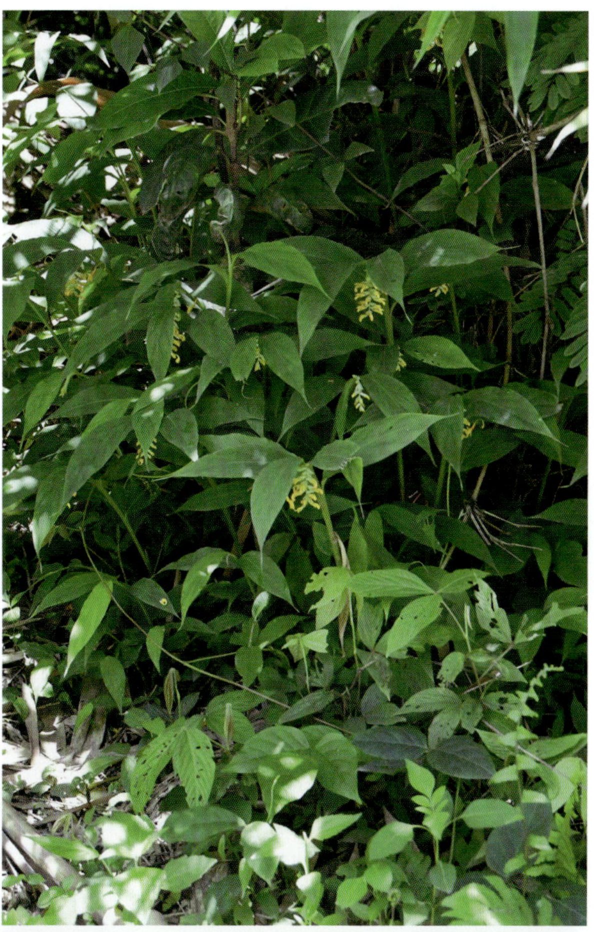

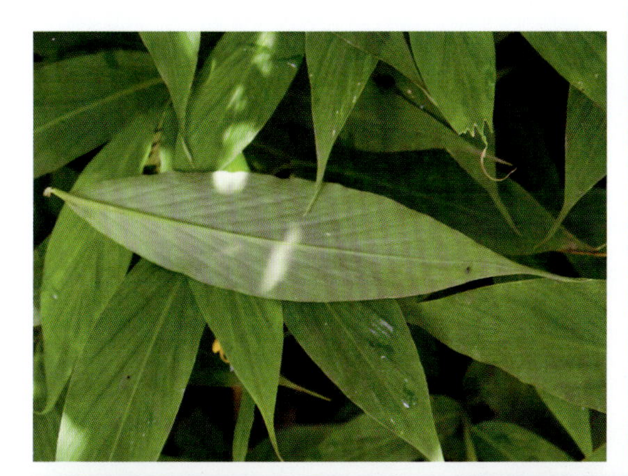

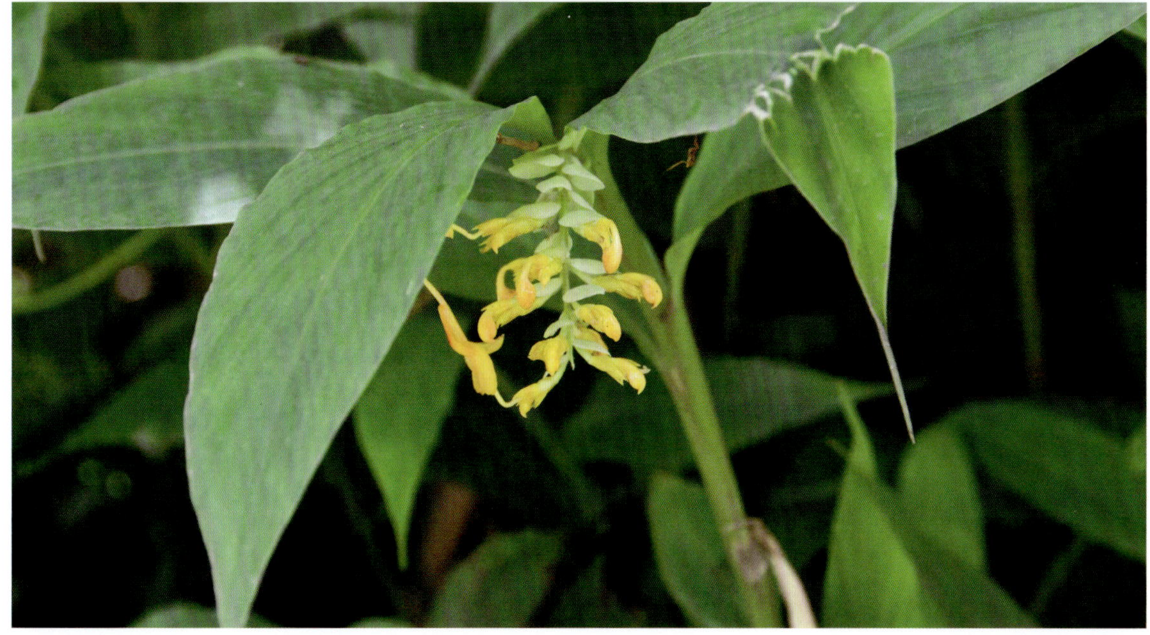

小珠舞花姜

Globba schomburgkii var. *angustata*

姜科 舞花姜属

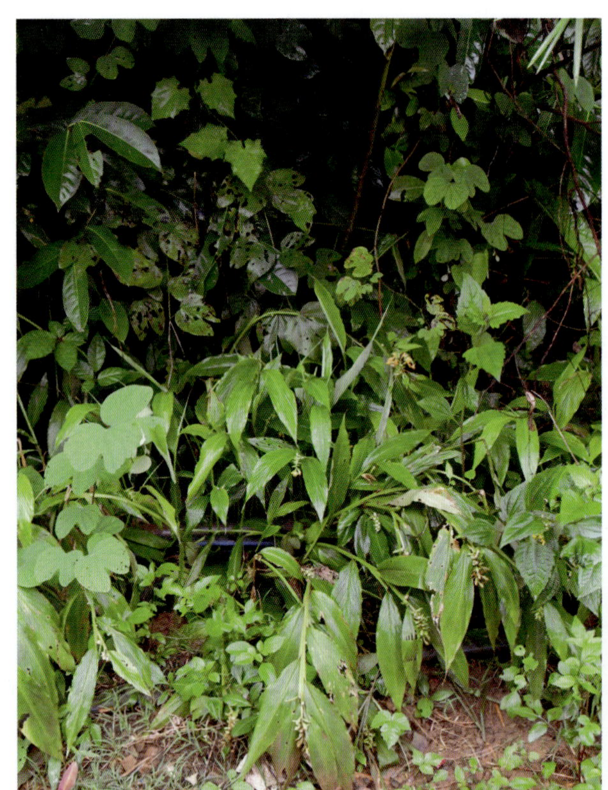

【特征】草本。根茎短；茎直立，叶 2 列，卵形至披针形。花小，黄色或白色，排成顶生的圆锥花序或总状花序；萼管状，3 齿裂；花冠管长于花萼，裂片 3；侧生退化雄蕊花瓣状；唇瓣常位于侧生退化雄蕊和花冠裂片之上，反折，全缘或 2 裂，基部和花丝相连成管状，花丝很长，弯曲，药隔无附属体或每边有 1 ~ 2 个翼状的附属体；子房 1 室；胚珠多数，生于侧膜胎座上；果球形，不整齐开裂。

【药用信息】同雪白舞花姜。

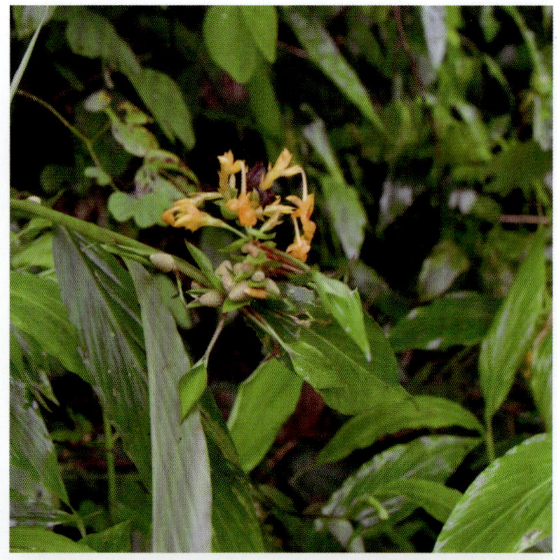

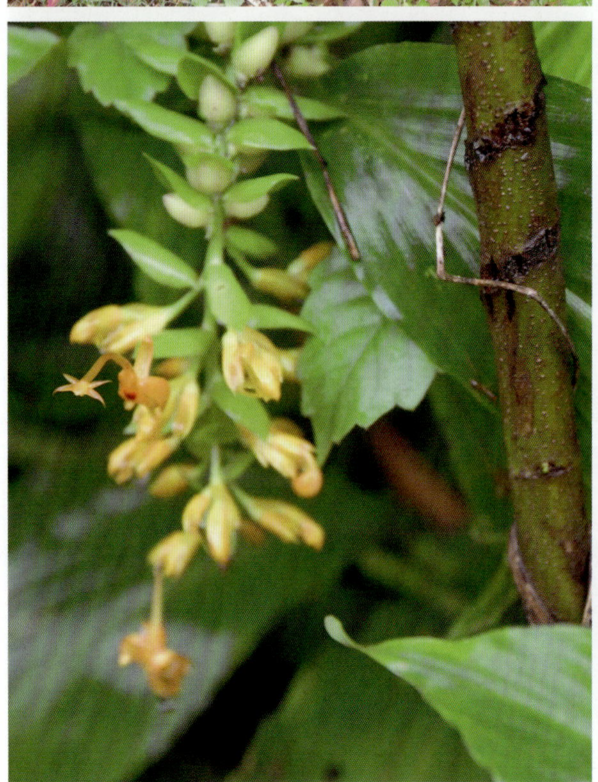

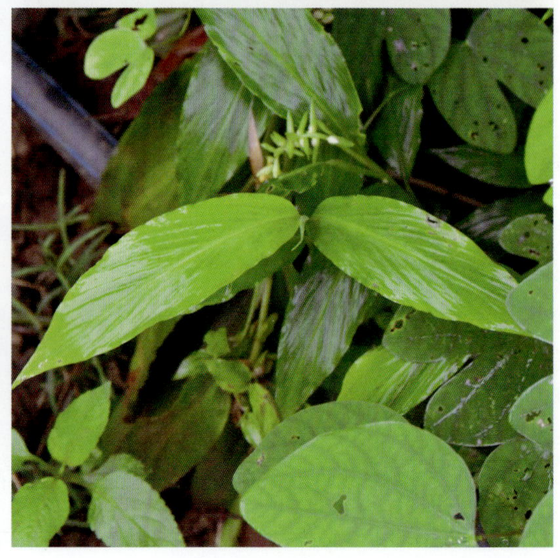

泰国舞花姜

【特征】草本。株高 25~40cm。叶鞘 5~8，密被短柔毛；叶片 3~4，狭椭圆形，两面密被短柔毛，基部楔形，先端锐尖。花序松弛，下垂，圆锥状；花序梗具一个或两个不育苞片；绿色到暗红色，密被短柔毛；宿存苞片椭圆形，白色或粉红色的红色，无毛；蝎尾状花序 3~5cm，颜色如轴；小苞片宿存，宽椭圆形到圆形，包裹在蝎尾状花序周围，无毛；子房球形，疣状，绿色或红色；花萼漏斗状，先端三叶，裂片三角形，绿色，无毛；花筒超过花萼，淡黄色，微柔毛，背面花冠裂片椭圆形，帽状，黄色，侧花冠裂片作为背面裂片但稍小；侧雄蕊宽椭圆形，稍长于花冠裂片，先端钝，黄色；唇瓣倒三角形，两裂，短于花冠，通常比花的其余部分暗，无彩色斑点；花丝超过唇瓣 1.5cm，淡黄色；花药宽椭圆形，结缔组织淡黄色，半透明，附属物 4，三角形。果球形，绿色到暗红色，疣状。

【药用信息】同雪白舞花姜。

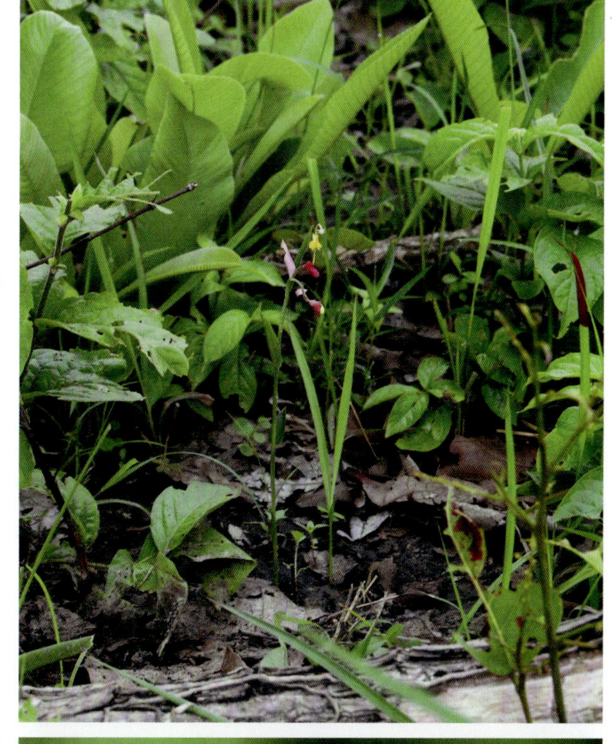

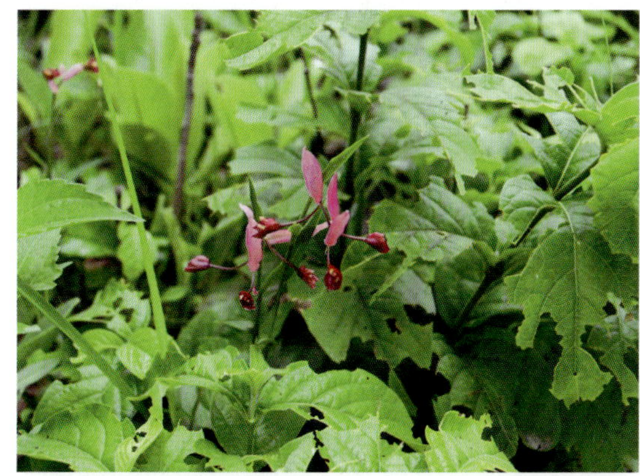

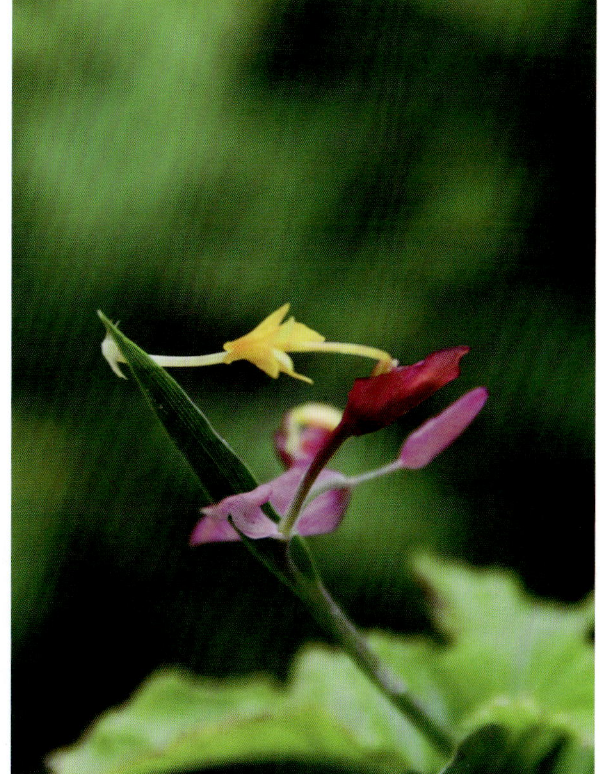

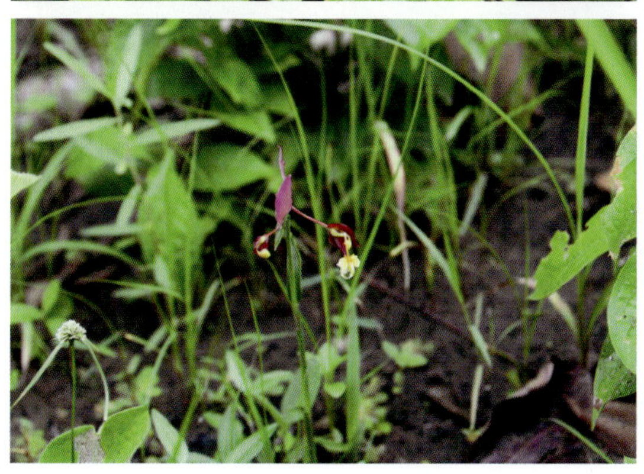

红姜花

Hedychium coccineum

姜科 姜花属

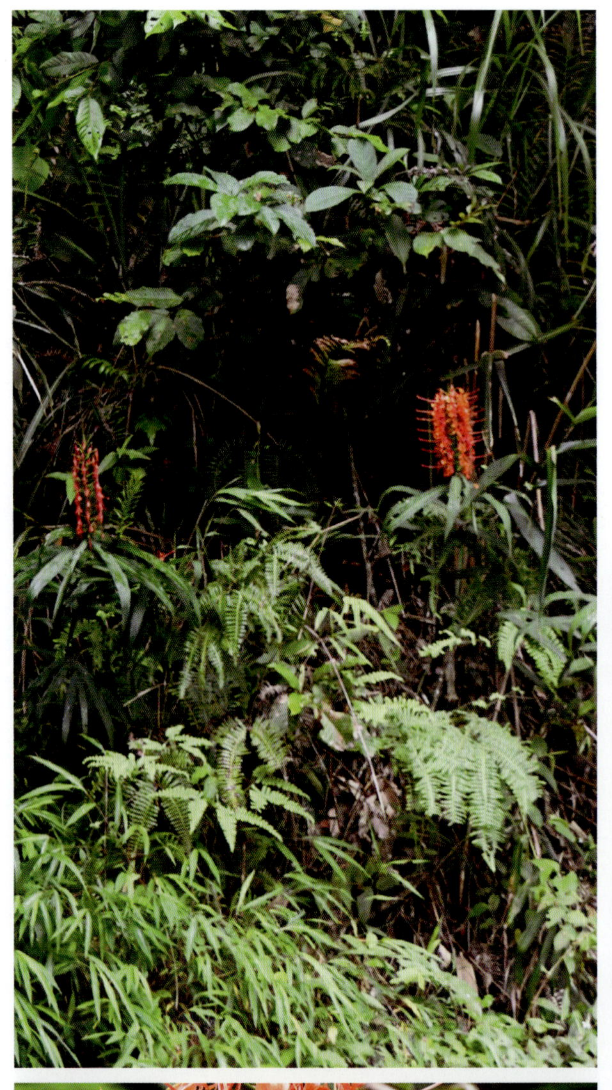

【特征】草本。叶片狭线形，顶端尾尖，基部渐狭或近圆形，两面均无毛；无柄。穗状花序稠密，稀较疏，圆柱形，花序轴粗壮，无毛或被稀疏的长柔毛；苞片革质，内卷或在稠密的花序上较扁平，长圆形，急尖或钝，顶端被疏柔毛，稀无毛，内有 3 花；花红色，花萼具 3 齿，特别是顶部被疏柔毛；花冠管稍超过萼，裂片线形，反折；侧生退化雄蕊披针形，唇瓣圆形，较小，深 2 裂，基部具瓣柄；花药干时弯曲；子房被绢毛。蒴果球形。种子红色。

【药用信息】富含挥发油，开胃消食、燥湿、暖胃健脾。

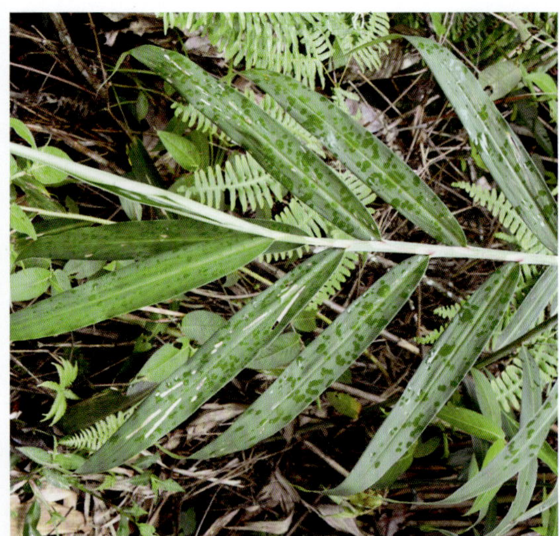

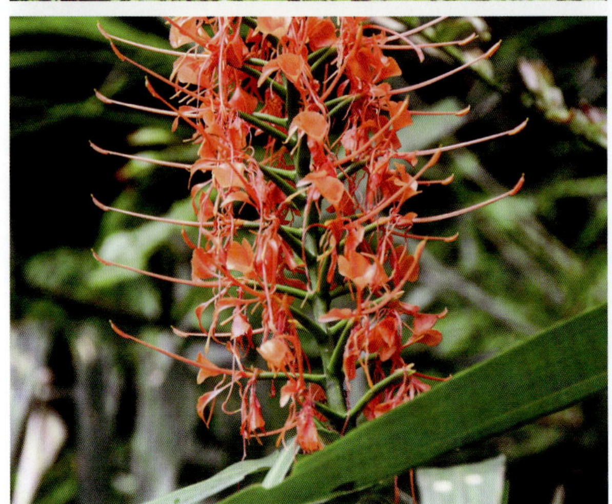

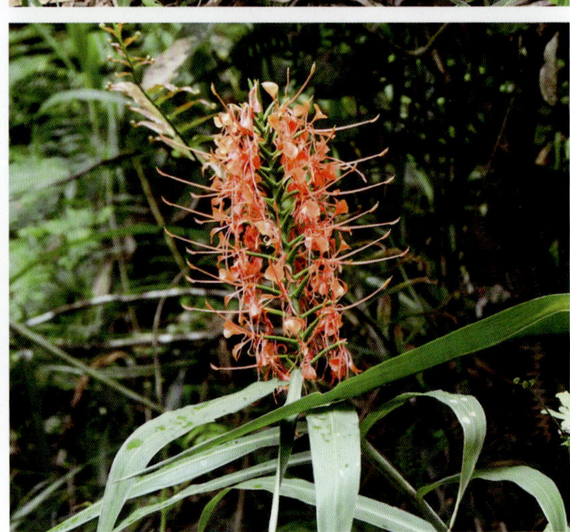

Hedychium spicatum

姜科 姜花属

草果药

【特征】草本。根茎块状。叶片长圆形或长圆状披针形，顶端渐狭渐尖，基部急尖，无毛或仅叶背中脉略被长柔毛；无柄或具极短的柄；叶舌膜质，全缘。穗状花序多花；苞片长圆形，内生单花；花芳香，白色，萼具3齿，顶端一侧开裂；花冠淡黄色，裂片线形；侧生退化雄蕊匙形，白色，较花冠裂片稍长；唇瓣倒卵形，裂为2瓣，瓣片急尖，具瓣柄，白色或变黄，花丝淡红色，较唇瓣为短。蒴果扁球形，熟时开裂为3瓣。种子每室约6。

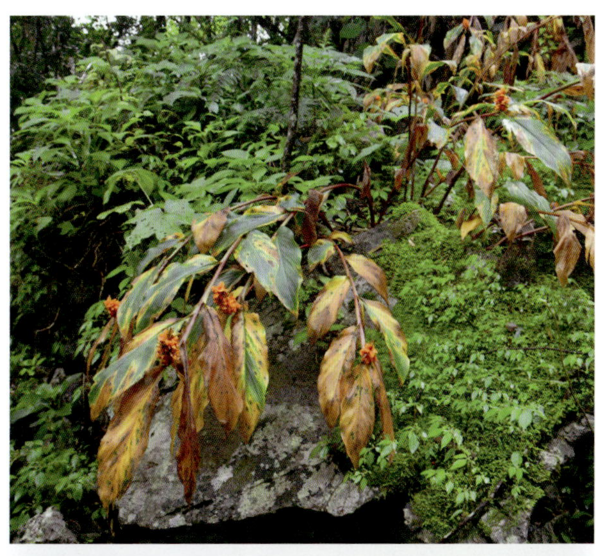

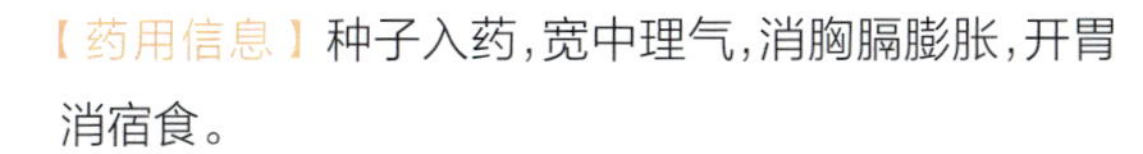

【药用信息】种子入药，宽中理气，消胸膈膨胀，开胃消宿食。

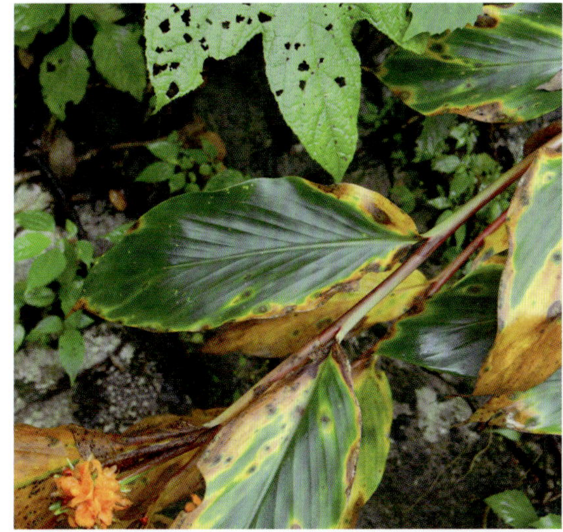

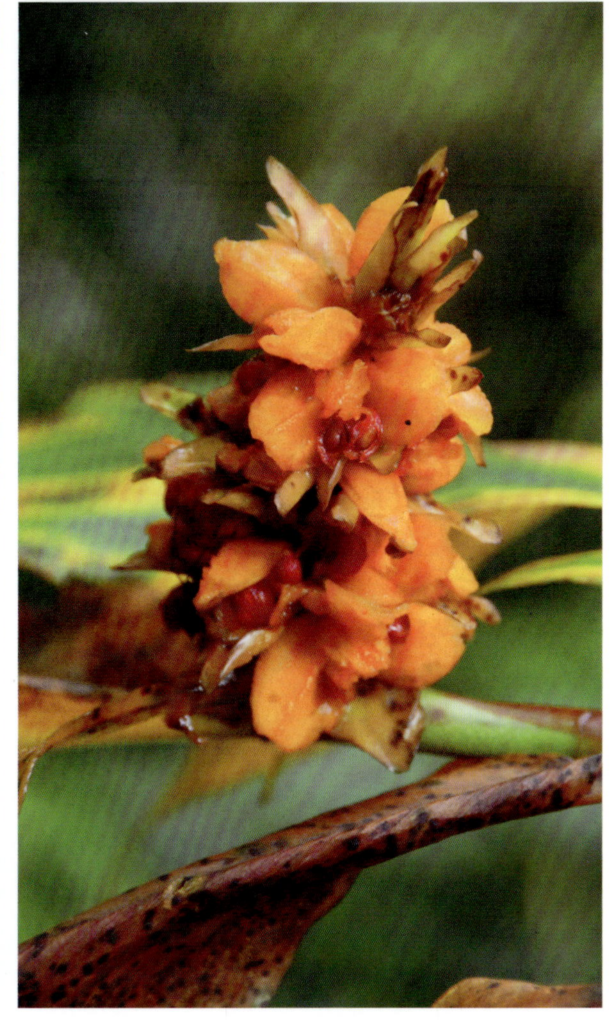

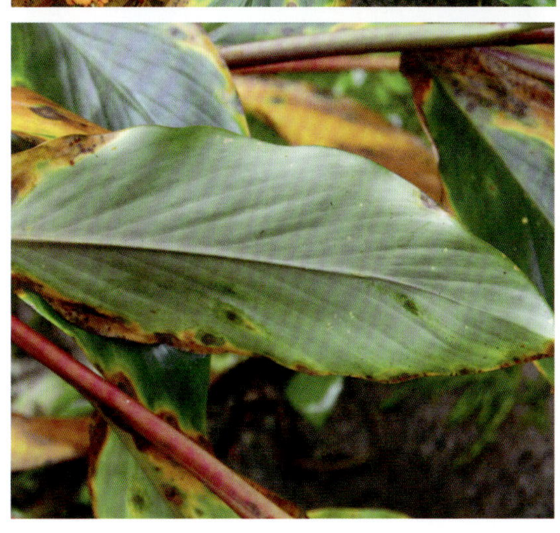

小毛姜花

Hedychium villosum var. *tenuiflorum*

姜科 姜花属

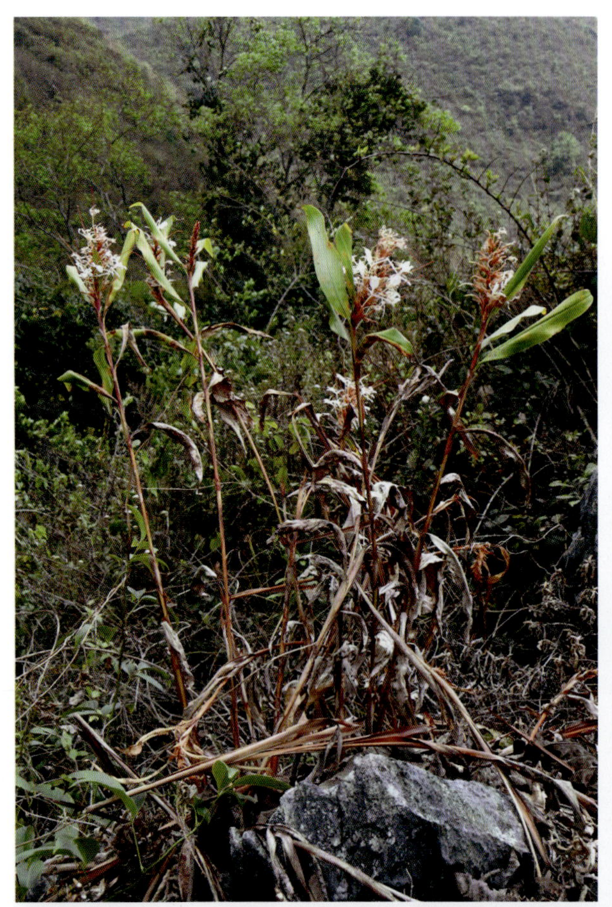

【特征】植株及花、叶均较正种为小；苞片长约1.5cm；花冠裂片、侧生退化雄蕊及唇瓣长不逾1.5cm。

【药用信息】同红姜花。

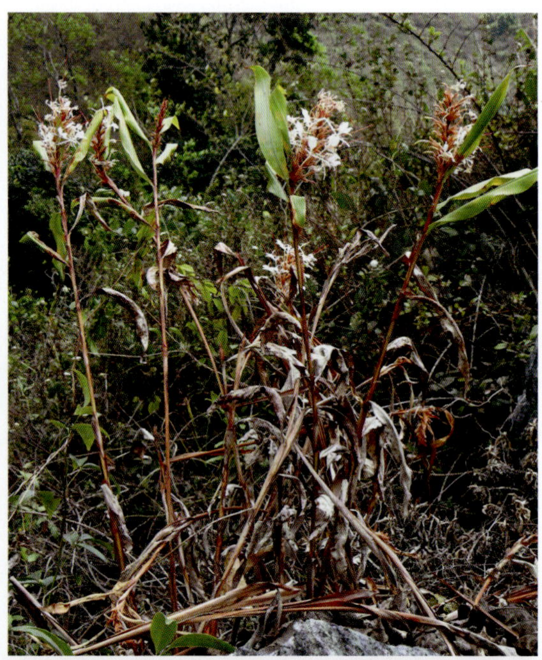

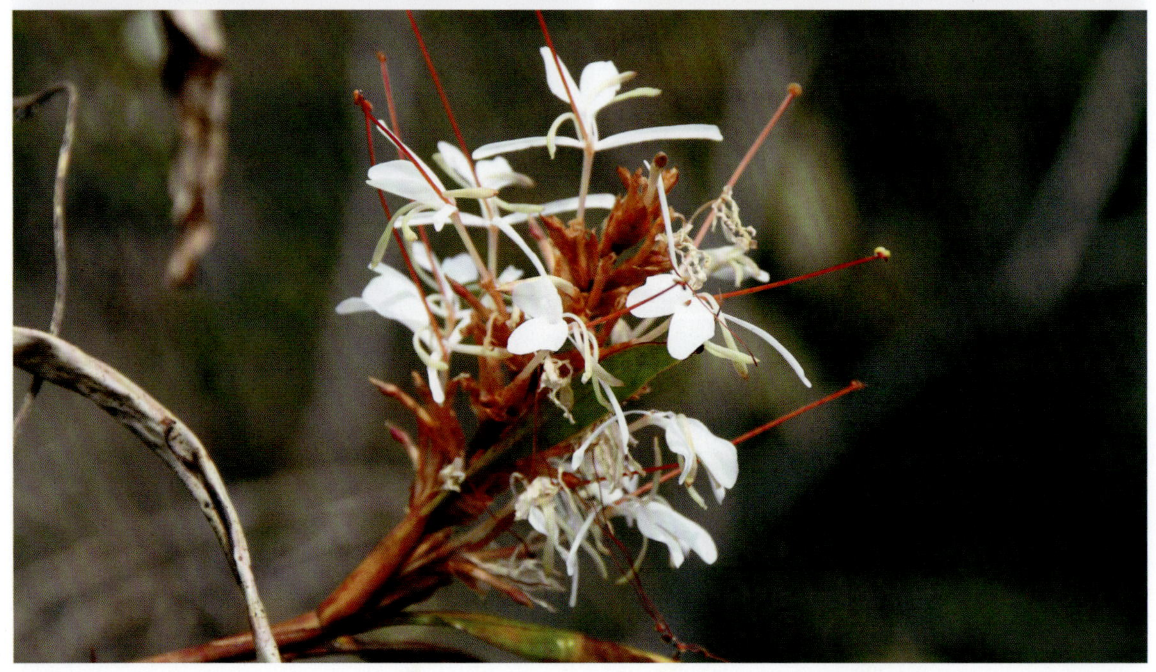

狭叶山柰

【特征】多年生草本。根状茎近球形；根簇生，结节状具纤维根。叶片 2~4，披针形，无毛，上面暗绿色具细白点，有时具黄色和白色条纹，下面淡绿色具突出的绿色主脉，基部楔形和覆瓦状，先端锐尖。花序顶生，无梗；三角形的苞片先端锐尖，白色，无毛；小苞片 2，离生，线形，龙骨状。花很少，每苞片 10 朵，花面垂直；子房圆柱形，淡黄色，无毛；柱头三角形，前截形，背面微缺，疏生柔毛在两侧；附毛腺体线形，淡黄色；花萼先端裂，锐尖，疏生柔毛，白色；花筒白色，无毛，背面花冠裂片披针形长圆形，先端锐尖具长帽，白色，无毛，侧花冠裂片披针形长圆形，先端锐尖，白色，无毛。

【药用信息】根茎入药，散寒去湿，温脾胃，辟恶气。

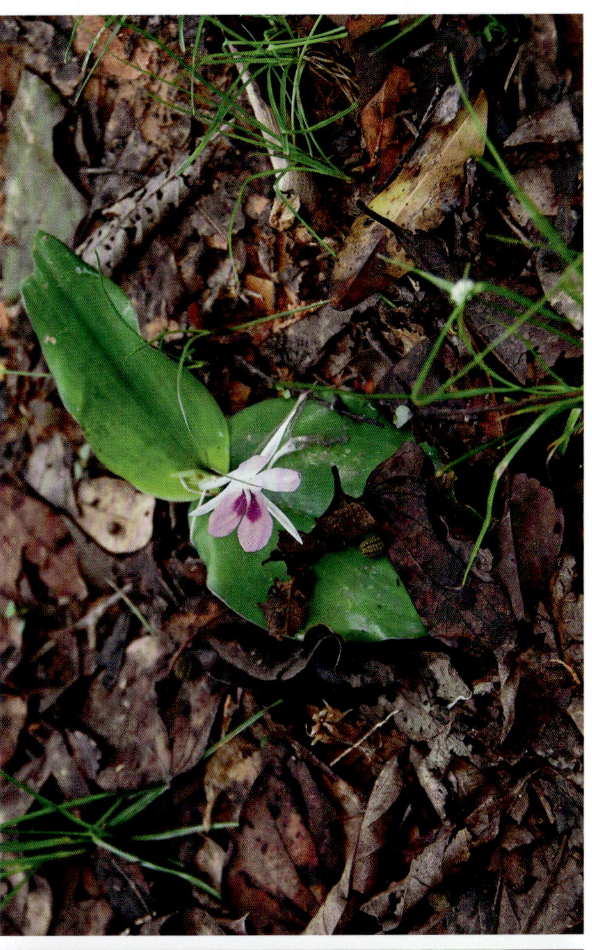

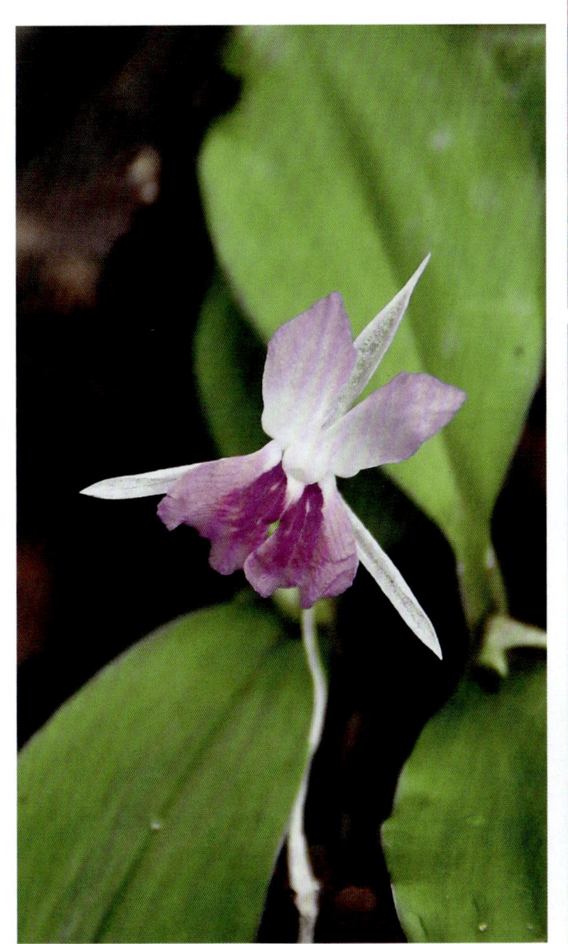

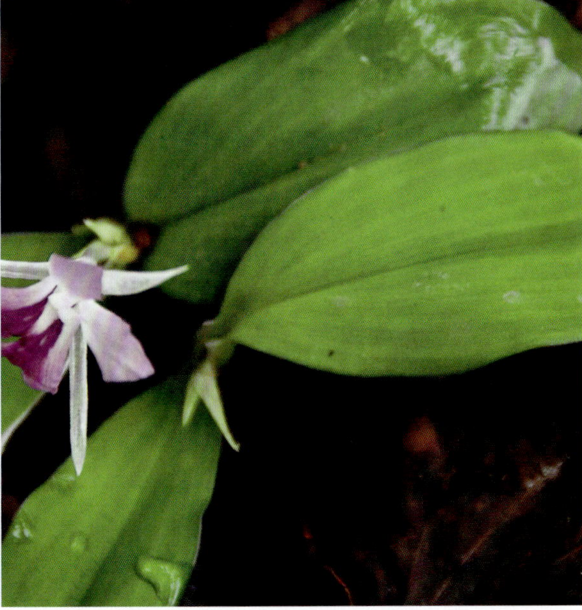

山柰

Kaempferia galanga

姜科 山柰属

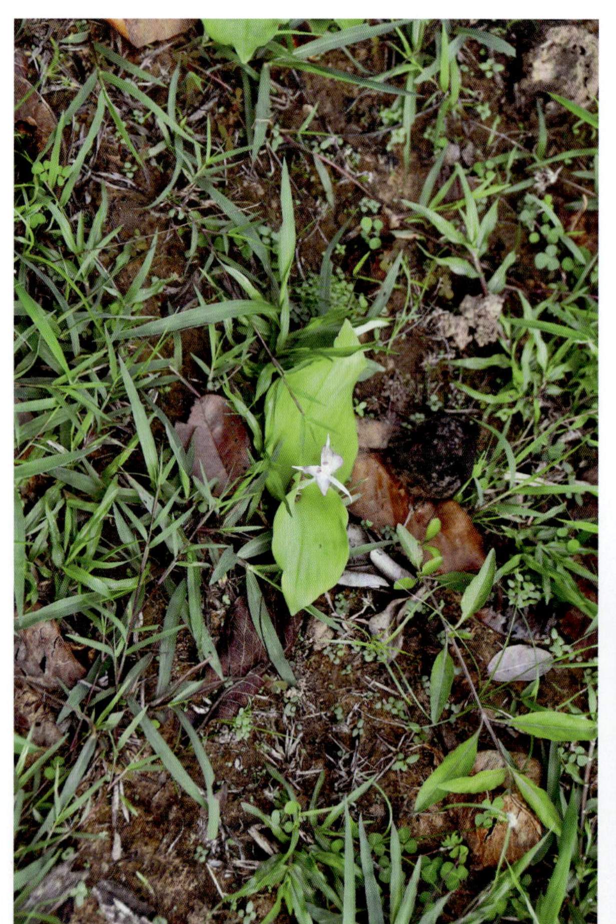

【特征】多年生草本。根茎块状，单生或数枚连接，淡绿色或绿白色，芳香。叶通常 2 片贴近地面生长，近圆形，无毛或于叶背被稀疏的长柔毛，干时于叶面可见红色小点，几无柄。花 4~12 朵顶生，半藏于叶鞘中；苞片披针形；花白色，有香味，易凋谢；花萼约与苞片等长；花冠管裂片线形；侧生退化雄蕊倒卵状楔形；唇瓣白色，基部具紫斑，深 2 裂至中部以下；雄蕊无花丝，药隔附属体正方形，2 裂。果为蒴果。

【药用信息】根茎为芳香健胃剂，有散寒，去湿，温脾胃，辟恶气的功用。

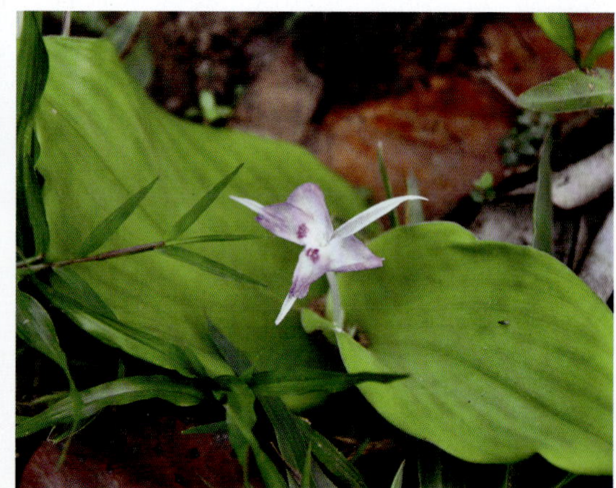

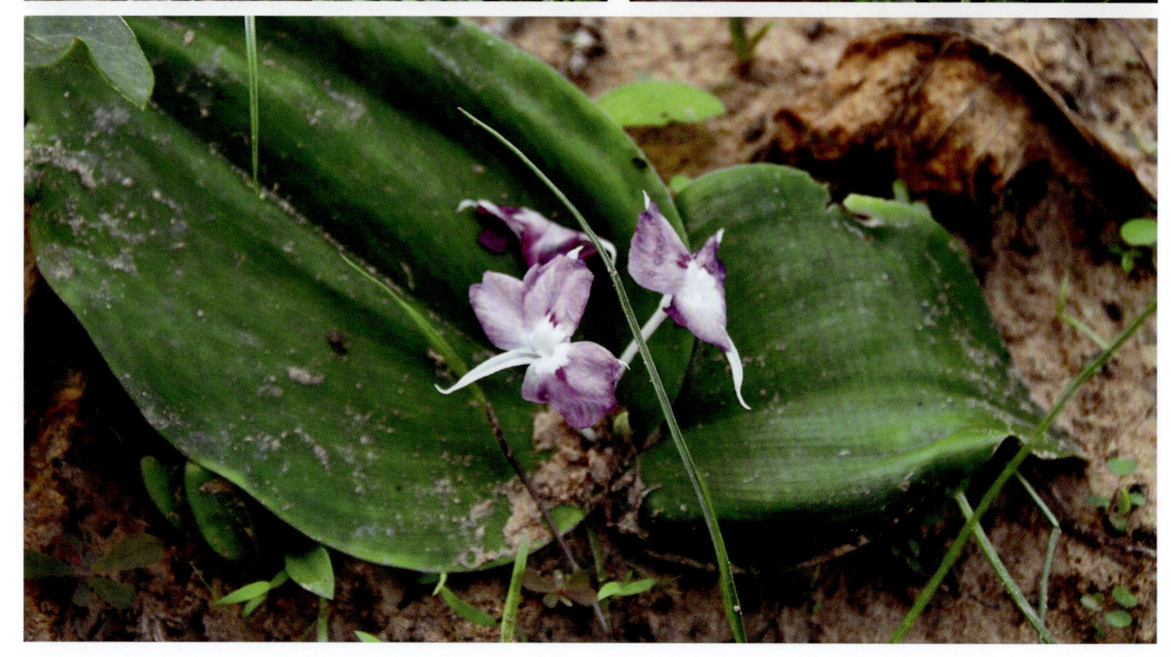

Meistera vespertilio

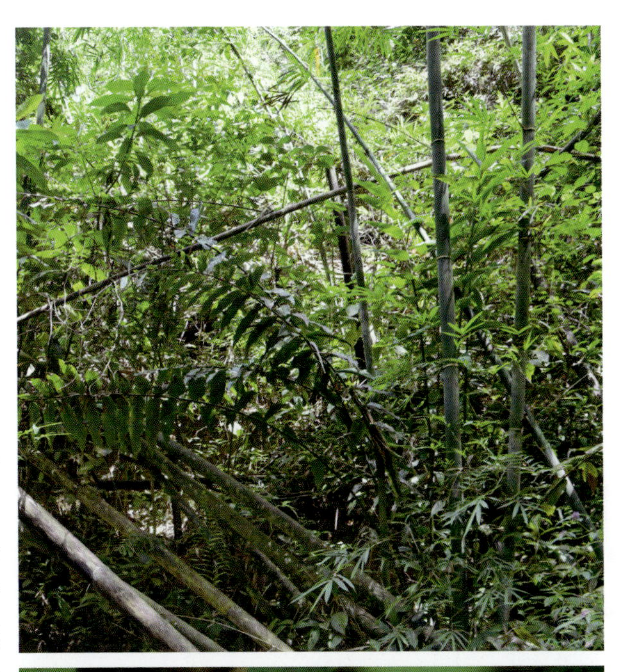

【特征】草本。成簇生长，每簇具 5~25 假茎；无高跷根。每假茎有 13~32 片叶，直径 1.4cm，基部稍肿胀，绿色，无毛，干燥时具细条纹；叶鞘粉红色到深红色，在基部和上部绿色，纸状，干燥时细条纹，除缘毛边缘外无毛，有时不明显双裂，黄绿色，绿色或带红色，其外表面具条纹，具缘毛；叶柄很短，长约 2cm，绿色，具条纹，无毛。花梗绿色到淡黄或淡黄白色，基部无毛，上部被茸毛，被鞘状鳞片覆盖；鳞片宽卵形，浅橙红色到深棕色，革质，具条纹，基部被茸毛或无毛，在先端微缺具小短毛或全缘；小苞片管状，白色或具淡粉红色至橙色色调，膜质，短柔毛，在先端双齿，有时具单侧切口。花 5.0~7.5cm；花梗被茸毛；花萼管状。果球形，在先端具圆锥形凹陷，乳白色，幼时淡黄或绿色，成熟时逐渐变成绿红色到暗红色或深栗色，幼时被茸毛，随着年龄的增长后脱落，多刺；刺硬，全缘或分枝。种子形状不规则，每室数到多粒，棕色到深棕色，每粒被半透明的白色假种皮包围。

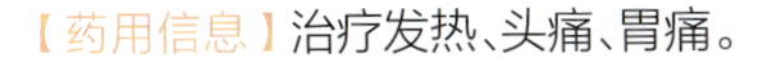

【药用信息】治疗发热、头痛、胃痛。

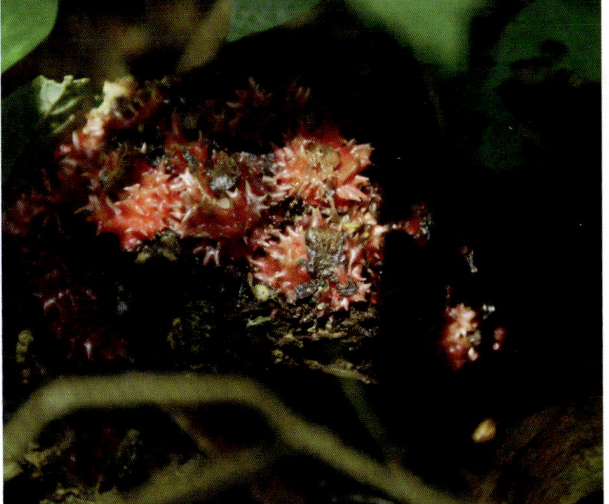

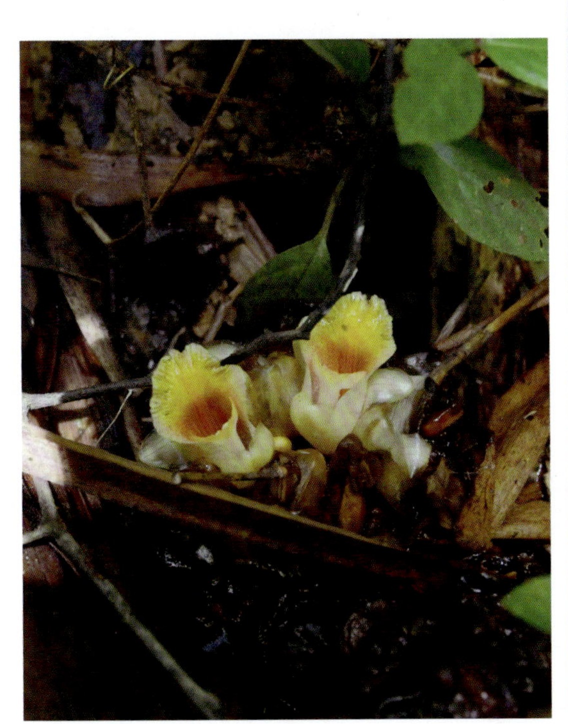

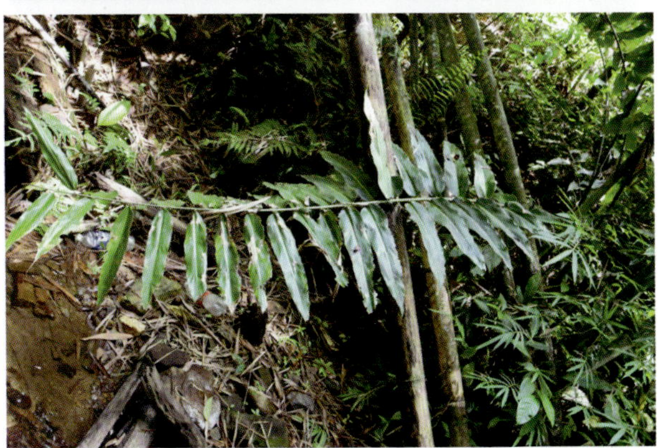

蒺藜

Tribulus terrestris

蒺藜科 蒺藜属

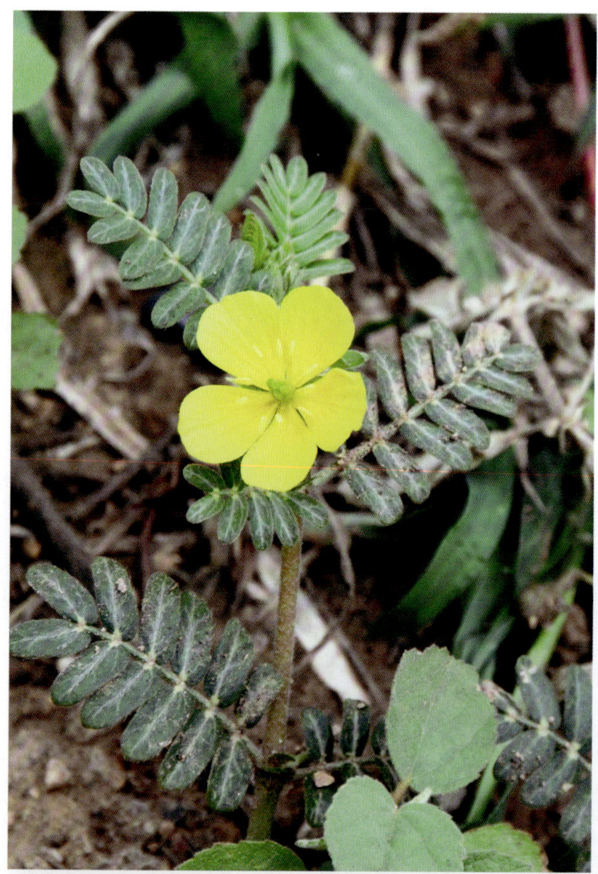

【特征】一年生草本。茎平卧，偶数羽状复叶；小叶对生。小叶对生，3~8 对，矩圆形或斜短圆形，先端锐尖或钝，基部稍偏，被柔毛，全缘；花腋生，花梗短于叶，花黄色；萼片 5，宿存；花瓣 5；雄蕊 10，生于花盘基部，基部有鳞片状腺体，子房 5 棱，柱头 5 裂，每室 3~4 胚珠。果有分果瓣 5，硬，无毛或被毛，中部边缘有锐刺 2 枚，下部常有小锐刺 2 枚，其余部位常有小瘤体。

【药用信息】能降压、抗心肌缺血，延缓衰老，增强性功能。

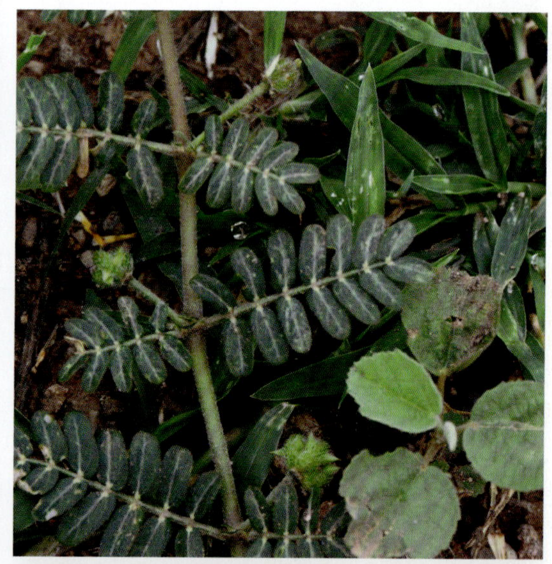

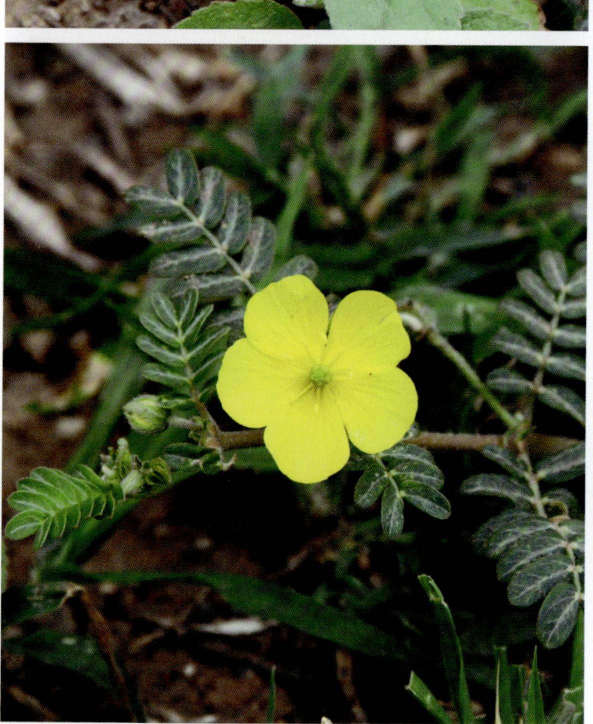

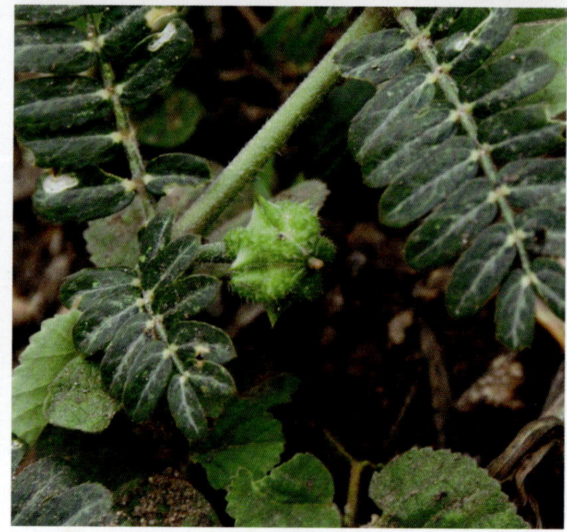

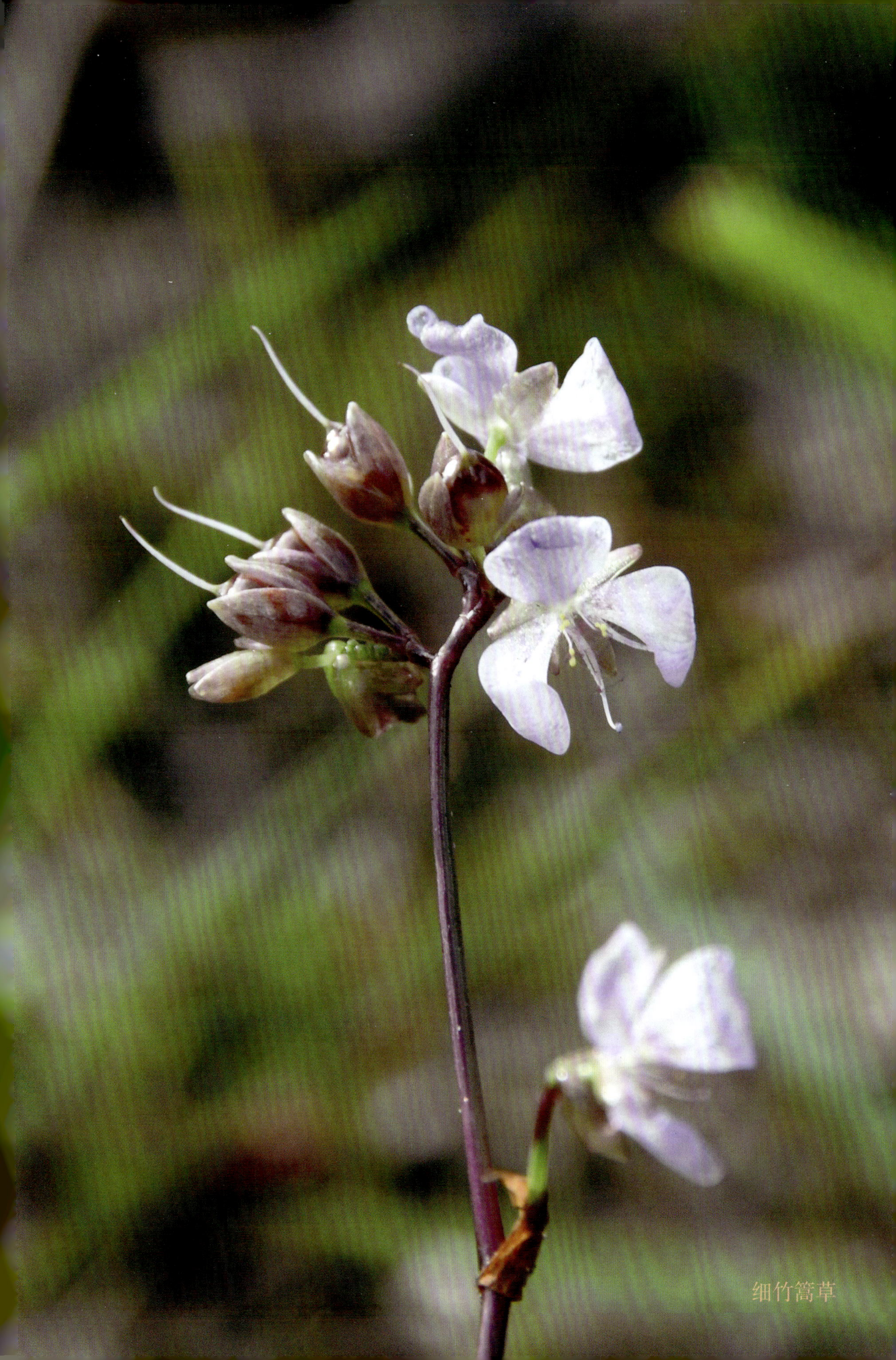

细竹篙草

参考文献

国家药典委员会,2020. 中华人民共和国药典 [M]. 北京：中国医药科技出版社.

黄文卉，2016. 华绒苞藤抗肿瘤及抗衰老的活性化合物筛选及其机制初探 [D]. 昆明：昆明理工大学.

雷雨，2008. 岗梅和野独活的化学成分及生物活性研究 [D]. 沈阳：沈阳药科大学.

李怡欢，卢光衣，巴翌航，等，2024. 云南斑籽木化学成分及其抗炎活性研究 [J]. 中药材 (8):1951- 1956.

汪琼，徐永艳，2015. 香花藤化学成分的研究 [J]. 中草药，46(12):1742-1748.

中国科学院中国植物志编委会,2004. 中国植物志 [M]. 北京：科学出版社.

ANH V T,TRANG D X,KAMEI K,et al,2021.Phytochemicals,antioxidant and antidiabetic activities of extracts from Miliusa velutina flowers[J].Horticulturae,7(12):555.

AVERYANOV L V, TANAKA N, Luu H T,2013. New species of Ophiopogon and Peliosanthes (Asparagaceae) from Cambodia and Vietnam[J]. Taiwania, -16(2):5-7

BEGUM M,YUNUS A M, ISLAM M J,et al,2009.Chemical investigation of the stem barks ofAporosa roxburghii[J]. Molecules,14:2650-2655.

BHARATHI RV,VENI B K, JAYASHREE S L,et al,2010.Antioxidant and wound healing studies on different extracts of Stereospermum colais leaf[J].Int J Res Pharm Sci,1(4):435-439.

HUANG S S,JIAN K L,LI R J,et al,2016. Phytosteroids and triterpenoids with potent cytotoxicities from the leaves of Chisocheton cumingianus[J].RSC advances,6(8):6320-6328.

KIDYOO A, KIDYOO M, MCKEY D,et al, 2024. Molecular phylogeny of Vincetoxicum (Apocynaceae, Asclepiadoideae)from Thailand and integrative taxonomy corroborating a new cryptic species within Vincetoxicum kerrii[J].Journal of Plant Research, 37(1):21-35.

KURZWEIL H,2009.The genus Habenaria(Orchidaceae)in Thailand[J].Thai Forest Bulletin(Botany),37: 7-105.

LIM T K,2014,Senna timoriensis[J].Edible Medicinal And Non-Medicinal Plants, 7: 886-888.

MARZOUK M M,ELKHATEEB A,LATIF R A,et al,2019.C-glycosyl flavonoids-rich extract of Dipcadi erythraeum Webb & Berthel.bulbs:Phytochemical and anticancer evaluations[J].Journal of Applied Pharmaceutical Science,9(6):094- 098.

PRATHANTURARUG S, JENJITTIKUL T,ANGSUMALEE D,et al,2007.Micropropagation of Gagnepainia godefroyi K Schum and Gagnepainia thoreliana(Baill)K Schum—rare medicinal plants of Thailand[J]. Journal of plant biochemistry and biotechnology,16:135-137.

PUGLISI C,MIDDLETON D J,2017.A revision of Microchirita(Gesneriaceae) in Thailand [J].Gard.Bull. Singapore, 69(2):211-284.

RAJACHAN O,KANOKMEDHAKUL S,NASOMJAI P,et al,2014. Chemical constituents and biological activitiesfrom roots of Enkleia siamensis[J].Natural Product Research,28(4):268-270.

RAWAT D S,CHANDRA S,2014. Presumed extinct Dipcadi reidii(Asparagaceae)recollected after 127 years from Uttarakhand,India[J].Rheedea, 24(1):1-4.

from Uttarakhand,India[J].Rheedea, 24(1):1-4.

SANGSOPHA W,KANOKMEDHAKUL K, LEKPHROM R,et al,2018. Chemical constituents and biological activities from branches of Colubrina asiatica[J].Natural product research,32(10):1176-1179.

SENTHAMARI R,UVARANI M,JAYAKAR B,2002. Pharmacognostical studies on leaf of Coldenia procumbens LINN[J]. Ancient science of life,22(1):67-75.

SOFIDIYA M O,ODUKOYA O A, AFOLAYAN A J,et al,2009. Phenolic contents,antioxidant and antibacterial activities of Hymenocardia acida[J].Natural product research, 23(2):168-177.

SOUVANNAKHOUMMANE K, 2021. Newman MF,Lanorsavanh S,et al.Impatiens rostrata (Balsaminaceae) ,a new species from Khammouane province,Laos,and nine new records[J].Edinburgh Journal of Botany,78: 1-15.

THAWACHAI SANTISUK,2016.Flora of Thailand[M].Bangkok:Niran Hetrakul.

VAN H D,HOAN D T,NURALIEV M S,et al,2021.Untangling the taxonomy of Phlogacanthus pulcherrimus (Acanthaceae) newly recorded from Vietnam[J].Phytotaxa,518(1):45-53.

VOUTQUENNE L,LAVAUD C,MASSIOT G,et al,1998.Saponins from Harpullia cupanioides[J]. Phytochemistry,49(7):2081-2085.

WATSON F,MARK, 2011.Flora of Nepal[M].Edinburgh : Royal Botanical Garden Edinburgh.

YE X E, XIA N H, NGUYEN Q B, et al, 2021. Taxonomic studies on Amomum and related genera (Zingiberaceae) in China IV. Meistera vespertilio, the correct name for a widespread species in China, Laos and Vietnam previously misidentified as M. muricarpa[J]. Nordic Journal of Botany, 2021, 39(6)：03071.

拉丁学名索引

A

141 *Abrus pulchellus* 美丽相思子
232 *Abutilon indicum* 磨盘草
125 *Acalypha lanceolata* 麻叶铁苋菜
277 *Acanthephippium striatum* 锥囊坛花兰
214 *Actinodaphne pilosa* 毛黄肉楠
142 *Adinobotrys atropurpureus* 鸡血树
278 *Aerides falcata* 指甲兰
35 *Aganosma marginata* 香花藤
251 *Aglaia odorata* 米仔兰
59 *Aglaonema simplex* 越南万年青
114 *Alangium barbatum* 髯毛八角枫
115 *Alangium kurzii* 毛八角枫
126 *Alchornea rugosa* 羽脉山麻秆
127 *Alchornea tiliifolia* 椴叶山麻秆
128 *Aleurites moluccanus* 石栗
36 *Allamanda cathartica* 软枝黄蝉
363 *Allophylus cobbe* 滇南异木患
375 *Alniphyllum fortunei* 赤杨叶
143 *Alysicarpus vaginalis* 链荚豆
37 *Amalocalyx microlobus* 毛车藤
225 *Ammannia baccifera* 水苋菜
60 *Amorphophallus crispifolius* 波缘叶魔芋
61 *Amorphophallus harmandii* 哈氏魔芋
62 *Amorphophallus paeoniifolius* 疣柄魔芋
27 *Ancistrocladus tectorius* 钩枝藤
314 *Angelonia salicariifolia* 柳叶香彩雀
7 *Angiopteris evecta* 观音座莲
303 *Antidesma montanum* 山地五月茶
252 *Aphanamixis polystachya* 山楝
304 *Aporosa serrata* 锯齿银柴
69 *Aralia armata* 野楤头
144 *Archidendron pellitum* 薄皮猴耳环
319 *Ardisia polysticta* 纽子果
320 *Ardisia sanguinolenta* 条叶紫金牛
321 *Ardisia villosa* 雪下红
63 *Arisaema balansae* 元江南星
64 *Arisaema erubescens* 一把伞南星
28 *Artabotrys brevipes* 短柄鹰爪花
4 *Asplenium nidus* 巢蕨
298 *Averrhoa carambola* 'Dulcis' 酸稔
233 *Ayenia andamensis* 安达曼刺果麻

B

305 *Baccaurea ramiflora* 木奶果
82 *Balanophora latisepala* 宽被蛇菰
129 *Baliospermum calycinum* 云南斑籽木
215 *Barringtonia acutangula* 红花玉蕊
216 *Barringtonia longipes* 长柄玉蕊
145 *Bauhinia acuminata* 白花羊蹄甲
146 *Bauhinia saccocalyx* 米萼羊蹄甲
147 *Bauhinia viridescens* 绿花羊蹄甲
148 *Biancaea decapetala* 云实
299 *Biophytum sensitivum* 感应草
79 *Blumea fistulosa* 节节红
234 *Bombycidendron grewiifolium* 樟叶槿
306 *Breynia hirsuta* 粗毛黑面神
307 *Bridelia balansae* 禾串树
367 *Brucea javanica* 鸦胆子
368 *Brugmansia × candida* 白花木曼陀罗

C

72 *Calamus acanthophyllus* 刺叶省藤
279 *Calanthe triplicata* 三褶虾脊兰
149 *Callerya nitida* 亮叶鸡血藤
189 *Callicarpa dolichophylla* 尖尾枫
190 *Callicarpa longifolia* 长叶紫珠
191 *Callicarpa nudiflora* 裸花紫珠
88 *Canarium album* 橄榄
150 *Canavalia rosea* 海刀豆
331 *Canthium berberidifolium* 小檗叶猪肚木
90 *Capparis membranifolia* 雷公橘
91 *Capparis micracantha* 小刺山柑
119 *Carex grayi* 狼牙棒薹草
38 *Catharanthus roseus* 长春花
332 *Catunaregam tomentosa* 茸毛山石榴
93 *Celastrus hindsii* 青江藤
333 *Chassalia curviflora* 弯管花

151 *Cheniella lakhonensis* 红柱首冠藤
152 *Cheniella tenuiflora* 细花首冠藤
253 *Chisocheton cumingianus* subsp. *balansae* 溪桫
315 *Chrysopogon aciculatus* 竹节草
381 *Cissus repens* 白粉藤
130 *Cladogynos orientalis* 白大凤
357 *Clausena excavata* 假黄皮
280 *Cleisomeria lanata* 虎牙兰
192 *Clerodendrum japonicum* 赪桐
89 *Codonopsis javanica* 金钱豹
281 *Coelogyne trinervis* *Coelogyne trinervis*
86 *Coldenia procumbens* 双柱紫草
193 *Coleus carnosifolius* 肉叶鞘蕊花
194 *Coleus scutellarioides* 五彩苏
235 *Colona rivularis* 溪生一担柴
326 *Colubrina asiatica* 蛇藤
105 *Combretum punctatum* 盾鳞风车子
106 *Combretum quadrangulare* 四轮风车子
236 *Commersonia bartramia* 山麻树
195 *Congea pedicellata* 具梗绒苞藤
111 *Connarus cochinchinensis* 南圻牛栓藤
102 *Cratoxylum neriifolium* 夹竹桃叶黄牛木
23 *Crinum wattii* 瓦氏文殊兰
153 *Crotalaria micans* 三尖叶猪屎豆
154 *Crotalaria uncinella* 球果猪屎豆
131 *Croton caudatus* 卵叶巴豆
132 *Croton poomae* 卜马巴豆
182 *Curculigo orchioides* 仙茅
382 *Curcuma parviflora* 小花姜黄
383 *Curcuma phaeocaulis* 莪术
384 *Curcuma singularis* 奇异姜黄
385 *Curcuma stahlianthoides* 多苞土田七
120 *Cyperus compactus* 密穗砖子苗

D

16 *Dacrycarpus imbricatus* 鸡毛松
17 *Dacrydium pectinatum* 陆均松
155 *Dalbergia stipulacea* 托叶黄檀
5 *Davallia denticulata* 假脉骨碎补
282 *Dendrobium falconeri* 串珠石斛
156 *Dendrolobium lanceolatum* 单节假木豆
157 *Derris taiwaniana* 厚果鱼藤
29 *Desmos dumosus* 毛叶假鹰爪
181 *Dichroa febrifuga* 常山
123 *Dillenia hookeri* 虎克五桠果
124 *Dillenia turbinata* 大花五桠果
74 *Dipcadi reidii*
39 *Dischidia cornuta* 角状眼树莲
103 *Disporum calcaratum* 距花万寿竹
245 *Donax canniformis* 竹叶蕉
75 *Dracaena elliptica* 细枝龙血树
76 *Dracaena terniflora* 矮龙血树
92 *Drymaria cordata* 荷莲豆草
11 *Drynaria coronans* 崖姜
226 *Duabanga grandiflora* 八宝树
80 *Duhaldea nervosa* 显脉羊耳菊
158 *Dumasia villosa* 柔毛山黑豆
334 *Duperrea pavettifolia* 长柱山丹
254 *Dysoxylum grande* 多脉樫木
255 *Dysoxylum lenticellatum* 皮孔樫木

E

121 *Eleocharis geniculata* 黑籽荸荠
196 *Elsholtzia blanda* 四方蒿
378 *Enkleia malaccensis* 马六甲翼薇香
40 *Epigynum auritum* 思茅藤
237 *Eriolaena glabrescens* 光叶火绳
386 *Etlingera megalocheilos* 大唇茴香砂仁
94 *Euonymus cochinchinensis* 交趾卫矛
133 *Euphorbia capillaris* 毛发状大戟
113 *Evolvulus nummularius* 短梗土丁桂
134 *Excoecaria laotica* 老挝海漆

F

263 *Ficus heterophylla* 山榕
264 *Ficus pumila* 薜荔
238 *Firmiana colorata* 火桐
159 *Flemingia lineata* 细叶千斤拔
308 *Flueggea virosa* 白饭树

G

387 *Gagnepainia godefroyi* 玉凤姜
283 *Galeola lindleyana* 毛萼山珊瑚
100 *Garcinia cowa* 云树
101 *Garcinia pedunculata* 大果藤黄
335 *Gardenia obtusifolia* 钝叶栀子
336 *Gardenia saxatilis* 岩生栀子
284 *Geodorum recurvum* 多花地宝兰
187 *Gladiolus gandavensis* 唐菖蒲
388 *Globba candida* 雪白舞花姜

389 *Globba marantina* *Globba marantina*
390 *Globba patens* 散序舞花姜
391 *Globba schomburgkii* 双翅舞花姜
392 *Globba schomburgkii* var. *angustata* 小珠舞花姜
393 *Globba siamensis* 泰国舞花姜
104 *Gloriosa superba* 嘉兰
362 *Glycosmis macrantha* 扁担杆叶脚骨脆
358 *Glycosmis macrantha* 大花山小橘
197 *Gmelina asiatica* 亚洲石梓
198 *Gmelina elliptic* 毛石梓
199 *Gmelina lecomtei* 越南石梓
374 *Gomphandra tetrandra* 粗丝木
30 *Goniothalamus laoticus* 柄芽哥纳香
81 *Grangea maderaspatana* 田基黄
118 *Gynostemma laxum* 光叶绞股蓝

H

285 *Habenaria commelinifolia* 斧萼玉凤花
286 *Habenaria rhodocheila* *Habena ria rhodocheila*
364 *Harpullia cupanioides* 假山椤
394 *Hedychium coccineum* 红姜花
395 *Hedychium spicatum* 草果药
396 *Hedychium villosum* var. *tenuiflorum* 小毛姜花
337 *Hedyotis capitellata* var. *mollis* 疏毛头状花耳草
239 *Helicteres lanceolata* 剑叶山芝麻
224 *Helixanthera sampsonii* 油茶离瓣寄生
116 *Hellenia speciosa* 闭鞘姜
8 *Helminthostachys zeylanica* 七指蕨
41 *Heterostemma tsoongii* 灵山醉魂藤
256 *Heynea trijuga* 鹧鸪花
240 *Hibiscus sabdariffa* 玫瑰茄
42 *Holarrhena curtisii* 克氏止泻木
213 *Holboellia angustifolia* 五月瓜藤
135 *Homonoia riparia* 水柳
43 *Hoya kerrii* 凹叶球兰
70 *Hydrocotyle hookeri* 缅甸天胡荽
71 *Hydrocotyle nepalensis* 红马蹄草
309 *Hymenocardia punctata* 斑点心翼茶
200 *Hymenopyramis siamensis* 泰国膜萼藤
122 *Hypolytrum nemorum* 割鸡芒
183 *Hypoxis aurea* 小金梅草
201 *Hyptis brevipes* 短柄吊球草

I

44 *Ichnocarpus frutescens* 腰骨藤
58 *Ilex microcca* 毛梗冬青
180 *Illigera celebica* 宽药青藤
160 *Imbralyx leptobotrya* 思茅白崖豆
83 *Impatiens gadellae* 加德拉凤仙
84 *Impatiens rostrata* *Impatiens rostrata*
161 *Indigofera stachyodes* 茸毛木蓝
184 *Iodes cirrhosa* 微花藤
185 *Iodes vitiginea* 小果微花藤
338 *Ixora javanica* 爪哇龙船花

J

274 *Jasminum multiflorum* 毛茉莉
275 *Jasminum nervosum* 青藤仔
136 *Jatropha multifida* 红珊瑚

K

397 *Kaempferia angustifolia* 狭叶山柰
398 *Kaempferia galanga* 山柰
45 *Kibatalia macrophylla* 倒缨木
46 *Kopsia angustipetala* 狭瓣蕊木
47 *Kopsia arborea* 蕊木

L

227 *Lagerstroemia cochinchinensis* 南圻紫薇
228 *Lagerstroemia duperreana* 二歧紫薇
229 *Lagerstroemia speciosa* 大花紫薇
339 *Lasianthus hirsutus* 鸡屎树
365 *Lepisanthes senegalensis* 滇赤才
202 *Leucas ciliata* 绣球防风
217 *Lilium poilanei* *Lilium poilanei*
22 *Limnocharis flava* 黄花蔺
218 *Lindernia viscosa* 黏毛母草
287 *Liparis ferruginea* 锈色羊耳蒜
95 *Loeseneriella yunnanensis* 云南翅子藤
276 *Ludwigia octovalvis* 毛草龙
369 *Lycianthes biflora* 红丝线
370 *Lycianthes macrodon* 大齿红丝线

M

137 *Macaranga kurzii* 尾叶血桐
265 *Maclura cochinchinensis* 构棘
322 *Maesa ramentacea* 秤杆树
231 *Magnolia liliifera* 黄花木兰
266 *Malaisia scandens* 牛筋藤
138 *Mallotus apelta* var. *kwangsiensis* 广西白背叶
48 *Marsdenia lachnostoma* 毛喉牛奶菜
49 *Marsdenia tinctoria* 蓝叶藤

246 *Martynia annua* 角胡麻
399 *Meistera vespertilio* *Meistera vespertilio*
359 *Melicope glomerata* 密果蜜茱萸
361 *Meliosma velutina* 毛泡花树
247 *Memecylon caeruleum Jack* 天蓝谷木
248 *Memecylon scutellatum* 细叶谷木
162 *Mezoneuron cucullatum* 见血飞
176 *Microchirita flavofusca* *Microchirita flavofusca*
177 *Microchirita hamosa* 钩序苣苔
178 *Microchirita lilacina* 淡紫钩序苣苔
241 *Microcos tomentosa* 毛果破布木
31 *Miliusa velutina* 大叶野独活
163 *Mimosa pigra* 大含羞草
164 *Mimosa pudica* 含羞草
340 *Mitragyna diversifolia* 异叶帽蕊木
341 *Mitragyna hirsuta* 毛帽蕊木
342 *Morinda angustifolia* 黄木巴戟
343 *Morinda coreia* *Morinda coreia*
344 *Morinda umbellata* subsp. *obovata* 羊角藤
267 *Morus indica* 暹罗桑
269 *Muntingia calabura* 文定果
108 *Murdannia simplex* 细竹篙草
109 *Murdannia spectabilis* 腺毛水竹叶
345 *Mussaenda uniflora* 假野丁香
288 *Mycaranthes pannea* 指叶拟毛兰
346 *Mycetia glandulosa* 腺萼木
347 *Mycetia longiflora* 长花腺萼木
270 *Myrica esculenta* 毛杨梅

N

310 *Nymphanthus taxodiifolius* 落羽杉叶下珠

O

289 *Oberonia kwangsiensis* 广西鸢尾兰
273 *Olax scandens* 攀缘铁青树
9 *Ophioglossum costatum* 具中肋瓶尔小草
10 *Ophioglossum gramineum* 禾叶瓶尔小草
77 *Ophiopogon intermedius* 间型沿阶草
78 *Ophiopogon tristylatus* 三柱沿阶草
203 *Orthosiphon aristatu* 肾茶
87 *Orychophragmus violaceus* 诸葛菜
249 *Osbeckia chinensis* 金锦香
50 *Oxystelma esculentum* 尖槐藤

P

259 *Parabaena sagittata* 连蕊藤
179 *Paraboea swinhoei* 锥序蛛毛苣苔
117 *Parahellenia tonkinensis* 地莴笋花
99 *Parinari anamensis* 越南怀春李
300 *Passiflora foetida* 龙珠果
301 *Passiflora siamica* 长叶西番莲
348 *Pavetta tomentosa* 茸毛大沙叶
165 *Peltophorum dasyrrhachis* var. *tonkinensis* 银珠
312 *Peperomia rubrivenosa* 兰屿椒草
313 *Peperomia tetraphylla* 豆瓣绿
290 *Peristylus goodyeroides* 阔蕊兰
291 *Phalaenopsis pulcherrima* 五唇兰
6 *Phlegmariurus squarrosus* 粗糙马尾杉
20 *Phlogacanthus pulcherrimus* 美丽火焰花
73 *Phoenix loureiroi* 刺葵
379 *Phyla nodiflora* 过江藤
166 *Phyllodium longipes* 长叶排钱树
366 *Phyllotrichum mekongense* 茸鳞木
292 *Pinalia amica* 粗茎苹兰
293 *Pinalia globulifera* 球花苹兰
186 *Pittosporopsis kerrii* 假海桐
12 *Platycerium wallichii* 鹿角蕨
316 *Polygala arillata* 荷包山桂花
317 *Polygala chinensis* 华南远志
318 *Polygala furcata* 肾果小扁豆
110 *Porandra ramosa* 孔药花
204 *Premna herbacea* 千解草
205 *Premna menglaensis* 平滑豆腐柴
323 *Primula caulifera* 具茎报春
349 *Prismatomeris sessiliflora* 无梗南山花
250 *Pseudodissochaeta subsessilis* 无柄酸脚杆
268 *Pseudostreblus indicus* 假鹊肾树
350 *Psychotria adenophylla* 腺叶九节
351 *Psychotria asiatica* 九节
352 *Psychotria morindoides* 聚果九节
353 *Psychotria tutcheri* 假九节
354 *Psydrax dicocca* 鱼骨木
14 *Pteris semipinnata* 半边旗
188 *Pterocarya tonkinensis* 越南枫杨
167 *Pterolobium borneense* 婆罗老虎刺
242 *Pterospermum semisagittatum* 越南翅子树
13 *Pyrrosia lingua* 石韦

R

324 *Ranunculus japonicus* 毛茛

96 *Reissantia arborea* 二籽扁蒴藤
97 *Reissantia indica* 扁蒴藤
327 *Rhamnus napalensis* 尼泊尔鼠李
65 *Rhaphidophora hongkongensis* 狮子尾
230 *Rotala rotundifolia* 圆叶节节菜
206 *Rotheca serrata* 三对节
112 *Rourea microphylla* 小叶红叶藤

S

328 *Sageretia henryi* 梗花雀梅藤
98 *Salacia verrucosa* 具疣五层龙
311 *Sauropus heteroblastus* 异形守宫木
24 *Scadoxus multiflorus* 网球花
377 *Schima wallichii* 西南木荷
243 *Schoutenia ovata* 星芒椴
66 *Scindapsus officinalis* 药用藤芋
207 *Scutellaria barbata* 半枝莲
15 *Selaginella remotifolia* 疏叶卷柏
168 *Senegalia megaladena* 钝叶藤儿茶
169 *Senna occidentalis* 望江南
170 *Senna timoriensis* 帝汶决明
174 *Senna timoriensis* 矮笔花豆
302 *Sesamum indicum* 芝麻
171 *Sesbania bispinosa* 刺田菁
244 *Sida cordata* 长梗黄花棯
371 *Solanum nigrum* 龙葵
172 *Sophora tonkinensis* 越南槐
294 *Spathoglottis pubescens* 苞舌兰
355 *Spermacoce alata* 阔叶丰花草
3 *Sphagnum palustre* 泥炭藓
26 *Spondias pinnata* 槟榔青
372 *Stemona cochinchinensis* 中南百部
373 *Stemona pierrei* 佩氏百部
260 *Stephania longa* 粪箕笃
261 *Stephania pierrei* 圆叶山乌龟
85 *Stereospermum colais* 羽叶楸
325 *Stixis scandens* 闭脉斑果藤
297 *Striga asiatica* 独脚金
21 *Strobilanthes tomentosa* 尖药花
221 *Strychnos axillaris* 腋花马钱
222 *Strychnos nux-blanda* 山马钱
223 *Strychnos umbellata* 伞花马钱
173 *Stylosanthes guianensis* 圭亚那笔花豆
376 *Styrax confusus* 赛山梅
139 *Sumbaviopsis albicans* 缅桐
140 *Suregada multiflora* 白树
271 *Syzygium buxifolioideum* 假赤楠
272 *Syzygium coarctatum* 密集蒲桃

T

51 *Tabernaemontana bufalina* 尖蕾狗牙花
52 *Tabernaemontana peduncularis* 总梗狗牙花
295 *Tainia penangiana* 绿花带唇兰
208 *Tectona grandis* 柚木
107 *Terminalia tomentosa* 毛榄仁
53 *Thevetia peruviana* 黄花夹竹桃
262 *Tinospora crispa* 波叶青牛胆
257 *Toona sinensis* 香椿
219 *Torenia hirsulissima* 毛萼蝴蝶草
220 *Torenia siamensis* 泰国蝴蝶草
400 *Tribulus terrestris* 蒺藜
54 *Tylophora kerrii* 人参娃儿藤
67 *Typhonium flagelliforme* 鞭檐犁头尖
68 *Typhonium glaucum* 白粉犁头尖

U

175 *Uraria cordifolia* 心叶狸尾豆
55 *Urceola polymorpha* 酸羹藤
56 *Urceola rosea* 酸叶胶藤
356 *Urophyllum chinense* 尖叶木
32 *Uvaria dulcis* 甘玉盘
33 *Uvaria rufa* 小花紫玉盘

V

296 *Vanda coerulea* 大花万代兰
329 *Ventilago leiocarpa* 翼核果
380 *Viburnum cylindricum* 水红木
209 *Vitex peduncularis* 长序荆
210 *Vitex trifolia* 蔓荆
211 *Vitex tripinnaa* 越南牡荆
212 *Vitex vestita* 黄毛牡荆

W

258 *Walsura pinnata* 越南割舌树
57 *Wrightia laevis* 蓝树

X

34 *Xylopia vielana* 木瓣树

Z

360 *Zanthoxylum scandens* 花椒簕
25 *Zephyranthes candida* 葱莲
330 *Ziziphus incurva* 印度枣